Doering ■ Hartmann ■ Kernberg

Narzissmus

2. Auflage

Mit Beiträgen von

Salman Akhtar
Martin Altmeyer
Wendy Behary
Cord Benecke
Antje von Boetticher
Thomas Bolm
Brigitte Boothe
Eva-Lotta Brakemeier
Felix Brauner
John F. Clarkin
Thomas M. Crow
Gerhard Dammann (†)
Diana Diamond
Eva Dieckmann
Stephan Doering
Michael Dümpelmann
Peter Fonagy
Eckhard Frick
Glen O. Gabbard
Karen Gilmore
Hans-Peter Hartmann
Peter Henningsen
Richard Hersh
Susanne Hörz-Sagstetter
Elliot Jurist
Leonie Kampe
Sigmund Karterud
Otto Kernberg
Paulina Kernberg (†)
Joachim Küchenhoff
Claas-Hinrich Lammers
Franziska Lamott
Kenneth N. Levy
Russell Meares
Kevin B. Meehan
Eva Möhler
Wolfgang Milch
Steffen Müller
Igor Nenadić
Georg Northoff
Mallay Occhiogrosso
Friedemann Pfäfflin
Rossella Di Pierro
Aaron L. Pincus
Günter Reich
Felix Reichert
Almut-Barbara Renger
Babette Renneberg
Franz Resch
Eckhard Roediger
Stefan Röpke
Joram Ronel
Elsa Ronningstam
Thomas Ross
Andreas Santa Maria
Cordelia Schmidt-Hellerau
Inge Seiffge-Krenke
Michael Stone
Ulrich Streeck
Svenn Torgersen
Vamik D. Volkan
Hans-Jürgen Wirth
Aidan G. C. Wright
Frank Yeomans

Narzissmus

Grundlagen – Störungsbilder – Therapie

2., aktualisierte und erweiterte Auflage

Herausgegeben von Stephan Doering,
Hans-Peter Hartmann, Otto F. Kernberg

Mit Übersetzungen von Elisabeth Vorspohl
und Petra Holler

Schattauer

Die digitalen Zusatzmaterialien haben wir zum Download auf www.klett-cotta.de bereitgestellt. Geben Sie im Suchfeld auf unserer Homepage den folgenden Such-Code ein: **OM43167**

MIX
Papier | Fördert gute Waldnutzung
FSC® C083411

Bibliografische Information der Deutschen Nationalbibliothek
Die Deutsche Nationalbibliothek verzeichnet diese Publikation in der Deutschen Nationalbibliografie; detaillierte bibliografische Daten sind im Internet über http://dnb.d-nb.de abrufbar.

Besonderer Hinweis
Die Medizin unterliegt einem fortwährenden Entwicklungsprozess, sodass alle Angaben, insbesondere zu diagnostischen und therapeutischen Verfahren, immer nur dem Wissensstand zum Zeitpunkt der Drucklegung des Buches entsprechen können. Hinsichtlich der angegebenen Empfehlungen zur Therapie und der Auswahl sowie Dosierung von Medikamenten wurde die größtmögliche Sorgfalt beachtet. Gleichwohl werden die Benutzer aufgefordert, die Beipackzettel und Fachinformationen der Hersteller zur Kontrolle heranzuziehen und im Zweifelsfall einen Spezialisten zu konsultieren. Fragliche Unstimmigkeiten sollten bitte im allgemeinen Interesse dem Verlag mitgeteilt werden. Der Benutzer selbst bleibt verantwortlich für jede diagnostische oder therapeutische Applikation, Medikation und Dosierung.

Schattauer
www.schattauer.de

Printed in Germany
Cover: Bettina Herrmann, Stuttgart
unter Verwendung eines Gemäldes von Carvaggio »Narziss«, 1594–1596
Gesetzt von Eberl & Kœsel Studio GmbH, Krugzell
Gedruckt und gebunden von CPI books GmbH, Leck
Lektorat: Elisabeth Vorspohl
Projektmanagement: Dr. Nadja Urbani
ISBN 978-3-608-43167-4
Epub: 978-3-608-12076-9
Epdf: 978-3-608-20468-1

1. Nachdruck, 2024

Vorwort

Als im Jahr 1996 der von Otto F. Kernberg herausgegebene Band *Narzißtische Persönlichkeitsstörungen* erschien, war das Thema Narzissmus noch weitgehend psychoanalytischen Klinikern und Forschern vorbehalten. Daran hatte sich auch 2006, bei Erscheinen der ersten Auflage des vorliegenden Buches, wenig geändert. In den letzten Jahren allerdings ist der Narzissmus international mehr und mehr in den Fokus von Psychiatrie, Psychologie und Psychotherapie gerückt – Forschungsdatenbanken wie zum Beispiel PubMed zeigen seit der Jahrtausendwende einen steilen Anstieg einschlägiger Publikationen. Dieser Entwicklung trägt die zweite Auflage des nun *Handbuch Narzissmus* genannten Bandes Rechnung. Waren es in der ersten Auflage noch überwiegend psychoanalytisch geprägte Autorinnen und Autoren, so sind unter unseren 64 Mitwirkenden nun Vertreter mehrerer Schulen und Forschungsrichtungen zu finden. In vielen Bereichen gibt es inzwischen deutlich mehr Evidenz, die wir in diesem Buch abzubilden und zusammenzufassen versuchen. Einem einleitenden konzeptionellen Teil folgen dementsprechend Darstellungen empirischer Befunde zu Ätiologie und Neurobiologie sowie zu Epidemiologie und Diagnostik des Narzissmus. Der Klinik narzisstischer Phänomene wird breiter Raum gegeben, wobei über die individuelle Erscheinungsform des Narzissmus hinaus verschiedene soziale und kulturelle Kontexte und Erscheinungsformen Beachtung erfahren. Am Schluss steht die Darstellung der therapeutischen Ansätze, dabei liegen interessanterweise noch so gut wie keine empirischen Wirksamkeitsdaten zur Behandlung der narzisstischen Persönlichkeitsstörung vor. Die Beschreibung der Weiterentwicklung auf diesem Gebiet bleibt also einer 3. Auflage dieses Buches und der nächsten Generation von Autorinnen und Autoren vorbehalten. Wir hoffen, dass unser *Handbuch* manch einen Nachwuchsforscher motivieren wird, seinen wissenschaftlichen Schwerpunkt im Bereich des Narzissmus zu suchen. Es sei versichert, dass es sich um einen der schillerndsten und faszinierendsten Arbeitsbereiche handelt.

Die Zusammenstellung von Autoren und Beiträgen für ein solches Handbuch ist eine Mammutaufgabe – und dennoch bloß ein Anfang! Eine Gruppe von 64 Expertinnen und Experten aufeinander abzustimmen und von ihnen allen zu einem bestimmten Zeitpunkt ihre wissenschaftliche Expertise in Worte gegossen zu sehen, ohne dass der Text des schnellsten Arbeiters allzu viel an Aktualität einbüßt, bevor auch der bedächtigste Schreiber seinen Text geliefert hat, stellt die wahre Herausforderung dar. Die drei Herausgeber fühlten sich bisweilen wie Fluglosten mit diplomatischer Zusatzqualifikation, denen es gottlob gelungen ist, am Ende allen Texten zu einer sicheren Landung zu verhelfen.

Das gegenüber der ersten Auflage um Stephan Doering verstärkte und zum Trio angewachsene Herausgeberteam hat seine ersten konzeptionellen Vorbereitungen für den nun gedruckten Band bereits im Jahr 2012 geleistet – also mehr als acht Jahre vor der Fertigstellung des Buches. Wir sind in allererster Linie natürlich unseren 64 Autorinnen und Autoren dankbar, die sich von uns oft genug vertrösten lassen mussten, wenn sie nach dem Erscheinungstermin fragten. Sie haben allesamt hervorragende Texte verfasst, die unser gesamtes Werk zu einer Einheit haben werden lassen, in der kaum eine der aktuellen Perspektiven fehlt.

Mit großer Trauer erfüllt uns die Tatsache, dass zwei unserer Autoren nicht mehr unter uns sind und das Erscheinen des Buches nicht mehr miterleben können: Paulina Kernberg ist bereits 2006 verstorben, Gerhard Dammann erst vor kurzem im Jahr 2020. Wir gedenken ihrer mit Schmerz und Dankbarkeit.

Neben den Verfassern der Texte gilt unser Dank Frau Elisabeth Vorspohl, die als Übersetzerin und Lektorin Mammutarbeit geleistet hat, indem sie alle Texte gelesen, redigiert, zum Teil aus dem Englischen übersetzt und mit den jeweiligen Autorinnen und Autoren korrespondiert und gelegentlich verhandelt hat. Sie wurde unterstützt von Frau Dr. Petra Holler, der Übersetzerin der ersten Auflage des Narzissmus-Buches, die sich von uns aus aktuell ganz anderen Arbeitssphären locken ließ, um die Texte englischsprachiger Autoren zu betreuen, deren Vorgängerversionen bereits in der ersten Auflage enthalten waren.

Schließlich bedanken wir uns bei Dr. Wulf Bertram, der uns angeregt und motiviert hat, die Neuauflage des Narzissmus-Buches in Angriff zu nehmen. Ohne ihn hätten wir vermutlich so bald nicht den Mut dazu gefunden. Er hat uns geholfen, unser »Schiff« sicher durch bewegte Gewässer zu lenken, wobei die Tatsache, dass der Schattauer Verlag inzwischen eine neue Heimat beim Verlag Klett-Cotta gefunden hat, aus unserer Sicht fast unbemerkt vonstattenging. Wir danken dem Verlag Klett-Cotta, dass er unser Projekt ohne jede Infragestellung hat weiterlaufen lassen und uns noch dazu mit Frau Dr. Nadja Urbani und ihrem höchst kompetenten Projektmanagement unterstützt hat.

Stephan Doering
Hans-Peter Hartmann
Otto F. Kernberg

Literatur

Kernberg, O. F. (Hg.) (1989 [1984]). Narzißtische Persönlichkeitsstörungen. Übers. von B. Strauss. Stuttgart (Schattauer). 2., korr. Aufl. 2001.

Kernberg, O. F. und H.-P. Hartmann (Hg.) (2006). Narzissmus. Grundlagen – Störungsbilder – Therapie. Mit Übersetzungen von P. Holler. Stuttgart (Schattauer).

Bibliographischer Hinweis:

Die Schriften Sigmund Freuds werden in diesem Band zitiert nach der Ausgabe:

Sigmund Freud, *Gesammelte Werke* (18 Bände sowie ein unnumerierter Nachtragsband. Bde. 1–17: Imago Publishing Co. London 1940–52 (seit 1960 S. Fischer Verlag, Frankfurt am Main); Bd. 18: S. Fischer Verlag, Frankfurt am Main 1968; Nachtragsband: S. Fischer Verlag, Frankfurt am Main 1987.

Die Buchstaben hinter den Jahreszahlen der Freud-Texte beziehen sich auf die *Freud-Bibliographie mit Werkkonkordanz*. Frankfurt am Main (S. Fischer) 1989.

Herausgeber und Autoren

Prof. Salman Akhtar, M. D.
Jefferson Medical College
Dept. of Psychiatry and Human Behavior
33 South 9th Street, Suite 210-C
Philadelphia, PA 19107
USA
Salman.Akhtar@jefferson.edu

Dr. rer. med. habil. Dipl.-Psych.
Martin Altmeyer (IARPP)
Roederichstr. 8
60489 Frankfurt am Main
martin.altmeyer@t-online.de

Wendy Behary, Ph. D.
The Cognitive Therapy Center of NJ
The NJ Institute for Schema Therapy
28 Millburn Avenue
Suite 7-A
Springfield, New Jersey 07081
USA
wendy.behary@gmail.com

Prof. Dr. phil. Dipl.-Psych. Cord Benecke
Institut für Psychologie
Universität Kassel
Holländische Straße 36–38
34127 Kassel
benecke@uni-kassel.de

Antje von Boetticher, Dipl.-Psych.
Dahlmannstraße 5
37073 Göttingen
praxis.avboetticher@outlook.de

Dr. med. Thomas Bolm
MentaCare – Zentrum für Psychische Gesundheit
Azenbergstraße 68
70192 Stuttgart
thomas.bolm@mentacare.de

Prof. Dr. Brigitte Boothe
Gemeinschaftspraxis Bellevue
Rämistrasse 5
8001 Zürich
Schweiz
brigitte.boothe@uzh.ch

Prof. Dr. Eva-Lotta Brakemeier
Klinische Psychologie und Psychotherapie
Institut für Psychologie
Universität Greifswald
Franz-Mehring-Straße 47
17489 Greifswald
eva-lotta.brakemeier@uni-greifswald.de

Felix Brauner, M.Sc.
Klinische Psychologie und Psychotherapie
Psychologische Hochschule Berlin (PHB)
Am Köllnischen Park 2
10179 Berlin
f.brauner@phb.de

Prof. John F. Clarkin, Ph. D.
New York Presbyterian Hospital
Westchester Division
Personality Disorders Institute
21 Bloomingdale Road
White Plains
NY 10605–1596
USA
jclarkin@med.cornell.edu

Thomas M. Crow, M. A.
Department of Psychology
The Pennsylvania State University
359 Bruce V. Moore Building
University Park
PA 16802
USA
tcrow@psu.edu

PD Dr. med. Dipl.-Psych. Dipl.-Soz. Gerhard Dammann, MBA (†)

Prof. Diana Diamond, Ph. D.
New York Presbyterian Hospital
Westchester Division
Personality Disorders Institute
Weill Medical Center of Cornell University
21 Bloomingdale Road
White Plains
NY 10605–1596
USA
ddiamonda@gmail.com

Dr. med. Eva Dieckmann
Stadtstraße 14
79104 Freiburg im Breisgau
praxis@dieckmann-freiburg.de

Univ.-Prof. Dr. med. Stephan Doering
Klinik für Psychoanalyse und Psychotherapie
Medizinische Universität Wien
Währinger Gürtel 18–20
1090 Wien
Österreich
stephan.doering@meduniwien.ac.at

Dr. med. Michael Dümpelmann
An den Teichen 7
37124 Rosdorf
amsl.duempelmann@gmx.de

Prof. Peter Fonagy, Ph. D.
Psychoanalysis Unit
Research Department of Clinical, Educational and Health Psychology
University College London
Gower Street
London WC1E 6BT
UK
p.fonagy@ucl.ac.uk

Prof. Dr. med. Eckhard Frick sj
Klinik und Poliklinik für Psychosomatische Medizin und Psychotherape und
Hochschule für Philosophie
Kaulbachstr. 31a
80539 München
eckhard.frick@hfph.de

Prof. Glen O. Gabbard, M. D.
4306 Yoakum
Suite 535
Houston, TX 77006
USA
ggabbard@bcm.tmc.edu

Prof. Karen Gilmore, M. D.
305 East 18th St.
New York, NY 10003
USA
kjg23@cumc.columbia.edu

Prof. Dr. med. Dipl.-Psych. Hans-Peter Hartmann
Finkenweg 24
35428 Langgöns
hphartmann@aol.com

Prof. Dr. Peter Henningsen
Klinik und Poliklinik für Psychosomatische Medizin und Psychotherapie
TU München
Langerstraße 3
81675 München
p.henningsen@tum.de

Richard Hersh, M. D.
25 West 81st Street
New York, NY 10024
USA
rh170@columbia.edu

Prof. Dr. Susanne Hörz-Sagstetter
Professur für Klinische Psychologie und Psychotherapie
Psychologische Hochschule Berlin (PHB)
Am Köllnischen Park 2
10179 Berlin
s.hoerz@psychologische-hochschule.de

Prof. Elliot Jurist, Ph. D.
City College of New York
365 Fifth Avenue
New York, NY 10016
USA
ejurist@gc.cuny.edu

Dr. Leonie Kampe, M. Sc. Psych.
Psychologische Hochschule Berlin (PHB)
Am Köllnischen Park 2
10179 Berlin
l.kampe@psychologische-hochschule.de

Prof. Sigmund Karterud, M. D., Ph. D.
Gabels gt 8
0272 Oslo
Norwegen
wkarteru@online.no

Prof. Otto Kernberg, M. D.
New York Presbyterian Hospital
Westchester Division
Personality Disorders Institute
21 Bloomingdale Road
White Plains
NY 10605–1596
USA
okernber@med.cornell.edu

Prof. Paulina Kernberg, M. D. (†)

Prof. Dr. med. Joachim Küchenhoff
Baslerstraße 35
4102 Binningen
Schweiz
joachim.kuechenhoff@unibas.ch

Prof. Dr. med. Claas-Hinrich Lammers
Asklepios Klinik Nord – Ochsenzoll
Langenhorner Chaussee 560
22419 Hamburg
c.lammers@asklepios.com

Prof. Dr. rer. soc. Franziska Lamott
International Psychoanalytic University
Stromstr. 1
10555 Berlin
www.franziska-lamott.de

Prof. Kenneth N. Levy, Ph. D.
Pennsylvania State University
Department of Psychology
University Park, PA 16802
USA
klevy@psu.edu

Prof. Dr. Russell Meares
c/o Michelle Phillips
Secretary/Administration
Westmead Psychotherapy Program for Complex Traumatic Disorders
Emeritus Professor Russell Meares, University of Sydney
Locked Bag 7118
Parramatta BC NSW 2124
Australien
michelle.phillips@health.nsw.gov.au

Prof. Kevin B. Meehan, Ph. D.
Department of Psychology
Long Island University
1 University Plaza
Brooklyn, NY 11201
USA
kbmeehan@gmail.com

Prof. Dr. Eva Möhler
Klinik für Kinder- und Jugendpsychiatrie und Psychotherapie
Universitätsklinikum des Saarlandes
Kirrberger Str. 90.9
66421 Homburg
eva.moehler@uks.eu

Prof. Dr. Wolfgang Milch
Zur Napoleonsnase 13
35435 Wettenberg
wolfgang.milch@t-online.de

Steffen Müller, M. Sc.
Institut für Psychologie
Universität Kassel
Holländische Straße 36–38
34127 Kassel
s.mueller@uni-kassel.de

Prof. Dr. med. Igor Nenadić
Klinik für Psychiatrie und Psychotherapie
Philipps-Universität Marburg
Rudolf-Bultmann-Straße 8
35039 Marburg
nenadic@staff.uni-marburg.de

Prof. Georg Northoff, M. D., Ph. D.
Mind, Brain Imaging and Neuroethics Research Unit
The Royal's Institute of Mental Health Research
University of Ottawa
1145 Carling Avenue, Rm. 6435
Ottawa, ON
K1Z 7K4
Canada
Georg.Northoff@theroyal.ca

Mallay Occhiogrosso, M. D.
122 East 42d Street, 32nd floor
New York, NY 10168
USA
mbc2003@med.cornell.edu

Prof. Dr. Friedemann Pfäfflin
Ulrichstr. 1
89077 Ulm
friedemann.pfaefflin@uni-ulm.de

Rossella Di Pierro, Ph. D.
Department of Psychology
University of Milano-Bicocca
U6 Building – Room 3127
P.zza dell'Ateneo Nuovo, 1
20125 Milano
Italien

Prof. Aaron L. Pincus, Ph. D.
Department of Psychology
358 Moore Bldg.
Pennsylvania State University
University Park, PA 16802
USA
aaron.l.pincus@gmail.com

Prof. Dr. phil. Günter Reich
Klinik für Psychosomatische Medizin und Psychotherapie
Universitätsmedizin Göttingen
Humboldtallee 38
37073 Göttingen
greich@gwdg.de

Felix Reichert, M. Sc.
Freie Universität Berlin
Hochschulambulanz für Psychotherapie
Habelschwerdter Allee 45
14195 Berlin
reichertf@zedat.fu-berlin.de

Prof. Dr. Almut-Barbara Renger
Freie Universität Berlin
Institut für Religionswissenschaft
Arbeitsbereich für Antike Religion und Kultur sowie deren Rezeptionsgeschichte
Fabeckstr. 23–25
14195 Berlin
renger@zedat.fu-berlin.de

Prof. Dr. Babette Renneberg
Freie Universität Berlin
Arbeitsbereich Klinische Psychologie und Psychotherapie
Habelschwerdter Allee 45
14195 Berlin
b.renneberg@fu-berlin.de

Prof. Dr. Franz Resch
Universität Heidelberg, Psychiatrische Klinik, Abt. f. Kinder- und Jugendpsychiatrie, Blumenstraße 8
69115 Heidelberg
Franz.Resch@med.uni-heidelberg.de

Dr. med. Eckhard Roediger
Frauenlobstraße 64
60487 Frankfurt am Main
info@schematherapie-roediger.de

Prof. Dr. Stefan Röpke
Klinik für Psychiatrie und Psychotherapie
Charité – Universitätsmedizin Berlin
Hindenburgdamm 30
12203 Berlin
stefan.roepke@charite.de

PD Dr. Joram Ronel
Dept. Psychosomatische Medizin und Psychotherapie
Klinik Barmelweid AG
5017 Barmelweid
Schweiz
joram.ronel@barmelweid.ch

Prof. Elsa Ronningstam, Ph. D.
Harvard Medical School
Department of Psychiatry
McLean Hospital
The Personality Disorder Research Program
115 Mill Street
Belmont MA 02478
USA
ronningstam@email.com

Prof. Dr. Thomas Ross
Forensische Psychiatrie und Psychotherapie
Zentrum für Psychiatrie Reichenau (Haus 8)
78479 Reichenau
thomas.ross@uni-ulm.de

Andreas Santa Maria, M. Sc.
Freie Universität Berlin
Arbeitsbereich Klinische Psychologie und Psychotherapie
Habelschwerdter Allee 45
14195 Berlin
a.santamaria@fu-berlin.de

Cordelia Schmidt-Hellerau, Ph. D.
246 Eliot Street
Chestnut Hill, MA 02467
USA
schmidthellerau.cordelia@gmail.com

Prof. Dr. Inge Seiffge-Krenke
Kostheimer Landstraße 11
D-55246 Mainz-Kostheim
seiffge-krenke@uni-mainz.de

Prof. Michael Stone, M. D.
225 Central Park West, Apartment # 114
New York City, N. Y. 10024
USA
mstonemd@aol.com

Prof. Dr. med. Ulrich Streeck, M. A.
Herzberger Landstr. 53
37085 Göttingen
ustreeck@t-online.de

Prof. Svenn Torgersen, M. D.
University of Oslo
Department of Psychology
PO Box 1094 – Blindern
0317 Oslo
Norwegen
svenn.torgersen@psykologi.uio.no

Prof. Vamik D. Volkan, M. D.
Professor Emeritus of Psychiatry
The Austen Riggs Center
25 Main Street
Stockbridge, MA 01262
USA
vdv@virginia.edu;
vamik.volkan@austenriggs.net

Prof. Dr. rer. soc. Dipl.-Psych.
Hans-Jürgen Wirth
Psychosozial-Verlag
Walltorstraße 10
35390 Gießen
hjw@psychosozial-verlag.de

Aidan G. C. Wright, Ph. D.
Department of Psychology
University of Pittsburgh
4121 Sennott Square
210 S. Bouquet Street
Pittsburgh, PA 15260
USA
aidan@pitt.edu

Prof. Frank Yeomans, MD, PhD
Personality Disorders Institute
Weill Cornell Medical College
122 East 42nd Street, suite 3200
New York, NY 10168
USA
frankeyeomans@gmail.com

Inhalt

1 Konzeptualisierungen des Narzissmus

1.1 »… dem nichts so wohl gefiel, wie das eigene Spiegelbild«: Der Narziss-Mythos und seine Rezeptions- und Wirkungsgeschichte

Almut-Barbara Renger

Mythen sind ein »vielfältiges, weltweit verbreitetes […] kulturelles Phänomen« (Jamme & Matuschek 2014, S. 8) – und viele von ihnen von großer historischer Tiefe. Bei aller Variabilität des erzählten Geschehens ist ihr »narrative[r] Kern«, darauf hat Hans Blumenberg (1979, S. 40) in seiner *Arbeit am Mythos* verwiesen, »von hochgradiger Beständigkeit«. Das gilt zumal für jene Geschichten über Götter und Menschen, die seit dem 18. Jahrhundert, durch die ›Wiederentdeckung der Antike‹ im Klassizismus, unter der Bezeichnung »antiker Mythos« vermehrt »ins Blickfeld von Fachwissenschaft und breiter Öffentlichkeit« geraten sind (Reinhardt 2011, S. 16). Noch heute üben sie eine hohe Faszination aus, die sich in »Überbietungen der Zugriffe« auf ihren Inhalt (Blumenberg 1979, S. 166) in verschiedenen Medien weltweit zeigt.

Zu den Gründen für diese *longue durée* und Breitenwirksamkeit zählen die ausgeprägte Anschlussfähigkeit und das, was Blumenberg den »Reiz der Erprobung neuer und eigener Mittel der Darbietung« eines Mythos nennt (ebd.). Die antiken Geschichten bringen zentrale Probleme und Befindlichkeiten des Menschen zur Sprache und fordern zugleich dazu auf, die Vorstellungen und Ideen, die sie reflektieren, neu zu denken und in neue Konstellationen zu bringen – eine Herausforderung, die stets kontextgebunden erfolgt. Mythen verweben Text und Kontext wie durch Fäden zu einem komplexen Netz, indem sie als Zentren der – von Stephen Greenblatt (1990, S 7–24) postulierten – ›sozialen Zirkulation‹ in den Texten der Kultur, in der sie erzählt werden, fungieren. Sie sind nicht etwa voraussetzungslose ästhetisch geschlossene Einheiten. Vielmehr stehen sie immer schon in einem dynamischen Verhältnis zu anderen Texten und Medien ihrer Kultur, der sie Themen entnehmen und der sie diese auch wieder zurückgeben.

Der ätiologische Mythos von Narziss (griech. *Nárkissos*; lat. *Narcissus*), der in Liebe entbrennt, als er sein Spiegelbild in einer Quelle erblickt, mit der Folge, dass er dort stirbt und die Narzisse erspriеßt, gehört zu den Erzählungen, die dies auf besonders sinnfällige Weise verdeutlichen. Seine »hochgradige Haltbarkeit« hat ihm, mit Blumenberg (1979, S. 165) gesprochen, »seine Ausbreitung in der Zeit und im Raum« sowie »seine Unabhängigkeit von lokalen und epochalen Bedingungen« gesichert. In zahlreichen Medien und sozialen Kontexten erprobt, wird er immer wieder, bis in die Literatur für Kinder hinein, erzählt (vgl. Hawkins & Poe 2018). Sein »Grundmuster« ist »so prägnant« (Blumenberg 1979, S. 165), dass er sich weit über die Grenzen ätiologischen Erzählens hinaus fest in die europäische Kulturgeschichte eingeschrieben hat (vgl. Vinge 1967; Orlowsky & Orlowsky 1992; Renger 1999; Spaas 2000; Renger 2002a; Marek 2008; Goebel & Bronfen 2009; Bettini & Pellizer 2010, S. 41–200).

Besonders prägend hat hierbei die lateinische Ausschmückung in den *Metamorphoses* (»Metamorphosen«) gewirkt, in der Ovid (43 v. – 17/18 n. Chr.) die Irritationen, die die

Erfahrung des Echos auf akustischer Ebene in ähnlicher Weise wie die Spiegelerfahrung auf visueller Ebene auszulösen vermag, thematisiert und kunstvoll mit den Themen »Liebe« und »Erkenntnis« verwoben hat (Ov. met. 3, 339–512). Die Fülle der Aneignungen und Fortschreibungen, die die Anschlussfähigkeit der von Ovid gestalteten Themen bis in die Gegenwart bezeugt (vgl. Renger 2017), hat einen Reflex in der Vielfalt der Sekundärliteratur zum Narziss-Mythos. Allein die Forschungsliteratur zu Ovids Text, der erst in den 1960/70er Jahren vermehrt Aufmerksamkeit erfuhr (vgl. z. B. Zanker 1966; Cancik 1967; Dörrie 1967; Hilbert 1970; Manuwald 1975; Borghini 1978) und dann erneut um 2000 (vgl. z. B. Nouvet 1991; Milowicki 1996; Frontisi-Ducroux & Vernant 1997: 200–41; Bartsch 2000; Gildenhard & Zissos 2000; Vogt-Spira 2002; Ringleben 2004; Hamilton 2008), umfasst zahlreiche unterschiedliche – philologische und philosophische, psychologische und literaturtheoretische – Aspekte.

Im Folgenden werden Ausschnitte aus der über zweitausendjährigen ›Arbeit am Narziss-Mythos‹ vorgestellt.

Ich beginne mit einer Darstellung der kanonisch gewordenen Formulierung des Mythos durch Ovid, da sie mit ihrer Motivik und Struktur von Spiegelung und Doppelung einen immensen Deutungsspielraum eröffnet hat (1.1.1). Dessen Ausschreitung hat Narziss, das zeigt sodann in gebotener Kürze ein Blick auf die Rezeptions- und Wirkungsgeschichte, gleichsam zu einem Vexierbild werden lassen, das zwischen eitler Selbstbespiegelung und produktiver Selbstreflexion oszilliert (1.1.2). Zu verschiedenen Zeiten für verschiedene Zwecke in Anspruch genommen, begegnet Narziss sowohl mit dem Spiegelbild als auch einer weiteren Figur in unterschiedlichsten Reflexionen und Doppelungen, mal in negativer, mal in positiver Wertung, mal zwischen beiden changierend.

Dieses Moment der Uneindeutigkeit ist es, mit der Narziss um 1900, darum geht es in der zweiten Hälfte meiner Ausführungen, in die sexualwissenschaftliche und psychoanalytische Theoriebildung eingegangen ist, die den Mythos für ihre Zwecke vereinnahmt hat (1.1.3). In ihr hat Sigmund Freud (1856–1939), wie die weitläufige Resonanz des Narzissmus-Begriffs zeigt, eine einschneidende Zäsur in der Faszinationsgeschichte der mythischen Figur gesetzt. Sie ist davon bestimmt, dass Freud den Mythos scheinbar vereindeutigend auf sein Grundmuster heruntergebrochen, zugleich das Thema gleichgeschlechtlichen Begehrens auf die Textoberfläche zurückgeholt und so hinter Ovid zurück und über ihn hinausgewiesen hat (1.1.4).

1.1.1 Struktur der Doppelung: Die kanonische Formulierung des Mythos durch Ovid

Narziss' Geschichte ist textuell erst spät belegt und »kaum älter als hellenistisch« (Bremmer 2000); auch bildliche Darstellungen sind, mit einer möglichen Ausnahme, erst aus der römischen Kaiserzeit bekannt (vgl. Bäbler 2000). Wie Adonis, Hyakinthos, Krokos, Minthe, Myrrha u. v. a. gehört der Mythos in den Kreis griechischer Erzählungen, denen zufolge (vorgriechische) Gottheiten oder junge Menschen in eine Blume oder einen Baum verwandelt wurden.

Griechische Hauptquellen der Überlieferung sind Konon (vermutl. 1. Jh. v./1. Jh. n. Chr.), ein mit Ovid etwa zeitgleicher Mythograph, der Kenntnis zahlreicher lokaler Mythen hatte, so auch von Narkissos (Brown 2002, S. 172), und Pausanias (um 115–um 180 n. Chr.), der in einer Art Reiseführer durch Griechenland geographische, historische, mythologische und topographische Details beschrieb und hierbei auch auf die Quelle des Narkissos in Böotien zu sprechen kam

(Pausanias 2001, S. 172 f.). Basiselemente ihrer Versionen des Mythos, die sie mit Ovid teilen, so dass sich uns deutlich das »Grundmuster«, der »narrative Kern« im Sinne Blumenbergs, zeigt, sind die Jugend des Narkissos und die Wirkungsmacht von Liebe/Eros sowie die Quelle, der Blick ins Wasser, die Spiegelung und die Blume.

Die durch Konon überlieferte Fassung des Mythos war Teil seines Werks *Dihēgḗseis* (»Erzählungen«), das aus fünfzig mythologischen Narrativen bestand und vor allem in Zusammenfassungen des Photios aus byzantinischer Zeit erhalten ist (Photios bibl. 186, p. 134b28–135a3 = FGrHist 26 F 1 p. 197, 30–198, 7). Hauptfigur neben Narkissos ist hier Ameinias, der sich nach erfolgloser Werbung des schönen Jünglings umbringt, mit der letztendlichen Folge, dass die Thespier nach dem Tod auch des Narkissos beschließen, die Verehrungspraxis des Eros zu intensivieren. Pausanias berichtet von zwei Versionen des Mythos im Böotien-Buch seiner *Periḗgēsis Helládos* (»Beschreibung Griechenlands«), als es um die Narkissos-Quelle in der Chora von Thespiai im südöstlichen Mittelgriechenland geht (Paus. 9, 31,7–9). Die Pointe der zweiten Fassung besteht darin, dass Narkissos von Anfang an sehr wohl weiß, dass es sich bei der Spiegelung in der Quelle um sein Spiegelbild handelt, er es aber zu betrachten pflegt, um sich nach dem Tod seiner geliebten Zwillingsschwester Erleichterung seiner Liebe zu verschaffen. Zudem verleiht Pausanias seinem Zweifel an dem Blumen-Aition Ausdruck, indem er hinzufügt, Narzissen seien der Überlieferung nach älter als der Mythos.

Die Konon und Pausanias gemeinen narrativen Basiselemente, die Lokalisierung des erzählten Geschehens und die bei Ovid überlieferte Genealogie (s. u.) erlauben den Schluss, dass es sich bei dem Mythos um böotisches Erzählgut handelt, das mit Eros, dem Gott auch der homosexuellen Liebe, verbunden war: Die Eltern des Jünglings sind der Flussgott Kephis(s)os (lat. *Cephisus*) und die Quellnymphe L(e)iriope (lat. *Liriope*). Ort des Geschehens ist eine Quelle im Gebiet des böotischen Thespiai, das über einen bekannten Eros-Kult verfügte.

Ovids lateinischer Text in seiner Sammlung von Verwandlungsgeschichten gibt die Geschichte über die Basiselemente hinaus »in nahezu epischer Breite« (Bömer 1969, S. 538) wieder – mit vielen inhaltlichen Details, in dichterischer Form und unter Schaffung einer spezifischen Struktur der Doppelung. Schlüsselelement ist Narziss' Begegnung mit der Nymphe Echo. Indem die Episode nicht einfach nur eingefügt, sondern wie eine »Vorstufe zur Begegnung mit dem Spiegelbild« gestaltet ist, entsteht »gewissermaßen eine Doppelung des Spiegelphänomens« (Manuwald 1975, S. 356).

Diese Struktur hat sich in der Folgezeit als wirkungsstark erwiesen, indem sie über Jahrhunderte immer wieder anders realisiert und konfiguriert worden ist. Dabei hat zur Bekanntheit, die der römische Dichter, seit der Antike mannigfaltig rezipiert (vgl. Miller & Newlands 2014), fand, beigetragen, dass er eine Fassung schuf, die gegenüber den griechischen Überlieferungen von Konon und Pausanias, auch und zumal in einer zunehmend christlich geprägten Kultur, ›salonfähig‹ war. Er wurde Ende des 11. Jahrhunderts zu einem der wichtigsten lateinischen Schulautoren und diente im Mittelalter und in der frühen Neuzeit bei der Beschäftigung mit antiker Mythologie als Nachschlagewerk und Vorlage. In der Moderne kam hinzu, dass die *Metamorphosen* nun als »ein Stück Weltliteratur« wahrgenommen wurden; sie sind daher auch »denjenigen, die nicht näher mit der übrigen antiken Literatur vertraut sind, ohne weiteres zugänglich« (Holzberg 2007, S. 24).

Seinen Ort hat der Narziss-Mythos im dritten *Metamorphosen*-Buch (Ovid 1993, S. 64–70;

dt. Ovid 2017, S. 164–175), in dem Geschichten aus dem Thebanischen Sagenkreis erzählt werden. Angehoben wird mit einer Referenz auf den thebanischen Seher Teiresias (lat. *Tiresias*): Auf die Frage, ob Narcissus, Sohn der Nymphe Liriope und des Flussgottes Cephisus, ein hohes Alter erreiche, habe er geweissagt, dies sei möglich, »[w]enn er [der Junge] sich selbst nicht erkennt« (v. 348: ›*si se non noverit*‹). Das eigentliche Geschehen, in das diese Einführung mündet und in dem sich zeigt, was mit der Antwort gemeint ist – sein Dreh- und Angelpunkt ist das Moment der Erkenntnis –, wird alsdann wie folgt erzählt:

Kaum sechzehn Jahre alt, wird Narcissus von vielen jungen Männern und Frauen heftig, aber vergeblich umworben – so auch von der ehemals stimmbegabten Nymphe Echo. Diese vermag schon damals, von Iuppiters Gattin Iuno bestraft, einzig die Laute am Ende einer Rede zu wiederholen. Iuno sei eines Tages aufgegangen, hier erfolgt im Text ein Rückblick, dass Echo sie während sexueller Eskapaden ihres Gatten durch lange Gespräche abgelenkt habe – und sie habe der Geschwätzigen daher die Strafe auferlegt, sich stimmlich nurmehr per Nachhall artikulieren zu können.

Dieser Zustand ist es, in dem Echo beim Anblick des Narcissus in Liebe entbrennt, so dass sie ihn aus der Ferne durch Widerhall der Stimme umwirbt. Da Narcissus ihre Stimme für die seiner Jagdgefährten hält, fordert er sie mehrfach auf zusammmenzukommen, was Echo als erwidertes Begehren missdeutet (als Verb wird hier *coire* = »zusammenkommen«, »miteinander schlafen« verwendet). Sie nähert sich ihm und versucht, ihn zu umarmen. Doch Narcissus weist sie zurück – »Weg mit den Händen, […]! Ich sterbe eher, als dir ich gehöre!« (v. 390 f.: ›*manus conplexibus aufer! […]* | *ante*‹ *ait* ›*emoriar, quam sit tibi copia nostri.*‹) – und Echo begreift den Trug der Wortreflexionen. In ihrer Hoffnung enttäuscht, zieht sie sich zurück, um sich in ihren eigenen Liebesflammen zu verzehren und allmählich zu Stein zu erstarren. Seitdem sei sie, so endet die Episode, nurmehr Stimme, in Wäldern verborgen, wo sie von allen gehört werde. Noch heute erklinge das Echo.

An diesen Teil der Geschichte fügt Ovid die eigentliche Narziss-Episode, die er in Struktur und Inhalt, gleichsam als Echo und Reflexion, an die von Echo erzählte Episode anpasst. Auf die schematische Darstellbarkeit der erzählten Geschehens habe ich wiederholt hingewiesen (vgl. Renger 1999, S. 266–269; Renger 2017, S. 13–16), s. Abb. 1.1-1.

Auf eine *Phase der Irrung* folgt nach der *Erkenntnis*, dass die Hoffnung gegenseitiger

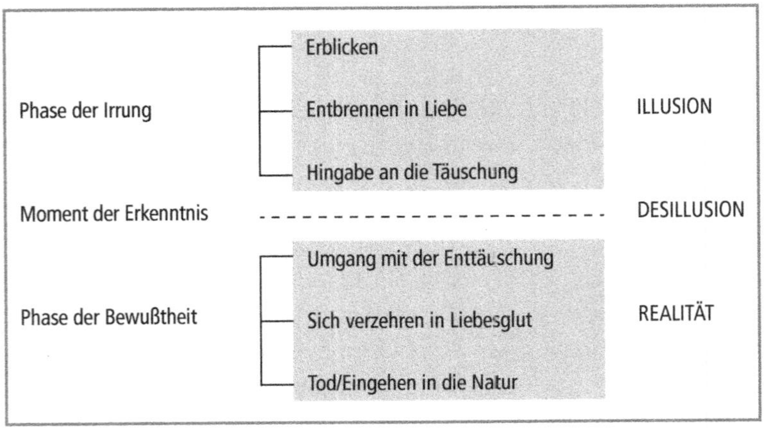

Abb. 1.1-1 Schematische Darstellung des Kerns der Narziss- und der Echo-Episode (Renger 1999, S. 266).

Liebe auf Trug beruht, eine *Phase der Bewusstheit.* Beide Phasen umfassen jeweils drei Etappen, die erzählerisch um den Dreh- und Angelpunkt des Geschehens – die *Erkenntnis* – wie um eine Achse gelegt sind. Dabei spiegelt sich im Anfang des Liebeserlebnisses *(Erblicken)* gleichsam sein Ende *(Tod)*, im Entfachen der Liebesflammen *(Entbrennen)* das verzweifelte *Sich-Verzehren* in ihnen, in der *Hingabe an die Täuschung*, die Leidenschaft könne Wirklichkeit werden, die *Enttäuschung.* Verknüpft sind die beiden Phasen über das *Moment der Erkenntnis*, in dem das der *Desillusion* liegt. Während sich in der ersten Phase, nach Erblicken des Liebesobjekts und leidenschaftlichem *Entbrennen*, die trügerische Hoffnung aufbaut, es handele sich um gegenseitige erfüllte Liebe, führt die *Erkenntnis* dieser Irrung in eine tragisch anmutende *Realität*, die mit *Tod* und *Eingehen in die Natur* endet. Diese zweite Phase ist von der Einsicht, dass es sich um eine *Illusion* gehandelt hat, gekennzeichnet und zugleich von einer Aussichtslosigkeit, in der die Erkenntnis das brennende Begehren nicht aufhebt.

Diese Grundstruktur mit ihrer Metaphorik der Liebesglut gilt für beide Episoden gleichermaßen: Erst fängt Echo Feuer und verglüht für Narcissus, dann widerfährt ebendies dem Jüngling selbst. Und auch hier bringt der Text (wie zuvor in der Echo-Episode Iuno) eine Gottheit ins Spiel, Nemesis, Personifikation der Vergeltung. Erzählt wird in diesem zweiten Teil des Geschehens Folgendes:

Ähnlich wie der Nymphe, heißt es in der Einleitung, sei es vielen Verliebten ergangen – bis einmal ein Verschmähter Nemesis (v. 406: *Rhamnusia*) anrief und bat, sie möge bewirken, dass jener selbst (v. 405: *ipse*) den Schmerz unerwiderter Liebe erleide. Die Rachegöttin gewährte die Bitte – und Narcissus verfällt eines Tages vor einer Quelle seinem Spiegelbild, ohne es als solches zu erkennen. Nachdem er bei seinem Anblick leidenschaftlich in Liebe entbrannt ist, spricht er zu dem Trugbild und umwirbt es. Dabei versucht er, es zu küssen und zu umarmen, um (wie Echo die Wortreflexionen ihres Dialogs mit Narcissus) die Spiegelung, in der sich sein Werben reflektiert, als Beweis erwiderter Liebe zu missdeuten. Auch er freilich erkennt endlich die Täuschung: »Der da bin *ich*!« (v. 463: *Iste ego sum!*). Doch (wie es Echo ergangen ist) vermag ihn die Enttäuschung nicht zu retten. Mit der Realität, der Unmöglichkeit erfüllter Liebe, konfrontiert, verzehrt er sich nach dem eigenen Bild schmachtend, bis er endlich ermüdet stirbt.

Eine Passage im fünften Buch der *Fasti* (»Festkalender«) von Ovid (2012, S. 214 f.) bringt das Dilemma des Narcissus in Vers 226 mit der Formulierung auf den Punkt *infelix quod non alter et alter eras* (wörtlich: »Unglücklicher, der du kein anderer und zugleich ein anderer warst«). Narcissus bleibt gleichsam in einem »Vexierspiel von Identität und Differenz« (Vogt-Spira 2002, S. 29) gefangen. Noch in der Unterwelt, heißt es abschließend in den *Metamorphosen*, betrachte er sich im Wasser der Styx. Zugleich liefert die Episode, wie in den griechischen Fassungen, die durch Konon und Pausanias überliefert sind, ein Aition. Wie die Echo-Episode das Phänomen von Stimme ohne Körper erklärt, gibt sie eine aitiologische Erklärung: Sie unterrichtet über den Ursprung der Narzisse. Beide, Echo und Narcissus, schwinden in den *Metamorphosen* dahin, was mit der Produktion von Naturphänomenen einhergeht: Aller Saft von Echos Körper entschwindet in die Luft, ihre Knochen werden zu Fels – sie wird zum bloßen Echo. Narcissus schwindet dahin, wie gelbes Wachs an einem schwachen Feuer schmilzt (v. 487 f.: *ut intabescere flavae/igne levi cerae*) – schon hier die Anspielung auf die Farben der Narzisse –, und dauert als diese fort. Bei dem Versuch einiger trauernder Nymphen, Narcissus zu beerdigen, finden sie anstelle seines Körpers eine Blume mit safrangelbem Kelch und weißen Blütenblättern darum (v. 509 f.: *croceum pro corpore florem / inveniunt foliis medium cingentibus albis*): die Narzisse.

Dass im Anschluss an diese Geschichte mit ihrer strukturellen Grundkonstellation der Doppelung noch einmal der thebanischen Seher Tiresias ins Spiel gebracht wird, hat u. a., wie vieles in den *Metamorphosen*, kompositionstechnische Gründe. Der doppelte Verweis auf Tiresias bildet Rahmen und Klammer der beiden Episoden und unterstreicht das Moment der Doppelung. Die Geschichte seines vorübergehenden Geschlechtswechsels, seiner Blendung und Berufung zum Seher geht der Gesamterzählung voraus, sein Orakel bei Narcissus' Geburt leitet diese ein, und die Erwähnung, wie sich sein Ruf als Seher im Anschluss daran verbreitet habe, leitet zu seiner Weissagung von Pentheus' Tod über. Durch diese Klammerstellung erhält die Erzählung davon, wie Narcissus die Liebe anderer verschmäht und welche Folgen dies für alle Beteiligten hat, den Charakter einer Ringkomposition. Das Schaubild der Struktur der Doppelung verdeutlicht dies (s. u.). Es enthält die Hauptbausteine der Erzählung von Echo und Narcissus; kürzere Zwischenpassagen – zur Verknüpfung der *Überleitungen* mit den *Kernepisoden*, Passagen etwa, in denen Narcissus' Verhalten gegen andere geschildert wird – sind ausgespart (s. Abb. 1.1-2).

1.1.2 Spiegelung(en) und Echo(s): Rezeptions- und Wirkungsgeschichte des Mythos nach Ovid

Es ist die – von Ovid technisch, inhaltlich wie formal, so eindrucksvoll gestaltete – Motivik und Struktur von Spiegelung und Doppelung gewesen, die sich in der Rezeptions- und Wirkungsgeschichte gemeinsam mit der Liebes- und der Erkenntnisthematik als produktiv erwiesen hat.

Bis in die frühe Neuzeit hinein besondere Resonanz fanden Deutungen, die den Mythos mit philosophischem, zumal neuplatonischem, oder christlich-ethischem Gedankengut überblendeten. Das Spiegelbild erschien hier regel-

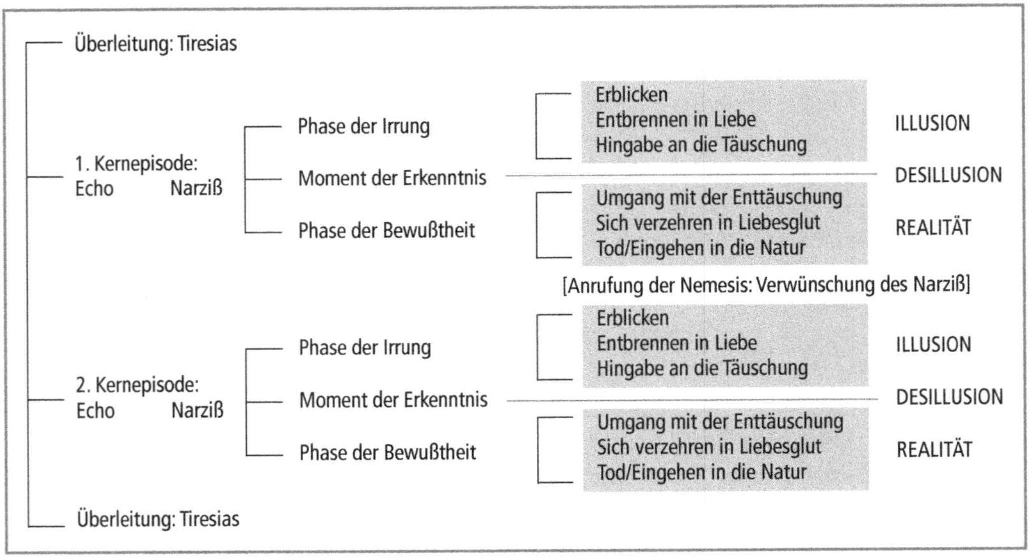

Abb. 1.1-2 Schematische Darstellung der Struktur der Doppelung (Renger 1999, S. 269).

mäßig als Abbild der Seele, als Idealbild ebenso wie als Fratze eines Scheinbilds der Sinnenschönheit (vgl. Renger 1999, S. 69–96, 272–274). Narziss diente dabei zumeist als Warnung vor der trügerischen Welt der Sinne, die, so im 3. Jahrhundert n. Chr. die allegorisierende Deutung von Plotin (1956, S. 21) in seiner Abhandlung über *Das Schöne* I 37–38, den Weg zur wahren geistigen Schönheit der Idee (griech. *eîdos*) verstellt: »[W]enn man Schönheit an Leibern erblickt, so darf man ja nicht sich ihr nähern, man muß erkennen, daß sie nur Abbild, Abdruck, Schatten ist und fliehen zu jenem, von dem sie Abbild ist.«

Von Lesarten wie dieser aus war der Schritt nicht weit zu Verbindungen der Narziss-Figur mit dem *vanitas*-Motiv, und der Spiegel wurde zur Reflexion von Eitelkeit, Arroganz und Hochmut, vor denen das christliche Mittelalter in moralischen Belehrungen nachdrücklich warnte (vgl. Knoespel 1985, S. 23–58; Walde 2002). In der höfischen Literatur und Liebeslyrik des Mittelalters griff dabei zugleich das Thema des Eros Raum, allerdings unter Ausblendung der homoerotischen Dimension, die bei Konon im Mittelpunkt steht. Dieser überliefert, hiervon wird weiter unten gehandelt, ein Narrativ, mit dem ein lokaler Eros-Kult in Thespiai begründet wurde und das auf eine Form der homoerotischen Liebe verweist, die in bestimmten gesellschaftlichen Zusammenhängen des antiken Griechenlands akzeptiert war. Dagegen weiß die mittelalterliche Dichtung zwar, wie der im 13. Jahrhundert verfasste *Roman de la Rose* paradigmatisch zeigt, vom Liebesbann durch Amor. Sie ist aber an Ovids Fassung mit deren Echo-Episode orientiert, die in Folge der Ovid-Pflege des Mittelalters für eigene Aussagen funktionalisiert wurde und die Narziss-Rezeption auch in der frühen Neuzeit bestimmte (vgl. Vinge 1967, S. 77–115).

Nach ambivalenten Behandlungen des Stoffes in der Renaissance, die Hindernisse durch Eigenliebe ebenso wie Möglichkeiten der Spiegelung zu Erkenntnis thematisieren, verflüchtigt sich die moraldidaktische Deutung des mythischen Jünglings als Warnfigur vor oberflächlicher Schönheits- und hochmütiger Selbstliebe im 18. Jahrhundert weitgehend (vgl. Vinge 1967, S. 252–315). Voraus liegt dieser Entwicklung, die für die Transformierung des Narziss-Mythos in die Moderne eine wichtige Grundlage bildet, seine Darstellung mit Mitteln von Travestie und Burleske im 17. Jahrhundert (vgl. Renger 1999, S. 97–111, 274–275). Damals geriet die allegorische Deutung antiker Mythen, die in Mittelalter und früher Neuzeit traditionsgängig geworden war, ins Wanken – und mythologische Themen wurden zunehmend in erheiterndem Darstellungsmodus präsentiert.

Prominent ist die Bearbeitung des Narziss-Stoffes in der Komödie *Narcisse ou L'Amant de lui-même* (1752/53) von Jean-Jacques Rousseau (1712–1778), in der es in anspielungsreicher Weise um Eigenliebe aufgrund einer Täuschung geht und der Protagonist eine Lektion, was es heißt, sich selbst zu lieben – »être amoureux de soi même« –, lernt (Rousseau 1961, S. 1002). Ein junges Mädchen will ihren Bruder Valère durch ein Porträt, das ihn in Mädchenkleidern zeigt, verspotten, um ihn von seiner Eitelkeit zu heilen. Sie stiftet damit jedoch Verwirrung, da sich Valère in das Porträt verliebt und von seiner Verlobten zurückzieht, bis diese ihn endlich zur Liebe zurückzugewinnen vermag. Die Komödie ist vielfach vor dem Hintergrund von Rousseaus Unterscheidung des naturwidrigen, ›schädlichen‹ *amour propre* und naturgemäßen, ›gesunden‹ *amour de soi* gedeutet worden – u. a. dahingehend, dass Valère für das durch die Zivilisation entfremdete Individuum steht, das, »völlig abhängig vom Urteil der Gesellschaft, ein Schein-Ich entwickelt« und zum »überpersönlichen *moi commun*« zu finden hat (Marek 2008, S. 464).

Eine Wendung ins Positive schließlich durchläuft die Narziss-Thematik um 1800, als, parallel zur Herausbildung des modernen bürgerlichen Subjektbegriffs, Narziss im Kontext der Romantik eine Schlüsselposition als Figur produktiver Selbstreflexion erhält, die er über mehrere Dichtergenerationen hinaus beibehalten soll (vgl. Renger 1999, S. 113–192, 276–286). Der in die eigene Betrachtung versunkene Jüngling wird nun mit der Weltabwendung des Künstlers verbunden: mit der Ablehnung der sich industrialisierenden und dadurch als banalisierend empfundenen Gesellschaft und mit der Hinwendung zur eigenen Persönlichkeit, zu Traum, Kult und Mythos.

Prägnanten Ausdruck findet die Stilisierung des Narziss zur Dichterfigur in August Wilhelm Schlegels (1767–1845) *Athenäums-Fragment* Nr. 132 von 1798: »Dichter sind doch immer Narcisse«, das wie ein Motto der Narziss-Rezeption des 19. und beginnenden 20. Jahrhunderts anmutet (Schlegel 1798, S. 35). Wie exemplarisch André Gide (1869–1951), Paul Valéry (1871–1945) und Rainer Maria Rilke (1875–1926), beziehen Dichter noch um 1900 den antiken Mythos modellhaft auf die Kunst/Dichtung-Künstler/Dichter-Thematik (vgl. Goth 1966), wobei Narziss bei aller Nobilitierung als Verkörperung einer ästhetisch-kontemplativen Haltung »erneut zu einer pathologischen und pathogenen Figur« wird (Erhart 2002, S. 101). Das Fin de Siècle, das die Künstlerseele als Spiegel der Welt beschwört, setzt Narziss als Symbol des Dichters ebenso poetisch-performativ ins Recht, wie es von seinem Fall und Scheitern erzählt, und leistet damit Theorien Vorschub, die anhand von Narziss und der Spiegelsituation die Doppelnatur des Menschen, Geschlechter-Transgression, Seins-Ich und Schein-Ich und die Grenzverwischung zwischen Subjekt und Objekt abhandeln.

1.1.3 »Narzissmus als Mythos«: Theoriebildung in Sexualwissenschaft und Psychoanalyse

Derart gleichsam zur Kippfigur geworden, entfaltet Narziss seine Faszination über das Moment der Uneindeutigkeit im 20. und beginnenden 21. Jahrhundert, indem er mit einem schillernden psychischen Phänomen verbunden wird, das von der Überzeugung der eigenen Grandiosität bis zum brüchigen Selbstwertgefühl reicht: dem Narzissmus. Es schließt Charaktereigenschaften wie Ehrgeiz und Selbstsicherheit, die als ›gesund‹ und/oder ›realitätsgerecht‹ eingestuft werden, ebenso ein wie Symptome einer pathologischen Persönlichkeitsstörung, die in den Klassifikationssystemen ICD-10 und DSM-5 aufgeführt ist.

Die Theoriebildung innerhalb dieses Strangs der Faszinationsgeschichte des Mythos ist weit verzweigt. Sie umfasst so verschiedene Ansätze und Wertungen wie Herbert Marcuses (1898–1979) gesellschaftliche Utopie einer ästhetisch-»erotische[n] Versöhnung« auf marxistischer Basis, für die Narziss als »Urbild« und Heilsfigur in Anspruch genommen wird (Matuschek 2002, S. 90 f.), und Marshall McLuhans (1911–1980) Medientheorie der narzisstischen Ausweitung im Spiegelbild. Diese liest den Jüngling an der Quelle als »mediale Urszene schlechthin« und argumentiert per Übertragung des Mythos auf die Medienapparate kritisch, der Mensch werde durch seine technische Ausweitung im Medium narkotisiert (Wegmann 2002, S. 167). Beider gemeinsamer Grund liegt in der Popularisierung des vom Mythos abgeleiteten Narzissmus-Begriffs seit seinen frühen Verwendungen in der Sexualwissenschaft und -therapie um 1900 (vgl. May-Tolzmann 1991).

1898 legte der britische Sexualforscher Havelock Ellis (1859–1939) eine Abhandlung zum »Auto-Erotismus« vor, unter dem er »the phenomena of spontaneous sexual emotion generated in the absence of an external stimulus proceeding, directly or indirectly, from another person« verstand (Ellis 1898, S. 260). Er prägte damit einen Begriff, der zum Ausgangspunkt zahlreicher Erörterungen werden sollte. Den mythischen Narziss streifte Ellis nur kurz, indem er auf eine Erscheinung zu sprechen kam, die er als »Narcissus-like tendency« bezeichnete und insbesondere Frauen zuwies (ebd., S. 280): eine Form der Selbstbewunderung, bei der sexuelle Gefühle absorbiert würden und oft gänzlich verloren gingen.

Hieran an knüpft 1899 der deutsche Nervenarzt Paul Näcke (1851–1913), der in jener Zeit bei über 1500 Insassen der sächsischen Heil- und Pflegeanstalt Hubertusburg Daten zu sexuellen Auffälligkeiten erhebt. In seiner Auswertung spricht Näcke (1899a, S. 438, 458, 496) unter Referenz auf Ellis von »Narcismus« – nicht ohne eine umdeutende Korrektur vorzunehmen, indem er einerseits »Pseudo-Narcismus« (S. 496) und »Anklänge an [...] Selbstverliebtheit« ohne »nachweisbare[n] sexuelle[n] Hintergrund« (S. 438) von andererseits »echtem Narcismus« (S. 496), den er als Perversion klassifiziert, unterscheidet. Ersteren, bei dem »die Zeichen der Wollust« (S. 496) fehlten, meint er bei mehreren männlichen Insassen diagnostiziert zu haben, die sich mit Wohlgefallen im Spiegel betrachten. Letzteren glaubt er bei einer Frau gefunden zu haben, die sich selbst »die Arme und die Hand« geküsst und dabei »ganz verliebt« (S. 458; Näcke 1906, S. 125) ausgesehen habe. Bei dieser »schwerste[n] Form des ›Auto-Erotismus‹«, die »sehr selten und eine ganz eigene Form der Verirrung« (S. 496) sei, löse allein das Betrachten des eigenen Körpers sexuelle Erregung aus; ja es sei »von deutlichen Zeichen des Orgasmus begleitet«, fügt er in einer Folgestudie hinzu (Näcke 1899b, S. 375).

Während Ellis sich gegenüber den verschiedenen Äußerungsformen von Sexualität tolerant zeigte, ja Autoerotismus in weitem Sinne sogar mit Phantasie und Kunst verknüpfte, sexualisiert Näcke den Begriff mithin. Er verengt den Fokus auf Narzissmus als »sexuelle Perversion, bei der eine Person den eigenen Körper wie ein Sexualobjekt behandelt« (Hartmann 2018, S. 15).

Es war die rege Diskussion dieser Befunde und Thesen innerhalb von Sexualwissenschaft und Psychoanalyse, in deren Folge der Neologismus »Narzißmus« – Näcke (1906, S. 125, 127) verwendete später diese Bezeichnung, die sich im Deutschen erhalten hat – eine Fülle theoretischer und wissenschaftlicher Konzepte und Auseinandersetzungen nach sich zog (vgl. Orlowsky/Orlowsky 1992, S. 361–411; Renger 1999, S. 193–244, 286–292), darunter z. B. auch die Konzeption des Spiegelstadiums »als Bildner der Funktion des Ichs«, die Jacques Lacan (1901–1981) in den 1930er Jahren in die Diskussion einführte (Lacan 1986 [1949]). »Narzissmus« wurde zu einer klinischen, psychotherapeutischen und psychoanalytischen Kategorie, an die sich zahlreiche, z. T. einander widersprechende, Konzepte und Behandlungsansätze koppeln – und die bis in die Gegenwart hinein Debatten in Psychologie und Philosophie, Kultur- und Sozialwissenschaften provoziert. Nicht selten schlägt sich dabei der allgemeine Sprachgebrauch nieder, in dem zwischen antiker Figur und moderner Begrifflichkeit nicht oder nur wenig differenziert wird. »Narziss« und »Narzissmus« finden sich immer wieder in semantischen Relationen zueinander, die von der Neigung zeugen, mythisches Narrativ und psychoanalytisches Konzept in eins zu setzen oder zumindest als deckungsgleich übereinander zu legen – eine Neigung, die wiederum in die Zeit des Durchbruchs des Begriffs in und durch die Psychoanalyse zurückweist. Schon in den 1930er Jahren waren – wie tonangebend von dem Germanisten Heinz Mitlacher (1908–1945) und dem Romanisten Ludwig Pfandl (1881–1942) – mehrere Studien über die Narziss-Figur im Umlauf, die den antiken Mythos und das moderne Konzept gleichermaßen unter den »Narzißbegriff« (Mitlacher 1933; Pfandl 1935) subsumieren: »Der Narzißmus als seelische Erkrankung ist eine Art der Neurose,« schreibt Pfandl (1935, S. 281); »der Narzißmus als Mythos aber« sei »die älteste und vielleicht schönste Darstellung dieser Neurose in der Form einer die psychischen Vorgänge erzählerisch und symbolisch veranschaulichenden Sage.«

Maßgeblich zurückzuführen ist diese Entwicklung auf Freuds Einarbeitung des Narzissmus-Begriffs in seine Libidotheorie und hieran anschließende Erörterungen. Ihre Öffentlichkeitswirksamkeit trug dazu bei, dass die antike Narziss-Figur im Laufe des 20. Jahrhunderts zunehmend in der sexualwissenschaftlich-psychoanalytischen Filterung der frühen 1900er Jahre wahrgenommen wurde und noch heute in der Breite der Gesellschaft eher mit Freud als mit Ovid, geschweige denn mit anderen antiken Autoren, die Varianten des Narziss-Mythos überliefern, assoziiert wird.

Soweit bekannt, gebrauchte Freud den Begriff erstmals während des Treffens der Wiener Psychoanalytischen Vereinigung (bis 1908 Mittwoch-Gesellschaft) am 10. November 1909 – in Reaktion auf den Abendvortrag des Wiener Psychoanalytikers Isidor Sadger (1867–1942), mit dem heute die Frühzeit der Homosexualitätsforschung verbunden wird (vgl. May-Tolzmann 1991). Sadger (1908) hatte den Begriff ein Jahr zuvor unter Orientierung an der sexualpathologischen Definition von 1898/99 in die psychoanalytische Diskussion eingebracht und mit Fragen zur Homosexualität verbunden, indem er zwei Fälle analysierte, die seiner Deutung nach einander darin glichen, dass der Patient bzw. die Patientin über Bewunderung, Liebkosen und Küssen des eigenen Körpers jeweils eine sexuell stimulierende Beziehung zur Mutter unterhielten. An diesem Abend verwendete er den Narzissmus-Begriff erneut in einem Fallbericht, der 1910 unter dem Titel *Ein Fall von multipler Perversion mit hysterischen Absenzen* erschien.

Der Vortragsabend bezeugt exemplarisch, wie eng in jenen Jahren der in der Forschung konzeptionell und empirisch hergestellte Zusammenhang von Autoerotismus, Narzissmus und Homosexualität war (vgl. Sadger 1910). Sadger vertrat in seinem Vortrag die Ansicht, beim Auftreten von Homosexualität spiele »der Autoerotismus in der Form des Narzißmus« eine »große Rolle«; wiesen doch die Sexualideale (männlicher) Homosexueller nicht nur Züge früherer »geliebte[r] Personen«, vor allem der Mutter, sondern auch solche »der eigenen Person« auf (Nunberg & Federn 1977, S. 277). In der anschließenden »Diskussion« (ebd., S. 278–284) nahm Freud diesen Gedanken Sadgers erweiternd auf, indem er ihn aus dem Bereich von Pathologie und Perversion, in den ihn Näcke verwiesen hatte, herauslöste: »Narzißmus« sei keine »vereinzelte Erscheinung«, es handele sich vielmehr um »eine notwendige Entwicklungsstufe des Übergangs vom Autoerotismus zur Objektliebe«: »Die Verliebtheit in die eigene Person (= in die eigenen Genitalien) sei ein notwendiges Entwicklungsstadium. Von da gehe man zu ähnlichen Objekten über« (ebd., S. 282).

1.1.4 Hinter Ovid zurück und über ihn hinaus: Überbietung der Zugriffe durch Freud

Nur wenig später taucht der Begriff mehrfach in Freuds Werken auf (Freud 1910c, 1911c, 1912–13a) sowie bei seinen Schülern. Unter ihnen ist Otto Rank (1884–1939), seinerzeit Protokollant der Mittwoch-Treffen und Sekretär der Gesellschaft. Sein Einbezug der griechischen Hauptquellen des Mythos in seine Thesen zum Narzissmus dokumentiert, dass in Freuds Arbeitskreis keineswegs nur Ovids Fassung bekannt war (vgl. Rank 1911, S. 407, 412). Zu besonderer Prominenz fand der Aufsatz *Zur Einführung des Narzißmus*, in dem Freud (1914c) narzisstische Neurosen als Psychosen von Übertragungsneurosen unterscheidet und den Begriff in der Theoriesprache etabliert. Freud differenziert darin zwischen einem primären und einem sekundären Narzissmus und erklärt psychotische Erkrankungen damit, dass Betroffene in der frühen Kindheit eine Fixierung auf den primären Narzissmus erlitten hätten und später auf diese Phase regredierten.

Von den Vorüberlegungen hierzu ist, da besonders kontrovers diskutiert, vor allem *Eine Kindheitserinnerung des Leonardo da Vinci* (1910) bekannt geworden, worin ein Gedanke von 1909 aufgenommen ist, der sich in einem späteren Zusatz zu den *Drei Abhandlungen zur Sexualtheorie* (Freud 1905d) findet und die Entstehung von Homosexualität durch Fixierung an die Mutter erklärt. Freud (1910c) entwickelt darin die These, dass dem Künstler die zärtliche Bindung, in der er als Kind mit seiner ledigen Mutter ohne Vater zusammengelebt habe, zum Verhängnis geworden sei, da sie ihn, durch Verdrängung, zum gehemmten Homosexuellen gemacht habe. Wie in vielen vergleichbaren Fällen, die er kenne, sei diese Bindung verdrängt worden, mit dem Ergebnis, dass die Objektwahl des auf diese Weise homosexuell Gewordenen nun narzisstisch sei: Der »Knabe« setze sich selbst »an die Stelle der Mutter«, identifiziere sich mit ihr und nehme »seine eigene Person zum Vorbild«, »in dessen Ähnlichkeit er seine neuen Liebesobjekte« auswähle. Die Knaben, die der Heranwachsende liebe, seien »nur Ersatzpersonen und Erneuerungen seiner eigenen kindlichen Person«, die er so liebe, »wie die Mutter ihn als Kind geliebt« habe. »Wir sagen,«, schließt Freud (1910c, S. 170), »er findet seine Liebesobjekte auf dem Wege des Narzißmus, da die griechische Sage einen Jüngling *Narzissus* nennt, dem nichts so wohl gefiel, wie das eigene Spiegelbild, und der in die schöne Blume dieses Namens verwandelt wurde.«

Es ließe sich etliches, auch und zumal aus kritischer Perspektive, zu Freuds Deutung bemerken, doch ist das vorliegende Kapitel dafür nicht der Ort. Freuds Bezugnahme auf »Narzissus« von 1910 ist hier vor allem deshalb zitiert, um zu zeigen, dass das Phänomen, das er mit dem Begriff »Narzissmus« zu fassen sucht, für ihn unwiderruflich mit dem Mythos liiert ist, es aber nicht die komplexe Fassung des römischen Dichters ist, die er in jener Passage als Referenz benennt. Er führt vielmehr »die griechische Sage« als solche mit ihren Basiselementen »Jüngling«, »Spiegelbild« und »Blume« an.

Das ist insofern nicht verwunderlich, als der Zusammenhang, in dem Freud seine Überlegungen entwickelt, das Phänomen der männlichen Homosexualität ist und er in seiner Leonardo-Studie die spezifische biographische Psychodynamik im Laufe einer Ich-Entwicklung zur Homosexualität so mit dem Begriff verbindet, dass Narzissmus als Folge verdrängter Mutterliebe und Autoerotismus erscheint. Anstatt, wie in der Auseinandersetzung mit Narziss traditionsgängig, Ovids Version mit Echo zu bemühen, beruft sich Freud an zentraler Stelle auf die elementare Narration – den mythischen Kern, der, gerade indem er in unterschiedlichen Varianten und Ausschmückungen immer wieder angereichert worden ist, »ikonische Konstanz« (Blumenberg 1979, S. 165) bewiesen hat. Wenn Freud schlicht vom »Jüngling *Narzissus*« spricht, »dem nichts so wohl gefiel wie das eigene Spiegelbild, und der in die schöne Blume dieses Namens verwandelt wurde«, ruft er jenen »Textbestand« auf, der sich, so formuliert es Blumenberg (1979, S. 165 f.), »der Abwandlung [widersetzt] und sie auf der späteren Stufe des Umgangs mit ihm [provoziert], nachdem periphere Variation und Modifikation den Reiz gesteigert haben, den Kernbestand unter dem Druck der veränderten Rezeptionslage auf seine Haltbarkeit zu erproben und das gehärtete Grundmuster freizulegen«.

Dass dieser Rekurs Freuds zu einer Zäsur in der Faszinationsgeschichte des Mythos geführt hat, erklärt sich daraus, dass er hinter die kanonisch gewordene Fassung zurückweist und die antike Figur zugleich für die Moderne reklamiert. Indem er der Ovidschen Doppelungsstruktur keinen Raum und der Nymphe keine Stimme gibt, sondern den Mythos, entliteralisierend und scheinbar vereinfachend, auf das Grundmuster herunterbricht, dämpft er das Echo der Version des kanonischen Vorläufers, das über Jahrhunderte erklungen ist, deutlich ab. Freud eröffnet an seiner statt einen Resonanzraum, in dem die Autorität Ovids, der das gleichgeschlechtliche Begehren in den Hintergrund gerückt hatte, relativiert ist. Zum Klingen kommt in ihm, durch den Rahmen, innerhalb dessen der Rekurs auf den Mythos erfolgt, die Version, in der Narziss maßgeblich mit Homosexualität zusammengedacht ist.

Diese Dynamik des Zugriffs auf den Mythos erschließt sich vor dem Hintergrund der Intertextualität der antiken Quellen und ihrer Kontexte. Es würde hier zu weit führen, Schlüsse der Quellenforschung zu erläutern, die sich aus den Übereinstimmungen und Unterschieden zwischen Ovid und Konon, die beide auf älteres Erzählgut zurückgreifen, ergeben (vgl. Manuwald 1975). Ovids Version voraus liegt, mit diesem Hinweis soll es sein Bewenden haben, entweder die oben erwähnte von Konon in *Dihēgēseis* 24 »oder aber eine andere, dieser eng verwandte und wahrscheinlich ihr als Quelle dienende« (Most 2002, S. 121; vgl. auch Brown 2002, S. 173). Für unseren Zusammenhang entscheidend ist dabei, dass der Mythos in der Überlieferung Konons »in seiner Motivik und gesellschaftlichen und institutionellen Verankerung« (Graf 2006, S. 198) in die Vergangenheit zurückreicht (für weiterführende Literatur vgl. Renger 2017, S. 10 Anm. 2): Der Konflikt, der zu Narkissos' Tod führt, »ist im Bereich der homoerotischen Liebe angesiedelt, was gesellschaftliche Verhältnisse des archaischen und klassischen Griechenland reflektiert« (Graf 2006, S. 198).

Es ist, mit Greenblatt (1990, S. 7–24) gedacht, die einst in diesen gesellschaftlichen Verhältnissen zirkulierende ›soziale Energie‹, mit der die Fassung Konons ›aufgeladen‹ ist und die für die »soziale Wirklichkeit« des römischen Dichters »keine Anknüpfungspunkte« mehr bietet (Vogt-Spira 2002, S. 29). War Initiation in Form einer geregelten homosexuellen Beziehung zwischen *erastḗs* (»Liebhaber«) und *erṓmenos* (»Geliebtem«) für einen Griechen der Oberschicht einst »unverzichtbarer Teil des Erwachsenwerdens« (Bremmer 2000), dem sich Konons Narkissos verweigert, so ist dies im Rom Ovids ohne lebensweltliche Rückbindung. Zudem fehlt in Rom der kultische Rahmen, der das thespische Lokalnarrativ bestimmt. Bei Konon begegnet Narkissos als junger schöner Einzelgänger aus Thespiai, der sich gegenüber Eros und Männern in der Rolle des *erastḗs* hoffärtig zeigt, so dass alle von ihrer Liebesleidenschaft ablassen, bis auf Ameinias. Als Narkissos dem besonders hartnäckigen Verehrer nicht zu Willen ist und ein Schwert schickt, bringt dieser sich vor der Tür des Geliebten um – nicht ohne zuvor den Liebesgott um Rache anzuflehen. Als Folge hiervon wird Narkissos beim Anblick seines Spiegelbilds in einer Quelle zum *erastḗs* seiner selbst – und tötet sich seinerseits, verzweifelt und im Glauben, zu Recht dafür zu leiden, dass er das Liebesgesuch des Ameinias verachtet habe. Die

Erzählung endet mit einer doppelten Ätiologie: Aus dem Erzählten abgeleitet wird die Einrichtung des Privatkultes des Eros in Thespiai mit Opferungen zusätzlich zu den öffentlichen Praktiken. Zugleich wird auf den Glauben der Thespier verwiesen, die Narzisse sei erstmals an dem Ort emporgesprossen, wohin Narkissos' Blut geflossen sei.

Ovid hingegen präsentiert den Mythos losgelöst von Eros-Kult und homosexueller Initiation, wobei er (wie, auf seine Weise, auch Pausanias mit der Zwillingsschwester) einen heterosexuellen Konflikt konstruiert: Auch wenn diejenigen, die sich in ihn verlieben, beiderlei Geschlechts sind und es ein männlicher Verehrer ist, dessen Frustration die göttliche Vergeltung nach sich zieht (Ov. met. 3, 402–406), ist doch Hauptfigur der Zurückweisung die verliebte Echo. Diese Konstruktion passt, so zeigt Fritz Graf (2006, S. 198 f.), zu einer Zeit, in der, wie aus Plutarchs *Erōtikós* (»[Dialog] über die Liebe«) erhellt, »der homoerotische Eros seine gesellschaftlich-institutionelle Verankerung und Rechtfertigung zu verlieren drohte«. Und diese Konstruktion ist es, von der Freud abrückt. War das Thema der Homosexualität durch Ovids Fassung, in der »Echo die Stelle des Ameinias einnimmt« (Manuwald 1975, S. 358), in die Tiefe des mythischen Erzählraums zurückgetreten, steht es nun wieder im Vordergrund – freilich dekontextualisiert (Hintergründe und Rahmenbedingungen des griechischen Mythos, Oberschichtsozialisation und Kultgeschehen, bleiben weitgehend unerläutert) und eingepasst in den sexualwissenschaftlichen und psychoanalytischen Diskurs der Zeit.

Dass das Homosexualitätsthema auch nach dem ersten Viertel des 20. Jahrhunderts in verschiedenen Medien Raum erhält, ist Freuds Wirkungsintensität geschuldet. Neben Beifall erfahren seine Theorien, u. a. durch Feminismus sowie Gender- und Queerforschung, Kritik, und es werden an ihnen Widersprüche und Ungereimtheiten moniert. Wo dabei Narziss begegnet, erteilt dieser auch hier weit mehr Aufschluss über die jeweils aktuellen soziokulturellen Entwicklungen und Verhältnisse, die seiner Thematisierung zugrunde liegen, als über die Antike. Ja es ist seine moderne Pathologisierung, die nun die ›Arbeit am Mythos‹ in Gang hält: Narziss und Homosexualität werden, wie Gedichte und Filme der schwulen Kultur der 1960er bis 1980er Jahre beispielhaft zeigen, auf der Folie dieser Pathologisierung enggeführt, um sie in ihr produktives Gegenteil zu wenden (vgl. Renger 2002b, S. 152–154; Pister 2017, S. 335–338).

Literatur

Bäbler, B. (2000). Narkissos. II: Ikonographie. In: Der Neue Pauly. Enzyklopädie der Antike, Bd. 8. Stuttgart/Weimar (Metzler), Sp. 713 f.

Bartsch, S. (2000). The Philosopher as Narcissus. In: R. S. Nelson (Hg.). Visuality Before and Beyond the Renaissance: Seeing as Others Saw. Cambridge (Cambridge UP), S. 70–97.

Bettini, M., & E. Pellizer (2010). Le mythe de Narcisse. Paris (Belin).

Blumenberg, H. (1979). Arbeit am Mythos. Frankfurt/M. (Suhrkamp).

Bömer, F. (1969). P. Ovidius Naso, Metamorphosen. Kommentar Buch I–III. Heidelberg (Winter).

Borghini, A. (1978). L'inganno della sintassi: il mito ovidiano di Narciso (met. 3, 339–510). Materiali e discussioni per l'analisi dei testi classici 1: 177–192.

Bremmer, J. N. (2000). Narkissos. I: Mythologie. In: Der Neue Pauly. Enzyklopädie der Antike, Bd. 8. Stuttgart/Weimar (Metzler), Sp. 712 f.

Brown, M. K. (Hg.) (2002). The *Narratives* of Konon. Text, Translation and Commentary on the *Diegeseis*. München/Leipzig (Saur).

Cancik, H. (1967). Spiegel der Erkenntnis (zu Ovid, Met. III, 339, 128–255). Der altsprachliche Unterricht 10(1): 42–53.

Dörrie, H. (1967). Echo und Narcissus. Der altsprachliche Unterricht 10(1): 54–75.

Ellis, H. (1898). Auto-Erotism: A Psychological Study. The Alienist and Neurologist. A Quarterly Journal 19: 260–299.

Erhart, W. (2002). »Wundervolle Augenblicke« – Narziß um 1900. In: A.-B. Renger (Hg.). Narcissus: Ein Mythos von der Antike bis zum Cyberspace. Stuttgart/Weimar (Metzler), S. 99–115.
Freud, S. (1905d). Drei Abhandlungen zur Sexualtheorie. G. W. V, S. 27–145.
Freud, S. (1910c). Eine Kindheitserinnerung des Leonardo da Vinci. G. W. VIII, S. 127–211.
Freud, S. (1911c). Psychoanalytische Bemerkungen über einen autobiographisch beschriebenen Fall von Paranoia (Dementia Paranoides). G. W. VIII, S. 239–316.
Freud, S. (1912–13a). Totem und Tabu. G. W. IX.
Freud, S. (1914c). Zur Einführung des Narzissmus. G. W. X, S. 137–170.
Frontisi-Ducroux, F., & J.-P. Vernant (1997). Dans l'oeil du miroir. Paris (Odile Jacob), S. 200–241.
Gildenhard, I., & A. Zissos (2000). Ovid's Narcissus (Met. 3.339–510): Echoes of Oedipus. American Journal of Philology 121(1): 129–147.
Goebel, E., & E. Bronfen (Hg.) (2009). Narziss und Eros: Bild oder Text? Göttingen (Wallstein).
Goth, M. (1966). The Myth of Narcissus in the Works of Rilke and of Valéry. Wisconsin Studies in Contemporary Literature 7(1): 12–20.
Graf, F. (2006). Der Kult des Eros in Thespiai. In: H. Görgemanns et al. (Hg.). Plutarch: Dialog über die Liebe. Amatorius. Tübingen (Mohr Siebeck), S. 191–207.
Greenblatt, S. (1990 [1988]). Verhandlungen mit Shakespeare. Innenansichten der englischen Renaissance. Aus dem Amerikanischen von R. Cackett. Berlin (Wagenbach).
Hamilton, J. T. (2009). Ovids Echographie. In: E. Goebel & E. Bronfen (Hg.). Narziss und Eros: Bild oder Text? Göttingen (Wallstein), S. 18–40.
Hartmann, H.-P. (2018). Narzissmus und narzisstische Persönlichkeitsstörungen. Göttingen (Vandenhoeck & Ruprecht).
Hawkins, A., & A. Poe (2018). Narcissus in Children's Contexts. Didacticism and Scopophilia. In: O. Hodkinson & H. Lovatt (Hg.). Classical Reception and Children's Literature: Greece, Rome and Childhood. London/New York (Tauris), S. 162–178.
Hilbert, K. (1979). Der gespaltene Narziß. In: G. Dietz & K. Hilbert. Phaeton und Narziß bei Ovid. Heidelberg (Kerle), S. 48–80.
Holzberg, N. (2007). Ovids Metamorphosen. München (Beck).
Jamme, C., & S. Matuschek (Hg.) (2014). Handbuch der Mythologie. Unter Mitarbeit von Thomas Bargatzky et al. Darmstadt (Philipp von Zabern).
Knoespel, K. J. (1985). Narcissus and the Invention of Personal History. New York/London (Garland).
Lacan, J. (1986 [1949]). Das Spiegelstadium als Bildner der Ichfunktion, wie sie uns in der psychoanalytischen Erfahrung erscheint. In: Schriften I. Ausgew. und hg. von N. Haas. 2. Aufl. Weinheim/Berlin (Quadriga), S. 61–70.
Manuwald, B. (1975). Narcissus bei Konon und Ovid (Zu Ovid, met. 3, 339–510). Hermes 103: 349–372.
Marek, H. (2008). Narkissos. In: M. Moog-Grünewald (Hg.). Mythenrezeption: Die antike Mythologie in Literatur, Musik und Kunst von den Anfängen bis zur Gegenwart. Stuttgart/Weimar (Metzler), S. 458–468 (= Der Neue Pauly – Supplemente, Bd. 5).
Matuschek, S. (2002). »Was du hier siehest, edler Geist, bist du selbst.« Narziß-Mythos und ästhetische Theorie bei Friedrich Schlegel und Herbert Marcuse. In: A.-B. Renger (Hg.). Narcissus. Ein Mythos von der Antike bis zum Cyberspace. Stuttgart/Weimar (Metzler), S. 79–97.
May-Tolzmann, U. (1991). Zu den Anfängen des Narzißmus: Ellis – Näcke – Sadger – Freud. Luzifer-Amor 4(8): 50–88.
Miller, J. F., & C. E. Newlands (Hg.) (2014). A Handbook to the Reception of Ovid. Oxford (Wiley Blackwell).
Milowicki, E. (1996). Reflections on a Symbolic Heritage: Ovid's Narcissus. Syllecta Classica 7: 155–166.
Mitlacher, H. (1933). Die Entwicklung des Narzißbegriffs. Germanisch-romanische Monatsschrift 21: 373–383.
Most, G. W. (2002). Freuds Narziß: Reflexionen über einen Selbstbezug. In: A.-B. Renger (Hg.). Narcissus. Ein Mythos von der Antike bis zum Cyberspace. Stuttgart/Weimar (Metzler), S. 117–131.
Näcke, P. (1899a). Die sexuellen Perversitäten in der Irrenanstalt. Wiener klinische Rundschau 13(27): 435–438; 13(28): 458–460; 13(29): 478–481; 13(30): 496–497.
Näcke, P. (1899b). Kritisches zum Kapitel der normalen und pathologischen Sexualität. Archiv für Psychiatrie und Nervenkrankheiten 32: 356–386.
Näcke, P. (1906). Der Kuß bei Geisteskranken. Allgemeine Zeitschrift für Psychiatrie und psychiatrisch-gerichtliche Medizin, Bd. 63: 106–127.
Nouvet, C. (1991). An Impossible Response: The

Disaster of Narcissus. Yale French Studies 79: 103–134.
Nunberg, H., & E. Federn (Hg.) (1977 [1967]). Protokolle der Wiener Psychoanalytischen Vereinigung. Bd. 2: 1908–1910. Übers. der Anm. von M. Nunberg. Frankfurt/M. (Fischer).
Orlowsky, U., & R. Orlowsky (Hg.) (1992). Narziß und Narzißmus im Spiegel von Literatur, Bildender Kunst und Psychoanalyse. Vom Mythos zur leeren Selbstinszenierung. München (Fink).
Ovid (1993). P. Ovidii Nasonis Metamorphoses. Hg. von W. S. Anderson. Korr. Nachdruck der 5. Aufl. Leipzig/Stuttgart (Teubner).
Ovid (2012). Publius Ovidius Naso, Fasti. Festkalender. Lateinisch-deutsch. Auf der Grundl. der Ausg. von W. Gerlach neu übers. und hg. von N. Holzberg, 4., überarb. Neuaufl. Berlin (Akademie Verlag).
Ovid (2017). Publius Ovidius Naso, Metamorphosen. Lateinisch-deutsch. Hg. und übers. von N. Holzberg. Berlin (de Gruyter).
Pausanias (2001). Reisen in Griechenland, Bd. 3: Delphoi, Bücher V–X. Arkadien, Boiotien, Phokis. Auf Grund der kommentierten Übers. von E. Meyer, hg. von F. Eckstein, abgeschlossen von P. C. Bol. Düsseldorf/Zürich (Artemis & Winkler).
Pfandl, L. (1935). Der Narzißbegriff: Versuch einer neuen Deutung. Imago 21(3): 280–310.
Pister, D. (2017). Narziss und Echo. In: F. Berndt & E. Goebel (Hg.). Handbuch Literatur und Psychoanalyse. Berlin/Boston (de Gruyter), S. 320–339.
Plotin (1956). Schriften, Bd. 1a: Die Schriften 1–21 der chronologischen Reihenfolge, Text und Übers. von R. Harder. Neubearb. mit griech. Lesetext und Anm. Hamburg (Felix Meiner).
Rank, O. (1911). Ein Beitrag zum Narcissismus. Jahrbuch für psychoanalytische und psychopathologische Forschungen 3: 401–426.
Reinhardt, U. (2011). Der antike Mythos. Ein systematisches Handbuch. Freiburg i.Br./Berlin/Wien (Rombach).
Renger, A.-B. (Hg.) (1999). Mythos Narziß. Texte von Ovid bis Jacques Lacan. Leipzig (Reclam).
Renger, A.-B. (Hg.) (2002a). Narcissus. Ein Mythos von der Antike bis zum Cyberspace. Stuttgart/Weimar (Metzler).
Renger, A.-B. (2002b). »… eine Unverschämtheit, wenn sie ich sagen«? Narziß in der deutschsprachigen Lyrik der Gegenwart (1945–2001). In: dies. (Hg.). Narcissus. Ein Mythos von der Antike bis zum Cyberspace. Stuttgart/Weimar (Metzler), S. 133–166.
Renger, A.-B. (2017). Narrating Narcissus, Reflecting Cognition: Illusion, Disillusion, Self-Cognition and Love as Passion in Ovid and Beyond. Frontiers of Narrative Studies 3(1): Special Issue: Narrative and Narcissism: 9–32.
Ringleben, J. (2004). Woran stirbt Narziß? Widerhall und Spiegelbild als tödlicher Schein. Zum Liebestod von Echo und Narziß (Ovid, Metam. III, 339–510). Göttingen (Vandenhoeck & Ruprecht).
Rousseau, J.-J. (1961). Narcisse ou l'amant de lui-même. Comédie. In: Œuvres complètes, Bd. 2: La Nouvelle Héloïse, Théatre – Poésies, Essais Littéraires. Hg. von B. Gagnebin & M. Raymond. Paris (Gallimard), S. 957–1018.
Sadger, I. (1908). Psychiatrisch-Neurologisches in psychoanalitischer Beleuchtung. Zentralblatt für das Gesamtgebiet der Medizin und ihrer Hilfswissenschaften 4(7): 45–47; 4(8): 53–57.
Sadger, I. (1910). Ein Fall von multipler Perversion mit hysterischen Absenzen. Jahrbuch für Psychoanalytische und Psychopathologische Forschungen 2: 59–133.
Schlegel, A. W. (1798). Athenaeum. Eine Zeitschrift, Bd. 1.2. Hg. von A. W. und F. Schlegel. Berlin (Friedrich Vieweg d.Ä.).
Spaas, L. (Hg.) (2000). Echoes of Narcissus. New York/Oxford (Berghahn).
Vinge, L. (1967). The Narcissus Theme in Western European Literature up to the Early 19th Century. Lund (Gleerups).
Vogt-Spira, G. (2002). Der Blick und die Stimme: Ovids Narziß- und Echomythos im Kontext römischer Anthropologie. In: A.-B. Renger (Hg.). Narcissus. Ein Mythos von der Antike bis zum Cyberspace. Stuttgart/Weimar (Metzler), S. 27–40.
Walde, C. (2002). Narcissus im Mittelalter – nach Ovid, vor Freud. In: A.-B. Renger (Hg.). Narcissus. Ein Mythos von der Antike bis zum Cyberspace. Stuttgart/Weimar (Metzler), S. 41–61.
Wegmann, T. (2002). Erkennen als Verkennen. Der mythische Narziß in der medialen Endlosschleife. In: A.-B. Renger (Hg.). Narcissus. Ein Mythos von der Antike bis zum Cyberspace. Stuttgart/Weimar (Metzler), S. 167–179.
Zanker, F. (1966). ›Iste ego sum‹. Der naive und der bewußte Narziß. Bonner Jahrbücher 166: 152–170.

1.2 Freuds Narzissmus-Theorie

Cordelia Schmidt-Hellerau

1.2.1 Die Einführung des Narzissmus in Freuds Theorieentwicklung

In der Mitte von Freuds Theorieentwicklung liegt ein entscheidender Knotenpunkt: seine Einführung des Narzissmus. In dieser Arbeit verbindet Freud, wie so oft, metapsychologische mit klinischen Überlegungen, um seinen psychischen Apparat weiter auszubauen, wobei er konzeptionell in Schwierigkeiten gerät, die später dann zum Ansatzpunkt unterschiedlicher Entwicklungen werden sollten (Sandler 2000; Kernberg & Hartmann 2006).

Erste Bemerkungen zum Narzissmus tauchen schon vor 1914 auf (Freud 1910c, 1911c, 1912–13a). Freud überlegt, wie das Individuum sein Liebesobjekt findet. Metapsychologisch ausgedrückt: Welchen Entwicklungsverlauf nehmen die sexuellen Triebe, und wie konstituiert (strukturiert) sich das *Selbst* sowie, in Unterscheidung davon, das *Objekt*?

> *»Untersuchungen der letzten Zeit haben uns auf ein Stadium in der Entwicklungsgeschichte der Libido aufmerksam gemacht, welches auf dem Wege vom Autoerotismus zur Objektliebe durchschritten wird. Man hat es als Narzissismus bezeichnet; ich ziehe den vielleicht minder korrekten, aber kürzeren und weniger übelklingenden Namen Narzißmus vor. Es besteht darin, daß das in der Entwicklung begriffene Individuum, welches seine autoerotisch arbeitenden Sexualtriebe zu einer Einheit zusammenfaßt, um ein Liebesobjekt zu gewinnen, zunächst sich selbst, seinen eigenen Körper zum Liebesobjekt nimmt, ehe es von diesem zur Objektwahl einer fremden Person übergeht. Eine solche zwischen Autoerotismus und Objektwahl vermittelnde Phase ist vielleicht normalerweise unerläßlich; es scheint, daß viele Personen ungewöhnlich lange in ihr aufgehalten werden, und daß von diesem Zustande viel für spätere Entwicklungsstufen erübrigt. An diesem zum Liebesobjekt genommenen Selbst können bereits die Genitalien die Hauptsache sein. Der weitere Weg führt zur Wahl eines Objekts mit ähnlichen Genitalien, also über die homosexuelle Objektwahl, zur Heterosexualität.« (Freud, 1911c, S. 296 f.)*

Freuds Stil ist anschaulich, anthropomorphisch, erfahrungsnah. Man meint sogleich verstanden zu haben, was er vorschlägt und »wehrt sich gegen das Gefühl, die Beobachtung für sterile theoretische Streitigkeiten zu verlassen, darf sich dem Versuch einer Klärung aber doch nicht entziehen« (Freud 1914c, S. 142). Diese Klärung sollte sein Aufsatz *Zur Einführung des Narzißmus* bringen. Hier versucht Freud, die zuvor skizzierte Linie Autoerotismus–Narzissmus–(Homoerotik)–Objektwahl auszuarbeiten. Wie in all seinen metapsychologischen Arbeiten organisieren sich seine Überlegungen auf der Basis seiner beiden Grundannahmen, Trieb und Struktur (Schmidt-Hellerau 2003). Das heißt, es geht um die Strukturierung des Sexualtriebs, also um die Frage: wie finden die sexuellen Strebungen ihr Befriedigungsobjekt?

Das Objekt (meist das elterliche) ist real immer schon vorhanden. Es zu *finden* meint somit einen nur metapsychologisch beschreibbaren Vorgang: die Bildung einer *psychischen Repräsentanz* die vom Sexualtrieb libidinös besetzt werden kann. Aber wie bildet sich eine solche Repräsentanz? Schon im *Entwurf einer Psychologie* hatte Freud (1950c) diesen Vorgang für den anderen der beiden Primärtriebe, den Selbsterhaltungstrieb, detailliert dargestellt. Ausgehend von seiner bis 1920 beibehaltenen Auffassung des Triebes als des psychischen Ausdrucks somatischer Regungen (vgl. Freud 1915c, S. 214) zeigt er, wie mit dem Hunger »im Innern des Systems der Antrieb [entsteht], welcher alle psychische Tätigkeit unterhält. Wir kennen diese Macht als den Willen, den Abkömmling der *Triebe*« (Freud 1950c, S. 410). Die Trieberregung erzeugt einen Drang, der sich motorisch entlädt (Schreien, Zappeln), das nährende Objekt kommt, die spezifische Aktion (Saugen) schafft Befriedigung, die Triebspannung klingt ab. Die stete Wiederholung dieses Ablaufs etabliert eine *Erinnerungsspur*, die nach dem »Grundgesetz der *Assoziation durch Gleichzeitigkeit*« (ebd., S. 411) alle Elemente dieses Vorgangs – *Triebbedürfnis, Objekt und Aktion* – erfasst und in der Repräsentanz der Stillszene festhält. Von nun an wird jede weitere Triebregung aus dieser Quelle die Repräsentanz des stillenden Objekts »erinnern«, d. h. aktivieren. Wir können sagen: Der Selbsterhaltungstrieb hat sein Objekt *gefunden*, oder umgekehrt: Die Repräsentanz des Objekts strukturiert den Trieb und moduliert die von ihm ausgehenden Erregungen.

Bei seiner Einführung des Narzissmus skizziert Freud einen ähnlichen Vorgang für den Sexualtrieb, den wir wie folgt elaborieren können:

1. *Autoerotismus*: Mund, Anus und Genitalien stellen die organische Grundlage erster sensorischer Erregungen dar, deren psychische Repräsentanz die *erogenen Zonen* bilden. Sie sind die ersten libidinösen »Objekte« der Sexualtriebe. Die autoerotische Stimulation und Befriedigung der erogenen Zonen findet ihren strukturellen Niederschlag in Partial-Selbst-Repräsentanzen, die gleichsam Inseln lokaler Selbsterfahrung (Zonen des Selbst) bilden. Diese wären, da das pflegende Objekt zu den »autoerotischen« Befriedigungen an den erogenen Zonen beiträgt, als noch ungeschiedene Partial-Selbst-Objekt-Repräsentanzen oder mit Kernberg (1988 [1980], S. 19) als Einheiten der Selbst-und Objektrepräsentanz mit der sie verknüpfenden Affektdisposition zu denken.
2. *Primärer Narzissmus*: In der weiteren Entwicklung kommt es zu einer ersten *Integration*: die Partial-Selbst-Repräsentanzen werden zu einer Einheit zusammengefasst, die alle erogenen Zonen umschließt. Haut (Umhüllung) und Auge (Überblick) – von Freud ebenfalls als erogene Zonen bezeichnet – unterstützen diesen Vorgang. Es entsteht eine erste Repräsentanz vom »Selbst« (die eigene Person). In diese Selbst-Repräsentanz ist das Objekt – im Sinne eines Selbstobjekts (Kohut 1973 [1971]) – immer noch mit einbezogen. Die libidinöse Besetzung dieser Selbst-(Objekt-)Repräsentanz kennzeichnet das Stadium des primären Narzissmus.
3. *Objektliebe*: Nach dem narzisstischen Typus liebt man, was man selbst ist, war oder sein möchte, bzw. »die Person, die ein Teil des eigenen Selbst war« (Freud 1914c, S. 156). Dieser Konzeption zufolge versteht Freud die *Homoerotik* als ein Übergangsstadium bzw. als eine narzisstische Fixierung auf dem Weg zur Objektliebe.[1] In der weiteren Entwicklung kommt es dann zur vollständigen *Differenzierung* der zuvor noch ungeschiedenen Selbst-(Objekt-)Repräsentanz in eine Selbst-Repräsentanz, deren libidinöse Besetzung narzisstisch genannt wird, und eine davon unabhängige Objekt-Repräsentanz, die mit Objektlibido besetzt wird. Die Einzelheiten dieses Vorgangs bleiben ungeklärt, aber Freuds Objektbegriff meint auf dieser

1 Freud schließt aber auch eine genetische Basis der Homoerotik nicht aus (vgl. Freud 1905d, S. 36–44).

Stufe das Objekt als die *andere Person.* Wir würden hier ergänzen, dass in diese Repräsentanz nicht nur die Triebwünsche des Subjekts, sondern auch die des Objekts mit eingeschrieben sind. Von nun an kann die Libido die Repräsentanzen von Selbst und Objekt unterschiedlich besetzen. Freud vergleicht »die Emanationen dieser Libido, die Objektbesetzungen, die ausgeschickt und wieder zurückgezogen werden können« (ebd., S. 141), mit dem Körper eines Protoplasmatierchens mit wechselnden Pseudopodien und zieht bezüglich des Verhältnisses zwischen Ichlibido und Objektlibido den Schluss: »Je mehr die eine verbraucht, desto mehr verarmt die andere« (ebd., S. 141). Mithin kann es zu einem Konflikt zwischen Narzissmus und Objektliebe kommen. Warum aber, so fragt Freud, verbleibt das Individuum nicht im Zustand narzisstischer Selbstliebe? Auf der Ebene der Metapsychologie wird diese Frage quantitativ beantwortet: Wenn die Besetzung der Selbst-Repräsentanz »ein gewisses Maß überschritten« (ebd., S. 151) hat, entsteht Spannung, also Unlust, worauf die Libido gleichsam auf die Objekt-Repräsentanz überfließt: «[...] endlich muß man beginnen zu lieben, um nicht krank zu werden, und muß erkranken, wenn man infolge von Versagung nicht lieben kann« (ebd., S. 151). Entscheidend ist, dass die Struktur der Objekt-Repräsentanz auch bei einem Rückzug der libidinösen Besetzung für eine spätere Neubesetzung erhalten (minimal besetzt) bleibt. Wird die ursprüngliche libidinöse Besetzung nicht von der Objekt-Repräsentanz gelöst, entsteht eine (unbewusste) neurotische Fixierung an das infantile Objekt; seine Wiederbesetzung führt zu Übertragungsbeziehungen.
4. *Größenwahn.* Wenn hingegen die der Objekt-Repräsentanz entzogenen Libidobesetzungen vollständig und dauerhaft auf die Selbst-Repräsentanz konzentriert werden (Inversion), kommt es zu einer laut Freud von der Psychoanalyse nicht mehr behandelbaren Pathologie: »Der Größenwahn dieser Zustände weist hier den Weg« (ebd., S. 140). Es entsteht ein *sekundärer Narzissmus*, welcher den primären überbaut und verstärkt – nach heutiger Terminologie eine Narzisstische Persönlichkeitsstörung (Kernberg 1988 [1984]).

Der konzeptionellen Klarheit zuliebe folgt die Darstellung hier der Terminologie Heinz Hartmanns (1972 [1964], S. 132), so dass durchgehend vom *Selbst* im Sinne einer *Selbst-Repräsentanz* die Rede ist, während Freud zwar gelegentlich vom *Selbst* spricht, zumeist aber den Begriff *Ich* verwendet, z. B. wenn er schreibt: »Wir bilden so die Vorstellung einer ursprünglichen Libidobesetzung des Ichs, von der später an die Objekte abgegeben wird« (Freud 1914c, S. 140 f.). Freuds synonyme Verwendung der Begriffe *Selbst* und *Ich* zeigt sich auch in den Begriffen *Selbst*erhaltungstrieb und *Ich*trieb, die für ihn identisch sind. Während das *Ich* hier *die eigene Person* meint, verstärkt sich aber um diese Zeit bei Freud (1911b) schon die Verwendung des Begriffs *Ich* im Sinne eines Zentrums psychischer Organisation und Kontrolle, wie es seine spätere Ausarbeitung in *Das Ich und das Es* (Freud 1923b) definiert. Dieses *Ich* von 1923 wurde bestimmend für die Psychoanalyse und lenkt unsere Auffassung, wenn wir heute Freuds Narzissmus-Aufsatz lesen. Der Mangel an begrifflicher Differenzierung war selbst für Freud verwirrend: »Wenn wir dem Ich eine primäre Besetzung mit Libido zuerkennen, wozu ist es überhaupt noch nötig, eine sexuelle Libido von einer nicht sexuellen Energie der Ichtriebe zu trennen? Würde die Zugrundelegung einer einheitlichen psychischen Energie nicht alle Schwierigkeiten der

Sonderung von Ichtriebenergie und Ichlibido, Ichlibido und Objektlibido ersparen?« (Freud 1914c, S. 141 f.). Das Postulat zweier antagonistischer Primärtriebe ist aber ein funktionell essentieller Bestandteil von Freuds psychischem Apparat, weshalb er sich auch gegen einen Trieb-Monismus entscheidet: «[…] lassen wir uns nicht abhalten, die ersterwähnte Annahme eines Gegensatzes von Ich- und Sexualtrieben, die sich uns durch die Analyse der Übertragungsneurosen aufgedrängt hat, konsequent fortzuführen« (ebd., S. 145).

Folglich müssen wir uns klar machen: Wenn Freud von *Ichlibido* spricht, meint er die libidinöse Besetzung der Selbst-Repräsentanz, und dementsprechend kennzeichnet der Begriff *Objektlibido* die libidinöse Besetzung der Objekt-Repräsentanz. Was aber ereignet sich dann auf der Seite der Selbsterhaltungstriebe? Dass sich die Sexualtriebe in ihrer Entwicklung zunächst an die Selbsterhaltungstriebe anlehnen, und »die Befriedigung der erogenen Zonen mit der Befriedigung des Nahrungsbedürfnisses vergesellschaftet« ist, hatte Freud (1905d, S. 82) früh erkannt. Diesen Gedanken nimmt er 1914 wieder auf: »Endlich folgern wir für die Unterscheidung der psychischen Energien, daß sie zunächst im Zustande des Narzißmus beisammen und für unsere grobe Analyse ununterscheidbar sind, und daß es erst mit der Objektbesetzung möglich wird, eine Sexualenergie, die Libido, von einer Energie der Ichtriebe zu unterscheiden« (Freud 1914c, S. 141). Wohlgemerkt, das Beisammensein hält konzeptionell an der Verschiedenheit der beiden Triebenergien fest, auch wenn sich diese zunächst der analytischen *Beobachtung* entzieht. Aber Freud verlässt diesen Punkt sogleich wieder; sein Interesse richtet sich vorwiegend auf den Sexualtrieb. Der Selbsterhaltungstrieb bleibt bei ihm ein Rumpf-Konzept ohne Triebquellen, ohne Energiebegriff und ohne Entwicklungsgeschichte. Und doch räumt er hier ein, dass der Narzissmus lediglich »die libidinöse Ergänzung zum Egoismus des Selbsterhaltungstriebes [ist], von dem jedem Lebewesen mit Recht ein Stück zugeschrieben wird« (ebd., S. 138 f.) Was also ergänzt die Entwicklungsgeschichte der Libido auf der Seite der Selbsterhaltungstriebe?

Wie ich andernorts ausführlich dargestellt habe (Schmidt-Hellerau 2003a, 2003b, 2005), halte ich den von Freud vernachlässigten zweiten Primärtrieb – von ihm Selbsterhaltungs- (und Ich-)trieb genannt – für grundlegend in seinem Modell der Psyche wie auch in der klinischen Arbeit. Meine wesentlichen Ergänzungen zu diesem Konzept sind:

a) Statt von einem *Selbst*erhaltungstrieb sprechen wir besser von einem *Erhaltungstrieb*, der, wie jeder Trieb, unterschiedliche Objekte haben kann und folglich sowohl die Selbst- als auch die Objekterhaltung betreibt.
b) Die *Triebquellen* des Erhaltungstriebs (analog zu den *erogenen Zonen* des Sexualtriebs) sind die inneren Organe, primär Magen, Darm und Harnblase, aber auch Herz, Lunge etc., deren Repräsentanzen im psychischen Apparat die von mir so genannten *biogenen Zonen* bilden.
c) Die Energie des Erhaltungstriebs (analog zur *Libido* des Sexualtriebs) habe ich als *Lethe* bezeichnet.

Auf der Grundlage dieser Konzeption des Erhaltungstriebs können wir dann die von Freud in seinem Narzissmus-Aufsatz mitgeschriebene »Ergänzung« so skizzieren:

1. *Selbsterhaltung*: Die Bedürfnisse des Erhaltungstriebs betreffen immer und insbesondere zu Beginn der Entwicklung das Überleben des Organismus. Die orale *Gier*, die das nährende Objekt (Brust) gleichsam mit einverleibt, ist vorwiegend auf die biogene

Zone des Magens gerichtet. Andere innere Organe (Herz, Lunge, Darm, Blase) liefern ebenfalls lethische Erregungen, die als Zonen der Selbstwahrnehmung (auch in der befriedigenden Interaktion mit dem Objekt) erste Partial-Selbst-Objekt-Repräsentanzen bilden. Der Trieb äußert sich hier ausschließlich als ein Selbsterhaltungstrieb. Grundsätzlich sollte ein Selbsterhaltungstrieb bei Schmerz und körperlicher Erkrankung verstärkt aktiv werden. Aber Freuds Blick bleibt auch hier auf den Sexualtrieb, den »libidinösen Rückzug«, gerichtet: »Der Kranke zieht seine Libidobesetzungen auf sein Ich zurück, um sie nach der Genesung wieder auszusenden« (Freud 1914c, S. 148). Gewiss, aber der Prozess der Gesundung betrifft doch die Funktion eines Selbsterhaltungstriebs. Oder: »Ähnlich wie die Krankheit bedeutet auch der Schlafzustand ein narzißtisches Zurückziehen der Libidopositionen auf die eigene Person, des Genaueren, auf den einen Wunsch zu schlafen« (ebd., S. 149). Und dieser Wunsch zu schlafen dient ganz und gar der Selbsterhaltung. Wir können hier wie an anderen Stellen in Freuds Werk sehen, dass er die Funktionen der Erhaltungstriebe zwar mitgedacht, aber aufgrund seiner Ausrichtung auf den Sexualtrieb nicht konzeptualisiert hat.

2. *Egoismus*: Die *Integration* der Partial-Selbst-Repräsentanzen in eine umfassende, um den »eigenen Körper« (Freud 1911b, S. 297) zentrierte Selbst-(Objekt-)Repräsentanz führt zum Egoismus, der alles *haben* will und mit *Neid* auf das reagiert, was ein anderer hat (analog zum Narzissmus, der alles *sein* will und mit *Eifersucht* reagiert, wenn das Objekt seine Aufmerksamkeit und Zuwendung anderswohin richtet).
3. *Objekterhaltung*: Mit fortschreitender Entwicklung der strukturellen *Differenzierung* können Selbst- und Objekt-Repräsentanzen nun separat zum Ziel lethischer Strebungen und Besetzungen werden. Dass die Objekterhaltung ein Triebvorgang ist, der einen manchmal geradezu unbändigen Drang, das Objekt zu nähren, zu schützen und zu retten, erzeugen kann, hat Freud nicht erkannt. Ein der Homoerotik entsprechendes Zwischenstadium des Erhaltungstriebs wäre die lethische Besetzung von Gleichen (Geschwistern, Freunden), die versorgt werden (aktives Triebziel) und einen versorgen sollen (passives Triebziel), während Ungleiche noch von solcher Fürsorge ausgeschlossen sind. Die reife Objekterhaltung umfasst dann alle Arten von (aktiver und passiver) Fürsorge im Hinblick auf eine andere Person (oder Sache). Fortan können Selbsterhaltung und Objekterhaltung in Konflikt geraten.
4. *Hypochondrie*: Wenn die Strukturen der Objekt-Repräsentanzen nicht mehr lethisch besetzt werden, d. h. wenn die Erhaltungsstrebungen vollständig von der Objekt- auf die Selbst-Repräsentanz zurückgezogen werden, kommt es zur Hypochondrie. Freud, der diese Störung wiederum unter der Perspektive des Sexualtriebs beschreibt, stellt fest: »Der Hypochondrische zieht Interesse wie Libido – die letztere besonders deutlich – von den Objekten der Außenwelt zurück und konzentriert beides auf das ihn beschäftigende Organ« (Freud 1914c, S. 149). »Interesse« war der Begriff, den Freud vorübergehend für die Energie seines Selbsterhaltungstriebs versucht hatte. Folglich beschreibt er hier indirekt einen Rückzug von der Objekterhaltung sowie eine Verstärkung der auf die Körperorgane gerichteten lethischen Besetzungen. Die Hypochondrie ist sozusagen ein biogener, auf die Partial-Selbst-(Objekt-)Repräsentanzen regredierter Größenwahn.

Damit zeigt sich, dass die Strukturentwicklung im Wechsel von Integration und Differenzierung immer beide Primärtriebe betrifft: Der *Autoerotismus* lehnt sich an die *Selbsterhaltung* an; der *Narzissmus* hat sein Gegenstück im *Egoismus*; und reife *Objektliebe* geht mit der Fähigkeit zur *Objekterhaltung* einher. Freud, der diese triebspezifische Differenzierung nicht berücksichtigt, erklärt: »Wir sagen, der Mensch habe zwei ursprüngliche Sexualobjekte: sich selbst und das pflegende Weib, und setzen dabei den primären Narzißmus jedes Menschen voraus, der eventuell in seiner Objektwahl dominierend zum Ausdruck kommen kann« (1914c, S. 154). Während die narzisstische Selbstliebe eine libidinöse Besetzung der Selbst-Repräsentanz anzeigt, entspricht aber »das pflegende Weib« in erster Linie den Erhaltungsbedürfnissen: Man liebt nämlich »nach dem Anlehnungstypus a) die nährende Frau, b) den schützenden Mann« (ebd., S. 157). Die Liebe nach dem Anlehnungstypus ist somit nicht als sexuelle, sondern als eine lethische Versorgungs-Beziehung charakterisierbar (z. B. der «sugar-daddy«). Schließlich fehlt bei Freud noch eine dritte Art der Objektwahl, nämlich der *erotische Typus*, der das attraktive, sexuell erregende Objekt wählt (Schmidt-Hellerau 2010, S. 924 ff.). Diese im Hinblick auf Freuds Vorliebe für den Sexualtrieb erstaunliche Auslassung kann als Folge seiner fehlenden Unterscheidung zwischen den Funktionen seiner beiden Primärtriebe bzw. der Vernachlässigung seines Selbsterhaltungstriebs verstanden werden.

Dass Freud in seinem Narzissmus-Aufsatz Beispiele der Selbsterhaltung (Schlaf, Hypochondrie, Anlehnungstypus) als libidinös-narzisstische abhandelt, lässt sich vielleicht auch damit erklären, dass sein Strukturkonzept implizit als ein Trieb-Verdrängungs-Konzept angelegt war. Freuds Paradigma dafür ist das *Symptom*, das aus einem Trieb- und einem Verdrängungsanteil zusammengesetzt ist; ebenso ist der *Traum* ein Kompromiss zwischen dem Triebwunsch und seiner Verdrängung (Zensur); und der *Konflikt* wird als Kampf zwischen den beiden Primärtrieben definiert (Freud 1910c, S. 97; 1925, S. 105). Damit ist die Verdrängung eine Funktion des Triebantagonismus (Schmidt-Hellerau 2003a, 154 f.) – weshalb auch *beide Primärtriebe, d. h. Trieb und Verdrängung, an allen psychischen Abläufen beteiligt sind.*[2] Die Aktivitäten des Sexualtriebs können folglich auch beim Schlaf oder bei der Hypochondrie in Betracht gezogen werden, wenn auch nur in einer untergeordneten (verdrängenden) Rolle.[3] Wie ich an anderer Stelle detaillierter dargestellt habe (Schmidt-Hellerau 2006a), erfordert die Konzeption psychischer Repräsentanzen die Interaktion beider Primärtriebe. Freuds Narzissmus-Aufsatz beschreibt die Strukturierung des Sexualtriebs als einen Prozess der fortschreitenden Objektfindung. Die Parallelentwicklung auf der Seite der Erhaltungstriebe habe ich hier hinzugefügt.

Das Ichideal. Die Entwicklungsgeschichte der Triebe betrifft also den strukturellen Auf- und Ausbau von Repräsentanzen in der Interaktion von Selbst und Objekt. Freud überlegt, ob sich Anzeichen des frühen Narzissmus noch im reifen Individuum nachweisen lassen: »Was ist aus seiner Ichlibido geworden? Sollen wir annehmen, dass ihr ganzer Betrag in Objektbesetzungen aufgegangen ist?« (Freud 1914c, S. 160) Dem widerspricht nicht nur sein Theorem von der Verschiebbarkeit der Libido, sondern auch die klinische Beobachtung:

2 Dieser Gedanke drückt sich auch ab 1920 in Freuds Konzept der *Triebmischung* aus.

3 Wir können sagen: Wenn der Schlaf/das Schlafbedürfnis einer lethischen Strebung folgt, dann zeigt der Traum(wunsch) eine libidinös gesteuerte Gegenbewegung an.

> »*Der Mensch hat sich hier, wie jedesmal auf dem Gebiete der Libido, unfähig erwiesen, auf die einmal genossene Befriedigung zu verzichten. Er will die narzißtische Vollkommenheit seiner Kindheit nicht entbehren, und wenn er diese nicht festhalten konnte, durch die Mahnungen während seiner Entwicklungszeit gestört und in seinem Urteil geweckt, sucht er sie in der neuen Form des Ichideals wieder zu gewinnen. Was er als sein Ideal vor sich hin projiziert, ist der Ersatz für den verlorenen Narzißmus seiner Kindheit, in der er sein eigenes Ideal war.« (Ebd., S. 161)*

Das *Ichideal* ist das Residuum der im kindlichen Narzissmus idealisierten Selbst-Repräsentanz.[4] Mit fortschreitender Entwicklung bildet es eine in sich geschlossene Einheit, eine Struktur, die »ein intensives Streben« nach Wiederbesetzung erzeugt (ebd., S. 167) und im späteren Über-Ich eine der beiden zentralen Forderungen stellt: »So (wie der Vater) *sollst* du sein« (Freud 1923b, S. 262), d. h. danach streben, so gut wie er zu werden, eine Forderung, in der sich das idealisierte Selbst mit dem idealisierten Objekt identifiziert (ein Vorgang der *Integration* bei gleichzeitiger Akzeptanz der Unterschiede, d. h. *Differenzierung*). Das Ichideal, zu dessen Bildung auch »große Beträge von wesentlich homosexueller Libido« herangezogen wurden (Freud 1914c, S. 163), ist, so Freud, eine »Ersatzbildung für die Vatersehnsucht« (Freud 1923, S. 265) und damit die libidinös besetzte Seite des Über-Ichs (Schmidt-Hellerau 2003a, S. 369 ff.).

Worin zeigt sich dann aber sein Gegenstück, nachdem der Egoismus sich zur Objekterhaltung weiterentwickelt hat? Die zweite Über-Ich-Forderung weist hier den Weg: »So (wie der Vater) *darfst du nicht* sein, das heißt, nicht alles tun, was er tut.« (Freud 1923b, S. 262) Die Mahnung zur Einschränkung egoistischer Strebungen erhält die Vorrechte des Vaters: Sie ist *objekt-erhaltend*. Das *Gewissen* zeigt sich hier als der lethisch besetzte Anteil des Über-Ichs (Schmidt-Hellerau 2003a, S. 369 ff.). »Die Spannung zwischen den Ansprüchen des Gewissens und den Leistungen des Ichs wird als *Schuldgefühl* empfunden« (Freud 1923b, S. 265), wohingegen die Diskrepanz zwischen Ich und Ichideal ein *Schamgefühl* erzeugt. Das Ich – das zu diesem Zeitpunkt bei Freud nicht mehr für die eigene Person steht, sondern als eine Instanz im psychischen Apparats definiert ist – hat mit der Bewältigung des Ödipuskomplexes im Über-Ich eine wichtige Kontrollinstanz erhalten, der die Funktion der »Selbstbeobachtung, das Gewissen und die Idealfunktion zugeteilt« ist (Freud 1933a, S. 72).

1.2.2 Ausblick

Ein Mangel an begrifflicher Differenzierung zwischen *Selbst* und *Ich*, der auch in der synonymen Verwendung der Begriffe *Selbsterhaltungstrieb* und *Ichtrieb* sowie in der fehlenden Konzeptualisierung der Erhaltungsstrebungen zum Ausdruck kommt, konfrontierte Freud bei seiner Einführung des Narzissmus mit einer verwickelten Situation, nämlich der Schwierigkeit, Ichtriebenergie und Ichlibido sowie die Arten der Objektfindung, d. h. die Strukturierung der beiden Primärtriebe, voneinander zu unterscheiden. Die daher rührende Verwirrung setzte sich 1920 in seiner

4 *Idealisierung* bedeutet die erhöhte libidinöse Besetzung einer Repräsentanz (*Sublimierung* hingegen die Verschiebung des Triebziels auf eine nicht-sexuelle Befriedigung). Begrifflich wäre zu unterscheiden zwischen dem *Ichideal*, einer Instanz des psychischen Apparats, später Teil des Über-Ichs, und dem *Ideal-Ich*, das bei genauer Lektüre Freuds die Position eines idealisierten Selbst einnimmt.

Neufassung der Trieblehre fort: Freuds Selbsterhaltungstrieb wurde dort zusammen mit dem Sexualtrieb als libidinös bestimmt und den *Lebenstrieben* untergeordnet – womit er seine Eigenständigkeit wie auch seine Funktion als Antagonist des Sexualtriebs verlor –, während die Aggression, die bis dahin ein Potential beider Triebe gebildet hatte, zum Repräsentanten des Todestriebs und Gegenspieler des Eros[5] erhoben wurde. Nachfolgende Entwicklungen (z. B. Grunberger, Green, Kohut, Kernberg) haben, davon ausgehend, das Konzept des Narzissmus unterschiedlich interpretiert. Was auf der Strecke blieb, war die von Freud erkannte Ergänzung zum Narzissmus, der Egoismus, ein Ausdruck der auf das Selbst gerichteten Erhaltungstriebe, die nach seiner Einführung des Narzissmus kaum noch Erwähnung finden.

Literatur

Freud, S. (1905d). Drei Abhandlungen zur Sexualtheorie. G. W. V, S. 27–145.
Freud, S. (1910c). Eine Kindheitserinnerung des Leonardo da Vinci. G. W. VIII, S. 127–211.
Freud, S. (1911b). Formulierungen über die zwei Prinzipien des psychischen Geschehens. G. W. VIII, S. 230–238.
Freud, S. (1911c). Psychoanalytische Bemerkungen über einen autobiographisch beschriebenen Fall von Paranoia (Dementia Paranoides). G. W. VIII, 239–316.
Freud, S. (1912–13a). Totem und Tabu. G. W. IX.
Freud, S. (1914c). Zur Einführung des Narzissmus. G. W. X, S. 137–170.
Freud, S. (1915c). Triebe und Triebschicksale. G. W. X, S. 210–232.
Freud, S. (1920 g). Jenseits des Lustprinzips. G. W. XIII, S. 1–69.
Freud, S. (1923b). Das Ich und das Es. G. W. XIII, S. 237–289.
Freud, S. (1933a). Neue Folge der Vorlesungen zur Einführung in die Psychoanalyse. G. W. XV.
Freud, S. (1950c). Entwurf einer Psychologie. G. W. Nachtr., S. 387–477.
Hartmann, H. (1972 [1964]). Bemerkungen zur psychoanalytischen Theorie des Ichs. In: ders.: Ich-Psychologie. Studien zur psychoanalytischen Theorie. Stuttgart (Klett), S. 119–144.
Kernberg, O. F. (1988 [1980]). Innere Welt und äußere Realität. Anwendungen der Objektbeziehungstheorie. Über. von M. Looser. München (Verlag Internationale Psychoanalyse).
Kernberg, O. F. (1988 [1984]). Schwere Persönlichkeits-Störungen. Theorie, Diagnose, Behandlungsstrategien. Übers. von H. Steinmetz-Schünemann. Stuttgart (Klett-Cotta).
Kernberg, O. F., & H.-P. Hartmann (Hg.)(2006). Narzissmus. Grundlagen–Störungsbilder–Therapie. Stuttgart/New York (Schattauer).
Kohut, H. (1973 [1971]). Narzißmus. Eine Theorie der psychoanalytischen Behandlung narzisstischer Persönlichkeitsstörungen. Übers. von L. Rosenkötter. Frankfurt/M. (Suhrkamp).
Sandler, J. (Hg.) (2000 [1991]). Über Freuds »Zur Einführung des Narzißmus«. Bearbeitet von J. M. Rotmann mit Unterstützung von C. Hennig und K. Grünepütt. Übers. von C. Nolte. Stuttgart-Bad Cannstatt (frommann-holzboog).
Schmidt-Hellerau, C. (2003a). Lebenstrieb & Todestrieb, Libido & Lethe. Ein formalisiertes, konsistentes Modell der psychoanalytischen Trieb- und Strukturtheorie. Gießen (Psychosozial-Verlag).
Schmidt-Hellerau, C. (2003b). Die Erhaltung von Selbst und Objekt im Schatten der Freudschen Theorieentwicklung. Zeitschrift für psychoanalytische Theorie u. Praxis XVIII: 316–343.
Schmidt-Hellerau, C. (2005). We are driven. *Psychoanal Q* 74(4): 989–1028.
Schmidt-Hellerau, C. (2006a). A Shift in the head of Janus EPF Bulletin 60: 126–132.
Schmidt-Hellerau, C. (2006b). Surviving in absence – on the preservative and death drives and their clinical utility. *Psychoanal Q* 75: 1057–1095.
Schmidt-Hellerau, C. (2010). The Kore Complex: On a woman's inheritance of her mother's failed Oedipus Complex. *Psychoanal Q* 79(4): 911 – 933.

---

5 Zur Integration des ersten Triebantagonismus von Sexual- und Erhaltungstrieb in den zweiten von Lebens- und Todestrieb siehe Schmidt-Hellerau 2006b.

1.3 Pathologischer Narzissmus und narzisstische Persönlichkeitsstörung: Theoretischer Hintergrund und diagnostische Klassifizierung

Otto F. Kernberg
Übersetzung: Sabine Mehl und Katrin Grommek

Eine Klärung des Narzissmus-Konzepts gestaltet sich schwierig, weil wir in diesem Bereich zwei Ebenen der Definition vorfinden, die sowohl parallel als auch komplementär sind. In der psychoanalytischen Theorie der Metapsychologie (damit ist die Betrachtung der strukturellen, dynamischen, ökonomischen, adaptiven und genetischen Prinzipien des psychischen Funktionierens gemeint) wird der Narzissmus als die libidinöse Besetzung des Selbst definiert. Im Rahmen der Ich-Psychologie wird das Selbst als eine untergeordnete Struktur des Systems des Ich aufgefasst; es zeigt die Integration aller Bilder vom Selbst oder Selbstrepräsentanzen an und bildet sich im Laufe der Interaktionen mit anderen Menschen (Objekten) heraus. Die libidinöse Besetzung dieser Objekte und deren psychischer Repräsentanzen (Objektrepräsentanzen) konstituiert die Objektlibido. Die Objektlibido steht in einer dynamischen Beziehung zur narzisstischen Libido, mit der das Selbst besetzt wird.

Die zweite Ebene, auf der Narzissmus definiert werden muss, steht in Zusammenhang mit den klinischen Syndromen, die für Patienten mit einer abnormen Selbstwertregulierung charakteristisch sind. Selbstwert bzw. Selbstachtung verändern sich normalerweise in Abhängigkeit davon, als wie befriedigend oder frustrierend die Beziehungen zu anderen erlebt werden und inwieweit es gelingt, die eigenen Ziele und Wünsche zu verwirklichen. Hinter diesen dem gesunden Menschenverstand sofort einleuchtenden Überlegungen verbergen sich komplizierte Beziehungen zwischen Selbstachtung, den vorherrschenden Affekten oder Stimmungen, dem Ausmaß, in dem die unterschiedlichen Selbstrepräsentanzen integriert oder dissoziiert sind, sowie dem Auf und Ab der internalisierten Objektbeziehungen (der reziproken Beziehungen zwischen Selbst- und Objektrepräsentanzen).

Die erste – und auch kompliziertere – Konzeptionalisierung bietet uns Modelle des unbewussten psychischen Funktionierens, die uns für die klinischen Phänomene, die wir beobachten, Erklärungen liefern. Die metapsychologische Analyse geht davon aus, dass die Selbstwertregulierung u. a. von dem Druck abhängt, den das Über-Ich auf das Ich ausübt: Je exzessiver die infantile Moral (d. h. die unbewussten Forderungen nach Perfektion und Verboten) ausgeprägt ist, umso geringer wird die Selbstachtung sein. Eine solche Minderung des Selbstwertes würde die Vorherrschaft einer gegen das Selbst gerichteten, dem Über-Ich entspringenden Aggression über die libidinöse Besetzung des Selbst widerspiegeln.

Eine verminderte Selbstachtung kann auch durch eine mangelnde Befriedigung von Triebbedürfnissen sowohl libidinöser wie aggressiver Natur verursacht sein, so wie sie sich in abhängigen, sexuellen und aggressiven Bestrebungen zeigen. Anders ausgedrückt: Die unbewusste Abwehr des Ich, die die Bewusstwerdung und den Ausdruck von Triebbedürfnissen unterdrückt, bringt das Ich (Selbst) um befriedigende Erfahrungen und vermindert sowohl die libidinöse Besetzung des Ich (Selbst) als auch den Selbstwert.

Außerdem stärkt die Internalisierung von libidinös besetzten Objekten in Form von libidinös besetzten Objektrepräsentanzen sehr stark die libidinöse Besetzung des Selbst, d. h. unsere Selbstliebe wird gestärkt durch die innere Vergegenwärtigung der Bilder derer, die wir lieben und von denen wir uns geliebt fühlen. So wie es im Lied des französischen Komponisten und Dichters Georges Brassens heißt, der von *Freunden in der Tiefe meines Herzens* singt. Umgekehrt, wenn exzessive, aggressiv gefärbte Konflikte unsere libidinöse Besetzung der anderen und der entsprechenden Objektrepräsentanzen mindern, dann leiden auch die libidinöse Besetzung des Selbst und die Selbstliebe.

1.3.1 Geschichtlicher Hintergrund

Der Begriff »Narzissmus« wurde erstmals von Ellis (1898) in einem psychiatrischen Sinne gebraucht und von Näcke (1899) verwandt, um eine Form der sexuellen Perversion zu beschreiben. Durch die Arbeit von Sadger (1908) wurde der Begriff ins psychoanalytische Lexikon aufgenommen. Nach mehreren kurzen Erwähnungen dieses Begriffs in verschiedenen Aufsätzen veröffentlichte Freud 1914 einen seiner Hauptbeiträge zur psychoanalytischen Theorie: »Zur Einführung des Narzissmus«. Freud beschreibt den Narzissmus nicht nur als eine Form sexueller Perversion, sondern auch als ein Merkmal aller Perversionen und als ein Stadium in der libidinösen Entwicklung, das als charakteristisch für die Schizophrenie angesehen wird, und zwar wegen des Abzugs der Libido von der Außenwelt und wegen der Verbindung zu einem Typus der Objektwahl, bei dem das Objekt deshalb ausgewählt wird, weil es etwas repräsentiert, was das Subjekt war, ist oder gerne sein möchte.

Diese sehr unterschiedliche Verwendung des Begriffes hat einiges an wichtiger psychoanalytischer Forschung angeregt, jedoch auch zu einer deutlichen Verwirrung hinsichtlich der Definition des Begriffs »Narzissmus« geführt. Mit der Zeit kam es jedoch zu einer Unterscheidung zwischen dem psychoanalytischen Konzept des Narzissmus und dem klinischen Verständnis dieses Begriffs, das sich auf die normale und pathologische Regulierung des Selbstwertes bezieht. Aus diesem zweiten Kontext heraus entstanden nach und nach die Beschreibungen der narzisstischen Persönlichkeitsstörung. Die diagnostische Kategorie ergab sich aus der Beobachtung einer bestimmten Konstellation von Widerständen in der psychoanalytischen Behandlung einer Untergruppe von Patienten, die einer spezifischen Charakterpathologie entsprachen, die sich im Alltag dieser Patienten manifestierte.

Jones (1955/1964) beschrieb als erster die pathologisch narzisstischen Charakterzüge. Abraham (1919/1979) war der erste, der die Übertragungswiderstände bei Patienten mit diesen Charakterzügen darstellte; er wies auf die Notwendigkeit hin, die Tendenz dieser Patienten, auf den Therapeuten herabzuschauen und ihn als Publikum für ihre eigene »analytische« Arbeit zu benutzen, kontinuierlich zu deuten. Zudem machte er auf die Verbindung von Narzissmus und Neid aufmerksam. Riviere (1936) machte die Beobachtung, dass narzisstische Widerstände eine wichtige Quelle für negative therapeutische Reaktionen darstellen: Diese Patienten können die Vorstellung, Dankbarkeit zu empfinden, nicht ertragen, denn dies würde bedeuten, die Hilfe anerkennen zu müssen, die von einem anderen kommt. Sie können es nicht tolerieren, dass sie von ihrem Therapeuten etwas Gutes bekommen, weil sie wegen ihrer eigenen grundlegenden Aggression unerträgliche Schuldgefühle haben.

Rosenfeld (1964, 1971, 1975, 1978) verfasste auf der Grundlage von Kleins Werk *Envy and Gratitude* (1957) die erste detaillierte Beschreibung der psychischen Strukturmerkmale narzisstischer Persönlichkeitsstörungen und legte dar, wie sich deren Übertragung im Laufe einer psychoanalytischen Behandlung entwickelt.

Zu den wichtigen Beiträgen, die uns das Verständnis der Phänomenologie und Psychopathologie narzisstischer Persönlichkeitsstörungen näher bringen, gehören Reich (1953, 1960), Jacobson (1953/1971a, 1971b), van der Waals (1965) und Tartakoff (1966). Basierend auf den Ausführungen von Jacobson und in dem Versuch, die amerikanischen und britischen Beiträge zu Diagnostik und Behandlung der narzisstischen Persönlichkeit in einen ichpsychologischen Rahmen zu integrieren, schlug Kernberg (1970, 1974, 1975, 1976, 1980) eine theoretische und klinische Alternative zu dem Ansatz von Rosenfeld vor. Zur selben Zeit stellte Kohut (1968, 1971, 1972, 1977, 1979) eine gänzlich andere theoretische Perspektive vor, die sowohl von anderen klinischen Erklärungen als auch von einer anderen therapeutischen Behandlungsstrategie ausging.

Die wachsende Zahl an Publikationen zum Thema »Narzissmus« in Großbritannien und den USA fand eine Parallele in Frankreich. Grunberger (1979), dessen Werk bereits in den 50er und 60er Jahren veröffentlicht wurde, legte den Schwerpunkt auf die weiteren klinischen und metapsychologischen Aspekte des Narzissmus, die in der psychoanalytischen Behandlung unterschiedlichster Pathologien zutage treten.

Pulver (1970) brachte Klarheit in diese verwirrende Ausweitung des Narzissmuskonzepts. Neuere Beiträge zur Erforschung der narzisstischen Persönlichkeit und ihrer psychoanalytischen Behandlung kommen von Modell (1976), Volkan (1973, 1979) und Bach (1977a, b). Von Akhtar und Thomson (1982) gibt es eine breit angelegte Analyse der narzisstischen Persönlichkeit und ihres Bezugs zu der Definition dieser Störung, wie das DSM-III sie vornimmt. Ein von mir herausgegebenes Buch (Kernberg 1989d) zur narzisstischen Persönlichkeit enthält überarbeitete Beschreibungen der narzisstischen Persönlichkeit von Akhtar, Cooper, Horowitz, Ronningstam und Gunderson sowie von P. E Kernberg; des Weiteren eine Untersuchung der Beziehung zwischen narzisstischer und antisozialer Persönlichkeitsstörung von Stone, McGlashan und Heinssen, von Bursten sowie von mir. In demselben Buch berichten Plakun, Stone und Rinsley über klinische Beobachtungen und empirische Forschung zu Ätiologie, Differentialdiagnostik und Follow-up-Studien bei narzisstischen Persönlichkeitsstörungen. Einen Überblick über psychoanalytische Behandlungsansätze bei dieser Patientengruppe geben Chasseguet-Smirgel, Goldberg, Steiner und ich. Weitere Beiträge finden sich in einem Band, den Plakun (1990) herausgegeben hat.

Mit einem ganz wesentlichen Aspekt dieser Thematik, dem Narzissmus als Charakterpathologie, hat sich Freud (1914c) im Grunde genommen nie beschäftigt. Er hat sich lediglich auf einen einzigen Typus von Charaktertypologie bezogen, der mit dem Narzissmus in Verbindung steht: Er ging davon aus, dass männliche homosexuelle Patienten einen anderen Mann, der sie selber repräsentiert, als Objekt wählen, während sie selbst in der Identifikation mit ihrer eigenen Mutter bleiben. Sie lieben diesen Mann dann so, wie sie gern von ihrer eigenen Mutter geliebt worden wären.

1984 schlug ich vor, den Narzissmus entlang einer Dimension des Schweregrades zu klassifizieren, die von normaler bis zu pathologischer Ausprägung reicht. Ich beschrieb folgende Hauptkategorien (Kernberg 1984, dt. 1985, S. 279 ff.):

- Der normale erwachsene Narzissmus ist durch eine normale Selbstwertregulierung gekennzeichnet. Diese wiederum ist abhängig von einer normalen Selbststruktur, die in Verbindung steht zu normal oder vollständig internalisierten Objektrepräsentanzen sowie zu einem integrierten, weitgehend individualisierten und abstrakten Über-Ich und der Befriedigung von Triebbedürfnissen im Rahmen stabiler Objektbeziehungen und Wertsysteme.

- Der normale infantile Narzissmus ist von Bedeutung, weil die Fixierung oder Regression auf infantile narzisstische Ziele (infantile Mechanismen der Selbstwertregulierung) ein wichtiges Kennzeichen jeglicher Charakterpathologie ist. Normaler infantiler Narzissmus besteht aus einer Selbstwertregulierung durch altersangemessene Befriedigungen, die ein normales infantiles »Wertesystem«, d.h. normale Ge- oder Verbote, implizieren.
- Es lassen sich drei Arten von pathologischem Narzissmus beschreiben: (1) Die Regression auf eine infantile Selbstwertregulierung stellt den leichtesten Typ narzisstischer Charakterpathologie dar; die Folge ist die Fixierung oder Regression auf diese Stufe des normalen kindlichen Narzissmus. Diese Kategorie zeigt sich in den häufig auftretenden Fällen von Persönlichkeits- oder Charakterstörungen, bei denen die Selbstwertregulierung übermässig von dem Ausdruck oder der Abwehr kindlicher Befriedigungen abhängig ist, die der Erwachsene normalerweise überwunden hat. Hier liegt das Problem darin, dass das Ich-Ideal von kindlichen Bestrebungen, Werten und Verboten kontrolliert wird. Man kann tatsächlich sagen, dass Freud (1916d) – als er die neurotische Selbstwertminderung beschrieb, die mit einer exzessiven Unterdrückung des Sexualtriebes einhergeht – implizit das zeigte, was später als die strukturellen Charakteristika der Psychoneurose und der neurotischen Charakterpathologie bezeichnet wurde. Dies ist eine gewöhnliche und – im Lichte unserer heutigen Kenntnis der sehr viel schwereren narzisstischen Pathologie betrachtet – relativ leichte Störung, die normalerweise im Rahmen einer üblichen psychoanalytischen Behandlung aufgelöst werden kann. (2) Eine zweite und schwerere, jedoch weniger häufige Form des pathologischen Narzissmus ist das, was Freud (1914c) als Erläuterung einer »narzisstischen Objektwahl« beschrieben hat. Hierbei verbleibt das Selbst des Patienten in der Identifikation mit einem Objekt, während die Repräsentanz des kindlichen Selbst des Patienten auf dieses Objekt projiziert wird und somit eine libidinöse Beziehung geschaffen wird, in der es zu einem Austausch der Funktionen von Selbst und Objekt kommt. Diesen Zustand findet man bei manchen Menschen, die den Partner so lieben, wie sie gerne selber geliebt würden. (3) Die dritte und schwerste Form von pathologischem Narzissmus ist die eigentliche narzisstische Persönlichkeitsstörung, eines der schwierigsten Syndrome in der klinischen Psychiatrie. Aufgrund der intensiven Erforschung der Psychopathologie dieser Störung sowie aufgrund der Auseinandersetzung mit der Frage, welche psychoanalytische Behandlungstechnik sich am besten eignet, ist die narzisstische Persönlichkeitsstörung zu einer der Standardindikationen für eine psychoanalytische Behandlung geworden. Sie ist ebenfalls, gerade in ihren schweren Ausprägungen, eine sehr häufige Indikation für eine psychoanalytische Psychotherapie.

1.3.2 Klinische Merkmale der narzisstischen Persönlichkeitsstörung

Die wesentlichen pathologischen Charaktermerkmale von Personen mit narzisstischer Persönlichkeitsstörung beruhen auf einer pathologischen Selbstliebe, einer pathologischen Objektliebe und einem pathologischen Über-Ich.

Pathologische Selbstliebe drückt sich in exzessiver Selbstbezogenheit aus. Zudem manifestiert sich bei diesen Patienten eine Grandiosität, die sich in exhibitionistischen Tendenzen widerspiegelt, in einem Empfinden von Überlegenheit, in Rücksichtslosigkeit sowie in einer Ambitioniertheit, die bei weitem das übersteigt, was sie tatsächlich erreichen können. Ihre Grandiosität drückt sich oftmals in kindlichen Werten aus, beispielsweise in körperlicher Attraktivität, Macht, Reichtum, Kleidung, Manieren und ähnlichem. Jene unter ihnen, die hochintelligent sind, können diese Talente nutzen, um sich nach außen hin als intellektuell zu geben.

Zu den weiteren Ausdrucksformen der Selbstliebe gehört eine übermäßige Abhängigkeit von der Bewunderung anderer, ohne dass dies von einem Gefühl der Dankbarkeit begleitet würde: Bewunderung wird eher als selbstverständlich genommen, als dass man sie zu schätzen weiß. Diese Patienten sind in emotionaler Hinsicht oberflächlich, insbesondere in ihren Beziehungen zu anderen. Gefühle von Grandiosität wechseln mit solchen von Unsicherheit oder Minderwertigkeit ab, was den Eindruck vermittelt, dass diese Patienten sich entweder überlegen oder total wertlos fühlen. Am meisten fürchten sie sich davor, mittelmäßig oder durchschnittlich zu sein. Von all diesen Indikatoren ist die Grandiosität das zentrale Charakteristikum der pathologischen Selbstliebe.

Die *pathologische Objektliebe* manifestiert sich in exzessivem, manchmal geradezu überwältigendem Neid, der sowohl bewusster wie unbewusster Natur sein kann (letzteres spiegelt sich in den bewussten Versuchen, Neid zu vermeiden oder seine Existenz zu leugnen). In dem Versuch, sich selbst vor möglichen Neidgefühlen zu schützen, bedienen sich diese Patienten auch, bewusst oder unbewusst, der Entwertung. Auf der bewussten Ebene manifestiert sich pathologische Objektliebe als ein Mangel an Interesse an anderen, an deren Arbeit oder Interessen sowie in Form von Verachtung. Auf der unbewussten Ebene manifestiert sie sich als ein Manöver des »Plünderns«, das darin besteht, sich das, was von anderen kommt, einzuverleiben und es gleichzeitig zu entwerten. Diese Patienten tendieren ebenfalls dazu, sich vor Neidgefühlen zu schützen, indem sie andere ausbeuten. Exzessive Gier mündet in den Wunsch, das zu stehlen oder zu besitzen, was andere haben. Auch das Gefühl einer besonderen Berechtigung ist oftmals vorhanden.

Eine weitere Manifestation pathologischer Objektliebe ist die Unfähigkeit, sich auf andere zu verlassen. Eine zeitweilige Bewunderung für andere kann sehr schnell in Entwertung umschlagen; diese Patienten scheinen die Menschen in ihrer Umgebung zunächst als Idole, dann als Feinde oder Dummköpfe zu erleben. Wie zu erwarten, sind diese Patienten unfähig, sich in andere einzufühlen oder substantielle Verpflichtungen einzugehen.

Das Vorhandensein eines *pathologischen Über-Ich* ist für die Diagnosestellung nicht so entscheidend, für die Prognose der psychotherapeutischen Behandlung ist es jedoch von entscheidender Bedeutung. Diese Charaktermerkmale und affektiven Störungen schließen auch die Unfähigkeit ein, differenzierte Formen von Depressivität zu erleben (beispielsweise Gewissensbisse, Traurigkeit und kritische Selbstreflexion), oder es kommt zu einem Stimmungsumschwung in Richtung Schwere, ausgelöst durch das Scheitern grandioser Bemühungen, durch ausbleibende Bewunderung von seiten anderer oder als Folge von Kritik, die das Grandiositätserleben zerstört. Der Selbstwert wird mehr durch Scham als durch Schuld bestimmt. Die Patienten zeigen wenig Interesse an ethischen, ästhetischen oder intellektuellen Werten; ihre Werte sind kindlich und darauf ausgerichtet, Selbstwert und Stolz aufrechtzuerhalten. Ihre übermäßige Abhängigkeit von Bewunderung von außen spiegelt indirekt das unreife Funktionsniveau ihres Über-Ich wider. Einige narzisstische Patienten mit besonders schwerer Über-Ich-Pathologie zeigen das Syndrom, das ich als malignen Narzissmus bezeichne; ich habe es bereits beschrieben und werde es im Folgenden zusammenfassen.

Patienten mit einer narzisstischen Persönlichkeitsstörung haben typischerweise ein Gefühl innerer Leere oder fühlen sich einsam. Sie sind in der Regel unfähig, von anderen zu lernen, haben ein ausgeprägtes Verlangen nach Stimulation und empfinden das Leben als bedeutungslos. Charakteristisch ist, dass sie Langeweile verspüren, wenn ihr Bedürfnis nach Bewunderung und Erfolg nicht befriedigt wird.

Das Funktionsniveau der narzisstischen Persönlichkeit hängt von der Schwere der Pathologie ab und reicht von nahezu »normalen« Persönlichkeiten bis hin zu einem offenkundigen Borderline-Niveau. Bei diesen Borderline-Patienten kann es notwendig sein, differentialdiagnostisch eine psychotische Erkrankung in Betracht zu ziehen.

Diejenigen mit dem höchsten Funktionsniveau (d.h. die mit der am wenigsten ausgeprägten Pathologie) zeigen keine neurotischen Symptome und scheinen sich gut an die soziale Realität anpassen zu können. Sie bemerken wenig von einer emotionalen Störung außer einem chronischen Gefühl der inneren Leere oder Langeweile und einem übermäßigen Bedürfnis nach Bestätigung und Erfolg. Sie zeigen auch einen bemerkenswerten Mangel an Empathie und emotionalem Interesse gegenüber anderen. Wenige von ihnen begeben sich in Behandlung, es kommt jedoch häufiger vor, dass sie später als Folge der narzisstischen Störung in Schwierigkeiten geraten, die sie dann veranlassen, eine Behandlung aufzunehmen. Der mittlere Bereich schwerer narzisstischer Persönlichkeitsstörungen zeigt die typischen, bereits beschriebenen Symptome.

An dem untersten Ende des Kontinuums (die schwerste Pathologie) befinden sich Patienten, die – trotz der Abwehrmechanismen, die das pathologisch grandiose Selbst in sozialen Interaktionen zur Verfügung stellt – offenkundige Borderline-Merkmale zeigen, d.h. einen Mangel an Impulskontrolle, einen Mangel an Angsttoleranz, eine stark beeinträchtigte Sublimierungsfähigkeit sowie eine Disposition zu Wutausbrüchen, chronischer Wut oder schweren paranoiden Verzerrungen.

1.3.3 Ätiologie der narzisstischen Persönlichkeitsstörung

Die klinische Beschreibung der narzisstischen Persönlichkeitsstörung stammt in der Regel aus der Untersuchung von Patienten im Verlauf einer psychoanalytischen oder psychoanalytisch orientierten Psychotherapie. Die Theorien, die von Rosenfeld (1964, 1971, 1975, 1978), Kohut (1971, 1972, 1977, 1979) und von mir (1975, 1976, 1980, 1984) zur Diskussion gestellt wurden, weisen alle auf die hauptsächlich psychodynamische Ätiologie dieser Störung hin; sie sehen in der Pathologie der Selbstwertregulation das zentrale pathologische Moment und gehen übereinstimmend von der Existenz einer abnormen Selbststruktur aus. Diese drei theoretischen Ansätze unterscheiden sich jedoch hinsichtlich ihrer Annahmen über den Ursprung dieser pathologischen Selbststruktur und schlagen daher – als logische Konsequenz – deutlich unterschiedliche therapeutische Vorgehensweisen vor.

Rosenfeld (1964), ein Psychoanalytiker der kleinianischen Schule, ging davon aus, dass narzisstische Patienten sich mit einem omnipotent introjizierten, ausschließlich guten, primitiven Teil-Objekt identifizieren und auf diese Art jegliche Trennung zwischen Selbst und Objekt leugnen. Diese Form der Identifikation ermöglicht den Patienten, jegliches Bedürfnis nach Abhängigkeit von einem ursprünglich guten äußeren Objekt zu leugnen. Abhängigkeit würde das Verlangen nach einem solchen geliebten (und potentiell frustrierenden) Objekt implizieren – nach einem Objekt, das auch gehasst wird, wobei der Hass die Gestalt extremen Neides annimmt. In der Tradition Kleins (1957) setzt Rosenfeld voraus, dass Neid ein grundlegender intrapsychischer Ausdruck des Todestriebs ist, dieser frühesten Manifestation von Aggression im Reich der Objektbeziehungen. Narzisstisch geprägte Objektbeziehungen erlauben dem Subjekt, aggressive Gefühle zu vermeiden, die durch Frustration und bewussten Neid hervorgerufen werden. Rosenfeld (1971) beschreibt auch die Komplikationen, die bei diesen Persönlichkeitsstrukturen entstehen, wenn die Selbst-Idealisierung durch die Idealisierung der aggressiven Selbstanteile »verseucht« wird. Die Infiltration des pathologisch »verrückten« Selbst durch primitive Aggression führt zu einer gewaltigen Selbstdestruktivität. In extremen Fällen fühlen sich diese Patienten nur dann sicher und überlegen, wenn sie alle anderen vernichtet haben, und insbesondere dann, wenn sie alle Bemühungen derer, die sie lieben, frustriert haben. Rosenfeld (1975) war der Auffassung, dass dieses Bedürfnis für die schwersten Formen von negativer therapeutischer Reaktion verantwortlich ist. Das pathologisch grandiose Selbst dieser Patienten stellt einen Widerstand dar, der primitiver und schwerer zu handhaben ist als die unbewussten Schuldgefühle, die einem sadistischen Über-Ich entspringen und die charakteristisch für leichtere Formen der negativen therapeutischen Reaktion sind.

Kohut (1971, 1977) argumentierte, es gebe eine Gruppe von Patienten, deren Psychopathologie in einem Bereich zwischen psychotischen und Borderline-Zuständen einerseits sowie Psychoneurosen und leichteren Charakterstörungen andererseits läge. Diese Gruppe von narzisstischen Persönlichkeitsstörungen, die Kohut als analysierbar bezeichnete, kann in erster Linie anhand der Übertragungsphänomene, nicht jedoch anhand deskriptiver klinischer Kriterien unterschieden werden. Kohut diagnostizierte narzisstische Persönlichkeitsstörungen innerhalb der psychoanalytischen Situation anhand des Auftretens von zwei Arten der Übertragung: der idealisierenden und der Spiegelübertragung. Er ging davon aus, dass diese Prozesse Ausdruck der Aktivierung eines Entwicklungsstillstands in der psychoanalytischen Situation sind – eines archaischen Größen-Selbst. Die Verwundbarkeit dieses archaischen Selbst verlangt nach einer empathischen Mutter als Selbst-Objekt, deren Liebe, Fürsorge und spiegelnde Akzeptanz des Säuglings die Entwicklung vom archaischen Selbst zu reiferen Formen der Selbstachtung bzw. des Selbstwertgefühls und des Selbstvertrauens erlaubt. Zugleich fördern optimale empathische Beziehungen zu dem spiegelnden Selbst-Objekt die Idealisierung des Selbst-Objekts, das für die ursprüngliche Vollkommenheit des Größen-Selbst steht, die nun in der Beziehung zu einem derart idealisierten Selbst-Objekt praktisch bewahrt wird. Diese Idealisierung kulminiert in dem, was Kohut die »umwandelnde Internalisierung« des idealisierten Selbst-Objekts in eine intrapsychische Struktur genannt hat, aus der das Ich-Ideal hervorgehen und die dem Über-Ich seine idealisierenden Qualitäten geben wird, wodurch die nun internalisierte Regulierung des Selbstwertgefühls bzw. Selbstwert-Regulation gewahrt wird.

Nach Kohut hat die narzisstische Psychopathologie ihren Ursprung in dem traumatischen Versagen der mütterlichen Empathie sowie in dem Nicht-Gelingen einer ungestörten Entwicklung des Idealisierungsprozesses. Diese traumatischen Fehlschläge führen zu einer Stagnation der Entwicklung auf dem Niveau des archaischen infantilen Größen-Selbst und zu einer endlosen Suche nach dem idealisierten Selbst-Objekt, welches benötigt wird, um die strukturelle Ausformung abschließen zu können; dies alles spiegelt sich in den bereits geschilderten narzisstischen Übertragungen.

Kurz zusammengefasst lässt sich sagen, dass die narzisstische Psychopathologie in Kohuts Ansatz die Psychopathologie jenes Entwicklungsstadiums widerspiegelt, welches mit der Kohäsion des archaischen Größen-Selbst beginnt und mit der umwandelnden Internalisierung des Ich-Ideals endet. Dieses Stadium gründet auf dem schrittweisen Aufbau des von Kohut so genannten »bipolaren Selbst«. Er ging davon aus, dass sich aus dem einen Pol, dem Hauptanteil der Kerngrandiosität des Selbst, die Kernambitionen der frühen Kindheit herauskristallisieren; der andere Pol, die idealisierten Ziel-Kernstrukturen des Selbst, wird etwas später erworben. Diese beiden Polaritäten des Selbst haben ihren Ursprung in der spiegelnden Akzeptanz durch die Mutter (welche die Kerngrandiosität bestätigt) sowie in deren Halten oder Fürsorge (die Verschmelzungserlebnisse mit der idealisierten Omnipotenz des Selbst-Objekts ermöglichen). Die Kernambitionen und die Kernideale sind durch einen Zwischenbereich (intermediary area) von grundlegenden Talenten und Fähigkeiten verbunden. Kohut stellte sich diese Strukturkomponenten des bipolaren Selbst als Elemente vor, die sowohl den Ursprung wie auch den Sitz (seed) der narzisstischen Psychopathologie widerspiegeln, im Gegensatz zu der trieb- und konfliktgesteuerten Psychopathologie der dreigeteilten Struktur der Psyche (mind), die für die spätere ödipale Periode charakteristisch ist. Für Kohut hatte damals die Ätiologie der narzisstischen Psychopathologie ihre Wurzeln in der Stagnation der Entwicklung des normalen Selbst.

Ich habe dargelegt (Kernberg 1975, 1980, 1984), dass sich in den spezifischen Charakterzügen von Patienten mit einer narzisstischen Persönlichkeitsstörung ein pathologischer Narzissmus zeigt, der sich sowohl von dem gewöhnlichen Nar-zissmus bei Erwachsenen als auch von der Fixierung bzw. Regression auf den normalen infantilen Narzissmus unterscheidet. Dieser pathologische Narzissmus reflektiert nicht die libidinöse Besetzung einer normalen, integrierten Selbststruktur, sondern die einer pathologischen Selbststruktur. Das pathologische Größen-Selbst enthält reale Selbstrepräsentanzen, ideale Selbstrepräsentanzen und ideale Objektrepräsentanzen. Entwertete oder aggressiv bestimmte Selbst- und Objektrepräsentanzen werden abgespalten oder dissoziiert, unterdrückt oder projiziert. Das psychoanalytische Durcharbeiten des grandiosen Selbst, das ein Teil der systematischen Analyse der narzisstischen Charakterwiderstände ist, fördert regelmäßig primitive Objektbeziehungen, Konflikte und Abwehrmechanismen zutage – d.h. sie werden in der Übertragung aktiviert –, wie sie für Entwicklungsstadien typisch sind, die zeitlich noch vor dem Erreichen der Objektkonstanz liegen. Diese Übertragungen sind immer verdichtet mit Konflikten ödipalen Ursprungs, so dass sie eine auffallende Ähnlichkeit zu den Übertragungen von Patienten mit einer Borderline-Persönlichkeitsorganisation aufweisen.

Die psychische Entwicklung von narzisstischen Persönlichkeitsstörungen verläuft während der frühen Entwicklungsphasen, wie sie von Jacobson (1964) und Mahler (Mahler & Furer 1968; Mahler et al. 1975) beschrieben wurden, nicht kontinuierlich. Ihre Beschreibung der frühen Phasen von infantiler Symbiose, Trennung-Individuation und Objektkonstanz bildet zwar die Grundlage meines theoretischen Modells, ich gehe jedoch davon aus, dass die narzisstische Persönlichkeit irgendwann im Alter zwischen 3 und 5 Jahren, anstatt – »auf dem Weg zur Objektkonstanz« (Mahler et al. 1975) – alle positiven und negativen Repräsentanzen des Selbst und der Objekte zu integrieren, ausschließlich die positiven Aspekte des Selbst und der Objekte miteinander verschmilzt. Dieser Prozess führt zu einem extrem unrealistischen und idealisierten, pathologisch überhöhten Selbst. Eltern, die sowohl kalt und zurückweisend als auch bewundernd sind, fördern die Entwicklung eines solchen Selbst. Narzisstische Personen entwerten die realen Objekte, während sie jene Aspekte der realen Objekte in sich aufgenommen haben, die sie für sich selbst als erstrebenswert betrachten. Sowohl ihre eigenen negativen Aspekte wie die anderer werden von ihnen abgespalten, unterdrückt oder auf andere projiziert.

Die idealen Selbst-Objekt-Repräsentanzen, die normalerweise zu einem Teil des Über-Ich werden, werden in das pathologische Größen-Selbstaufgenommen. Die Folge ist ein Über-Ich, das nur die aggressiv bestimmten Komponenten enthält (die frühen verbietenden und bedrohlichen Aspekte der Elternbilder, die dadurch ins Negative verzerrt sind, dass das Kind seine eigenen aggressiven Impulse auf sie projiziert). Dieses unbarmherzige Ober-Ich hat die Tendenz, dissoziiert und projiziert zu werden, was wiederum zu einer weiteren Entwicklung von »verfolgenden« externalen Objekten sowie zu einem Verlust der normalen Über-Ich-Funktionen im Bereich der Selbstwertregulation führt, insbesondere solcher wie Kontrolle und Anerkennung.

Die Entwertung anderer, die Entleerung der inneren Welt der Objektrepräsentanzen, trägt wesentlich zu dem Mangel an normalen Selbstwertgefühl bei, den das narzisstische Individuum aufweist, ebenso zu seiner auffallenden Unfähigkeit, Empathie für andere zu entwickeln. Das Gefühl der inneren Leere kann nur durch die nie endende Bewunderung von seiten anderer kompensiert werden sowie durch das ständige Bemühen, diese zu kontrollieren, um den Neid zu vermeiden, der sonst durch die autonome Funktionsfähigkeit, die Lebensfreude und die lustvolle Kreativität der anderen hervorgerufen würde.

1.3.4 Unterscheidung zwischen narzisstischer und antisozialer Persönlichkeitsstörung

Das praktisch völlige Fehlen der Fähigkeit zu nicht ausbeuterischen Objektbeziehungen und zu einer moralischen Orientierung ist das Schlüsselelement zu einer präzisen Unterscheidung zwischen antisozialer Persönlichkeit und den weniger schweren Syndromen des malignen Narzissmus sowie der narzisstischen Persönlichkeitsstörung. Die antisozialen Züge der narzisstischen Persönlichkeitsstörung reichen von leichteren Fällen von Unehrlichkeit bis hin zu einer »ausgewachsenen« antisozialen Persönlichkeitsstörung, was darauf hindeutet, dass die antisoziale Persönlichkeit als eine narzisstische Persönlichkeit mit einer zusätzlichen Über-Ich-Pathologie betrachtet werden kann.

Daraus ergibt sich eine Klassifikation der Persönlichkeitsstörungen, je nach ihrer Schwere, in der den antisozialen Zügen entscheidende Bedeutung beigemessen wird.

Antisoziale Persönlichkeitsstörung

Bei allen Patienten mit antisozialem Verhalten ist es wichtig, zunächst die Diagnose einer antisozialen Persönlichkeit sicher auszuschließen. Aus diesem Grund werden alle Patienten mit einer narzisstischen Persönlichkeitsstörung systematisch auf mögliches antisoziales Verhalten hin untersucht.

Patienten mit einer antisozialen Persönlichkeitsstörung haben üblicherweise eine narzisstische Persönlichkeitsstörung, die alle bereits in diesem Kapitel beschriebenen Symptome aufweist. Die antisoziale Persönlichkeitsstörung bringt eine noch gravierendere Über-Ich-Pathologie mit sich, die solche Verhaltensweisen wie Lügen, Stehlen, Betrug und Prostitution, alle charakteristisch für einen überwiegend »passiv-parasitären« Typus, mit einschließt; das Ausführen von Überfällen, Mord und bewaffneter Raub sind für den »aggressiven« Typ charakteristisch (Henderson 1939; Henderson & Gillespie 1969). Anders ausgedrückt: Die aggressive, sadistische und üblicherweise paranoide Verhaltensausrichtung einiger Patienten mit antisozialer Persönlichkeitsstörung lässt sich klinisch von dem passiven, ausbeuterischen und parasitären Verhalten anderer Patienten mit einer antisozialen Persönlichkeitsstörung unterscheiden.

Ob passives und aggressives antisoziales Verhalten Teil einer narzisstischen oder einer antisozialen Persönlichkeitsstörung ist, lässt sich daran unterscheiden, ob die Fähigkeit, Schuld und Reue zu empfinden, vorhanden ist. Selbst nach einer Konfrontation mit den Folgen ihres Verhaltens und trotz überschwenglicher Beteuerung ihres Bedauerns ändern Personen mit antisozialer Persönlichkeitsstörung ihr Verhalten nicht gegenüber denjenigen, die sie angegriffen oder ausgebeutet haben, bzw. sie zeigen keine unmittelbare Betroffenheit über diese Unfähigkeit, ihr Verhalten zu ändern.

Obgleich die Differentialdiagnose der Fähigkeit, Schuld und Reue zu empfinden, den folgerichtigen Schritt erfordert, einzuschätzen, wie der Patient auf Konfrontation und den Zusammenbruch seines Omnipotenzerlebens reagieren wird, können sich im Gespräch andere Merkmale, die diese Unfähigkeit zu Schulderleben und Reue ausdrücken, offenbaren, z. B. in der Unfähigkeit, sich andere als ethisch handelnde Personen vorzustellen. Die Unfähigkeit, sich in nicht ausbeuterischen Beziehungen zu engagieren, kann in flüchtigen, oberflächlichen und gleichgültigen Beziehungen zum Ausdruck kommen; in der Unfähigkeit, sich emotional nicht einmal auf ein Haustier einzulassen; im Fehlen jeglicher internalisierter moralischer Werte, ganz zu schweigen von der Fähigkeit, sich in das moralische Werteempfinden anderer einzufühlen. Die Beeinträchtigung der affektiven Erfahrung dieser Patienten zeigt sich in ihrer Unfähigkeit, zunehmende Angst zu tolerieren, ohne zusätzliche Symptome oder pathologische Verhaltensweisen zu entwickeln, ebenso in ihrer Unfähigkeit, Depression und tiefergehenden Kummer zu erleben, wie auch darin, dass sie unfähig sind, sich zu verlieben oder Zärtlichkeit in ihren sexuellen Beziehungen zu erfahren.

Patienten mit einer antisozialen Persönlichkeitsstörung haben kein Empfinden für das Verstreichen der Zeit und für Zukunftspläne oder für die Diskrepanz zwischen einer aktuellen, realen Erfahrung bzw. Verhaltensweise und dem angestrebten Ideal; ihre Pläne dienen nur der Behebung eines akuten Missstandes sowie der Spannungsreduktion durch sofortiges Erreichen begehrter Ziele. Dass es ihnen nicht gelingt, aus Erfahrung zu lernen, ist ein Ausdruck derselben Unfähigkeit, sich ihr Leben über den Moment hinaus vorzustellen. Ihre manipulative Haltung, ihr pathologisches Lügen sowie die fadenscheinigen Rationalisierungen sind wohl vertraut. P. F. Kernberg (im persönlichen Gespräch, Dez. 1981) prägte den Begriff des »Hologramm-Menschen« für Patienten, die in den diagnostischen Sitzungen ein vages, flüchtiges Bild ihrer selbst vermitteln, welches auf befremdliche Weise ohne Verbindung zu ihrer gegenwärtigen Realität bzw. mit der jüngsten Vergangenheit zu sein scheint. Von einem Augenblick zum nächsten ändert sich dieses Bild im Licht der unterschiedlichen Blickwinkel und lässt den Diagnostiker mit einem irritierenden Gefühl des Irrealen zurück.

Noch einmal: Ist die Diagnose einer narzisstischen Persönlichkeitsstruktur offenkundig, so ist es von entscheidender Bedeutung, im nächsten Schritt zu einer Einschätzung der vorliegenden antisozialen Züge zu kommen, ihre Geschichte und ihre Ursprünge in der Kindheit zu verstehen und sich einen diagnostischen Eindruck von der dem Patienten verbleibenden Fähigkeit, Objektbeziehungen einzugehen, sowie der Funktionsfähigkeit des Ober-Ich zu verschaffen.

Das maligne narzisstische Syndrom

Kann eine antisoziale Persönlichkeitsstörung sicher ausgeschlossen werden, so ist als nächste diagnostische Kategorie die narzisstische Persönlichkeitsstörung mit dem Syndrom des malignen Narzissmus in Betracht zu ziehen.

Im Gegensatz zu einer antisozialen Persönlichkeitsstörung sind diese Patienten – für die eine typische narzisstische Persönlichkeitsstörung charakteristisch ist sowie antisoziales Verhalten, ichsyntoner Sadismus oder charakterlich verankerte Aggression und eine paranoide Orientierung – imstande, Loyalität, Sorge und Schuld gegenüber anderen zu empfinden. Sie sind in der Lage, sich vorzustellen, dass andere Menschen moralische Skrupel und Überzeugungen haben, sie können eine realistische Einstellung zu ihrer eigenen Vergangenheit haben und Zukunftspläne entwickeln.

Ihr ichsyntoner Sadismus kann sich in einer bewusst gewählten »Ideologie« aggressiver Selbstbehauptung äußern, häufig jedoch auch in chronischen, ich-syntonen Suizidtendenzen. Diese Tendenzen treten nicht im Rahmen eines depressiven Syndroms auf, sondern eher in emotionalen Krisen oder auch völlig unvermittelt; sie beruhen auf der (bewussten oder unbewussten) Phantasie, dass die Tatsache, dass man in der Lage ist, sich das Leben zu nehmen, eine Überlegenheit und einen Triumph über die gewöhnliche Angst vor Schmerzen und Tod darstellt. Suizid zu begehen, bedeutet in der Phantasie dieser Patienten, eine Art sadistische Kontrolle über andere auszuüben oder sich von einer Welt zu verabschieden, die als unkontrollierbar erlebt wird.

Die paranoide Haltung dieser Patienten (die psychodynamisch als Projektion unintegrierter sadistischer Über-Ich-Vorläufer betrachtet werden kann) manifestiert sich darin, dass sie andere in einer übertriebenen Art als Idole, Feinde oder Idioten erleben. Diese Patienten haben die Neigung, im Laufe einer intensiven Psychotherapie in paranoide, mikropsychotische Episoden zu regredieren, und illustrieren so auf sehr dramatische Weise die komplementären Funktionen paranoider und antisozialer Interaktionen im zwischenmenschlichen Bereich (Jacobson 1971b; Kernberg 1984). Einige von ihnen zeigen ein rationalisiertes antisoziales Verhalten, z. B. als Kopf sadistischer Banden oder terroristischer Gruppen. Ein idealisiertes Selbstbild, ein ichsyntoner Hass sowie eine Ideologie der Selbstvernachlässigung dienen zur Rationalisierung antisozialen Verhaltens und können neben der Fähigkeit zur Loyalität gegenüber den eigenen Kameraden bestehen bzw. mit ihr vereinbar sein.

Narzisstische Persönlichkeitsstörungen mit antisozialem Verhalten

Patienten mit narzisstischen Persönlichkeitsstörungen können vielfältige antisoziale Verhaltensweisen – meist vom passiv-parasitären Typ – haben; während sie in manchen Lebensbereichen Überreste eines autonomen moralischen Verhaltens bekunden, beuten sie in anderen Lebensbereichen andere Menschen reuelos aus. Sie zeigen nicht den ichsyntonen Sadismus, die selbstgesteuerte Aggression oder die offene paranoide Haltung, die für den malignen Narzissmus typisch sind. Sie haben die Fähigkeit, anderen gegenüber Schuld, Sorge und Loyalität zu empfinden. Sie haben eine angemessene Wahrnehmung ihrer Vergangenheit, und sie können sich realistische Vorstellungen und Pläne bezüglich ihrer Zukunft machen. In einigen Fällen ist das, was als antisoziales Verhalten in Erscheinung tritt, lediglich die Manifestation einer Unfähigkeit, sich auf eine Bindung im Rahmen einer zeitlich nicht begrenzten Beziehung einzulassen. Narzisstische Formen sexueller Promiskuität, unverantwortliches Verhalten im Beruf, emotionale oder finanzielle Ausbeutung anderer sind hier vorherrschend, obwohl diese Patienten noch in der Lage sind, sich in manchen Bereichen um andere zu kümmern und die übliche soziale Verantwortung in distanzierteren zwischenmenschlichen Interaktionen zu übernehmen.

Antisoziales Verhalten bei anderen Persönlichkeitsstörungen

Die nächste Ebene der Pathologie, mit weniger negativen prognostischen und therapeutischen Implikationen, ist antisoziales Verhalten im Kontext anderer Persönlichkeitsstörungen als der narzisstischen Persönlichkeitsstörung. Hierbei handelt es sich um Patienten mit einer Borderline-Persönlichkeitsorganisation und einem nicht-pathologischen Narzissmus. Typische Beispiele sind die infantile, histrionische, hysteriode, »Zetzel-Typ-III und -IV«-Persönlichkeitsstörung (nicht zu verwechseln mit der eigentlichen hysterischen Persönlichkeitsstörung) sowie die paranoide Persönlichkeitsstörung. Bei der infantilen Persönlichkeitsstörung ist die Pseudologica fantastica nicht ungewöhnlich; der »paranoide Drang zum Verrat« (Jacobson 1971a) illustriert Hinterhältigkeit in einem paranoiden Kontext. Meiner Erfahrung nach haben die meisten Patienten mit einer artifiziellen Störung – die mit psychologischen oder physiologischen Symptomen, pathologischem Glücksspiel, Kleptomanie, Pyromanie oder Simulieren einhergeht –, die keine typische narzisstische Persönlichkeitsstörung aufweisen, eine dieser oben angeführten Persönlichkeitsstörungen mit antisozialen Zügen.

Neurotische Persönlichkeitsstörungen mit antisozialen Zügen

Patienten dieser Kategorie, die – wie Freuds (1914c) kriminelle Patienten – ein unbewusstes Schuldgefühl haben, sind von großem klinischem Interesse. Ihr manchmal dramatisches antisoziales Verhalten tritt im Rahmen einer neurotischen Persönlichkeitsstruktur auf und hat eine ausgezeichnete Prognose für eine psychotherapeutische und psychoanalytische Behandlung.

Antisoziales Verhalten als Teil einer symptomatischen Neurose

Antisoziales Verhalten, welches als Teil einer symptomatischen Neurose auftritt, ist einem gelegentlichen antisozialen Verhalten zuzuordnen, das als ein Aspekt im Rahmen adoleszenter Rebellion zu verstehen ist, bei Anpassungsstörungen oder dann, wenn die soziale Umgebung das Kanalisieren psychischer Konflikte in antisoziales Verhalten fördert.

Dissoziale Reaktion

Ein klinisch relativ seltenes Syndrom, die dissoziale Reaktion, weist auf eine normale oder neurotische Anpassung an eine abnorme soziale Umgebung oder Subgruppe hin. In der klinischen Praxis weisen die meisten Menschen mit diesem Syndrom eine Art von Persönlichkeitsstörung auf, die es ermöglicht, dass sie sich unkritisch einer sozialen Subgruppe mit antisozialem Verhalten anpassen.

1.3.5 Schlussfolgerung

Der pathologische Narzissmus stellt eine Dimension im Feld der Persönlichkeitsstörungen dar, die – nach zunehmender Schwere der Störung geordnet – das narzisstische Persönlichkeitssyndrom, das maligne narzisstische Persönlichkeitssyndrom und die antisoziale Persönlichkeitsstörung umfasst. Die klinische Bedeutsamkeit dieses Kontinuums liegt in den prognostischen Implikationen des antisozialen Verhaltens für alle psychotherapeutischen Ansätze. Die narzisstische Persönlichkeitsstörung ohne antisoziales Verhalten hat eine gute Prognose, die sich jedoch mit vermehrtem antisozialem Verhalten verschlechtert. Was die Prognose des malignen narzisstischen Syndroms angeht, so kann man nur zurückhaltend sein, und die antisoziale Persönlichkeitsstörung hat schlechte Aussichten, unabhängig davon, welche der heute gängigen psychotherapeutischen Maßnahmen angewendet werden.

Angesichts der hohen Prävalenz narzisstischer Pathologie stellen die Fortschritte im klinischen und psychopathologischen Wissen über diese Zustände einen wichtigen Beitrag zu einem wachsenden Verständnis des gesamten Feldes der Persönlichkeitsstörungen dar.

Quellennachweis

»Pathological Narcissism and Narcissistic Personality Disorder: Theoretical Background and Diagnostic Classification« (Pathologischer Narzißmus und narzißtische Persönlichkeitsstörung: Theoretischer Hintergrund und diagnostische Klassifizierung). Eine frühere Fassung dieses Kapitels wurde veröffentlicht in *Disorders of Narcissism: Diagnostic, Clinical, and Empirical Clinical Implications*, hrsg. von Elsa E Ronningstam, Washington, DC: American Psychiatric Press, 1997, S. 29–51.

Literatur

Abraham, Karl (1919): A particular form of neurotic resistance against the psychoanalytic method. In: *Selected Papers on Psychoanalysis*. New York: Brunner/Mazel 1979, S. 303–311. (Dt.: Über eine besondere Form des neurotischen Widerstandes gegen die psychoanalytische Methodik. In: Ders., *Psychoanalytische Studien*, Bd. II, hrsg. von J. Cremerius. Frankfurt a. M.: S. Fischer 1971, S. 254–261.)

(1920): Äußerungsformen des weiblichen Kastrationskomplexes. In: Ders., *Psychoanalytische Studien*, Bd. 11, hrsg. von J. Cremerius. Frankfurt a. M.: S. Fischer Verlag 1971, S. 6999.

(1921–1925): Psycho-analytic studies on character formation. In: *Selected Papers on Psycho-Analysis*. London: Hogarth Press 1927, S. 370–417.

Akhtar, S. (1989): Narcissistic personality disorder: Descriptive features and differential diagnosis. In: Kernberg (1989d), S. 505–530. (Dt.: Deskriptive Merkmale und Differentialdiagnose der narzißtischen Persönlichkeitsstörung. In: Kernberg [1989d/1996], S. 1–29.)

(1992): *Broken Structures*. Northvale, NJ: Jason Aronson.und Thompson, J. A., jr. (1982): Overview: Narcissistic personality disorder. *American Journal of Psychiatry* 139, S. 12–20.

Bach, S. (1977a): On the narcissistic state of consciousness. *International Journal of Psychoanalysis* 58, S. 209–233.

Bach, S. (1977b): On narcissistic fantasies. *International Review of Psychoanalysis* 4, S. 281–293.

Bataille, G. (1957): *L'Erotisme*. Paris: Minuit. (Dt.: *Der heilige Eros*. Frankfurt a. M./Berlin: Ullstein.)

Freud, S. (1914c): Zur Einführung des Narzißmus. G. W., Bd. X, S. 137–170.

Freud, S. (1916d): Einige Charaktertypen aus der psychoanalytischen Arbeit. G. W. X, S. 363–391.

Grunberger, B. (1979): *Narcissism: Psychoanalytic Essays*. New York: International Universities Press.

Grunberger, B. (1989): *New Essays on Narcissism*. London: Free Association Books.

Henderson, D. K. (1939): *Psychopathie States*. London: Chapman and Hall.

Henderson, D. K. und R. D. Gillespie. (1969): *Textbook of Psychiatry: For Students and Practitioners*, 10., überarb. Aufl. London: Oxford University Press.

Jacobson, E. (1953): On the psychoanalytic theory of affects. In: Jacobson (1971a), S. 3–47. (Dt.: Zur psychoanalytischen Theorie der Affekte. In: Jacobson 1971a/1977, S. 17–61.)

Jacobson, E. (1964): *The Self and Object World*. New York: International Universities Press. (Dt.: *Das Selbst und die Welt der Objekte*. Frankfurt a. M.: Suhrkamp 1973.)

Jacobson, E. (1967): *Psychotic Conflict and Reality*. New York: International Universities Press. (Dt.: *Psychotischer Konflikt und Realität*. Frankfurt a. M.: Fischer 1972.)

Jacobson, E. (1971a): *Depression*. New York: International Universities Press. (Dt.: *Depression: Eine vergleichende Untersuchung normaler, neurotischer und psychotisch-depressiver Zustände*. Frankfurt a. M.: Suhrkamp 1977.)

Jacobson, E. (1971b): Acting out and the urge to betray in paranoid patients. In: Jacobson (1971a), S. 302–318. (Dt.: Über das Agieren und den Drang zu Verrat und Treuebruch bei paranoiden Patienten. In: Jacobson 1971a/1977, S. 377–397).

Jacobson, E. (1971c): *Depression: Comparative Studies of Normal, Neurotic, and Psychotic Conditions*. New York: International Universities Press.

Jones, E. (1955): The God complex. In: Ders. (Hrsg.): *Essays in Applied Psycho-Analysis*. New York: International Universities Press 1964, Bd. 2, S. 244–265.

Kernberg, O. F. (1965): Notes on countertransference. Journal of the American Psychoanalytic Association 13, S. 38–56.

Kernberg, O. F. (1970): Factors in the treatment of narcissistic personalities. Journal of the American Psychoanalytic Association 18, S. 51–85.

Kernberg, O. F. (1974): Further contributions to the treatment of narcissistic personalities. International Journal of Psychoanalysis 55, S. 215–240.

Kernberg, O. F. (1975): Borderline Conditions and Pathological Narcissism. New York: Jason Aronson. (Dt.: *Borderline-Störungen und pathologischer Narzißmus*. Frankfurt a. M.: Suhrkamp 1978.)

Kernberg, O. F. (1976): Object Relations Theory and Clinical Psychoanalysis. New York: Jason Aronson. (Dt.: *Objektbeziehungen* und Praxis der Psychoanalyse. Stuttgart: Klett-Cotta 1981.)

Kernberg, O. F. (1980): Internal World and External Reality: Object Relations Theory Applied. New York: Jason Aronson. (Dt.: *Innere Welt und äußere Realität. Anwendungen der Objektbeziehungstheorie*. Stuttgart: VIP 3. Aufl. 1997.)

Kernberg, O. F. (1984): Severe Personality Diorders: Psychotherapeutic Strategies. New Haven: Yale University Press. (Dt.: *Schwere Persönlichkeitsstörungen. Theorie, Diagnose, Behandlungsstrategien*. Stuttgart: Klett-Cotta 7. Aufl. 2006.)

Kernberg, P. F. (1989): Narcissistic personality disorder in childhood. In: Kernberg, O. F. (1989d), S. 671–694. (Dt.: Narzißtische Persönlichkeitsstörungen in der Kindheit. In: Kernberg, O. F. [1989d/1996], S. 191–217.)

Kernberg, P. F. und A. K. Richards (1994): Love in preadolescence as seen through children's letters. In: Richards & Richards (1994), S. 199–218.

Kernberg, P. F., A. S. Weiner und K. K. Bardenstein (2000): *Personality Disorders in Children and Adolescents*. New York: Basic Books. (Dt.: *Persönlichkeitsstörungen bei Kindern und Jugendlichen*. Stuttgart: Klett-Cotta 2. Aufl. 2005.)

Klein, M. (1940): Mourning and its relation to manic-depressive states. In: *Contributions to Psychoanalysis, 1921–1945*. London: Hogarth Press 1948, S. 311–338. (Dt.: Die Trauer und ihre Beziehungen zu manisch-depressiven Zuständen. In: Melanie Klein: *Gesammelte Schriften*, Bd. 1,2, Stuttgart: frommann-holzboog 1996, S. 159–199. Auch in Klein [1962], S. 95–130.)

Klein, M. (1946): Notes on some schizoid mechanisms. In: Riviere, J. (Hrsg.): *Developments in Psychoanalysis*, London: Hogarth Press 1952, S. 292–320. (Dt.: Bemerkungen über einige schizoide Mechanismen. In: Klein [1962], S. 131–163.)

Klein, M. (1952): The origins of transference. In: *Envy and Gratitude*. New York: Basic Books 1957, S. 48–56. (Dt.: Die Ursprünge der Übertragung. In: Melanie Klein: *Gesammelte Schriften*, Bd. III, Stuttgart: frommann-holzboog 1998.)

Klein, M. (1957): *Envy and Gratitude*. New York: Basic Books. (Das Buch basiert auf einem 1955 gehaltenen Vortrag. Dieser ist unter dem Titel »Neid und Dankbarkeit« in *Psyche* 11, 1957/1958, enthalten; außerdem in Klein [1962], S. 225–242.)

Klein, M. (1962): *Das Seelenleben des Kleinkindes und andere Beiträge zur Psychoanalyse*. Stuttgart: Klett 1962, 6. Auflage 1997 bei Klett-Cotta.

Kohut, H. (1968): The psychoanalytic treatment of narcissistic personality disorders. *Psychoanalytic Study of the Child* 23, S. 86–113.

Kohut, H. (1971): *The Analysis of the Self* New York: International Universities Press. (Dt.: *Narzißmus. Eine Theorie der psychoanalytischen Behandlung narzißtischer Persönlichkeitsstörungen*. Frankfurt a. M.: Suhrkamp 1973.)

Kohut, H. (1972): Thoughts on narcissism and narcissistic rage. *Psychoanalytic Study of the Child* 27, S. 360–400.

Kohut, H. (1977): *The Restauration of the Self* New York: International Universities Press (Dt.: *Die Heilung des Selbst.* Frankfurt a. M.: Suhrkamp 1979.)

Kohut, H. (1979): Two analyses of Mr. Z. International Journal of Psychoanalysis 60, S. 3–27. Krause, R. Kohut, H. (1988): Eine Taxonomie der Affekte und ihre Anwendung auf das Verständnis der frühen Störungen. Psychotherapie und Medizinische Psychologie 38, S. 77–86.

Kohut, H. und P. Lutolf (1988): Facial indications of transference processes in psychoanalytical treatment. In: Dahl, H. und H. Kächele (Hrsg.): *Psychoanalytical Process Research Strategies.* Heidelberg: Springer, S. 257–272.

Mahler, M. (1972a): On the first three subphases of the separation-individuation process. *International Journal of Psycho-Analysis* 53, S. 333–338.

Mahler, M. (1972b): Rapprochement subphases of separation-individuation process. *Psychoanalytic Quarterly* 41, S. 487–506.

Mahler, M. und M. Furer (1968): *On Human Symbiosis and the Vicissitudes of Individuation.* New York: International Universities Press. (Dt.: *Symbiose und Individuation. Psychosen im frühen Kindesalter.* Stuttgart: Klett-Cotta 7. Aufl. 1998.)

Mahler, M., F. Pine und A. Bergman (1975): *The Psychological Birth of the Human Infant.* New York: Basic Books. (Dt.: *Die psychische Geburt des Menschen. Symbiose und Individuation.* Frankfurt a. M.: Fischer 1978.)

Modell, A. (1976): The holding environment and the therapeutic action of psychoanalysis. *Journal of the American Psychoanalytic Association* 24, S. 255–307.

Plakun, E. M. (1989): Narcissistic personality disorder: A validity study and comparison to borderline personality disorder. In: Kernberg (1989d), S. 603–620. (Dt.: Die narzißtische Persönlichkeitsstörung: Eine Validierungsstudie und ein Vergleich mit der Borderline-Persönlichkeitsstörung. In: Kernberg [1989d/1996], S. 108–130.)

Plakun, E. M. (Hrsg.) (1990): *New Perspectives on Narcissism.* Washington, DC: American Psychiatric Press.

Pulver, S. (1970): Narcissism: The term and the concept. *Journal of the American Psychoanalytic Association* 18, S. 319–341.

Reich, A. (1951): On countertransference. *International Journal of Psychoanalysis* 32, S. 25–31.

Reich, A. (1953): Narcissistic object choice in women. *Journal of the American Psychoanalytic Association 1*, S. 22–44.

Reich, A. (1960): Pathologic forms of self-esteem regulation. *Psychoanalytic Study of the Child* 15, S. 215–232.

Riviere, J. A. (1936): A contribution to the analysis of the negative therapeutic reaction. *International Journal of Psychoanalysis 17*, S. 304–320.

Rosenfeld, H. (1964): On the psychopathology of narcissism: A clinical approach. *International Journal of Psychoanalysis* 45, S. 332–337. (Dt.: Zur Psychopathologie des Narzißmus – Ein klinischer Beitrag. In: Ders.: *Zur Psychoanalyse psychotischer Zustände.* Frankfurt a. M.: Suhrkamp 1989, S. 196–208.)

Rosenfeld, H. (1971): A clinical approach to the psychoanalytic theory of the life and death instincts: An investigation into the aggressive aspects of narcissism. *International Journal of Psychoanalysis* 52, S. 169–178. (Dt.: Beitrag zur psychoanalytischen Theorie des Lebens- und Todestriebes aus klinischer Sicht: Eine Untersuchung der aggressiven Aspekte des Narzißmus. *Psyche* 25, 1971, S. 476–493. Auch in Spillius [1986/1990], S. 299–319.)

Rosenfeld, H. (1978): Notes on the psychopathology and psychoanalytic treatment of some borderline patients. *International Journal of Psychoanalysis* 59, S. 215–221. (Dt.: Zur Psychopathologie und psychoanalytischen Behandlung einiger Borderline-Patienten. *Psyche* 35, 1981, S. 338–352.)

Rosenfeld, H. (1987): *Impasse and Interpretation: Therapeutic and Anti-Therapeutic Factors in the Psychoanalytic Treatment of Psychotic, Borderline, and Neurotic Patients.* New York: Tavistock. (Dt.: *Sackgassen und Deutungen. Therapeutische und antitherapeutische Faktoren bei der psychoanalytischen Behandlung von psychotischen, Borderline- und neurotischen Patienten.* München/Wien: VIP 1990.)

Tartakoff, H. (1966): The normal personality in our culture and the Nobel Prize complex. In: Lowenstein, R. M. et al. (Hrsg.): *Psychoanalysis: A General Psychology.* New York: International Universities Press, S. 222–252.

Van der Waals, H. G. (1965): Problems of narcissism. *Bulletin of the Menninger Clinic* 29, S. 293–322.

Volkan, V. (1973): Transitional fantasies in the analysis

of a narcissistic personality. *Journal of the American Psychoanalytic Association* 21, S. 351–376.
Volkan, V. (1976): *Primitive Internalized Object Relations.* New York: International Universities Press. (Dt.: *Psychoanalyse der frühen Objektbeziehungen.* Stuttgart: Klett-Cotta 2. Aufl. 1999.)
Volkan, V. (1979): The »glass bubble« of the narcissistic patient. In: Leboit, J. und A. Capponi (Hrsg.): *Advances in Psychotherapy of the Borderline Patient.* New York: Jason Aronson, S. 405–431.
Volkan, V. (1987): *Six Steps in the Treatment of Borderline Personality Organization.* Northvale, NJ: Jason Aronson.
Volkan, V. (1988): *The Need to Have Enemies and Allies: From Clinical Practice to International Relationships.* Northvale, NJ: Jason Aronson.
Volkan, V. (1993): Countertransference reactions commonly present in the treatment of patients with borderline personality. In: Alexandris & Vaslamatzis (1993), S. 147–163.
Volkan, V. (1999): *Das Versagen der Diplomatie.* Gießen: Psychosozial Verlag.
Volkan, V. (2001a): *From Waco to the Bomian Valley: Violence and the Psychology of Religious Fundamentalism* (unveröffentlichtes Manuskript).
Volkan, V. (200 lb): *September 11, 2001: From the Bomian Valley to the Twin Towers and Pentagon* (unveröffentlichtes Manuskript).
Wallerstein, R. S. (1991): *Scales of Psychological Capacity* (nicht veröffentlicht).
(1995): *The Talking Cures: The Psychoanalyses and the Psychotherapies.* New Haven: Yale University Press.

1.4 Der selbstpsychologische Zugang zu narzisstischen Persönlichkeitsstörungen[6]

Hans-Peter Hartmann

Dieser Beitrag gliedert sich in 4 Teile. Zunächst wird in der Einführung neben lebensgeschichtlichen Daten Heinz Kohuts die historische Entwicklung selbstpsychologischer Theoriebildung dargestellt. Danach erörtere ich die Theorie und Praxis der Selbstpsychologie und anschließend das selbstpsychologische Konzept von Heilung, therapeutischem Prozess und ödipalem Konflikt. Abschließend wende ich mich den unterschiedlichen intersubjektivitätstheoretisch orientierten Weiterentwicklungen der psychoanalytischen Selbstpsychologie zu.

1.4.1 Einführung

Heinz Kohuts Selbstpsychologie hat in vergleichsweise kurzer Zeit das Gebiet der Psychoanalyse erweitert und mit beträchtlichen Auswirkungen auf Behandlungstechnik und Verlauf von Psychoanalysen und psychoanalytischen Psychotherapien transformiert. Heute kann man feststellen, dass die in den 70er und 80er Jahren – wegen ihrer vermeintlich supportiven Haltung und ihres nicht an der Triebtheorie orientierten metapsychologischen Konzepts – häufig angegriffene psychoanalytische Selbstpsychologie nahezu unbemerkt und unterschwellig in die Mainstream-Psychoanalyse eingewandert ist, auch wenn dies selten explizit erwähnt wird. Spezifisch selbstpsychologische Begriffe (z. B. Selbstobjekt, Kohärenz, Selbstzustand des Patienten) werden dabei wie selbstverständlich verwendet, allerdings gelegentlich nicht in dem Umfang und in der Weise, wie von der psychoanalytischen Selbstpsychologie (PSP) verstanden.

Aus Sicht der PSP ist das natürlich eine durchaus erfreuliche Entwicklung – die zugleich für die Flexibilität und Integrationsfähigkeit der Psychoanalyse ganz allgemein spricht. Heinz Kohut hätte sich das 1977 nach dem Erscheinen seines zweiten Buches aufgrund seiner persönlichen Erfahrungen der Ablehnung durch frühere beste Freunde (z. B. Anna Freud, die bei ihren USA-Besuchen regelmäßig bei Familie Kohut wohnte und ständig mit ihm Kontakt hatte) vermutlich nicht

6 Ich danke Volker Kraft für seine kritische Durchsicht dieses Beitrags und viele hilfreiche Kommentierungen.

vorstellen können. Als empfindsamer Mensch hat Kohut unter dieser Ablehnung, die Kollegen auch zum Ausdruck brachten, indem sie die Straßenseite wechselten, erheblich gelitten. Dies versteht man besser, wenn man seine frühen Kindheitserfahrungen in den Blick nimmt, wobei sich ein den meisten Psychoanalytikern vertrauter Zusammenhang zwischen diesen Erfahrungen und der persönlichen Zuneigung zu bestimmten theoretischen Orientierungen der Psychoanalyse (Atwood und Stolorow, 1993) zeigt. Das trifft auch auf Freud selbst (Breger 2000)[7] und auf viele andere zu (z. B. Winnnicott; vgl. Kahr 1996 sowie Phillips 1988)[8].

Zur Verdeutlichung einige biographische Hinweise. Heinz Kohut wurde am 3. Mai 1913 in Wien als einziges Kind seiner Eltern Felix und Else Kohut in einer großbürgerlichen, assimilierten jüdischen Familie geboren. Beide Eltern waren musikalisch begabt, interessiert und aktiv, der Vater als Pianist, die Mutter als Sängerin. Kriegsbedingt konnte Kohuts Vater seine Pianistenlaufbahn nicht fortsetzen und war danach als Teilhaber eines Papiergeschäfts zwar wohlhabend, aber nicht erfolgreich, persönlich sehr zurückgezogen und eher depressiv. Die Mutter Else Kohut galt als willensstarke, aber psychisch schwierige Frau und war im Leben ihres einzigen und von ihr bewunderten Sohnes von großer Bedeutung (Harms 2013; Pawlowsky 2005). Bei der Kriegsrückkehr des Vaters war Heinz fünf Jahre alt. Er wuchs in der Paradisgasse 47 in Wien-Döbling auf und verbrachte Jugend- und Studienzeit in einem Einfamilienhaus im 19. Bezirk. 1932 legte er das Abitur am Bundesgymnasium 19 ab (Ornstein 2003), studierte anschließend Medizin und beendete sein Studium im Oktober 1938 mit dem Staatsexamen.

Kohut war ein einsames Kind, ohne große Unterstützung in der Familie. Kontakt zu anderen Kindern bestand auf dem humanistischen Gymnasium, das er ab dem Alter von zehn Jahren besuchte; vorher wurde er von einem Hauslehrer unterrichtet. Insbesondere zu einem der verschiedenen von der Mutter engagierten Tutoren entwickelte sich eine starke idealisierende Verbundenheit, die mög-

7 Freuds Mutter Amalia war aufgrund des Todes ihres zweitgeborenen Sohnes, der 17 Monate nach Freuds Geburt zur Welt gekommen war und im Alter von 6 Monaten verstarb, depressiv geworden. Weitere 6 Schwangerschaften und Geburten machen es unwahrscheinlich, dass sie für ihren Erstgeborenen emotional erreichbar blieb, so sehr sie ihn auch förderte. Freuds Mutter musste außerdem während seiner Kindheit mehrfach wegen Tuberkulose ins Sanatorium. Bis zum Alter von vier Jahren lebte Freuds Familie in einem Raum in Freiberg in Armut. Dann ging das Geschäft des Vaters bankrott. Freud hatte kein eigenes Zimmer, bis er 19 Jahre alt war. Diese Erfahrungen realer Angst und Bedrohung könnte mit dazu beigetragen haben, dass es Freud schwer fiel, die zentrale Rolle von Furcht, nicht Angst, und ihrer Regulation, und von Furcht vor realer Gefahr, Furcht nicht sicher und existenziell bedroht zu sein, nicht in dem Maße zu betonen, wie es angemessen gewesen wäre (Slade 2013). Stattdessen betonte er die Furcht vor Triebphantasien, die das eigene Ich bedrohen.

8 Der systematische Zusammenhang von biographischer Konstellation und Theoriebildung gilt natürlich nicht nur für psychoanalytische Konzepte, sondern zeigt sich auf jeweils unterschiedliche Weise auch in zahlreichen anderen wissenschaftlichen Disziplinen. Vermutlich gilt das Prinzip: Je handlungsnäher eine wissenschaftliche Reflexionsbemühung jeweils ist, desto deutlicher dürften die Einflüsse lebensgeschichtlicher Faktoren darin zur Geltung kommen. So hat z. B. in der deutschen Erziehungswissenschaft im Laufe der letzten Jahre ein eigenständiger Forschungsansatz Gestalt gewonnen, in dem explizit Annahmen der psychoanalytischen Selbstpsychologie verwendet werden, um die Probleme pädagogischer Theoriebildung in historischer wie systematischer Perspektive im Hinblick auf die zugrundeliegenden lebensgeschichtlichen Faktoren durchsichtig zu machen (vgl. Kraft 2009).

licherweise die Grundlage für Kohuts spätere Überlegungen zur Idealisierung darstellt (vgl. Harms 2013).

Nach Analysen bei August Aichhorn und Walter Marseille in Österreich emigrierte Kohut im März 1939 zunächst nach London und dann in die USA nach Chicago. Der Vater war bereits 1937 verstorben, die Mutter kam 1940 ebenfalls in die USA. Nach der Weiterbildung zum Facharzt für Psychiatrie begann er die Ausbildung zum Psychoanalytiker und absolvierte seine Lehranalyse von 1946–1950 bei Ruth Eissler am Chicago Institute of Psychoanalysis. Besonders von Aichhorn war Kohut bleibend beeindruckt. Ruth Eisslers Mann Kurt Eissler war ebenfalls ehemaliger Lehranalysand von Aichhorn, der wiederum bei Paul Federn in Lehranalyse gewesen war, was möglicherweise die Wahl Kohuts für seine dritte Lehranalyse beeinflusste. 1948 heiratete Kohut seine Frau Elizabeth, eine Sozialarbeiterin, und 1951 wurde sein Sohn Thomas August geboren. Dessen zweiter Vorname geht auf Aichhorn, der erste auf Thomas Mann zurück (Harms 2013). 1953 wurde Kohut Lehranalytiker am Chicago Institute, 1964–65 war er Präsident der Amerikanischen Psychoanalytischen Vereinigung (APsaA) und 1965–1968 Vizepräsident der Internationalen Psychoanalytischen Vereinigung (IPV). Seine erste bedeutende Aufsatzpublikation erschien 1959 unter dem Titel »Introspection, empathy, and psychoanalysis – an examination of the relationship between mode of observation and theory« (deutsch: »Introspektion, Empathie und Psychoanalyse. Zur Beziehung zwischen Beobachtungsmethode und Theorie«; Kohut 1977 [1959]). Ab 1965 entwickelte sich um Kohut eine Arbeitsgruppe von sieben Mitarbeitern, die ihn insbesondere in Zeiten der zunehmenden Isolation ab 1977 unterstützten (Marian und Paul Tolpin, Anna und Paul Ornstein, Michael Basch, Arnold Goldberg, zeitweise John Gedo und Ernest Wolf). Die englische Originalausgabe seines Buches *Narzißmus* publizierte Kohut 1971, 1977 folgte das englische Original von *Die Heilung des Selbst*. Nach längerem Leiden an einem Lymphom starb Kohut am 8. Oktober 1981 in Chicago. Posthum wurde auf der Grundlage seiner Aufzeichnungen 1984 das Buch *Wie heilt die Psychoanalyse?* von Arnold Goldberg und Paul Stepansky herausgegeben.

1.4.2 Wie haben sich selbstpsychologische Theorie und Praxis entwickelt?

Heinz Kohut war ursprünglich ich-psychologisch ausgebildet worden und unterrichtete in den 1950er Jahren in Chicago ca. zehn Jahre lang psychoanalytische Triebtheorie und Metapsychologie. So war damals auch sein Behandlungsstil selbstverständlich auf die Zentralität des Ödipuskomplexes ausgerichtet; dementsprechend wurden fehlende Einsicht bzw. Unreife des Patienten auch von ihm als Ausweichen vor der ödipalen Problematik und als Widerstand gegen sie gedeutet. Jedoch schon 1957 zog er in seinem Vortrag über Introspektion, Empathie und Psychoanalyse (s. o.) den Schluss, dass nur die durch Empathie erfahrenen Daten für die psychoanalytische Arbeit relevant seien. Vermutlich hätte Kohut ohne die Bedeutung, die er der Empathie als Beobachtungsinstrument gegeben hat, die Vorstellung einer Selbstobjektfunktion und zugehöriger Selbstobjektübertragungen nicht erkannt. Etwa ab Anfang bis Mitte der sechziger Jahre beschäftigte er sich vermehrt mit der Behandlung narzisstischer Störungen und begann, eine eigene Entwicklungslinie des Narzissmus (bzw. des Selbst und seiner Selbstobjekte) unabhängig von der Trieb- und Objektbeziehungsentwicklung zu konzipieren. Dabei verstand er sein Konzept seinerzeit nur mehr als Erweiterung der klassischen psychoanalytischen Theorie, insbesondere für Störungen im Säuglings- und Kleinkindalter einschließlich der sich daraus ergebenden speziellen Übertragungsdynamik und behandlungstechnischer Maßnahmen. Im Wesentlichen ging es zunächst lediglich um eine Erweiterung der Freud'schen Theorie präödipaler Störungen: Eine narzisstisch-fordernde Position des Patienten wurde von Kohut nicht (nur) als Abwehr ödipaler Wünsche, sondern vielmehr als eine eigene Übertragungsqualität betrachtet – eben als ein Versuch, die frühkindlich erlebte Beziehungserfahrung wiederherzustellen.

Durch seine Erfahrung mit seiner Patientin Frl. F. (s. u.) erfuhr er zwar die Unwirksamkeit ödipaler Übertragungsdeutungen, blieb aber zunächst bei der klassischen Technik. Das Idealisierungsbedürfnis des narzisstischen Patienten wurde von ihm ebenso verstanden und beantwortet wie das Bedürfnis des hysterischen Patienten nach Verführung. Seine Haltung blieb abstinent, Wünsche wurden jedoch nicht von vorneherein zurückgewiesen, sondern als positive Übertragungsmanifestationen ausgehalten und nutzbar gemacht. Seinen klinischen Erfahrungen im Unterschied zu anderen Autoren folgend, veränderte Kohut vor allem die Bedeutung der Freud'schen Begriffe der narzisstischen Libido und der Objektlibido, die bei ihm nicht – wie bei Freud – Triebziele, sondern die Qualität einer frühkindlich erfahrenen Objektbeziehung bezeichnen. Die Freud'sche Annahme bezieht sich auf eine zunächst autoerotische Phase, in der die Libido auf das Ich ausgerichtet ist (primärer Narzissmus), und eine anschließende Hinwendung zu äußeren Objekten. Größere Besetzung der Außenwelt führt demnach zwangsläufig zu geringerer Besetzung des Ich und umgekehrt.

Die von Kohut vorgenommene Trennung energetischer Vorstellungen (narzisstische und Objektlibido) erlaubte ihm die Konzeptualisierung von einerseits objektlibidinös besetzten »echten« und getrennt vom Subjekt existenten Objekten und einer damit verbundenen Gegenseitigkeit zwischen Subjekt und Objekt. Andererseits besetzt nach seiner Auffassung narzisstische Libido solche Objekte, die als Erweiterung des Selbst erfahren werden. Diese bezeichnete er später als Selbstobjekte. Sie werden für narzisstische Übertragungen konstitutiv. Selbstliebe bleibt neben Objektliebe bestehen.

Durch Frl. F., eine seiner damaligen Analysepatientinnen, wurde er in dieser Hinsicht besonders angeregt, denn sie widersprach ständig seinen Deutungen ihres Verhaltens als Widerstand gegen ödipale Konflikte. Nach einigen Monaten fragte er sich, was wäre, wenn sie recht hätte, und verstand allmählich, dass die Patientin ihre frühkindliche Situation mit ihm reinszenierte und ihre Übertragung weniger mit dem Ödipuskomplex und den Abkömmlingen infantiler sexueller Wünsche zu tun hatte. Vielmehr bemerkte er ihre intensiven Bedürfnisse, wahrgenommen und anerkannt zu werden. Auf dieser Erfahrungsgrundlage reifte in ihm der Gedanke, dass es Übertragungen geben könnte, die aus Idealisierungs- und Spiegelungsbedürfnissen herrührten und die daher nicht mehr durch Deutungen im Sinne von Abwehr ödipaler Konflikte gestört werden sollten. Zur damaligen Zeit (1960er Jahre) behandelte er ödipale Störungen mit der klassischen psychoanalytischen Technik, präödipale mit den von ihm entwickelten Erweiterungen. Kohut hatte sich bis dahin nicht aus der Mainstream-Psychoanalyse entfernt, war Vorsitzender der APsaA und als stellvertretender Vorsitzender der IPV vorgesehen, deren Vorsitz zu übernehmen. Dies änderte sich, wie oben erwähnt, nach der Publikation seines zweiten Buches *The Restoration of the Self* im Jahr 1977 (deutsch: *Die Heilung des Selbst*, 1979), in dem er sich von der Triebtheorie eindeutig und endgültig distanzierte.

Nach Kohut handelt es sich bei Menschen mit narzisstischen Störungen – die PSP spricht von *primären Selbststörungen* – um Patienten, die unter Gefühlen von Leere, Sinnlosigkeit oder Depression leiden, mit einem ungewöhnlich labilen Selbstwertgefühl, Neigung zu perversem, süchtigem oder delinquentem Verhalten (narzisstische Verhaltensstörungen), Mangel an Lebensfreude, Hypochondrie und Überempfindlichkeit gegen Zurücksetzungen (Kohut und Wolf 1978). Narzisstische Störungen sind also Folge geringer Selbstachtung, die durch den Versuch, andere gering und unbedeutend zu machen, in der Vorstellung des Patienten größer wird. Sowohl verlässliche Bindungserfahrungen als auch das Empfinden von Selbstwirksamkeit vermitteln sich genuin lebenslang durch die erlebte Anerkennung durch einen wichtigen Anderen. Das ist gemeint, wenn Kohut von lebenslang notwendigen Selbstobjekterfahrungen spricht, und das meint auch Jessica Benjamin (1990 [1988]), wenn sie auf die Unausweichlichkeit dieser Abhängigkeit hinweist, die z. B. durch Macht und Geld zwar lange verleugnet, aber nie aufgehoben werden kann.

In diagnostischer Hinsicht ist Kohuts archaischer Narzissmus phänotypisch überwiegend als vulnerabler Narzissmus einzuordnen. *Defensive* Grandiosität erscheint bei ihm als Produkt der vertikalen Spaltung (Abb. 1.4-1). Dabei wird narzisstische Großartigkeit als Abwehr nach außen gezeigt, während die vulnerable Seite erst durch therapeutische Arbeit bewusst werden kann. Der Therapeut versucht dabei immer wieder, die Verbindungen zwischen einem grandiosen äußeren Auftreten und dahinter liegenden Gefühlen von Ohnmacht, Scham und geringem Selbstwerterleben herzustellen; wichtig ist zudem, dass er wegen der strukturell geschwächten, fragilen Persönlichkeitsstruktur hinsichtlich Diagnostik und Psychotherapie behutsam vorgeht, anstatt die Abwehr zu durchbrechen.

Kohuts Konzeption einer leeren Depression entspricht einem vulnerablen Narzissmus, der von ihm nicht als pathologischer Narzissmus vom gesunden Narzissmus kategorial abgegrenzt wird. Vielmehr wird er entwicklungspsychologisch und dimensional verstanden, d. h. als Kontinuum, ausgehend vom archaischen hin zum reifen Narzissmus. Leitaffekt der narzisstischen Depression ist bei Kohut die Scham, die auch von Bleichmar

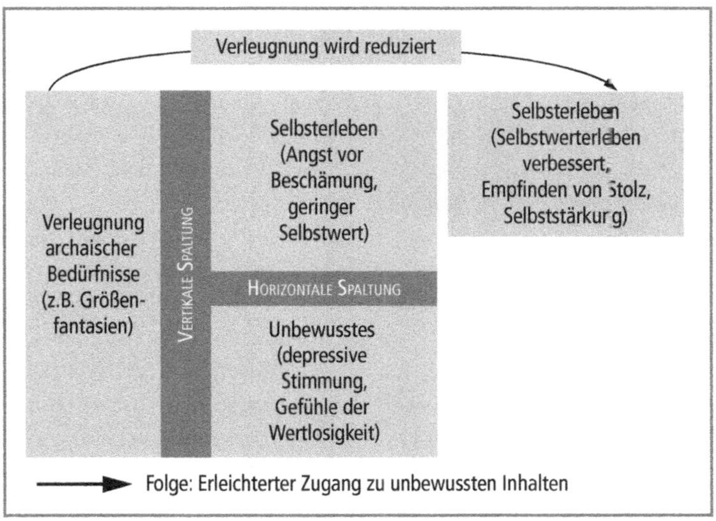

Abb. 1.4-1 Vertikale und horizontale Spaltung.

ähnlich wie von den postkohutianischen Intersubjektivisten als zutiefst intersubjektiver Affekt begriffen wird (s.a. Zabel 2019). Diese Intersubjektivität ist bei Kohut von Anfang an in seiner Selbstobjekttheorie angelegt und wurde dann u.a. von Orange, Atwood und Stolorow (2001 [1997]) weiter ausgearbeitet.

Nach Kohut (1971, 1977, 1984) entwickelt sich der Narzissmus auf einer eigenen Entwicklungslinie von archaischen zu reifen Formen. Kohuts archaisches Selbst ist gekennzeichnet durch unaufschiebbare Verschmelzungsbedürfnisse sowohl mit spiegelnden als auch mit idealisierten Selbstobjekten. Unvermeidliche Versagungen dieser Verschmelzungsbedürfnisse führen zu den normalen Ausgangsstrukturen des archaischen Selbst, dem Größenselbst und der idealisierten Elternimago, von Kohut später als bipolares Selbst (Abb. 1.4-2a) bezeichnet (Kohut 1979 [1977]). Im Verlauf der Selbstkonsolidierung durch optimale, d.h. unvermeidliche, aber noch erträgliche Frustrationen kommt es zu einer damit einhergehenden umwandelnden Verinnerlichung von Selbstobjektfunktionen (s.u.). Die oben erwähnten unaufschiebbaren Verschmelzungsbedürfnisse treten in den Hintergrund, bleiben jedoch als lebenslange Bedürfnisse nach Spiegelung, Idealisierung sowie Gleichheit (Alter Ego) bestehen und können im Rahmen der Verfolgung reifer narzisstischer Ziele, Strebungen und Ideale befriedigt werden. Danach zeichnet sich der reife Narzissmus durch Kreativität, Humor, Empathie, Akzeptanz der eigenen Vergänglichkeit und Weisheit aus (Kohut 1987 [1984], S. 79). Kohut sieht die narzisstische Entwicklungslinie als primär und unabhängig von der Triebentwicklung an (archaisches Selbst zu reifem Selbst). Störungen in der strukturellen Entfaltung des bipolaren Selbst führen zu narzisstischen Persönlichkeitsstörungen (Abb. 1.4-2b).

Die drei Hauptgruppen an Übertragungsmanifestationen (Spiegelung, Idealisierung und Alter Ego) entsprechen den verschiedenen Quellen der drei Formationen des sich entwickelnden Selbst (Abb. 1.4-2a):

1. Das *grandios-exhibitionistische Selbst* entspringt der Matrix des spiegelnden Selbstobjekts und konstituiert den Pol selbstbehauptender Ambitionen. Diese Entwicklungslinie mündet in den Aufbau einer relativ unabhängigen Selbstwertregulierung, in die Fähigkeit, körperliche und geistige Aktivitäten zu genießen, bestimmte Ziele zu verfolgen oder nach Macht und Erfolg zu streben.
2. Die *idealisierte Elternimago* entwickelt sich innerhalb der Matrix ihrer idealisierten Selbstobjekte und konstituiert den Pol internalisierter Werte, Ziele und Ideale. Diese Entwicklungslinie mündet in die Fähigkeit zur Selbstberuhigung sowie in die Idealisierung internalisierter Ziele und Werte, denen eine stärkende Rolle innerhalb dieses Selbstpols zugeschrieben wird.
3. Der Spannungsbogen zwischen Ambitionen und Idealen enthält als strukturellen Zwischenbereich die angeborenen Talente und Fähigkeiten. Wenn dieser Zwischenbereich in der Entwicklung geschädigt ist und als Folge davon ein Selbstobjekt gesucht wird, das die tröstende Erfahrung essentieller Ähnlichkeit ermöglicht, dann entwickelt sich auf dieser Grundlage das Bedürfnis nach Zugehörigkeit und Gleichsein (Alter Ego).

Die entwicklungspsychologischen Transformationen des *grandios-exhibitionistischen Selbst* und der *idealisierten Elternimago* fördern auch höhere geistige Funktionen wie Empathie, Humor, Kreativität und Weisheit. Die unvermeidliche Spannung zwischen Ambitionen und Idealen aktiviert angeborene Talente und Fähigkeiten, so dass ein struktu-

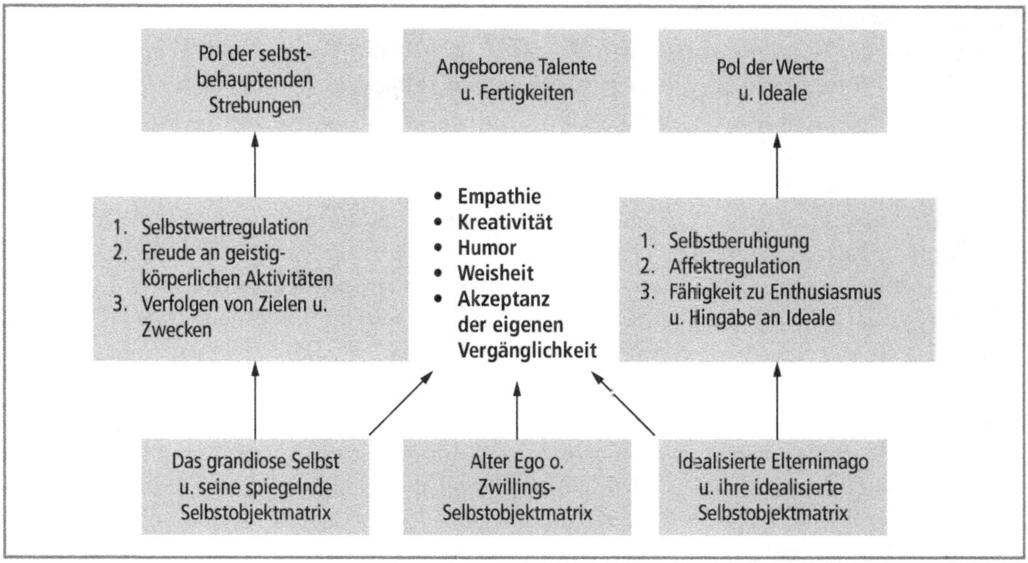

Abb. 1.4-2a Struktur und Funktionen des übergeordneten bipolaren Selbst (normale Entwicklung) (mod. n. Ornstein und Kay 1990).

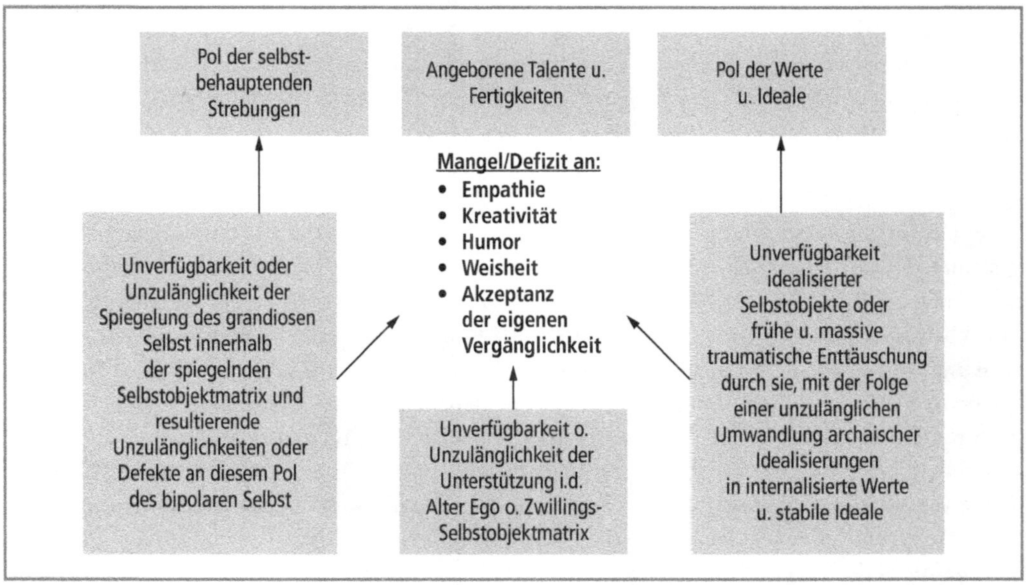

Abb. 1.4-2b Struktur und Funktionen des übergeordneten bipolaren Selbst (unzulängliche o. entgleiste Entwicklung) (mod. n. Ornstein und Kay 1990).

reller Zwischenbereich zwischen beiden Polen entsteht, um die Realisierung des inneren Lebensplanes im Kernselbst im Zusammenspiel von angeborenen und umweltbedingten Faktoren und das spezifische Handlungsprogramm des Kernselbst zu ermöglichen. Dabei konstituieren spezifische intrinsische Muster Ambitionen, Ziele, Fähigkeiten und Talente sowie die Spannung zwischen diesen einzelnen Bereichen das Selbst als unabhängiges Zentrum, das von sich aus initiativ wird und Eindrücke aufnimmt (Kohut und Wolf 1978, S. 414).

Steht eine dieser Funktionen oder eine Kombination davon dem Selbst nur in rudimentärer Form zur Verfügung, kann es zu einer umschriebenen milden oder auch schwerwiegenderen defizitären Entwicklung (*defensive Strukturen*, s. u.) kommen. Gelingt es jedoch dem Kind, dessen Bedürfnisse in der ursprünglichen spiegelnden Selbstobjektmatrix nicht erfüllt worden sind, sich dem idealisierten Selbstobjekt zuzuwenden, so eröffnet dies die Chance, *kompensatorische Strukturen* (s. u.) an zumindest einem der beiden Selbstpole auszubilden. Das gleiche gilt für frühere und spätere Idealisierungen.

Bei normaler Entwicklung zum reifen Narzissmus (d. h. zu reifen Selbstobjektbeziehungen) und intakter Selbstkohärenz erweitern sexuelle und aggressive Wünsche die Selbsterfahrung, ohne den Selbstzustand wesentlich zu bedrohen. Unter Selbstkohärenz versteht Kohut (rein deskriptiv, aber nicht normativ) einen Selbstzustand, der mit einer gewachsenen oder verminderten Struktur einhergehen kann. Entsprechend liegt ein *kohäsives* oder *fragmentiertes* Selbst vor. Dagegen werden unter der Annahme eines motivationalen Primats des Selbst bei einem nichtkohärenten, fragmentierten Selbst Triebäußerungen als Abwehr in Form von Sexualisierung – z. B. zwanghafter Onanie zur Erlangung größerer Selbstkohärenz bei schizophrenen Menschen – und Aggressivierung – z. B. bei frustrationsbedingten narzisstischen Wutzuständen infolge von Selbstobjektversagen – verstanden (Ornstein 1992). Triebäußerungen stellen in diesem Fall Desintegrationsprodukte dar und sind ein Versuch, sich selbst zu spüren und die Selbstkohärenz zu verbessern bzw. wiederherzustellen. Morgenthaler (1974) hat das Konzept der Sexualisierung als Abwehr in seiner Theorie der Perversion verwendet, indem er diese als Versuch der Heilung eines Risses im Selbst bzw. eines Pfropfes im Selbst verstand und damit die nicht-sexuelle Grundlage der Perversion und ihre Funktion als Selbststabilisierung erkannte. Diese Funktion der Perversion als Versuch einer Stabilisierung der Selbstkohärenz zu begreifen anstatt primär als Abwehr sexueller Triebregungen führt zu einer größeren Flexibilität im Umgang mit sich selbst, weg von starren Abwehrformen (s. a. Herzog 2019).

Nach Kohut (1987 [1984]) gibt es allerdings auch eine »geborgte« Selbstkohärenz. Diese unterscheidet sich von der Selbstkohärenz, die dadurch zustande kommt, dass das Selbst zu seiner Stützung Selbstobjekte auswählt, die mit seinen innersten Idealen harmonieren, also mit ihm selbst übereinstimmen. Eine geborgte Kohäsion oder Kohärenz entsteht vielmehr »durch Aufgabe des eigenen zugunsten eines fremden Selbst, von dem man um den Preis echter Initiative und kreativer Teilnahme am Leben Kohärenz borgt« (S. 243). Hier hat Kohut schon früh Ideen entwickelt, die später von Brandchaft et al. (2015 [2010]) als »pathologische Akkommodation« bezeichnet wurden.

Kohut geht grundsätzlich – wie oben bereits dargestellt – von einer entwicklungspsychologischen Reifungsmöglichkeit des archaischen Narzissmus aus. Dieser wird also nicht als pathologisch betrachtet. Vielmehr geht es darum, archaische Bedürfnisse zu akzeptieren, damit sie in der therapeutischen Beziehung »nachreifen« können – durch Anerkennung, nicht durch Befriedigung, und durch Verstehen und Erklären, nicht durch supportive Therapie (Ornstein und Ornstein 2001). Zwar benutzt Kohut (1979 [1977]) den Begriff der Selbstpathologie, dies aber nur deshalb, um die Bedeutung des Selbst und seiner Stabilität anstelle des Ich in den Vordergrund zu rücken. Damit setzt er sich von der trieb- und ich-psychologischen Terminologie ab und ersetzt die motivationale Bedeutung der Triebe durch die Annahme eines motivationalen Primats des Selbst (s. o.), kurzum: Jeder Mensch ist in erster Linie bestrebt, Selbstkohärenz zu erreichen und seinen fragilen Selbstzustand zu verlassen.

1.4.3 Das selbstpsychologische Verständnis von Heilung und therapeutischem Prozess unter Berücksichtigung einer veränderten Konzipierung der ödipalen Entwicklung

Heilung geschieht nicht oder nicht wesentlich durch die Durcharbeitung infantiler Konflikte, da für Kohut jede Form von Psychopathologie entweder auf einem Defekt des Selbst und nachfolgenden *defensiven Strukturen*, einer Defizienz oder Verzerrung des Selbst und nachfolgenden *kompensatorischen Strukturen* oder auf Schwächen des Selbst zurückzuführen sind, die zu vorübergehenden Fragmentierungszuständen führen. Alle diese Formen eines geschädigten Selbst beruhen auf mehr oder weniger tiefgehenden Störungen der Selbst-Selbstobjekt-Beziehungen. Als Selbstobjekt bezeichnet Kohut (1973 [1971], 1979 [1977], 1987 [1984]) diejenige Dimension unseres Erlebens eines anderen Menschen, die mit dessen Funktion als Stütze unseres Selbst verbunden ist. Das Selbstobjekt ist der subjektive Aspekt einer das Selbst erhaltenden Funktion, zustande gekommen durch die Beziehung zwischen Selbst und Objekt. Dementsprechend können durch diese Erfahrungen mit Selbstobjekten Fragmentierungszustände des Selbst in Zustände von Selbstkohärenz verwandelt werden. Insofern wird das Durcharbeiten der behinderten Selbstentwicklung zum wesentlichen Inhalt der Behandlung.

Defensive Strukturen dienen dabei nach Kohut dazu, »die Überreste des Selbst zu *bewahren*, d. h. den *status quo* zu bewahren, so unbefriedigend dieser auch sein mag« (Kohut 1987 [1984], S. 194). Sie entstehen nur, »wenn mindestens zwei der drei Bestandteile des Selbst schwere Defekte aufgrund mangelhafter oder unzulänglicher Selbstobjekt-Reaktionen in der Kindheit aufweisen« (S. 292 f.). Kohut spricht hier die besonderen Strebungen, Begabungen und Ideale an, die normalerweise dem zentralen Lebensprogramm eines Menschen innewohnen. Solche schwerwiegenden Beschädigungen des Selbst beschreibt Atwood (2017 [2012]) mit dem Satz: »Ein Kind, dem niemals zugehört wurde, ist der Vernichtung ausgesetzt« (S. 41).

Kompensatorische Selbststrukturen tauchen auf, »wenn langandauernde Versuche, wenigstens minimal adäquate Selbstobjekt-Reaktionen für einen Bestandteil des Selbst zu erhalten, fehlgeschlagen sind« und »ein anderer Bestandteil des Selbst, der von ausreichenden Selbstobjekt-Reaktionen gefördert wird, mit besonderer Kraft [wächst]« (Kohut 1987 [1984], S. 293).

Konflikte können dennoch entstehen, wenn das Kind die Erfahrung macht, dass wesentliche Bedürfnisse und zugehörige Affekte in einen Widerspruch zur Aufrechterhaltung der Beziehung zu einer wichtigen Bezugsperson geraten. Unter diesen Umständen werden eigene Selbstobjektbedürfnisse des Kindes aufgegeben oder zumindest modifiziert, um die Beziehung nicht zu verlieren (Brandchaft et al. 2015 [2010]).

Im therapeutischen Prozess spielen bei dieser Durcharbeitung einer behinderten Selbstentwicklung die passenden optimalen therapeutischen Reaktionen eine wesentliche Rolle, die vom jeweiligen Entwicklungsstand des Patienten abhängen und nicht ohne dessen Berücksichtigung erfolgen können. Hier geht es also um die optimale Frustration, die von Kohut als entscheidender Weg der Strukturbildung über »umwandelnde Verinnerlichung« angesehen wird. Zur Illustration haben bereits Kohut und Wolf (1978) die Metapher eines mit der Nahrung aufgenommenen Proteins verwendet, das verdaut und gespalten, aber dann wieder neu zusammengesetzt wird. Kohut (1987 [1984], S. 150) führt dazu aus, dass er den Begriff der umwandelnden Verinnerlichung gewählt habe, um den damit gemeinten Vorgang von der Identifikation zu unterscheiden. Es geht Kohut nämlich nicht um eine völlige Internalisierung einer anderen Person, sondern darum, dass lediglich Teile eines relevanten Selbstobjekts bzw. relevanter Selbstobjekterfahrungen internalisiert und vom Kind an seine kindlichen Selbstobjektbedürfnisse angepasst werden.

Ein weiterer wesentlicher Heilungsfaktor ist für Kohut (1987 [1984]) Empathie. Kurz vor seinem Tod hat er in seiner letzten Rede am 4. 10. 1981 nämlich noch einmal mit Nachdruck darauf hingewiesen, dass Empathie an sich eine therapeutische Reaktion im weitesten Sinne, ein orientierendes therapeutisches Prinzip (Kohut 2001a [1981], S. 133) sei, weil der Analytiker durch sein empathisches Verständnis ein Milieu erzeugt, durch das ein höheres Maß an Selbstkohärenz entsteht, d. h. psychische Strukturbildung unterstützt wird. Dies ist also ein zweiter Weg zur Strukturbildung neben der umwandelnden Verinnerlichung. Auch die im Umgang mit dem Analytiker erfahrene Empathie kann internalisiert werden und dann zu einer größeren Fähigkeit für Fremd- und Selbstempathie beitragen (s. u.). Gleichwohl kann auch eine zeitweise unterbrochene empathische Einstellung des Analytikers frustrierend sein.

Ergänzt wird die empathische Haltung in ihrer therapeutischen Wirkung durch Kohuts besonderes Verständnis von Verstehen und Erklären:

> *»Ich behaupte, dass meine wichtigste These lautete, dass die Analyse durch Erklärungen heile – Interventionen auf der Deutungsebene, nicht durch ›Verstehen‹, nicht durch die Wiederholung und Bestätigung dessen, was der Patient fühlt und sagt, das ist lediglich der erste Schritt; danach aber muss der Analytiker weitergehen und deuten. In der Analyse ist die Deutung eine genetische, dynamische psychoökonomische Erklärung dessen, was geschieht. […] Deutungen sind keine intellektuellen Konstruktionen. Wenn sie das sind, wirken sie nicht; zufällig vielleicht, aber nicht grundsätzlich. Ein guter Analytiker rekonstruiert die Vergangenheit, die Kindheit, in der Dynamik der aktuellen Übertragung mit seiner Warmherzigkeit, mit seinem Verständnis für die Intensität der Gefühle und mit dem sensiblen Verständnis der verschiedenen sekundären Konflikte, die in die Äußerung dieser Kindheitswünsche und -bedürfnisse hineinspielen.« (Kohut 2001a [1981], S. 135 f.)*

Kohut hat deutlich gemacht, dass Verstehen, d. h. die Wahrnehmung der Worte und Gefühle des Patienten aus dessen Perspektive (Empathie), nur der erste Schritt ist. Der zweite Schritt ist das Erklären dessen, was geschieht, unter Einbezug genetischer, dynamischer und ökonomischer Gesichtspunkte. Die Interpretation ist keine intellektuelle Konstruktion – als solche wäre sie nicht wirksam –, sondern eine von Empathie getragene Formulierung, die Wärme und Verstehen für die Intensität der Gefühle und der Person des Patienten beinhaltet und auch die sekundären Konflikte berücksichtigt, die den Ausdruck der kindlichen Bedürftigkeit behindert. Insofern ist also eine gelungene Interpretation die Anwendung von Empathie auf einer höheren Ebene. Eine gelungene Interpretation führt im Allgemeinen auch dazu, dass eine Entwicklungsarretierung gelöst wird und neue Strukturen und damit eine größere psychische Flexibilität entstehen können. Das tiefe Verstanden-worden-Sein durch eine Interpretation ermöglicht dem Patienten ein besseres Selbstverständnis und eine bessere Selbstempathie und trägt damit wiederum zur weiteren Strukturbildung bei. Zusammenfassend beschreibt Kohut sein Heilungsverständnis folgendermaßen:

> *»Die Antwort lautet: als eine aus drei Schritten bestehende Bewegung; die beiden ersten Schritte können als Widerstandsanalyse und Entfaltung der Übertragungen beschrieben werden, während der dritte Schritt – der wesentliche, weil er das Ziel und Ergebnis der Heilung definiert – die Eröffnung eines Empathieweges zwischen Selbst und Selbstobjekt ist, spezifisch die Herstellung empathischen Eingestimmtseins zwischen Selbst und Selbstobjekt auf reifen, erwachsenen Ebenen. Dieser neue Empathiekanal übernimmt dauerhaft den Platz der früher verdrängten oder abgespaltenen archaischen narzisstischen Beziehung; er ersetzt die Bindung, die früher das archaische Selbst an das archaische Selbstobjekt band«. (Kohut 1987 [1984], S. 104)*

Sodann erläutert er in Abgrenzung zur traditionellen Psychoanalyse:

> *»Wissen oder Nichtwissen, das ist die Frage, die von der traditionellen Analyse untersucht wird. Die Selbstpsychologie dagegen mit ihrem Hintergrund einer Orientierung am Zustand des Selbst würde sich dem Ausspruch von Shakespeares Prinzen stärker annähern und in bezug auf das Selbst und seine Existenz die Frage nach Fortschritt oder fehlendem Fortschritt, Erfolg oder Misserfolg als Frage nach Sein oder Nichtsein stellen. Mit anderen Worten, das Sein, die Aufrechterhaltung selbst kranker Überreste des Selbst, ist dem Nichtsein vorzuziehen, d. h. dem Akzeptieren der Übernahme der Persönlichkeit eines anderen anstelle von dessen aktiv hervorgerufenen Reaktionen.« (Ebd., S. 208)*

Kohut fährt wenig später fort:

> *»So gern wir sagen würden, dass hier endlich auch der Selbstpsychologe Widerstände analysiert, um sie zu erledigen, müssen wir doch zugeben, dass unsere Position im wesentlichen eine andere bleibt. Mit anderen Worten, wir können unsere Überzeugung nicht aufgeben, dass es das Selbst und das Überleben seines Kernprogramms sind, die die Grundkraft in der Persönlichkeit jedes Menschen darstellen, und dass letzten Endes und auf der tiefsten Ebene sich jeder Analytiker schließlich mit diesen grundlegenden Motivationskräften in seinem Patienten konfrontiert sieht. Mit anderen Worten, wir können die Aussage nicht akzeptieren, dass wir in erster Linie darum kämpfen, das Wissen zu erweitern, und dass alles, was den Fortschritt in Richtung auf ›Bewusstwerdung‹ und das Teilen freigesetzter kognitiver Inhalte mit dem Analytiker durch Mitteilung der freien Assoziationen des Analysanden behindert, als ›Widerstand‹ zu betrachten ist.« (Ebd., S. 215).*

Die psychoanalytische Kur ist, selbstpsychologisch verstanden, eine Erfahrung in einer Selbst-Selbstobjekt-Matrix unter besonderer

Berücksichtigung von Selbstobjektübertragungen. Dabei tauchen sowohl repetitive als auch eher progressive, Entwicklung ermöglichende Übertragungsmuster auf. Bleibt es bei der Bearbeitung der repetitiven Muster, werden nur unbewusste Erwartungen im Sinne einer pathologischen Akkommodation (also lediglich der repetitive Anteil der Selbstobjektübertragung) bestätigt. Notwendig ist stattdessen ein Eingehen auf entwicklungsorientierte Erfahrungen als Gegengift gegen unbewusste alte organisierende Prinzipien (Orange, Atwood und Stolorow 2001). Diese Erweiterung des Behandlungsfokus ist in der postkohutianischen Selbstpsychologie zunehmend bedeutsam geworden (s.u.). Natürlich geht es auch immer darum, den Widerstand gegen das Auftauchen von Selbstobjektbedürfnissen und einer Selbstobjektübertragung zu überwinden. Die unvermeidlichen Beziehungsunterbrechungen in diesem Prozess können durch Verstehen und Erklären wiederhergestellt werden und sind die Grundlagen der psychischen Strukturbildung. Die Selbstobjektübertragung wird durch einen Defekt in Gang gesetzt und gibt das Streben des Selbst zu erkennen, diese Beschädigung im Selbst auszufüllen. Die Wiederherstellung von unterbrochenen Selbstobjektbeziehungen stellt für Kohut den wesentlichen Weg zur Selbstentwicklung und -stabilisierung dar. Der zweite Weg dorthin kann nur über eine verlässliche Selbstobjekterfahrung innerhalb der therapeutischen Beziehung gelingen, also nur dann, wenn der Analytiker durch »sein insgesamt adäquat aufrechterhaltenes Verhalten den Patienten zunehmend erkennen lässt, dass im Gegensatz zu seinen Kindheitserfahrungen das stützende Echo empathischer Resonanz in dieser Welt tatsächlich verfügbar ist« (Kohut 1987 [1984], S. 120).

Wendet man diese Überlegungen Kohuts auf die ödipale Entwicklung an, so zeigt sich, dass die Manifestationen ödipaler Konfliktthematik in Kohuts Sicht immer Desintegrationsprodukte, d.h. Versuche zur Wiederherstellung von Selbstkohärenz auf der Grundlage einer Entwicklungsstörung des Selbst und seiner damit verbundenen Vulnerabilität darstellen, die aus einem Empathieversagen relevanter Selbstobjekte in der ödipalen Phase herrührt. Wie bereits erläutert (vgl. Kohut 1979 [1977]), versteht die Selbstpsychologie den Ödipuskomplex nicht als den Kernkomplex der Neurosen, auch wenn sie eine ödipale Entwicklungsphase anerkennt. Unter der Voraussetzung, dass die infantilen Sexualstrebungen und das Bedürfnis, zu wetteifern, von den Eltern als Zeichen des psychischen Wachstums und der Stärke des Kindes begrüßt und angenommen werden, kommt es zu einer Zunahme des kindlichen Selbstgefühls, ohne dass aus der ödipalen Situation ein wesentlicher intrapsychischer Konflikt im Sinne eines Ödipuskomplexes entsteht.

Die Auseinandersetzung mit dem Ödipuskomplex, aber auch mit den aus freudianischer und kleinianischer Sicht unvermeidlichen Zuständen von Wut und Depression in der frühen Kindheit zeigt ein im Vergleich zu Freud und den nachfolgenden, sich auf ihn beziehenden Theoretikern grundsätzlich verändertes Menschenbild. In Hinblick auf den Ödipuskomplex kommt dies in Kohuts ebenfalls posthum publizierter Arbeit »Introspektion, Empathie und der Halbkreis psychischer Gesundheit« (2001b [1981]) zum Ausdruck. Die nächste Generation wird von Kohut nicht als Bedrohung für die Elterngeneration beschrieben, sondern als Hoffnungsträger, deren Schutz Vorrang hat. Für Kohut gibt es keinen primär pathologischen Konflikt, auch wenn Konflikte an sich nicht zu vermeiden sind. Pathologisch werden Konflikte durch unzulängliche oder fehlende Empathie des Selbstojektmilieus gegenüber dem sich entwickelnden Kind. So erscheint z.B. Triebhaftigkeit erst als Folge dieses Empathieversagens.

Zudem hat die Selbstpsychologie generell ein anderes Verständnis der Conditio humana, denn sie legt (ähnlich wie auch Winnicott) die Betonung auf eine normalerweise zu erwartende frühe Umwelt, durch die die Bedürfnisse des Kindes eine zumindest erträgliche Befriedigung bzw. Nicht-Befriedigung erfahren sollten. Kohuts Säugling wird in ein empathisches Milieu hineingeboren; seine Umwelt reagiert im optimalen Fall nicht antagonistisch auf seine Bedürfnisse, sondern einfühlsam, d.h. die Umwelt entspricht den Bedürfnissen des Säuglings (Ornstein 2001). Das meint Kohut, wenn er von der Matrix der frühen (und auch ödipalen) Selbstobjekte spricht, die dem Kind durch ihre angemessene, ausreichende Empathie die Selbstobjekterfahrungen vermitteln, die es braucht, damit sich sein Selbst entfalten kann. Er vertritt die Auffassung,

> *»dass Selbst-Selbstobjekt-Beziehungen das Wesen des psychologischen Lebens von der Geburt bis zum Tode bilden, dass ein Schritt von Abhängigkeit (Symbiose) zu Unabhängigkeit (Autonomie) in der psychologischen Sphäre ebenso wenig möglich und wünschenswert ist wie ein entsprechender Schritt von einem Leben, das von Sauerstoff abhängig ist, zu einem davon unabhängigen Leben in der biologischen Sphäre« (Kohut 1987 [1984], S. 79).*

Das bedeutet, dass »die Entwicklungsschritte des normalen psychologischen Lebens in der sich wandelnden Natur der Beziehungen zwischen dem Selbst und seinen Selbstobjekten gesehen werden müssen – nicht als Ersetzung der Selbstobjekte durch Liebesobjekte, nicht als Schritt vom Narzissmus Objektliebe« (ebd., S. 85). Das Bedürfnis nach Selbstobjekterfahrungen besteht also lebenslang, jedoch werden diese Selbstobjekterfahrungen zunehmend abstrakter und von konkreten Personen losgelöst. Ist anfangs für eine Selbstobjekterfahrung die Gegenwart eines konkreten Anderen notwendig, so folgt danach die Fähigkeit, in Gegenwart eines Anderen und schließlich auch in Abwesenheit eines Anderen allein zu sein (Lachmann 1993).

1.4.4 Selbstpsychologisch fundierte Intersubjektivität

Das Selbst ist schon bei Kohut genuin sozial strukturiert. Im Unterschied dazu betonte Freud eine inhärente Entwicklung über die Triebe bzw. Triebphantasien. In Hinblick auf die intersubjektiven Grundlagen des Selbst wurden in den letzten 30 Jahren verschiedene Ansätze zur Konzeption des Selbst und zur Behandlung von Selbststörungen erarbeitet, die zwar je spezifische Schwerpunkte haben, sich jedoch in vielen Bereichen überschneiden und gegenseitig beeinflussen. Alle diese Ansätze gehen jedoch von Kohuts entwicklungspsychologischen Annahmen aus. Dementsprechend sind Modifizierungen der Behandlungstechnik und eine Erweiterung der Empathie aufgrund der Ergebnisse der Säuglings- und Kleinkindforschung in der postkohutianischen Selbstpsychologie gut nachvollziehbar.

Die Selbstentwicklung (und die Entstehung eines Selbstdefekts) wird im Wesentlichen als abhängig vom Verhalten der primären Bezugspersonen betrachtet. Das Selbst entsteht unter Bezug z.B. auf Daniel Stern (1992 [1985]) in einem Prozess wechselseitiger Interaktionsregulierung (Beebe und Lachmann 1994, 2004 [2002]). Diese mutuelle Regulation ist für eine stabile Selbststruktur von größerer Bedeutung als Konflikte. Insofern ist Selbstregulation eingebettet in eine Theorie der Intersubjektivität, die auch den psychotherapeutischen Umgang verändert hat (Beebe et al. 2003). Vor allem Lichtenberg (1991 [1983], 1989) sowie Lichtenberg, Lachmann und Fosshage (2000 [1992]) haben neben

Lachmann und Beebe (1995) bzw. Beebe und Lachmann (1994, 2004 [2002]) Ergebnisse der neueren Säuglings- und Kleinkindforschung in die Selbstpsychologie integriert. Dies hat zur Entwicklung der funktional-motivationalen Systeme bei Lichtenberg (1989) und zur Konzeption eines systemtheoretisch begründeten Interaktionsmodells zwischen Mutter und Kind geführt, welches auf die Erwachsenenbehandlungen im Sinne einer Ko-Konstruktion der Übertragung (und auch der Gegenübertragung) angewendet werden kann. Köhler (1998) hat darüber hinaus die Ergebnisse der Bindungsforschung aufgegriffen. Insofern ist die postkohutianische Selbstpsychologie angewandte Entwicklungspsychologie.

Eine weitere relevante Gruppierung innerhalb der gegenwärtigen Selbstpsychologie stellen die »Intersubjektivisten« (z.B. Stolorow et al. 1996 [1987]) dar, deren Bedeutung zugenommen hat (z.B. Orange et al. 2001 [1997], Orange 2004 [1995] sowie Jaenicke 2006, 2014). Auch hier ist der Bezug zu Kohut vorhanden. Mit Bezug auf C. Daly King (1945) postuliert Kohut einen biologisch vorgegebenen Kern von Begabungen und Fertigkeiten, die sich in einer empathischen Umwelt optimal entfalten können (vgl. Kohut 1987 [1984], S.269). Er ist insofern kein radikaler Intersubjektivist, als er von gewissen biologischen Anlagen des Säuglings ausgeht, die bei falscher Förderung durchaus zu Fehlentwicklungen führen können. Stolorow et al. (1996 [1987]) haben Kohuts Sichtweise intersubjektiv-phänomenologisch erweitert. Orange (2004 [1995]), die zusammen mit Atwood, Brandchaft und Stolorow die Intersubjektivitätstheorie (intersubjective systems theory) mitentwickelt hat, definiert diese »als den dialogischen Versuch zweier Menschen, gemeinsam die Organisation der emotionalen Erlebnisse der einen Person zu verstehen, indem sie den Sinn in ihren gemeinsamen Erfahrungen suchen« S.22). Für die Intersubjektivisten ist es bedeutsam, unbewusste organisierende Prinzipien wahrzunehmen, was im Allgemeinen nur gelingen kann, wenn der Therapeut seine Angst vor der unmittelbaren emotionalen Begegnung zu überwinden in der Lage ist (Jaenicke 2006, 2014). Eine solche therapeutische Offenheit bedeutet, sich mit dem eigenen Anteil (Ko-Übertragung) am therapeutischen Geschehen zu konfrontieren und diesen ggf. in Form einer partiellen Selbstenthüllung offenzulegen. Es geht darum herauszufinden, wie sich die unbewussten organisierenden Prinzipien von Patient und Therapeut im therapeutischen Prozess entfalten und wie sie verstehbar werden können. Dazu ist eine andauernde hermeneutische Annäherungsbewegung notwendig, die immer wieder in Frage gestellt werden kann, bis sich für beide ein tieferes Verständnis dessen ergibt, was geschieht. Zugleich werden als zusätzliche Verständnisgrundlage die bereits erwähnten Befunde der Säuglingsforschung mit ihrem dyadischen Systemansatz herangezogen, demzufolge das Selbst in einem Prozess wechselseitiger Interaktionsregulierung entsteht (Beebe und Lachmann 2002 [1994]). Dieser Regulierung kommt eine größere Bedeutung für eine stabile Selbststruktur zu als den Konflikten.

Nach Stolorow et al. (1996 [1987]) geht die Intersubjektivitätstheorie ebenso wie die Selbstpsychologie nicht davon aus, dass angeborene Triebkräfte wie Sexualität und Aggression verhaltensbestimmend seien (s.o., »Ein selbstpsychologisches Verständnis der ödipalen Entwicklung«). Sie nimmt auch nicht an, dass die psychische Entwicklung und ihre Störungen auf intrapsychischen Konflikten, etwa zwischen den unterschiedlichen Instanzen des Strukturmodells, beruhen. Vielmehr wird »der Konfliktbegriff von der Doktrin des Triebprimats befreit, [und es] können die spezifischen Bedeutungsgefüge, die subjektive Konfliktzustände hervorrufen, zu empirisch untersuchbaren Fragen werden« (S. 121). Und weiter heißt es: »Das Hauptaugenmerk psychoanalytischer Forschung wird dann von den angenommenen Triebschicksalen auf die intersubjektiven Zusammenhänge gelenkt, in denen sich die Konflikte verdichten, sowie auf die Wirkungen dieser Konfigurationen auf die psychische Organisation des betreffenden Menschen« (ebd.). Voraussetzung dieses Konflikterlebens ist dabei jedoch ein Mindestmaß an Selbstgefühl, wodurch eine andernfalls entstehende Bindungsbedrohung in den Hintergrund treten und das Kind sich seinen aktuellen Entwicklungsaufgaben zuwenden kann. Bedrohte Selbstkohärenz aktiviert dagegen archaische Selbstobjektbedürfnisse zur Herstellung einer Selbststabilisierung, die sich wesentlich auf eine geteilte Erfahrung eines affektiven Zustandes beziehen. Dementsprechend steht zu Beginn einer intersubjektiv orientierten Psychoanalyse das Verständnis für die unbewussten Organisationsprinzipien des Patienten im Vordergrund, die sich in der Behandlung zwischen ihm und dem Analytiker entfalten und auf die der Analytiker mit seinen unbewussten organisierenden Prinzipien reagiert (Ko-Übertragung). Vor allem Zustände, die das Selbst bedrohen, bewirken, dass das Kind in einer pathologischen Anpassung (Brandchaft et al. 2015 [2010]) auf eigene Bestrebungen verzichtet, um die notwendige Bindung zur relevanten Bezugsperson aufrechtzuerhalten.

Orange (2009) betont die phänomenologische Grundlage der intersubjektiven Psychoanalyse und hält vor allem drei Aspekte für bedeutsam:

1. Der Fokus wird auf gelebte Erfahrung gelegt (unter Suspendierung des sonstigen Interesses an Kategorien, Dualismen und naturwissenschaftlichen Fakten). Auf die gelebte Erfahrung zu fokussieren bedeutet, dass der Analytiker sich auf Grundlage seiner eigenen gelebten Erfahrung mit dem Leiden des Patienten einschließlich seines Umgangs damit beschäftigt und wahrzunehmen versucht, wenn der Patient sich zum Objekt gemacht – sich reduziert, be- oder verurteilt, diagnostiziert, kontrolliert, distanziert – fühlt oder wenn es scheint, dass eine Verbindung im Sinne eines tatsächlichen Dialogs, ein Wir, entsteht.
2. Bezogenheit wird als grundlegende und primäre Erfahrung des Menschseins betrachtet (Ich-Du-Bezogenheit ist die Voraussetzung für eine mögliche, sich als Urheber erfahrende Subjektivität).
3. Der phänomenologisch orientierte Analytiker macht sich die unentbehrliche Asymmetrie unserer Arbeit zu eigen, platziert sich im Hintergrund und folgt dem Patienten in seinem Leiden mit genügend guter Abstimmung zum eigenen und fremden emotionalen Leben, um ihn zu verstehen, ohne zu viel zu wissen. Das heißt, der Analytiker bleibt möglichst atheoretisch und arbeitet mit erfahrungsnahen Konzepten.

Unter Bezug auf Atwood und Stolorow (1984), Stolorow, Brandchaft und Atwood (1996 [1987]), Stolorow und Atwood 1992, Orange (2004 [1995]), Orange, Atwood et al. 1997, Stolorow, Atwood et al. (2002) sowie Orange (2003) ist festzustellen, dass die Intersubjektivitätstheorie auf einer Phänomenologie der persönlichen Erfahrung und einem beziehungstheoretischen Kontextualismus gründet (gemeint ist die Kontextabhängigkeit der persönlichen Erfahrung und ihrer Interpretation). Eine Widerständigkeit gegen jedwede reduktionistische Ansätze ergibt sich schon allein wegen der vielfältigen Systeme (Familie, Kultur, etc.), die unsere subjektiven Erfahrungen beeinflusst und konstituiert haben. Insofern ist diese Theorie auf besondere Weise radikal subjektiv orientiert. Dies gilt natürlich auch für die Begründung eines eigenen psychoanalytischen Standpunkts. Zu dieser Haltung gehört ebenfalls die Akzeptanz subjektiver Fehlbarkeit des Therapeuten in der klinischen Situation. Da alle Erfahrungen interpretativ sind, sind sie somit auch Ausdruck einer bestimmten Perspektive. Unter der Annahme dieser Sichtweise ist es intersubjektiv arbeitenden Psychoanalytikern möglich, unterschiedliche Aspekte anderer psychoanalytischer Theorien zu akzeptieren und andere abzulehnen, ohne sich dabei auf eine einzige Theorie zu beziehen oder durch deren konkretisierende, verdinglichende Sprache das Gegenüber reduktionistisch wahrzunehmen. Denn klinisch ist die Intersubjektivitätstheorie »weniger eine Theorie als eine Sensibilität und sie hat keinen privilegierten Zugang zur Realität. Es ist eine Haltung von fortwährender Sensitivität bei einem Zusammenspiel von Beobachter und beobachtetem Sein, dem man nicht entkommen kann [...] und [...] wir dem Anderen in seine intersubjektive Raumzeit folgen [...]. Was wir erfragen oder interpretieren oder ruhen lassen hängt davon ab, wer wir sind« (Orange 2003, S. 341–342). Dabei ist der analytische Prozess zwar wechselseitig bedingt, aber dennoch asymmetrisch.

Bei der klinischen Arbeit aus intersubjektiver Sicht konzentriert sich der Therapeut vorrangig auf die emotionalen Überzeugungen (Organisationsprinzipien), die die Erfahrungswelt des Patienten ausmachen. Organisationsprinzipien sind oft unbewusst. Sie bilden ab, wie jemand seine individuelle emotionale Erfahrung mit der frühen Umwelt organisiert hat, und dienen als Grundlage des analytischen Verstehensprozesses.

Damit eine solche Aufmerksamkeit und Authentizität des Therapeuten hinsichtlich der unbewusst interagierenden Organisationsprinzipien beider am Behandlungsprozess beteiligten Personen möglich werden kann, ist es für den Therapeuten notwendig und hilfreich, sich mit einem offenen Herzen und verletzbar dem therapeutischen Prozess – sich selbst und dem anderen gegenüber – zu zeigen (Jaenicke 2006). Verbunden mit einem hohen Maß an aufmerksamer Selbstreflexion, ist diese unvermeidbare Teilnahme am Behandlungsprozess oft nicht einfach durchzuhalten. Manchmal sind Umwege notwendig, um zu einem gemeinsamen Verständnis der Situation und ihrer Anerkennung zu kommen. Bedeutsam ist bei diesem Austausch auch, dass von Seiten des Therapeuten nicht über »die Realität« argumentiert wird, denn das würde heißen, eine autoritäre, allwissende Haltung einzunehmen.

Gegenwärtig deutet sich – insbesondere unter dem Einfluss der Arbeit mit schwer traumatisierten Patienten – in der Intersubjektivitätstheorie eine ethische Wende an. Orange (2016) verweist zur Illustration auf ein Zitat von Deleuze:

> *»Etwas im eigenen Namen zu sagen ist sonderbar, denn es geschieht nicht dann, wenn wir an uns als Selbst, Person, oder Subjekt denken, dass wir im eigenen Namen sprechen. Ganz im Gegenteil, ein Individuum bekommt einen wahren Eigennamen als Resultat der schwerwiegendsten Schritte zur Entpersonalisierung, wenn er sich den ihn durchdringenden Multiplizitäten und den durch sein ganzes Sein strömenden Intensitäten öffnet.«* (S. 63)

Im Grunde greift diese ethische Wende zurück auf eine oftmals unausgesprochene psychoanalytische Tradition, in der bereits Ferenczi, Winnicott, Kohut und Loewald ausgedrückt haben, dass die Liebe des Arztes den Patienten heilt (vgl. Weinstein 2007). Auch Atwood (2017 [2012]) bezieht sich darauf. Letztendlich geht diese Haltung auf die Metapher des verwundeten Heilers Chiron in der griechischen Mythologie zurück. Chiron gilt als Urbild des Heilers und ist Therapeut im wörtlichen Sinne – ein Begleiter auf dem Weg zum Heilsein.

Literatur

Atwood, G. E. (2017 [2012]). Der Abgrund des Wahnsinns. Gießen (Psychosozial-Verlag).

Atwood, G., & R. Stolorow (1993). Faces in a Cloud: Intersubjectivity in Personality Theory. Northvale, NJ (Jason Aronson).

Beebe, B., S. Knoblauch, J. Rustin et al. (2003). Symposium on Intersubjectivity in Infant Research and its Implications for Adult Treatment, Part 1. I. Introduction: A Systems View. Psychoanal Dialogues 13: 743–776.

Beebe, B., & F. M. Lachmann (1994). Representation and internalization in infancy: three principles of salience. Psychoanal Psychol 11: 127–165

Beebe, B., & F. M. Lachmann (2004 [2002]). Säuglingsforschung und Erwachsenenbehandlung. Stuttgart (Klett-Cotta).

Benjamin, J. (1990 [1988]). Die Fesseln der Liebe. Psychoanalyse, Feminismus und das Problem der Macht. Frankfurt/M. (Stroemfeld).

Brandchaft, B., S. Doctors & D. Sorter (2015 [2010]). Emanzipatorische Psychoanalyse. Frankfurt/M. (Brandes & Apsel).

Breger, L. (2000). Freud: Darkness in the midst of vision. New York (Wiley).

Harms, A. (2013). Historische Fakten. In: Selbstpsychologie 50: 172–176.

Hartmann, H.-P. (2014). Heinz Kohut und die Psychologie des Selbst. In: G. Gödde & J. Zirfas (Hg.). Lebenskunst im 20. Jahrhundert. Stimmen von Philosophen, Künstlern und Therapeuten. Paderborn (Wilhelm Fink), S. 337–352.

Herzog, D. (2019). Narzissmus, Post-Nazismus – und die Rezeption von Heinz Kohut im deutschsprachigen Raum. Jahrbuch Selbstpsychologie. Bd. 2, hg. v. A. Harms & M. Gossmann. Frankfurt/M. (Brandes & Apsel), S. 43–52.

Jaenicke, C. (2006). Das Risiko der Verbundenheit. Intersubjektivitätstheorie in der Praxis. Stuttgart (Klett-Cotta).

Jaenicke, C. (2014). Die Suche nach Bezogenheit. Eine intersubjektiv-systemische Sicht. Frankfurt (Brandes & Apsel).

Kahr, B. (1996). D. W. Winnicott: A Biographical Portrait. London (Karnac).

King, C. D. (1945). The meaning of normal. Yale J Biol Med 17(3): 493–501.

Köhler, L. (1998). Anwendung der Bindungstheorie in der psychoanalytischen Praxis. Einschränkende Vorbehalte, Nutzen, Fallbeispiele. Psyche 52: 369–397.

Kohut, H. (1973 [1971]). Narzißmus. Eine Theorie der psychoanalytischen Behandlung narzißtischer Persönlichkeiten. Frankfurt/M. (Suhrkamp).

Kohut, H. (1975 [1971]). Ist das Studium des menschlichen Innenlebens heute noch relevant? In: ders., Die Zukunft der Psychoanalyse. Frankfurt/M. (Suhrkamp), S. 66–92.

Kohut, H. (1975). Die Zukunft der Psychoanalyse. Aufsätze zu allgemeinen Themen und zur Psychologie des Selbst. Frankfurt/M. (Suhrkamp).

Kohut, H. (1977 [1959]). Introspektion, Empathie und Psychoanalyse. Zur Beziehung zwischen Beobachtungsmethode und Theorie. In: ders., Introspektion, Empathie und Psychoanalyse. Aufsätze. Frankfurt/M. (Suhrkamp), S. 9–35.

Kohut, H. (1979 [1977]). Die Heilung des Selbst. Frankfurt/M. (Suhrkamp).

Kohut, H. (1987 [1984]). Wie heilt die Psychoanalyse? Hg. v. A. Goldberg & P. E. Stepansky. Frankfurt/M. (Suhrkamp).

Kohut, H. (1993). Auf der Suche nach dem Selbst. Hg. v. M. Elson. München (Pfeiffer).

Kohut, H. (2001a [1981]). Über Empathie. In: Selbstpsychologie 2: 129–138.

Kohut, H. (2001b [1981]). Introspektion, Empathie und der Halbkreis psychischer Gesundheit. In: Selbstpsychologie 2: 147–168.

Kohut, H., & E. S. Wolf (1978). Die Störungen des Selbst und ihre Behandlung. In: U. H. Peters (Hg.). Die Psychologie des 20. Jahrhunderts. Bd. 10. Kindler (Zürich), S. 667–682.

Kraft, V. (2009). Pädagogisches Selbstbewusstsein. Studien zum Konzept des Pädagogischen Selbst. Paderborn/München/Wien/Zürich (Schöningh).

Lachmann, F. M. (1993). Self Psychology: Origins and Overview. In: Br J Psychother 10: 226–231.

Lachmann, F. M., & B. Beebe (1995). Self Psychology: Today. Psychoanal Dial 5: 375–384.

Lichtenberg, J. D. (1991 [1983]). Psychoanalyse und Säuglingsforschung. Berlin, Heidelberg, New York (Springer).

Lichtenberg, J. D. (1989). Psychoanalysis and Motivation. Hillsdale, NJ (Analytic Press).
Lichtenberg, J. D., F. M. Lachmann & J. Fosshage (2000 [1992]). Das Selbst und die motivationalen Systeme. Frankfurt/M. (Brandes & Apsel).
Morgenthaler, F. (1974). Die Stellung der Perversionen in Metapsychologie und Technik. Psyche – Z. Psychoanal. 28: 1077–1098.
Orange, D. M. (2004 [1995]). Emotionales Verständnis und Intersubjektivität. Frankfurt/M. (Brandes & Apsel).
Orange, D. M., G. E. Atwood & R. D. Stolorow (2001 [1997]). Intersubjektivität in der Psychoanalyse. Frankfurt/M. (Brandes & Apsel)
Orange, D. M. (2003). Warum die Intersubjektivitätstheorie meine Psychoanalyse ist. Selbstpsychologie 4: 328–346.
Orange, D. M. (2009). Psychoanalysis in a phenomenological spirit. Int J Psychoanal Self Psychol 4: 119–121.
Orange, D. M. (2016). Des Anderen Hüter. Selbstpsychologie 17: 42–67.
Ornstein, P. H. (1992). Zur Bedeutung von Sexualität und Aggression für die Pathogenese psychischer Erkrankungen. In: Schöttler, C., & P. Kutter (Hg.). Sexualität und Aggression aus der Sicht der Selbstpsychologie. Frankfurt/M. (Suhrkamp), S. 77–97.
Ornstein, P. H. (2001). Heinz Kohuts Bild vom Wesen des Menschen. In: Ornstein, Anna & Paul H.: Empathie und therapeutischer Dialog. Hg. v. H.-P. Hartmann. Gießen (Psychosozial-Verlag), S. 271–298.
Ornstein, P. H. (2003). Verschiedene Narrative über die Ursprünge von Kohuts Selbstpsychologie: Erinnerungen und Überlegungen. In: E. Bartosch (Hg.). Der »Andere« in der Psychoanalyse. Wien (Verlag Neue Psychoanalyse), S. 339–357.
Ornstein, P. H., & J. Kay (1990). Development of Psychoanalytic Self Psychology: A historical-conceptual overview. In: A. Tasman, S. M. Goldfinger & C. A. Kaufmann (Hg.). American Psychiatric Press Review of Psychiatry. Vol. 9. Washington, D. C. (American Psychiatric Press), S. 303–322.
Ornstein, P. H., & A. Ornstein (2001). Klinisches Verstehen und Erklären: der empathische Blickwinkel. In: A. Ornstein & P. H. Ornstein. Empathie und therapeutischer Dialog. Hg. v. H.-P. Hartmann. Gießen (Psychosozial-Verlag), S. 31–57.
Pawlowsky, G. (2005). Heinz Kohut. In: G. Stumm, A. Pritz, P. Gumhalter et al. (Hg.). Personenenlexikon der Psychotherapie. Wien/New York (Springer), S. 256–258.
Phillips, A. (2007 [1988]). Winnicott. Göttingen (Vandenhoeck & Ruprecht).
Slade, A. (2013). The place of fear in attachment theory and psychoanalysis: the fifteenth John Bowlby Memorial Lecture. In: J. Yellin & O. B. Epstein (Hg.). Terror within and without. London (Karnac), S. 39–57.
Stern, D. N. (1992 [1985]). Die Lebenserfahrung des Säuglings. Stuttgart (Klett-Cotta).
Stolorow, R. D., B. Brandchaft & G. E. Atwood (1996 [1987]). Psychoanalytische Behandlung. Ein intersubjektiver Ansatz. Frankfurt/M. (Brandes & Apsel).
Stolorow, R. D., & G. E. Atwood (1992). Contexts of Being: The Intersubjective Foundations of Psychological Life. Hillsdale, NJ (The Analytic Press).
Stolorow, R. D., G. E. Atwood Stolorow, R. D., G. E. Atwood & D. M. Orange (2002). Worlds of Experience. Interweaving Philosophical and Clinical Dimensions in Psychoanalysis. New York (Basic Books).
Weinstein, R. S. (2007). What heals in Psycboanalysis? Psychoanal Inq 27: 302–309.
Zabel, L. (2019). Narzisstische Depression. Gießen (Psychosozial-Verlag).

1.5 Narzissmus als Dynamik von Grandiosität und Vulnerabilität

Aaron L. Pincus und Aidan G. C. Wright
Übersetzung: Elisabeth Vorspohl

1.5.1 Einleitung

Die Bemühungen, die klinischen und empirischen Veröffentlichungen zum Narzissmus aus den Disziplinen klinische Psychologie, Psychiatrie sowie Sozial- und Persönlichkeitspsychologie zusammenzuführen (Cain et al. 2008; Pincus & Lukowitsky 2010; Pincus & Roche 2011), ermöglichten die Formulierung eines modernen klinischen Modells, das den pathologischen Narzissmus als ein Set miteinander zusammenhängender Ensembles dynamischer psychischer Prozesse konzeptualisiert. Diese Prozesse finden in situativ kontextualisierten grandiosen und vulnerablen Selbstzuständen Ausdruck, die sich im Laufe des Lebens verändern (Pincus et al. 2015; Wright 2014). Das Modell legt nahe, dass ein intensives Bedürfnis nach Bewunderung, Bestätigung und Anerkennung eine fehlangepasste Motivation zur Selbstüberhöhung (*Grandiosität*) erzeugt und die Fähigkeit beeinträchtigt, das Selbstwertgefühl, die Emotionen und das Verhalten zu regulieren, wenn Versuche der Selbstüberhöhung scheitern und die ersehnte Bewunderung und bestätigende Anerkennung durch Andere ausbleiben (*Vulnerabilität*) (Pincus 2013; Roche et al. 2013; Wright 2016).

Klinische Theorien und Beobachtungen, die das moderne klinische Modell bestätigen, legen die Vermutung nahe, dass grandiose, auf einem Anspruchsdenken beruhende Erwartungen und durch selbstverherrlichende Verhaltensweisen charakterisierte Selbstzustände häufig mit vulnerablen Selbstzuständen abwechseln, für die ein niedriges Selbstwertgefühl, Unsicherheit, Scham, Neid sowie eine emotionale und behaviorale Fehlregulation typisch sind (Horowitz 2009; Kernberg 2009; Ronningstam 2009). Der Zeitrahmen, in dem diese Schwankungen stattfinden, hängt vom Schweregrad der Persönlichkeitspathologie und von der Beschaffenheit der sozialen Umwelt ab und ist individuell unterschiedlich (Pincus et al. 2014; Pincus et al. 2016; Wright 2014). Manche Patienten fallen in erster Linie durch eine chronische Grandiosität auf, die sie vor der Wahrnehmung von Selbstzweifeln, persönlichen Grenzen, Reueanwandlungen oder Fehlern schützt, andere hingegen durch eine chronische Vulnerabilität, hinter der sich Grandiositätsphantasien und chronische Frustration der überhöhten Erwartungen, die sie an sich selbst und andere richten, verbergen. Eine weitere Gruppe ist vor allem durch starke Schwankungen zwischen grandiosen und vulnerablen Selbstzuständen charakterisiert. Umfragen unter Therapeuten über ihre klinische Erfahrung verweisen eindeutig auf die Grandiosität als wesentliches Kennzeichen des Narzissmus (Ackerman et al. 2017). Ein erheblicher Anteil der grandiosen Patienten fällt jedoch auch durch vulnerable Zustände und Symptome auf (Gore & Widiger 2016). Eine Konzeptualisierung des Narzissmus, die sowohl der Grandiosität als auch der Vulnerabilität Rechnung trägt, steht mit der für klinische Theorien der Psychopathologie und Psychotherapie charakteristischen Betonung dynamischer psychischer Prozesse im Einklang. Sie erleichtert auch die Formulierung von Mechanismen, die den Narzissmus mit signifikanten klinischen Schwierigkeiten wie Depression, Suizidalität und Selbstverletzung, Aggression und Suchterkrankungen verbinden (Dawood & Pincus 2018; Dawood et al. 2018; Pincus et al. 2015).

1.5.2 Ausgewählte Forschung

Konzeptualisierungen des pathologischen Narzissmus, die auf der Grundlage von Selbstberichten, Berichten durch Dritte und diagnostischen Interviews erfolgen, bringen die Grandiosität wie auch die Vulnerabilität mit zahlreichen Symptomen und fehlangepassten Verhaltensweisen in Verbindung (für Forschungsberichte siehe Dowgwillo et al. 2016; Pincus 2013). Was die allgemeinen Persönlichkeitseigenschaften betrifft, so weisen narzisstische Grandiosität und Vulnerabilität negative Assoziationen mit Verträglichkeit und Aufrichtigkeit/Bescheidenheit und positive mit Impulsivität auf. Narzisstische Vulnerabilität korreliert eindeutig negativ mit Extrovertiertheit und positiv mit Neurotizismus. Was die Emotionen betrifft, so weisen narzisstische Grandiosität und Vulnerabilität je charakteristische Assoziationen mit positiven Affekten bzw. negativen selbstfokussierten Emotionen auf. Zum Beispiel korreliert Grandiosität mit positiver Affektivität; mit negativer Affektivität weist sie hingegen keinen Zusammenhang auf. Im Unterschied dazu ist Vulnerabilität negativ mit positiver Affektivität und positiv mit negativer Affektivität korreliert. Grandiosität ist positiv assoziiert mit Schuldgefühlen, während Vulnerabilität keinen Zusammenhang mit Schuld-, wohl aber mit Schamgefühlen, Überheblichkeit und Neid aufweist und negativ mit authentischem Stolz assoziiert ist. Grandiosität ist mit stärkerer Wut und negativem Affekt in Reaktion auf gescheiterte Ambitionen assoziiert, während Vulnerabilität mit stärkerer Wut und negativem Affekt in Reaktion auf interpersonale Zurückweisung zusammenhängt.

Narzisstische Grandiosität und Vulnerabilität weisen je eigene Beziehungen zu zahlreichen Externalisierungsproblemen auf. Eine Vielzahl von laborbasierten Untersuchungen und Korrelationsstudien zeigt, dass Grandiosität bei stationären und ambulanten Psychotherapiepatienten positiv mit sämtlichen Formen der Aggression (reaktiver, proaktiver, unprovozierter, sexueller) korreliert, aber auch mit Gewalttätigkeit und selbstberichteten Mordgedanken. Narzisstische Grandiosität ist auch mit vermehrtem kriminellem Verhalten und mit Spielsucht assoziiert. Hingegen ist die narzisstische Vulnerabilität mit selbstberichteter Aggression und Stalkingverhalten, bei Labormessungen aber nicht mit aggressivem Verhalten assoziiert.

Narzisstische Grandiosität und Vulnerabilität hängen mit fehlangepassten Selbst- und Fremdbildern zusammen. Grandiosität ist positiv assoziiert mit Schemata des Anspruchsdenkens, des Misstrauens und der Verlassensangst und negativ mit Schemata der eigenen Unzulänglichkeit. Das solcherart idealisierte Selbst narzisstischer Individuen darf haben und tun, was immer es will, während anderen Menschen unterstellt wird, dass sie manipulativ, missbräuchlich und übergriffig und darauf aus seien, den Betroffenen im Stich zu lassen (s. auch Kernberg 2010). Vulnerabilität korreliert positiv mit Schemata der Unterordnung, unbarmherziger Standards und emotionaler Gehemmtheit und negativ mit Abhängigkeitsschemata. Darin spiegelt sich die Überzeugung von einer Welt wichtiger Anderer wider, die das Selbst zu unrealistisch hohen Standards verpflichtet und Emotionsäußerungen und interpersonale Abhängigkeit zu unterbinden sucht. Zusätzlich zu fehlangepassten Schemata des Selbst und anderer Menschen sind narzisstische Grandiosität und Vulnerabilität auch mit spezifischen Formen interpersonaler Probleme assoziiert. So zeigen Studien, dass die narzisstische Grandiosität mit vorwiegend rachsüchtigen, dominanten und intrusiven Verhaltensweisen einhergeht. Narzisstische Vulnerabilität hängt auf ähnliche Weise mit Rachegefühlen in interpersonalen Beziehungen zusammen, zeigt aber auch positive Assoziationen mit Problemen aufgrund von Ausnutzbarkeit und Vermeidungsverhalten sowie allgemeinem interpersonalem Distress. Grandiosität und Vulnerabilität weisen darüber hinaus bedeutungshaltige Zusammenhänge mit interpersonalen Sensibilitäten auf. Grandiosität ist mit besonderer Sensibilität für distanziertes, feindseliges und kontrollierendes Verhalten Anderer assoziiert, Vulnerabilität mit besonderer Sensibilität für distanziertes, kontrollierendes, aufmerksamkeitsheischendes und Zuneigung ausdrückendes Verhalten Anderer.

1.5.3 Die Dynamik von Grandiosität und Vulnerabilität

Gestützt auf das Cognitive Affective Processing System (Kammrath & Scholer 2013) und die Whole Trait Theory (Fleeson 2012), legte

Wright (2014) eine Erweiterung des modernen klinischen Modell vor, in der er den Narzissmus (Grandiosität und Vulnerabilität) als Prozessensembles konzeptualisiert, die auf eine Serie von Einheiten – bestehend aus Input, Vermittlern und Output – heruntergebrochen werden können (siehe Abb. 1.5-1). Zum Input zählen äußere Reize (z. B. eine schlechte berufliche Leistungsbeurteilung) und innere Reize (z. B. eine schmerzvolle Erinnerung und damit verbundene Schamgefühle), die als Katalysator psychischer Prozesse dienen. Die Inputs aktivieren Vermittler, d. h. kognitive Mechanismen (z. B. Beurteilung von Bedrohungen des Ichs oder von Gelegenheit zur Selbsterhöhung), Motivationsfaktoren (z. B. die Ausschaltung von Gefahrenquellen oder die Selbsterhöhung) und Regulationsmechanismen. Diese Prozesse haben innere Ergebnisse (nicht sichtbare Zustandsveränderungen in Richtung verstärkter Grandiosität oder Vulnerabilität) und äußere Ergebnisse (beobachtbare Verhaltensweisen). Individuelle Unterschiede äußern sich in den Verbindungen zwischen Inputs und Vermittlern (z. B. der Art der erzielten Beurteilungen) und zwischen Vermittlern und Outputs (z. B. den Strategien zum Erreichen aktivierter Ziele). Jede solcher Prozessketten ist lediglich Teil eines kontinuierlichen Stroms von Verhalten und Erleben, so dass der Output eines Zyklus jeweils zum Input des nächsten werden kann. Alternativ kann der Output auch die Umwelt zu einer Reaktion veranlassen, die als neuer Input dient und möglicherweise in sich selbst bewahrheitende Prophezeiungen und Teufelskreise mündet.

Ein solches Modell erfasst die Variabilität der grandiosen oder vulnerablen Reaktionen auf ein und denselben Input. Wenn beispielsweise ein narzisstisches Individuum von einem Kollegen um Hilfe gebeten wird (Input), mag es dies als Gelegenheit zur Selbsterhöhung interpretieren, weil es seine überlegene Kompetenz, seinen Wissensvorsprung und seine einschlägigen Fertigkeiten demonstrieren kann (Vermittler). In einem solchen Fall erklärt es sich bereit, zu helfen und das Problem zu lösen (äußerer Output). Es fühlt sich befriedigt, wichtig und überlegen, weil der Bittende von ihm abhängig war (innere Zustandsveränderung in Richtung verstärkter Grandiosität). Alternativ kann exakt der gleiche Input von einem anderen Narzissten (oder vom selben in einem eher vulnerablen Selbstzustand) als Störung oder Ausnutzung interpretiert werden (Vermittler), die womöglich eine innere Veränderung in Richtung eines noch vulnerableren fehlregulierten Zustands in Gang setzt, der den Betreffenden dann veranlasst, seine Hilfe zu verweigern und den Bittsteller in einem Wutausbruch zu verunglimpfen, um die dem Ich drohende Gefahr abzuwenden (Output).

Insgesamt gesehen, können fehlangepasste Aspekte des narzisstischen Funktionierens in das gesamte Modell integriert werden und so eine allgemeine Beschreibung narzisstischer Prozesse ermöglichen. Dazu zählen vielfältige Inputs, beispielsweise soziale Interaktionen mit Autoritäten, die infolge verengter und unflexibler Interpretationen (Vermittler) als Gefährdung eines funktionell äquivalenten Status wahrgenommen werden, überbewertete Ziele wie das Heischen nach Bewunderung (Vermittler), beeinträchtige Fähigkeiten zur Selbstregulation, die das Selbstwertgefühl von den Reaktionen Anderer abhängig machen (Vermittler), ein begrenztes Verhaltensrepertoire (Output), Entscheidungen für Verhaltensweisen, die der Situation nicht angemessen sind (Output), usw. Dieses Modell ermöglicht es, für die Varianten der übersteigerten, ineffektiven oder fehlangepassten Reaktionen narzisstischer Persönlichkeiten auf innere und äußere Vorgänge, die andere Menschen gewöhnlich erfolgreich zu handhaben wissen, flexible Erklärungen zu formulieren. Ent-

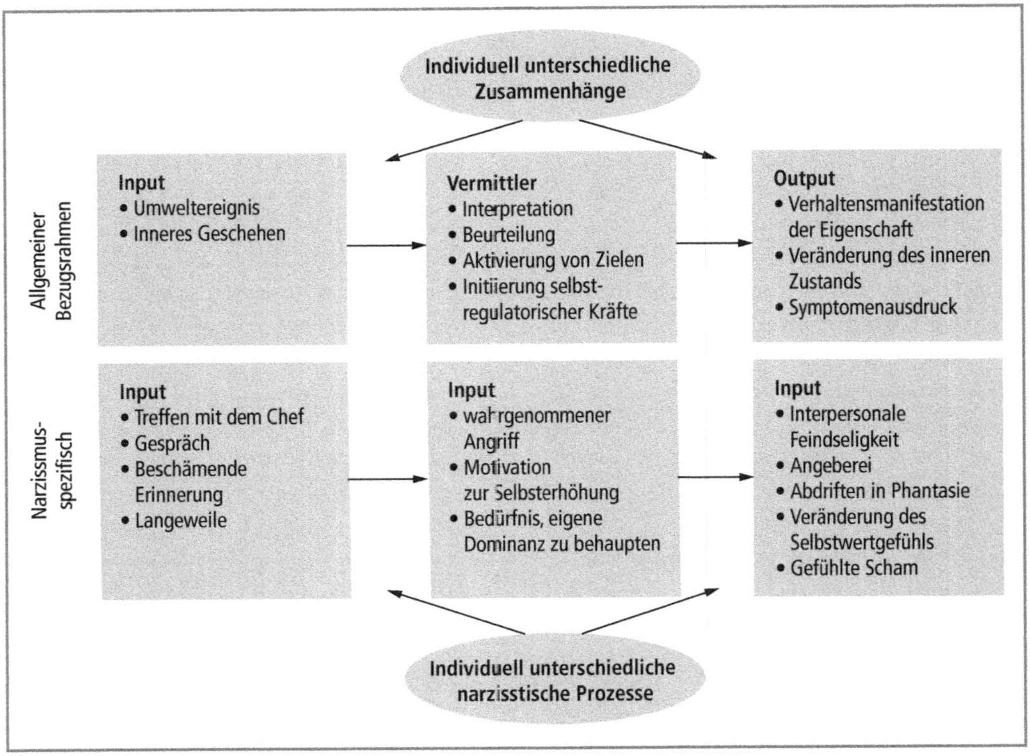

Abb. 1.5-1 Diagramm allgemeiner und narzissmusspezifischer Persönlichkeitsprozesse.

scheidend für diese Flexibilität ist die Fähigkeit, die Bedeutsamkeit des Kontextes anzuerkennen, zu der die objektiven situativen Hinweisreize an sich (z. B. die Begegnung eines Studenten mit seinem Professor) ebenso zählen wie jene Hinweise, die für narzisstische Persönlichkeiten besonders bedeutsam sind (z. B. Statusunterschiede zwischen Selbst und Anderem) und die Beurteilungen dieser Hinweise (z. B. drohende Ich-Gefährdung vs. Gelegenheit zur Selbsterhöhung). Dies hilft zu erklären, weshalb ein narzisstischer Student seinen Professor prahlerisch mit der eigenen Intelligenz zu beeindrucken versucht, während ein anderer narzisstischer Student in derselben Situation das Seminar ebendieses Professors und seinen Unterrichtsstil wütend entwertet. Besonders gut angepasst ist keiner dieser beiden Outputs.

Neue Forschungsergebnisse sind mit diesem Bezugsrahmen vereinbar. So stellten Wright und seine Mitarbeiter fest, dass ambulante Psychiatriepatienten mit stärker ausgeprägten, im Interview evaluierten narzisstischen Eigenschaften mit höherer Wahrscheinlichkeit streitsüchtig reagieren, wenn sie ihren Interaktionspartner im Alltag als dominant erleben (Wright et al. 2017). Vermittelt wurde die Verbindung zwischen der Wahrnehmung von Dominanz und Streitsucht durch einen negativen Affekt. Diese Ergebnisse zeigen, dass der Narzissmus zum Teil durch spezifische, kontextualisierte dynamische Prozesse charakterisiert ist, die diesem allgemeineren Konzeptualisierungsmodell entsprechen.

1.5.4 Schlussfolgerungen und künftige Forschungsrichtungen

Das moderne klinische Modell des Narzissmus, das Grandiosität und Vulnerabilität als zusammenhängende Ensembles zeitlich dynamischer psychischer Prozesse betrachtet, die situativ kontextualisiert sind, ist ein Beispiel für künftige Konzeptualisierungen der Persönlichkeitspathologien im Allgemeinen (Hopwood et al. 2015; Wright 2014). Was speziell den Narzissmus betrifft, so sind wir auf die weitere Forschung angewiesen, um die innerpersönlichen zeitlichen Muster von Grandiosität und Vulnerabilität klären und die kontextuellen Faktoren identifizieren zu können, die den Zustandsveränderungen als Katalysatoren dienen. Mehrere Theoretiker haben die Ansicht vertreten, dass grandiose Selbstzustände intrapsychisch mit vulnerablen Selbstzuständen abwechseln. Künftige Studien sollten diese Schwankungen der Selbstzustände, die auf eine Fehlregulation zurückzuführen sind, anhand multipler Zeitskalen messen, um zu bestimmen, ob Veränderungen der narzisstischen Grandiosität und Vulnerabilität sich sehr rasch innerhalb kurzer Zeitspannen (Sekunden, Minuten, Stunden) vollziehen oder sich eher allmählich (im Laufe von Tagen, Wochen, Monaten) herausbilden. Zur Untersuchung dieser Sequenz stehen verschiedene neu entwickelte Experience Sampling Methoden zur Verfügung.

Künftige Studien sollten nicht allein die zeitlichen Muster von narzisstischer Grandiosität und Vulnerabilität erforschen, sondern auch den Vorhersagewert und die diagnostische Nützlichkeit dieser Muster. Zum Beispiel könnten Forscher untersuchen, ob Veränderungen dieser Selbstzustände eine Fehlregulation und ihre Folgen, z. B. Suizidalität, Selbstverletzung, Substanzmissbrauch, Depression, Wut, interpersonale Konflikte und Aggression, voraussagen. Ebenfalls zu untersuchen wäre die Frage, welchen Einfluss das Oszillieren zwischen Grandiosität und Vulnerabilität auf das klinische Bild, auf die Diagnose, die Prognose und die Behandlung von Patienten ausübt (Ellison et al. 2013; Pincus et al. 2014, 2016). Ein besseres Verständnis der intrapsychischen Dynamik von narzisstischer Grandiosität und narzisstischer Vulnerabilität wird auch der Diagnostik, den Behandlungsverfahren und dem Risikomanagement zugutekommen.

Literatur

Ackerman, R. A., A. J. Hands, M. B. Donellan et al. (2017). Experts' views regarding the conceptualization of narcissism. J Pers Disord 31(3): 346–361.

Cain, N. M., A. L. Pincus & E. B. Ansell (2008). Narcissism at the crossroads: Phenotypic description of pathological narcissism across clinical theory, social/personality psychology, and psychiatric diagnosis. Clin Psychol Rev 28: 638–656.

Dawood, S., & A. L. Pincus (2018). Pathological narcissism and the severity, variability, and instability of depressive symptoms. Personal Disord 9(2): 144–154.

Dawood, S., H, S. Schroeder, M. B. Donnellan et al. (2018). Pathological narcissism and non-suicidal self-injury. J Pers Disord 32(1): 87–108.

Dowgwillo, E. A., S. Dawood, & A. L. Pincus (2016). The dark side of narcissism. In: V. Zeigler-Hill & D. Marcus (Hg.). The Dark Side of Personality: Science and Practice in Social, Personality, and Clinical Psychology. Washington, DC (American Psychological Association), S. 25–44.

Ellison, W. D., K. N. Levy, N. M. Cain et al. (2013). The impact of pathological narcissism on psychotherapy utilization, initial symptom severity, and early-treatment symptom change: A naturalistic investigation. J Pers Assess 95: 291–300.

Fleeson, W. (2012). Perspectives on the person; Rapid growth and opportunities for integration. In: K. Deaux & M. Snyder (Hg.). The Oxford Handbook of Personality and Social Psychology. New York (Oxford University Press), S. 33–63.

Gore, W. L., & T. A. Widiger (2016). Fluctuation between grandiose and vulnerable narcissism. Pers Disord 7: 363–371.

Hopwood, C. J., J. Zimmermann, A. L. Pincus et al. (2015). Connecting personality structure and dynamics: Towards a more evidence based and clinically useful diagnostic scheme. J Pers Disord 29, 431–448.
Horowitz, M. (2009). Clinical phenomenology of narcissistic pathology. Psychiatr Ann 39: 124–128.
Kammrath, L. K., & A. A. Scholer (2013). The cognitive-affective processing system. In: H. Tennen, J. Suls & I. B. Weiner (Hg.). Handbook of Psychology. Volume 5: Personality and Social Psychology. 2nd Ed. Hoboken, NJ (John Wiley & Sons), S. 161–181.
Kernberg, O. F. (2009). Narcissistic personality disorders: Part 1. Psychiatr Ann 39: 105–107, 110, 164–167.
Kernberg, O. F. (2010). Narcissistic Personality Disorder. In: J. F. Clarkin, P. Fonagy, & G. O. Gabbard (Hg.). Psychodynamic Psychotherapy for Personality Disorders: A Clinical Handbook. Washington, DC (American Psychiatric Press), S. 257–287.
Pincus, A. L. (2013). The Pathological Narcissism Inventory. In: J. Ogrudniczuk (Hg.), Understanding and Treating Pathological Narcissism. Washington, DC (American Psychological Association), S. 93–110.
Pincus, A. L., N. M. Cain & A. G. C. Wright (2014). Narcissistic grandiosity and narcissistic vulnerability in psychotherapy. Pers Disord 5: 439–443.
Pincus, A. L., E. A. Dowgwillo & L. Greenberg (2016). Three cases of Narcissistic Personality Disorder through the lens of the DSM-5 alternative Model for personality disorders. Pract Innov 1: 164–177.
Pincus, A. L., & M. R. Lukowitsky (2010). Pathological narcissism and narcissistic personality disorder. Annu Rev Clin Psychol 6: 421–446.
Pincus, A. L., & M. J. Roche (2011). Narcissistic grandiosity and narcissistic vulnerability. In: W. K. Campbell & J. D. Miller (Hg.). Handbook of Narcissism and Narcissistic Personality Disorder: Theoretical Approaches, Empirical Findings, and Treatment. Hoboken, NJ (John Wiley & Sons), S. 31–40.
Pincus, A. L., M. J. Roche & E. W. Good (2015). Narcissistic personality disorder and pathological narcissism. In: P. H. Blaney, R. F. Krueger & T. Millon (Hg.), Oxford Textbook of Psychopathology. 3rd Ed.. New York (Oxford University Press), S. 791–813.
Roche, M. J., A. L. Pincus, M. R. Lukowitsky et al. (2013). An integrative approach to the assessment of narcissism. J Pers Assess 95: 237–248.
Ronningstam, E. (2009). Narcissistic personality disorder: Facing DSM-V. Psychiatr Ann 39: 111–121.
Wright, A. G. C. (2014). Integrating trait and process based conceptualizations of pathological narcissism in the DSM-5 era. In: A. Besser (Hg.) Handbook of Psychology of Narcissism: Diverse Perspectives. Hauppauge, NY (Nova Science Publishers), S. 153–174.
Wright, A. G. C. (2016). On the measure and mismeasure of narcissism: A response to »Measures of narcissism and their relations to DSM-5 pathological traits: A critical re-appraisal.« Assess 23: 10–17.
Wright, A. G. C., S. D. Stepp, L. N. Scott et al. (2017). The effect of pathological narcissism on interpersonal and affective processes in social interactions. J Abnorm Psychol 126(7): 898–910.

1.6 Zum Verhältnis von narzisstischer und selbstunsicherer Persönlichkeitsstörung

Andreas Santa Maria, Felix Reichert und Babette Renneberg

1.6.1 Einleitung

Betrachtet man die diagnostischen Kriterien des DSM-5 (APA 2018 [2013]) für die narzisstische und die selbstunsichere Persönlichkeitsstörung, fallen auf den ersten Blick zunächst die Unterschiede auf: So ist die narzisstische Persönlichkeitsstörung im Kern von Gefühlen der eigenen Wichtigkeit und Grandiosität und dem Verlangen nach übermäßiger Bewunderung gekennzeichnet. Personen mit selbstunsicherer Persönlichkeit hingegen erleben sich als unbeholfen, unattraktiv und erwarten, in sozialen Situationen von ihrem Gegenüber kritisiert oder abgelehnt zu werden. Wo eine Person mit narzisstischer Persönlichkeit auf einer Party beispielsweise bemüht wäre, sich gegenüber den vermeintlich »wichtigsten« anwesenden Gästen in Szene zu setzen und zu glänzen, wäre jemand mit ausgeprägter Selbstunsicherheit in erster Linie damit beschäftigt, nicht aufzufallen und Gespräche mit Anderen aus Angst, sich zu blamieren, zu vermeiden.

Auch bezüglich der Ich-Dystonität der beiden Persönlichkeitsstörungen gibt es erhebliche Unterschiede. Bei der selbstunsicheren Persönlichkeitsstörung finden sich starke ichdystone Anteile, also Merkmale, die als nicht zur eigenen Person gehörend und als störend wahrgenommen werden. So wird z. B. die eigene Schüchternheit oder die erlebte Scham in Interaktionen mit Anderen als belastend und einschränkend erlebt. Bei Personen mit ausgeprägten narzisstischen Persönlichkeitsmerkmalen kann es hingegen vorkommen, dass Therapeuten im Erstgespräch zu hören bekommen: »Also ich habe kein Problem. Das Problem sind die Anderen!« In Studien zur psychischen Komorbidität findet sich für die narzisstische Persönlichkeitsstörung zudem in Bezug auf alle weiteren Persönlichkeitsstörungen eine sehr geringe Wahrscheinlichkeit für das gleichzeitige Auftreten einer selbstunsicheren Persönlichkeitsstörung, was die Verschiedenheit der beiden Persönlichkeitsstörungen weiter unterstreicht.

Trotzdem gibt es Überschneidungspunkte der beiden Persönlichkeitsstörungen, die sich sowohl in Bezug auf interaktionelle Aspekte im privaten Kontext der Betroffenen als auch für therapeutische und diagnostische Aspekte in der klinischen Praxis als bedeutsam erweisen können. Zwei kurze Fallbeispiele sollen an dieser Stelle die Unterschiede, aber auch etwaige Gemeinsamkeiten der beiden Persönlichkeitsmuster veranschaulichen:

Fallbeispiel 1

Herr F., 49 Jahre alt, Hausmeister, stellt sich aufgrund einer anhaltend gedrückten Stimmung und sozialer Ängste beim Psychotherapeuten vor. Er fühle sich im Umgang mit anderen unsicher und minderwertig. Er sei schon immer schüchtern und zurückhaltend gewesen und habe den Kontakt mit anderen Menschen deshalb beruflich und privat nach Möglichkeit gemieden. Er leide sehr darunter, dass er noch nie eine Partnerin gehabt habe. Konflikte erlebe er als sehr bedrohlich und versuche, auf gar keinen Fall »zwischen die Fronten« zu geraten. Er befürchte ständig, dass andere ihn uninteressant, langweilig und »nicht männlich genug« fänden und ihn aus diesen Gründen ablehnten. Ihn würde der Umgang mit anderen überfordern; eigentlich wolle er auch einfach nur »in Ruhe gelassen« werden. Er fühle sich zudem häufig verkannt und ungenügend respektiert. Die Verantwortlichen bei seiner Arbeit würden gar nicht sehen, was er alles könne und leiste. Er habe eine abgeschlossene Schlosserausbildung, und handwerklich mache ihm niemand so schnell was vor! Die Leute heutzutage wüssten gar nicht mehr, was »echte Arbeit« bedeute. Im Kontakt mit Arbeitskollegen sei er distanziert und wortkarg. Helfen lassen wolle er sich von anderen nicht. Er habe deshalb auch schon die Rückmeldung bekommen, dass er arrogant und überheblich wirke.

Fallbeispiel 2

Herr C., 45 Jahre, geschieden, arbeitet als selbstständiger Grafiker und Berater für Online-Marketing. Er begibt sich in psychotherapeutische Behandlung, weil er sich in letzter Zeit antriebslos fühle und an manchen Tagen das Bett oder die Couch gar nicht erst verlassen würde. Im Erstgespräch zeigt er sich aufgebracht und verärgert. Er klagt, dass die Probleme angefangen hätten, weil Kunden nicht bereit seien, die von ihm verlangen Honorare zu zahlen. Er würde sich aber auf keinen Fall »prostituieren« und für weniger Geld arbeiten: »Dann mach ich lieber gar nichts«. Die Kunden hätten auf fachlicher Ebene gar keine Ahnung, erlaubten sich aber trotzdem, seine Entwürfe zu kritisieren und Änderungen zu verlangen. In solchen Fällen würde er in der Regel die Zusammenarbeit beenden (»Das habe ich nicht nötig!«). Die Aufträge seien immer weniger geworden, bis er Anfang des Jahres seine Miete nicht mehr habe zahlen können und Arbeitslosengeld habe beantragen müssen. Die Leute beim Jobcenter seien eine »Katastrophe«, »total unfähig«, alles müsse man ihnen beibringen. Aktuell würde er mit seinem Rechtsanwalt eine Klage vorbereiten, da sein Antrag auf ein Existenzgründungsdarlehen in Höhe von 50 000 Euro für eine Online-Unternehmensberatung vom Jobcenter abgelehnt worden sei. Er würde sich in letzter Zeit kaum noch mit seinen Bekannten aus früheren gemeinsamen Tagen in einer Werbeagentur treffen, da er auf deren »Luxuszeugs« keine Lust mehr habe (und ihm auch das Geld nicht mehr zur Verfügung stehe). Er erwarte vom Therapeuten, dass er ihn wieder »fit« mache.

Beim ersten Fall handelt es sich um eine Person mit ausgeprägten selbstunsicheren Persönlichkeitszügen und beim zweiten Beispiel um eine narzisstische Persönlichkeitsproblematik. Entsprechend können folgende auffallende Merkmale der beiden Persönlichkeitsmuster gegenübergestellt werden: Rückzug vs. Angriff, leise vs. laut, unsicher vs. selbstbewusst. Die Aufzählung ist nicht erschöpfend, es ließen sich sicherlich noch weitere Kontraste zwischen den Interaktions- und Erlebensweisen der beiden Patienten finden.

Es sind also zunächst markante Unterschiede, die bei einem Vergleich ins Auge fallen. Kränkungen des Selbstwertgefühls aber können bei Personen mit narzisstischer Persönlichkeit zur Folge haben, dass die Betroffenen sich innerhalb des narzisstischen Selbstverständnisses nicht mehr ausreichend stabilisieren und somit nicht mehr als »erfolgreich« erleben können. Zurückweisungen oder Kränkungen (bei Herrn C. z. B. in Form von Kundenabgang, finanziellen Problemen, Arbeitslosigkeit) fördern dann oft eine tiefer liegende Selbstwertproblematik zutage, die von den Betroffenen vor allem zu Therapiebeginn häufig nicht explizit formuliert werden kann, weil sie als existenzielle Bedrohung für das Selbstbild (»Ich bin etwas Besonderes«) wahrgenommen wird.

Die Selbstwertproblematik und die besondere Empfindlichkeit gegenüber der Einschätzung durch andere bilden eine Schnittstelle zwischen narzisstischen und selbstunsicheren Persönlichkeiten, auch wenn diese nicht exklusiv für diese zwei Persönlichkeitstypen gelten kann, sondern einen gemeinsamen Nenner verschiedener Achse-II-Störungen bildet (insbesondere bei Histrionischer, Dependenter und Emotional instabiler Persönlichkeitsstörung). Interessanterweise zeigen sich in der klinischen Praxis jedoch auch Gemeinsamkeiten zwischen selbstunsicheren und narzisstischen Personen, nämlich in den Bewältigungsstrategien, die sich aus dem gemeinsamen Kern des geringen Selbstwerts ergeben. So zeigt der oben beschriebene Patient mit selbstunsicherer Persönlichkeit z. B. eine Tendenz, seine Kollegen abzuwerten und sich selbst über andere zu stellen (»Ich hab die anderen gar nicht nötig«, »Meine besonderen Fertigkeiten werden gar nicht anerkannt!«). In Kombination mit dem sozialen Vermeidungsverhalten bewirkt dies, dass er in sozialen Interaktionen auf andere distanziert, unnahbar und gar arrogant (narzisstisch?!) wirkt (»Der hält sich für etwas Besseres«).

Schaut man also hinter die diagnostischen Kriterien der Klassifikationssysteme, so wird deutlich, dass selbstunsichere und narzisstische Persönlichkeitsstörungen nicht ausschließlich durch Gegensätzlichkeit charakterisiert sind. Um das komplexe Verhältnis zwischen Selbstunsicherheit und Narzissmus zu analysieren, bietet sich eine Gegenüberstellung der beiden Persönlichkeitspathologien anhand des für das DSM-5 entwickelten alternativen Modells für Persönlichkeitsstörungen an. Dieses diagnostische Modell erlaubt einen Blick hinter rein deskriptive oder auf Selbstauskunft basierende Aspekte, indem es eine umfassendere Analyse zugrundeliegender Probleme in Bezug auf innerpsychische Regulationsprozesse von Personen mit Persönlichkeitspathologien ermöglicht. So kann beispielsweise bei Personen mit einer narzisstischen Persönlichkeit anhand einer diagnostischen Einschätzung des Funktionsniveaus eine Selbstwertproblematik erfasst werden, auch wenn diese vom Betroffenen selbst nicht explizit formuliert wird. Im Folgenden sollen daher Gemeinsamkeiten und Unterschiede zwischen der narzisstischen und der selbstunsicheren Persönlichkeitsstörung gemäß dem alternativen DSM-5-Modell hinsichtlich der Selbstfunktionen einer Person (Identität, Selbststeuerung), interpersoneller Beziehungsaspekte (Empathie, Nähe) sowie problematischer Persönlichkeitsmerkmale beschrieben werden.

1.6.2 Selbstfunktionen: Identität und Selbststeuerung

In Bezug auf das eigene Identitätserleben wird im alternativen DSM-5-Modell für narzisstische Personen ein übermäßiger Vergleich mit Anderen beschrieben, der zur Selbstdefinition und Selbstwertregulation dient. Dies zeigt sich auch im obigen Fallbeispiel beim Grafiker Herrn C. Er stabilisiert sein Selbstkonzept (»Ich bin etwas Besonderes«) und damit verbunden sein Selbstwerterleben durch Vergleiche, in denen er sich überlegen fühlen kann, indem er die Fähigkeiten oder Leistungen Anderer abwertet. In entsprechender Weise aber kann die starke Abhängigkeit des Selbstwerterlebens von solchen Vergleichen auch zu einer Destabilisierung führen, wenn die Bilanz negativ ausfällt. So fühlt sich Herr C. aufgrund der Arbeitslosigkeit und des sich daraus ergebenden Mangels an Gelegenheiten, sich beruflich und finanziell über andere erhaben zu fühlen, in seinem Selbstwert massiv bedroht und entwickelt in der Folge eine depressive Symptomatik mit starken Rückzugstendenzen.

Bei Personen mit narzisstischer Persönlichkeitsstörung kann es also zu einem starken Abfall des Selbstwerts kommen, während dieser bei selbstunsicheren Personen in der Regel konstant schlecht ist. Sie neigen zwar ebenfalls in übermäßigem Maß dazu, sich mit anderen zu vergleichen, doch dient dies in ihrem Fall gewöhnlich nicht der Selbstwertregulation. Die Vergleiche resultieren vielmehr aus ihren Grundannahmen über sich selbst und andere Menschen (dem Gefühl, sozial unbeholfen, unattraktiv oder Anderen unterlegen zu sein), die den Kern der Beschwerden bilden.

Aus dem oben beschriebenen Fallbeispiel zur selbstunsicheren Persönlichkeitsstörung geht jedoch auch eine Form der Selbstwertregulation hervor, die in der klinischen Praxis nicht selten zu beobachten ist: Der Hausmeister Herr F. entzieht sich einem ständigen Vergleich mit anderen und damit einer Selbstabwertung, indem er sich von seinen Arbeitskollegen distanziert (»Möchte einfach in Ruhe gelassen werden«, »Die können mir gestohlen bleiben, »Ich brauche die Anderen gar nicht«) und sie abwertet (»Die machen sich doch immer einen faulen Lenz bei der Arbeit!«). In Bezug auf das Identitätserleben wird also deutlich, dass sich die Selbstkonzepte der beiden Persönlichkeitspathologien zwar diametral gegenüberstehen (Selbstüberhöhung vs. Selbstabwertung), im Kern jedoch jeweils eine Selbstwertproblematik vorliegt (fluktuierend vs. stabil), die bei narzisstischen Personen typischerweise, mitunter aber auch von selbstunsicheren Personen über eine Abwertung/Ablehnung anderer reguliert wird.

Bei einer Betrachtung des Funktionsbereichs der Selbststeuerung im alternativen DSM-5-Modells ergeben sich markante Unterschiede, die auf der Verhaltensebene beobachtbar sind und den Eindruck entstehen lassen, dass die beiden Persönlichkeitspathologien gänzlich verschieden seien: Im sozialen Miteinander orientieren und verhalten sich narzisstische Personen gemäß dem Ziel, Anerkennung und Bewunderung durch Andere zu erhalten (Stabilisierung des Selbstwerts/-konzepts). Die damit einhergehende Erwartungshaltung und die persönlichen Maßstäbe sind typischerweise unrealistisch hoch. Im Fallbeispiel zur narzisstischen Persönlichkeitsstörung heißt es, dass Herr C. vom Jobcenter eine Summe von 50 000 Euro als Vorschuss zur Existenzgründung erwartet und auf den abschlägigen Bescheid mit Abwertung sowie Klageandrohung reagiert. Selbstunsichere Personen hingegen vermeiden nach Möglichkeit zwischenmenschliche Kontakte mit fremden Personen, weil sie sich vor Ablehnung und Beschämung fürchten. Für Herrn F. würde dies im Falle einer Arbeitslosigkeit bedeuten, dass er bei einer Einladung vom Jobcenter schon Wochen vorher aufgeregt und angespannt wäre, bis hin zur Schlaflosigkeit in den Tagen vor dem Termin (zu dem er aus Angst zum gegebenen Zeitpunkt dann womöglich gar nicht erscheinen würde). Interessanterweise sind auch die persönlichen Maßstäbe und Erwartungen, die Personen mit Selbstunsicherer Persönlichkeitsstörung an sich stellen (z. B. im gesellschaftlichen Kontakt besonders unterhaltsam sein), oftmals unrealistisch hoch. Sie gehen jedoch typischerweise mit Unzulänglichkeitsgefühlen und Abwertung der eigenen Person einher (»Ich habe nichts Interessantes zu sagen – die anderen finden mich schrecklich langweilig und peinlich«).

1.6.3 Interpersonelle Funktionen: Empathie und Nähe

Aufgrund des engen Zusammenhangs der beiden interpersonellen Funktionsaspekte Empathie und Nähe sollen diese i. F. gemeinsam betrachtet werden. Bei der narzisstischen Persönlichkeitsstörung steht die eingeschränkte Fähigkeit, Gefühle und Bedürfnisse Anderer zu erkennen und auf diese einzugehen, im Vordergrund. Auf der anderen Seite kommt es zu einer übertriebenen Ausrichtung auf die Reaktionen Anderer, jedoch nur, wenn diese für die eigene Person als wichtig erachtet werden. Bei der selbstunsicheren Persönlichkeitsstörung können ebenfalls Einschränkungen im Funktionsbereich Empathie bestehen. Die Aufmerksamkeit bei zwischenmenschlichen Kontakten ist hierbei hingegen nicht nur teilweise, sondern fortwährend auf die eigene Unzulänglichkeit und die (vermeintlichen) Reaktionen Anderer ausgerichtet. Hintergrund dafür ist bei selbstunsicheren Personen jedoch kein egoistischer Selbstbezug. Verantwortlich sind vielmehr eine erhöhte Selbstaufmerksamkeit für die eigene (negative) Wirkung auf Andere, die dazugehörige verzerrte Annahme, von Anderen negativ gesehen, und die Angst, abgelehnt zu werden.

Gemeinsam ist beiden Persönlichkeitspathologien in Bezug auf interpersonelle Aspekte die durch die zugrundeliegende Selbstwertproblematik bedingte hohe Empfindlichkeit gegenüber Kritik oder Zurückweisung. Anzumerken ist jedoch, dass narzisstische Personen Kritik als eine Kränkung des Selbstwerts wahrnehmen, die eine offensive Reaktion (z. B. Wut, Abwertung) auslösen kann. Hingegen betrachten selbstunsichere Personen Kritik durch Andere in der eigentlichen Situation eher als Bestätigung ihrer Wertlosigkeit, auf die sie tendenziell mit Scham und Rückzug reagieren. Ein etwaiges Auflehnen oder Protestieren ist eher nachträglich und dann intrapsychisch, also »im Stillen«, zu erwarten (vgl. das Fallbeispiel von Herrn F.).

Auch hinsichtlich der Gestaltung von Nähe in zwischenmenschlichen Beziehungen besteht zwischen den beiden Persönlichkeitsstörungen insofern eine Überschneidung, als freundschaftliche, familiäre und auch partnerschaftliche Beziehungen weitgehend oberflächlich bleiben. Bei selbstunsicheren Personen kann durchaus ein starkes Bedürfnis nach Nähe bestehen, dessen Erfüllung jedoch durch die Annahme, unzureichend zu sein, und die damit einhergehende Angst vor Ablehnung sehr erschwert wird. Bei narzisstischen Personen sind oberflächliche Beziehungen hingegen oftmals gewünscht, was sich auch in dem geringen echten Interesse an Anderen sowie dem vorherrschenden Bedürfnis nach persönlichem Gewinn widerspiegelt. Zugrundeliegend für das Ablehnen von tiefergehenden Beziehungen ist jedoch auch bei ihnen das instabile Selbstwertgefühl, das in engen Kontakten für Andere spürbar werden könnte und narzisstische Personen somit in Gefahr brächte, »entlarvt« zu werden.

1.6.4 Problematische Persönlichkeitsmerkmale

Die problematischen Persönlichkeitsmerkmale werden im alternativen DSM-5-Modell für Persönlichkeitsstörungen in 5 breite Domänen gruppiert, die sich wiederum in 25 spezifischere Merkmalsfacetten aufgliedern. Dabei sind die jeweils für die selbstunsichere und die narzisstische Persönlichkeitsstörung definierten Persönlichkeitsfacetten in unterschiedlichen Domänen verortet: Für die selbstunsichere Persönlichkeitsstörung stammt ein problematisches Persönlichkeitsmerkmal (»Ängstlichkeit«) aus der Domäne »Negative Affektivität«, drei weitere (»Sozialer Rückzug«, »Anhedonie«, »Vermeidung von Nähe«) sind der Domäne »Verschlossenheit« zugeordnet. Die für die narzisstische Persönlichkeitsstörung definierten problematischen Persönlichkeitsfacetten »Grandiosität« und »Suche nach Aufmerksamkeit« beziehen sich hingegen beide auf die Domäne »Antagonismus«, die u. a. ein übertriebenes Gefühl der eigenen Wichtigkeit und die mangelnde Berücksichtigung von Gefühlen und Bedürfnissen Anderer umfasst. In Bezug auf die problematischen Persönlichkeitsmerkmale treten also auch im alternativen DSM-5-Modell die Unterschiede zwischen den beiden Persönlichkeitspathologien sehr klar in den Vordergrund, da diese die selbstunsichere und die narzisstische Persönlichkeitsstörung jeweils phänomenologisch charakterisieren. Interessanterweise bietet das Modell jedoch die Möglichkeit, sogenannte Merkmalspezifizierte Persönlichkeitsstörungen (PS-MS) zu definieren. Mit der PS-MS lassen sich anhand einer Kombination der zur Verfügung stehenden problematischen Persönlichkeitsmerkmale all die Patienten einordnen, deren Persönlichkeitsproblematik nicht auf eine der sechs vordefinierten spezifischen Persönlichkeitskategorien passt. Dies entspricht der klinischen Erfahrung vieler Therapeuten und Diagnostiker, denen in der Praxis häufig Patienten begegnen, die ein individuelles Muster an problematischen Persönlichkeitsmerkmalen aufweisen, das sich nur schwer einer spezifischen Persönlichkeitsstörungskategorie zuordnen lässt. Um neben den oben genannten Unterschieden auch relevante Überschneidungen und Gemeinsamkeiten im Verhältnis von Narzissmus und Selbstunsicherheit in Bezug auf problematische Persönlichkeitsmerkmale herauszustellen, bietet sich daher die Anwendung der diagnostischen Kriterien einer Merkmalspezifizierten Persönlichkeitsstörung an. Die Gemeinsamkeiten zwischen selbstunsicheren und narzisstischen Persönlichkeitsmustern, die sich in den ersten beiden Fallbeispielen bereits angedeutet haben, sollen i. F. anhand eines weiteren Fallbeispiels vorrangig in Bezug auf problematische Persönlichkeitsmerkmale verdeutlicht und mittels einer PS-MS diagnostisch eingeordnet werden.

Fallbeispiel 3

Herr S., 24 Jahre alt, studiert im 6. Semester Philosophie und Literaturwissenschaften und klagt über niedergeschlagene Stimmung und Antriebslosigkeit, die in den letzten Monaten immer stärker geworden seien. Er sei schon immer eher ein »melancholischer Typ« gewesen, habe sich häufig zurückgezogen und viel Zeit alleine verbracht. Seit früher Jugend fühle er sich in Gesellschaft Anderer befangen und unsicher, stets darauf bedacht, auf Andere interessant und tiefgründig zu wirken. Dennoch fürchte er zumeist, dass man ihn oberflächlich und »inauthentisch« finden könnte. Auf der anderen Seite würden ihn die meisten Leute mit ihren »konventionellen Lebensentwürfen« auch gar nicht interessieren. Deren Kulturverständnis widere ihn geradezu an, die meisten würden »wie ferngesteuert durch das Leben ziehen und irgendeinen Dreck konsumieren«. Für ihn hätten eigentlich nur avantgardistische Literatur und philosophische Werke abseits des Mainstreams eine Daseinsberechtigung. Aufgrund der eigenen Antriebslosigkeit surfe er jedoch häufig nur lethargisch im Internet oder spiele Videospiele – mit starken Schuldgefühlen und Selbstvorwürfen, da er eigentlich nach intensiven Erfahrungen strebe. Sein Rückzug sei jedoch auch als eine Art Protest gegen die Sinnlosigkeit menschlichen Strebens zu verstehen. Seine wenigen Bekanntschaften seien allesamt oberflächlich, auch zu seiner Familie habe er ein distanziertes Verhältnis. Unter dem Gefühl »alleine in der Welt« zu sein, würde er sehr leiden. Häufig tagträume er von einer Karriere als erfolgreicher und berühmter Schriftsteller oder Musiker und einer künftigen, leidenschaftlichen Beziehung zu einer attraktiven Frau. Im wirklichen Kontakt mit Frauen zeige er sich zumeist abweisend und desinteressiert. Mit Anfang zwanzig habe er das einzige Mal eine Frau kennengelernt, die er wirklich interessant und attraktiv gefunden habe. Er habe sie mit seinem Intellekt und seiner Sensibilität beeindrucken wollen, habe sich in ihrer Anwesenheit jedoch unbeholfen und minderwertig gefühlt. Er würde noch heute darunter leiden, dass sie seine Bemühungen nicht erwidert habe und damals mit jemand anderem zusammengekommen sei.

Das Fallbeispiel illustriert weitere mögliche Überscheidungspunkte zwischen Selbstunsicherheit und Narzissmus in ausgeprägter Form: Herr S. ist im Kern sehr selbstunsicher und ängstlich in sozialen Kontakten, hat aber zugleich auch deutlich narzisstische Persönlichkeitsfacetten (erhöhte Anspruchshaltung an sich und Andere, Grandiositätsphantasien, Abwertung Anderer). Seine Persönlichkeitsmerkmale bedingen erhebliche Einschränkungen und Belastungen, v. a. im Bereich seiner zwischenmenschlichen Beziehungen, ohne dass jedoch die Kriterien für eine spezifische Persönlichkeitsstörung voll erfüllt wären. Anhand der Erstellung einer merkmalspezifizierten Persönlichkeitsstörung lässt sich mit dem alternativen DSM-5-Modell die Persönlichkeitsproblematik von Herrn S. klinisch sinnvoll ausdifferenzieren. Dies kann dem Behandler dann auch entsprechend wertvolle inhaltliche Anhaltspunkte für einen individualisierten Behandlungsplan liefern. Aus der Perspektive des alternativen DSM-5-Modells findet sich bei Herrn S. eine mittelgradige Beeinträchtigung des Funktionsniveaus der Persönlichkeit mit problematischen Aspekten in allen vier Funktionsbereichen. Zunächst ist sein Identitätsempfinden geprägt von einem niedrigen Selbstwert und einer schwankenden Selbsteinschätzung (belesener Intellektueller vs. Versager). In Bezug auf die Selbststeuerung lassen sich eine mangelhafte Orientierung an konstruktiven und prosozialen Maßstäben sowie eine schwach ausgeprägte Selbstreflexion feststellen. Sein Verhältnis zu seinen Mitmenschen ist darüber hinaus durch eine geringe Toleranz gegenüber abweichenden Sichtweisen und durch ein gering ausgeprägtes Verständnis für die Motive Anderer erheblich beeinträchtigt (Funktionsbereich Empathie). Zwar wünscht sich Herr S., mit Anderen verbunden zu sein und eine Beziehung zu einer attraktiven Partnerin zu haben, was aber durch seine eingeschränkte Fähigkeit, anderen Menschen nahe zu sein, und seine überhöhte Anspruchshaltung verhindert wird (Funktionsbereich Nähe). Die Beeinträchtigungen im Funktionsniveau seiner Persönlichkeit münden in zahlreiche problematische Persönlichkeitsmerkmale und Verhaltensweisen. Es zeigen sich bei Herrn S. neben Merkmalen wie sozialem Rückzug, Ängstlichkeit und emotionaler Labilität auch Facetten aus der Domäne Antagonismus (z. B. Selbstüberhöhung, die Überzeugung, »besonders« zu sein, Abneigung gegenüber anderen Personen), welche die vordergründig selbstunsichere Persönlichkeitsproblematik in bedeutsamer Weise mitprägen. Eine solche merkmalsorientierte Betrachtungsweise von Persönlichkeitspathologien ermöglicht eine Integration verschiedener Persönlichkeitsfacetten und somit auch die diagnostische Erfassung von klinisch relevanten Überschneidungspunkten zwischen Persönlichkeitsstörungen, die hinsichtlich der bestehenden spezifischen diagnostischen Kategorien sehr unterschiedlich, wenn nicht gar gegensätzlich formuliert sind.

1.6.5 Zusammenfassung

Betrachtet man das Verhältnis zwischen der narzisstischen und der selbstunsicheren Persönlichkeitsstörung, so lassen sich im Kern jeweils Selbstwertproblematiken identifizieren, die z. T. ähnliche Kompensationsstrategien nach sich ziehen (Selbstüberhöhung, Trotz, Ablehnung Anderer, Rückzug) und interpersonell typischerweise oberflächliche Beziehungen oder eine Vermeidung von nahen Beziehungen mitbedingen. Zudem finden sich bei beiden Persönlichkeitsstörungen unrealistisch hohe Erwartungen hinsichtlich der Wirkung der eigenen Person auf Andere. Neben den ins Auge springenden Unterschieden zwischen Narzissmus und Selbstunsicherheit treten demnach Gemeinsamkeiten und Überschneidungen der beiden Persönlichkeitsmuster in den Fokus. Dabei sollte nicht vergessen werden, dass es sicherlich Patienten gibt, bei denen die spezifischen diagnostischen Kategorien des DSM-5 sehr gut passen. Ein Blick in die Praxis und hinter die etablierten diagnostischen Kriterien ermöglicht jedoch eine Perspektive, welche die beiden Persönlichkeitspathologien näher zusammenrücken lässt. Entsprechende Gemeinsamkeiten können dabei – wie etwa bei dem Studenten Herrn S. aus dem dritten Fallbeispiel – so stark ausgeprägt sein, dass man aus Sicht des alternativen DSM-5-Modells diagnostisch von einer Merkmalspezifizierten Persönlichkeitsstörung mit narzisstischen und selbstunsicheren Persönlichkeitsfacetten ausginge.

Literatur

American Psychiatric Association (APA) (2013). Diagnostic and statistical manual of mental disorders, 5th ed. Arlington, VA (American Psychiatric Publishing). (2018). Diagnostisches und Statistisches Manual Psychischer Störungen. Deutsche Ausgabe. Hg. von P. Falkai & H.-U. Wittichen. Göttingen (Hogrefe). 2. korr. Auflage.

1.7 Narzissmus und Persönlichkeitsdimensionen

Kevin B. Meehan und Diana Diamond
Übersetzung: Elisabeth Vorspohl

Klinische Darstellungen der Narzisstischen Persönlichkeitsstörung (NPS) beschreiben eine Reihe scheinbarer Widersprüche. Was das Selbst betrifft, so sind Menschen mit schwerer narzisstischer Pathologie einerseits charakterisiert durch Selbsterhöhung, Überbewertung der eigenen Bedeutung und Wichtigkeit, andererseits durch Selbstkritik und die Angst, nichts wert zu sein. In Beziehungen sehnen sich Menschen mit dieser Pathologie nach Gebundenheit, die sie doch gleichzeitig ablehnen; sie wünschen sich Nähe und können sie anderseits kaum ertragen. Dieses

Schwanken zwischen häufig unvereinbaren Bedürfnissen, die zum Teil das Selbst, zum Teil Andere betreffen, führt häufig zu Distress und lähmt die adaptive Liebes- und Arbeitsfähigkeit.

Die Charakterisierung der NPS im DSM-5 (APA 2015 [2013]) beschränkt sich auf diese rivalisierenden Kräfte und zeichnet ein klinisches Bild, das auf Kosten des verletzlichen, kritisierten Selbst und der Sehnsucht nach Anderen das eher offensichtliche grandiose, überbewertete Selbst und die Entwertung Anderer betont (Levy et al. 2013). Die klinische und die Forschungsliteratur stellen die NPS facettenreicher dar (Kernberg 1978 [1975]; Pincus & Lukowitsky 2010), doch es ist nach wie vor notwendig, theoretische Modelle zu konstruieren, die diese scheinbaren Widersprüchlichkeiten des klinischen Bildes zu verstehen helfen.

1.7.1 Narzissmus und Persönlichkeitsdimensionen: Theorie

Ein organisierender Bezugsrahmen, der eine Konzeptualisierung dieser Facetten der narzisstischen Pathologie ermöglicht, ist Blatts Zwei-Pole-Modell der Persönlichkeit (Blatt 2004). Diesem Modell zufolge entwickelt sich die Persönlichkeit durch eine laufende Dialektik zwischen dem Bedürfnis, bedeutungshaltige Beziehungen – einschließlich Intimität und gesunder Abhängigkeit von anderen Menschen (Bezogenheit) – aufzubauen, und dem Bedürfnis, eine unverwechselbare Identität zu entwickeln, die sich durch Autonomie und Unabhängigkeit von anderen (Selbstdefinition) auszeichnet.

Wenn diese reziproken Selbst-Anderer-Bedürfnisse im Entwicklungsverlauf in eine Balance gebracht und integriert werden können, spiegelt sich das gesunde Funktionieren der Persönlichkeit in einem wirkmächtigen Selbstkonzept und in Beziehungen wider, die für beide Seiten befriedigend sind. Beeinträchtigungen dieses Entwicklungsprozesses können hingegen zu einer extremen Dominanz einer der beiden Bedürfnisgruppen zu Lasten der anderen führen. Das Ergebnis sind Pathologien, die ein unintegriertes Selbst-Anderer-Gewahrsein widerspiegeln (Blatt & Levy 1998; Levy & Blatt 1999).

Individuen mit anaklitischen Pathologien werden von Konflikten im Zusammenhang mit Abhängigkeit und Bezogenheit übermäßig in Anspruch genommen (Blatt 2004). Sie reagieren besonders sensibel auf Trennung, Zurückweisung und Verlust und werden von Hilflosigkeit und Leeregefühlen überwältigt, wenn ihre Bindungsbeziehungen Brüche erfahren. Um ihre Verzweiflung zu bewältigen, setzen sie vermeidende Abwehrmechanismen – Rückzug, Verleugnung, Verdrängung – ein (Blatt & Levy 1998). Levy und Blatt (1999) weisen darauf hin, dass ein Präokkupiertsein mit interpersonaler Bezogenheit für schwere Persönlichkeitsstörungen (d. h. Histrionische, Abhängige und Borderline-Persönlichkeitsstörung) charakteristisch ist, aber je nach Störung auf ganz unterschiedliche Weise Ausdruck finden kann.

Individuen mit introjektiven Pathologien werden exzessiv von Schwierigkeiten der Selbstdefinition und von ihrer Selbstkritik in Anspruch genommen (Blatt 2004). Sie haben ein ausgeprägtes Bedürfnis nach Perfektion und Kontrolle, reagieren auf vermeintliche Fehler mit Schuldzuweisungen (an sich selbst oder andere) und Rückzug und setzen in erster Linie kontraaktive Abwehrmechanismen – Projektion, Rationalisierung, Reaktionsbildung, Überkompensation – ein, um Distress zu bewältigen (Blatt & Levy 1998). Levy und Blatt (1999) erläutern, dass eine andere Gruppe von Persönlichkeitsstörungen (Vermeidend-Selbstunsichere und Paranoide Persönlichkeitsstörung, Zwangsstörung und NPS) ein Präokkupiertsein mit der Aufrechterhaltung eines Selbstgefühls zu erkennen gibt, das freilich auch in diesen Fällen je nach Störung unterschiedlichen Ausdruck findet.

Wenngleich das Zwei-Pole-Modell zum Verständnis der Persönlichkeitspathologien im Allgemeinen herangezogen wird, hat man es bislang nicht hinreichend genutzt, um das facettenreiche Bild des Narzissmus im Besonderen darzulegen – einschließlich sowohl der vulnerablen als auch der grandiosen Dimension, die mit anaklitischen bzw. introjektiven Defiziten zusammenhängen. Die grandiosen Dimensionen des Narzissmus – u. a. Wut, ausbeuterisches Verhalten gegenüber Anderen sowie Empathiedefizite und Einschränkungen der Fähigkeit, Reue zu empfinden (Pincus & Lubowitsky 2010) – stehen in direktem Zusammenhang mit dem phallischen Narzissmus im klassischen Sinn, den Blatt und Levy (1998) mit der introjektiven Pathologie in Verbindung bringen. Die vulnerable Dimension des Narzissmus, zu der Unzulänglichkeitsgefühle und Angst in interpersonalen Beziehungen zählen (Pincus & Lukowitsky 2010), haben möglicherweise mehr Gemeinsamkeiten mit anderen anaklitisch-orientierten Persönlichkeitsstörungen, deren offensichtlicherer Zusammenhang mit Abhängigkeit über eine unbewusste Ambivalenz gegenüber Intimität hinwegtäuscht (Levy & Blatt 1999). Das heißt, dass möglicherweise sowohl anaklitische als auch introjektive Faktoren für das Verständnis des gesamten Spektrums der narzisstischen Pathologie von zentraler Bedeutung sind.

1.7.2 Narzissmus und Persönlichkeitsdimensionen: Forschung

Trotz der fraglosen Relevanz des Zwei-Pole-Modells für das Verständnis der narzisstischen Persönlichkeitspathologie wurde diese Beziehung bislang überraschenderweise kaum erforscht. Ouimette et al. (1994) haben bei ambulant behandelten Patienten, die in strukturierten Interviews (und auf der Grundlage von Becks parallelen Dimensionen Soziotropie/Abhängigkeit und Autonomie) begutachtet wurden, die Dimensionen der selbstberichteten Abhängigkeit und Selbstkritik anhand des Depressive Experiences Questionnaire (DEQ; Blatt et al. 1976) für Charakteristika der Persönlichkeitsstörungen gemäß DSM-III-R (APA 1987) evaluiert. Im DSM-III-R beschriebene narzisstische Züge hingen mit einem höheren Grad an Selbstkritik (und Autonomie), nicht jedoch Abhängigkeit zusammen (wenngleich eine niedrige Korrelation mit Soziotropie beobachtet wurde). Morse et al. (2002) evaluierten in ähnlicher Weise selbstberichtete Soziotropie und Autonomie in Bezug auf Charakteristika von Persönlichkeitsstörungen gemäß DSM-III-R (APA 1987), die bei ambulanten Patienten in strukturierten Interviews diagnostiziert worden waren. Bei Einbeziehung von Kovariablen (Geschlecht, Hospitalisierungsstatus) korrelierten sowohl Soziotropie (die der Abhängigkeit/Dependenz entspricht) als auch Autonomie (die der Selbstkritik entspricht) mit stärker ausgeprägten narzisstischen Zügen. Bei Kontrolle weiterer korrelierter Merkmale der Persönlichkeitsstörung verringerte sich die Beziehung narzisstischer Züge zur Autonomie, nicht aber zur Soziotropie – ein Hinweis darauf, dass die für den Narzissmus spezifische Variable möglicherweise in einem wichtigen Zusammenhang mit Merkmalen der Abhängigkeit steht. Wie zuvor erwähnt, sind die in diesen Studien gemessenen DSM-basierten narzisstischen Züge jedoch in erster Linie durch die Grandiosität charakterisiert, so dass die Beziehung zu den vulnerablen Dimensionen unklar bleibt.

Spätere Studien versuchten, eine größere Bandbreite der narzisstischen Persönlichkeitspathologie zu Abhängigkeit und Selbstkritik in Beziehung zu setzen. Kealy et al. (2012) verglichen die grandiose und die vulnerable Dimension des Narzissmus (nach PNI; Pincus et al. 2009) mit selbstberichteter Abhängigkeit und Selbstkritik gemäß DEQ in einem Sample ambulanter Patienten. Bei Kontrolle des Schweregrades der Depression wurde überraschenderweise eine höhere DEQ-Abhängigkeit durch eine höhere PNI-Grandiosität, nicht jedoch durch höhere Vulnerabilität, vorausgesagt. Darüber hinaus wurde eine höhere DEQ-Selbstkritik durch niedrigere PNI-Grandiosität und höhere PNI-Vulnerabilität vorhergesagt; auch hier wurde der Schweregrad der Depression kontrolliert. Marčinko et al. (2014) evaluierten auf ähnliche Weise die selbstberichtete grandiose und die vulnerable Dimension des Narzissmus (PNI) in Beziehung zu Abhängigkeit und Perfektionismus (welcher der Selbstkritik entspricht) in einem Sample ambulanter Patienten. In dieser Studie hing eine höhere PNI-Vulnerabilität mit höheren Werten für Abhängigkeit und Perfektionismus zusammen (bei Kontrolle der Grandiosität); hingegen wies eine PNI-Grandiosität keinen Zusammenhang mit Abhängigkeit und Perfektionismus auf (bei Kontrolle für Vulnerabilität). Darüber hinaus vermittelte höherer Perfektionismus (nicht aber höhere Abhängigkeit) die positive Beziehung zwischen narzisstischer Vulnerabilität und depressiven Symptomen. Wie schon erwähnt, spiegeln die klinischen Konzeptualisierungen sowohl der Grandiositäts- als auch der Vulnerabilitätsdimension des Narzissmus vermutlich Störungen der Bezogenheit und der Selbstdefinition wider, wenngleich der postulierte selbstberichtete explizite Zusammenhang (Grandiosität = Perfektionismus; Vulnerabilität = Abhängigkeit) von diesen Studien nicht bestätigt wurde. Vor allem aber legen sie eine robuste positive Beziehung zwischen Selbstkritik/Perfektionismus und vulnerablen narzisstischen Zügen nahe.

Andere Studien haben pathologische Abhängigkeit und Selbstkritik für weitere Facetten der narzisstischen Pathologie evaluiert. Tondar et al. (2017) haben ihre Beziehung zu den von Kohut beschriebenen Facetten des Narzissmus (Bedürfnis nach und Vermeiden von Idealisierung, Spiegelung, Zwillingsschaft) in einem Bevölkerungssample untersucht. In Modellen, die auch Bindungsangst und Reife der Abwehr berücksichtigten, sagte ein stärkeres Idealisierungsbedürfnis höhere Werte der Selbstkritik voraus, während stärkeres Vermeiden von Spiegelung und niedrigere Werte des Vermeidens von Idealisierung/Zwillingsschaft höhere Abhängigkeit voraussagten. Freudstein et al. (2012) brachten selbstberichtete Abhängigkeit und Selbstkritik mit besser angepassten Aspekten des Narzissmus (nach NPI) in einem Sample stationärer adoleszenter Patienten in Verbindung. Sie stellten fest, dass der Narzissmus positiv mit selbstorientiertem Perfektionismus zusammenhing, aber negativ mit selbstkritischer Depression. Mit der dependenten Depression ergab sich bei einer adoleszenten Version des DEQ kein Zusammenhang. Folglich können sich Personen mit narzisstischen Eigenschaften zwar mit den adaptiven, nicht aber mit den pathologischen Aspekten des Perfektionismus und der Selbstkritik identifizieren.

Insgesamt betrachtet, zeichnen die Forschungsergebnisse ein komplexeres Bild von der Beziehung zwischen dem Zwei-Pole-Modell und der narzisstischen Pathologie, als die Theorie es vermuten lässt. Dennoch ist zu beachten, dass es sich ausschließlich um Korrelationsstudien handelt, die Abhängigkeit/Selbstkritik immer und Narzissmus zumeist auf der Grundlage von Selbstberichten gemessen haben. Personen mit vulnerablen narzisstischen Eigenschaften benennen ihre selbstkritischen Züge möglicherweise recht freimütig, während Personen, die eher zur Grandiosität neigen, sich mit solchen Zügen vielleicht nur dann identifizieren, wenn diese als die adaptiveren Aspekte des Perfektionismus beschrieben werden. Künftige Untersuchungen auf diesem Gebiet sollten mit einer größeren Zahl an performanzbasierten Messungen der Selbstkritik und Abhängigkeit arbeiten, die möglicherweise – je nachdem, wie explizit solche Erfahrungen evaluiert werden – differentielle Effekte ergeben werden (Bornstein 2003, 2012).

Literatur

American Psychiatric Association (1987). Diagnostic and Statistical Manual of Mental Disorders (Rev. 3rd ed.). Washington DC (APA).

American Psychiatric Association (2015 [2013]). Diagnostisches und statistisches Manual psychischer Störungen DSM-5. Hg. von P. Falkai & H.-U. Wittichen. Göttingen (Hogrefe).

Blatt, S. (2004). Experiences of Depression. Washington, DC (APA).

Blatt, S. J., J. P. D'Afflitti & D. M. Quinlan (1976). Depressive Experiences Questionnaire. Unveröffentl. Manuskript. New Haven, Yale University, Department of Psychiatry.

Blatt, S. J. & K. N. Levy (1998). A psychodynamic approach to the diagnosis of psychopathology. In: J. W. Barron (Hg.). Making Diagnosis Meaningful: Enhancing Evaluation and Treatment of Psychological Disorders. Washington, DC (American Psychological Association Books), S. 73–109.

Bornstein, R. F. (2003). Behaviorally referenced experimentation and symptom validation: A paradigm for 21st century personality disorder research. J Pers Disord 17: 1–18.

Bornstein, R. F. (2012). From dysfunction to adaptation: An interactionist model of dependency. Annu Rev Clin Psychol 8: 291–316.

Freudenstein, O., A. Valevski, A. Apter et al. (2012). Perfectionism, narcissism, and depression in suicidal and nonsuicidal adolescent inpatients. Compr Psychiatry 53(6), 746–752.

Kealy, D., M. Tsai & J. S. Ogrodniczuk (2012). Depressive tendencies and pathological narcissism among psychiatric outpatients. Psychiatry Res 196(1): 157–159.

Kernberg, O. F. (1978 [1975]). Borderline-Störungen und pathologischer Narzissmus. Übers. von H. Schultz. Frankfurt/M. (Suhrkamp).

Levy, K., & Blatt, S. (1999). Attachment theory and psychoanalysis: Further differentiation within insecure attachment patterns. Psychoanal Inq 19: 541–575.

Levy, K. N., K. B. Meehan, N. M. Cain et al. (2013). Narcissism in the DSM. In: J. S. Ogrodniczuk (Hg.). Understanding and Treating Pathological Narcissism. Washington, DC (APA Books).

Marčinko, D., N. Jakšić, E. Ivezić et al. (2014). Pathological narcissism and depressive symptoms in psychiatric outpatients: mediating role of dysfunctional attitudes. J Clin Psychol 70(4): 341–352.

Morse, J. Q., C. J. Robins & M. Gittes-Fox (2002). Sociotropy, autonomy and personality disorder criteria in psychiatric patients. J Pers Disord 16(6): 549–560.

Ouimette, P. C., D. N. Klein, R. Anderson et al. (1994). Relationship of sociotropy/autonomy and dependency/self-criticism to DSM-III-R personality disorders. J Abnorm Psychol 103(4): 743.

Pincus, A. L., E. B. Ansell, C. A. Pimental et al. (2009). Initial construction and validation of the Pathological Narcissism Inventory. Psychol Assess 21: 365–379.

Pincus, A. L., & M. R. Lukowitsky (2010). Pathological narcissism and narcissistic personality disorder. Annu Rev Clin Psychol 6: 421–446.

1.8 Warten auf den Anderen, Hoffen auf Umweltresonanz: Narzissmus und Intersubjektivität

Martin Altmeyer

> *»Als ich die Selbst- und Objekterfahrung bei der sogenannten narzisstischen Persönlichkeit untersuchte, beschrieb ich ein zentrales Dilemma derartiger Fälle, das zu einem Konflikt führt zwischen dem Wunsch, autonom, selbstgenügsam und verborgen zu bleiben, und dem Wunsch, bekannt zu sein, gefunden zu werden und das Selbst dem Objekt auszuliefern«.*
>
> *A. H. Modell (1996), The Private Self, S. 102.*

Entwicklungspsychologisch wählte Freud (1914c) für den primären Narzissmus das Bild von der Amöbe, die ihre Fühler bei Bedarf in die Außenwelt streckt, um sie bei Gefahr wieder einzuziehen. In diesem monadischen Urzustand der Psyche versammelte sich alle Triebenergie im werdenden, vom Es noch ungeschiedenen Ich, während sich die Libido erst sekundär auf das Objekt richtete – so die klassische Metapsychologie, der zufolge der Narzissmus als libidinöse Besetzung des Selbst einen Gegensatz zur Objektbesetzung bilden sollte. Aber der Mensch wird nicht als Einzeller, sondern in zwischenmenschliche Beziehungen hinein geboren. Der Säugling wendet sich seinen Bezugspersonen nicht bloß aus Triebnot zu, sondern weil er in seiner neonatalen Hilflosigkeit und absoluten Abhängigkeit auf die haltende Funktion seiner Umwelt existenziell angewiesen ist. Diesen Kern der Conditio humana verfehlt die psychoanalytische Theorie vom primärnarzisstischen Beginn des Seelenlebens. Denn Subjekte sind keine voneinander isolierten, sondern von Geburt an aufeinander bezogene Wesen, die erst innerhalb dieser intersubjektiven Bezogenheit ihre seelische Struktur, ihre individuelle Persönlichkeit, ihr eigenes Selbst entwickeln – und nicht zuletzt ihre Triebdynamik.

Unter diesem Paradigma der Intersubjektivität (Altmeyer & Thomä 2006) gelten Narzissmus und Objektbeziehung nicht länger als gegensätzliche Pole, zwischen denen sich das Selbst hin und her bewegt. Vielmehr lässt sich der Narzissmus als eine besondere Form der Beziehung zu sich selbst verstehen, die über die Beziehung zum Anderen vermittelt ist (Altmeyer 2000a). Diese umweltvermittelte Selbstbeziehung verknüpft sich – mal leise und diskret, mal laut und lärmend, mal offen, mal versteckt – mit der Hoffnung des Selbst auf soziale Resonanz, mit der Erwartung von Echo- und Spiegelwirkungen auf die eigene Selbstdarstellung. Häufig im Unbewussten verborgen, bleibt diese zwischenmenschliche Kehrseite des Narzissmus im Denken, Fühlen und Handeln, beim Phantasieren, Träumen und Tagträumen jedoch virulent, hält sich in Bereitschaft, hofft auf Gelegenheiten und wartet auf ihre Stunde.

Aus seiner Latenz taucht dieser intersubjektiv »kontaminierte« Narzissmus als unbewusster Kampf um Anerkennung auf (Altmeyer 2000b). Er begleitet ein Selbst, das gegenüber der Umwelt sein Recht auf Beachtung, Aufmerksamkeit und Bewunderung einfordert, und zwar auf einem breiten Spektrum, das von den sublimen Formen der Kunst am kreativen Pol bis zu den publikumswirksamen Inszenierungen von Gewalt am destruktiven Pol reicht. Dazwischen liegen all jene Symptome der Narzisstischen Persönlichkeitsstörung, in denen sich das herausgeforderte Selbst – das begehrte, bewunderte und umworbene wie das ignorierte, beleidigte, angegriffene oder verletzte Selbst – dem Anderen gegenüber zur Geltung bringt oder sich von ihm abwendet und zurückzieht.

Auf den allgemein zugänglichen Schaubühnen der digitalen Moderne verrät uns der mediale Narzissmus etwas über jene identitätsstiftende Suche nach sozialer Resonanz, welche hinter der massenhaften Selbstdarstellung in den interaktiven Medien aufscheint. Er enthüllt nämlich eine zeittypische Identitätsformel, die an eine entwicklungspsychologische Identitätsformel andocken kann: »Ich werde gesehen, also bin ich!« (Altmeyer 2019b)

1.8.1 Es gibt den Narzissmus nicht – ohne den Spiegel des Anderen

Wie die Verdrängung oder die Sublimierung ist auch der Narzissmus aus der Psychoanalyse begrifflich längst in die Alltagssprache eingewandert. Ungeachtet dieser Erfolgsgeschichte ist das notorische Unschärfeproblem des Narzissmusbegriffs bis heute nicht gelöst worden. Das Panorama narzisstischer Phänomene jenseits von Definitionen wie Eigenliebe, Selbstbezogenheit oder Egozentrik ist schier grenzenlos. Ob in der Hochstimmung oder in der tiefsten Verzweiflung, ob im Siegesrausch oder im Schmerz der Niederlage, ob im Erfolg oder im Misserfolg, ob im Stolz oder im Selbstzweifel; ob im gehobenen oder im herabgesetzten Selbstwertgefühl, ob in der Lebensfreude oder im Lebensüberdruss – der Karriere des Narzissmus hat es offenbar nicht geschadet, dass er im Seelenleben nahezu überall auftaucht, noch dazu in den widersprüchlichsten Beimischungen.

Der Narzissmus ist bei der grandiosen Selbstinszenierung am Werk, aber auch im seelischen Rückzug. Er plustert sich im Beifall des Publikums und duckt sich unter dessen Pfiffen und Buhrufen. Er steckt in der vitalen Hinwendung zur Welt ebenso wie in der demonstrativen Weltabwendung. Er outet sich als natürliche Zeigelust bei Kindern und als narzisstische Show bei Erwachsenen. Er beflügelt die Phantasie des Künstlers und sorgt für die kreativen Entgrenzungen seiner Kunst. Wir finden den Narzissmus in der ästhetischen und religiösen, aber auch in der Drogenerfahrung. Einerseits kann er zur Harmonie zwischen Menschen beitragen, andererseits zu den schlimmsten Gewalttaten führen, wenn er verletzt wird. Nicht zuletzt steckt er unter verschiedenen Verkleidungen in der Psychopathologie jenseits der Modediagnose der narzisstischen Störung: als Darstellungskunst in der hysterischen Neurose, als Manie bei der bipolaren Störung, als psychotischer Größenwahn oder psychotischer Rückzug bei der paranoiden Schizophrenie, als omnipotente Unterwerfung oder symbiotische Verschmelzung in den Varianten narzisstischer Paarbeziehungen.

Bei all diesen Spielarten des Narzissmus ist neben dem Selbst ein Anderer im Spiel, der mal als einzelner Mensch und mal als Gruppe, mal als wirkliches Gegenüber und mal als imaginiertes Objekt, mal als Freund und mal als Feind, mal bewusst und mal unbewusst auftritt. Woher also kommt dieser »virtuelle Andere« (Bråten 1992; Dornes 2002; Altmeyer 2005), der im Narzissmus definitionsgemäß gar nichts verloren hat? Weil in dem aus der Physik übernommenen Energiemodell die Libidomenge konstant bleibt, muss sich der Trieb stets zwischen Selbst und Objekt entscheiden. Als ob wir wählen müssten, entweder uns selbst oder jemand anderen zu lieben: Schon die Erfahrung lehrt uns, dass in Liebesdingen ein gesunder Narzissmus nicht schadet. Er kann eine Beziehung sogar lebendig halten, weil der Andere dadurch umso attraktiver wird, falls er es nicht übertreibt mit der Selbstliebe. Auch dass die Liebe zu einem anderen Menschen den eigenen Narzissmus schmälern soll, klingt nicht plausibel. Jeder weiß aus eigenem Erleben (auch Freud hat darüber geschrieben), dass die Liebe, falls sie erwidert wird, das Selbstgefühl eher erhöht (Freud 1914c, S. 66).

Aber nicht nur in der Liebesbeziehung demonstriert der Narzissmus, dass er keineswegs die Rolle des asozialen Einzelgängers spielt, die ihm die Triebtheorie zugeteilt hat. Gerade im verletzten Narzissmus ist der Andere besonders gegenwärtig. Erfahrungen der Demütigung, der Missachtung oder der Enttäuschung sind deshalb so schmerzhaft, weil wir uns dabei von jemand Anderem gedemütigt, missachtet oder enttäuscht fühlen, manchmal vor Zeugen, was die Kränkung noch schlimmer macht. Selbst wenn wir uns verletzt oder gekränkt in unser Selbst zurückziehen, hinterlässt der Andere dort seine Spuren. Das merken wir spätestens bei der narzisstischen Wut, die sich bis zu grenzenloser Vernichtungswut steigern kann.

Mit Winnicott gesprochen, gibt es den

Narzissmus nicht ohne einen Anderen, in dem sich das Selbst spiegelt – wie es keinen Säugling gibt ohne eine Mutter, die ihn hält, keinen Trieb ohne einen anderen Menschen, auf den er sich richtet, kein Subjekt ohne ein Objekt, auf das es sich bezieht:

> »*Wenn man in Dreier- und Zweierbeziehungen denkt, wie natürlich, dass man noch einen Schritt weiter zurückgeht, und von einer Einerbeziehung spricht! Zunächst scheint es, als sei der Narzißmus die Einerbeziehung, entweder eine Frühform des sekundären Narzißmus oder der primäre Narzißmus selbst. Ich meine, dass dieser Sprung von der Zweier- zur Einerbeziehung in Wirklichkeit nicht möglich ist, ohne sehr viel von dem zu verletzen, was wir durch unsere analytische Arbeit und durch direkte Beobachtung von Müttern und Säuglingen wissen« (Winnicott 1974 [1965], S. 37).*

Es ist geradezu die intersubjektive Abhängigkeit, die der Narzissmus verbirgt und zugleich enthüllt, anerkennt und zugleich verleugnet, ganz gleich, ob das andere Subjekt nun insgeheim bewundert, begehrt, geliebt, beneidet oder gehasst wird.

1.8.2 Die Vermittlungsfunktion des Narzissmus im Raum zwischen Selbst und Umwelt

Der Narzissmus vermittelt zwischen Selbst und Anderem, zwischen Innen- und Außenwelt, zwischen Subjektivität und Intersubjektivität. In einem Zwischenraum zu Hause, der weder zur inneren noch zur äußeren Welt gehört, bringt er beide Welten zusammen. Er ist geradezu ein Bindeglied zwischen dem Einzelnen und seiner sozialen Welt. Insofern gehört er einer Sphäre des Seelenlebens an, »in der das Individuum ausruhen darf von der lebenslänglichen menschlichen Aufgabe, innere und äußere Realität voneinander getrennt und doch in wechselseitiger Verbindung zu halten« (Winnicott 1995 [1971], S. 11).

Winnicott hat diesen Raum einen »potentiellen Raum« genannt, in dem die Übergänge zwischen der psychischen und sozialen Realität fließend sind. Hier haben jene Übergangsphänomene ihren Ort, die von frühester Kindheit an für kreative Verbindungen des werdenden Selbst mit seiner Umgebung sorgen: das Schmusekissen, das Spiel, die Phantasie, der Tagtraum – und nicht zuletzt das schöpferische Potential jedes Einzelnen einschließlich seiner kulturellen Leistungen.

Deshalb ist der Narzissmus als stiller Begleiter auch in der Literatur, der Musik oder der bildenden Kunst anzutreffen, nicht nur auf der seelischen Innenseite des kreativen Prozesses, sondern auch in Gestalt eines vorphantasierten Publikums, das diesen Prozess begleitet. Es ist eben nicht nur das Werk, »das den Meister lobt«, sondern auch ein vom Autor bereits vorphantasierter Leser, Zuhörer oder Zuschauer. Der Literaturwissenschaftler Peter von Matt (1979) nennt das die »Opus-Phantasie«, eine freilich unbewusste Phantasie über den zukünftigen Adressaten, schon beim Erschaffen des eigenen Werks. Denn schließlich will ein Roman gelesen, ein Konzert gehört, ein Bild betrachtet werden.

Gerade in der darstellenden Kunst kommt der Narzissmus, den Lacan (1973 [1949]) in seinem Aufsatz über das Spiegelstadium einmal den »Bildner des Ich« nannte, ohne den imaginären Anderen nicht aus, der auch höchst real auftreten kann. Der gefeierte Bühnen- oder Filmstar, der eine Aura der Einzigartigkeit ausstrahlt, braucht nichts so sehr wie den Beifall seines Publikums. Der Malerfürst, der in seinem genialischen Schaffen sich selbst zu genügen scheint, ist dennoch vom Marktwert seiner Bilder und seiner Geltung im Kunstbetrieb abhängig. Den hochsensiblen Schriftsteller hindert seine Selbstinszenierung der Weltabgewandtheit keineswegs daran, sich im literarischen Ruhm zu sonnen.

Das gilt erst recht für die narzisstischen Aufführungen in der zeitgenössischen Medienwelt, die direkt auf Beachtung durch ein Publikum abzielen. Hier findet der Narzissmus reichlich Nahrung. Und hier gibt der Narzissmus im performativen Akt der Selbstdarstellung seine intersubjektive Dimension offen zu erkennen: die Bezogenheit auf andere Menschen, die er sonst gerne verbirgt und in der medialen »Suche nach Resonanz« offenbart, die hinter der Selbstdarstellung zu erkennen ist (Altmeyer 2016).

1.8.3 Look at me! – Die narzisstische Kernbotschaft des Selbst an den Anderen

In den vielfältigen Ausdrucksformen dessen, was wir Narzissmus nennen, sind suggestive Botschaften des Selbst an die Welt enthalten, die sich unschwer entziffern lassen. Sie lauten: »Beachte mich! Bewundere mich! Erkenne mich an!« Oder: »Widme mir Deine Aufmerksamkeit!« Oder: »Halte mich fest! Liebe mich! Bleibe bei mir!« Oder: »Wenn Du mir das verweigerst, ziehe ich mich von Dir zurück, wirst Du mir gleichgültig oder greife ich Dich an!« Oder: »Mit Leuten, die mich so behandeln, will ich nichts zu tun haben!« Oder: »Ich fühle mich großartig und eins mit der Welt!« Bei aller Verschiedenheit und Verborgenheit enthalten diese Botschaften im Grunde eine einzige Forderung, die sich stets an einen virtuellen Adressaten richtet: »Schau mich an!« Und das Unbewusste ergänzt: »… damit ich von Dir gesehen werde und in Deinen Augen jemand bin oder werde«.

Adressaten solcher meist impliziten Botschaften sind auch Psychotherapeuten im Übertragungsgeschehen einer Psychotherapie, wie wir bei der Analyse unserer Gefühle der Gegenübertragung unschwer erkennen. Und zu unserer Profession gehört es, gerade die narzisstischen Botschaften in den Patientenäußerungen zu verstehen, zu übersetzen und nicht zuletzt den Patienten zu verstehen zu geben, dass wir sie verstanden haben. Weil der Narzissmus bei allen Erkrankungen der Seele auf irgendeine Weise verletzt ist, meldet er sich sprachlos auch in der therapeutischen Beziehung zu Wort. Auch hier lautet seine Kernbotschaft: »Schau mich an!« Und das Unbewusste des Patienten ergänzt ebenfalls: »… damit ich von Dir gesehen werde und in Deinen Augen jemand bin oder werde.«

Patienten in Psychoanalyse verlangen vor allem, ohne es auszusprechen, dass die analytische Beziehung die ihr innewohnende Spiegelfunktion tatsächlich erfüllt. Eigentlich wollen sie im Spiegel des Analytikers etwas von sich erkennen, was sie bisher noch nicht wissen. Sie versuchen, sich mit anderen Augen zu betrachten, um durch die Deutungen des Analytikers hindurch etwas Neues am Selbst zu entdecken. Aber gerade diese Neugier macht sie hochempfindlich. Denn analytische Deutungen bedeuten immer Kränkungen des eigenen Selbst- und Weltbildes. Damit sie den Narzissmus nicht zu sehr verletzen, müssen sie deshalb nicht nur treffend, sondern auch in der richtigen »Dosis« und im passenden »Timing« erfolgen. Nur wenn Patienten sich darin irgendwie gesehen und gespiegelt fühlen, sind Deutungen gut genug, um angenommen und bewältigt zu werden.

Ob im Getümmel der Lebenswelt oder in einer psychotherapeutischen Beziehung, die impliziten Botschaften des Narzissmus bringen vor allem eines zum Ausdruck: dass das Verhältnis zu sich selbst mit dem Verhältnis zur sozialen Umwelt aufs Engste verkoppelt ist. Die Selbstbezogenheit, die der Narzissmus scheinbar signalisiert, ist in der psychischen Wirklichkeit intersubjektiv »kontaminiert«.

Das Subjekt benutzt den Anderen dabei nicht als Objekt, sondern als anderes Subjekt, indem es sich spiegeln kann. Vielleicht könnte man die Verbindung von Selbst- und Weltbezogenheit, die im Narzissmus aufscheint, so beschreiben: Im narzisstischen Modus versucht das Subjekt, sich im Spiegel eines anderen Subjekts seiner selbst zu vergewissern, sich selbst zu verteidigen oder sich selbst zu schützen, je nachdem, was für ein Bild ihm aus diesem intersubjektiven Spiegel entgegenkommt.

Wie schon den Begriff des Ödipuskomplexes hat Freud auch den Narzissmusbegriff aus der griechischen Sagenwelt übernommen: Narziss spiegelt sich im Wasser und sieht nur sich selbst. Doch was Narziss im Spiegel der Wasseroberfläche sieht, ist gar kein inneres Bild von sich. Er betrachtet sich nicht introspektiv, sondern aus einer exzentrischen Perspektive. Was er sieht, ist ein Bild von außen, ein Bild, das auch die Welt von ihm zu sehen bekommt, wenn sie ihn betrachtet. In den Konturen des Spiegelbilds sieht er sich, wie andere ihn sehen.

1.8.4 Exkurs zum »intersubjektiven Freud« – Ein Beziehungsmodell des Narzissmus jenseits der Triebtheorie

Bekanntlich hatte Freud (1914c) für sein triebtheoretisches Narzissmusmodell das Bild vom Protoplasmatier und seinen Pseudopodien gewählt. Neben diesem am Verhalten der Amöbe gewonnenen Monadenmodell hat er auch ein Beziehungsmodell des Narzissmus entwickelt, das nicht um die Selbstliebe kreist, sondern um den Wunsch, von einem anderen Menschen geliebt zu werden. Es beruht auf einer ganz anderen Ursprungstheorie der Psyche, nämlich ihrer primären Umweltbezogenheit, die Freud aus der intrauterinen Situation und der Mutterliebe ableitet.

- Bereits bei der ersten Erwähnung verbindet er den Narzissmusbegriff, um die Psychodynamik der Homosexualität zu erläutern, mit dem Geliebtwerden: Kennzeichnend für die Objektwahl der Homosexuellen sei, dass sie »vom Narzißmus ausgehend jugendliche und der eigenen Person ähnliche Männer aufsuchen, die sie so lieben wollen, wie die Mutter sie geliebt hat« (Freud 1905d, S.44; Ergänzung v. 1910). In der Leonardo-Studie findet sich die gleiche Semantik: Narzissmus bedeutet, (von der Mutter) geliebt zu werden.[9]
- Dieser basalen Liebeserwartung gibt Freud eine lebenswichtige Bedeutung. Ihre Erfüllung identifiziert er mit dem (Seelen-)Leben selbst. Wenn sie nicht erfüllt wird, d. h. wenn man sich nicht geliebt fühlt – wie beispielsweise im Zustand der Melancholie –, fehlt ein Grundstein im Gefüge der psychischen Struktur, ein basales Identitätsgefühl. Denn im Ich, das sich vom Über-Ich, den verinnerlichten frühen Elternfiguren, nicht geliebt fühlt, entsteht Todesangst: »Leben ist also für das Ich gleichbedeutend mit Geliebtwerden, vom Über-Ich geliebt werden […].«[10] (Freud 1923b, S. 288)

Einen deutlichen Hinweis auf die infantile Herkunft dieser mit dem Narzissmus verbundenen Erwartung des Geliebtwerdens gibt

9 »[…] da die Knaben, die der Heranwachsende jetzt liebt, doch nur Ersatzpersonen und Erneuerungen seiner eigenen kindlichen Person sind, die er so liebt, wie die Mutter ihn als Kind geliebt hat. Wir sagen, er findet seine Liebesobjekte auf dem Wege des *Narzißmus*« (Freud 1910c, S. 170).

10 Die Fortsetzung des Zitats zeigt die Quelle des Über-Ich, das aus den frühen Sicherheit vermittelnden Objektbeziehungen besteht: »Das Über-Ich vertritt dieselbe schützende und rettende Funktion wie früher der Vater« (Freud 1923b, S. 288).

Freud (1926d) in »Hemmung, Symptom und Angst«. Dort geht es um das psychische Erbe der Trennungserfahrung, die vom Säugling nach der Geburt bewältigt werden muss. Zu diesem Erbe gehört auch das Bedürfnis, von anderen geliebt zu werden:

- Gerade weil die Außenwelt an seelischer Bedeutung gewinnt, gerade weil das Mutterobjekt eine besondere Schutzfunktion erhält, zieht der ebenso hilflose wie abhängige Säugling sich nicht etwa in eine Monadenexistenz zurück, sondern entwickelt ein elementares Liebesbedürfnis: »Die Intrauterinexistenz des Menschen erscheint gegen die der meisten Tiere relativ verkürzt; es wird unfertiger als diese in die Welt geschickt. [...] Dies biologische Moment stellt also die ersten Gefahrsituationen her und schafft das Bedürfnis, geliebt zu werden, das den Menschen nicht mehr verlassen wird« (S. 186 f.; Hervorh. M. A.).

In solchen Stellen seines Werks gesteht Freud dem Narzissmus eine Beziehungsdimension zu, die von objektloser Selbstliebe weit entfernt ist und eher das Gegenteil suggeriert: Objektliebe in passiver Form. Bereits in »Zur Einführung des Narzissmus« (Freud 1914c) wird der Narzissmus als eine besondere Form der Bezogenheit behandelt und mit dem Geliebtwerden identifiziert:

- »Wer liebt, hat sozusagen ein Stück seines Narzißmus eingebüßt und kann es erst durch das Geliebtwerden ersetzt erhalten. [...] Das Lieben an sich, als Sehnen, Entbehren, setzt das Selbstgefühl herab, das Geliebtwerden, Gegenliebe finden, Besitzen des geliebten Objekts hebt es wieder« (S. 66).

Freuds Umweltmodell des Narzissmus findet sich unter verschiedenen Bezeichnungen bei psychoanalytischen Autoren in seiner Nachfolge wieder: Bei Balint (1937) als »primäre Liebe«. Bei Joffe und Sandler als außenweltbezogenes »Sicherheitsgefühl« (1965). Bei Argelander (1971) als »Verbindung mit elementaren Objekten«. Bei Winnicott (1974 [1965]) als »gutes Objekt«, das in der psychischen Realität die »fortwährende Existenz einer zuverlässigen Mutter« repräsentiert. Bei Kohut (1973 [1971]) als »narzisstisches Selbstobjekt«. Bei Stolorow (1975) als eine Art außentemperaturgeleiteter »Thermostat« zur Regulierung von Kohärenz, Stabilität und Wärmegrad des Selbstgefühls. Bei Grunberger (1982 [1976]) als »primäre Fusion«. Bei Bollas (1997 [1987]) als »Rapport mit dem Objekt« oder »System der mütterlichen Fürsorge«, das in eine »Fürsorge für sich selbst« umgewandelt wird. Bei Ogden (1995 [1989]) als »autistisch-berührende Position«.

In all diesen alternativen Lesarten entsteht der Narzissmus aus dem »ozeanischen Gefühl« (Freud 1930a), das die Mutter-Kind-Dyade jenseits des Triebgeschehens begleitet. Der Andere ist mit einbezogen, jedoch nicht als Objekt der Lust, sondern als Spiegel der eigenen Selbstvergewisserung. Mit Müller-Pozzi (1991) könnte man sagen, beim Narzissmus handele es sich um den »reflexiven Bezug des Menschen zu sich selbst im Medium seiner Objektbeziehungen« (S. 138).

1.8.5 Den Anderen betrachten, wie er mich betrachtet – eine »narzisstische« Identitätsformel der Moderne

»*Ich denke, also bin ich!*« – das war Descartes' Formel für die Suche nach Identität. Erkenntnistheoretisch vertrat Descartes einen methodischen Solipsismus. Nur die Existenz des denkenden Ichs und seiner Bewusstseinsgehalte war gewiss, die Außenwelt »könnte ein bloßer Traum sein«, schrieb er in den »Meditationen« (Descartes 2008 [1641]). Die cartesianische Identitätsformel wurde nicht nur zum Muster philosophischer Selbstreflexion, sondern auch zum Vorbild psychoanalytischer Introspektion. Der Blick war nach innen, nicht auf die Umwelt gerichtet. Der Einzelne musste lediglich in sich hineinschauen und hineintauchen – in die Tiefen seines Seelenlebens, in die Bedeutung seiner Symptome, in die Erinnerungen an seine Vergangenheit. Die Innenschau konnte auf die Außenschau verzichten. Auf der Suche nach einem Identitätsanker schweifte das Ich nicht in der Gegend umher. Um sich seiner selbst zu vergewissern, brauchte es die Umwelt nicht.

Das Selbst existiert nur als ein Anerkanntes! – so lautete Hegels Beziehungsformel der Selbstvergewisserung (Hegel 1969 [1807], S. 200 ff.). Hegel vertrat eine Philosophie der Intersubjektivität. Nur das »Seinselbstsein in einem Fremden« vermittelt Selbstbewusstsein, heißt es im »System der Sittlichkeit« von 1802/1803 (Hegel 1967 [1802/1803]). Erst in der Erfahrung, vom Anderen geliebt zu werden, erkennt sich der Liebende als Subjekt. In seiner »Jenaer Realphilosophie« von 1805/1806 erklärt er die wechselseitige Anerkennung zum Medium der Identitätsbildung: Der Einzelne entdeckt sein »Wesen im Andern« (Hegel 1969 [1805/1806].

Das reale Ich begegnet sich im Spiegel eines idealen Ich! – so konstruierte der französischen Psychoanalytiker Jacques Lacan seine psychoanalytische Identitätsformel. In »Le Stade du Miroir« von 1936 – dieser frühe Aufsatz trägt in der deutschen Übersetzung den bezeichnenden Titel »Das Spiegelstadium als Bildner des Ich« (Lacan 1973 [1949]) – hatte Lacan zwar den Anderen in sein Identitätsbildungsmodell integriert. Aber im frühkindlichen Spiegelstadium sollte zunächst eine reine Selbstbegegnung stattfinden, die ohne den Anderen auskam: Beim ersten Blick in den Spiegel begegnet das reale, d. h. noch unvollkommene Ich des Kindes – das *Je* – seinem imaginierten idealen, d. h. vollkommenen Ich – dem *Moi* –, das angeblich jubilierend begrüßt wird. In der Imagination bewirkt der Vergleich des realen mit dem idealen Spiegel-Ich Lacan zufolge jene unvermeidliche Ich-Spaltung, die eine frühe Selbstbeziehung ermöglicht. Erst später durfte der Andere hinzukommen, um die ursprünglich im tatsächlichen Spiegel erworbene Selbstbeziehung intersubjektiv anzureichern.

Ich werde gesehen werde, also bin ich! – das war die entwicklungspsychologische Identitätsformel, die Donald Winnicott in Anlehnung an Hegel und gegen Descartes wie Lacan entwickelte. Der englische Kinderanalytiker war ein Pionier der psychoanalytischen Intersubjektivitätstheorie. Bereits die Vorformen der frühen Identitätsbildung leitete er aus der intersubjektiven Spiegelerfahrung des Kindes ab. Denn der Spiegel stellt nur eine Metapher für die frühkindliche Beziehung dar: »Ich bekomme (wie ein im Spiegel gesehenes Gesicht) den Beweis zurück, den ich brauche, daß ich als Wesen erkannt worden bin« (Winnicott 1974 [1965], S. 79).

In seinem bahnbrechenden Aufsatz »Die Spiegelfunktion von Mutter und Familie in der kindlichen Entwicklung« (Winnicott 1974 [1971], S. 131) verwies Winnicott darauf, dass das »Gesicht der Mutter der Vorläufer des Spiegels« ist und dass das Kind in diesem Spiegel eine Rückmeldung über sich selbst bekommt: »Was erblickt das Kind, das der Mutter ins Gesicht schaut? Ich vermute, im allgemeinen das, was es in sich selbst erblickt. Mit anderen Worten: Die Mutter schaut das Kind an, und wie sie schaut, hängt davon ab, was sie selbst erblickt« (ebd., S. 128 ff.).

Im Unterschied zu Lacan entwirft Winnicott die frühkindliche Spiegelbeziehung nicht als reine Selbstbeziehung, sondern als eine im Spiegel des Anderen entstehende Beziehung zu sich selbst, die dadurch reflexiv »gebrochen« ist. Der Säugling liest buchstäblich im

Gesicht der Mutter, aber nicht nur, um etwas über sie in Erfahrung zu bringen, sondern auch etwas über sich selbst. Denn wie sie ihn anschaut – ob freundlich oder unfreundlich, liebevoll oder abweisend, verärgert oder indifferent oder gar nicht –, gibt ihm eine erste Auskunft darüber, wer er selber ist.

Die narzisstische Spiegelung ist gar keine reine Selbstspiegelung, weil sie den Umweg über einen Anderen nimmt, der den Spiegel hält. Der Spiegel ist eine Metapher der Intersubjektivität, die dafür steht, dass Identität weder aus den somatischen Erbanlagen noch psychogenetisch aus einem Triebkern herauswächst. Identität wurzelt vielmehr in einer Folge bedeutsamer zwischenmenschlicher Begegnungen, in denen das Selbst seine eigenen, intersubjektiven Spiegelerfahrungen macht. Affektspiegelungen in der Mutter-Kind-Interaktion haben eine basale Bedeutung für jene Strukturbildungen der Psyche, die von der modernen Psychoanalyse unter dem Begriff des Mentalisierens zusammengefasst werden. Solche Spiegelungen intersubjektiver Natur sind entscheidend für die Entwicklung der reflexiven Funktion, die verlangt und erlaubt, sich selbst aus der Perspektive des Anderen zu betrachten (Fonagy et al. 2004 [2002]; vgl. auch Dornes 2006, Kap. 5).

Auf verschiedenen Wegen sind inzwischen alle modernen Humanwissenschaften zur Auffassung gelangt, dass die Selbstbeziehung weder von innen noch von außen, sondern im Spiegel der Umwelt entsteht, d.h. in einem Raum zwischen innen und außen – sofern sie nicht einem kruden Naturalismus verpflichtet sind wie die reduktionistischen Strömungen der Neurobiologie, einem kruden Soziologismus wie die Theorien einer schlichten Prägung der Psyche durch soziale Umstände oder auch einem nicht weniger kruden Psychologismus wie beispielsweise die kleinianische Schule der Psychoanalyse, die das Selbst aus einem »psychotischen Kern« der Persönlichkeit entstehen lässt und mit der angeblich archaischen »paranoiden Position« und der angeblich reifen »depressiven Position« eine Ontologie des Seelenlebens konstruiert.

Durch die Humanwissenschaften zieht sich eine auffällige Spur der Konvergenz in Richtung einer Intersubjektivitätstheorie der Subjektivität, verbunden mit der Anerkennung von zwischenmenschlichen Spiegelerfahrungen als Medium der Identitätsbildung. Das gilt nicht nur für die empirische Säuglings- und Bindungsforschung und eine modernisierte Psychoanalyse mit ihren intersubjektiven und relationalen Strömungen, sondern auch für die zeitgenössische Soziologie und Sozialphilosophie, die kognitive Entwicklungspsychologie, die evolutionäre Anthropologie und nicht zuletzt für die avancierte Neurobiologie. Auf dieser Spur führen alle Wege zu einer disziplinübergreifenden Intersubjektivitätstheorie des Narzissmus, welche die psychoanalytische »Amöbensage« (Balint 1969) vom primären Narzissmus verabschiedet, die inzwischen von der empirisch gut begründeten Theorie einer primären Intersubjektivität ersetzt worden ist. Den Anderen betrachten, wie er mich betrachtet – das ist die reflexive Formel moderner Identitätsbildung. Diese Identitätsformel gilt auch für den medialen Narzissmus, dessen Reservate sich in der digitalen Moderne geöffnet haben. Nun können alle – nicht nur die Schönen und Reichen, nicht nur die Wichtigen und Bedeutenden, nicht nur die Stars aus Kultur und Sport – sich vor Publikum zeigen in der Hoffnung, von anderen gesehen zu werden, soziale Resonanz zu erhalten und Spuren in der Lebenswelt zu hinterlassen: »Berühmt ist, wer erkannt wird!« (s. Altmeyer 2019a)

Literatur

Altmeyer, M. (2000a). Narzissmus und Objekt. Ein intersubjektives Verständnis der Selbstbezogenheit. Göttingen (Vandenhoeck u. Ruprecht) 2. Aufl. 2004.

Altmeyer, M. (2000b). Narzissmus, Intersubjektivität und Anerkennung. Psyche – Z Psychoanal 54: 143–171.

Altmeyer, M. (2005). Das Unbewusste als der virtuelle Andere. In: Michael B. Buchholz & Günter Gödde (Hg.). Macht und Dynamik des Unbewussten. Bd. 1. Gießen (Psychosozial-Verlag), S. 650–669.

Altmeyer, M. (2016). Auf der Suche nach Resonanz. Wie sich das Seelenleben in der digitalen Moderne verändert. Göttingen (Vandenhoeck & Ruprecht). 2. Auflage 2016.

Altmeyer, M. (2019a). Das Unbehagen in der Moderne. Populismus aus Sicht einer relationalen Psychoanalyse. Psychosozial 42. Jg. Nr. 155 (2019) Heft 1: 84–95

Altmeyer, M. (2019b). Ich werde gesehen, also bin ich! Psychoanalyse und die neuen Medien. Göttingen (Vandenhoeck & Ruprecht).

Altmeyer, M. & H. Thomä (Hg.) (2006). Die vernetzte Seele. Die intersubjektive Wende in der Psychoanalyse. Stuttgart (Klett-Cotta). 3. Aufl. 2016.

Argelander, H. (1971). Ein Versuch zur Neuformulierung des primären Narzissmus. Psyche – Z Psychoanal 25: 358–373.

Balint, M (1965 [1937]). Frühe Entwicklungsstadien des Ichs. Primäre Objektliebe. In: ders., Die Urformen der Liebe und die Technik der Psychoanalyse. Frankfurt/M. (Fischer), S. 83–102. Auch: Stuttgart (Klett-Cotta) 2. Aufl. 1997.

Bollas, C. (1997 [1987]). Der Schatten des Objekts. Das ungedachte Bekannte: Zur Psychoanalyse der frühen Kindheit. Übers. von C. Trunk. Stuttgart (Klett-Cotta).

Bråten, S. (1992). The virtual other in infants' minds and social feelings. In: A. Wold (Hg.). The dialogical alternative. Towards a theory of language and mind. Oslo (Scandinavian University Press), S. 77–97.

Descartes, R. (2008 [1641]). Meditationes de prima philosophia, in qua Dei existentia et animae immortalitas demonstratur (1641). Übers. und hg. von Christian Wohlers. Hamburg (Felix Meiner Verlag).

Dornes, M. (1996). Der kompetente Säugling. Die präverbale Entwicklung des Menschen. Frankfurt/M (Fischer).

Dornes, M. (1997). Die frühe Kindheit. Entwicklungspsychologie der ersten Lebensjahre. Frankfurt/M. (Fischer).

Dornes, M. (1999). Das Verschwinden der Vergangenheit. Psyche – Z Psychoanal 53: 530–571.

Dornes, M. (2002). Der virtuelle Andere. Aspekte vorsprachlicher Intersubjektivität. Forum der Psychoanalyse 18: 303–331.

Dornes, M. (2005). Der virtuelle Andere. Aspekte vorsprachlicher Intersubjektivität. Forum der Psychoanalyse 18: 303–331.

Dornes, M. (2012). Die Modernisierung der Seele – Kind-Familie-Gesellschaft. Frankfurt/M. (Fischer).

Fonagy, P., G. Gergely, E. Jurist & M. Target (2004 [2002]). Affektregulierung, Mentalisierung und die Entwicklung des Selbst. Übers. von E. Vorspohl. Stuttgart (Klett-Cotta).

Franck, G. (1998). Ökonomie der Aufmerksamkeit. Ein Entwurf. München (Hanser).

Freud, S. (1905d). Drei Abhandlungen zur Sexualtheorie. G. W. V, S. 33–145.

Freud, S. (1910c). Eine Kindheitserinnerung des Leonardo da Vinci. G. W. VIII, S. 127–211.

Freud, S. (1914c). Zur Einführung des Narzissmus. G. W. X, S. 137–170.

Freud, S. (1923b). Das Ich und das Es. G. W. XIII, S. 237–289.

Freud, S. (1930a). Das Unbehagen in der Kultur. G. W. XIV, S. 419–506.

Grunberger, B. (1982 [1976]). Vom Narzissmus zum Objekt. Übers. von P. Canzler. Frankfurt/M. (Suhrkamp).

Hegel, G. W. F. (1967 [1802/1803]). System der Sittlichkeit Hamburg (Felix Meiner).

Hegel, G. W. F. (1969 [1805/1806]). Jenaer Realphilosophie, Hamburg (Felix Meiner).

Honneth, A. (1992). Kampf um Anerkennung. Zur moralischen Grammatik sozialer Konflikte. Frankfurt a. M. (Suhrkamp). Um ein Nachwort erweiterte Neuausgabe 2003.

Kohut, H. (1973 [1971]). Narzißmus. Eine Theorie der psychoanalytischen Behandlung narzißtischer Persönlichkeitsstörungen. Übers. von L. Rosenkötter. Frankfurt/M. (Suhrkamp).

Lacan, J. (1973 [1949]). Das Spiegelstadium als Bildner des Ich. In: J. Lacan: Schriften I. Olten, Freiburg i. Br. (Walter).

Matt, P. von (1979). Die Opus-Phantasie. Das phantasierte Werk als Metaphantasie im kreativen Prozess. Psyche – Z Psychoanal 33: 193–212.

Ogden, Th. H. (1995 [1989]). Frühe Formen des Erlebens. Übers. von H. Friessner und E.-M. Wolfram. Wien/New York (Springer).
Stolorow, R. D. (1975). Toward a functional definition of narcissism. Int. J. Psycho-Anal. 56: 179–185.
Trevarthen, C. (1979). Communication and cooperation in early infancy: A description of primary intersubjectivity. In: M. Bullowa (Hg). Before Speech: The beginning of interpersonal communication. New York (Cambridge University Press), S. 321–347.
Winnicott, D. W. (1974 [1965]). Reifungsprozesse und fördernde Umwelt. Übers. von G. Theusner-Stampa. München (Kindler).
Winnicott, D. W. (1995 [1971]). Vom Spiel zur Kreativität. Übers. von M. Ermann. Stuttgart (Klett-Cotta).

1.9 Persönlichkeitsstörung und Gewalt – ein psychoanalytisch-bindungstheoretischer Ansatz[11]

Peter Fonagy
Übersetzung: Petra Holler

1.9.1 Problemstellung

Gewalt ist eine extreme Form der Aggression, die durch die implizite Absicht gekennzeichnet sein kann, einem anderen körperlichen Schaden zuzufügen oder seinen Tod zu verursachen. Mehr als die Hälfte der Gewaltverbrechen in Großbritannien wird von jungen Straftätern unter 20 Jahren verübt. Statistiken zur Erstmanifestation von Schwerverbrechen und Gewaltstraftaten belegen, dass ca. die Hälfte der jugendlichen Wiederholungstäter bereits im Alter von 12 bis 13 Jahren »aktiv« ist und dass nur wenige Jahre später über 80 % der zukünftigen Kriminellen schwere Straftaten begangen haben. Die Prävalenzspitzen liegen in der Altersgruppe der 17- bis 18-Jährigen, doch in den meisten Fällen lässt sich der Beginn der kriminellen Karriere sehr viel früher datieren (Moffitt 1993; Moffitt et al. 1996).

Jugendliche, um mit Agatha Christies Romanhelden Hercule Poirot zu sprechen, verfügen über die Mittel (körperliche Kraft, kognitive Kompetenz etc.), die Gelegenheit (weniger Beaufsichtigung, besserer Zugang zu Ressourcen) und das Motiv (Leistungsdruck in der Schule, im Beruf und in sexuellen Beziehungen). Dies erklärt zweifelsohne, warum die Adoleszenz den Entwicklungszeitraum mit der größten Wahrscheinlichkeit für gewalttätiges Verhalten darstellt. Aus einer umfassenden Langzeitstudie, in der 1037 junge Männer eines Geburtenjahrgangs vom 3. bis zum 26. Lebensjahr untersucht wurden (Moffitt et al. 2002), geht hervor, dass die meisten Jugendlichen irgendwann straffällig werden, dass es sich dabei jedoch um Bagatelldelikte handelt. Nur einen kleinen Prozentsatz (6 %) machen jene Wiederholungstäter aus, auf deren Konto die Mehrzahl der Gewaltstraftaten geht. Um die Entwicklung dieser jungen Männer und ihres aggressiven Verhaltens nachzuzeichnen, bedurfte es eines umfangreichen Forschungsdesigns.

11 Anm. der Herausgeber: Wir haben den Beitrag von Fonagy in dieses Buch aufgenommen, auch wenn er – was die Überschrift betrifft – zunächst keine direkten Verbindungen zum Narzissmus beinhaltet. Gewalt ist jedoch ein häufiges Problem bei Menschen mit Narzisstischen und Antisozialen Persönlichkeitsstörungen und hat ihren Ausgangspunkt in fragilen und verletzbaren Selbststrukturen. Zu denken ist hier etwa an narzisstische Wut und fehlende Empathie – beides wesentliche Mitbedingungen für das Auftreten von Gewalt. Darüber hinaus weist Fonagy in seinem Beitrag auf die große Bedeutung der Bindungstheorie und der Theorie des Mentalen in der Genese der Gewaltentstehung hin – eine Verbindung, die von Hartmann in seinem einleitenden Beitrag (Kap. 1 1) in dem Abschnitt »Narzissmus und Bindung« bereits ausführlicher dargestellt wurde.

1.9.2 Die Entwicklungslinien der Gewalt

A.R. Jonckheere, ein wenig bekannter, aber brillanter Entwicklungspsychologe, der als Piagets Statistiker arbeitete, wies gerne darauf hin, dass sich die meisten entwicklungspsychologischen Trends verflüchtigen, sobald man die Schuhgröße der Probanden als statistisches Maß mit einbezieht. Das Gleiche gilt für Gewalt. Neuere epidemiologische Daten zeigen, dass vom Zeitpunkt der Einschulung an bis zum Ende der Adoleszenz die Wahrscheinlichkeit von Kindern, auf körperlich aggressives Verhalten zurückzugreifen (laut der Berichte von Eltern, Lehrern, Gleichaltrigen oder den Kindern selbst), mit zunehmendem Alter (Schuhgröße) abnimmt. Während physische Aggression (Gewalt) abnimmt, kommt es jedoch zu einem Anstieg von indirekter Aggression (gleiche Intention, ohne direkten »Schaden« zugefügt zu haben), insbesondere bei Mädchen. Es scheint, dass körperliche Aggression um das 2. Lebensjahr herum am stärksten ausgeprägt ist, um dann interindividuell unterschiedliche Entwicklungen zu nehmen.

Bis vor kurzem standen uns nur sehr wenige statistische Methoden zur Identifizierung dieser typischen Entwicklungslinien zur Verfügung. Ein sehr überzeugender Vorschlag stammt von Terrie Moffitt, der zwischen lebenslangen Wiederholungstätern, deren antisoziales Verhalten in der Kindheit ihren Anfang nimmt, um sich im Schweregrad stetig zu steigern, und rein adoleszenten Straftätern differenziert, die in der Adoleszenz kriminell werden, ohne dass dies jedoch über das junge Erwachsenenalter hinausgeht. Neue methodologische Vorgehensweisen ermöglichen, über »Ad-hoc«-Kategorisierungen hinauszugehen und anhand statistischer Ansätze bestimmte Cluster empirisch zu erfassen, die die gleichen Entwicklungslinien aufweisen. Die erste Studie mithilfe dieser Technik untersuchte das von Lehrern berichtete aggressive Verhalten von über 1000 Mädchen und Jungen in Montreal, die jährlich, vom 6. bis zum 15. Lebensjahr, geratet wurden. Es wurden vier typische Entwicklungslinien identifiziert (Nagin u. Tremblay 2001).

17 % der untersuchten Kinder waren niemals aggressiv, 4 % legten ein hochaggressives Verhalten an den Tag, 28 % begannen auf einem hohen, mit der Zeit jedoch geringer werdenden Aggressionsniveau, und die größte Gruppe schließlich wies ein relativ geringes Aggressionsniveau auf, das ebenfalls mit zunehmendem Alter zurückging. Die Gruppenmitglieder, deren Aggressionsniveau unverändert hoch blieb, hatten vergleichsweise häufiger Mütter, die zum Zeitpunkt ihrer Geburt noch Teenager waren, sowie Mütter mit geringem Bildungsstand.

Eine in Pittsburgh durchgeführte Studie, die ebenfalls die Entwicklungslinien von 284 Jungen aus unteren Einkommensschichten im Alter von 2 bis 8 Jahren untersuchte und die Eltern zum gewalttätigen Verhalten ihrer Kinder befragte, ergab ähnliche Cluster: 14 % immer niedrig; 6 % immer hoch; 38 % hoch, aber abnehmend; und 43 % mäßig hoch und abnehmend (Shaw et al. 2003). Kinder, deren Aggressionsniveau gleich hoch blieb, wiesen keine Unterschiede auf bezüglich ihres IQ, des Alters oder der Erziehung ihrer Mütter, hatten jedoch im Alter von 2 Jahren eine größere Furchtlosigkeit an den Tag gelegt und häufiger abweisende Mütter im Vergleich zu jener Gruppe, die ebenfalls ein anfänglich hohes Aggressionsniveau aufwies, das jedoch im Laufe des sechsjährigen Untersuchungszeitraums allmählich zurückging. Der Faktor »mütterliche Depression« spielte ebenfalls eine Rolle: Kinder, deren Aggressionsniveau chronisch hoch war bzw. deren aggressives Verhalten sich über die Zeit hinweg abschwächte, hatten häufiger depressive Mütter.

Während es in der ursprünglichen Montreal-Studie keine signifikanten Hinweise dafür gab, dass körperlich aggressives Verhalten, dem während der Kindheit erfolgreich Einhalt geboten worden war, in der Adoleszenz plötzlich aufbrach, identifiziert eine jüngere Studie, in der Impulsivität und nicht so sehr physische Gewalt an sich an einer größeren Stichprobe untersucht wurde, eine Gruppe von Jungen, deren Impulsivität sich nach dem 9. Lebensjahr manifestierte, um bis zum 12. Lebensjahr kontinuierlich anzusteigen (Cote et al. 2002). Eine auf Selbstbefragung basierende Studie, die Moffitts Hypothese spezifischer Entwicklungsstränge der Kriminalität bis ins Erwachsenenalter überprüfte, identifizierte eine auf die Adoleszenz begrenzte Gruppe von Straffälligen (33 %), eine Gruppe von Wiederholungstätern, die bis ins junge Erwachsenenalter straffällig blieben (7 %), sowie eine Gruppe von Straftätern, die vom 12. bis zum 31. Lebensjahr ein zunehmend kriminelles Verhalten an den Tag legten (13 %) (White et al. 2001). Auch die katamnestische Untersuchung der Dunedin-Kohorte im Alter von 26 Jahren (Moffitt et al. 2002) unterschied zwischen jenen Probanden, die früh straffällig geworden und geblieben waren, sowie jenen, deren straffälliges Verhalten in der Adoleszenz seinen Anfang genommen hatte. Die Anzahl der Gewaltstraftaten in der Gruppe der so genannten »auf die Adoleszenz begrenzten« Straftäter blieb signifikant erhöht, sowohl im Hinblick auf die Eigenangaben der befragten Probanden als auch auf die Anzahl der entsprechenden Verurteilungen.

1.9.3 Gewalt wird verlernt, nicht gelernt

Das neue Datenmaterial, das uns aus dieser Clusterbildung vorliegt, hat zu einer Fokusverschiebung hinsichtlich eines entwicklungspsychologischen Verständnisses von Gewalt geführt und lässt sehr viel mehr Raum für psychoanalytische Erklärungsansätze. Historisch betrachtet haben sich Aggressionsmodelle in der Regel darauf konzentriert, wie Aggression über entsprechende Wissensstrukturen gelernt, geübt und verstärkt wird (Anderson u. Bushman 2002). Allerdings scheint es sich bei der Aggression um ein Problem zu handeln, das bereits in der frühen Kindheit, womöglich schon im Säuglingsalter bzw. ab der Geburt virulent ist. Gewalt markiert letztlich ein Scheitern der normalen Entwicklungsprozesse, mit etwas umzugehen, das zu den natürlichen Gegebenheiten zählt.

Freud sowie Vertreter klassisch psychoanalytischer Sichtweisen haben in Übereinstimmung mit modernen entwicklungspsychologischen Forschungsergebnissen die These vertreten, dass soziale Erfahrung dazu da ist, die dem Mensch-Sein inhärente Destruktivität zu zähmen (Freud 1920; 1930; 1937). Biologische Prädisposition und gesellschaftlicher Einfluss schaffen keine Destruktivität, beeinträchtigen jedoch die sozialen Prozesse, die normalerweise zu ihrer Regulierung und Bezähmung dienen. Es ist nicht so, dass Aggression immer nur Ausdruck eines fehlerhaften Systems ist. Vielmehr kann es sich dabei auch um einen Versuch handeln, mit einer schädigenden Umwelt fertig zu werden, und wäre als solches, um mit Winnicott zu sprechen, ein Zeichen für Lebendigkeit. Die These angeborener Aggression muss somit die Existenz einer positiven und überlebensorientierten Aggression ebenso berücksichtigen wie eine Aggression, die als genuiner Protest gegen Not und Elend im Leben wachgerufen wird.

Das biologische Modell primärer Destruktivität spricht von einem Todestrieb im Sinne einer Bewegung auf einen absoluten Ruhezustand oder Nullpunkt zu. Unter bestimmten Umständen wird primäre Destruktivität nach außen gerichtet. Auf das Objekt gerichtete Aggressivität ist ein Äquivalent von Objektlibido, während sekundäre (gegen das eigene Selbst gekehrte) Destruktivität analog zum sekundären Narzissmus der Lebenstriebe zu sehen ist. Beim Todestrieb, der versucht, Spannung aufzuheben, handelt es sich um einen unabhängigen aggressiven Trieb. Diese Sichtweise definiert den Menschen als von Natur aus aggressiv und nicht als »ein sanftes, liebesbedürftiges Wesen« (Freud 1930, S. 470).

Die Neuformulierung triebtheoretischer Annahmen im Sinne primärer Lebens- und Todestriebe war in ihrer Tiefe wegweisend für die psychoanalytische Theorieentwicklung in der zweiten Hälfte des 20. Jahrhunderts. Triebe galten nicht mehr als energetische Spannung, die sich negativ auf den psychischen Bereich auswirkte, einer organischen Quelle entsprang und darauf abzielte, den Erregungszustand im Ursprungsorgan zu beseitigen. Vielmehr wurden Triebe nunmehr als Ausdruck des Lebensprozesses selbst in bestimmten Richtungen angesehen. Das Ziel war nicht mehr die Herstellung oder Bewahrung von Energie, sondern die Spezifizierung eines Ziels. Im Strukturmodell wird die Psyche als System aufgefasst, und Systeme bedürfen der Regulierung. Während Freud in früheren Theorien zwischen einem psychischen Apparat, der von bestimmten Prinzipien reguliert wurde, und Trieben, die sich negativ darauf auswirkten (so, als kämen sie von außen), unterschied, wurden Triebe jetzt selbst als grundlegende Regulatoren des Lebens konzeptualisiert.

1.9.4 Die psychoanalytische Kontroverse zur angeborenen Aggression

Die psychoanalytischen Sichtweisen zur Aggression lassen sich in zwei Gruppen aufteilen, je nachdem, inwieweit Aggression als angeborener Teil der menschlichen Konstitution betrachtet wird. Im Gegensatz zum Überlebenstrieb, so eine Auffassung, entspringe der Zerstörungstrieb einem angeborenen Erleben der Präsenz des Todes in der menschlichen Psyche und im menschlichen Organismus. Alternativ dazu ließen sich Aggression und Gewalt als reaktive Phänomene erklären, Reaktion im Sinne einer Antwort auf Frustration bzw. auf eine frustrierende Umwelt im Laufe der Entwicklung. Der wütende Protest gegenüber Trennungserfahrungen kann hier als prototypisch angesehen werden.

Ein systematischer Überblick über die entsprechende Literatur zeigt, dass »reaktive« Aggressions- und Gewalttheorien recht heterogen sind. Manche betonen das Unterdrücken unabhängiger Selbstbehauptungswünsche (Storr 1968), andere wiederum die dem Anpassungsprozess innewohnende Konflikthaftigkeit (Hartmann 1939). Die britischen Objektbeziehungstheoretiker konzentrieren sich auf den Aspekt der Frustration als grundlegende Deprivation durch die frühe Umwelt, was zu einer Beeinträchtigung der Fähigkeit des Ich zu Wachstum führe. So sieht etwa Winnicott Aggression als Folge einer fehlgeschlagenen Verschmelzung von erotischen und motorischen Strebungen, wenn die Umwelt des Kindes an dessen frühe Bedürfnisse nur unzureichend angepasst ist (Winnicott 1974b).

Ungeachtet der verschiedenen Hypothesen, die sich grob unter das »Frustrations-Aggressions-Modell« zusammenfassen lassen, hielten doch die einflussreichen psychoanalytischen Ansätze an Freuds Formulierung eines Aggressionstriebs fest. In der kleinianischen Theorie nimmt das Todestrieb-Konzept eine Schlüsselstellung ein. Als führende Vertreterin der modernen Kleinianer wies Elizabeth Spillius (1994) darauf hin, dass, obwohl der Begriff »Todestrieb« de facto weniger häufig verwendet wird als noch vor 30 Jahren, doch weiterhin grundlegende Übereinstimmung hinsichtlich seiner Bedeutung bestehe. Ein Eckpfeiler des kleinianischen Theoriegebäudes basiert auf der Annahme, dass die destruktiven Tendenzen des Kleinkindes gegen das mütterliche Objekt nicht von umweltbedingten Frustrationen abhängig sind. Das Kind richtet seine Aggression gegen die Mutter, ob es nun frustriert oder befriedigt ist. Die Tendenz, das befriedigende Objekt anzugreifen (Neid), verweise auf einen Anti-Lebens- oder Todestrieb. Die nährende Quelle der Befriedigung anzugreifen erfülle das Bedürfnis nach Ruhe und Aufhebung von Spannungszuständen sowie die Herstellung von Leiden. Während die Aggression des Kindes gegenüber der eigenen Lebendigkeit faktisch beobachtbar und schwer zu leugnen ist (Bick 1964), so ist doch die Annahme, der Säugling trage sadistische Phantasien in sich, die sich auf frustrierende und befriedigende Objekte gleichermaßen richten, rein spekulativ. Um es in den Worten von Spillius (1994, S. 356) auszudrücken, »ist es in der Tat häufig schwer zu verstehen, wie sie (Klein) zu ihren phasentypischen Thesen gelangt«.

Im Laufe der Entwicklung zeigt sich der triebhafte Impuls, das offenkundig geliebte und befriedigende Objekt anzugreifen, gerade bei jenen Menschen, die eine besonders ausgeprägte inhärente Destruktivität und Autodestruktivität aufweisen. Unser klinischer Alltag ist voller Beispiele, die belegen, wie Menschen potenziell lebensspendende Beziehungen attackieren und sich von ihnen abwenden. Sie scheinen dem Bewusstwerden ihrer Beziehungswünsche ausweichen zu wollen, die sie als Bedrohung für ihr inneres Gleichgewicht und vermeintliche Selbstgenügsamkeit erleben. Herbert Rosenfeld beschreibt den stummen Sog des Todestriebs (in Anlehnung an Freud), der Unabhängigkeit und Freiheit von Wünschen und störenden Einflüssen verspricht. Was an diesen Fällen deutlich hervortritt, ist nicht so sehr der Gehalt an überwältigend aggressiv-wütenden Phantasien, Hass oder Sadismus, sondern das Überdauern und die offenkundige Unveränderbarkeit einer vollkommenen und vernichtenden Destruktivität.

Die tiefe Verankerung bzw. Hartnäckigkeit derartiger Interaktionsmuster stimmen mit Spekulationen hinsichtlich ihres biologischen Fundaments völlig überein. Doch waren die 60er und 70er Jahre des letzten Jahrhunderts biologisch orientierten Verhaltenstheorien gegenüber ausgesprochen feindselig eingestellt. Es überrascht somit nicht, dass biologisch gefärbte freudsche Konzepte, wie Triebtheorie und insbesondere die Vorstellung eines Todestriebs, einer besonders strengen Prüfung unterzogen wurden (z. B. Peterfreund 1971; Rosenblatt u. Thickstun 1977; Schafer 1980; 1982). So nahm etwa Guntrip (1974) für sich in Anspruch, eine Neuformulierung des Unbewussten im Sinne einer inneren Welt von Ich-Objektbeziehungen vorgelegt zu haben, die die pseudobiologische Beschreibung Freuds ersetzen sollte.

Inhaltlich lag die Betonung dieser Theorien auf frühen Erfahrungen. Balints (1970) Definition der »Grundstörung« sprach von einer misslungenen Passung zwischen den Bedürfnissen des Kindes und den jeweiligen Reaktionen der Beziehungsumwelt in den frühen Entwicklungsstadien, in denen die vollständige Abhängigkeit des Säuglings vom Objekt die zeitgerechte Befriedigung all seiner Bedürfnisse von zentraler Wichtigkeit sein lässt. Die Betonung früher Erfahrungen ließ den Eindruck entstehen, als spiele der Todestrieb keine Rolle in der nachfolgenden Entwicklung von Pathologie und Aggression. So wie Winnicott (1974b, S. 164) schrieb: »Das Konzept des Todestriebs scheint einfach dadurch zu verschwinden, dass es überflüssig ist.«

Es gibt Aspekte der Aggression und Gewalt, die ein auf dem Konzept des Todestriebs basierendes biologisches Modell kaum zu erklären vermag. Aggressives Verhalten spiegelt nur allzu oft den Versuch wider, mit einer schädigenden Umwelt fertig zu werden, und ist als solches als »Lebenszeichen« (ebd.) zu werten bzw. als Zeichen für unseren Kampf, unter unerträglichen Bedingungen zu überleben. Eine Theorie primärer Destruktivität lässt die Existenz positiver und auf Überleben ausgerichteter Aggression ebenso unberücksichtigt wie Aggression im Sinne einer genuinen Reaktion oder eines unvermeidlichen Protestes gegenüber schlimmen Belastungen im Leben. Das entsetzliche Ausmaß menschlichen Leidens erscheint häufig als ausreichende Erklärung. Wo äußere destruktive Kräfte gegen die zerbrechliche Psyche eines Kindes mobilisiert werden, so wird dies Reaktionen nach sich ziehen, die, mögen sie noch so antisozial sein, am besten als Versuch gewertet werden sollten, mit schädigenden äußeren Einflüssen fertig zu werden – ein Verhalten, das eher als lebenserhaltend denn lebensfeindlich angesehen werden sollte. Berechtigte Aggression bei Kindern kann den Versuch bedeuten, sich gegen pathologische Interaktionen zur Wehr zu setzen. Es ist zweifelsohne falsch, Überreste dieser Erfahrungen als Manifestation des Todestriebs zu interpretieren.

1.9.5 Die Grenzen umwelttheoretischer Ansätze und das Wiedererstarken biologistischer Theorien

Es gibt Situationen, in denen das Konzept einer rein reaktiven Aggression zutiefst unbefriedigend scheint. Zum einen ist hier an die exzessive Grausamkeit von Menschen und Gruppen zu denken, die ohne Grund und ohne zuvor provoziert worden zu sein eine Brutalität und Bestialität an den Tag legen, die paradoxerweise im Tierreich ihresgleichen sucht. Die Fähigkeit zu Gewaltexzessen ist eine menschliche Eigenschaft und nahezu per definitionem jenseits dessen, was als Reaktion auf Frustration gerechtfertigt scheint.

Während die antibiologische Haltung der zweiten Hälfte des letzten Jahrhunderts zu einer allgemeinen Zurückweisung der Vorstellung eines Todestriebs führte, ließ die technologiegeleitete biologische Revolution der letzten Jahrzehnte das Interesse an reduktionistischen Erklärungsansätzen wiederaufleben, die den Fokus neuerlich auf die Vorstellung konstitutioneller Destruktivität – den Todestrieb – richteten. Die Auffassung, dass die frühe Umwelt und subtile Differenzen in der Beziehung zwischen Mutter und Kind für tief greifende Unterschiede in der Persönlichkeit sorgen könnten, steht in Konflikt mit verhaltensgenetischen Daten, die wiederholt belegten, dass sich sehr wenig in der kindlichen Entwicklung unmittelbar auf Merkmale der Eltern zurückführen lässt. Womöglich ausgelöst durch die Begeisterung für das menschliche Genomprojekt, aber auch durch statistisch immer ausgefeiltere Forschungsdesigns haben im letzten Jahrzehnt des 20. Jahrhunderts Thesen der quantitativen Verhaltensgenetik die Entwicklungsforschung zunehmend beeinflusst (z. B. Harris 1998). Eine ganze Reihe von Adoptions- und Zwillingsstudien wurden in den Vereinigten Staaten, in Skandinavien, Großbritannien und anderswo durchgeführt. Berühmt gewordene Studien über getrennt aufgewachsene Zwillinge zeigten eindrückliche Ähnlichkeiten in Verhalten, Persönlichkeit und Denkstil eineiiger Zwillinge (Neubauer 1996; Plomin et al. 1997; Reiss et al. 1995; 2000). Diese und andere Studien belegen, dass in nahezu allen psychischen Erkrankungen Gene eine größere Bedeutung spielen als die Umwelt.

Einige Untersuchungen legen den Schluss nahe, dass der genetische Einfluss so stark ist, dass es kaum Raum gibt für die Entfaltung von Umweltfaktoren (z. B. Nigg u. Goldsmith 1998). Eines der überraschendsten Ergebnisse aus Adoptions- und Zwillingsstudien ist jedoch, dass ungünstige und stressreiche Umweltbedingungen zu einem großen Teil vererbt scheinen und Gene aus diesem Grund in der Verknüpfung zwischen stressreicher Umwelt und den Symptomen einer Posttraumatischen Belastungsstörung bzw. der einem Missbrauch folgenden Symptomatik eine Rolle spielen (z. B. Saudino et al. 1997).

Wir haben wahrscheinlich die Bedeutung der Eltern für die Entwicklung überschätzt: Insbesondere Adoptionsstudien belegen, dass ein Großteil des elterlichen Einflusses auf einer Illusion beruht. Persönlichkeitsmerkmale des Kindes, die als Reaktion auf elterliches Verhalten verstanden wurden, sind in Wirklichkeit genetisch vorherbestimmt. Persönlichkeitsmerkmale und das damit verbundene elterliche Verhalten (Kritik, Wärme oder sogar Missbrauch) sind Folge der gleichen Gene bei Eltern und Kind. So legen Adoptionsstudien ebenfalls den Schluss nahe, dass Kinder, die genetisch in Richtung, sagen wir: Aggression vorbelastet sind, auch aufseiten ihrer Eltern ein feindseligeres und kontrollierenderes Verhalten auslösen (Ge et al. 1996). Evokative projektive Identifizierung (Spillius 1992), so könnte man sagen, führt zu einem Interaktionsmuster, das in biologisch verwandten Familien mit dem elterlichen Verhalten beginnt: einer bestimmten Art und Weise, wie Eltern mit ihrem Kind zusammen sind.

Klinisch gesehen kann diese Erkenntnis aus der Verhaltensgenetik (der so genannte »Kind-zu-Eltern-Effekt«) von einiger Relevanz sein. Wir sind oft erstaunt, wie sehr sich unsere Patienten für das Verhalten ihrer Eltern verantwortlich fühlen, doch auf einer tieferen Ebene entspricht dies womöglich einer richtigen Wahrnehmung. Befunde dieser Art helfen uns, die Bewegung projektiver Identifizierung vom Kind in Richtung Eltern als mächtige Entwicklungsdeterminante, sowohl unmittelbar als auch als Repräsentanz in der kindlichen Psyche, zu bestätigen. Dies erklärt auch, warum die Neigung, den Eltern für alles den Schwarzen Peter zuzuschieben, sich klinisch als so wenig hilfreich erwiesen hat.

1.9.6 Die Biologie der Aggression

Es ist nicht meine Absicht, an dieser Stelle eine Zusammenfassung der boomenden Literatur zur Biologie aggressiven Verhaltens zu geben. Es ist, so meine ich, von zentraler Bedeutung für Kliniker psychoanalytischer Provenienz, in ihren Überlegungen zur Tauglichkeit bestimmter Konzepte, wie etwa dem Todestrieb, die entsprechenden Forschungsergebnisse anderer Disziplinen zu diesem Phänomen, das von so großer gesellschaftlicher Tragweite ist, zu berücksichtigen. Dazu Freud:

> *»Die Biologie ist wahrlich ein Reich der unbegrenzten Möglichkeiten, wir haben die überraschendsten Aufklärungen von ihr zu erwarten und können nicht erraten, welche Antworten sie auf die von uns gestellten Fragen einige Jahrzehnte später geben würde. Vielleicht gerade solche, durch die unser ganzer künstlicher Bau von Hypothesen umgeblasen wird.« (Freud 1920, S. 65)*

Auch wenn das klinische Setting stets die eigentliche Datenquelle sein wird, aus der wir in unserer psychoanalytischen Theoriebildung schöpfen, und auch wenn sich die psychoanalytische Theorie nie auf neurophysiologische oder psychologische Untersuchungsergebnisse allein reduzieren lässt, so sollte sie sich doch zumindest als konsistent mit diesen Befunden erweisen (Fonagy 1982; 2001; s. auch Spillius 1994). Zwei Forschungsrichtungen sind hier von besonderer Relevanz:

- genetische und verhaltens-neurologische Studien von Persönlichkeitsstörungen
- die Entwicklung gewalttätigen Verhaltens bei kleinen Kindern

Genetische und verhaltensneurologische Studien

Die bislang wichtigste Untersuchung zur Persönlichkeitsstörung ist die von Torgersen et al. (2000) durchgeführte norwegische Zwillingsstudie. Basierend auf Zwillings- und Patientenkarteien wurden 92 eineiige und 129 zweieiige Zwillingspaare anhand des SCID-II befragt und den normalen Prävalenzraten von mehr als 2000 Probanden gegenübergestellt. Es ergab sich eine Konkordanzrate von 38 % bei EZ und 11 % bei ZZ im Falle einer weitgefassten Definition der Borderline-Persönlichkeitsstörung (drei oder mehr Kriterien wurden erfüllt) sowie 35 % bzw. 7 % im Falle des enger gefassten Definitionsbereichs. Zwillingsstudien belegen konsistent, dass gewalttätiges antisoziales Verhalten eine höhere Erblichkeitsrate aufweist als nichtgewalttätiges antisoziales Verhalten (Eley et al. 1999). Bestätigt wurde dieser Befund in einer Meta-Analyse aller bislang durchgeführten Zwillings- und Adoptionsstudien (Rhee u. Waldman 2002). (Impulsive) Aggression, so der nahe liegende Schluss, ist vererbbar und im Labor messbar – ein Ergebnis, das mit den entsprechenden biologischen Indizes, insbesondere der serotoninergen Aktivität, übereinstimmt.

Verschiedene Studien haben mehrfach belegt, dass die Serotonin-Metaboliten bei jenen Probanden, die Suizidversuche hinter sich haben (Asberg et al. 1976) oder eine nach außen gerichtete Aggression an den Tag legen (Coccaro et al. 1998) verändert sind. Von den möglichen für den serotoninergen Stoffwechsel zuständigen Genen wurden u. a. die Tryptophan-Hydroxylase (TPH), der Serotonin-Transmitter, der 5-HT1b-Rezeptor, der 5-HT1a-Rezeptor und der 5-HT2a-Rezeptor untersucht. Das s-Allel des Serotonin-Transmitters und das l-Allel der TPH wurden mit Impulsivität und Neurotizismus in Zusammenhang gebracht (Lesch et al. 1996; New et al. 1998), das 5-HT1b-Rezeptor-Gen mit Suizidalität (New et al. 2001). In einer Studie zur Borderline-Persönlichkeitsstörung (BPS) (Soloff et al. 2000) wurden fünf Patienten mit BPS (aber ohne Achse-I-Diagnose) mit acht gesunden Probanden einer Kontrollgruppe verglichen. Die Patienten mit BPS zeigten auf serotoninerge Stimulierung (durch Fenfluramin) eine verringerte Reaktivität in Bereichen des mit der Regulierung impulsiven Verhaltens assoziierten präfrontalen Kortex. Positronenemissionstomographien (PET) zeigten auch bei Mördern einen reduzierten präfrontalen Glukose-Mechanismus (Raine et al. 1998) – ein Befund, der sich durch entsprechende SPECT-Untersuchungen zu bestätigen scheint. So wurden in einer Studie 40 Probanden, die in der Vergangenheit aggressives Verhalten in Form von Sachbeschädigung oder Körperverletzung an den Tag gelegt hatten, mit 40 Probanden einer psychiatrischen Kontrollgruppe verglichen. Die aggressiven Patienten wiesen eine reduzierte Aktivität im präfrontalen Kortex auf, während die Aktivität im anteromedialen Frontallappen, in den linken Basalganglien bzw. im limbischen System oder aber in beiden Bereichen erhöht war und der linke Temporallappen Abnormalitäten aufwies (Amen et al. 1996). Einige Studien lassen auf eine dysfunktionale Verarbeitung von Informationen aus dem limbischen System schließen, insbesondere im Fall psychopathischer Patienten mit Antisozialer Persönlichkeitsstörung (Intrator et al. 1997; Kiehl et al. 2001).

Zusammenfassend lassen sich somit zahlreiche Belege für neurochemische Abnormalitäten und Dysfunktionen in den frontalen oder regulatorischen Gehirnarealen jener Menschen finden, die ein manifest-destruktives Verhalten bzw. eine entsprechende genetische Veranlagung aufweisen.

Abschließendes zur Biologie

Es scheint, dass neuro- und verhaltenswissenschaftliche Forschungen darin übereinstimmen, dass sie Aggression als konstitutionell gegeben ansehen, wobei frühe Erfahrungen, und hier insbesondere die primäre Objektbeziehung, einen mächtigen und überwiegend destruktiven Impuls »bändigen« sollen. Die Gewalttätigkeit eines Menschen wird jedoch nicht (nur) durch konstitutionell bedingte Aggressivität charakterisiert, sondern auch durch die Dysfunktionalität der in den exekutiven Gehirnarealen lokalisierten regulatorischen Mechanismen, die für tödliche Aggression verantwortlich ist.

1.9.7 Gewalt, die Qualität früher Beziehungen und ihre interpersonelle Bedeutung

Die Entwicklung von Gewalt

Wie bereits erwähnt, sind rund 6 % aller Jugendlichen für die Mehrzahl aller Gewaltstraftaten (mit anschließender Festnahme) in den meisten westlichen Gesellschaften verantwortlich. Dieser Spitzenwert während der Adoleszenz scheint eher mit der Vorstellung konsistent zu sein, Aggression als Reaktion auf Frustration zu sehen denn als Folge konstitutioneller Veranlagung, frustrierten libidinösen Wünschen, misslungenen Selbstausdrucks oder frustrierter Bedürfnisse nach einer unabhängigen Identität. Doch entsteht Gewalt in der Adoleszenz sozusagen de novo? Einige neuere entwicklungspsychologische Befunde belegen eindrücklich die vierte Phase der freudschen Triebtheorie (Freud 1920; 1930). Langzeitbeobachtungen an Kindern vom Schuleintritt bis in die Adoleszenz zeigen übereinstimmend, dass es eher jüngere Kinder sind, die physisch aggressiv sind, was jedoch mit zunehmendem Alter abnimmt. So zeigte eine an über 16000 kanadischen Kindern im Alter von 4 bis 11 Jahren durchgeführte Studie, dass Jungen im Alter von 4 Jahren das höchste Maß an Aggressivität an den Tag legten und dass physisch aggressives Verhalten bei beiden Geschlechtern mit zunehmendem Alter zurückging (Cairns et al. 1989). Es scheint, dass in einem Drittel von uns Gewalt bereits im Kleinkindalter angelegt ist, dann jedoch im Laufe der Kindheit abnimmt. Von Gewalttätigkeit ist dann die Rede, wenn die Bändigung von Aggression nicht stattfindet. Jüngere und sehr differenzierte Studien zu den verschiedenen Entwicklungswegen von Gewalt über die Zeit hinweg zeichnen ein faszinierendes Bild (Cote et al. 2002; Nagin u. Tremblay 2001; Shaw et al. 2003): Es scheint eine Minderheit von Kindern (rund 25 %) zu geben, die niemals aggressiv sind. Die Mehrzahl der Kinder weist ein relativ gering ausgeprägtes Aggressionsniveau im Alter von 2 Jahren auf, was mit zunehmendem Alter noch abnimmt. Ungefähr ein Viertel zeigt ein hohes Maß an körperlicher Aggression im Alter von 2 und 6 Jahren (zwei Messzeitpunkte), die jedoch ebenfalls mit der Zeit zurückgeht. Weniger als 5 % sind im Alter von 2 und 6 Jahren überaus aggressiv und bleiben dies bis zu ihrem 15. Lebensjahr.

Aggression tritt nicht plötzlich auf, sie verschwindet allmählich. Berichte von Müttern legen den Schluss nahe, dass körperlich aggressives Verhalten am Ende des 2. Lebensjahrs seinen Höhepunkt erreicht, um dann stetig abzunehmen (Tremblay et al. 1999). Rund 90 % aller Mütter bestätigen, dass im Alter von 17 Monaten ihr Kind körperlich aggressiv gegen andere ist. Ungefähr eines von vier Kindern dieser Altersstufe hat ein anderes Kind geschlagen. Interessanterweise neigen Mütter dazu, dies zu vergessen, um ein Jahr später zu behaupten, ihr Kind habe bis zum 2. Lebensjahr kein anderes Kind geschlagen. Im Alter von 12 Monaten verfügen Kinder über die kognitiven, körperlichen und emotionalen Möglichkeiten, sich anderen gegenüber aggressiv zu zeigen, und sobald dies der Fall ist, so scheint es, beginnen sie tatsächlich zu schlagen, zu beißen und zu treten. Es ist keine Übertreibung, zu behaupten, dass, sobald das kindliche Gehirn Kontrolle über ein Bein oder einen Arm erlangt, dies auch in den Dienst der Aggression gestellt wird, das heißt zu treten, zu schubsen, zu ziehen, zu vernichten.

Das Entstehen von Gewalt als ein Misslingen normaler Entwicklungsprozesse zu verstehen gibt uns die Möglichkeit, das zu überdenken, was wir über entsprechende Entwicklungsrisiken wissen. Zu den zentralen evolutionären Zielen von Bindung gehört die Sozialisation von Aggression. Selbstkontrolle entwickelt sich über effektive Aufmerksamkeitsmechanismen und Symbolisierung. Da das Bindungssystem durch die Angst des Kindes aktiviert wird (eine verlässliche Basis zu finden, um Sicherheit zu erlangen), ist die Annahme, dass Bindungsprozesse ein zentrales Moment in der Meisterung von Aggression darstellen, konsistent mit der Vorstellung, die Furchtlosigkeit als Prädiktor für eine misslungene Bändigung der frühkindlichen Aggressivität sieht. So untersuchte eine Studie die Fähigkeit zur Regulierung von Wut in frustrierenden Aufgabenstellungen an 310 Jungen aus Familien mit geringem Einkommen im Alter von 18 Monaten bis 6 Jahre (Gilliom et al. 2002). Die im Alter von 18 Monaten als »sicher gebunden« eingestuften Jungen zeigten eine höhere Wahrscheinlichkeit, ihre Aufmerksamkeit von frustrierenden Stimuli abzuziehen und zu fragen, wann und wo Hindernisse aus dem Weg geräumt würden. Bestätigende mütterliche Kontrolle half den Kindern ebenfalls, ihre Aufmerksamkeit auf weniger frustrierende Umweltstimuli zu legen, da diese Strategie in der dyadischen Interaktion mit der Mutter, sozusagen am Modell, gelernt worden war. Abweisende Mütter versagten hier in ihrer Vorbildfunktion, vielmehr modellierten sie Ärger als primäre affektive Reaktion auf Herausforderungen und Einflussmöglichkeit auf andere.

Eine ähnliche Richtung entwicklungspsychologischer Befunde ergibt sich aus den außergewöhnlich eleganten Untersuchungen von Grazyna Kochanska et al. (2002). In zwischen 18 Monaten und 4½ Jahren jährlich wiederholten Testsituationen ließ sie ihre jungen Probanden glauben, sie hätten ein wertvolles Spielzeug kaputt gemacht. Die emotionale Reaktion des jeweiligen Kindes wurde nach Anzeichen von Schuld kodiert. Es zeigte sich, dass auch hier Furchtlosigkeit das Fehlen von Schuld markierte, wobei negative Bemutterung, insbesondere im Sinne mütterlichen Machtgebarens, die Entwicklung des kindlichen Schuldgefühls zu unterminieren schien. Von Machtausübung geprägtes mütterliches Verhalten sagte im Kindesalter von 22 Monaten weniger Schuld voraus als im Kindesalter von 33 Monaten, was impliziert, dass positiver mütterlicher Einfluss mit gleichzeitig weniger Drohungen, Druck, negativen Kommentaren oder Wut die Wahrscheinlichkeit erhöhte, dass das Kind Schuldgefühle zeigen würde, was ebenfalls als selbstkontrollierendes Moment gegenüber aggressiven Impulsen aufgefasst werden kann.

Man sagt, dass unsere Entwicklung vom nichtmenschlichen Primaten zum Homo sapiens auf unserer Fähigkeit beruhe, das subjektive Erleben unserer Artgenossen vorwegzunehmen und zu verstehen (Tomasello 1999), was meine Kollegen und ich als Mentalisierung bezeichnet haben (Fonagy et al. 2002). Die Vorstellung, dass andere über eine Psyche verfügen, erlaubt es uns, zusammen oder aber nebeneinander zu arbeiten. Dieser Zuwachs an Harmonie kostet jedoch seinen Preis. Das natürliche Bedürfnis, das Verhalten weniger mächtiger Mitglieder unserer Gruppe über die Androhung von Gewalt zu kontrollieren, ist maladaptiv (De Waal 2000). Die Androhung physischer Gewalt interferiert direkt mit der Fähigkeit zur Mentalisierung, sodass es von zentraler Bedeutung ist, sie im Zaum zu halten. Sie behält ihren adaptiven Charakter – sozusagen als »Lebenszeichen« – unter schwierigen sozialen Bedingungen, wie zum Beispiel in den rumänischen Waisenhäusern (Smyke et al. 2002). Innerhalb der Ursprungsgruppe jedoch sichert das freie Explorieren der Psyche des anderen das eigene Überleben.

In Anbetracht konfligierender Anforderungen – Aufrechterhaltung potenzieller Gewaltanwendung unter Umweltbedingungen, die über den eigenen Verstehenshorizont hinausgehen, bei gleichzeitiger Hemmung im Rahmen der jeweiligen sozialen Gruppe – entwickelte sich Gewalt zu etwas, das mit der gleichzeitigen Repräsentation des subjektiven Zustands eines anderen nicht mehr in Einklang gebracht werden konnte. Diese Fähigkeit (zur Mentalisierung) ist an Bindung geknüpft: Indem wir die Erfahrung machen, dass unsere inneren Zustände von anderen verstanden werden, lernen wir etwas über unsere eigene Psyche und die der anderen (Fonagy et al. 2002).

Aus diesem Grund verschwindet Aggression allmählich aus dem Verhaltensrepertoire von Jungen und Mädchen in den ersten Lebensjahren. Körperliche Aggression, der Wunsch, andere zu kontrollieren, indem man sie beschädigt oder ausschaltet, wird – neben dem Inzest – zum Tabu innerhalb der Gruppe. In beiden Fällen findet die Verknüpfung über Bindung statt.

Natürlich gibt es Menschen, für die sich dieses evolutionäre Design als unwirksam erweist. Menschen, die sich schwer tun, psychische Zustände bei anderen über Mimik oder den Klang der Stimme zu erkennen, werden womöglich keine vollständige Mentalisierungsfähigkeit ausbilden, was sich wiederum auf ihre Fähigkeit zur Gewalthemmung auswirkt (Blair 2001). Entsprechend der fürchterlichen Bedrohung, die diese Menschen darstellen, tun wir sie als »Psychopathen« ab, um eine maximale Distanz zwischen ihnen und uns zu schaffen. Manche Menschen wiederum sind unfähig, psychische Zustände zu interpretieren, weil sie nie Gelegenheit hatten, diese Fähigkeit im Rahmen angemessener Bindungserfahrungen zu erlernen, oder weil ihre Bindungserfahrungen grausam unterbrochen oder konsequent gestört wurden. In anderen Fällen wird die entstehende Fähigkeit zur Mentalisierung von einer Bindungsperson zerstört, die bezüglich ihrer Gefühle und Gedanken dem Kind gegenüber derart von Angst erfüllt ist, dass auch das Bedürfnis des Kindes, das subjektive Erleben eines anderen zu verstehen, zunichte gemacht wird. Der offenkundigen Gefühlskälte in solchen Fällen liegt somit Angst zugrunde. Die Verknüpfung zwischen Misshandlung in der Kindheit und Externalisierung von Problemen läuft über unangemessenes zwischenmenschliches Verstehen (soziale Kompetenzen) und begrenzte Flexibilität im Verhalten als Reaktion auf Umweltanforderungen (Ich-Stärke) (Shonk u. Cicchetti 2001).

Menschen, deren Aggressionspegel bis in die Adoleszenz und ins frühe Erwachsenenalter durchgehend hoch ist, weisen Bindungserfahrungen auf, die kein Gefühl für den anderen als psychische Einheit zu vermitteln vermochten. Eine Annahme, für die die Biologie zahlreiche Belege liefert. Der mit verschiedenen Formen antisozialer Persönlichkeitsprobleme in Verbindung stehende präfrontale Kortex (Raine et al. 2000) ist auch zuständig für das Verstehen mentaler Zustände. Dies soll jedoch nicht heißen, dass die soziale Umwelt nicht relevant sei. Der größte Teil betrifft die Lokalisation der Dysfunktion, die gewalttätige Menschen und Menschen mit spezifischen exekutiven Problemen teilen. Wir gehen davon aus, dass die primäre entwicklungspsychologische Rolle früher Bindung neuro-kognitiver Natur ist (Fonagy et al. 2002). Unterschiede zwischen gewalttätigen und nichtgewalttätigen Menschen bezüglich sprachlicher Fähigkeiten spiegeln Unterschiede in der Qualität früher Beziehungserfahrungen wider und nicht nur auf sprachliche Fertigkeiten begrenzte konstitutionelle Determinanten. Frühe Beziehungen dienen nicht nur dem Schutz des verletzbaren menschlichen Säuglings, sondern auch der Organisation der Funktionsweise des Gehirns (Hofer 2003) sowie der Schaffung einer Umwelt, in der sich die Fähigkeit zur Selbstmeisterung über die Schaffung repräsentativer Strukturen für mentale Zustände entwickeln kann.

Ob früh in der Entwicklung oder spät, ob bei Jungen oder Mädchen, ob in Schule oder Familie, ob durch gewaltsame oder gewaltfreie Mittel – der Weg zur Gewalt läuft über eine momentane Hemmung der Fähigkeit zur Kommunikation und Interpretation. Womöglich kommt Gewalt erst gar nicht auf, wenn sich aufgrund entsprechender früher Erfahrungen eine ausreichend stabile Fähigkeit zur interpersonellen Interpretation entwickelt hat, die es möglich macht, sich späteren Misshandlungen gegenüber zur Wehr zu setzen. Im Folgenden soll aus einer psychoanalytisch orientierten entwicklungspsychologischen Perspektive dargestellt werden, wie negative frühe Erfahrungen die Entwicklung einer interpersonellen interpretativen Fähigkeit beeinträchtigen und so die Voraussetzung zur Gewalt schaffen.

Das Wesen von Gewalt

Gerade weil es sich letztlich um einen Akt des Mensch-Seins (Abrahamsen 1973) handelt, ist es schwierig für uns, über zwischenmenschliche Gewalt nachzudenken. Wir möchten dem, was womöglich Teil von uns allen ist, aus dem Weg gehen. Sowohl Glorifizierung als auch Dämonisierung – Strategien, die wir aus den Medien kennen – sollen Distanz schaffen zu einer Erfahrung, von der wir vielleicht gar nicht so weit entfernt sind; sie helfen uns dabei, uns der Notwendigkeit, die gewalttätige Psyche zu verstehen, zu entziehen. So, als werde der bloße Akt des Nachdenkens von der damit verbundenen immensen Angst und Hilflosigkeit unmöglich gemacht. Auch wenn ein Nicht-Begreifen der intrapsychischen Faktoren helfen kann, die Ähnlichkeiten, die zwischen unserem Gefühl für uns selbst und unserem Gefühl für einen gewalttätigen Menschen bestehen, zu verwischen, so verhindert es doch auch jegliche Erkenntnis darüber, wie diese Menschen denken und empfinden. Wir müssen uns in die psychische Realität eines gewalttätigen Menschen begeben – nicht nur, um adäquate Behandlungsmöglichkeiten anzubieten, sondern auch, um die Risiken, die diese Menschen für sich selbst und die Gesellschaft darstellen, besser abschätzen zu können (Cox 1982). Der Versuch einer Erklärung bedeutet nicht Exkulpation, doch zu verstehen ist der erste Schritt auf dem Weg zur Prävention von Gewalt. Die Antwort auf die Frage, wie ein Mensch die Beherrschung über sich und seine Hemmung, andere zu verletzen, verlieren kann, liegt eher im Bereich des Herkömmlichen denn Außergewöhnlichen: in der normalen menschlichen Entwicklung.

Es gibt viele Möglichkeiten der Kategorisierung von Gewaltakten, und es ist unwahrscheinlich, dass sie sich durch einen einzigen Ideenstrang erfassen lassen. Ein Erklärungsansatz unterscheidet drei Typen von Gewaltakten:

- Gewalt als Ausdruck überwältigender Wut: In diesen Fällen erscheint Gewalt desorganisiert, angetrieben durch massive affektive Überflutung oder Entladung.
- Gewalt als Befriedigung perverser oder

psychotischer Motive: In diesem Zusammenhang erscheint der Gewaltakt organisierter, während dem Motiv des Betreffenden etwas Rücksichtsloses anhaftet. Der gefühllose und prototypisch psychopathische Charakter von Gewaltakten ist in diesen Fällen am offensichtlichsten.
- Gewalt als partielle Befriedigung krimineller Motive: Gewaltakte dieser Kategorie können organisiert oder desorganisiert sein.

Während einzelne Gewaltakte häufig in keine dieser prototypischen Kategorien passen, so kann man doch von Mischzuständen entlang dieser Abgrenzungen ausgehen. Im hier vorliegenden Aufsatz geht es in erster Linie um den ersten Typus, also um den mit unkontrollierten, affektiv desorganisierten Gewaltakten, unabhängig von bestehenden kriminellen Motiven.

Mein eigenes psychoanalytisches Interesse an menschlicher Gewalt entspringt meiner Arbeit mit Patienten mit Persönlichkeitsstörungen, von denen einige eine Geschichte extremer Gewalttätigkeit aufweisen. Ich behaupte, dass gewalttätige Menschen über keine adäquate Fähigkeit zur Repräsentierung mentaler Zustände verfügen, das heißt zu erkennen, dass ihre eigenen Reaktionen und die anderer Menschen von Gedanken, Gefühlen, Überzeugungen und Wünschen geleitet werden. Ich werde versuchen aufzuzeigen, dass dieser Mangel an Reflexionsfähigkeit aus einer unzureichenden Integration zweier primitiver Modi, die innere Welt zu erfahren, resultiert und als Folge von Vernachlässigung zu verstehen ist. Die Unfähigkeit zur Mentalisierung wiederum schafft eine Art psychischer Autoimmunerkrankung, die außerordentlich anfällig macht für die Brutalität sozialer Umwelten. Dieser Brutalisierung wird ab einem bestimmten Zeitpunkt nicht mehr widerstanden; stattdessen wird versucht, das eigene Selbst über den Einsatz sozialer Gewalt zu erhalten. Sozusagen als letzten Ausweg und als Reaktion auf die Demütigung, die das eigene Selbst zu zerstören vermag, wird auf Gewalt als eine Form der Selbstverteidigung zurückgegriffen.

Wir wissen, dass es beträchtliche Überschneidungen gibt zwischen Borderline-Störungen, narzisstischen Störungen und antisozialen Störungen und dass der gemeinsame Nenner in einer fragilen und verletzbaren Selbststruktur liegt, die einem Zustand der Desorganisation oder aber exzessiver Rigidität entspringt (Bateman 1997; Bateman u. Holmes 1995). Eine zentrale Dynamik des narzisstischen und aggressiven Psychopathen besteht darin, das eigene Selbst innerhalb schematischer Beziehungsrepräsentanzen zu schützen, wobei seine jeweiligen Partner bestimmte Rollen zu übernehmen haben. Größenphantasien, die Suche nach Bewunderung, das Bedürfnis, andere zu kontrollieren und zu beherrschen, sowie die feste Überzeugung, dass andere nur dazu da sind, die eigenen Erwartungen zu erfüllen, sind an der Tagesordnung. Es war Rosenfeld (1981), der unsere Aufmerksamkeit auf den Aspekt der Selbststruktur richtete und von dickfelligen bzw. dünnhäutigen narzisstischen Persönlichkeiten sprach. Die Persönlichkeitsstruktur des dünnhäutigen Narzissten ist verletzbar und fragil, während der dickfellige Narzisst, neben dem Psychopathen, unzugänglich ist und eine der Abwehr entspringende Aggressivität an den Tag legt.

Bateman (1996) bezeichnet beide Strukturen als defizitär und inhärent instabil, und er diskutiert anhand der Typologie Rosenfelds den Zusammenhang zwischen Gewalt gegenüber anderen und Angriffen auf den eigenen Körper im Rahmen von Suizidversuchen (vgl. auch Bateman 1998). Dickfellige Narzissten zeigen sich eher gewalttätig gegenüber anderen, wenn ihr dominantes und grandioses Selbst bedroht wird (im Sinne der selbsterhaltenden Gewalt, wie sie von Glasser [1998] diskutiert wird), während dünnhäutige Narzissten ihre Aggressivität in der Regel, aber nicht notwendigerweise, gegen sich selbst richten. Das zentrale Moment dieser narzisstischen Dynamik liegt in einer vorweggenommenen oder tatsächlichen Demütigung, die eine gefährliche Bedrohung für das Selbst darstellt. Aufgrund fehlender Mentalisierung wird die beschämende Erfahrung als potenziell vernichtend erlebt (vgl. Gilligans umfassendes psychologisches Modell der Gewalt [Gilligan 1997]). Es existiert kein »Als-ob« mehr, vielmehr wird die Erfahrung psychischer Kränkung mit physischer Vernichtung gleichgesetzt bzw. als »Ich-destruktive Scham« erlebt (Fonagy u. Target 2000). Es sind die intrinsische Instabilität des Selbst, der Schutz der Selbststruktur sowie die entsprechenden Schutzmechanismen, die die Kernpathologie der Borderline-Persönlichkeitsstörung (BPS) und Cluster-B-Störungen des DSM-IV ausmachen, auch wenn es zwischen beiden Störungsgruppen einige Unterschiede gibt. Im Rahmen der Borderline-Persönlichkeitsstörung ist die Selbststruktur inhärent instabil, wann immer eine »Psyche auf eine andere Psyche trifft«, was ein Bild beständiger Desorganisation in Beziehungen entstehen lässt. Im Rahmen narzisstischer und psychopathischer Beziehungen haben sich die Repräsentanzen verhärtet, und Beziehungen werden gewaltsam in ein bestimmtes Schema gepresst, was einen falschen Eindruck von Stabilität entstehen lässt. Fehlt die Fähigkeit zur Mentalisierung, ist das Selbst als Akteur eine inflexible, rigide und fragile Struktur, ungehärtetem Stahl vergleichbar, die plötzlich und ohne Vorwarnung zerbrechen und zu Gewaltausbrüchen führen kann, wobei sich das Selbst schnell wieder restabilisiert.

Das Selbst und die Gewalt: unser kartesianisches Erbe

Den juristischen und alltagspsychologischen Definitionen von Gewalt liegt die Vorstellung eines Selbst als Akteur zugrunde – das von William James (1890) als »I« beschriebene Selbst, das dem physischen Sein des anderen Schaden zufügt. Wir betrachten interpersonelle Gewalt als Folge einer Entwicklungsverzerrung im Selbst als Akteur. Während das von James als »Me« bezeichnete Selbst, die mentale Repräsentation des Selbst oder das »empirische Selbst«, für nahezu das gesamte 20. Jahrhundert im Zentrum psychologischer Forschung stand (vgl. die Überblicksarbeit von Harter 1999), wurde die Erforschung des »Selbst als mentalem Akteur« relativ vernachlässigt, zum Teil aufgrund der vorherrschenden kartesianischen Annahme, dass das Selbst als Akteur automatisch aus dem Empfinden mentaler Aktivität des Selbst entstehe (»Ich denke, also bin ich«). Der Einfluss der kartesianischen Doktrin hat die Vorstellung untermauert, dass es sich beim bewussten Gewahrsein unserer psychischen Zustände um eine grundlegende, unmittelbare und wahrscheinlich angelegte mentale Fähigkeit handelt, was wiederum zu der Überzeugung führte, dass das Wissen um das Selbst als mentalem Akteur (ein Selbst, das Dinge »tut« und Gedanken »denkt«) eine angeborene und keine sich entwickelnde oder konstruierte Fähigkeit darstellt. Wenn wir den Erwerb des Wissens um mentale Urheberschaft als Folge eines Entwicklungsprozesses verstehen, der unter bestimmten Bedingungen schief laufen kann, dann können wir die Ursprünge interpersoneller Gewalt aus einer anderen Perspektive betrachten. Dazu müssen wir jedoch einen Blick zurück in die früheste Kindheit werfen.

Im Laufe der Entwicklung erwirbt das Kind ein Verständnis für fünf zunehmend komplexe Ebenen des Selbst und seiner Urheberschaft: das Selbst als physischer, sozialer, teleologischer, intentionaler und repräsentationaler Akteur (Fonagy et al. 2002; Gergely 2002). Wir werden zunächst die normalen Entwicklungsstufen beschreiben, um anschließend auf mögliche Abweichungen in der Entwicklung des Selbst als Akteur zu sprechen zu kommen, die die psychologischen Wurzeln der Gewalt darstellen können. Die erste Ebene – ein frühes Verständnis des **Selbst als physischem Akteur** – geht mit dem Erkennen der Auswirkungen von Aktionen auf Körper im Raum einher. Das Kind beginnt sich als physische Einheit mit entsprechender Kraft zu begreifen, die seinen Aktionen zugrunde liegt; es beginnt, sich als Akteur zu verstehen, dessen Aktionen die Körper, mit denen es in unmittelbarem physischen Kontakt ist, verändern können (Leslie 1994). Parallel dazu beginnt sich ein frühes Verständnis des **Selbst als sozialem Akteur** zu entwickeln. Säuglinge treten von Geburt an in Interaktion mit ihren Bezugspersonen (Meltzoff u. Moore 1977; Stern 1992; Trevarthen 1979). Das Verhalten des Säuglings wirkt sich dabei auf das Verhalten und die Emotionen seiner Pflegepersonen aus. Das frühe Verständnis des Selbst als sozialem Akteur geht somit mit der Erkenntnis einher, dass die eigenen kommunikativen Äußerungen Auswirkungen in der sozialen Umwelt haben können (Neisser 1988).

Die Kausalbeziehungen zwischen Aktionen und Akteuren einerseits sowie Aktionen und Welt andererseits gehen weit über die Ebene physischer Beschreibung hinaus, wobei unser Verständnis für beide Entwicklungslinien stetig wächst. So verfügen Säuglinge im Alter von 8 bis 9 Monaten (Tomasello 1999) über die Fähigkeiten, Aktion und Ergebnis zu differenzieren und über Aktionen, die zum Erreichen eines bestimmten Ziels eingesetzt werden, nachzudenken. Dies markiert den Beginn des frühen Verständnisses des **Selbst als teleologischem Akteur** (Csibra u. Gergely 1998; Leslie 1994), das mit der Fähigkeit einhergeht, unter den verfügbaren Möglichkeiten diejenigen Mittel einzusetzen, die auf effizienteste Weise zum Ziel führen. Begrenzt wird diese Entwicklungsstufe des Selbst als Akteur von physikalischen Gegebenheiten. 12 Monate alte Säuglinge interpretieren die Aktionen anderer unter bestimmten physikalischen Gegebenheiten und Zwängen als vernünftig und zielorientiert (Csibra u. Gergely 1998; Csibra et al. 1999; Gergely u. Csibra 1996; 1997; 1998; 2000). So verfolgte in einer visuellen Habituationsstudie eine computeranimierte Figur wiederholte Male einen bestimmten Weg, auf dem auch ein Hindernis eingebaut war, das es zu umgehen galt. Anschließend wurde das Hindernis entfernt. Säuglinge im Alter von 9 Monaten zeigen sich überrascht, wenn die Figur trotz nicht mehr vorhandenen Hindernisses nach wie vor den gleichen Weg ging. Sie sind nicht überrascht, wenn sich die Figur an die veränderten Gegebenheiten – das heißt das Verschwinden des Hindernisses – anpasst und seinen Weg entsprechend verändert. Dieses Verhalten wird vom Säugling als »vernünftig« interpretiert, während er zuvor nicht verstehen konnte, warum die Figur offenkundig »Umwege« machte.

Ein Verständnis von Aktionen im Sinne ihrer physischen Ergebnisse – im Gegensatz zu ihren mentalen Ergebnissen – verknüpft die teleologische Position mit dem Erfahrungsmodus von Urheberschaft, wie wir ihn häufig bei Gewalttaten beobachten können. Erwartungen hinsichtlich der Urheberschaft des anderen sind vorhanden, allerdings ausschließlich im Sinne der physikalischen Welt. Wir sind der Meinung, dass dies nicht die Folge einer fehlenden Repräsentanz des Innerpsychischen (Mentalen) ist. Diese existiert durchaus, wenngleich unter extremen entwicklungspsychologischen Einschränkungen.

Um spätere Diskussionen vorwegzunehmen: Unter Bedingungen, in denen der Einsatz der intentionalen Position (Mentalisierung) nur teilweise zugänglich ist, entweder aufgrund biologischer Defizite oder aber aufgrund sozialer Erfahrungen, die das Normalmaß übersteigen, trifft der Kliniker häufig auf ein Verständnis von Urheberschaft, das interpersonelles Verhalten aus der teleologischen Position heraus interpretiert. Am deutlichsten zeigt sich dies hinsichtlich der Aktionen anderer in Bindungskontexten. Es sind genau diese Kontexte, in denen frühe adversive Erfahrungen zu einer Blockierung der Mentalisierung führten, um die traumatische Erfahrung zu vermeiden, dass der andere es böse mit einem meint. Es ist wichtig, festzuhalten, dass das Wiederauftauchen der teleologischen Prinzipien sehr wahrscheinlich eher bei jenen Menschen anzutreffen ist, für die das Fundament der intentionalen Position, das heißt die zweite Stufe der Repräsentanzen emotional-konstitutioneller Selbstzustände, nicht stabil entwickelt ist. Auch ist es wichtig, festzuhalten, dass Gewalt am häufigsten in Kontexten stattfindet, die sich ganz allgemein als Bindungsbeziehungen beschreiben lassen.

Im Laufe des 2. Lebensjahres entwickeln Kinder ein Verständnis für Urheberschaft, die bereits als mentalistisch zu bezeichnen ist: Sie beginnen sich als **intentionale Akteure** zu begreifen, deren Aktionen durch erschlossene vorgängige mentale Zustände, wie etwa Wünsche, verursacht werden (Wellman u. Phillips 2000), und sie verstehen, dass ihre Handlungen mentale, aber auch körperliche Veränderungen nach sich ziehen: zum Beispiel, wenn sie durch Zeigen auf etwas den Aufmerksamkeitsfokus einer anderen Person verändern (Corkum u. Moore 1995). Entwicklungspsychologisch zeigt sich dieser Zeitpunkt prototypisch an der Fähigkeit, eigene Wünschen von denen anderer zu unterscheiden. Repacholi und Gopnik (1997) demonstrierten, dass Kinder im Alter von 18 Monaten auf die Bitte, der Untersuchungsleiterin etwas zu essen zu geben, genau den Snack aussuchten (Broccoli contra Goldfischcracker), für den die Testleiterin zuvor eine Vorliebe ausgedrückt hatte (»Hm! Lecker!«). Die Kinder modulierten somit ihr eigenes Handeln, indem sie den spezifischen Inhalt des Wunsches berücksichtigten, den sie zuvor dem Gegenüber zugeschrieben hatten, auch wenn sich dieser von ihren eigenen Wünschen unterschied. Kinder im Alter von 14 Monaten hingegen gaben der Untersuchungsleitern genau das Produkt, das sie selbst bevorzugten. Sie stützten ihre Entscheidung somit auf ihre eigene Präferenz und waren nicht in der Lage, die relevante vorgängige Intention der Untersuchungsleiterin zu berücksichtigen. Die Gruppe der jüngeren Kinder hatte eine Identität zwischen dem eigenen Wunscherleben und den wahrscheinlichen Wünschen des anderen angenommen. Im Alter von 3 bis 4 Jahren schließt dieses Verständnis mentaler Urheberschaft im Sinne mentaler Kausalzusammenhänge auch die Repräsentation so genannter »epistemischer mentaler Zustände« mit ein, die sich auf das Wissen um etwas (z. B. Überzeugungen) beziehen (Wimmer u. Perner 1983). In dieser Altersstufe begreift sich das Kind als **repräsentationalen Akteur**: Seine intentionalen mentalen Zustände (Wünsche und Überzeugungen) sind ihrem Wesen nach repräsentational (Perner 1991; Wellman 1990).

Um das 6. Lebensjahr herum entwickeln Kinder die Fähigkeit, Erinnerungen intentionaler Aktivitäten und Erfahrungen in eine kohärente Organisation von Kausalität und Zeit einzubinden (Povinelli u. Eddy 1995), was zum Aufbau eines (zeitlich) »erweiterten« oder »eigentlichen« Selbst (James 1890) führt. In einem leicht abgewandelten Design der berühmten Studien zur Selbsterkennung von Kindern im Spiegel wurden 5-Jährige auf Video aufgenommen. Ohne dass das Kind es merkt, klebt ihm der Testleiter während des Spiels einen Sticker aufs Haar. Als beide anschließend das Video gemeinsam betrachten, hat das Kind keinerlei Schwierigkeiten, sich im Film sofort zu erkennen und den Sticker zu bemerken, ist jedoch von der Frage, ob ihm der Sticker noch anhaftet oder nicht, überfordert: »*Das Kind da* hat einen Sticker auf dem Kopf«, lautet seine Antwort, und nicht: »Im Video habe ich einen Sticker auf dem Kopf«. Bereits wenige Monate später, im Alter von 6 Jahren, erkennt das Kind sich selbst und die Person im Video als ein und dieselbe, mit der Folge, dass es den Sticker sofort entfernt und gemeinsam mit dem Testleiter über den Streich, den man ihm gespielt hat, lachen kann – ein Entwicklungsschritt, der das nunmehr existierende **autobiografische Selbst** anzeigt.

Wie aus diesem kurzen Überblick ersichtlich, führt die Entwicklung des Verständnisses des Selbst und seiner Urheberschaft zu einer zunehmenden Differenzierung, was das Gewahrwerden des Wesens mentaler Zustände angeht. Ein umfassendes Empfinden von Urheberschaft in sozialen Interaktionen ist nur dann möglich, wenn Aktionen des Selbst und des anderen als etwas verstanden werden können, das von Annahmen bezüglich Emotionen, Wünschen und Überzeugungen beider Interaktionspartner initiiert und geleitet wird. Dieser komplexe Entwicklungsprozess muss seinen Anfang nehmen mit dem Entstehen von Konzepten für jeden mentalen Zustand. Um über mentale Zustände, zum Beispiel Angst, nachdenken zu können, müssen wir Konzepte entwickeln, die den tatsächlichen inneren Erfahrungen, die diesen Zustand konstituieren, entsprechen und diese integrieren. Das Konzept »Angst« ist eine Repräsentation zweiter Ordnung von angstkorrelierten physiologischen, kognitiven und verhaltensmäßigen Erfahrungen, so wie das Konzept »Tisch« unsere tatsächlichen Erfahrungen von Tischen benennt und somit integriert. Die meisten Theoretiker, Freud womöglich eingeschlossen, haben angenommen, dass Sekundärrepräsentationen hinsichtlich innerer Zustände spontan entstünden: Das Kind würde sich plötzlich seiner selbst als denkendem Wesen gewahr. Aus kartesianischer Perspektive führt die wiederholte Erfahrung von Angst unweigerlich zur Entstehung eben dieses Konzepts in der Psyche des Kindes, so wie die Erfahrung von Tischen das entsprechende linguistische Label generiert. Nun sind jedoch mentale Zustände subjektiv und per definitionem undurchsichtig, während physikalische Objekte eine gemeinsame soziale Qualität aufweisen. Natürlich sind auch Konzepte zur physikalischen Welt zutiefst sozial konditioniert. Wie lässt sich also der Einfluss sozialer Erfahrung auf das Entstehen von Konzepten mentaler Zustände verstehen? Aus kartesianischer Sicht, von dem ein Großteil unseres Denkens implizit bestimmt wird, wird das spontane Entstehen von Konzepten innerer Zustände nur selten infrage gestellt. Neuere Befunde in der Entwicklungspsychologie sprechen jedoch eindeutig für den Einfluss sozialer Erfahrung auf das Entstehen von Konzepten mentaler Zustände.

1.9.8 Die Anfänge des Selbstbewusstseins: das Modul der Kontingenzentdeckung

Auf der Grundlage von Watsons umfangreichen Forschungsarbeiten im Bereich der Säuglingsbeobachtung (Watson 1979; 1985; 1994) haben Gergely und Watson (1999) die Hypothese formuliert, dass sich die frühesten Formen von Selbstbewusstsein (self-awareness) über den angeborenen Mechanismus des **Kontingenzentdeckungsmoduls** entwickeln. Dieser Mechanismus versetzt den Säugling in die Lage, die Wahrscheinlichkeit von Kausalbeziehungen zwischen seinen Aktionen und einem zuvor erfolgten Stimulus abzuschätzen. Zu den primären Funktionen des Kontingenzentdeckungsmoduls gehört nach Watson (1994; 1995) die **Selbstentdeckung**. Während unsere eigenen Aktionen zwangsläufig perfekt reaktionskontingent sind (z. B. das gleichzeitige Bewegen und Beobachten der eigenen Hand), geht die Wahrnehmung von Reizen aus der äußeren Welt in der Regel mit einem geringeren Grad an Reaktionskontingenz einher. Zu erkennen, inwieweit die von uns beobachteten Stimuli von unseren Aktionen abhängig sind, kann somit als ursprüngliches Kriterium zur Unterscheidung des Selbst von der Außenwelt dienen.

Zahlreiche Studien belegen, dass bereits Säuglinge die Kontingenzbeziehungen zwischen ihren körperlichen Reaktionen und nachfolgenden Stimulusvorgängen hochsensibel wahrnehmen (z. B. Bahrick u. Watson 1985; Field 1979; Lewis et al. 1990; Lewis u. Brooks-Gunn 1979; Papousek u. Papousek 1974; Rochat u. Morgan 1995; Watson 1972; 1994). Watson (1972) zum Beispiel hat gezeigt, dass 2 Monate alte Babys die Frequenz des Strampelns mit einem Bein erhöhen, wenn die Beinbewegung einen kontingenten Vorgang nach sich zieht (die Bewegung eines Mobiles), nicht aber, wenn sie einen ähnlichen, jedoch nichtkontingenten Vorgang erleben. Unsere ausgeprägte Fähigkeit zur Wahrnehmung von Kontingenzbeziehungen erklärt die Art und Weise, wie wir lernen, dass wir physische Akteure sind, deren Aktionen Veränderungen in der Umwelt bewirken.

In einer zukunftsweisenden Untersuchung haben Bahrick und Watson (1985; s. auch Rochat u. Morgan 1995; Schmuckler 1996) nachgewiesen, dass Säuglinge ihre Wahrnehmung der perfekten Kontingenz zwischen ihren körperlichen Aktionen und dem daraus resultierenden Feedback bereits im Alter von 3 Monaten für die Selbstentdeckung und Selbstorientierung nutzen können. In einer Reihe von Testsituationen wurden 3 und 5 Monate alte Säuglinge vor zwei Bildschirme so in einen Hochstuhl gesetzt, dass sie ihre Beinchen frei bewegen konnten. Auf einem Monitor war eine Live-Aufzeichnung der sich bewegenden Beine des Säuglings zu sehen – mit anderen Worten, ein Stimulus, der mit den Reaktionen des Kindes perfekt kontingent war. Auf dem anderen Bildschirm war eine Aufzeichnung der strampelnden Beine des Säuglings zu sehen – also ein Bild, das mit den aktuellen Bewegungen des Säuglings nicht kontingent war. 5 Monate alte Säuglinge differenzierten klar zwischen den beiden Präsentationen und betrachteten das nichtkontingente Bild signifikant länger. Eine Reihe anderer Studien zur Blickpräferenz (Lewis u. Brooks-Gunn 1979; Papousek u. Papousek 1974; Rochat u. Morgan 1995; Schmuckler 1996), in denen der Live-Aufzeichnung das sich bewegende, aber nichtkontingente Bild eines anderen Babys gegenübergestellt wurde, zeigen ebenfalls, dass 4 bis 5 Monate alte Säuglinge zwischen dem Selbst und dem anderen auf der Grundlage von Reaktions-Reiz-Kontingenzen unterscheiden und den Blick bevorzugt vom Selbst weglenken.

Interessanterweise stellten Bahrick und Watson (1985) fest, dass die Präferenzverteilung bei 3 Monate alten Babys zweigipfelig war: Eine Untergruppe bevorzugte das perfekt kontingente Bild, die andere hingegen das nichtkontingente Bild. Auch Field (1979) berichtet von einem Sample 3 Monate alter Babys, die das perfekt kontingente Selbstbild deutlich lieber anschauen als ein nichtkontingentes Bild. Piagets (1936) Beobachtung zyklisch wiederholter Aktionen am Selbst während der ersten Lebensmonate spricht ebenfalls für eine anfängliche Präferenz perfekter Kontingenzen. Auf der Grundlage dieser Daten vertraten Gergely und Watson (1999; s. auch Watson 1994; 1995) die Auffassung, dass das

Kontingenzentdeckungsmodul während der ersten 2 bis 3 Lebensmonate genetisch darauf programmiert ist, nach perfekt reaktionskontingenter Stimulation zu suchen und sie zu erforschen. Watson geht davon aus, dass dieses anfängliche Aufmerksamkeitsbias die Funktion erfüllt, eine primäre Repräsentanz des Körper-Selbst als distinktes Objekt in der Umwelt zu entwickeln, indem es den Säugling in die Lage versetzt, genau das zu identifizieren, worüber er perfekte Kontrolle ausübt. Ferner postuliert Watson (1995) eine anfängliche Phase selbst-bezogenen Verhaltens, die unter Umständen ein notwendiges Stadium der Vorbereitung auf die spätere Fähigkeit darstellt, sich in der Umwelt zurechtzufinden. Im Alter von ungefähr 3 Monaten wird der Zielwert des Kontingenzentdeckungsmechanismus bei normalen Säuglingen auf **hohe, aber imperfekte Kontingenzen** »umgestellt« – wie sie typischerweise aufseiten der jeweiligen Bezugspersonen des Säuglings gezeigt werden. Diese Veränderung dient dazu, die Orientierung des Säuglings nach dem 3. Monat von der Selbsterforschung (perfekte Kontingenzen) wegzulenken und auf die **Erforschung und Repräsentanz der sozialen Welt** zu verlagern, beginnend mit den Eltern, deren Stimuli hochgradig, aber imperfekt kontingent sind. So wie die frühe Kontingenzentdeckung durch die Identifizierung simultan ablaufender Bewegungen in der Außenwelt den Säugling auf Aspekte seines eigenen Körpers hinweist, so lenkt die Entdeckung hoher, aber imperfekter Kontingenzen die Aufmerksamkeit auf die Reaktionen anderer und setzt so die Ausbildung der Fähigkeit in Gang, die Grenzen des eigenen subjektiven Erlebens zu definieren. Wie geht dies vonstatten?

1.9.9 Frühes Verständnis des Selbst als sozialer Akteur

Zahlreiche Studien lassen darauf schließen, dass Säuglinge von Beginn des Lebens an Menschen erkennen (Stern 1992). Sie zeigen eine sehr frühe Sensibilität für Gesichtsmuster (Fantz 1963; Morton u. Johnson 1991), habituieren bereits im Uterus an der Stimme ihrer Mutter, erkennen sie nach der Geburt wieder (DeCasper u. Fifer 1980) und können Gesichtsausdrücke von Geburt an imitieren (Meltzoff u. Moore 1977; 1989). Säuglinge unterhalten Interaktionen mit ihren Bezugspersonen, die durch eine »Protokonversationsstruktur« gekennzeichnet sind (Beebe et al. 1985; Brazelton et al. 1974; Brazelton u. Tronick 1980; Jaffe et al. 2001; Stern 1992; Trevarthen 1979; Tronick 1989). Das dominante zeitgenössische biosoziale Verständnis der emotionalen Entwicklung geht dahin, dass Mutter und Säugling von Anfang an ein affektives Kommunikationssystem bilden (Bowlby 1986; Brazelton et al. 1974; Hobson 1993; Sander 1970; Stern 1977; 1992; Trevarthen 1979; Tronick 1989), in dem die Erwachsene für die Modulation und Regulation der Affektzustände eine überaus wichtige Rolle spielt.

Mütter haben im Allgemeinen ein sehr gutes Gespür für die Empfindungen ihrer Babys, und sensible Mütter neigen dazu, ihre Reaktionen affektiv abzustimmen und den emotionalen Ausdruck des Säuglings wiederholt mimisch und vokal nachzuahmen, um die emotionalen Zustände bzw. Gefühle des Kindes zu modulieren (Malatesta et al. 1989; Tronick 1989; Gergely u. Watson 1996; 1999; Malatesta u. Izard 1984; Papousek u. Papousek 1987; Stern 1992). Die Spiegelung des subjektiven Erlebens des Säuglings gilt einer Vielzahl psychoanalytisch orientierter Theoretiker (z. B. Kernberg P. 1984; Kohut 1973; Pines 1982; Tyson u. Tyson 1997; Winnicott 1974a) und Entwicklungspsychologen (Legerstee u.

Varghese 2001; Meltzoff 1990; Mitchell 1993; Schneider-Rosen u. Cicchetti 1991) als Schlüsselphase in der Entwicklung des kindlichen Selbst. Doch warum sollte die bloße Wiederholung der äußeren Manifestation des angeblichen inneren Erlebens des Säuglings zu einer Veränderung des Affektausdrucks und zur Schaffung eines Selbstgefühls führen?

1.9.10 Die soziale Biofeedback-Theorie elterlicher Affektspiegelung nach Gergely und Watson

Im Gegensatz zur klassisch-kartesianischen Sichtweise geht die Biofeedback-Theorie elterlicher Affektspiegelung nach Gergely und Watson (1996; 1999) davon aus, dass es sich bei der introspektiven Wahrnehmung unserer emotionalen Zustände um keine angeborene Fähigkeit handelt. Vielmehr behaupten sie, dass die Repräsentanzen dieser Emotionen in erster Linie auf Stimuli aus der Außenwelt basieren. Babys lernen, die inneren Muster physiologischer und viszeraler Stimulierung, die mit unterschiedlichen emotionalen Zuständen einhergehen, zu differenzieren, indem sie die mimischen oder vokalen spiegelnden Reaktionen ihrer Bezugspersonen auf diese Stimuli beobachten. Soziales Biofeedback in Form elterlicher Affektspiegelung versetzt das Kind in die Lage, ein symbolisches Repräsentanzensystem zweiter Ordnung für diese inneren Zustände zu entwickeln. Die Internalisierung mütterlicher Affektspiegelung auf den Disstress des Säuglings (Fürsorgeverhalten) wird so allmählich zur Repräsentanz eines inneren Zustands. Der Säugling internalisiert den empathischen mütterlichen Ausdruck durch Entwicklung einer sekundären Repräsentation seines emotionalen Zustands, wobei das empathische mütterliche Gesicht als Zeichengeber (Signifikant) und seine eigene emotionale Erregung als Bezeichnetes (Signifikat) fungieren. Der mütterliche Affektausdruck schwächt die emotionale Erregung des Kindes so weit ab, dass sie von seinem ursprünglichen Erleben als getrennt und unterschiedlich wahrgenommen werden kann, obwohl sie, und das ist von entscheidender Bedeutung, nicht als mütterliches Erleben, sondern als Organisator eines Selbstzustands erkannt wird. Diese Form der »Intersubjektivität« stellt das Fundament dar für die enge Beziehung zwischen Bindung und Selbstregulierung.

Wenn die mütterliche Affektspiegelung die Emotionen des Säuglings effektiv modulieren und den Aufbau eines Symbolisierungssystems fördern soll, mit dessen Hilfe die Fähigkeit zur Selbstregulierung gefestigt werden kann, so ist es nicht nur von Bedeutung, dass die Mutter genau das spiegelt, was ihr Baby empfindet, sondern auch, dass sie deutlich macht, dass das, was ihr Baby sieht, eine Spiegelung seiner eigenen Empfindungen darstellt – wenn nicht, wird der Säugling seine Empfindungen fälschlicherweise seiner Mutter zuschreiben. Emotionale Fehlattribuierungen sind vor allem dann problematisch, wenn es um die Spiegelung negativer emotionaler Zustände geht (z. B. Wut oder Angst). Wenn anstelle einer Nach-unten-Regulierung seines negativen emotionalen Zustands der Säugling meint, die Bezugsperson befände sich tatsächlich in diesem von ihr gespiegelten Zustand, so wird es sehr wahrscheinlich zu einer Eskalation kommen, da der Anblick eines ängstlichen oder wütenden Elternteils für ihn eindeutig Grund zur Beunruhigung darstellt.

Dieses Attribuierungsproblem wird durch ein spezifisches perzeptuelles Merkmal der elterlichen Affektspiegelung gelöst, das wir in Anlehnung an Gergely und Watson als **Markierung** bezeichnen. Die Markierung wird in der Regel dadurch erreicht, dass die Bezugsperson eine übertriebene Version ihres realistischen Gefühlsausdrucks produziert, ähnlich der markierten »Als-ob«-Version von

Gefühlsausdrücken, die charakteristischerweise beim Als-ob-Spiel gezeigt werden. Um die Markierung eines Affektausdrucks zu begreifen, ist es notwendig, dass das Kind die Interpretation der Realität, »wie sie ist«, ein Stück weit verlässt und ihr eine Alternativkonstruktion aufzwingt. Dies bedeutet auch ein Verlassen der Unmittelbarkeit der physikalischen Realität. Nichtsdestotrotz bewegt sich der markierte Affektausdruck nahe genug am herkömmlichen Ausdruck der Eltern für diese Emotion, sodass der Säugling seinen dispositionellen Inhalt erkennen kann. Allerdings hemmt die Markierung des Affektausdrucks die Attribuierung der wahrgenommenen Emotion als zu den Eltern gehörig: Da die Emotion mit dem Verhalten des Säuglings kontingent ist, schreibt er sie sich selbst zu.

Mütter, die sich aufgrund eigener emotionaler Schwierigkeiten und Konflikte von den negativen Affektausdrücken ihrer Babys überwältigt fühlen, tun sich schwer mit dieser Form der markierten Affektspiegelung. Vielmehr neigen sie dazu, die negativen Emotionen ihrer Säuglinge zwar genau, aber **unmarkiert und realistisch** widerzuspiegeln. In diesem Fall wird das Kind den spiegelnden Affektausdruck als tatsächliche elterliche Emotion attribuieren und nicht in sich verankern können. In der Folge kann sich auch keine Sekundärrepräsentanz des primären emotionalen Zustands des Säuglings etablieren, was ein entsprechendes Defizit in der affektiven Selbstwahrnehmung und Selbstkontrolle nach sich zieht.

Da der Säugling den gespiegelten Affekt dem Elternteil zuschreibt, wird er seinen eigenen negativen Affekt als etwas »dort draußen« erleben, nicht sich selbst, sondern einem anderen zugehörig. Anstelle einer Regulierung des negativen Affekts des Säuglings wird die Wahrnehmung eines entsprechenden negativen Affekts im Elternteil den negativen Affektzustand des Kindes eskalieren lassen, was anstelle eines Containments zur Traumatisierung führt (Main u. Hesse 1990). Diese Konstellation entspricht der klinischen Beschreibung der projektiven Identifizierung als pathologischem Abwehrmechanismus, wie er für ein Borderline-Niveau der Persönlichkeitsstruktur charakteristisch ist (Kernberg 1981; Klein 1946; Sandler 1987; Segal 1964). Die Charakteristika verarmter Affektregulierung, die übermäßige Betonung physischer gegenüber psychischer Realität sowie eine Überempfindlichkeit gegenüber den offensichtlichen emotionalen Reaktionen des anderen sind eindeutige Merkmale, die das psychische Funktionieren mancher gewaltbereiter Menschen kennzeichnen, was auf die beschriebenen Muster der frühen Affektspiegelung zurückgeführt werden kann. Wir behaupten, dass die anhaltende Erfahrung genauer, aber unmarkierter elterlicher Spiegelung eine wichtige Rolle spielt für das Entstehen projektiver Identifizierung als vorherrschende Form emotionalen Erlebens in der Persönlichkeitsentwicklung mancher gewalttätiger Menschen.

Die Kontingenz der affektiven Reaktionen einer Bindungsfigur ist somit weitaus mehr als bloße Beruhigung über die schützende Präsenz dieser Person. Es ist der zentrale Mechanismus, über den wir ein Verständnis unserer inneren Zustände gewinnen, das einen Zwischenschritt darstellt zum Verstehen anderer als psychologische Einheiten. Im 1. Lebensjahr hat der Säugling ein nur primäres Bewusstsein dafür, sich in einem bestimmten inneren emotionalen Zustand zu befinden. Bei dieser Form des Bewusstseins handelt es sich insofern nicht um eine Kausalitätsbeziehung oder ein Epiphänomen, als es vom System keinen bestimmten funktionellen Nutzen zugewiesen bekommt. Erst im Prozess des sozialen Biofeedbacks erhalten diese inneren Erfahrungen mehr Aufmerksamkeit und spielen eine funktionale Rolle (Signalwert) bzw.

eine Rolle in der Modulierung oder Hemmung von Aktionen. Es ist somit die primäre Bindungsbeziehung, die den Weg ebnet von einem primären Bewusstsein für innere Zustände hin zu einem funktionalen Bewusstsein. Im Rahmen dieses funktionalen Bewusstseins kommt ein Konzept zum Einsatz, das dem Gefühl von Wut entspricht (eher der Vorstellung von Wut als dem Erleben von Wut), um den entsprechenden mentalen Zustand des anderen zu simulieren bzw. auf ihn zu schließen. Es kann ebenfalls als Signalwert für direkte Aktionen genutzt werden. Die Festigung dieser Fähigkeiten stellt sicher, dass das Individuum nicht nur seinen Ärger über Selbstregulierung modulieren kann, sondern ihn auch nutzt, um Aktionen zu initiieren, die einen effektiven Umgang mit seinen Ursachen ermöglicht. Fehlt es hingegen an diesem funktionalen Bewusstsein, kann die affektive Erregung durch Ärger als überwältigend erlebt werden, was einen effektiven Umgang mit seinen Ursachen bzw. der zugrunde liegenden Unzufriedenheit beträchtlich einschränkt. Es ist wichtig, an dieser Stelle darauf hinzuweisen, dass dieser Vorgang nicht dem reflexiven Bewusstsein für eine Emotion entspricht, bei der ein kausaler psychischer Zustand zum Objekt der Aufmerksamkeit wird, bevor er eine bestimmte Handlung auslöst. Während funktionales Bewusstsein intrinsisch an eine Aktion geknüpft ist, ist das reflexive Bewusstsein davon abgekoppelt. Es besitzt die Fähigkeit, sich aus der physischen Realität zu entfernen, was zu einem Gefühl von Unwirklichkeit führen kann.

Zahlreiche Untersuchungen belegen das soziale Biofeedback-Modell. So konnte in einer bislang unveröffentlichten Studie nachgewiesen werden, dass das rasche Beruhigen 6 Monate alter Babys, die sich in einem Zustand des Disstress befanden, auf der Basis von Ratings des emotionalen Gehalts des mütterlichen Gesichtsausdrucks, während sie ihr Kind beruhigte, vorhergesagt werden kann. Mütter, deren Säuglinge unmittelbar auf ihre Beruhigungsversuche ansprachen, zeigten etwas mehr Furcht, etwas weniger Freude, jedoch am häufigsten neben Furcht und Traurigkeit eine Reihe anderer Affekte bzw. multiple Affektzustände (komplexe Affekte). Wir interpretierten diese Befunde als Beleg für die These von Gergely und Watson, die besagt, dass das Gesicht der Mutter eine Sekundärrepräsentanz des Erlebens ihres Säuglings darstellt – dasselbe und doch nicht dasselbe. Dies ist funktionales Bewusstsein mit der Fähigkeit, Affektzustände zu modulieren.

Wir können davon ausgehen, dass die Entdeckung von Säuglingen, dass sie über die Reaktionen ihrer Bezugspersonen einen hohen Grad an kontingenter Kontrolle ausüben, eine erregende Wirkung auf sie hat und ihnen das Gefühl verleiht, etwas zu bewirken. Das Gleiche gilt für die angenehmen Veränderungen, die mit den affektmodulierenden beruhigenden Interaktionen mit den Eltern einhergehen (und an diese geknüpft sind; s. auch Gergely u. Watson 1996; 1999). Da derartige affektabgestimmte Interaktionen häufig von Affektspiegelung begleitet sind, ist es denkbar, dass Säuglinge die Kontrolle, die sie über die elterliche Affektspiegelung haben, mit den daraus folgenden positiven Veränderungen ihres Affektzustands verknüpfen, was wiederum zu einem Erleben des Selbst als selbstregulierendem Akteur führt (Gergely et al. 2002; Gergely u. Watson 1996; 1999). Der Aufbau einer Sekundärrepräsentanz von Emotionen schafft die Grundlage für Affektregulierung und Impulskontrolle und stellt einen wesentlichen Bestandteil für die spätere Entwicklung der Mentalisierungsfähigkeit des Kindes dar. Wenn die Bezugsperson die Emotionen des Säuglings ungenau spiegelt oder diese Funktion überhaupt nicht erfüllt, bleiben die Gefühle des Babys unbenannt, verwirrend, unsymbolisiert und daher schwer zu regulieren.

1.9.11 Die zwei basalen Formen der Repräsentation inneren Erlebens: der Modus psychischer Äquivalenz und der Als-ob-Modus

Die mimische und vokale Spiegelung und spielerische Interaktion, mit deren Hilfe die Bezugsperson den affektiven und intentionalen Zuständen des Kleinkindes Form und Bedeutung verleiht, stellt diejenigen Repräsentationen bereit, die den Kern des sich entwickelnden Selbstgefühls des Kindes bilden. Für eine normale Entwicklung braucht das Kind die Erfahrung, dass es über einen selbstreflektierenden Geist verfügt und in der Lage ist, über seine Gefühle und Absichten in einer Art und Weise nachzudenken, die genau, aber nicht überwältigend ist (wenn es etwa um das Erkennen von negativen Affektzuständen geht) – eine Erfahrung, die psychisch vernachlässigte Kinder in der Form nicht haben, selbst wenn ausreichend körperliche Fürsorge und Pflege zur Verfügung gestellt wurde.

Eltern, die nicht über das mentale Erleben ihres Kindes nachdenken können, berauben es der Grundlage für ein lebensfähiges Selbstgefühl (Fonagy et al. 1995b). Diese Vorstellung ist uns aus der Psychoanalyse vertraut (etwa aus den Arbeiten von Bion 1990; McDougall 1989; Winnicott 1974a). Das Kind, das keine integrative Spiegelung seiner Affektzustände erfahren hat, kann keine Repräsentanzen dazu bilden und wird sich später womöglich schwer tun, Phantasie und Wirklichkeit sowie physische und psychische Realität auseinander zu halten. Die daraus entstehenden Repräsentationsmodi von Subjektivität und Urheberschaft des Selbst sind nicht ausreichend repräsentational oder reflexiv (s. unten). Wie wir an anderer Stelle ausführen (Fonagy u. Target 1996), erlebt das 2 oder 3 Jahre alte Kind seine Psyche sehr wahrscheinlich als genaue Entsprechung von inneren Zuständen und äußerer Realität. Mary Target und ich bezeichnen diesen Modus als »psychische Äquivalenz«, um zu unterstreichen, dass für das kleine Kind mentale Ereignisse in ihrer Kraft, Kausalität und Implikation Ereignissen in der materiellen Welt entsprechen. Das Kind setzt nicht nur äußere Erscheinung und Realität gleich (so, wie es scheint, ist es), sondern projiziert von der Phantasie verzerrte Gedanken und Gefühle auf die äußere Realität, die – unmoduliert infolge fehlenden Bewusstseins für diese Verzerrung – die volle Kraft tatsächlichen Erlebens besitzt. Das Kind spürt, dass alles, was in der materiellen Welt existiert, eine Entsprechung in seiner Psyche hat und dass es demzufolge alles, was sich in seiner Psyche befindet, auch in der äußeren Welt geben muss.

Da es erschreckend sein kann, Gedanken und Gefühle als tatsächlich »real« zu erleben, entwickelt das kleine Kind einen alternativen Modus, mentale Zustände zu konstruieren. Im »Als-ob-Modus« erlebt das Kind Gefühle und Vorstellungen als völlig repräsentational oder symbolisch, ohne Implikationen für die äußere Welt. Sein Spiel bildet keine Brücke zwischen innerer und äußerer Realität. Erst allmählich, durch die sichere und aufmerksame Nähe einer anderen Psyche, die die die Als-ob-Perspektiven und die realen Perspektiven des Kindes zusammenhalten kann, ebnet die Integration dieser beiden Modi den Weg für eine psychische Realität, in der Gefühle und Vorstellungen als innere Zustände erkannt werden, die jedoch an das, was sich in der äußeren Welt befindet, gebunden sind (Dunn 1996). Eine vor kurzem mit Kollegen aus Kansas durchgeführte Studie bestätigt diesen Punkt. In der Untersuchung wurde der Gesichtsausdruck von 6- bis 10-Jährigen mit bzw. ohne Verhaltensstörung gemessen, während sie Gewaltszenen aus verschiedenen Filmen betrachteten. Kinder mit Verhaltensstörungen zeigten einen intensiveren Ausdruck von Angst und Wut beim Betrachten der entsprechenden Filmausschnitte, jedoch keine größeren Reaktionen auf dazwischen geschaltete Kontrollclips. Dieser Befund stützt die Annahme, dass Kinder mit Verhaltensstörungen »als-ob« und »real« weniger gut auseinanderhalten können und daher Gewaltszenen aus Kinofilmen als »realer« erleben und mit heftigeren Affekten darauf reagieren als Kinder aus der Kontrollgruppe.

Wir glauben, dass die Vulnerabilität, auf einen Zustand psychischer Äquivalenz zu regredieren, in dem Inneres mit Äußerem gleichgesetzt wird, eine wesentliche Vorbedingung für Gewalt darstellt. Mentalisierung, also zu wissen, dass ein Gedanke nur ein Gedanke ist, schützt uns normalerweise vor der Unwirtlichkeit der sozialen Welt. Dieses Wissen kann sich jedoch nur aus einer Bindungsbeziehung heraus entwickeln, in der ein Erwachsener reflektiert genug ist, dem Kind dabei zu helfen, mit Vorstellungen zu spielen, die es als real und zuweilen als erschreckende materielle Realität erlebt hat. Im Gegensatz dazu übertreibt der Modus der psychischen Äquivalenz die Gefahr anderer Psychen. Wenn selbst Kinder in relativ sicheren Bindungsbeziehungen eine Entwicklungsphase durchlaufen, in der sie dem Schrecken dieses psychischen Funktionsmodus ausgesetzt sind – wie fürchterlich müssen dann erst die Auswirkungen tatsächlicher Brutalität sein, insbesondere, wenn sie lange anhält und sehr schwerwiegend ist. Psychische Äquivalenz erleichtert das Übertreten der Schwelle zur Gewalt. Normalerweise wird Gewalt ausgelöst, wenn ein Gedanke, ein Gefühl, ein Vorurteil, ein Verdacht fälschlicherweise als faktische Realität genommen werden. Im Akt der Gewalt spiegelt sich die komplementäre Verwirrung – die irrige Annahme, dass ein physischer Akt einen psychischen Zustand auszulöschen vermag.

1.9.12 Mentalisierung und reflexive Funktion

Mentalisierung – die Fähigkeit, innere Zustände als getrennt, aber potenziell handlungsauslösend zu verstehen – wird von uns als Teil einer Integration des »Als-ob-Modus« und des »Äquivalenzmodus« aufgefasst, deren optimale Entwicklung im Rahmen einer spielerischen Eltern-Kind-Beziehung stattfindet. Gefühle und Gedanken, Wünsche und Überzeugungen können vom Kind als bedeutsam und respektiert erlebt werden, während es gleichzeitig erfahren kann, dass es sich dabei nicht um die gleiche Ordnung wie die der physischen Realität handelt. Sowohl der Als-ob-Modus als auch der Äquivalenzmodus werden durch die Interaktion mit den Eltern in den von Winnicott (1974c) so unvergleichlich beschriebenen Übergangsraum transformiert. Während Mentalisierung als Konzept von Anfang an Teil des psychoanalytischen Denkens war und die französischen Theoretiker seit mindestens vier Jahrzehnten maßgeblich beeinflusst (Lecours u. Bouchard 1997), hat diese Denkrichtung einen wahren Popularitätsschub im Rahmen der Philosophie des Geistes sowie der Entwicklung der Konzepte der »intentionalen Position« und »Theorie des Mentalen« (Theory of mind) erfahren (Fonagy 1991; 2000; Fonagy u. Target 1997; Fonagy et al. 2000). Während der letzten Jahrzehnte haben sich Philosophen (Bogdan 1997; Dennet 1987; Fodor 1987; 1992) und kognitive Entwicklungspsychologen (Astington et al. 1988; Baron-Cohen et al. 1993; 2000; Hirschfeld u. Gelman 1994; Perner 1991; Wellman 1990; Whiten 1991) in ihren Überlegungen auf das Wesen und die Ursprünge unserer Fähigkeit zur Kausalattribuierung mentaler Zustände konzentriert. Ursprünglich war es Dennett (1987), der der darauf hinwies, dass der Einsatz einer solchen interpretativen Strategie, die er als »intentionale Position« bezeichnete, einen bedeutsamen evolutionären Anpassungsschritt darstellt, der uns befähigt, das Verhalten anderer Menschen hervorzusagen.

Im Gegensatz zur herkömmlich vorherrschenden kognitiv-entwicklungspsychologischen Sichtweise, wonach sogar sehr kleine Kinder in der Lage sind, psychische Zustände (wie Ziele, Emotionen, Wünsche und Überzeugungen) bei anderen als handlungsauslösend zu interpretieren, vertreten wir aus psycho-dynamischer Sicht die Auffassung, dass es sich bei der Fähigkeit zur Mentalisierung um eine entwicklungspsychologische Leistung handelt, die zum großen Teil auf eine sichere Bindung zurückzuführen ist (Fonagy 1991; 1997a). Belege hierfür finden sich in entsprechenden Untersuchungen zu »falschen Annahmen« (false belief tasks). Wimmer und Perner (1983) zeigten erstmals, dass 3-Jährige (die beobachtet hatten, wie eine andere Person ein Objekt in einen Behälter A legt und den Raum verlässt und wie das Objekt anschließend in einen Behälter B gelegt wird) fälschlicherweise vorhersagen, dass die entsprechende Person, wenn sie zurückkommt, in Behälter B (wo sich das Objekt tatsächlich befindet) und nicht in Behälter A (wo es das Objekt hinterlassen hat) nach dem Objekt suchen wird. Im Alter von 4 oder 5 Jahren wird dieser Fehler nicht mehr gemacht. Die Kinder treffen nun die richtigen Vorhersagen, weil sie in der Lage sind, der betreffenden Person eine richtige oder falsche Annahme zu attribuieren.

Der Erwerb dieser Fähigkeit wurde als Entwicklung einer Theorie des Mentalen (Theory of mind) konzeptualisiert. Hierbei handelt es sich um ein zusammenhängendes Set an Überzeugungen und Wünschen, die attribuiert werden, um das Verhalten einer Person vorherzusagen. Baron-Cohen und Swettenham stellen die berechtigte Frage:

> *»Wie um alles in der Welt gelingt es kleinen Kindern, derart abstrakte Konzepte wie Überzeugung (und falsche Überzeugung) mit solcher Leichtigkeit zu erlernen, und woran liegt es, dass alle Kinder diesen Schritt etwa im gleichen Alter bewältigen?« (Baron-Cohen u. Swettenham 1996, S. 158)*

In aktuellen Entwicklungsmodellen einer »Theory of mind« wird das Kind als isoliertes informationsverarbeitendes Wesen aufgefasst, das mithilfe biologischer Mechanismen – die, wenn das Kind nicht optimal begabt ist, eine entsprechende Fehlerquote aufweisen – eine »Theory of mind« konstruiert. Aus der Perspektive der Entwicklungspsychopathologie und ihrer psychosozialen Behandlungsansätze ist dies ein sehr dürftiges Bild, das die zentrale Rolle, die die emotionale Beziehung des Kindes zu seinen Eltern für die Entwicklung der Fähigkeit ignoriert, den psychologischen Gehalt von Interaktionen zu verstehen. Die Entwicklung der kindlichen Fähigkeit, psychische Zustände zu verstehen, ist in die soziale Umwelt der Familie eingebettet, mit ihrem Netzwerk an komplexen und zuweilen stark emotional aufgeladenen Beziehungen, die es erst einmal zu begreifen gilt. Daher sollte es uns nicht überraschen, dass das Wesen familiärer Interaktion, die Qualität elterlicher Kontrolle (Dunn et al. 1991b), die Art und Weise, wie Eltern über Emotionen sprechen (Denham et al. 1994), sowie die Tiefe affektiver elterlicher Auseinandersetzung (Dunn et al. 1991a) sehr eng mit dem Erwerb der intentionalen Position in Beobachtungsstudien zusammenhängen. Ältere Geschwister scheinen die Fähigkeit des Kindes zu verbessern, Aufgaben zu Falsch-richtig-Annahmen zu lösen, was den Anteil der Familien an der Entwicklung einer »Theory of mind« zusätzlich unterstreicht (Jenkins u. Astington 1996; Perner et al. 1994; Ruffman et al. 1998). Die Fähigkeit, unseren eigenen psychischen Erfahrungen Bedeutung zu verleihen, resultiert aus der Entdeckung des Seelischen, das jenseits der Handlungen anderer liegt.

Zu Forschungszwecken haben wir die Fähigkeit, eine mentalistische interpretative Strategie anzuwenden, als reflexive Funktion operationalisiert (Fonagy et al. 1998) operationalisiert, das heißt als Fähigkeit, das eigene Verhalten und das der anderen im Sinne zugrunde liegender psychischer Zustände zu interpretieren. Diese Reflexionsfähigkeit impliziert ein Bewusstsein dafür,

- dass Erfahrungen bestimmte Überzeugungen und Emotionen entstehen lassen,
- dass Überzeugungen und Wünsche bestimmte Verhaltensweisen nach sich ziehen,
- dass es transaktionale Beziehungen zwischen Überzeugungen und Emotionen gibt,
- dass bestimmte Entwicklungsphasen oder Beziehungen mit bestimmten Gefühlen und Überzeugungen verknüpft sind.

Wir erwarten nicht, dass diese Aspekte theoretisch abstrakt formuliert werden, sondern in der Darstellung der erzählten Bindungsbeziehungen zum Ausdruck kommen. Menschen unterscheiden sich in ihrer Fähigkeit, über beobachtbare Phänomene hinauszugehen, um ihr eigenes Handeln und das anderer Menschen im Sinne von Überzeugungen, Wünschen, Zielsetzungen usw. zu erklären. Diese kognitive Fähigkeit ist eine wichtige Determinante individueller Unterschiede in der Selbstorganisation, da sie mit zahlreichen Merkmalen des Selbst, wie etwa Selbstbewusstsein, Autonomie, Freiheit und Verantwortung, aufs Engste verwoben ist (Bolton u. Hill 1996; Cassam 1994). Die »intentionale Position« schafft Kontinuität im Selbsterleben, was wiederum Voraussetzung für eine kohärente Selbststruktur ist.

1.9.13 Bindung und reflexive Funktion

Die reflexive Funktion (RF) wird anhand von Transkripten des Erwachsenenbindungsinterviews (Adult Attachment Interview, AAI) und entsprechend der Richtlinien des Reflective Functioning Manual (Fonagy et al. 1998) gemessen und ausgewertet. Bindungsnarrative im Sinne einer hohen reflexiven Funktion umfassen folgende Merkmale:

- Bewusstsein für das Wesen psychischer Zustände (so z. B. auch die mangelnde Transparenz psychischer Zustände)
- explizite Versuche, die einem bestimmten Verhalten zugrunde liegenden psychischen Zustände herausfinden zu wollen
- Anerkenntnis der entwicklungspsychologischen Aspekte psychischer Zustände
- ein Bewusstsein dafür, dass auch der Interviewer über eine »Theory of mind« verfügt

In einigen Befunden zeigte sich eine enge Korrelation zwischen Werten auf der RF-Skala und dem Fremde-Situations-Verhalten von Kleinkindern (Ainsworth et al. 1978), deren Mütter und Väter vor ihrer Geburt mit dem AAI untersucht worden waren (Fonagy et al. 1991). In einer weiteren Studie fanden wir heraus, dass die reflexive Funktion ein wichtiger Prädiktor für eine sichere Bindungsrepräsentation jener Mütter war, die zwar von Deprivationserfahrungen in ihrer Kindheit berichteten, aber zusätzlich in der Lage waren, diese zu reflektieren (Fonagy et al. 1994).

Eine wachsende Anzahl an Untersuchungsergebnissen spricht für einen Zusammenhang zwischen der Fähigkeit, sich in die Seelenlage eines Gegenübers einzufühlen, und Bindung. Die Achtsamkeit, mit der die Bezugsperson den psychischen Zuständen des Kindes begegnet, scheint ein signifikanter Prädiktor für die Ausbildung einer sicheren

Bindung zu sein. So haben Slade und ihre Mitarbeiter wichtige Hinweise zu der Frage der transgenerationalen Weitergabe von Bindungssicherheit liefern können. Sie wiesen nach, dass im AAI autonome (sicher gebundene) Mütter die Beziehung zu ihren Kleinkindern kohärenter darstellten und im Umgang mehr Freude und Lust sichtbar wurde als dies bei ablehnenden oder ängstlichen Müttern der Fall war (Slade et al. 1999). Es stellte sich ferner heraus, dass die mütterliche Repräsentanz eines jeden Kindes – als zentrale Determinante des Bindungsstatus – übereinstimmt mit der relativ niedrigen Konkordanzrate in der Bindungsklassifikation von Geschwistern (van IJzendoorn et al. 2000). Wir glauben, dass die elterliche Fähigkeit, die intentionale Position gegenüber einem Kind einzunehmen, das diese Stufe noch nicht erreicht hat, sowie über ihr Kind in Form von Gedanken, Gefühlen und Wünschen nachzudenken, die die Psyche des Kindes, aber auch ihr eigenes Inneres im Zusammenhang mit ihrem Kind und dessen mentalen Zustand bewegen, eine Schlüsselrolle spielt in der Weitergabe von Bindung – was unsere klassische Beobachtung des Einflusses elterlicher Sensitivität erklärt (Fonagy et al. 1995a). Jene Probanden, die im AAI eine gut ausgebildete Fähigkeit aufwiesen, über ihre eigenen mentalen Zustände, aber auch die ihrer Bezugspersonen nachzudenken, hatten sehr viel wahrscheinlicher sicher gebundene Kinder – ein Befund, den wir mit der elterlichen Fähigkeit, die Selbstentwicklung ihres Kindes zu fördern, in Zusammenhang setzten (Fonagy et al. 1993).

Eine direktere Überprüfung dieser Hypothese nahmen Elizabeth Meins und ihre Mitarbeiter (Meins et al. 2001) vor, die den Sprechinhalt von Müttern in Interaktion mit ihren 6 Monate alten Säuglingen analysierten. Kodiert wurde die Anzahl der Kommentare, die die Mütter zu den inneren Zuständen ihres Babys abgaben (Wissen, Wünsche, Gedanken, Interesse), zu dessen emotionaler Beteiligung (z. B. Langeweile) und mentalen Prozessen (»Na, denkst du nach?«) sowie darüber, was das Baby wohl zu möglichen Gedanken der Mutter denkt oder aber zu Versuchen aufseiten des Säuglings, den mentalen Zustand der Mutter zu manipulieren (»Willst du mich ärgern?«). In einem nächsten Schritt wurden diese Kommentare von einem unabhängigen Rater auf ihre Angemessenheit hin überprüft. Als angemessen galt, wenn die Mutter den inneren Zustand ihres Säuglings korrekt, das heißt in Übereinstimmung mit der unmittelbaren Interaktion, deutete und seine offenkundigen Intentionen nicht dadurch durchkreuzte, indem sie Aussagen zu vermeintlichen inneren Zuständen machte, die mit seinem tatsächlichen aktuellen Befinden unvereinbar waren. Der Anteil solcher »angemessenen zustandsbezogenen Kommentare« korrelierte hochsignifikant mit der Bindungssicherheit des Kindes sechs Monate später und erwies sich als bedeutsamer prognostischer Faktor, selbst wenn traditionelle Testverfahren zur Messung mütterlicher Sensitivität berücksichtigt wurden.

Die zitierte Untersuchungsreihe hat aufgezeigt, dass ein hoher Ausprägungsgrad auf der Skala Reflexive Funktion mit Bindungssicherheit aufseiten des Kindes korrelierte. Der Faktor »Bindungssicherheit« im Erwachsenenbindungsinterview (AAI), das an 131 mäßig gefährdeten Jugendlichen durchgeführt wurde (Allen et al. 1998), ergab ein prognostisch geringes Risiko für straffälliges oder delinquentes Verhalten. Es stand in Zusammenhang mit sozialer Kompetenz im Umgang mit Gleichaltrigen, einem geringeren Ausprägungsgrad hinsichtlich der Internalisierung von Verhaltensweisen sowie einem niedrigen Ausprägungsgrad an abweichendem Verhalten. Umgekehrt führt natürlich eine nur schwach ausgeprägte Reflexionsfähigkeit zu unsicherer und womöglich desorganisierter Bindung. Ein desorganisiertes Bindungsmuster in der frühen Kindheit wiederum steht höchstwahrscheinlich in Zusammenhang mit aggressivem und potenziell gewalttätigem Verhalten in späteren Entwicklungsphasen. Nicht wenige Kleinkinder mit manifesten Verhaltensauffälligkeiten wiesen als Säuglinge ein desorganisiertes Bindungsmuster auf (Lyons-Ruth 1996; Lyons-Ruth u. Jacobvitz 1999). Wesen und Ursprung dieses Bindungsmusters, das durch Angst aufseiten der Bezugsperson sowie einen Mangel an kohärenter Bindungsstrategie gekennzeichnet ist (Main u. Solomon 1986), sind bislang kaum aufgeklärt (Solomon u. George 1999). Manche Forschungsergebnisse setzen es in Zusammenhang mit furchteinflößendem oder dissoziiertem Verhalten aufseiten der Bezugsperson (Lyons-Ruth et al. 1999; Schuengel et al. 1999). Andere Bindungstheoretiker sprechen von einem Annäherungs-Vermeidungs-Konflikt im Säugling (Main u. Hesse 1992), wieder andere sehen es als Ausdruck feindselig-hilflosen Verhaltens auf Seiten der Bezugsperson (Lyons-Ruth et al. 1999) oder aber als Hinweis für eine inadäquate Selbstorganisation (Fonagy 1999; Fonagy u. Target 1997). Unsere These lautet, dass eine schwach ausgeprägte Reflexionsfähigkeit Bindungsprozesse unterminiert und dies wiederum Schwierigkeiten auf der Verhaltensebene nach sich ziehen kann. Die Auswirkungen eines desorganisierten Bindungsmusters auf das Selbst als Akteur könnte der Schlüssel sein für unser Verständnis gewalttätigen Verhaltens. Wir werden auf diesen Punkt zurückkommen. Zunächst möchte ich jedoch auf einen anderen Aspekt der Mentalisierung von Bindungsbeziehungen zu sprechen kommen, nämlich den Zusammenhang von sicherer Bindung und höherer Mentalisierungsfähigkeit.

1.9.14 Bindung, Reflexionsfähigkeit und Gewalt

Unsere Langzeit-Bindungsstudie hat eindeutig ergeben, dass ein sicheres Bindungsmuster in der frühen Kindheit in engem Zusammenhang steht mit höher entwickelten Mentalisierungsfertigkeiten, wie sie vier oder fünf Jahre nach Feststellung der Bindungssicherheit gemessen wurden (Fonagy 1997a). Wenn eine sichere Bindung Mentalisierungsfähigkeit und die Entwicklung einer Struktur des Selbst als mentalem Akteur fördert, können wir dann auch davon ausgehen, dass ein unsicherer Bindungsstatus mit deutlichen Mentalisierungsdefiziten unter Gewalttätern einhergeht? Eine von Alice Levinson und dem Autor durchgeführte Studie (Levinson u. Fonagy 2004), die die reflexive Funktion (RF) von 22 Strafgefangenen und 22 psychiatrischen Patienten mit der Diagnose einer Persönlichkeitsstörung ohne kriminelle Vorgeschichte sowie 22 Probanden einer gesunden Kontrollgruppe kodierte und miteinander verglich, ergab, dass die Strafgefangenen häufiger missbraucht und vernachlässigt worden waren, als dies in der Patienten-Stichprobe der Fall war, dass jedoch der Status dieses Traumas nach dem Klassifikationssystem von Main und Goldwyn (1994) eher als gelöst kodiert wurde. Das Bindungsmuster der Strafgefangenen war eher vermeidend, ihre RF beeinträchtigter als die der Patientengruppe. Gewaltstraftäter zeigten diesbezüglich die größten Defizite. Dies führte die Forscher zu der Annahme, dass die psychopathologische Entwicklungsgeschichte bei Strafgefangenen durch die Verleugnung von Bindungserfahrungen sowie der Fähigkeit, darüber nachzudenken, gekennzeichnet ist, was teilweise als Reaktion auf schwere Kindheitstraumata zu verstehen ist. Eine beeinträchtigte RF führt zum Abbau einer zentralen Hemmschwelle zu gewalttätigem Verhalten.

In einer neueren Studie haben wir anhand eines relativ einfachen Testverfahrens ähnliche Defizite in der Reflexionsfähigkeit bei verhaltensgestörten Kindern nachweisen können. Der »In-den-Augen-Gedanken-Lese-Test« (Baron-Cohen et al. 1997; 2001) ist ein Testverfahren, das untersucht, inwieweit Kinder aus einem auf die Augenpartie begrenzten mimischen Bereich auf mentale Zustände, so zum Beispiel auch Nachdenklichkeit, schließen können. Es gibt Hinweise für eine valide Trennschärfe des Tests zwischen Kindern mit typischen Mentalisierungsdefiziten, wie wir sie vom Autismus oder dem Asperger-Syndrom kennen, und Kindern mit einem ähnlichen IQ, aber ohne Mentalisierungsdefizit. In unserer Studie schnitten die von Eltern oder Klinikern als verhaltensgestört eingestuften 6 bis 10 Jahre alten Kinder in der beschriebenen Aufgabenstellung schlecht ab, unabhängig vom jeweiligen IQ oder Unterschieden in der verbalen Ausdrucksfähigkeit. Eine andere Studie, die 40 von ihren Eltern als verhaltensauffällig eingestufte Vorschulkinder mit einer Kontrollgruppe verglich, ergab ebenfalls Defizite bei der Aufgabe zur Ausbildung einer Theorie des Mentalen, zum Verständnis von Emotionen sowie bei einfachen Aufgaben zur exekutiven Funktion (Hughes et al. 1998).

Die relativ schwach ausgeprägte Mentalisierungsfähigkeit aggressiver und gewalttätiger junger Menschen ist nach unserem Dafürhalten für ihre Störung in mehrfacher Hinsicht von Bedeutung. Erstens: Ungenauigkeit in puncto mentaler Zustände anderer kann zu Schwierigkeiten im sozialen und zwischenmenschlichen Bereich führen. So etwa kann eine eigentlich wohlwollende Interaktion fälschlicherweise als bedrohlich interpretiert werden (Coie u. Dodge 1998; Crick u. Dodge 1994; Dodge et al. 1994; Matthys et al. 1999). Diese Kinder können ihre Aggression nicht auf strategische oder zielorientierte Art und Weise einsetzen und sind wahrscheinlich nur unzureichend mit Konzeptualisierungen für den Umgang mit Verhaltensschwierigkeiten ausgestattet (Pope u. Bierman 1999). Zweitens: Die verminderte Fähigkeit zur Einfühlung kann zur Aufhebung der konstitutionellen Hemmung gegenüber Gewalt führen (»gewalthemmende Mechanismen«), wie James Blair im Rahmen seiner Arbeit mit Antisozialen Persönlichkeitsstörungen beschrieben hat (Blair 1995; Blair et al. 1997). Drittens: Aus einer psychodynamisch orientierten entwicklungspsychologischen und psychopathologischen Perspektive aus betrachtet (Bleiberg 2001), ruft das Fehlen einer mentalisierenden Funktion Alternativstrategien auf den Plan, die der Fähigkeit zur Mentalisierung vorausgehen: Externalisierung von Affekten, psychische Äquivalenz sowie ein Selbstgefühl, das das eigene Selbst nicht als Akteur zu erleben vermag (Fonagy 1997b; Fonagy u. Target 2000; Fonagy et al. 1997a).

Bevor wir uns der Frage zuwenden, welche psychosozialen Erfahrungen in der Geschichte von Gewalttätern zu einer Unterminierung ihrer Mentalisierungsfähigkeit führen, möchten wir uns dem Verständnis des Selbst und seiner Urheberschaft zuwenden, dessen defizitäre Entwicklung aufs Engste mit gewalttätigem Verhalten in Zusammenhang stehen kann.

1.9.15 Aggression und Urheberschaft des Selbst

Stern (1992) hat gezeigt, dass das Gefühl, Urheber der eigenen Handlungen zu sein – ob diese nun der Erfahrung, planen zu können, propriozeptiven Wahrnehmungen oder aber objektiven Folgen physischen Einwirkens auf die Umwelt entspringt – signifikant zu einem Gefühl der Urheberschaft des Selbst beiträgt. Bereits früh in der Selbstentwicklung ist dieses Gefühl der Urheberschaft des Selbst abhängig von kontingenten Reaktionen seitens der Bezugsperson auf die Äußerungen des Kindes zu seinen inneren Zuständen (Gergely u. Watson 1999; Watson 1994; 1995). Unserer Auffassung nach ist dieses Selbstgefühl ganz entscheidend von der Qualität und Verlässlichkeit der inneren Repräsentanzen mentaler Zustände abhängig, so wie die Urheberschaft einer Handlung eng an den mentalen Zustand (Überzeugungen und Wünsche) geknüpft ist, der sie initiiert hat. Es ist unmöglich, von Urheberschaft des Selbst zu sprechen, die durch die tatsächlichen Handlungen des Kindes vollständig ausgebildet wurde, wenn ein Großteil dieser Handlungen aufgrund unreifer physischer und kognitiver Fähigkeiten des Kindes ihr beabsichtigtes Ziel verfehlt. Tatsächlich ließe sich argumentieren, dass es sich, wenn das Gefühl von Selbst-Urheberschaft einzig und allein auf der Rückmeldung von unreifen Handlungssystemen basiert, bei Defiziten in diesem Bereich um ein universelles Phänomen handeln würde. Die Anerkennung der intentionalen Position des Kindes durch (ältere) andere muss somit ein zentrales Moment darstellen, um einen Gedanken für das Kind als »real« erscheinen zu lassen. Interpersonelle Interaktion, die die Registrierung von sinnlicher, gedanklicher und emotionaler Wahrnehmung als Ursache und Konsequenz von Handlungen sowie das Nachdenken über diese mentalen Zustände ohne Angst erlaubt, muss einen wichtigen Teil der Entstehung von Selbst-Urheberschaft darstellen. Die früheste Basis ist womöglich das Empfinden des Säuglings gegenüber dem spiegelnden Verhalten der Bezugsperson. Spielerisch-unterstützende und **auf das Kind fokussierte Interaktionen** versetzen den Säugling und später das Kleinkind in die Lage, innere Zustände sowohl als handlungsauslösend als auch handlungsbedingt wahrzunehmen. Die reflexive Bezugsperson hat die Aufgabe, den Wünschen des kleinen Kindes einen Sinn zu verleihen, Verständnis für diese zum Ausdruck zu bringen und ihm zu helfen, die intendierte Handlung zum Abschluss zu bringen, wenn die wechselseitige Verknüpfung zwischen Intention und Handlung etabliert werden soll.

Eine Bezugsperson, die dem Kind auf diese Art und Weise zur Verfügung steht, bestätigt diesem, dass seine mentale Repräsentanz die vollständige Handlung »verursacht« hat, und bestärkt dadurch sein Selbstgefühl als Akteur. Die Kinder jedoch, die schwere Vernachlässigung oder ein durch Zwang, Strenge und Einschüchterung bis hin zu Missbrauch geprägtes elterliches Verhalten erfahren haben, werden ihr Gefühl der Selbst-Urheberschaft häufig als extrem eingeschränkt und auf den Bereich des Körpers begrenzt erleben. Vernachlässigung oder Missbrauch aufseiten der Eltern stellt eine Verleugnung der inneren Realität des Kindes als handlungsauslösender Teil seiner phänomenalen Welt dar. Die normalerweise zwischen sozialer Spiegelung und Handlung bestehende Kontingenz, die ein Bewusstsein für jene inneren Zustände schafft, die für das Verhalten des Einzelnen verantwortlich sind, fehlt. Die soziale Reaktion, die das innere Erleben mentaler Zustände fördert oder womöglich erst schafft, ist, was eine ernsthafte Beeinträchtigung darstellt, nichtkontingent und kann daher inneres Erleben und Handlung nicht in der Form verknüpfen, wie dies für die meisten von uns normalerweise der Fall ist. Da die Bezugsperson die intentionale Position des Kindes verleugnet und in seiner Aufgabe versagt, ihm bei der Vervollständigung einer Handlung beizustehen, wird diese Handlung nur begrenzte Auswirkungen auf die Außenwelt haben, und die zentrale Verknüpfung zwischen Intention und Handlung wird in der Psyche des Kindes zusätzlich unterminiert werden. Eine in dieser Form im Kind initiierte Handlung wird, in einem sehr realen Sinn, nicht das

Gefühl vermitteln, tatsächlich dem eigenen Selbst zu entspringen. Die Person, die sich ihres Körper-Selbst bewusst ist, wird natürlich »wissen«, dass sie sich aggressiv oder gewalttätig verhalten hat. Doch das subjektive Erleben dieser Handlungen wird nicht das gleiche sein wie im Fall eines intakten Gefühls für das eigene Selbst und seine Urheberschaft. Die Möglichkeit, den inneren Zustand und die Handlung zu entkoppeln, wird Handlungen nach sich ziehen, die nicht durch ein Nachdenken über die jeweiligen Implikationen kurzgeschlossen sind. Es handelt sich in keiner Weise um Zufallsaktionen, sondern in den meisten Fällen um Handlungen, die durch Eigeninteressen und mehr oder weniger genaue kognitive Einschätzungen sozialer Umstände charakterisiert sind. Ein defizitäres Selbstgefühl als Akteur führt nicht nur dazu, dass die Handlungen offen verleugnet werden, sondern auch nicht dahingehend überprüft werden, welche Auswirkungen sie auf den affektiven und erkenntnistheoretischen Zustand des anderen haben.

Das Selbst als Akteur – die Psyche, die durch eine andere Psyche und deren Fähigkeit zur kontingenten Reaktion entdeckt wird – wird sich somit seines Potenzials, die eigenen Aktionen und die anderer zu kontrollieren, über mentale Zustände bewusst. Dies kann sich nur im Rahmen einer Bindungsbeziehung voll entfalten. Wir behaupten, dass Gewaltakte nur dann möglich sind, wenn es zu einer Entkopplung zwischen den Repräsentationen subjektiver Selbstzustände und den entsprechenden Handlungen kommt, die dann als »urheberlos« erlebt werden. Das Verständnis der entwicklungspsychologischen Wurzeln von Gewalt geht somit mit einem Verständnis der Bedingungen einher, unter denen es zu dieser Form der Trennung von inneren Zuständen und der vom Selbst initiierten Aktionen kommen kann. Im Folgenden sollen die entwicklungspsychologischen Prämissen näher beleuchtet werden, die ein psychoanalytische Theorie der Gewalt zu berücksichtigen hat, wenn es ein überzeugendes Erklärungsmodell impulsiver Gewalttätigkeit liefern möchte.

1.9.16 Vernachlässigung und Prädisposition zu Gewalt

Entsprechend unseres Modells einer Theorie des Mentalen ist eine »selbstbewusste« (mind-aware) interpersonelle Interaktion von zentraler Bedeutung für die Entwicklung stabiler Repräsentanzen innerpsychischer Zustände. Bei Menschen, deren Pflege- und Bezugspersonen dieses Verständnis nicht zu fördern vermochten, bleiben die basalen psychischen Funktionsmodi der psychischen Äquivalenz und des Als-ob bis ins Erwachsenenalter hinein erhalten. Während extreme körperliche Vernachlässigung, die die Jugendämter auf den Plan ruft, ganz offensichtlich den Erwerb der Mentalisierungsfähigkeit unterminiert, so gibt es doch sehr viel subtilere Formen psychischer Vernachlässigung (im Sinne von »Wohlstandsverwahrlosung«), die sich ebenso schädlich auf die Entwicklung der Fähigkeit zur Mentalisierung auswirken. Vernachlässigung, verbunden mit zunehmendem finanziellen und sozialen Druck auf die moderne westliche Familie, ist Thema zahlreicher Forschungsarbeiten (deren Duktus zuweilen an moralische Panik grenzt) und soll hier nicht weiter ausgeführt werden. Die Anzahl allein erziehender Eltern bzw. der Haushalte, in denen beide Elternteile arbeiten, nimmt zu, während der Anteil an Zeit, die Eltern (insbesondere Väter) mit ihren Kindern verbringen, laut der meisten Untersuchungen überraschend niedrig ist (z. B. NICHD Early Child Care Research Network 1996). Der durchschnittliche Vater verbringt nur 7 $^1/_2$ Minuten pro Woche im Einzelkontakt mit seinem Kind. Obwohl wir wissen, dass verschiedene

Traumata eine bedeutsame Rolle in der Psychogenese der Gewalt spielen (vgl. Johnson et al. 1999), so sind wir doch der Auffassung, dass es die Persistenz des psychischen Äquivalenzmodus ist, verbunden mit früher psychischer Vernachlässigung, die die Anfälligkeit für Gewalterfahrungen ausmacht. Es spricht Einiges dafür, dass der Ursprung sozialer Gewalt eher in psychischer Vernachlässigung denn in körperlichem oder sexuellem Missbrauch zu suchen ist (Johnson-Reid u. Bart 2000). Die Brutalisierung von (affektiver) Bindung in der Kindheit oder Adoleszenz, ja selbst im jungen Erwachsenenalter, scheint eine notwendige, aber nicht hinreichende Bedingung für schwere Körperverletzung oder Mord zu sein. Eine schwach ausgebildete Fähigkeit zur Mentalisierung infolge nichtkontingenter Spiegelerfahrungen und fehlender kindgerechter Interaktion unterminiert die Verbindungen zwischen innerpsychischen Zuständen und Handlungen und führt in der Folge zu Schwierigkeiten, wenn die Möglichkeiten des Jugendlichen zu verstehen durch die Feinseligkeit und Zerstörungswut seiner Welt begrenzt sind.

Die Persistenz des psychischen Äquivalenzmodus, die darauf zurückzuführen ist, dass es der Bezugsperson nicht gelingt, einen Beziehungskontext bereitzustellen, in dem sich die Fähigkeit zur Mentalisierung und ein Gefühl für das eigene Selbst als psychische Einheit entfalten können, ist ein Schlüsselmoment in der Neigung gewalttätiger Menschen, Gefühle und Gedanken körperlich, das heißt gegen sich oder gegen andere gerichtet, auszuagieren. Gewalttätige Menschen fügen sich selbst und anderen gleichermaßen gewaltsam Schaden zu (Gilligan 1997); so kommt es in den Hochsicherheitstrakten englischer Gefängnisse nicht selten zu Selbstverletzungen wie Schlucken von Rasierklingen, Ausstechen von Augen oder Einführen von Bettfedern in die Harnröhre. Unfähig, »sich selbst« (ihre Selbstzustände) von innen heraus zu spüren, sind diese Menschen gezwungen, ihr Selbst über Handeln (Inszenierungen) von außen zu erleben.

Das Fehlen eines stabilen repräsentationalen Selbstgefühls der eigenen Urheberschaft ist von zentraler Bedeutung für unser Verständnis von Gewalt. Die Fähigkeit, die eigenen mentalen Zustände zu symbolisieren, ist eine wesentliche Voraussetzung für die Entwicklung eines Identitätsgefühls. Ist dies nicht vorhanden, fehlt es nicht nur an Selbstliebe, sondern auch an einem authentischen und organischen Selbstbild, das um die internalisierten Repräsentationen mentaler Zustände organisiert ist. Das Fehlen oder die Schwäche einer handlungsfähigen, effektiven Selbstrepräsentanz ruft ein Selbst auf den Plan, das nach teleologischen Prinzipien funktioniert und aufgrund fehlender Mentalisierung dem Kind, später dem Erwachsenen, für die eigene Subjektivität und die alltäglichen interpersonellen Situationen ebenso wenig Verständnis zu vermitteln vermag wie für die damit einhergehenden intensiven Affekte, die nahezu unbenannt und somit verwirrend bleiben müssen.

Scheitert die Entwicklung einer handlungsfähigen, effektiven Selbstrepräsentanz, kommt es zu schwerwiegenden Komplikationen. Gelingt es in der frühen Kindheit nicht, ein Gegenüber zu finden, das sich kontingent gegenüber den inneren Zuständen des Kindes verhält und das für die oben beschriebenen intersubjektiven Prozesse zur Verfügung steht, so kann es zu einer verzweifelten Suche nach Bedeutung kommen, wenn das Selbst sich im Spiegelbild bzw. im anderen zu entdecken sucht. Die Folgen sind eine Verzerrung des intersubjektiven Prozesses und die Übernahme nichtkontingenter Signale und Reaktionen des Objekts. Da diese Bilder unglücklicherweise nicht mit dem Erleben des Kindes übereinstimmen, können sie nicht als vollständig effektive Selbstrepräsentanzen fungieren. Wie Winnicott (1974b) feststellte, führt fehlerhaftes Spiegeln zur Internalisierung elterlicher Zustände, jedoch nicht zu einer brauchbaren Version für das eigene Erleben des Kindes. Dies wiederum hat das zur Folge, was wir als **fremdes Erleben innerhalb des Selbst** bezeichnet haben: Gedanken und Gefühle werden als Teil des Selbst, jedoch nicht dem Selbst zugehörig erlebt (Fonagy 1995; 2000). Das vernachlässigte Kind verfügt über keine effektiv funktionierende Selbstrepräsentanz, da die Selbstzustandsrepräsentanzen zweiter Ordnung verzerrt sind, indem sie Repräsentanzen des anderen enthalten. Wie Winnicott (1974a, S. 128) so treffend formulierte: Statt sich selbst in der Psyche der Mutter zu entdecken, trifft das Kind auf die Mutter. Das Bild der Mutter »kolonisiert« das Selbst. Da das fremde Selbst als Teil des Selbst erlebt wird, zerstört es jegliches Gefühl von Selbstkohärenz oder Identitätsempfinden, das nur durch permanente und intensive Projektion wiederhergestellt werden kann. Klinisch gesehen, entspringt die Projektion nicht dem Empfinden von Schuld, sondern dem Bedürfnis, die Kontinuität des Selbsterlebens wiederherzustellen.

Die Folge mütterlicher Non-Responsivität, dieser fremde andere, existiert im Keim wahrscheinlich in all unseren Selbstrepräsentanzen, da wir alle Vernachlässigung in mehr der weniger großem Ausmaß erfahren haben (Tronick u. Gianino 1986). Normalerweise jedoch werden Teile der Selbstrepräsentanz, die nicht in der internalisierten Spiegelerfahrung von Selbstzuständen verankert sind, via Mentalisierung in eine einzige kohärente Selbststruktur integriert. Die handlungsfähige Selbstrepräsentanz schafft die Illusion von Kohärenz innerhalb unserer Selbstrepräsentanzen, indem Urheberschaft zugeschrieben und dabei mehr oder weniger genau angenommen wird, dass zur Erklärung von Erfahrung unveränderliche geistige Zustände existieren. Dramatische Beispiele hierfür finden sich in vor vielen Jahren vorgelegten Studien, in denen Patienten mit neuronalen Schädigungen (so genannte Split-Brain-Patienten, denen chirurgisch das Corpus callosum durchtrennt wurde) untersucht wurden (Gazzaniga 1985). Bot man diesen Patienten emotional aufwühlendes Bildmaterial, so versuchten sie ihr erhöhtes emotionales Erregungsniveau mit bizarren Mentalisierungs- und Erklärungsversuchen zu begründen. Ähnliche Phänomene kennen wir aus Hypnose-Shows oder wissenschaftlichen Kontroversen, wenn es darum geht, mithilfe von Hypnose verdrängte Erinnerungen hervorzuholen (Dywan u. Bowers 1983; Kihlstrom 1994; Spiegel u. Scheflin 1994).

Der normale Attribuierungsprozess von Handlungsfähigkeit und Effektanz des Selbst läuft vorbewusst in unserem Hinterkopf ab, um unserem Leben, unseren Handlungen und unserem Selbstempfinden Kohärenz und psychologische Bedeutung zu verleihen. Dabei handelt es sich um eine wichtige psychologische Funktion der eigenständigen autobiografischen Selbstrepräsentanz. Menschen, deren Mentalisierungsfähigkeit nur unzureichend ausgebildet ist, müssen dann auf kontrollierende und manipulative Strategien zurückgreifen, um die Kohärenz ihres Selbstgefühls wiederherzustellen. Die »fremden« Selbstaspekte werden externalisiert und in eine Bindungsfigur verlagert. Über Prozesse, die in der klinischen Literatur als projektive Identifizierung beschrieben werden, wird die Bindungsfigur dahingehend manipuliert, Emotionen zu fühlen, die als Teil des Selbst internalisiert wurden, jedoch nicht vollständig als »dem Selbst zugehörig« erlebt werden. Dabei handelt es sich nicht um selbstprotektive Manöver im Sinne eines Bedürfnisses, Gefühle zu teilen, die der Einzelne nicht anzuerkennen in der Lage ist; vielmehr geht es darum, das Selbst vor der Erfahrung der Inkongruenz oder Inkohärenz zu schützen, die über das Potenzial verfügt, sehr viel tiefere Ängste auszulösen (vgl. Kernberg 1982; 1983; Kohut 1979). Die Bindungsperson erfüllt somit eine »lebensrettende« oder – genauer gesagt – »Selbst-rettende« Funktion, indem sie das Selbst von unerträglichen inneren Repräsentanzen befreit. Unglücklicherweise ist die Bindungsperson in der denkbar schlechtesten Position, bei der Wiederherstellung der angegriffenen Mentalisierungsfunktion des anderen zu helfen – wenn sie zum Beispiel auf unbewusste Provokation wütend oder bestrafend reagiert –, weil sie den Kontakt zu seiner inneren Welt verloren hat. Bei Erwachsenen kann eine solche Prädisposition zu projektiver Identifizierung ein Zeichen für eine schwere psychische Störung sein.

1.9.17 Brutalisierung und der Akt der Gewalt

Die folgenden Überlegungen basieren auf der Auswertung von drei Studien, die die Bindungsgeschichte (erhoben anhand des Erwachsenenbindungsinterviews) von fast 100 jungen Kriminellen in psychiatrischen und nichtpsychiatrischen Einrichtungen untersuchten.[12]

Nahezu alle Probanden der drei Stichproben, die Gewaltverbrechen begangen hatten, unabhängig von damit einhergehenden psychiatrischen Diagnosen, waren in der Vergangenheit misshandelt worden – und dies von Angehörigen ihres engsten familiären oder sozialen Umfelds: Familienmitglieder, enge Freunde, Schulkameraden. Wie aus unseren Interviews hervorgeht, scheint brutale Behandlung nur dann in Gewalt zu münden, wenn sie im Rahmen einer engen Beziehung stattfindet. Es ist nicht die Brutalität an sich, die zu Gewalt führt, wie Kognitivisten oder soziale Lerntheoretiker behaupten. Soziale Gewalt geht mit der Brutalisierung einer affektiven Bindung in der Vorgeschichte einher.

Diese Befunde sollen im Folgenden weiter ausgeführt werden. Die Gruppe der Gefängnisinsassen berichtete häufig davon, gezwungen worden zu sein, sich einer Autoritätsperson (gewöhnlich ein Elternteil, in den meisten Fällen ein Stiefelternteil) zu unterwerfen, die Drohungen aussprach und exzessiv Gewalt anwendete, das Kind oder den Jugendlichen schlug, bis dieses/dieser um Gnade flehte. Es wurde von Geschlagen-Werden bis zur Bewusstlosigkeit berichtet, von Bestrafungsexzessen, die Kreuzigungen, Verstümmelungen und systematische Verbrennungen einschlossen. Es gab jedoch keinen Zusammenhang zwischen der Schwere der berichteten Misshandlung und der Schwere der später vom Betreffenden an den Tag gelegten Gewalttätigkeit. Die sich durch alle Erfahrungsberichte ziehende Konstante ist die der Scham, abgelöst von intensiver Wut, um das verletzte Selbstgefühl wiederherzustellen.

Die Brutalisierung affektiver Bindung geht nicht nur mit der Erfahrung körperlicher Misshandlung der eigenen Person einher, sie entsteht auch, wenn die betreffende Person gezwungen ist, die körperliche Misshandlung einer Bindungsfigur, beispielsweise das Geschlagen-Werden, mitanzusehen. Das Erleben von Scham und Demütigung, gefolgt von Wut und Rachedurst, sind sich auffällig ähnlich, unabhängig davon, ob es sich um ein umittelbares Gewaltopfer oder aber einen Zeugen handelt. Nicht immer ist jedoch die Familie an der Brutalisierung beteiligt. In rund 70 % unserer Gefängnisstichprobe war es eine Mischung aus Familienangehörigen und Mitgliedern der engsten Peergroup (oder Gang),

12 Meine Mitarbeiter waren Alice Levinson, MD (forensisch-psychiatrische Stichprobe mit der Diagnose einer Persönlichkeitsstörung, n = 22), Andrew Hill-Smith, MD, Pippa G, MD (Stichprobe junger Mörder, n = 22), und Gillian McGauley, MD (gemischte forensisch-psychiatrische Stichprobe, n = 50).

die das Kind oder den Jugendlichen Gewalterfahrungen aussetzten.

Mentalisierungsschwäche und Wiederauftauchen primitiver Erlebensmodi psychischer Realität machen Menschen, zu deren Vorgeschichte psychische Vernachlässigung gehört, außerordentlich anfällig für Gewalt in Bindungskontexten. Die Angriffe können nicht über Mentalisierung des Schmerzes abgemildert werden. Nichtmentalisierte Scham ist keine »Als-ob«-Erfahrung, sondern ist gleichbedeutend mit der Zerstörung des Selbst. Es wäre daher nicht übertrieben, diese Emotion als »Ich-destruktive Scham« zu bezeichnen. Die Kohärenz der Selbstrepräsentanz, ja die Identität selbst, steht unter Beschuss. Während eine Person mit einer stabilen Mentalisierungsfähigkeit in der Lage ist, die Bedeutung, die sich hinter dem Angriff verbirgt, zu erkennen und ihn nicht als tatsächliche Zerstörung des Ichs fehldeutet, wird eine Person, deren Mentalisierungsfähigkeit nur schwach oder gar nicht ausgebildet ist, den Angriff wie eine Zerstörung des Selbst erleben. Letztlich wird jedoch die Brutalisierung einer Beziehung, wenn sie einen bestimmten Schweregrad erreicht, auch bei jenen Menschen Ich-destruktive Scham auslösen, deren Mentalisierungsfähigkeit überdurchschnittlich gut entwickelt ist. Die Demütigung ist von einer solchen Intensität, dass alles, was als innerpsychisch gefühlt wird (Subjektivität), zu etwas wird, dem Widerstand entgegengesetzt werden muss. In ihrer Beschreibung vergangener Gewalterfahrungen berichten Gefängnisinsassen häufig, den Akt des Denkens selbst als unerträglich erlebt zu haben. Aussagen wie »Ich habe aufgehört zu denken«, »Ich wurde wie taub«, »Ich konnte es nicht ertragen zu denken« sind häufige Vorläufer des Augenblicks, in dem das ehemalige Opfer unweigerlich zum Täter wird.

Warum ist die Brutalisierung affektiver Bindungen mit einem heftigen und destruktiven Gefühl des Selbstekels, der nahezu an Selbsthass grenzt, verknüpft? Scham betrifft die Erfahrung, wie ein physisches Objekt behandelt zu werden, während Anerkennung erwartet wird. Unerträgliche Scham entsteht aus der Inkongruenz, das eigene Menschsein negiert zu wissen, während man eigentlich und völlig zu Recht Wertschätzung erwartet. Gewalt oder Androhung von körperlicher Gewalt zerstört buchstäblich die Seele, weil es das äußerste Zeichen dafür ist, dass jene Person, die uns Gewalt antut und von der wir eigentlich Verständnis erwarten, uns nicht liebt. Wie Freud (1914) uns gelehrt hat, wird das Selbst Liebe durch das Objekt erhalten, sodass Selbstliebe daraus erwachsen kann. Das Merkmal eines Selbst, dem es an Liebe mangelt, ist Scham, so wie Kälte ein Indikator für fehlende Wärme ist (Gilligan 1997). Während Scham, ähnlich dem Empfinden von Kälte, als akute Erfahrung mit Schmerz verbunden ist, wird sie im Zustand anhaltender Intensität als ein Gefühl der Taubheit und des Abgetötetseins erlebt.

Der Zustand der Demütigung kann nur über eine selektive, aber tief greifende Verleugnung der Subjektivität des Selbst und des Objekts aufgehoben werden. Ein wegen schweren Raubüberfalls Inhaftierter erinnert sich an seinen betrunkenen Vater, der regelmäßig auf ihn und seine Schwester urinierte, wenn er spät abends nach Hause kam. Er berichtet von seiner grauenvollen Angst in diesen späten Abendstunden, die an einem bestimmten Punkt in den Wunsch mündete, den Vater zu verstümmeln und zu entstellen. »Das Arschloch hat für mich nicht mehr existiert.« Eine ähnlich dramatische Rekonfiguration des Selbst scheint bei vielen Kriminellen stattzufinden. Es gibt einen Punkt, an dem die normale Hemmschwelle, einen anderen absichtlich zu verletzen, überschritten wird. Von da an scheint die betreffende Person keine Gewissensbisse mehr angesichts ihrer Gewalttätigkeit gegenüber anderen zu empfinden, und es setzt ein Zustand ein, der fälschlicherweise als Psychopathie interpretiert werden könnte. Vielleicht sollte man eher von funktionaler Psychopathie sprechen, da der Verlust interpersoneller Sensibilität der Abwehr entspringt und als vorübergehend und reversibel gilt.

Es war bislang die Rede von der Veranlagung zu Gewaltverbrechen. Diese muss jedoch vom Gewaltakt selbst unterschieden werden. Während die Veranlagung für Gewalttätigkeit mit der Zerstörung interpersonellen Bewusstseins in spezifischen Kontexten einhergeht, würde ich den Akt der Gewalt selbst als pervertierte Wiederherstellung einer rudimentären Mentalisierungsfunktion ansehen. Der Gewaltakt selbst, ob impulsiv oder geplant, entspringt selten blinder Wut. Vielmehr handelt es sich um einen verzweifelten Versuch, das zerbrechliche Selbst vor dem Ansturm der Scham zu schützen, der häufig ganz ungewollt von einem anderen ausgelöst wird. Die Erfahrung von Demütigung, die die betreffende Person innerhalb des fremden Selbstanteils zu halten versucht, wird zur existenziellen Bedrohung und daher sofort externalisiert. Einmal ins Außen verlagert und als Teil der Opferrepräsentanz im Täter wahrgenommen, wird die Erfahrung von Demütigung als etwas erlebt, dessen Zerstörungspotenzial absolut ist. In diesem Sinne handelt es sich bei einer gewalttätigen Handlung um ein Zeichen der Hoffnung, einen Wunsch nach Neuanfang, auch wenn es in Wirklichkeit nur der Anfang eines tragischen Endes ist. Es ist nicht leicht, Empathie für Gewalttätigkeit aufzubringen. Oftmals kommt es zu einem unmittelbaren Abbruch der Mentalisierung bei demjenigen, der von außen Zeuge dieser Gewalt wird. Gewalt ist eine Abwehr gegenüber der zerstörerischen Realität, die Demütigung und Ich-destruktive Scham, wie sie im Äquivalenzmodus erlebt werden, entstehen lassen. Manchen Menschen stehen keine anderen Ressourcen als Gewalt zur Verfügung, um ihre durch ein Mentalisierungsdefizit so entscheidend geschwächte Selbstrepräsentanz zu schützen. Oberflächlich betrachtet könnte man Gewalthandlungen als kathartisch auffassen, doch glauben wir, dass die Wiederherstellung des Gleichgewichts weniger mit Triebabfuhr als dem Erwerb einer inneren Gestalt, dem Schaffen eines inneren Friedens, einer seltsamen Art innerer Ruhe einhergeht.

1.9.18 Zusammenfassung

Die von uns vorgelegte Theorie setzt sich aus folgenden Annahmen zusammen:

- Das psychische Selbst ist in der Attribuierung mentaler Zustände (Gedanken, Gefühle, Wünsche, Überzeugungen) an das eigene Selbst und das des anderen verwurzelt.
- Diese Fähigkeit ist biologisch gebahnt und »wartet« sozusagen darauf, ähnlich der Sprache, mit entsprechenden Erfahrungen gefüllt zu werden; sie entsteht in der Interaktion mit einer Bindungsfigur. Über die Internalisierung der spiegelnden Handlungen der Bezugsperson wird das innere Erleben zu einer Sekundärrepräsentanz – das heißt, mentale Zustände im Selbst werden über das im Objekt »Gesehen-Werden« verstanden, mit Bedeutung versehen und internalisiert.
- Die rudimentäre frühe Erfahrung psychischer Realität besteht aus zwei alternierenden Funktionsmodi: einem Modus »psychischer Äquivalenz« (Innen = Außen) und dem Funktionsmodus des »Als-ob« (Innen und Außen werden als völlig getrennt voneinander aufgefasst).
- Eine sichere und spielerische Interaktion mit der Bezugsperson führt zur Integration dieser beiden Funktionsmodi, welche wiederum die Fähigkeit zur Mentalisie-

rung entstehen lässt, das heißt die Fähigkeit, über eigene innere Zustände und die des anderen nachzudenken und sich damit auseinanderzusetzen sowie das eigene Selbst und die Objekte als von inneren Zuständen motiviert zu erleben.

- Im Falle chronisch uneinfühlsamer und fehleingestimmter Bezugspersonen entsteht ein Fehler im Aufbau des Selbst, wodurch der Säugling gezwungen wird, die Repräsentanz des psychischen Zustands des Objekts als Kernanteil seines eigenen Selbst zu internalisieren.
- In der frühen Entwicklung wird diesem »fremden Selbst« mit Externalisierung begegnet; mit zunehmender Mentalisierung kann es in das Selbst eingewoben werden, wo es das illusionäre Gefühl von Kohäsion entstehen lässt.
- Die Desorganisation des Selbst führt zur Desorganisation von Bindungsbeziehungen, in denen ein ständiges Bedürfnis nach projektiver Identifizierung (Externalisierung des fremden Selbst) herrscht.
- Das fremde Selbst existiert in uns allen, da Fürsorge immer auch von Momenten der Vernachlässigung geprägt ist; zu schädlichen Auswirkungen kommt es dann, wenn spätere Traumatisierungen in der Familie oder Peergroup das Kind zur Dissoziierung von Schmerz zwingen, indem es das fremde Selbst benutzt, um sich aus Abwehrgründen mit dem Aggressor zu identifizieren. In solchen Fällen wird das leere Selbst mit Bildern des Aggressors kolonisiert, und das Kind erlebt sich selbst als böse und monströs.
- Dies wiederum führt zu drei wichtigen Veränderungen:
  - Verweigerung von Mentalisierung im Bindungskontext und das Bedürfnis, Selbst und andere als im Grunde geistlose Wesen wahrzunehmen, die auf teleologischer Ebene funktionieren
  - Aufhebung der Illusion von Selbstkohärenz, die normalerweise über den Prozess der Mentalisierung entsteht, was zu einer schweren Störung im psychologischen Selbst führt; die Zunahme an »Selbst-fremden« Erfahrungen innerhalb des Selbst mündet in häufiges fragmentiertes Identitätserleben
  - Die Externalisierung nichtkongruenter Selbstanteile wird zum wesentlichen Moment der Kontinuität der Selbsterlebens, was die physische Nähe des anderen lebenswichtig werden lässt, um als Medium der Externalisierung zu fungieren.
- Brutalisierung im Bindungskontext führt zu intensiver Scham. Ist diese in der Vorgeschichte an frühe Vernachlässigung und eine in der Folge nur schwach entwickelte Fähigkeit zur Mentalisierung gekoppelt, kann daraus ein potenzieller Auslöser für Gewalt werden: Das Gefühl der Demütigung ist zu stark, wenn das Trauma nicht mithilfe von Mentalisierung abgemildert werden kann. Scham, die der Mentalisierung nicht zugänglich ist, wird als Zerstörung des Selbst erlebt, was wir als »Ich-destruktive Scham« bezeichnet haben.
- Der Akt der Gewalt selbst ist im Wunsch begründet, die externalisierten (projizierten) Selbstanteile im anderen zu zerstören und dadurch die Kohärenz (das Überleben) des Selbst zu sichern.

1.9.19 Schlussfolgerung: unsere gewalttätige Gesellschaft

Gewalt ist zum Teil im Bedürfnis verwurzelt, eine emotionale Erfahrung außerhalb des Selbst zu schaffen, die einem unerträglichen inneren Erlebenszustand entspricht, und diesen anschließend zu zerstören, um das Überleben des eigenen Selbst sicherzustellen. Natürlich ist dies eine grobe Vereinfachung. Insbesondere die Person, deren Mentalisierungsfähigkeit durch eine Mischung aus konstitutioneller Vulnerabilität, früher Deprivation und Hemmung angesichts manifester Bedrohung charakterisiert ist, wird sich schwer tun, eine Situation angemessen einzuschätzen, wenn das Gegenüber einer sozialen Interaktion genau die Kombination emotionaler und dispositioneller Zustände aufweist, die eine erfolgreiche Entäußerung des fremden Selbstanteils am vielversprechendsten erscheinen lässt. Diese Haltung, wie grausam, aussichtslos und antisozial sie auch sein mag, ist jedoch immer auf das Überleben des Selbst gerichtet. In diesem Sinne könnte man auch von einem »Lebenszeichen« sprechen. Ihre Wirksamkeit ist davon abhängig, eine intentionale Position im Opfer zu schaffen, die die Stärke und Kohärenz des Selbst durch Externalisierung bekräftigt.

Menschen, deren beeinträchtigte Mentalisierungsfähigkeit sie in die Gewalttätigkeit treibt, sind Opfer einer sozialen Struktur, der es nicht gelingt, Familien und Elternschaft ausreichend zu unterstützen, damit wir uns angemessen um unsere Kinder kümmern können. Eine Gesellschaft, die wenig alternative Strukturen zu bieten hat, innerhalb derer Kinder ein Gefühl der Selbstanerkennung über sozialen Austausch mit einer wohlwollenden und verlässlichen Bindungsfigur erlangen können. Eine soziale Struktur, die womöglich auf grausame Art und Weise Individuation, Individualität und Selbstverwirklichung an erste Stelle setzt. Der misslungene Aufbau einer kohärenten Repräsentanz der Selbst-andere-Beziehung und die Komplikationen innerhalb der Selbstorganisation, die in der Folge manifest werden, zeigen sich, unabhängig vom materiellen Wohlstand, in immer mehr Familien, da die Gesellschaft einen Teil ihrer Fürsorgefunktionen aufgegeben, die entsprechenden öffentlichen Institutionen aufgelöst und ihre Prioritäten auf den materiellen Bereich verlagert hat. Die kollektive Gewalt sozialer Gruppen (Nazi-Herrschaft, ethnische Säuberung) bezieht ihre Motivation aus der wahnhaften Überzeugung, Gefühle der Scham, und sei es auf nationaler oder gesellschaftlicher Ebene, auslöschen zu können. Wir alle zahlen einen hohen Preis dafür, dass wir Materie (physisches Wohlbefinden) über Geist (die Kohärenz von Subjektivität) stellen. Es ist die Aufgabe der Psychoanalyse, der herausragenden Disziplin auf dem Gebiet der Subjektivität, dieses Gleichgewicht wiederherzustellen.

Literatur

Abrahamsen D (1973). The Murdering Mind. London: Hogarth Press.

Ainsworth MDS, Blehar MC, Waters E, Wall S (1978). Patterns of Attachment. A psychological study of the Strange Situation. Hillsdale, NJ: Erlbaum.

Allen JP, Moore C, Kupermine G, Bell K (1998). Attachment and adolescent psychosocial functioning. Child Dev; 69: 1406–19.

Amen DG, Stubblefield M, Carmichael B, Thisted R (1996). Brain SPECT findings and aggressiveness. Ann Clin Psychiatry; 8(3): 129–37.

Anderson CA, Bushman BJ (2002). Human aggression. Ann Rev Psychol; 53: 27–51.

Asberg M, Thoren P, Traskman L (1976). 5-HIAAA in the cerebrospinal fluid: a biochemical suicide predictor? Arch Gen Psychiatry; 33: 1193–7.

Astington J, Harris P, Olson D (1988). Developing Theories of Mind. New York: Cambridge University Press.

Bahrick LR, Watson JS (1985). Detection of intermodal proprioceptive-visual contingency als a potential basis of self-perception in infancy. Developm Psychol; 21: 963–73.

Balint M (1970). Therapeutische Aspekte der Regression. Die Theorie der Grundstörung. Stuttgart: Klett-Cotta.

Baron-Cohen S, Swettenham J (1996). The relationship between SAM and ToMM. Two hypotheses. In: Carruthers P, Smith PK (eds). Theories of Theory of Mind. Cambridge: Cambridge University Press; 158–68.

Baron-Cohen S, Tager-Flusberg H, Cohen DJ (1993). Understanding Other Minds. Perspectives from autism. Oxford: Oxford University Press.

Baron-Cohen S, Jolliffe T, Mortimore C, Robertson M (1997). Another advanced test of theory of mind. Evidence from very high functioning adults with autisms or Asperger Syndrome. J Child Psychol Psychiatry; 38: 813–22.

Baron-Cohen S, Tager-Flusberg H, Cohen DJ (eds) (2000). Understanding other Minds. Perspectives from autism and developmental cognitive neuroscience. Oxford: Oxford University Press.

Baron-Cohen S, Wheelwright S, Hill J, Raste Y, Plumb I (2001). The »Reading the Mind in the Eyes« Test revised version: a study with normal adults, and adults with Asperger syndrome or high-functioning autism. J Child Psychol Psychiatry; 42(2): 241–51.

Bateman A (1996). The concept of enactment and »thick-skinned« and »thin-skinned« narcissism. Vortrag bei der Europäischen Konferenz englischsprechender Psychoanalytiker. London, im Juli 1996.

Bateman A (1997). Borderline personality disorder and psychotherapeutic psychiatry. An integrative approach. Br J Psychother; 13(4): 489–98.

Bateman A (1998). Thick- and thin-skinned organisations and enactment in borderline and narcissistic disorders. Int J Psychoanal; 79(1): 13–25.

Bateman A, Holmes J (1995). Introduction to Psychoanalysis. Contemporary theory and practice. London: Routledge.

Beebe B, Jaffe J, Feldstein S, Mays K, Alson D (1985). Interpersonal timing. The application of an adult dialogue model to mother-infant vocal and kinesic interactions. In: Field TM, Fox NA (eds). Social Perception in Infants. Norwood, NJ: Ablex; 217–47.

Bick E (1964). Notes on infant observations in psychoanalytic training. Int J Psychoanal; 45: 558–66.

Bion WR (1990). Lernen durch Erfahrung. Frankfurt/M.: Suhrkamp.

Blair RJ (1995). A cognitive developmental approach to morality. Investigating the psychopath. Cognition; 57: 1–29.

Blair RJ (2001). Neurocognitive models of aggression, the antisocial personality disorders, and psychopathy. J Neurol Neurosurg Psychiatry; 71: 727–31.

Blair RJ, Jones L, Clark F, Smith M (1997). The psychopathic individual. A lack of responsiveness to distress cues? Psychophysiology; 34(2): 192–8.

Blair R, Morris J, Frith C, Perrett D, Dolan R (1999). Dissociable neural responses to facial expressions of sadness. Brain; 122(5): 883–93.

Bleiberg E (2001). Treating Personality Disorders in Children and Adolescents. A relational approach. New York: Guilford Press.

Bogdan RJ (1997). Interpreting Minds. Cambridge, MA: MIT Press.

Bolton D, Hill J (1996). Mind, Meaning and Mental Disorder. Oxford: Oxford University Press.

Bowlby J (1986). Bindung. Frankfurt/M.: Fischer.

Brazelton TB, Tronick E (1980). Preverbal communication between mothers and infants. In: Olson DR (ed). The Social Foundations of Language and Thought. New York: Norton; 299–315.

Brazelton T, Kowslowski B, Main M (1974). The origins of reciprocity. The early mother-infant interaction. In: Lewis M, Rosenblum L (eds). The Effect of the Infant on its Caregiver. New York: John Wiley; 49–76.

Cairns RB, Cairns BD, Neckerman HJ, Ferguson LI, Gariepy JL (1989). Growth and aggression. 1. Childhood to early adolescence. Developm Psychol; 25: 320–30.

Cassam Q (ed) (1994). Self-knowledge. Oxford: Oxford University Press.

Coccaro EF, Kavussi RJ, Hauger RL, Cooper TB, Ferris CF (1998). Cerebrospinal fluid vasopressin levels. Correlates with aggression and serotonin function in personality-disordered subjects. Arch Gen Psychiatry; 55(8): 708–14.

Coie JD, Dodge KA (1998). Aggression and antisocial behavior. In: Damon W (ed). Handbook of Child Psychology, Vol. 3. Social, emotional and personality development. New York: Wiley; 779–862.

Corkum V, Moore C (1995). Joint Attention. Its origins and role in development. New York: Erlbaum; 61–83.

Cote S, Tremblay RE, Nagin D, Zoccolillo M, Vitaro F (2002). The development of impulsivity, fearfulness, and helpfulness during childhood. Patterns of consistency and change in the trajectories of boys and girls. J Child Psychol Psychiatry Allied Disciplines; 43(5): 609–18.

Cox M (1982). The psychotherapist as assessor of dangerousness In: Hamilton JR, Freeman H (eds). Dangerousness: Psychiatric assessment and management. London: Alden Press; 81–7.

Crick NR, Dodge KA (1994). A review and reformulation of social information-processing mechanisms in children's social adjustment. Psychol Bull; 115: 74–101.

Csibra G, Gergely G (1998). The teleological origins of mentalistic action explanations. A developmental hypothesis. Developm Sci; 1(2): 255–9.
Csibra G, Gergely G, Brockbank M, Biro S, Koos O (1999). Twelve-month-old can infer a goal for an incomplete action. Vortrag, gehalten anlässlich der 11. Biennial Conference on Infant Studies (ICIS), Atlanta, Georgia.
De Waal FBM (2000). Primates – a natural history of conflict resolution. Science; 289: 586–90.
DeCasper AJ, Fifer WP (1980). Of human bonding. Newborns prefer their mother's voices. Science; 208: 1174–6.
Denham SA, Zoller D, Couchoud EA (1994). Socialization of preschoolers emotion understanding. Developm Psychol; 30: 928–36.
Dennett D (1987). The Intentional Stance. Cambridge, MA: MIT Press.
Dodge KA, Pettit G, Bates JE (1994). Socialization mediators of the relation between socioeconomic status and child conduct problems. Child Dev; 65: 649–65.
Dunn J (1996). The Emanuel Miller Memorial Lecture 1995. Children's relationships. Bridging the divide between cognitive and social development. J Child Psychol Psychiatry; 37: 507–18.
Dunn J, Brown J, Beardsall L (1991a). Family talk about feeling states and children's later understanding of other's emotions. Develop Psychol; 27: 448–55.
Dunn J, Brown J, Somkowski C, Telsa C, Youngblade L (1991b). Young children's understanding of other people's feelings and beliefs. Individual differences and their antecedents. Child Dev; 62: 1352–66.
Dywan J, Bowers KS (1983). The use of hypnosis to enhance recall. Science; 222: 184–5.
Eley TC, Lichtenstein P, Stevenson J (1999). Sex differences in the etiology of aggressive and non-aggressive antisocial behavior: results from two twin studies. Child Dev; 70(1): 155–68.
Fantz R (1963). Pattern vision in newborn infants. Science; 140: 296–7.
Field T (1979). Differential behavioral and cardiac responses of 3-month-old infants to a mirror and peer. Inf Behav Dev; 2: 179–84.
Fodor J (1987). Psychosemantics. Cambridge, MA: MIT Press.
Fodor J (1992). A theory of the child's theory of mind. Cognition; 44: 283–96.
Fonagy P (1982). Psychoanalysis and empirical science. Int Rev Psychoanal; 9: 125–45.
Fonagy P (1991). Thinking about thinking. Some clinical and theoretical considerations in the treatment of a borderline patient. Int J Psychoanal; 72: 1–18.
Fonagy P (1995). Playing with reality. The development of psychic reality and its malfunction in borderline patients. Int J Psychoanal; 76: 39–44.
Fonagy P (1997a). Attachment and theory of mind. Overlapping constructs? Associations for Child Psychology and Psychiatry Occasional Papers; 14: 31–40.
Fonagy P (1997b). Multiple voices versus meta-cognition. An attachment theory perspective. J Psychother Integration; 7: 181–94.
Fonagy P (1999). The transgenerational transmission of holocaust trauma. Lessons learned from the analysis of an adolescent with obsessive-compulsive disorder. Attachm Hum Dev; 1: 92–114.
Fonagy P (2000). Attachment and borderline personality disorder. J Am Psychoanal Assoc; 48(4): 1129–46.
Fonagy P (2001). Saisir les orties à pleines mains, ou pourquoi la recherche psychoanalytique est tellement irritante. Revue Francaise de Psychoanalyse; 265–84.
Fonagy P, Target M (1996). Playing with reality: I. Theory of mind and the normal development of psychic reality. Int J Psychoanal; 77: 217–33.
Fonagy P, Target M (1997). Attachment and reflective function. Their role in self-organization. Development and Psychopathology; 9: 679–700.
Fonagy P, Target M (2000). Playing with reality: III. The persistence of dual psychic reality in borderline patients. Int J Psychoanal; 81(5): 853–74.
Fonagy P, Steele H, Moran G, Steele M, Higgitt A (1991). The capacity for understanding mental states. The reflective self in parent and child and its significance for security of attachment. Inf Ment Health J; 13: 200–17.
Fonagy P, Steele H, Moran G, Steele M, Higgitt A (1993). Measuring the ghost in the nursery. An empirical study of the relation between parent's mental representations of childhood experiences and their infants' security of attachment. J Am Psychoanal Assoc; 41: 957–89.
Fonagy P, Steele M, Steele H, Higgitt A, Target M (1994). Theory and practice of resilience. J Child Psychol Psychiatry; 35: 231–57.
Fonagy P, Steele M, Steele H, Leigh T, Kennedy R, Mattoon G, Target M (1995a). The predictive vali-

dity of Mary Main's Adult Attachment Interview. A psychoanalytic and developmental perspective on the transgenerational transmission of attachment and borderline states. In: Goldberg S, Muir R, Kerr J (eds). Attachment Theory. Social, developmental and clinical perspectives. Hillsdale, NJ: The Analytic Press; 233–78.

Fonagy P, Leigh T, Kennedy R, Mattoon G, Steele H, Target M, Steele M, Higgitt A (1995b). Attachment, borderline states and the representation of emotions and cognitions in self and other. In: Cicchetti D, Toth SS (eds). Rochester Symposium on Developmental Psychopathology: Cognition and emotion. Vol. 6. Rochester, NY: University of Rochester Press; 371–414.

Fonagy P, Target M, Steele H, Steele M (1997a). The development of violence and crime as it relates to security of attachment. In: Osofsky JD (ed). Children in a Violent Society. New York: Guilford Press; 150–77.

Fonagy P, Target M, Steele M, Steele H, Leigh T, Levinson A, Kennedy R (1997b). Morality, disruptive behavior, borderline personality disorder, crime, and their relationships to security of attachment. In: Atkinson L, Zucker KJ (eds). Attachment and Psychopathology. New York: Guilford Press; 223–74.

Fonagy P, Target M, Steele H, Steele M (1998). Reflective-Functioning Manual, version 5.0, for Application to Adult Attachment Interviews. London: University College London.

Fonagy P, Target M, Gergely G (2000). Attachment and borderline personality disorder. A theory and some evidence. Psychiatr Clin North Am; 23: 103–22.

Fonagy P, Gergely G, Jurist E, Target M (2002). Affect Regulation, Mentalization and the Development of the Self. New York: Other Press (dt.: Affektregulierung, Mentalisierung und die Entwicklung des Selbst. Stuttgart: Klett-Cotta 2004).

Freud S (1914). Zur Einführung des Narzißmus. GW X. Frankfurt/M.: Fischer; 138–70.

Freud S (1920). Jenseits des Lustprinzips. GW XIII. Frankfurt/M.: Fischer; 3–69.

Freud S (1930). Das Unbehagen in der Kultur. GW XIV. Frankfurt/M.: Fischer; 421–506.

Freud S (1937). Die endliche und die unendliche Analyse. GW XVI. Frankfurt/M.: Fischer; 59–99.

Gazzaniga MS (1985). The Social Brain. Discovering the networks of the mind. New York: Basic Books.

Ge X, Conger RD, Cadoret R, Neidheiser J, Yates W (1996). The developmental interface between nature and nurture. A mutual influence model of child antisocial behavior and parent behavior. Developm Psychol; 32: 574–89.

Gergely G (2002). The development of understanding of self and agency. In: Goshwami U (ed). Handbook of Childhood Cognitive Development. Oxford: Blackwell; 26–46.

Gergely G, Csibra G (1996). Understanding rational actions in infancy. Teleological interpretations without mental attribution. Symposium on »Early Perception of Social Contingencies«. Paper presented at the 10th Biennial International Conference on Infant Studies. Providence, RI, USA.

Gergely G, Csibra G (1997). Teleological reasoning in infancy. The infant's naive theory of rational action. A reply to Premack and Premack. Cognition; 63: 227–33.

Gergely G, Csibra G (1998). La interpretacion teleologica de la conducta: La teoria infantil de la accion racional (The teleological interpretation of behaviour: the infant's theory of rational action). Infancia y Aprendizaje; 84: 45–65.

Gergely G, Csibra G (2000). The teleological origins of naive theory of mind in infancy. Paper presented at the Symposium on »Origins of theory of mind: studies with human infants and primates«. Paper presented at the 12th Biennial International Conference on Infant Studies (ICIS). Brighton, England.

Gergely G, Watson JS (1996). The social biofeedback model of parental affect-mirroring. Int J Psychoanal; 77: 1181–212 (dt.: Die Theorie des sozialen Biofeedbacks durch mütterliche Affektspiegelung. Selbstpsychologie 2005; 5: 143–94).

Gergely G, Watson JS (1999). Early social-emotional development. Contingency perception and the social biofeedback model. In: Rochat P (ed). Early Social Cognition. Understanding others in the first months of life. Hillsdale, NJ: Erlbaum; 101–37.

Gergely G, Koós O, Watson JS (2002). Contingency perception and the role of contingent parental reactivity in early socio-emotional development. Some implications for developmental psychopathology. In: Nadel J, Decety J (eds). Imitation, Action et Intentionalité. Paris: Presses Universitaires de France; 59–82.

Gilligan J (1997). Violence. Our deadliest epidemic and its causes. New York: Grosset/Putnam.

Gilliom M, Shaw DS, Beck JE, Schonberg MA, Lukon JE (2002). Anger regulation in disadvantaged

preschool boys. Strategies, antecedents, and the development of self-control. Developm Psychol; 38: 222–35.
Glasser M (1998). On violence. A preliminary communication. Int J Psychoanal; 79: 887–902.
Guntrip H (1974). Psychoanalytic Object Relations Theory. The Fairbairn-Guntrip approach. The foundations of psychiatry. New York: Basic Books.
Harris JR (1998). The Nurture Assumption. Why children turn out the way they do. Parents matter less than you think and peers matter more. New York: Free Press (dt.: Ist Erziehung sinnlos? Die Ohnmacht der Eltern. Reinbek: Rowohlt 2000).
Harter S (1999). The Construction of the Self. A developmental perspective. New York: Guilford Press.
Hartmann H (1939). Ich-Psychologie und Anpassungsproblem. Stuttgart: Klett 1970.
Hirschfeld L, Gelman S (1994). Mapping the Mind. Domain specificity in cognition and culture. New York: Cambridge University Press.
Hobson RP (1993). Autism and the Development of Mind. London: Lawrence Erlbaum.
Hofer MA (2003). The Emerging neurobiology of attachment and separation. How parents shape their infants' brain and behavior. In: Coates SW, Rosenthal JL, Schechter DS (eds). September 11 – Trauma and Human Bonds. New York: Analytic Press; 191–209.
Hughes C, Dunn J, White A (1998). Trick or treat? Uneven understanding of mind and emotion and executive dysfunction in »hard-to-manage« preschoolers. J Child Psychol Psychiatry; 39: 981–94.
Intrator J, Hare R, Stritzke P, Brichtswein K, Dorfman D, Harmpur T (1997). A brain imaging SPECT study of semantic and affective processing in psychopaths. Biol Psychiatry; 42: 96–103.
Jaffe J, Beebe B, Feldstein S, Crown CL, Jasnow MD (2001). Rhythms of Dialogue in Infancy. Monographs of the Society for Research in Child Development; 66(2).
James W (1890). Principles of Psychology. New York: Henry Holt & Co.
Jenkins J, Astington JW (1996). Cognitive factors and family structure associated with theory of mind development in young children. Developm Psychol; 32: 70–8.
Johnson JG, Cohen P, Brown J, Smailes EM, Bernstein DP (1999). Childhood maltreatment increases risk for personality disorders during early adulthood. Arch Gen Psychiatry; 56: 600–5.
Johnson-Reid M, Barth RP (2000). From placement to prison: The path to adolescent incarceration from child welfare supervised foster or group care. Children and Youth Services Review; 22(7): 493–516.
Kernberg OF (1981). Objektbeziehungen und Praxis der Psychoanalyse. Stuttgart: Klett-Cotta.
Kernberg OF (1982). Self, ego, affects and drives. J Am Psychoanal Assoc; 30: 893–917.
Kernberg OF (1983). Object relations theory and character analysis. J Am Psychoanal Assoc; 31: 247–71.
Kernberg PF (1984). Reflections in the mirror. Mother-child interactions, self-awareness, and self-recognition. In: Call J, Galenson E, Tyson R (eds). Frontiers of Infant Psychiatry. Vol. 2. New York: Basic Books; 101–10.
Kiehl KA, Smith AM, Hare RD, Mendrek A, Forster BB, Brink J, Liddle PF (2001). Limbic abnormalities in affective processing by criminal psychopaths as revealed by functional magnetic resonance imaging. Biol Psychiatry; 50(9): 677–84.
Kihlstrom JF (1994). Hypnosis, delayed recall, and the principles of memory. Int J Clin Exp Hypnosis; 42: 337–45.
Klein M (1946). Bemerkungen über einige schizoide Mechanismen. In: Das Seelenleben des Kleinkindes. Hamburg: Rowohlt 1972; 101–25.
Kochanska G, Gross JN, Lin M-H, Nichols KE (2002). Guilt in young children. Development, determinants, and relations with a broader system of standards. Child Dev; 73: 461–82.
Kohut H (1973). Narzißmus. Eine Theorie der psychoanalytischen Behandlung narzisstischer Persönlichkeitsstörungen. Frankfurt/M.: Suhrkamp.
Kohut H (1979). Die Heilung des Selbst. Frankfurt/M.: Suhrkamp.
Lecours S, Bouchard M-A (1997). Dimensions of mentalisation. Outlining levels of psychic transformation. Int J Psychoanal; 78: 855–75.
Legerstee M, Varghese J (2001). The role of maternal affect mirroring on social expectancies in 2–3 month-old infants. Child Dev; 72: 1301–13.
Lesch KP, Bengel D, Heils A, Sabol SZ, Greenberg BD, Petri S (1996). Association of anxiety-related traits with a polymorphism in the serotonin transporter gene regulatory region. Science; 274: 1527–31.
Leslie AM (1994). TOMM, ToBy, and agency. Core

architecture and domain specificity. In: Hirschfeld L, Gelman S (eds). Mapping the Mind. Domain specificitiy in cognition and culture. New York: Cambridge University Press; 119–48.

Levinson A, Fonagy P (2004). Offending and attachment: The relationship between interpersonal awareness and offending in a prison population with psychiatric disorder. Can J Psychoanal; 12(2): 225–51.

Lewis M, Brooks-Gun J (1979). Social Cognition and the Acquisition of Self. New York: Plenum Press.

Lewis M, Allessandri SM, Sullivan MW (1990). Violation of expectancy, loss of control and anger expressions in young infants. Developm Psychol; 26(5): 745–51.

Lyons-Ruth K (1996). Attachment relationships among children with aggressive behavior problems. The role of disorganized early attachment patterns. J Consult Clin Psychol; 64: 64–73.

Lyons-Ruth K, Jacobvitz D (1999). Attachment disorganisation. Unresolved loss, relational violence and lapses in behavioral and attentional strategies. In: Cassidy J, Shaver PR (eds). Handbook of Attachment Theory and Research. New York: Guilford; 520–54.

Lyons-Ruth K, Bronfman E, Atwood G (1999). A relational diathesis model of hostile-helpless states of mind. Expressions in mother-infant interaction. In: Solomon J, George C (eds). Attachment Disorganisation. New York: Guilford; 33–70.

Main M, Goldwyn R (1994). Adult Attachment Rating and Classification System Manual in Draft, Version 6.0. University of California at Berkely. Unveröff. Manuskript.

Main M, Hesse E (1990). Parents' unresolved traumatic experiences are related to infant disorganized attachment status. Is frightened and/or frightening parental behavior the linking mechanism? In: Greenberg M, Cicchetti D, Cummings EM (eds). Attachment in the Preschool Years. Theory, research and intervention. Chicago: University of Chicago Press; 161–82.

Main M, Solomon J (1986). Discovery of an insecure-disorganized/disoriented attachment pattern. In: Brazelton TB, Yogman MW (eds). Affective Development in Infancy. Norwood, NJ: Ablex; 95–124.

Main M, Hesse E (1992). Disorganized/disoriented infant behavior in the Strange Situation, lapses in the monitoring of reasoning and discourse during the parent's Adult Attachment Interview, and dissociative states. In: Ammaniti M, Stern D (eds). Attachment and Psychoanalysis. Rome: Gius, Latereza and Figli; 86–140.

Malatesta CZ, Izard CE (1984). The ontogenesis of human social signals. From biological imperative to symbol utilization. In: Fox NA, Davison RJ (eds). The Psychobiology of Affective Development. Hillsdale, NJ: Erlbaum; 161–206.

Malatesta CZ, Culver C, Tesman JR, Shepard B (1989). The development of emotion expression during the first two years of life. Monographs of the Society for Research in Child Development; 54: 1–104.

Matthys W, Cuperus JM, van Engeland H (1999). Deficient social problem-solving in boys with ODD/CD, with ADHD, and with both disorders. J Am Acad Child Adolesc Psychiatry; 38: 311–21.

McDougall J (1989). Théâtres du Corps. Paris: Gallimard (dt.: Theater des Körpers. Stuttgart: Klett-Cotta 1991).

Meins E, Ferryhough C, Fradley E, Tuckey M (2001). Rethinking maternal sensitivity. Mothers' comments on infants mental processes predict security of attachment at 12 months. J Child Psychol Psychiatry; 42: 637–48.

Meltzoff AN (1990). Foundations for developing a concept of self. The role of imitation in relating to other and the value of social mirroring, social modeling and self practice in infancy. In: Cicchetti D, Beeghly M (eds). The Self in Transition. Infancy to childhood. Chicago: University of Chicago Press; 138–64.

Meltzoff AN, Moore MK (1977). Imitation of facial and manual gestures by human neonates. Science; 198: 75–8.

Meltzoff AN, Moore MK (1989). Imitation in newborn infants. Exploring the range of gestures imitated and the underlying mechanisms. Developm Psychol; 25: 954–62.

Mitchell RW (1993). Mental modes of mirror self-recognition. Two theories. New Ideas in Psychology; 11: 295–325.

Moffitt TE (1993). »Adolescence-limited« and »life-course-persistent« antisocial behavior. A developmental taxonomy. Psychol Rev; 100: 674–701.

Moffitt TE, Caspi A, Dickson N, Silva P, Stanton W (1996). Childhood-onset versus adolescent-onset antisocial problems in males. Natural history from ages 3 to 18 years. Developm Psychopathol; 9: 399–424.

Moffitt TE, Caspi A, Harrington H, Milne BJ (2002).

Males on the life-course-persistent and adolescent-limited antisocial pathways. Follow-up at age 26 years. Developm Psychopathol; 14(1): 179–207.

Morton J, Johnson MH (1991). CONSPEC and CONLEARN. A two-process theory of infant face recognition. Psychol Rev; 98: 164–81.

Nagin DS, Tremblay RE (2001). Parental and early childhood predictors of persistent physical aggression in boys from kindergarten to high school. Arch Gen Psychiatry; 58(4): 389–94.

Neisser U (1988). Five kinds of self-knowledge. Philos Psychol; 1: 35–59.

Neubauer PB (1996). Nature's Thumbprint. The new genetics of personality. 2nd ed. New York: Columbia University Press.

New AS, Gelenter J, Yovel Y, Trestman RL, Nielsen DA, Silverman J et al. (1998). Tryptophan hydroxylase genotype is associated with impulsive-aggression measures: A preliminary study. Am J Med Gen; 81: 13–7.

New AS, Gelernter J, Goodman M, Mitropoulou V, Koenigsberg HW, Silverman JM et al. (2001). Suicide, impulsive aggression and HTR1B genotype. Biol Psychiatry; 50: 62–5.

NICHD Early childhood Care Research Network (1996). Characteristics of infant child care. Factors contributing to positive caregiving. Early Childhood Res Q; 11: 269–306.

Nigg JT, Goldsmith HH (1998). Developmental psychopathology, personality, and temperament: reflections on recent behavioral genetics research. Hum Biol; 70: 387–412.

Papousek H, Papousek M (1974). Mirror-image and self recognition in young human infants. A new method of experimental analysis. Developm Psychobiol; 7: 149–57.

Papousek H, Papousek M (1987). Intuitive parenting. A dialectic counterpart to the infant's integrative competence. In: Osofosky JD (ed). Handbook of Infant Development. New York: Wiley; 669–720.

Perner J (1991). Understanding the Representational Mind. Cambridge, MA: MIT Press.

Perner J, Ruffman T, Leekman SR (1994). Theory of mind is contagious. You catch it from your sibs. Child Dev; 65: 1228–38.

Peterfreund E (1971). Information, Systems, and Psychoanalysis. An evolutionary biological approach to psychoanalytic theory. New York: International University Press.

Piaget J (1936). Das Erwachen der Intelligenz beim Kinde. Stuttgart: Klett 1975.

Pines M (1982). Reflections on mirroring. Group Analysis; 15, Suppl.

Plomin R, Fulker DW, Corley R, DeFries JC (1997). Nature, nurture, and cognitive development from 1 to 16 years. A parent-offspring adoption study. Psychol Sci; 8: 442–7.

Pope AW, Bierman KL (1999). Predicting adolescent peer problems and antisocial activities. The relative role of aggression and dysregulation. Developm Psychol; 35: 335–46.

Povinelli DJ, Eddy TJ (1995). The unduplicated self. In: Rochat P (ed). The Self in Infancy. Theory and research. Amsterdam: Elsevier; 161–92.

Raine A, Phil D, Stoddard J, Bihrle S, Buchsbaum M (1998). Prefrontal glucose deficits in murderers lacking psychosocial deprivation. Neuropsychiatry Neuropsychol Behav Neurol; 11: 1–7.

Raine A, Lencz T, Bihrle S, LaCasse L, Colletti P (2000). Reduced prefrontal gray matter volume and reduced autonomic activity in antisocial personality disorder. Arch Gen Psychiatry; 57(2): 119–27.

Reiss D, Hetherington EM, Plomin R, Howe GW, Simmens SJ, Henderson SH, O'Connor TJ, Bussell DA, Anderson ER, Law T (1995). Genetics questions for environmental studies. Differential parenting and psychopathology in adolescence. Arch Gen Psychiatry; 52: 925–36.

Reiss D, Neiderhiser J, Hetherington EM, Plomin R (2000). The Relationship Code: Deciphering Genetic and Social Patterns in Adolescent Development. Cambridge, MA: Harvard University Press.

Repacholi BM, Gopnik A (1997). Early reasoning about desires: Evidence from 14- and 18-month olds. Developm Psychol; 33: 12–21.

Rhee SH, Waldman ID (2002). Genetic and environmental influences on antisocial behavior. A meta-analysis of twin and adoption studies. Psychol Bull; 128: 490–529.

Rochat P, Morgan R (1995). Spatial determinants in the perception of self-produced leg movements in 3- to 5-month-old infants. Developm Psychol; 31: 626–36.

Rosenblatt AD, Thickstun JT (1977). Modern Psychoanalytic Concepts in an General Psychology. Part I: General Concepts and Principles. Part 2: Motivation. New York: International Universities Press.

Rosenfeld H (1981). Zur Psychopathologie des Nar-

zißmus. Ein klinischer Beitrag. In: Zur Psychoanalyse psychotischer Zustände. Frankfurt/M.: Suhrkamp; 196–208.
Rosenfeld H (1990). Sackgassen und Deutungen. Stuttgart: Verlag Internationale Psychoanalyse.
Ruffman T, Perner J, Naito M, Parkin L, Clements W (1998). Older (but not younger) siblings facilitate false belief understanding. Developm Psychol; 34(1): 161–74.
Sander LW (1970). Regulation and organization of behavior in the early infant-caretaker system. In: Robinson R (ed). Brain and Early Behavior. London: Academic Press.
Sandler J (1987). Projection, Identification, Projective Identification. London: Karnac Books.
Saudino KJ, Pedersen NL, Lichtenstein P, McClearn GE, Plomin R (1997). Can personality explain genetic influences on life events? J Personal Soc Psychol; 72: 196–206.
Schafer R (1980). Narration in the psychoanalytic dialogue. Crit Inq; 7: 29–53.
Schafer R (1982). Eine neue Sprache für die Psychoanalyse. Stuttgart: Klett-Cotta.
Schmuckler MA (1996). Visual-proprioceptive intermodal perception in infancy. Inf Behav Dev; 19: 221–32.
Schneider-Rosen K, Cicchetti D (1991). Early self-knowledge and emotional development: Visual self-recognition and affective reactions to mirror self-image in maltreated and non-maltreated toddlers. Developm Psychol; 27: 481–8.
Schuengel C, Bakermans-Kranenburg MJ, van IJzendoorn MH, Blom M (1999). Unresolved loss and infant disorganisation. Links to frightening maternal behavior. In: Solomon J, George C (eds). Attachment Disorganisation. New York: Guilford; 71–94.
Segal H (1964). Introduction to the Work of Melanie Klein. New York: Basic Books (dt.: Melanie Klein. Eine Einführung in ihr Werk. München: Kindler 1974).
Shaw DS, Gilliom M, Ingoldsby EM, Nagin DS (2003) Trajectories leading to school age conduct problems. Developm Psychol; 39: 189–200.
Shonk SM, Cicchetti D (2001). Maltreatmant, competency deficits, and risk for academic and behavioral maladjustment. Developm Psychol; 37(1): 3–17.
Slade A, Belsky J, Aber L, Phelps JL (1999). Mothers' representations of their relationships with their toddlers. Links to adult attachment and observed mothering. Developm Psychol; 35(3): 611–9.
Smyke AT, Dumitrescu A, Zeanah CH (2002). Attachment disturbances in young children. I. The continuum of caretaking casualty. J Am Acad Child Adolesc Psychiatry; 41(8): 972–82.
Soloff PH, Meltzer CC, Greer PJ, Constantine D, Kelly TM (2000). A fenfluramine-activated FDG-PET study of borderline personality disorder. Biol Psychiatry; 47(6): 540–7.
Solomon J, George C (1999). Attachment Disorganization. New York: Guilford.
Spiegel D, Scheflin AW (1994). Dissociated or fabricated? Psychiatric aspects of repressed memory in criminal and civil cases. Int J Clin Exp Hypn. Special Issue: Hypnosis and Delayed Recall–I; 42: 411–32.
Spillius EB (1992). Clinical experiences of projective identifications. In: Anderson R (ed). Clinical Lectures on Klein and Bion. London: Routledge; 59–73.
Spillius EB (1994). Developments in Kleinian thought. Overview and personal view. Psychoanal Inq; 14: 324–64.
Stern DN (1977). The First Relationship. Mother and infant. Cambridge: Harvard University Press (dt.: Mutter und Kind. Die erste Beziehung. Stuttgart: Klett-Cotta 1979).
Stern DN (1992). Die Lebenserfahrung des Säuglings. Stuttgart: Klett-Cotta.
Storr A (1968). Human Aggression. London: Pelican Books.
Tomasello M (1999). The Cultural Origins of Human Cognition. Cambridge, MA: Harvard University Press (dt.: Die kulturelle Entwicklung des menschlichen Denkens. Frankfurt/M.: Suhrkamp 2002).
Torgersen S, Lygren S, Oien PA, Skre I, Onstad S, Edvarsen J, Tambs K, Kringlen E (2000). A twin study of personality disorders. Compr Psychiatry; 41(6): 416–25.
Tremblay RE, Japel C, Perusse D (1999). The search for the age of onset of physical aggression. Rousseau and Bandura revisited. Crim Behav Ment Health; 9: 8–23.
Trevarthen C (1979). Communication and cooperation in early infancy. A description of primary intersubjectivity. In: Bullowa MM (ed). Before Speech. The beginning of interpersonal communication. New York: Cambridge University Press; 321–47.
Tronick EZ (1989). Emotions and emotional communication in infants. Am Psychologist; 44: 112–9.
Tronick EZ, Gianino AF (1986). The transmission of

maternal disturbance to the infant. In: Tronick EZ, Field TM (eds). Maternal Depression and Infant Disturbance. San Francisco: Jossey Bass; 5–11.

Tyson P, Tyson RL (1997). Lehrbuch der psychoanalytischen Entwicklungspsychologie. Stuttgart: Kohlhammer.

Van IJzendoorn MH, Moran G, Belsky J, Pederson D, Bakermans-Kranenburg MJ, Kneppers K (2000). The similarity of siblings attachments to their mothers. Child Dev; 71: 1086–98.

Watson JS (1972). Smiling, cooing, and »the game«. Merrill-Palmer Q; 18: 323–39.

Watson JS (1979). Perception of contingency as a determinant of social responsiveness. In: Thomas EB (ed). The Origins of Social Responsiveness. New York: Lawrence Erlbaum; 33–64.

Watson JS (1985). Contingency perception in early social development. In: Field TM, Fox NA (eds). Social Perception in Infants. Norwood, NJ: Ablex; 157–76.

Watson JS (1994). Detection of self. The perfect algorithm. In: Parker S, Mitchell R, Boccia M (eds). Self-awareness in Animals and Humans. Developmental perspectives. Cambridge: Cambridge University Press; 131–49.

Watson JS (1995). Self-orientation in early infancy. The general role of contingency and the specific case of reaching to the mouth. In: Rochat P (ed). The Self in Infancy. Theory and research. Amsterdam: Elsevier; 375–93.

Wellman H (1990). The Child's Theory of Mind. Cambridge, MA: Bradford Books/MIT Press.

Wellman HM, Phillips AT (2000). Developing intentional understandings. In: Moses L, Male B, Baldwin D (eds). Intentionality. A key to human understanding. Cambridge, MA: MIT Press; 125–8.

White HR, Bates ME, Buyske S (2001). Adolescence-limited versus persistent delinquency. Extending Moffitt's hypothesis into adulthood. J Abnorm Psychol; 110(4): 600–9.

Whiten A (1991). Natural Theories of Mind. Oxford: Blackwell.

Wimmer H, Perner J (1983). Beliefs about beliefs. Representation and constraining function of wrong beliefs in young children's understanding of deception. Cognition; 13: 103–28.

Winnicott DW (1974a). Die Spiegelfunktion von Mutter und Familie in der kindlichen Entwicklung. In: Vom Spiel zur Kreativität. Stuttgart: Klett-Cotta; 128–35.

Winnicott DW (1974b). Reifungsprozesse und fördernde Umwelt. München: Kindler.

Winnicott DW (1974c). Übergangsobjekte und Übergangsphänomene. In: Vom Spiel zur Kreativität. Stuttgart: Klett-Cotta; 10–36.

2 Empirische Befunde zur Ätiologie und Neurobiologie narzisstischer Pathologie

2.1 Genetische Aspekte narzisstischer Persönlichkeitsstörungen

Svenn Torgersen
Übersetzung: Petra Holler

2.1.1 Die Anlage-/Umweltdiskussion

Es gibt ein natürliches Bedürfnis, die Ursachen einer psychischen Störung oder Verhaltensauffälligkeit aufzudecken, was bedeutet, dass wir uns früher oder später mit der Anlage-Umwelt-Problematik auseinandersetzen müssen. Bis zu welchem Grad kann ein Phänomen auf bestimmte Gene zurückgeführt werden, und bis zu welchem Grad müssen wir Umweltfaktoren dafür verantwortlich machen? Setzt eine bestimmte genetische Disposition Umweltfaktoren frei, die ein bestimmtes Verhaltensmuster verstärken (die Frage der Gen-Umwelt-Korrelationen)? Wie ist die genetische Beziehung zwischen einem Verhaltensmuster und anderen Verhaltensstilen beschaffen? Und schließlich: Können wir bestimmte Gene ausfindig machen, ihre organische Zusammensetzung spezifizieren und so den Weg von einem Gen bis hin zu einem bestimmten Verhalten nachzeichnen? Was die narzisstischen Persönlichkeitsstörungen angeht, sind wir weit davon entfernt, diese Fragen beantworten zu können. Nichtsdestotrotz finden sich in einigen Untersuchungen zumindest indirekte Antworten auf die Frage, inwieweit Gene die Entwicklung narzisstischer Persönlichkeitszüge, eines narzisstischen Stils oder einer narzisstischen Persönlichkeitsstörung beeinflussen.

Um zwischen dem Anteil genetischer Disposition einerseits und Umweltfaktoren andererseits bei der Entstehung eines Phänomens zu differenzieren, stehen uns eine Anzahl unterschiedlicher Methoden zur Verfügung:

- Familien-, Zwillings- und Adoptionsstudien,
- Studien über getrennt aufwachsende Zwillinge,
- die direkte und indirekte Lokalisierung von Genen auf einem Chromosom bzw. die organische Zusammensetzung des Allels eines Gens.

2.1.2 Empirische Studien

Einige Methoden ermöglichen es, zwischen Umwelteinflüssen, die mehrere Familienmitglieder betreffen (gemeinsame Umwelt), und Umweltfaktoren, die sich auf nur ein einziges Familienmitglied beziehen (getrennte Umwelt), zu differenzieren. Zudem können wir den genetischen Einfluss in additive und nichtadditive Effekte unterteilen. Gene mit additiver Wirkung werden schlicht addiert, wobei einige von größerer Bedeutung sind als andere, jedoch keines absolut nötig. Liegt hingegen ein nichtadditiver Effekt vor, so ist eine bestimmte genetische Zusammensetzung vonnöten, vergleichbar mit den Ziffern einer Telefonnummer, von der keine ausgelassen werden darf, um einen bestimmten Anruf zu tätigen (sieben von acht Ziffern würden also nicht ausreichen).

Im Folgenden sollen zunächst Untersuchungen zu bestimmten Persönlichkeitsdimensionen in Korrelation zur narzisstischen Persönlichkeitsstörung vorgestellt werden, daran anschließend eine Studie zur Erforschung narzisstischer Persönlichkeitszüge und schließlich eine Studie zur eigentlichen narzisstischen Persönlichkeitsstörung.

Untersuchungen, die die Beziehung zwischen den fünf großen Persönlichkeitsdimensionen (Big Five) und einzelnen Persönlichkeitsstörungen erforschen, sprechen von einer leicht positiven Korrelation der narzisstischen Persönlichkeitsstörung mit den Dimensionen »Extrovertiertheit« und »Aufgeschlossenheit für neue Erfahrungen«, wohingegen zum Faktor »Liebenswürdigkeit« eine negative Korrelation besteht (Costa & McCrae 1992; Trull 1992; Soldz et al. 1993; s. insbesondere die Metaanalyse von Saulsman & Page 2004).

Einige Familienstudien zeigen, dass Familienangehörige ersten Grades bezüglich Extrovertiertheit leicht korrelieren und dass diese Korrelation geringer bzw. niedrig ausfällt bei Angehörigen zweiten bzw. dritten Grades (Eaves et al. 1989), was auf einen genetischen Einfluss hindeutet. Eine Korrelation von 0,15 bis 0,20 zwischen Angehörigen ersten Grades weist auf einen Erblichkeitskoeffizienten von 0,30 bis 0,40 hin.

Familienstudien vermögen jedoch nicht zwischen Einflussfaktoren einer gemeinsamen Umwelt und genetischen Einflüssen zu trennen, so dass Zwillingsstudien eine größere Bedeutung zukommt. Eine Untersuchung von über 30 000 Zwillingen sowie ihren Eltern und Geschwistern, die Dimension »Extrovertiertheit« in der Testbatterie eingeschlossen (Eaves et al. 1999), zeigte einen additiven Effekt von 0,17 sowie einen nichtadditiven Effekt von 0,26 bei Männern. Der Anteil gemeinsamer Umwelt betrug 0,02 – gegenüber 0,53 getrennter Umwelteinflüsse. Frauen wiesen hierbei einen etwas höheren genetischen Einfluss auf (0,27 additiv und 0,23 nichtadditiv) sowie keinerlei Effekt einer gemeinsamen Umwelt. Der getrennte Umwelteffekt betrug 0,49.

Von größerer Bedeutung sind Untersuchungen von getrennt aufwachsenden Zwillingspaaren. Die schwedische Zwillings-Adoptionsstudie untersuchte die Persönlichkeitsdimensionen Aufgeschlossenheit für neue Erfahrungen, Extrovertiertheit und Liebenswürdigkeit (Pedersen 1991; Bergeman 1993) und stellte fest, dass alle einen genetischen Einfluss aufwiesen. Die Dimension »Extrovertiertheit« zeigte einen genetischen Effekt von 0,41, der Einfluss einer gemeinsamen Umwelt betrug 0,07, jener einer getrennten Umwelt 0,52. »Aufgeschlossenheit für neue Erfahrungen« wies einen genetischen Effekt von 0,40 auf, der Effekt gemeinsamer Umwelt betrug 0,06, jener der getrennten Umwelt 0,54. Für den Faktor »Liebenswürdigkeit« zeigte sich ein genetischer Einfluss von lediglich 0,12, der gemeinsame Umwelteffekt betrug hier 0,21, der getrennte Umwelteffekt 0,67.

In Studien von De Clercq und De Fruyt (2003) wurde die Beziehung zwischen Untergruppen der fünf großen Persönlichkeitsdimensionen und Persönlichkeitsstörungen untersucht. Hierbei korrelierte die narzisstische Persönlichkeitsstörung positiv mit Feindseligkeit (Neurotizismus), Durchsetzungsvermögen und Aktivität (Extrovertierheit), negativ mit Angst (Neurotizismus), Wärme und positiven Emotionen (Extrovertiertheit), Bescheidenheit (Liebenswürdigkeit) sowie Pflichtbewusstsein (Gewissenhaftigkeit).

Eine Zwillingsstudie gibt Aufschluss darüber, dass alle diese Untergruppen von Persönlichkeitszügen genetisch beeinflusst sind: (Feindseligkeit: 0,21, Durchsetzungsvermögen: 0,29, Aktivität: 0,25, Warmherzigkeit: 0,23, positive Emotionen: 0,30 und Pflichtbewusstsein: 0,28) (Jang et al. 1996). Lediglich der Faktor »Bescheidenheit« wird durch den Effekt gemeinsamer Umwelt beeinflusst (0,26). Der Grund für die geringere Erblichkeit der Untergruppen liegt im Problem der Fehlervarianz in Zwillingsstudien. Untergruppen werden mit weniger Items gemessen und unterliegen so einer höheren zufälligen Fehlerwahrscheinlichkeit. Die Fehlervarianz kann nicht von der getrennten Umwelt losgelöst werden und senkt so die Erblichkeit, da die Summe der Standardvarianz 1,0 beträgt. Im Allgemeinen geht man jedoch davon aus, dass es keinen konsistenten Unterschied bezüglich Erblichkeit zwischen den verschiedenen Persönlichkeitsdimensionen gibt (Briley & Tucker-Drob 2014). Während die Erblichkeit in den ersten Lebensjahren hoch ist, sinkt sie bis zum Ende der Adoleszenz auf einen Wert von 0,40 bis 0,50, um in späteren Jahren auf unter 0,40 zu fallen. Messfehlerbereinigt liegt die Erblichkeit jedoch bei über 0,60, vor allem in jungen Jahren. Wenn Informations-Scores verschiedener Informanten und verschiedener Messzeitpunkte herangezogen werden, beläuft sich die Erblichkeit auf zwischen 0,60 bis 0,70 (Torgersen 2009; Kandler et al. 2019).

In einer Itemsammlung für einen Fragebogen, der dysfunktionale Persönlichkeitsaspekte untersuchen sollte, extrahierten Livesley et al. (1992) per Faktorenanalyse 18 Persönlichkeitszüge, von denen sie einen als Narzissmus bezeichneten. In einer Zwillingsstudie beobachteten sie eine Erblichkeit von 0,53 für diesen Persönlichkeitszug (Jang et al. 1996). Innerhalb der Subgruppen wies »Suche nach Aufmerksamkeit« einen Erblichkeitskoeffizienten von 0,48 auf, »Bedürfnis nach Bewunderung« 0,43 und »Grandiosität« 0,38. Aufgrund einer geringeren Anzahl von Items in den Subgruppen und einer damit verbundenen geringeren Reliabilität wird der Erblichkeitsanteil für das Persönlichkeitsmerkmal der Untergruppe geringer ausfallen als für das Hauptmerkmal. Ein nicht unerheblicher Teil getrennter Umwelt ist lediglich auf unzureichende Reliabilität zurückzuführen. Hinweise für einen Anteil gemeinsamer Umwelt wurden nicht gefunden.

Livesley et al. (1998) zufolge gibt es eine genetische Verbindung zwischen Narzissmus und Unterwürfigkeit, Identitätsproblemen, Widerspruchsgeist, sozialer Vermeidung, Ängstlichkeit, kognitiver Dysregulierung, Affektlabilität, eingeschränkter Expressivität, Misstrauen und Bindungsunsicherheit. Eine spezifische Erblichkeit blieb jedoch bestehen, auch wenn die allgemeine genetische Komponente entfernt wurde. Die Struktur gemeinsamer Umweltfaktoren war dem gemeinsamen genetischen Faktor z. T. ähnlich. Darüber hinaus korrelierte Narzissmus mit einem ausgeprägteren antisozialen Faktor gemeinsamer Umwelt.

Eine der Skalen im California Psychological Inventory trägt den Titel »Narzissmus«. Bouchard et al. (1998) fanden in einer Studie über getrennt aufgewachsene Zwillingspaare einen nichtadditiven genetischen Effekt von 0,45, keinen Effekt einer gemeinsamen Umwelt und einen nichtadditiven Effekt von 0,55. Vernon et al. (2008) stellten eine Erblichkeit von 0,59 für Narzissmus unter den sog. »Dunklen Drei« fest, und Ficks et al. (2014) eine Erblichkeit von 0,63. Luo et al. (2014) fanden eine Erblichkeit von 0,42 für Grandiosität und einen Wert von 0,35 für Anspruchsdenken.

Eine frühe Zwillingsstudie untersuchte mittels Face-to-Face-Interviews die Genetik narzisstischer Persönlichkeitsstörungen (Torgersen et al. 2000). In dieser landesweit durchgeführten norwegischen klinischen Zwillingsstudie korrelierten eineiige Zwillinge mit 0,7 und zweieiige Zwillinge mit 0,18. Das beste genetische Modell wies auf eine nichtadditive Erblichkeit von 0,77 hin. Der Rest waren Effekte einer getrennten Umwelt. Eine später durchgeführte Zwillingsstudie (The Norwegian Institute of Public Health – NIPH – Twin Study of Mental Health) fand eine sehr niedrige Erblichkeit von 0,24 für die narzisstische Persönlichkeitsstörung, und rund die Hälfte der genetischen wie auch der Umwelteffekte traf auch für die übrigen Cluster-B-Persönlichkeitsstörungen zu (histrionisch, antisozial, Borderline) (Torgersen et al. 2008). Die histrionische Persönlichkeitsstörung wies dabei die engste Verbindung mit der narzisstischen Persönlichkeitsstörung auf.

Eine Möglichkeit, einige der Messfehler zu eliminieren, besteht darin, unterschiedliche Untersuchungsdomains einzusetzen, d. h. sowohl Untersuchungen mittels Interview-Rating als auch Selbsteinschätzungsfragebögen. Der Einsatz dieser Untersuchungsmethoden im Rahmen desselben zuvor erwähnten Zwillingsmaterials ließ den Erblichkeitsfaktor auf 0,71 ansteigen (Torgersen et al. 2012). Da eine beträchtliche Komorbidität zwischen Persönlichkeitsstörungen besteht (Cox et al. 2007), ergab sich die Frage, ob auch ein Zusammenhang zwischen der narzisstischen Persönlichkeitsstörung und anderen als den Cluster-B-Persönlichkeitsstörungen bestand. In einem anderen Aufsatz aus der Norwegischen NIPH-Zwillingsstudie berichteten Kandler et al. (2009) von einem relativ breit gestreuten genetischen Faktor für sämtliche Persönlichkeitsstörungen mit Ausnahme der antisozialen, vermeidenden, schizoiden und schizotypen Persönlichkeitsstörungen. Der Faktor wurde dominiert von der histrionischen und der narzisstischen Persönlichkeitsstörung. Zwei weitere genetische Faktoren, einer von der antisozialen und Borderline-Persönlichkeitsstörung, der andere von der vermeidenden und schizoiden Persönlichkeitsstörung, korrelierten schwächer mit der NPS. Die deutlichen genetischen Korrelationen zwischen narzisstischer und histrionischer Persönlichkeitsstörung fanden somit erneute Bestätigung. Darüber hinaus scheint die NPS im Zentrum einer allgemeinen Vulnerabilität der Persönlichkeit zu stehen. Die Umweltfaktoren waren ähnlich, wenngleich die NPS sogar noch enger mit einem breiter gestreuten genetischen Faktor korrelierte. Die beiden anderen Umweltfaktoren, dominiert von der schizotypen bzw. vermeidenden/schizoiden Persönlichkeitsstörung, korrelierten umweltbedingt nur schwach mit der NPS.

Die NPD weist nicht nur eine Komorbidität mit anderen Persönlichkeitsstörungen auf, sondern auch mit Störungen wie Substanzabusus, Major Depression, Dysthymia und Posttraumatische Belastungsstörung (Roysamb et al. 2011). Eine spätere Analyse der NIPH-Zwillings-Stichprobe (Kendler et al. 2011) ergab, dass die narzisstische Persönlichkeitsstörung zusammen mit der histrionischen Persönlichkeitsstörung eine zentrale Rolle in einem genetischen Faktor spielte, der auch Borderline-, paranoide, zwanghafte und abhängige Persönlichkeitsstörungen beinhaltete. Die Faktoren korrelierten mit drei weiteren genetischen Faktoren, die die restlichen Persönlichkeits- und Achse-I-Störungen umfassten. Die Ergebnisse der multivariaten Zwillingsanalysen weisen auf eine genetische Vulnerabilität eines allgemeinen Psychopathologie-Faktors hin (Lahey et al. 2011), der manchmal auch als p-Faktor bezeichnet wird (Caspi et al. 2014). Die umweltbedingten Faktorenmuster waren ähnlich.

Wie verhält es sich nun mit den genetischen und umweltbedingten Ursachen des alternativen DSM-5-Modells der Persönlichkeitsstörungen (AMPD)? Die vorgeschlagene Klassifikation sieht einen engen Zusammenhang zwischen NPS und einem hohen Antagonismus-Wert. In einer empirischen Studie von Bach et al. (2017) zeigt sich, dass neben Antagonismus auch Enthemmung mit der NPS in Zusammenhang steht. Reichborn-Kjennerud et al. (2017) fanden in einer Neuauflage der NIPH-Zwillingsstudie, dass die NPS ebenso stark mit den AMPD-Faktoren Psychotizismus, Zwanghaftigkeit und negative Affektivität korrelierten wie mit Antagonismus und Enthemmung sowie etwas schwächer mit Entfremdung. In der gleichen Stichprobe beobachteten South et al. (2017) eine Erblichkeit zwischen 0,19 bis 0,38 für diese Bereiche, mit einem Median von 0,28. Wright et al. (2017) fanden eine höhere Erblichkeit mit demselben Fragebogeninstrument (PID-5), nämlich zwischen 0,49 und 0,30 mit einem Median von 0,41. Der Grund hierfür liegt womöglich in unterschiedlichen Messfehlern, da Publikationen aus der NIPH-Zwillingsstudie eine niedrigere Erblichkeit als in anderen Zwillingsstudien aufweisen. Eine Ausnahme ist Kendler et al. (2011), der aus unbekannten Gründen eine höhere Erblichkeit für Persönlichkeitsstörungen in derselben Stichprobe feststellte, nämlich zwischen 0,29 und 0,50.

In einer weiteren Publikation aus der oben genannten NIPH-Zwillingsstudie wurden die Big Five-Persönlichkeitszüge gemeinsam mit PID untersucht (Rosenstrom et al. 2018). Die Autoren fanden einen allgemeinen Faktor, der sämtliche PID-Traits der AMPD umfasste. Es wurden vier der Big-Five-Faktoren – Neurotizismus, Introversion, Liebenswürdigkeit und Gewissenhaftigkeit, invertiert – sowie alle herkömmlichen Achse-I-Strörungen zusammengefasst. Auch hier zeigte sich eine gewisse Evidenz für einen weiteren Persönlichkeitspathologiefaktor, der sämtliche AMPD-Persönlichkeitszüge umfasste, ebenso wie Neurotizismus und Introversion sowie Liebenswürdigkeit und Gewissenhaftigkeit, invertiert. Die Erblichkeit des ersten Faktors lag bei 0,48, die des zweiten bei 0,42.

In zwei jüngst veröffentlichten Aufsätzen einer Multi-Center-Studie versuchten die Autoren, Gene mit Persönlichkeitsclustern in Zusammenhang zu setzen, indem sie Single-Nukleotid-Polymorphismen untersuchten (SNP), wobei sie mit Hilfe von Cloningers Temperament and Character Inventory (TCI) und den darin beschriebenen Persönlichkeitstraits einzelne Cluster für Temperament (Zwir et al. 2018a) und Charakter (Zwir et al. 2018b) entwarfen. Die Persönlichkeitscluster korrelierten mit Genen, die man in unterschiedlichsten Ländern gefunden hatte. Für unsere Zwecke wurde ein Cluster an Temperamentstraits namens »Antisozial« identifiziert. Es bestand aus den Traits »geringe Belohnungserwartung« (kalt, distanziert, unabhängig), »geringes Durchhaltevermögen« (leicht zu entmutigen) und »starker Reizhunger« (extravagant, Missachtung von Regeln, aber nicht wissbegierig). Was den Zusammenhang mit narzisstischen Traits angeht, so kann an dieser Stelle die Arbeit von Svrakic et al. (2002) erwähnt werden, die »Reizhunger« als typisch für Menschen mit narzisstischen Persönlichkeitszügen identifizierten. Ein Ergebnis, das Jaksic et al. (2015) bestätigt fanden, neben den Aspekten »starke Schadensvermeidung« und »geringe Belohnungsabhängigkeit«. Zwir et al. (2018a) identifizierten in ihrer Arbeit zudem ein Cluster namens »organisiert«, das durch hohe »Selbstgerichtetheit« und »Kooperation« sowie geringe »Selbsttranszendenz« charakterisiert ist und ebenfalls mit einem größeren Gen-Cluster korrelierte – gewissermaßen das Gegenstück zu dem, was als typisch für narzisstische Persönlichkeitszüge gilt (Svrakic et al. 2002; Jaksic et al. 2015), so dass sich am negativen Pol eine Art Narzissmus postulieren ließe. Wichtig ist, dass ein hoher Prozentsatz von der für gewöhnlich berichteten Erblichkeit narzisstischer Persönlichkeitstraits durch die über 700 Gene erklärt werden kann, die Untersuchungsgegenstand jener Studie waren, von der in den beiden Veröffentlichungen berichtet wird.

2.1.3 Schlussfolgerung

Untersuchungen über gemeinsam aufwachsende Zwillinge, Adoptionsstudien sowie Studien getrennt aufwachsender Zwillingspaare weisen auf einen hohen genetischen Einfluss von Persönlichkeitszügen hin, die mit narzisstischen Persönlichkeitsstörungen korrelieren. Wichtig sind insbesondere Untersuchungen über getrennt aufwachsende Zwillinge, weil die gegen Zwillingsstudien geltend gemachten Einwände, dass eineiige Zwillinge mehr Zeit miteinander verbringen als zweieiige, auf sie nicht zutreffen.

Was die eigentliche narzisstische Persönlichkeitsstörung angeht, so weisen einige der veröffentlichten Studien auf eine unterschiedlich niedrige Erblichkeit und keine gemeinsame Umwelt hin. Versuche, die Fehlervarianz zu reduzieren, lassen die erblichkeitsbedingten Unterschiede bei narzisstischen Persönlichkeitszügen auf über 70 % ansteigen. Direkte Gen-Untersuchungen sind vielversprechend, da sie auf eine riesige Anzahl an Genen verweisen, die für die Unterschiede bei Persönlichkeitstraits in Verbindung mit NPS sind. Eine genauere Betrachtung der phänotypischen Verbindungen mehrerer dieser Gene könnte Aufschluss darüber geben, wie die Transmission von Biologie zu narzisstischen Affekten, Kognitionen und Verhaltensweisen vonstattengeht.

Literatur

Bach, B., M. Sellbom, M. Skjernov et al. (2018). ICD-11 and DSM-5 personality trait domains capture categorical disorders: finding a common ground. Aust N Z J Psychiatry 52: 425–434.

Bergeman, C. S., H. M. Chipur, R. Plomin et al. (1993). Genetic and environmental effects on openness, agreeableness, and conscientiousness. An adoptive/twin study. J Personal 61: 159–78.

Briley, D. A, & E. M. Tucker-Drob (2014): Genetic and environmental continuity in personality development: A meta-analysis. Psychol Bull 140: 1303–1331.

Caspi, A., R. M. Houts, D. W. Belsky et al. (2014). The p-factor: One general psychopathology factor in the structure of psychiatric disorders? Psychol Sci 2: 119–137.

Costa, P., & R. McCrae (1992). The five-factor model of personality and its relevance to personality disorders. J Person Disord 6: 343–59.

Cox, B. J., J. Sareen, M. W. Enns et al. (2007). The fundamental structure of axis II personality disorders associated in the National Epidemiological Survey on Alcohol and Related Conditions.J Clin Psychiatry 68: 1913–1920.

De Clercq, B., & F. De Fruyt (2003). Personality disorder symptoms in adolescence. A five-factor model perspective. J Person Disord 17(4): 269–92.

Eaves, L. J., H. J. Eysenck & N. G. Martin (1989). Genes, Culture and Personality. An empirical approach. London (Academic Press Limited).

Eaves, L. J., A. Heath, N. Martin et al. (1999). Comparing the biological and cultural inheritance of personality and social attitudes in the Virginia 30 000 study of twins and their relatives. Twin Res 2: 62–80.

Ficks, C. A., L. Dong & I. D. Waldman (2014). Sex differences in the etiology of psychopathic traits in youth. J Abnorm Psychol 123: 406–411.

Jakcik, N., Z. Suranyi, K. Hevesi et al. (2015). Describing pathological narcissism in terms of the Cloninger's psychobiological model of temperament and character. Eur Psychiatry 30, Suppl. 1: 1522.

Jang, K. L. , W. J. Livesley & P. A. Vernon (1996b). Heritability of the Big Five dimensions and their facets. A twin study. J Pers 64: 577–591.

Jang, K. L., W. J. Livesley, P. A. Vernon et al. (1996a). Heritability of personality disorder traits. A twin study. Acta Psychiatr Scand 94: 438–44.

Kandler, C., T. Waaktaar, R. Mottus et al. (2019). Unraveling the interplay between genetic and environmental contributions in the unfolding of personality differences from early adolescence to young adulthood. Eur J Person 33(3): 221–244.

Kendler, K. S., S. H. Aggen, N. Czajkowski et al. (2008). The structure of genetic and environmental risk factors for syndromal and subsyndromal common DSM-IV Axis I and Axis II disorders. Am J Psychiatry 168: 29–39.

Livesley, W. J., D. N. Jackson & M. L. Schroeder (1992). Factorial structure of traits delineating personality

disorders in clinical and general population samples. J Abnorm Psychol 101: 432–44.
Livesley, W. J., K. L. Jang & P. A. Vernon (1998). Phenotypic and genetic structure of traits delineating personality disorder. Arch Gen Psychiatry 55: 941–948.
Luo, Y. L. L. , H. Cai & H. Song (2014). A behavioural genetic study of interpersonal and intrapersonal dimensions of narcissism. Plos One 9 (4) April e93403.
Pedersen, N. L., R. Plomin, G. E. McClearn et al. (1988). Neuroticism, extraversion and related traits in adult twins reared apart and reared together. J Person Soc Psychol 55: 950–7.
Pedersen, N. L., G. E. McClearn, R. Plomin et al. (1991). The Swedish adoption/twin study of aging. An update. Arch Gen Med 40: 7–20.
Reichborn-Kjennerud, T., R. F. Krueger, E. Ystrom et al. (2017). Do DSM-5 section II personality disorders and Section III personality trait domains reflect the same genetic and environmental risk factors? Psychol Med 47: 2205–2215.
Rosenstrom, T., L. C. Gjerde, R. F. Krueger et al. (2018). Joint factorial structure of psychopathology and personality. Psychol Med 48: 1–10.
Soldz, S., S. Budman, A. Demby et al. (1993). Representation of personality disorders in circumplex and five-factor space. Exploration with a clinical sample. Psychol Ass 5: 41–52.
South, S. C., R. F. Krueger, G. P. Knudsen et al. (2017). A population based twin study of DSM-5 maladaptive personality domains. Pers. Disord: Theory Res Treat 8: 366–375.
Torgersen, S. (2009). The nature (and nurture) of personality disorders. Scand J Psychol 50: 642–632.
Torgersen, S., N. Czaikowski, R. Jacobson et al. (2008). Dimensional representation of DSM-IV cluster personality disosrders in a population-based sample of Norwegian twins: a multivariate study. Psychol Med 38: 1617–1625.
Torgersen, S., S. Lygren, P. A. Olien et al. (2000). A twin study of personality disorders. Compr Psychiatry 41: 416–25.
Torgersen, S., J. Myers, T. Reichborn-Kjenneurd et al. (2012). The heritability of cluster B personality disorders assessed both by personal interview and questionnaire. J Pers Disord 26: 848–866.
Vernon, P. A., V. C. Villani, L. C. Vickers et al. (2008). A behavioural genetic investigation of the Dark Triad in the Big Five. Pers Individ Dif 44: 445–452.
Wright, Z. E., S. Pahlen & R. F. Krueger (2017). Genetic and environmental influences on Diagnostic and Statistical Manual of Mental Disorders-Fifth Edition (DSM-5) Maladaptive Personality Traits and their connections with normative personality traits. J Abnorm Psychol 126: 416–428.
Trull, T. J. (1992). DSM-III-R personality disorders and the five-factor model of personality. An empirical comparison. J Abnorm Psychol 101: 553–60.
Zwir, I., J. Arnedo, C. Del-Val et al. (2018a). Uncovering the complex genetics of human temperament. Mol Psychiatry 2. Oktober.
Zwir, I., J. Arnedo, C. Del-Val et al. (2018b). Uncovering the complex genetics of human temperament. Mol Psychiatry 3. Oktober.

2.2 Entwicklungspsychologie des Narzissmus

Franz Resch und Eva Möhler

Die Beschreibung der intrapsychischen Ontogenese des narzisstischen Systems setzt einen kurzen Überblick über die theoretische Entwicklung des Terminus
»Narzissmus« voraus, um zu einer schulenübergreifenden Arbeitsdefinition für den vorliegenden Beitrag zu gelangen.

Dabei unterstreicht die Selbstbespiegelung des griechischen Jünglings Narziss als sprachliche Wurzel auch einen der wesentlichen entwicklungspsychologischen Faktoren, die in diesem Beitrag – im Anschluss an eine kurze Einführung in die begriffstheoretischen Hintergründe – zu beschreiben sind.

2.2.1 Definition

Narzissmus bezeichnet ganz allgemein die Konzentration des seelischen Interesses bzw. der seelischen Energie auf das Selbst. Erich Fromm sagt dazu:

»Man kann den Narzißmus als einen Erlebniszustand definieren, in dem nur die

Person selbst, ihr Körper, ihre Bedürfnisse, ihre Gefühle, ihre Gedanken, ihr Eigentum, alles und jedes, was zu ihr gehört, als völlig real erlebt wird, während alles und jedes, was keinen Teil der eigenen Person bildet oder nicht Gegenstand der eigenen Bedürfnisse ist, nicht interessiert, keine volle Realität besitzt […]; affektiv bleibt es ohne Gewicht und Farbe.« (Fromm 1980, S. 180)

Dieter Wyss schreibt in seinem Kapitel über die Psychoanalyse Sigmund Freuds, dass »Zur Einführung des Narzißmus« (1914c) eine einschneidende Änderung und Erweiterung der psychoanalytischen Theorie zwischen 1900 und 1920 war. Ausgehend von frühesten lustbetonten Regungen des Säuglings im Zusammenhang mit der Nahrungsaufnahme, schloss Freud auf einen Selbsterhaltungstrieb, der dem Ich-als-Ich-Trieb zugeordnet werden kann: »Während bis dahin in der Entwicklung der Psychoanalyse die Libido – der Geschlechtstrieb – als einzige Energiequelle des Individuums anerkannt wurde, führt Freud jetzt eine zweite ein: den Selbsterhaltungstrieb« (Wyss 1977, S. 57).

Unter triebtheoretischen Gesichtspunkten kann auf diese Weise dem Trieb der Arterhaltung ein Trieb der Selbsterhaltung gegenübergestellt werden. In der Folge nennt Freud Narzissmus vor allem die Besetzung des Ich durch Objektlibido, also durch eine primär in die Außenwelt gerichtete sexuelle Energie. Die übertriebene Selbstausrichtung der intentionalen Strebungen – im allgemeinsten Sinne – führt zu einer pathologischen Konzentration auf die eigene Person. Solche Selbstzentriertheit bezeichnet man als »narzisstische Störung«.

»Der narzisstische Mensch hat einen doppelten Maßstab für seine Wahrnehmungen. Nur er selbst und was zu ihm gehört besitzt Signifikanz, während die übrige Welt mehr oder weniger ohne Gewicht und Farbe ist, und ein narzisstischer Mensch weist aufgrund dieses doppelten Maßstabs schwere Defekte in seinem Urteilsvermögen und seiner Fähigkeit zur Objektivität auf.« (Fromm 1980, S. 180)

Kernberg (1983 [1975]) beschreibt den narzisstischen Menschen mit den Worten: »Die normalerweise bestehende Spannung zwischen Real-Selbst einerseits, Ideal-Selbst und Ideal-Objekt andererseits wird aufgehoben, indem ein aufgeblähtes Selbstkonzept durch Verschmelzung von Realselbst, Idealselbst und Idealobjektrepräsentanzen errichtet wird […]. Inakzeptable Selbstanteile, die sich nicht in dieses grandiose Selbstkonzept einschmelzen lassen, werden verdrängt und zum Teil auf äußere Objekte projiziert, die dafür entwertet werden« (S. 266). Van der Waals (1965) weist darauf hin, dass ein vertieftes Verständnis des pathologischen Narzissmus unter anderem dadurch behindert worden sei, dass in der psychoanalytischen Literatur die klinischen Probleme des Narzissmus immer wieder mit dem Narzissmus als einem metapsychologischen Konzept vermengt worden sei. Daher widmet sich dieser Beitrag primär der Entwicklungsgeschichte des Narzissmus als psychische Funktion.

Narzissmus kann in dieser Sichtweise gesehen werden als die Summe aller selbstreflexiven und selbstregulatorischen Aktivitäten, die zur Funktion des Organismus ebenso wie zur Stabilisierung des Selbstwertes und des Strebens nach (Selbst-)Zufriedenheit benutzt werden. Dass zwischen diesen Variablen ein enger Zusammenhang besteht, bestätigen auch aktuelle Forschungen (Nigg 2017). Kernberg (1988 [1984]) spricht von einer Abstimmung des aktuellen Selbst mit Ideal-Selbst und Ideal-Objekt-Vorstellungen. Nach Deneke und Hilgenstock (2000) werden bei einer Diskrepanz zwischen dem momentanen Befinden und den Ideal-Befindlichkeiten Regulationsvorgänge in Gang gesetzt, um eine Annäherung an die Idealzustände und damit ein narzisstisches Gleichgewicht zu erreichen. Daraus abgeleitet könnte man Narzissmus auch als selbst- oder selbstwertregulatorisches System auffassen.

Dies ist unser definitorischer Ausgangspunkt. Auf die Vielzahl unterschiedlicher Definitionen und deren theoretische Ableitung soll an dieser Stelle jedoch nicht weiter eingegangen, sondern vielmehr der ontogenetische Aspekt des Selbstsystems näher beleuchtet werden. Wir skizzieren den theoretischen Bezugsrahmen der Entwicklung des Narzissmus in tiefen- und kognitionspsychologischer Sicht, um diesen dann mit empirischen und praxisnahen Elementen zu untermauern, die Anpassungsfunktion des Selbst herauszuarbeiten und schließlich potenzielle Störfaktoren der normalen Entwicklung zu thematisieren.

2.2.2 Kognitionspsychologische und neurobiologische Modelle der Selbstentstehung

Das Selbstkonzept oder Selbstbild enthält affektive Anteile zwar erst in zweiter Linie, stellt jedoch eine weitgehend deckungsgleiche Schnittmenge der für den Narzissmus-Begriff konstitutiven Selbstrepräsentanzen dar, wenn man das Selbst mit deklarativen und prozeduralen Anteilen als bewusste und unbewusste Auskristallisation von Interaktionserfahrungen sieht (Resch 1999b); es soll deshalb an dieser Stelle unter ontogenetischen Aspekten reflektiert werden.

Das Selbstkonzept wird zumeist als multifacettiertes Konstrukt betrachtet; nur wenige Autoren begreifen das Selbst eindimensional (z. B. Allport 1961; Coopersmith 1967; Rosenberg 1979). Diese Autoren widmen sich dem globalen Selbstwert oder der internalen Konsistenz des Selbst (Epstein 1973). Ausgehend von James (1950 [1898]) bzw. Cooley (1902), die um die Jahrhundertwende das Selbst in ein subjektives und ein objektives unterteilten, entwickelten Damon und Hart (1982) ein Strukturmodell des Selbstkonzeptes, das wir in einer Weiterentwicklung folgendermaßen formulieren können (Resch & Parzer 2000): Das subjektive Selbst als unmittelbare Erlebnisinstanz (I) wird dabei von einem definitorischen Selbst (me) unterschieden. In Anlehnung an diese Dichotomie spricht Bischoff (1996) von einem medialen und einem figuralen Ich-Begriff. Das subjektive Selbst kann als implizites, mentales Modell aufgefasst werden, das sich als Handlungs- und Entscheidungsinstanz bereits im ersten Lebensjahr aus der Komplexität neuronaler Netzwerke in der Anpassung an die Umwelt entwickelt (Siegel 1999).

Das *subjektive Selbst* entspricht der Evidenz eines denkenden, fühlenden und handelnden Akteurs. Es ist eng an affektive Prozesse gebunden und entspricht einer unmittelbaren, ganzheitlichen Ich-Erfahrung im Lebenskontext. Das subjektive Selbst bildet die Grundlage der personalen Eigentlichkeit in der Abgrenzung von anderen und enthält die Erfahrungen der Selbstbestimmtheit im Wollen und Handeln sowie die Erfahrungen der Konsistenz über unterschiedliche Gefühlslagen hinweg und der Kohärenz im Entwicklungsverlauf.

Das *definitorische Selbst* speist sich demgegenüber aus dem autobiografischen – episodischen und semantischen – Gedächtnis und ist das Ergebnis einer differenzierteren, objektivierenden Selbsterkenntnis, wobei das Selbst zum Ausgangspunkt einer expliziten Selbstbetrachtung und Evaluation wird, die über jene unmittelbare ganzheitliche Ich-Erfahrung hinausgehen. Das definitorische Selbst stellt die Gesamtheit der affektiv-kognitiven Informationen über das Selbst dar.

Die vier Domänen Körper-Selbst, handelndes Selbst, soziales Selbst und psychologisches oder spirituelles Selbst können unterschieden werden. Während das Körper-Selbst alle Attribute des Leibes und alle Gefühlserfahrungen im Zusammenhang mit diesem repräsentiert, stellt das handelnde Selbst die Repräsentanz des handelnden Menschen – seiner Fertigkeiten, Fähigkeiten und Tätigkeiten – dar. Das soziale Selbst entwickelt sich aus den Erfahrungen im interaktiven Kontext. Es wird durch Bindungsfaktoren sowie Erfahrungen der Akzeptanz und andere kommunikative Erfahrungsbereiche geprägt. Im psychologischen oder spirituellen Selbst schließlich finden wir emotional getönte Bilder, Werte, Sinnstrukturen, Referenzen, Wünsche und Phantasien, die letztlich in eine Art Lebensphilosophie münden. Das spirituelle Selbst bildet die Quelle an Erfahrungen und Aktivitäten, die dem Menschen Kreativität, Tiefe und Würde verleihen.

Unter Entwicklungsaspekten verläuft die Selbstkonzeptualisierung zunächst über soziale und externale Variablen, um dann von psychologischen und inneren Faktoren weiter ausgestaltet zu werden (Rosenberg 1986). Die Selbstkonzepte jüngerer Kinder werden dabei als globaler und undifferenzierter angesehen, während sie im Adoleszentenalter zunehmend komplexer werden, was u. a. daran ablesbar ist, dass die unterschiedlichen Domänen (Körper-Selbst etc.) mit zunehmendem Alter immer weniger interkorrelieren (Evans et al. 1994). Harter und ihre Arbeitsgruppe beschäftigte sich eingehend mit den Facetten und der Entwicklung des Selbst von Kindern und Adoleszenten und beschrieb eine Proliferation von Selbsten während der Adoleszenz (Harter et al. 1997), welche sie auch empirisch untersuchte. Diese wird zum einen auf kognitive Fortschritte, zum anderen auf den Sozialisationsdruck der Adoleszenz zurückgeführt. Pelham und Swann (1989) beschreiben in ihrem Modell folgenden Verlauf der Entstehung des Selbstwertes, der sich aus drei Faktoren herausbildet:

- aus der – intraindividuell nach Watson und Clark (1994) ebenso wie Moehler et al. (2007a) unterschiedlichen – Tendenz, positive und negative Affekte zu erleben;
- aus der Selbstsicht, die im Laufe der Entwicklung herausgebildet wird;
- aus der Einordnung dieser Selbstsicht in einen Bereich zwischen Ideal und Real-Selbst.

Bemerkenswert ist in dieser Theorie die Berücksichtigung der individuellen Verhaltensdisposition, welche hier Eingang in das Selbstkonstrukt findet, während das Temperament in anderen Modellen der Selbstentwicklung eine untergeordnete Rolle spielt. In dieser Selbsttheorie besitzen affektive und kognitive Faktoren eine gleichermaßen große Bedeutsamkeit, wobei die interaktiven Faktoren eher in den Hintergrund treten bzw. nicht Gegenstand der Betrachtung sind.

In der Theorie Neissers (1991) geht die Entwicklung des Selbst vom »ökologischen Selbst« aus. Das »ökologische Selbst« erwirbt Informationen über das Selbst und andere, entsprechend der Anforderungen von Objekten. Mit der steigenden Fähigkeit zum symbolischen Spiel entwickelten Kleinkinder dann – etwa im zweiten Lebensjahr – ein interpersonales Selbst, welches auch ein Wissen über das Selbst betreffende Emotionen besäße.

Die Unterteilung des Selbst in subjektives und objektives Selbst liegt auch Untersuchungen zugrunde, welche die grundlegende Bedeutung der »reflective function« des Kindes als wesentlichem Entwicklungsbaustein des Selbstkonzeptes thematisieren (Fonagy et al. 1997; Baron-Cohen et al. 1993). Fonagy et al. (1997) betonen die entscheidende Bedeutung der Fähigkeit eines Kindes, die Handlungen, aber auch die Gefühle, Motive und Absichten anderer zu verstehen. Dadurch, dass die Kinder dem Verhalten anderer Menschen Bedeutung zumessen können, könnten erst die fundamentalen Selbstqualitäten wie Affektregulation, Impulskontrolle, Selbstmonitoring sowie die Erfahrung der Selbstwirksamkeit entstehen, die das Selbstkonzept konstituieren.

Angelehnt an Beeghly und Cicchetti (1994), entwirft Fonagy mit seinen Mitarbeitern eine »Theory of mind«, in welcher die reflexive Funktion ein implizites Verständnis von Vorstellungen, Emotionen und Beziehungen bezeichnet, welches nicht notwendigerweise verbalisierbar sein muss. Die Intentionalität erzeuge dabei die Kontinuität der Selbsterfahrung und damit eine kohärente Selbststruktur. Diese für die Selbstorganisation in Fonagys Modell so zentrale reflexive Funktion könne wiederum erst dadurch entstehen, dass die Bezugsperson in der Lage sei, ihrerseits ein Verständnis für die Bedeutsamkeit des kindlichen Verhaltens zum Ausdruck zu bringen.

Gedächtnispsychologisch lässt sich der Aufbau von Selbstrepräsentanzen in folgender Weise vertiefen: Wenn Selbstrepräsentanzen aus affektlogischen Schemata aufgebaut sind, müssen diese in irgendeiner Form des Gedächtnisses gespeichert werden. Jede Vergegenwärtigung von Information, die das Substrat der repräsentativen Bestände psychischer Strukturen bildet, ist ohne ein funktionierendes Gedächtnis undenkbar. Nach Squire (1982) unterscheiden wir zwei große Gruppen von Gedächtnisformen, nämlich ein deklaratives und ein nondeklaratives Gedächtnis. Das deklarative Gedächtnis speichert Erfahrungen, die explizit aktualisiert und wiedergegeben werden können. Es wird in ein episodisches und ein semantisches Gedächtnis gegliedert: Im episodischen Gedächtnis werden persönliche Ereignisse und Erlebnisse in einem raum-zeitlichen Bezugssystem mit affektiven und kognitiven Aspekten abgespeichert. Demgegenüber enthält das semantische Gedächtnis Faktenwissen und die allgemeinen Kenntnisse eines verbalisierbaren Weltwissens, das auch mitteilbar ist. Das deklarative Gedächtnis ist der Selbstreflexion prinzipiell zugänglich (s. auch Köhler 1998).

Das nondeklarative Gedächtnis enthält Erfahrungen, die implizit unser Verhalten steuern. Im Wesentlichen werden vier Aspekte beschrieben:

- Priming-Effekte, die Bedeutungshorizonte von Bildern, Gesichtern und Wörtern beeinflussen und semantische Verknüpfungen automatisch herstellen;
- klassische und operante Konditionierungen, die verhaltenslenkend wirken, ohne dass darüber eine Selbstevidenz existieren muss;
- Habituations- und Sensitivierungsprozesse – wie beispielsweise die Sensitivierung von Stressreaktionen –, die als nonassoziative Lernprozesse ohne selbstreflexiven Zugang abgespeichert werden können;
- Handlungsroutinen, Denkroutinen und Wahrnehmungsroutinen als prozedural erworbene Fertigkeiten.

Solche impliziten Erfahrungen beeinflussen als mentale Modelle das menschliche Erleben und Verhalten nachhaltig, obwohl sie sich einer selbstreflexiven Erkenntnis und Bewusstmachung unmittelbar entziehen. Nach Bruner (1987) können wir drei unterschiedliche Medien kennzeichnen, in denen Information vergegenwärtigt werden kann. Diese drei Medien der Repräsentation entwickeln sich im Rahmen der Ontogenese nacheinander im Sinne einer kumulativen Reihe. Die erste Form der Repräsentation wird als »aktionale Repräsentationsform« bezeichnet. Sie entwickelt sich bereits früh im Säuglingsalter und ist als eine präverbale nondeklarative Gedächtnisleistung anzusehen, die vielleicht schon vorgeburtlich angelegt ist. Das aktionale Repräsentationssystem dient als inneres Bezugssystem für eigene Handlungen und bildet die Grundlage für die Differenzierung zwischen Ich und Nicht-Ich. Als mentales Modell für die frühen Objektbeziehungen ist es im Wesentlichen den prozeduralen Gedächtnismechanismen zuzuordnen. Diese aktionale Repräsentationsform stellt ein Handlungsrepertoire zur Verfügung und ermöglicht eine flexible Organisation des kindlichen Verhaltens. Später, im ersten Lebensjahr, wird diese erste Repräsentationsform von der »bildhaft-ikonischen Repräsentationsform« überlagert. Diese ist bereits deklarativen Repräsentationsmechanismen zuzuordnen und ermöglicht sensorische Repräsentationen von Erfahrungen aller Sinneskanäle. Mit dieser Darstellungsform kann sich das Kind allmählich von der unmittelbar an Handlungen gebundenen Repräsentation lösen. Vorformen selektiver Gefühls und Sinneseindrücke, die bereits handlungsbestimmend gewonnen wurden, werden, auf diese Weise umschrieben, bildhaft gefasst. Die ikonische Repräsentationsform bildet eine wesentliche Grundlage des episodischen Gedächtnisses. Schließlich entwickelt sich ein drittes Medium – etwa zeitgleich mit der ikonischen Repräsentationsform –, das als »symbolische Repräsentation« bezeichnet wird. Es werden nicht einzelne Wahrnehmungsinhalte und Gefühlskomplexe, sondern – stellvertretend dafür – Symbole repräsentiert. Das wichtigste Mittel, um den Bedeutungskern von Objekten und Szenen symbolisch festzuhalten, ist die Sprache. Sprache verbindet ikonische und symbolische Repräsentationsformen zu neuen Einheiten, die schließlich als Narrative im autobiografischen Gedächtnis wiedergefunden werden können. Die affektive Besetzung des Selbst im Sinne des Narzissmus könnte unter gedächtnispsychologischen Gesichtspunkten sowohl bewusste als auch unbewusste Anteile enthalten: Die Möglichkeit von unbewussten affektiven Selbstbesetzungen, die nicht unmittelbar der Selbstreflexion zugänglich sind, muss postuliert werden.

Mit dem hirnphysiologischen Vorgang der Entwicklung selbstregulatorischer Fähigkeiten beschäftigen sich Aitken und Trevarthen (1997) eingehend, insbesondere auf dem Hintergrund der verschiedenen Aspekte des Selbst und der Leib-Seele-Problematik, mit der sich Autoren wie Eccles und Popper auseinandersetzten (Popper & Eccles 1977). Allan Schore (2009 [2003]) erweiterte diese Sichtweise der Selbstentstehung durch Integration neurobiologischer, neuroendokrinologischer und bindungstheoretischer Parameter in ein Entwicklungskonzept der Regulationstheorie. Biologische und mentale Regulation und Co-Regulation sind die basalen Einflussfaktoren, die in die komplexeren rechtshemisphären Substrate des dynamischen Unterbewusstseins einmünden und so die Organisation des Selbst bedingen.

Das Entstehen der Selbstorganisation wird in diesen Theorien als fundamentaler intersubjektiver Prozess verstanden, ausgehend von Wittgensteins Prinzip der Priorität unseres interpersonellen Lebens. Aus den biologisch fundierten interaktiven Kapazitäten des Kindes entstehe das Selbst. Insbesondere die kooperative Aufmerksamkeit und gemeinsame Aufgabenorientierung konstituieren in den Augen dieser Autoren das kindliche Selbst. Diesen Primat der Intersubjektivität begründen die Autoren letztlich mit in der Ontogenese des Menschen verankerten – für unsere Spezies einzigartigen – hirnphysiologischen Vorgängen und Verknüpfungen. Das Besondere an der menschlichen embryonalen Entwicklung sei die Verknüpfung hochelaborierter vokaler, fazialer und gesturaler motorischer Neuronen mit intrinsischen motivationalen Strukturen des Hirnstamms und des limbischen Systems. Der Neokortex reife dabei postnatal, insbesondere durch die Erfahrungen und Kommunikationen mit den Bezugspersonen, wobei der Motor dieses Prozesses die motivationalen Strukturen des Kindes sind. Aus diesen Vorgängen erwachse die Selbstorganisation.[13]

Den bisher geschilderten theoretischen Konzepten werden i. F. empirische Befunde insbesondere aus dem Bereich der Säuglingsforschung und der Mutter-Kind-Interaktionsforschung zugrunde gelegt, um danach zu einer übergreifenden Synthese im Sinne eines entwicklungsorientierten, empirisch fundierten Modells der narzisstischen Entwicklung gelangen zu können.

2.2.3 Bedeutung der Mutter-Kind-Interaktion für die Entwicklung des Selbst

Der Intersubjektivismus in der Psychoanalyse wurde auch auf dem Boden der modernen Mutter-Kind-Interaktionsforschung entwickelt, welche vielfach untermauernde bidirektionale Analysen lieferte: Zu den bidirektionalen Konzepten, die die Wechselseitigkeit in der Mutter-Kind-Interaktion in den Mittelpunkt stellen, gehört z. B. das »Mutual Regulation Model« (MRM) von Tronick und Mitarbeitern (z. B. Tronick et al. 1986; Reck et al. 2004). Die Mutter-Kind-Interaktion ist für sie dann optimal, wenn der Affektausdruck von beiden Interaktionspartnern synchron und reziprok erfolgt und von positiven Gefühlen begleitet wird. Das Interaktionsgeschehen untersuchten sie v. a. im Hinblick auf die frühkindliche Affektregulation. Das Modell geht davon aus, dass die Affektregulation einen fortwährenden Prozess darstellt, an dem sowohl die Mutter als auch das Kind aktiv beteiligt sind. Um dies zu untersuchen, sind Studien erforderlich, die sowohl kindliche als auch mütterliche Faktoren bereits in der Neugeborenenzeit einbeziehen (z. B. Hauser et al. 2012).

Die Interaktionen, die unzählige Male zwischen Mutter und Kind ablaufen, werden generalisiert und als Interaktionsstrukturen repräsentiert. Solche Austauschprozesse werden in der psychoanalytischen Literatur als »mirroring« beschrieben (Kohut 1971; Winnicott 1971). Das Gesicht der Mutter wird hier als Vorläufer des Spiegels betrachtet. Das Kind, welches der Mutter ins Gesicht schaue, erblicke das, was es in sich selbst erblicke. Demnach kann das Kind sein Selbst nur wahrnehmen, wenn dieses durch die Mutter zurückgespiegelt wird. Dies hängt wiederum davon ab, wie die Mutter das Kind sieht. Das Kind sucht im Anderen sich selbst.

Nach Beebe und Lachmann (1988) ist das Widerspiegeln zwar ein »one-way influence phenomenon«, allerdings räumen die Autoren auch ein, dass es Anteile eines gegenseitigen Austausches enthält. Mutter und Kind beeinflussen einander dahingehend, der eigenen emotionalen Veränderung zu folgen und auf dem Gesicht jenen Zustand widerzuspiegeln, den der Andere hat. Dieser Austausch erfolgt mit gewissen, jedoch minimalen Latenzzeiten (ca. 0,5 Sek.) (Tronick et al. 1992), so dass ein fast unmittelbar synchrones nonverbales Kommunikationssystem entsteht. Dabei ist es für das Kind bedeutsam, dass die Abstimmung sowohl zeitlich als auch inhaltlich mit seinen eigenen Verhaltensweisen fast übereinstimmt, doch genauso wichtig ist, dass sie nicht zu einer vollkommenen Deckungsgleichheit führt. Nach Beatrice Beebe sind geringfügige Diskordanzen, das so genannte

13 Für eine detaillierte Beschreibung der hirnphysiologischen Ontogenese des Selbst und der kommunikationstheoretischen Ableitungen dieser Vorgänge s. Aitken & Trevarthen (1997).

»mismatch«, welches sodann eine »Reparatur« erfährt, notwendig, um ein Bewusstsein der Getrenntheit und Eigenständigkeit aufzubauen. Durch diese Vorgänge bildet sich im Alter von 9 bis 12 Monaten die Erwartung, gespiegelt zu werden und den Partner selbst spiegeln zu können (Beebe & Lachmann 1988).

Repräsentiert werden Erwartungen dessen, was sich in der Interaktion mit der Mutter abspielen wird. Diese innerlich repräsentierten, aber noch nicht objektivierbaren Interaktionserwartungen bilden die Basis für die Entwicklung der Selbst- und Objektrepräsentanzen. Die beschriebenen interaktionellen Prozesse wirken zwar ab der frühesten Phase des auftauchenden Selbst auf die Entwicklung des kindlichen Selbstkonzeptes ein, bleiben aber auch in den späteren, weiter unten geschilderten Entwicklungsphasen wirksam und werden daher, aufgrund ihrer ubiquitären Bedeutsamkeit in den ersten zwei Lebensjahren an dieser Stelle eingehend beschrieben.

Wichtig ist hier, festzuhalten, dass das Widerspiegeln aufseiten der Mutter kein rein »mechanischer« Vorgang ist, sondern drei wesentliche Größen einfließen, die i. F. kurz erläutert werden, da sie für die Entstehung des Narzissmus von entscheidender Bedeutung sind. Wesentliche, den Interaktionsstil der Mutter und damit die Selbstentwicklung des Kindes formal und inhaltlich prägende Elemente mütterlicher Reaktionsbereitschaft sind:

- Vorstellungen und Phantasien über das Kind, welche – ebenso wie die Empathie – in der mütterlichen Vergangenheit wurzeln können (Mielke et al. 2016);
- Feinfühligkeit der Mutter, welche zum einen ein feststehendes Persönlichkeitsmerkmal, zum anderen aber auch abhängig von affektiven (bis hin zu Erkrankungen) Zuständen der Mutter sein kann (Mielke et al. 2016; Fuchs et al. 2016a)
- Bedürfnisse, seelische Zustände, Wünsche und Erziehungsziele der Mutter, welche ihren Ausdruck besonders stark im so genannten »affect attunement«, der Affektabstimmung (Stern 1992 [1985]), finden, ebenso wie im Bonding an das Kind (Moehler et al. 2007c).

Da diese mütterlichen Eigenschaften die Entstehung des kindlichen Selbst entscheidend beeinflussen, sollen ihre Hintergründe an dieser Stelle kurz erläutert werden.

2.2.4 Mütterliche Phantasien und Vorstellungen *über* und Attributionen *an* das Kind

Ein besonderes Charakteristikum der frühen Mutter-Kind-Beziehung ist die Deutung des kindlichen Verhaltens durch die Eltern, was insbesondere im Neugeborenenalter in »fortwährender Überschätzung des Absichtselementes« (Hinde 1976) geschieht und die Mutter-Kind-Interaktion in dieser Lebensphase konturiert. Dabei mischen sich elterliche Introjekte, die »Gespenster im Kinderzimmer« (Fraiberg et al. 2011 [1975]), in den Dialog zwischen Eltern und Kind. Einige Autoren sehen in diesem Prozess auch eine Rückkehr der Eltern zur kindlichen Neurose (Kreisler 1981), da die Inhalte der auf den Säugling bezogenen Phantasien häufig aus belasteten Beziehungsmustern der elterlichen Vergangenheit entspringen und das Baby somit einen Aspekt des Unbewussten eines Elternteiles repräsentiert (Brazelton & Cramer 1991 [1989]). Für die kindliche Entwicklung ist dieser Vorgang insofern bedeutungsvoll, als die Reaktion der Mutter auf das Kind häufig der »hineininterpretierten Bedeutung des kindlichen Verhaltens« (Cramer 1986) gilt. Dabei handelt es sich um die Projektionen elterlicher Repräsentanzen, Affekte, Selbstanteile auf den Säugling, der für alle Eltern eine Matrix darstellt und dessen Absichtselement überschätzt werden muss (Hinde 1976). Die Bedeutungszuschreibung ungerichteter kindlicher Äußerungen durch die Eltern geschieht teils bewusst, teils unbewusst. Laut Dornes (1998) hat sie einen entscheidenden Anteil an der Ausformung des kindlichen Selbstkonzeptes. Den Einschluss des Kindes in das symbolische Universum der Eltern bezeichnet Dornes als unausweichliches, aber einzigartiges Phänomen der menschlichen Gattung. Während die Psychoanalyse sich der Entstehung und dem Inhalt der elterlichen Phantasien zuwendet, beschäftigt sich die Interaktionsforschung mit den Ausdrucksformen dieser Phantasien, welche Transmissionsmechanismen pathologischer Konflikte und innerpsychischer Konstellationen darstellen können (Fuchs et al. 2015): Je drängender die unbewussten Phantasien und Konflikte der Eltern sind, desto wahrscheinlicher wird eine subjektiv übermäßig verzerrte Ausdeutung kindlicher Signale mit potenziell pathologischen Konsequenzen (Brazelton & Cramer 1991 [1989]). Empirisch wurde dies bislang an Einzelfallbeispielen beschrieben (Cramer 1987). Dieser projektive Mechanismus dürfte sich insbesondere dann gravierend auf die Mutter-Kind-Beziehung auswirken, wenn die »Gespenster« sehr negativ besetzte Bezugspersonen der Kindeseltern sind, die den Eltern in Gestalt ihres Kindes wiederzukehren scheinen (Rabain-Jamin 1984). Die Fortpflanzung von Beziehungs- und Bindungsstörungen in die nächste Generation kann daher in diesem frühen Stadium über die Projektion nicht nur negativer Selbstanteile, sondern auch der Elternrepräsentanzen (Moehler et al. 2001) geschehen, welche dann wiederum Eingang in die kindlichen Selbst- und Objektrepräsentanzen finden.

2.2.5 Feinfühligkeit

Papousek (1989) spricht von den intuitiven Kompetenzen der Eltern, die es ihnen ermöglichen, sich auf den Säugling einzustellen und seinem Wahrnehmungssystem und emotionalen Bedürfnissen gemäß zu reagieren. So verändern die meisten Eltern automatisch ihre Stimmlage und modulieren ihre Intonation stärker. Sie bringen ihr Gesicht meist automatisch auf die Distanz von ca. 20 cm vom Kopf des Kindes. Dies ist die Entfernung, bei welcher der Säugling aufgrund seiner geringen Akkomodationsfähigkeit am schärfsten sieht. Sie ahmen Lautäußerungen des Kindes nach – meist ohne zu wissen, dass es die kindlichen Selbstwirksamkeitserfahrungen bereichert, wenn seine Verhaltensweisen gespiegelt werden.

In den ausführlichen Untersuchungen von Grossmann und Mitarbeitern (1985) hatte die mütterliche Feinfühligkeit einen entscheidenden Einfluss auf die Qualität der kindlichen Bindung an die Mutter. Zur Feinfühligkeit gehört auch die Fähigkeit der Mutter, dem Aufmerksamkeitsfokus des Kindes zu folgen und vom Kind vorgegebene Handlungsstränge aufzugreifen, anstatt dem Kind eigene Handlungsfäden vorzugeben und die Interaktion dadurch zu dominieren. Mütterliche Intrusivität dem Säugling gegenüber mindert sein Gefühl der Effektanz und führt oft zu abweisenden Reaktionen beim Kind, welche in Beziehungsstörungen, aber auch in Störungen des Gefühls der Selbstwirksamkeit münden können (Fuchs A. et al. 2016b). Biographische Erfahrungen haben wiederum Einfluss auf die Intrusivität der Mutter, so dass auch hier eine Form der transgenerationalen Weitergabe von »Ich-Grenzen« angenommen werden muss (Moehler et al. 2007a).

Ein weiterer Aspekt der Feinfühligkeit besteht in der altersgemäßen Adaptation des elterlichen Verhaltens. So besteht Feinfühligkeit im Schulalter darin, dass die Mutter für das Kind ansprechbar ist und Entscheidungen erklärt (Feldmann et al. 2004). Weiterhin muss bei einem drei Monate alten Säugling die prompte Antwort der Mutter sehr viel schneller erfolgen (kurze Latenz) als bei einem einjährigen, damit das Kind eine Kontingenz zum eigenen Verhalten feststellen kann (Lohaus et al. 2004). Der Ausdruck sensitiven Verhaltens ist aber auch vom sozialen und kulturellen Kontext abhängig (Classen und Crittenden 2003; Smith 2000). Auch eigene Beziehungserfahrungen und Repräsentanzen der Mutter finden Eingang in ihre intuitiven mütterlichen Kompetenzen und ihre Feinfühligkeit (Kress et al. 2010).

Es gibt dabei vielfältige Hintergründe für eine Minderung der Feinfühligkeit. Mütterliche Depressionen zum Beispiel führen nach T. Field (1988) häufig zu einem intrusiven oder aber zurückgezogenen Verhalten gegenüber dem Kind. Letzteres führt dazu, dass die für das Selbstgefühl des Säuglings entscheidenden Bestätigungen seiner Äußerungen durch die mütterliche vokale und mimische Reaktion fehlen oder abgeschwächt sind. Für die Kinder stellt dies eine hohe Belastung dar, wie psychophysiologischen Untersuchungen zu entnehmen ist. Viele belastete Mütter zeigen jedoch auch eine Beeinträchtigung ihrer intuitiven Kompetenzen durch eine verzerrte Wahrnehmung des Kindes (Fuchs et al. 2016c). Dies leitet über zu einem weiteren wesentlichen Modus der Interaktion mit der Umwelt bei der Ausformung der kindlichen Persönlichkeit. Hinsichtlich der Struktur des Sensitivitätskonzeptes von Ainsworth konnten Lohaus et al. (2004) zeigen, dass die vier Komponenten der mütterlichen Sensitivität (Wahrnehmung und richtige Interpretation der kindlichen Signale, prompte und angemessene Reaktion der Mutter auf die Signale des Kindes) sehr hoch interkorreliert sind. Faktorenanalytisch fanden sie eine einfaktorielle Lösung, was für die Eindimensionalität dieses nach wie vor zentralen Konstruktes der Mutter-Kind-Interaktionsforschung spricht

2.2.6 Affektabstimmung

Einen wesentlichen Anteil an dem oben beschriebenen, für die Selbstentwicklung so bedeutsamen Vorgang des »mirroring« oder Spiegelns hat das »affect attunement«, also die Einstellung der Bezugsperson auf die kindliche Affekttönung, um direkt miteinander in ein affektives Gleichgewicht zu kommen. Dabei nimmt die Bezugsperson die affektiven Charakteristika einer kindlichen Äußerung auf und wiederholt diese, und zwar sowohl in der gleichen als auch einer anderen Sinnesmodalität. Erhalten bleiben die Intensität, der Rhythmus und die zeitliche Kontur des kommunizierten Affektes, auch bezeichnet als »amodale Anteile eines Affektes«.

Dadurch wird zum einen das intersubjektive Selbst des Kindes in seiner Entwicklung gestärkt, zum anderen geht es der Mutter meist darum, eine Gemeinsamkeit mit dem Kind herzustellen. Sehr häufig wird jedoch von den Eltern mit der Affektabstimmung ein bestimmtes Ziel verfolgt: Auf averbalem Weg teilen sie ihrem Kind bewusst oder unbewusst ihre Stimmungen, Wünsche und Abneigungen mit, indem sie sich auf erwünschte Handlungen affektiv einstimmen, auf unerwünschte nicht.

Die Sonderform des »tuning« stimmt sich zunächst auf den Affekt des Kindes ein, um ihn dann um eine Spur zu verändern, das heißt die Antwort ist etwas stärker oder schwächer als das Ursprungssignal, je nach verfolgter Intention der Mutter. Dornes (1993) bezeichnet diesen Mechanismus als »gefährlich«, weil es ein subtiler Weg ist, die Emotionalität des Kindes zu verändern – mit der Folge einer Entstehung eines *falschen Selbst*. Hier wird die Rolle des Kindes als Adressat elterlicher Absichten deutlich: Über das »tuning« können natürlich elterliche Phantasien oder Befürchtungen bzw. die Abwehr dieser Befürchtungen ausgedrückt werden. Die Abstimmung zwischen Mutter und Kind kann so weit gehen, dass sich eine psychophysiologische Synchronizität zwischen Beiden ausbildet- diese ist jedoch auch abhängig von Kontextvariablen (Fuchs et al, 2016c).

Aus den hier beschriebenen Mechanismen und Verhaltensweisen wird deutlich, dass die Mutter – wie Bohleber (1996) betont – nicht nur beim Entstehen des Identitätsgefühls mitwirkt, sondern dem Kind vorangehend eine Identität vermittelt. Das frühe »mirroring« wird später durch ein Muster von gegenseitigem Agieren und Reagieren ersetzt.[14]

2.2.7 Das Selbst in späterer Kindheit und Jugend

Das *narrative Selbst* beginnt mit etwa 15 Monaten und entwickelt sich ein Leben lang weiter. Zu den gemeinsamen subjektiven Zuständen kommen gemeinsames Wissen und die symbolische Kommunikation darüber. Aus perzeptuell-affektiven Handlungsschablonen entwickelt sich die Erkenntnis von Bezugspersonen, mit denen man Gefühle (auch verbal) teilen kann (Resch 2000). Das Kind benennt jetzt die Repräsentanzen (Köhler 1998). Es kann sie symbolisieren und neben dem simultanen Modus der Informationsverarbeitung auch den sequenziellen Modus einsetzen (Resch 2000).

Mit der Entwicklung dieser kognitiven Fähigkeiten erreicht das Kleinkind nun ein klares, abgegrenztes Gefühl für das Selbst und kann dieses Selbst auch objektivieren. Die sich daraus ableitenden selbstreferenziellen Emotionen sind bereits eingangs geschildert worden, da mit ihrer Entstehung eine gewisse Basis für das, was als kindliches Selbst betrachtet werden kann, geschaffen ist, welches jedoch lebenslang durch Reflexion, Erfahrungen und Bewertungsprozesse modifiziert wird.

Die Objektivierungsfähigkeit führt dazu, dass das subjektive Selbst als unmittelbare Erlebnisinstanz (I) von einem definitorischen Selbst (me) unterschieden werden kann (Damon & Hart 1992). Während das subjektive Selbst das im ersten Lebensjahr erworbene »implizite mentale Modell« darstellt, an affektive Prozesse gebunden ist und die Erfahrungen der Konsistenz über unterschiedliche Gefühlslagen und der Kohärenz im Zeitverlauf beinhaltet (Resch et al. 1998), speist sich das definitorische Selbst aus dem autobiografischen Gedächtnis und ist das Ergebnis einer differenzierten objektivierenden Selbsterkenntnis. Das definitorische Selbst stellt die Gesamtheit affektiv-kognitiver Informationen über das Selbst dar, die in Form von kategorialen Wissensbeständen existieren. Seine Konstituenten sind weiter oben beschrieben.

Etwa mit Beginn des vierten Lebensjahres entsteht das *autobiografische Selbst* (ebd.). Das Kind hat in Ansätzen nun eine soziale Perspektivenübernahme entwickelt und somit eine erste »theory of mind«. Dies bedeutet, dass das Kind die subjektive Verfassung anderer in seine Erlebnis- und Handlungswelt auch verbal einbeziehen und dadurch die Meinungen anderer von der eigenen Sichtweise unterscheiden kann. Es kann auf den Informationsstand eines Zuhörers Rücksicht

14 Green (1975) fügt beim »mirroring« in die Double-Beziehung zwischen Mutter und Kind noch den Vater als abwesenden Dritten ein – ein Anlass zu betonen, dass sämtliche oben geschilderten interpersonalen Erfahrungen des Säuglings natürlich auch mit anderen Bezugspersonen, z. B. dem Vater, gemacht werden, die – wenn auch in geringerem Ausmaß – gleichfalls die Ausbildung des kindlichen Selbstkonzeptes beeinflussen.

nehmen und Schein und Wirklichkeit sicherer unterscheiden. Somit sind erste Metakognitionen möglich, welche sich vom 8. bis 12. Lebensjahr im analogen Selbst weiter ausdifferenzieren. In dieser Phase entwickelt sich ein metaphorisches Verständnis für Sprichwörter und Bedeutungskontexte. Das Kind erkennt sich als ein erkennendes Wesen und kann planen und in der Vorstellung handeln. Diese Entwicklungsstufe ist deshalb mit dem Terminus »autoreflexives Selbst« zu belegen, da durch diese selbstreflexiven Möglichkeiten eine zunehmende Selbstdistanzierung entsteht. Der Bezug zum selbst erlebenden Kern wird im Normalfall jedoch niemals aufgegeben. Es kann aber dazu kommen, dass insbesondere Störungen der emotionalen Regulation die Fähigkeiten der Selbstkohärenz überdehnen. Wenn zum Beispiel extreme Divergenzen von Gefühlsintensitäten (positiv versus negativ) bei gleichem thematischen Gehalt des Erlebens auftreten, können diese Widersprüche in emotionalen Interaktionen die Erfahrung der Selbstkohärenz verunmöglichen (»In jeder Interaktion ein anderer sein«). Brüche und Uneinheitlichkeiten werden dann als Identitätsproblematik fassbar.

Das *autoreflexive* Selbst tritt in der Adoleszenz nochmals in eine neue kritische Phase. Die Entwicklung der sekundären Geschlechtsmerkmale, der Wachstumsschub und die darauf beruhenden körperlichen Veränderungen haben eine deutliche Einwirkung auf das körperliche Selbstverständnis: Das Körperschema als Teil der Selbstrepräsentanz muss neu formiert werden. Auf der kognitiven Ebene kommt es in der Adoleszenz zur Ablösung des konkret anschaulichen Denkens durch das Denken in formalen Operationen. Die Jugendlichen entwickeln eine wachsende Fähigkeit zu Introspektion und Selbstreflexion und suchen mit zunehmender Kritikfähigkeit ihre ganz persönliche Stellungnahme zur Welt. Autoritäten und Wertesysteme werden hinterfragt, was zu Wertekrisen führen kann. In unterschiedlichen Lebenssphären – in Familie, Gleichaltrigengruppe, Schule und Freizeitkultur – können Jugendliche unterschiedliche Werthaltungen erkennen und etwaige Inkompatibilitäten entlarven. In der sozialen Domäne müssen neue Rollen des Erwachsenseins ausprobiert und vorläufig übernommen werden, die Notwendigkeit zur Übernahme von Verantwortlichkeit wird erkannt.

Wesentliche Entwicklungsaufgaben des Selbst in der Adoleszenz sind die neue Bestimmung von Identität und Selbstwert. Die Identität wird als zeitliche Kontinuität erlebt, Einheitlichkeit wird im sozialen Verband fassbar. Die Identitätserfahrung beruft sich dabei auf die Erfahrung der Kontinuität in der Biografie und auf die Erfahrung eines konsistenten Selbst. Identität kann daher niemals endgültig erreicht werden: Das Erlebnis einer Einheit des Selbst muss täglich durch neue Evidenzen immer wieder selbstreflexiv bestätigt werden! Ein wichtiger Mechanismus zum Identitätserwerb in der Adoleszenz ist die Identifikation. Störungen einer verbindlichen Übernahme sozialer Rollen in der Adoleszenz können zu Identitätskrisen führen.

Der Selbstwert des Jugendlichen muss im Spannungsfeld zwischen den Erfahrungen der Kompetenz und Akzeptanz neu konstituiert werden. Fertigkeiten und positive Eigenschaften können nur dann zum Selbstwert beitragen, wenn sie in eine soziale Akzeptanz eingebettet sind und in der Interaktion tatsächlich aktualisiert werden können (Resch 1999a). Kompetenz und Akzeptanz stehen also in einem Wechselverhältnis. Durch die zunehmende Kritikfähigkeit und Selbstreflexion kommt es gerade im Jugendalter zu einer kritischen Periode. Wenn Kompetenz und Akzeptanz den eigenen Idealvorstellungen nicht Rechnung tragen, kann dies zur Selbstwertkrise führen. In der Adoleszenz findet sich eine gesteigerte narzisstische Selbstüberschätzung – im Sinne eines physiologischen Narzissmus –, wobei ein fragiles Selbsterleben mit hohen Ambitionen, Neigung zu Idealisierungen und Abwertung von Nicht-Erreichbarem, verstärkter Kränkbarkeit und Wuterleben verknüpft ist. Dahinter ist die Unsicherheit des Selbstkonzeptes zu erkennen. Der physiologische Narzissmus Jugendlicher besitzt aber unserer Meinung nach eine protektive Funktion, denn er lässt Jugendliche aus einer vorübergehenden Position der Unsicherheit Entwürfe der eigenen Person vornehmen, die weit ins Erwachsenenalter hineinreichen können und bereits eine Fülle von später erst zu erwerbenden Fertigkeiten und Erfahrungen in visionärer Weise vorwegnimmt. Sind solche personalen Zukunftsentwürfe zu sehr von den tatsächlichen Ressourcen entfernt, dann besteht die Gefahr des Nicht-Genügens und der narzisstischen Krise. Bleibt der personale Zukunftsentwurf im Jugendalter stumpf und auf die Gegenwart beschränkt, entsteht eine depressive Position mit »No-future-Charakter«.

Die Bedeutung von elterlichen Bezugspersonen und Einflüssen der Gleichaltrigengruppe muss nochmals hervorgehoben werden. Vor allem in der Lebensphase der Adoleszenz tragen Beziehungserfahrungen zu »Peers« zentral zur Persönlichkeitsentwicklung bei. Nach Fend (1998) und Seiffge-Krenke (1994) werden die Eltern als Gesprächspartner und Beratungsinstanz im Übergang von der Kindheit in die Adoleszenz zunehmend durch gleichgeschlechtliche und später gegengeschlechtliche Freunde abgelöst. Dies geschieht jedoch in Abhängigkeit von persönlichen, sozialen oder sachlich-politischen Themenbereichen. Freunde als Vertrauenspersonen und Gesprächspartner gewinnen schon am Ende der Grundschulzeit und in der Frühadoleszenz zunehmende Bedeutung. Mädchen scheinen sich im Alter von 12 bis 16 Jahren früher und häufiger mit persönlichen und sozialen Problemen an ihre Freundinnen zu wenden als gleichaltrige Jungen an ihre Freunde (Fend 1998). Soziale Kontakte in der Schule, aber vor allem außerhalb der Schule besitzen für die grundlegenden Orientierungen der Jugendlichen eine große Bedeutung. Fends Untersuchungen ergaben, dass fehlende oder unzureichende elterliche und/oder innerschulische Akzeptanz zwar durch eine ausgeprägte Cliquen-Integration vor Selbstwertverlusten schützen können, dies jedoch häufig mit dem Preis eines erhöhten Risikoverhaltens mit Alkoholkonsum, Rauchen und verminderter Lernanstrengung verbunden ist. Chronische Ablehnungserfahrungen in der Gleichaltrigengruppe signalisieren geringen Wert und versperren dem Adoleszenten den Weg in ein notwendiges Erfahrungsfeld zum Erwerb sozialer Kompetenzen, die zum Aufbau langfristiger sozialer Bindungen erforderlich sind (Brunner et al. 2014). Vor allem die perzipierte soziale Akzeptanz durch Gleichaltrige scheint für das generalisierte Selbstwertgefühl des Jugendlichen entscheidend. Dabei ist das Selbst auch in diesem Alter keine festgefügte Instanz: Therapeutische Interventionen z. B. können die Identitätsentwicklung wesentlich beeinflussen (Dixius et al. 2016).

Was die Beziehungsfähigkeit betrifft, wird von einem Übertragungseffekt von der Eltern-Kind-Beziehung auf Freundschaftsbeziehungen ausgegangen. Muster sicherer oder unsicherer Bindungen werden in den Freundschaftsbeziehungen reproduziert. Die empirischen Untersuchungen von Fend (1998) weisen darauf hin, dass Beziehungserfahrungen mit Eltern als Muster der erwarteten Beziehungen die Beziehungsgeschichte mit Gleichaltrigen und schließlich mit Partnern des anderen Geschlechts beeinflussen. Jungen und Mädchen, die eine Distanz gegenüber ihren Eltern empfanden und wenig sozial integriert waren, zeigten ein deutlich erniedrigtes Selbstwertgefühl sowie Depressionsneigung und somatoforme Beschwerden. Gute Beziehungen zu den Eltern können jedoch Freundschaftsbeziehungen nicht ersetzen. Jugendliche mit diesem Beziehungsmuster wiesen ebenfalls ein reduziertes Selbstwertgefühl und geringes Selbstvertrauen auf. Jugendliche mit positiven Beziehungen zu Eltern und Gleichaltrigen scheinen im Sinne eines additiven Modells zu profitieren. Die narzisstische Regulation wird daher mit zunehmendem Alter des Kindes aus dem Interaktionsfeld mit den wichtigen Bezugspersonen in die Gleichaltrigengruppe übertragen.

2.2.8 Störfaktoren und Pathologie der Selbstentwicklung

Die enge Abhängigkeit der Selbstentwicklung von der *Interaktion mit der Umwelt*, die in den weiter oben beschrieben Selbsttheorien postuliert und durch die im vorangehenden Absatz dargestellten empirischen Befunde untermauert wurde, führt im Umkehrschluss natürlich zu einer großen Störanfälligkeit dieses Selbstsystems, das für seine Entwicklung so stark auf die Regulation von außen angewiesen ist. Im Folgenden sollen zunächst die Umweltabweichungen im »normalen Rahmen«, dann die schweren und schwersten Beziehungsstörungen thematisiert werden.

Untersuchungen zu Auswirkungen der – im weitesten Sinne – »normalen« Umwelt auf das Selbst von Kindern haben zunächst den Erziehungsstil der Eltern mit dem Selbstwert von Kindern in Verbindung gebracht. Den Ergebnissen von Coopersmith (1967) zufolge führt die Kombination aus elterlicher Wärme und Strenge zu einem guten Selbstwert, alle anderen Erziehungsstile zu schlechterer Selbstwertentwicklung. Andere Untersuchungen (Gecas & Schwalbe 1986; Grolnick & Ryan 1989) haben die Bedeutung von Engagement, Akzeptanz, Unterstützung und Grenzsetzung hervorgehoben. Eine weitere Untersuchung (Kernis et al. 2000) beschäftigte sich mit dem Kommunikationsstil der Eltern und konnte das Ausmaß von Kritik und Kontrolle mittels »schuldinduzierender« Techniken mit niedrigem und instabilem, die positive Anerkennung mit höherem und stabilerem Selbstwert in Verbindung bringen.

Klinisch sehr offenkundig und daher auch empirisch eingehend untersucht ist der Einfluss schwerer Beziehungsstörungen auf das kindliche Selbst, der sich im Falle von Misshandlungen und Missbrauch besonders deutlich manifestiert. Emde (1989) postulierte und bestätigte empirisch eine ubiquitäre Änderung im Selbsterleben und Ausdruck misshandelter Kinder, welche sich auch auf nicht misshandelnde Beziehungen des Kindes übertrug. Dazu passen die Ergebnisse von Toth et al. (1997), die besagen, dass vernachlässigte oder missbrauchte Vorschulkinder negative Selbstrepräsentationen und Störungen im Selbstsystem aufweisen. Misshandelte Kleinkinder nutzen weniger Gefühls-Sprache und zeigen negative Affekte in Reaktion auf ihr Spiegelbild (Cicchetti & Beeghly 1990); außerdem manifestieren sie weniger Differenzierungen und sind weniger abstraktionsfähig als ihre nicht misshandelten Altersgenossen (Cicchetti 1995). Die Befunde von Crittenden und DiLalla (1988), wonach misshandelte Kinder bereits im zweiten Lebensjahr ihren negativen Affekt unterdrücken und einen falsch-positiven Affekt zeigen, führen zurück zu Winnicotts Postulat eines falschen Selbst (Winnicott 1965). Der gleiche Effekt konnte auch für sexuell missbrauchte Mädchen nachgewiesen werden (Calverly et al. 1994).

Aber auch weniger extreme Formen unangemessenen elterlichen Verhaltens können »Fälschungen« des kindlichen Selbst zur Folge haben. Wenn Bezugspersonen ihre Unterstützung des Kindes davon abhängig machen, inwieweit das Kind bestimmte Erwartungen erfüllt, muss sich das Kind ein »sozial implantiertes Selbst« zulegen (Deci & Ryan 1996). Dabei handelt es sich um ein Spektrum vom normalen Hineinwachsen in soziale Normen bis zur Verzerrung des Selbst.

Auch in Untersuchungen zum autobiografischen Gedächtnis (Eisenberg 1983; Hudson 1989) konnten bereits sehr früh Ansätze eines falschen Selbst bei Kindern gefunden werden, welche darauf zurückgeführt werden, dass die Kinder subtile Signale von Eltern erhalten, welche Version ihres Erlebens akzeptabel ist und was besser zu vergessen sei. Wenn das Kind diese veränderte Version seiner Erfahrung toleriert, verzerrt sich gleichzeitig das Selbst des Kindes – seine tatsächlichen Gefühle, Wünsche und Neigungen werden unterdrückt und entwertet.

Aus der Bindungsforschung (Liotti 1992; Main & Hesse 1990) stammt ein theoretisches Modell zur Erklärung dieser Phänomene: Für das Kind wird das Erleben widersprüchlicher oder mit der Elternrolle unvereinbarer Verhaltensweisen der Bezugsperson (»frightened oder frightening behavior«) bei den ursprünglichen Garanten für Schutz und Stärke als pathogener Mechanismus angesehen. Die widersprüchlichen Objektbilder z. B. fürsorgend, Nahrung gebend und misshandelnd – führen zu unvereinbaren Repräsentanzen, die den Säugling mit vielfältigen, inkompatiblen Modellen (auch des eigenen Selbst) konfrontieren, zwischen denen er hin- und herpendeln muss. Dies wiederum überfordert das kindliche Bewusstsein, so dass es zu einem primitiven Bewusstseinszustand zurückkehrt (Liotti 1992). Komplexe psychische Funktionen wie Impulskontrolle, die zur Aufrechterhaltung eines kohärenten positiv getönten Selbstbildes erforderlich sind, können im Kontext belastender biographischer Erfahrungen reduziert werden (Möhler et al. 2009).

Auf der klinischen Ebene kann sich ein so gestörtes Selbstwertempfinden später u. a. in gesteigerter Kränkbarkeit und Kritikempfindlichkeit, d. h. in narzisstischer Vulnerabilität, äußern (Spangler 1999) Hier müssen Abwehrmechanismen vermehrt zum Schutz des Selbst eingesetzt werden.

Im Zusammenhang mit Pathologien des Selbst, insbesondere traumatisch induzierten, erscheint dabei v. a. der Abwehrmechanismus der Dissoziation bedeutsam, welcher das Selbst zwar schützt, dies allerdings auf Kosten einer partiellen Fragmentierung des Selbst (Putnam 1994). Die Dissoziation wird am häufigsten im Gefolge traumatischer Ereignisse beobachtet und als Bewältigungsmechanismus angesehen (Brunner et al. 2000; Eckhardt-Henn & Hoffmann 2004; Marysko et al. 2009b). Phänomenologisch führt die Dissoziation zu selbstentfremdetem Erleben, da sie die Verfügbarkeit von Empfindungen, Sinneswahrnehmungen und Gedächtnisinhalten beeinflusst. Wahrnehmungs- und Denkprozesse unterhalb der reflexiven Ebene sind dabei grundsätzlich nicht verändert (Resch & Parzer 2000). Innen- und Außenwelt bleiben getrennt. (In Abgrenzung dazu sind bei Fragmentierungsprozessen im Rahmen des psychotischen Erlebens bereits auf der präreflexiven Ebene das Wahrnehmen und Denken gestört.)

Die Selbstentfremdung im Rahmen der Dissoziation teilt das Selbst in verschiedene Seinszustände, die völlig unabhängig voneinander existieren können. Insbesondere bei Adoleszenten kann selbstentfremdendes Erleben auch in Form von Depersonalisation oder Derealisation auftreten (Resch et al. 2008a). Klinisch führt die Persistenz eines dissoziativen Erlebnismusters zu einer generellen dissoziativen Vulnerabilität, die sich strukturell in einer Borderline-Störung äußern kann (Resch et al. 2008b; Brunner et al. 2000; Ogawa et al. 1997; Kernberg 2014).

2.2.9 Zusammenfassung und Ausblick

Der vorliegende Artikel versucht zu belegen, dass die narzisstischen Regulationsmechanismen des Menschen eine klare Entwicklungsabhängigkeit zeigen. Während Identität sich als selbstreflexive Bestätigung des subjektiven Selbst in Eigenbestimmung, Abgegrenztheit und Einheitlichkeit der Person vollzieht, wird der Selbstwert durch die selbstreflexive Evaluation des definitorischen Selbst nach Normen, Standards, Zielvorstellungen sowie Vergleichen mit dem Ideal-Selbst und dem sozialen Echo bestimmt. Im Laufe der kindlichen Entwicklung sind zwei kognitive Differenzierungen besonders hervorzuheben. Die eine ist die zunehmende Symbolisierungsfähigkeit, die eine Stellungnahme zu sich selbst ermöglicht und schließlich in der Adoleszenz die höchste Qualität der Selbstreflexion erreicht. Die zweite Differenzierung ist die Fähigkeit zur sozialen Perspektivenübernahme, die – über die reine Empathie hinausgehend – ein Sich-Versetzen in die Rolle des Anderen und eine Betrachtung der eigenen Person aus der Perspektive des anderen ermöglicht. Mit Erwerb der »theory of mind«, also ab dem vierten Lebensjahr, wird die soziale Perspektivenübernahme bis in das Erwachsenenalter hinein weiter verfeinert. Die Entwicklung der sozialen Vergleichsmöglichkeit im Grundschulalter durch die Perspektivenübernahme kann eine Turbulenz des Selbstkonzeptes hervorrufen. Wenn beispielsweise das Kind sich vorher stark an elterlichen Zielen orientiert hat, ist es mit zunehmendem Alter zu direkten Vergleichen mit Mitschülern in der Lage und auch angehalten. Dadurch wird eine neue Bestimmung des Selbstwertes auf weiteren, offeneren sozialen Feldern notwendig. Es entwickelt sich eine Art Fremdselbstbild, das ermöglicht, sich im Spiegel der Anderen bewusst zu erkennen. Die Bedeutung der Interaktionserfahrungen mit den elterlichen Bezugspersonen und schließlich mit Personen des weiteren sozialen Feldes wurde hervorgehoben. Selbstentwicklung ist kein isolierter Prozess, die narzisstische Regulation wird durch zunehmende Internalisierung von Interaktionserfahrungen weiter ausdifferenziert.

Narzissmus als autoregulatorische Aktivität umfasst die Bereiche der Selbstvergewisserung – als Vertrauen in die eigene Kompetenz und Vertrauen in die Akzeptanz durch Andere – sowie der emotionalen und intentionalen Selbstbesetzung, die in ihrer positiven Form Selbstakzeptanz und Selbstfürsorge bedeutet. Nur in einer pathologisch übersteigerten Ausformung zeigt sich Narzissmus als Selbstverliebtheit, Selbstbezogenheit und Parasitentum. Die rücksichts- und angstlose Selbstbezogenheit ohne Selbstzweifel ist im Kindes- und Jugendalter selten und imponiert mehr als Kälte oder Abgestumpftheit denn als Selbstliebe. Sie resultiert in der Regel aus schwersten frühen interaktionellen Enttäuschungen. Neben der reinen übersteigerten Selbstbesetzung gibt es klinisch auch noch andere Formen der erhöhten Selbstaufmerksamkeit und Selbstbezogenheit.

Erhöhte Selbstaufmerksamkeit findet sich gerade bei Individuen, deren Selbstliebe unsicher und deren Selbstakzeptanz schwach ausgeprägt ist. Solche Menschen drohen in Selbstzweifel, Selbsthass und Selbstverdinglichung bis hin zur Selbstversklavung abzugleiten. Der eigene Leib wird geschunden oder instrumentalisiert, auch andere Domänen des Selbst (z. B. die Leistungssphäre) dienen als Abfuhr oder dem subjektiven Selbst als Quelle negativer Emotionen. Die erhöhte Selbstbeschäftigung resultiert aus einem Gefühl des Mangels, des Nicht-Genügens und der Nicht-Akzeptanz. Nicht liebenswert, nicht genügend den Erwartungen entsprechend zu sein bleibt der bohrende Zweifel (Angst vor Objektverlust). Nicht selten kippt der narzisstische Mensch – von dem Kernberg'schen Modell entsprechend beschrieben – zwischen Größenidee, gesteigerter Selbsterwartung, überhöhtem Selbstanspruch und der Annahme des Nicht-Genügens, des Zweifels, der Selbstverachtung hin und her. Überhöhte Selbstliebe geht oft mit einem eigentlichen Mangel an Selbstliebe einher!

Eine weitere Form erhöhter Selbstaufmerksamkeit ist die Selbstbeschäftigung bei Individuen mit verstärkter Vulnerabilität, beispielsweise mit Strukturschwächen nach chronischer Traumatisierung, oder bei Individuen mit beginnenden Psychosen. Dabei gilt eine normale Selbstfürsorge dem immer wieder durch Identitätsdiffusion oder Selbstentfremdung bedrohten Individuum, das auch diese vermehrte Selbstbeschäftigung benötigt, um seine Anpassungsfunktion, Affektregulation, Erlebnisverarbeitung etc. überhaupt leisten zu können (Angst vor Selbstverlust). Nochmals hervorzuheben ist, dass Kleinkinder ein viel stärker implizites Selbstsystem als Schulkinder und Jugendliche besitzen. Je älter das Kind ist, desto differenziertere Formen nimmt die Selbstreflexion an: Die Ausgestaltung und Differenzierung des expliziten Selbstkonzeptes (definitorisches Selbst) erfolgt in unterschiedlichen Domänen, wobei die Interkorrelation der einzelnen Domänen im Entwicklungsverlauf abnimmt! Das ausdifferenzierte Selbst ist also nicht durch eine Einheitlichkeit der Selbstdomänen gekennzeichnet, sondern wird durch unterschiedliche Persönlichkeitsfacetten repräsentiert. Nach Evans et al. (2001) ist eine solche Ausdifferenzierung hilfreich bei der Bewältigung negativer Emotionen. Selbstunsicherheit resultiert also nicht aus der Vielfältigkeit und Unterschiedlichkeit der Erfahrungen in unterschiedlichen Selbstdomänen, solange das subjektive Selbst kohärent ist. Nur wenn das subjektive Selbst aufgrund traumatischer Einflüsse seine Kohärenz verliert, kommt es zu tief greifenden Beeinträchtigungen mit Selbstwertkrisen, Depersonalisationserfahrungen und der Befürchtung von Selbstverlust. Wenn das subjektive Selbst kohärent ist, wird die mangelnde Interkorrelation der Domänen im definitorischen Selbst als Differenziertheit und Stärke erlebt!

Wir haben zu zeigen versucht, dass Traumatisierungen im Entwicklungsprozess den Aufbau des Selbstsystems und die narzisstische Regulation beeinträchtigen können. Traumatisierungen, die zu Alarmsituationen beim Kind führen – wie Gewalterfahrungen, sexueller Missbrauch –, aber auch kindliche Erfahrungen des Verlassen-Seins, der Vernachlässigung und Verzweiflung können dissoziative Mechanismen hervorrufen. Die Dissoziation beeinflusst als komplexer psychophysischer Prozess die aktuelle Bewertung solcher Situationen und führt zum »Spacing out« (van der Kolk 1994) im Sinne einer »selektiven Unaufmerksamkeit« (Fiedler 1999). Dadurch wird die kontinuierliche Erfahrung der Situation unterbrochen, und Teile des Ereignisses werden als ungeschehen oder nicht wichtig abgetan. Die Unterbrechung von Erlebnis-Handlungs-Zyklen führt zwar zur vorübergehenden Desaktualisierung und macht für das Kind unaushaltbare Situationen erträglich, erschwert aber in der Folge die Integration solcher Erlebnisse in das Selbstkonzept. Das Ereignis wird darüber hinaus im Gedächtnis nicht unmittelbar verfügbar – es bleibt wie »ausgestanzt«. Findet eine solche Erlebnisverarbeitung häufiger statt, entsteht eine Stilbildung des Erlebens, wodurch es zur selbstreflexiven Unsicherheit bezüglich der eigenen Gefühle, Gedanken und Handlungsabläufe kommen kann. Persistierende oder repetitive Dissoziationsreaktionen führen zu psychopathologischen Symptomen und Beeinträchtigungen der narzisstischen Regulation.

Zuletzt soll noch einmal festgestellt werden, dass aufgrund der derzeitigen empirischen Untersuchungen die narzisstische Regulation für das normale Leben des Individuums zuträglich und notwendig ist, eine Bestimmung des Selbstwertes und die Ausrichtung von Motiven und Handlungsintentionen nach diesen Vorgaben sind unter Entwicklungsgesichtspunkten sinnvoll. Selbstfürsorge und Selbstevaluation sind notwendige Phänomene im Anpassungsprozess. Zuletzt wollen wir noch die Frage aufwerfen, ob die narzisstische Besetzung des Selbst eher der Bestätigung des aktuellen Selbstkonzeptes oder eher der Selbstüberschreitung in Richtung eines höheren Ideals dient. Als Psychotherapeuten von Kindern und Jugendlichen gehen wir davon aus, dass der Narzissmus einer Selbsttranszendenz und damit einer Höherentwicklung des Selbst dient.

Literatur

Ainsworth M. D. S, M. C. Blehar, E. Waters et al. (1978). Patterns of Attachment: A Psychological Study of the Strange Situation. Hillsdale, NJ (Erlbaum).

Aitken K. J., & C. Trevarthen (1997). Self/other organization in human psychological development. Dev Psychopathol 9: 653–77.

Allport, G. W. (1961). Patterns and Growth in Personality. New York (Holt, Rinehart, Winston).

Altmeyer, M., & H. Thomä, H. (Hg.) (2004). Die vernetzte Seele. Stuttgart (Klett-Cotta).

Baron-Cohen, S., H. Tager-Flugsberg & D. J. Cohen (1993). Understanding Other Minds: Perspectives from Autism. Oxford (Oxford University Press).

Beckwith, L., C. Rodning & S. Cohen (1992) Preterm children at early adolescence and continuity and discontinuity in maternal responsiveness from infancy. Child Dev 63: 1198–1208.

Beebe, B., & F. M. Lachmann (1988). Mother-infant mutual influence and precursors of psychic structure. In: A. Goldberg (Hg.). Frontiers in Self-Psychology. Hillsdale, NJ (The Analytic Press), S. 3–25.

Beeghly, M., & D. Cicchetti (1994). Child maltreatment, attachment and the self-system: emergence of an internal state lexicon in toddlers at high social risk. Dev Psychopathol 6: 5–30.

Bischof, N. (1966). Das Kraftfeld der Mythen. München, Zürich (Piper).

Blanck, G., & R. Blanck (1980 [1979]). Ich-Psychologie. Teil II. Psychoanalytische Entwicklungspsychologie. Stuttgart (Klett-Cotta).

Bohleber, W. (1996). Identität und Selbst. Die Bedeutung der neueren Entwicklungsforschung für die psychoanalytische Theorie des Selbst. In: ders. (Hg.). Adoleszenz und Identität. Stuttgart (Verlag Internationale Psychoanalyse), S. 268–302.

Brisch, K. H. (Hg.) (2003). Bindung und Trauma: Risiken und Schutzfaktoren für die Entwicklung von Kindern. Stuttgart (Klett-Cotta).

Bowlby, J. (1969/1973). Attachment and Loss. Vol. 1 & 2. New York (Basic Books).

Brazelton, T. B., & B. G. Cramer (1991 [1989]). Die frühe Bindung. Stuttgart (Klett-Cotta).

Bruner, J. (1987). Wie das Kind sprechen lernt. Bern (Huber).

Brunner, R., P. Parzer, V. Schuld et al. (2000). Dissociative symptomatology and traumatogenic factors in adolescent patients. J Nerv Ment Dis 188: 71–7.

Brunner, R., M. Kaess, P. Parzer et al. (2014). Life-time prevalence and psychosocial correlates of adolescent direct self-injurious behaviour: a comparative study on findings in 11 European Countries. J Child Psychol Psychiatry 44: 337–48.

Caldwell, R. S. (1976). Primal identity. Int Rev Psychoanal 3: 417–34.

Calverly, R. M., K. W. Fischer & C. Ayoub (1994). Complex affective splitting in sexually abused adolescent girls. Dev Psychopathol 6: 195–213.

Chu, J. A., D. L. Dill (1990). Dissociative symptoms in relation to childhood physical and sexual abuse. Am J Psychiatry 147: 887–92.

Cicchetti, D., & M. Beeghly (Hg.) (1990). The Self in Transition: Infancy to Childhood. Chicago (University of Chicago Press).

Cicchetti, D., & S. Toth (1995). A developmental psychopathology perspective on child abuse and neglect. J Am Acad Child Adolesc Psychiatry 34(5): 541–65.

Cicchetti, D., M. Beeghly & V. C. S. Carlson (1990). The emergence of self in atypical populations. In: D. Cicchetti & M. Beeghly (Hg.). The Self in Transition: Infancy to Childhood. Chicago (University of Chicago Press), S. 309–44.

Claussen, A., & P. M. Crittenden (2003). Maternal Sensitivity. In: P. M. Crittenden & A. H. Clussen (Hg.) The Organization of Attachment Relationships:

Maturation, Culture and Context. New York (Cambridge University Press), S. 115–122.
Cooley, C. H. (1964). Human Nature and the Social Order. New York (Schocken Books).
Coopersmith, S. (1967). The Antecedents of Self-esteem. San Francisco (W. H. Freeman).
Cramer, B. (1986). Assessment of parent-infant relationship. In: ders. & M. W. Yogman (Hg.). Affective Development in Infancy. Norwood, NJ (Ablex Publ).
Crittenden, P. M., & D. DiLalla (1988). Compulsive compliance: the development of inhibitory coping strategy in infancy. J Abnorm Child Psychology 16: 585–99.
Damon, W., & D. Hart (1982). The development of self-understanding from infancy through adolescence. Child Dev 52: 841–64.
Deci, E. L., & R. M. Ryan (1996). Human autonomy: The basis for true self-esteem. In: M. H. Kernis MH (Hg.). Efficacy, Agency, and Self-Esteem. New York (Plenum Press), S. 31–49.
Dixius, A., I. Beege & E. Möhler (2016) Identitätserleben von Adoleszenten mit Emotionsregulationsstörung und borderlinespezifischer Symptomatik und der Einfluss der stationären DBT-A. Vortrag, DGPPN-Kongress, Berlin.
Deneke, J. W., & H. Hilgenstock (2000). Narzissmus-Inventar. Bern (Huber).
Dornes, M. (1993). Der kompetente Säugling. Frankfurt/M. (Fischer).
Dornes, M. (1998). Bindungstheorie und Psychoanalyse. Konvergenzen und Divergenzen. Psyche – Z Psychoanal 52: 299–348.
Domsch, H., A. Lohaus & H. Thomas (2009). Prediction of childhood cognitive abilities from a set of early indicators of information processing capabilities. Infant Behav Dev 32: 91–102.
Eckhardt-Henn, A., & S. O. Hoffmann (2004). Dissoziative Bewusstseinsstörungen. Theorie, Symptomatik, Therapie. Stuttgart, New York (Schattauer).
Eisenberg, N. (1983). Early Descriptors of Past Experiences: Scripts as Structure. Princeton, NJ (Educational Testing Service).
Emde, R. N. (1989). The infant's relationship experience: developmental and affective aspects. In: A. Sameroff & R. N. Emde (Hg.). Relationship Disturbances in Early Childhood: A Developmental Approach. New York (Basic Books), S. 33–51.
Emde, R. N. (1991). Die endliche und die unendliche Entwicklung I. Angeborene und motivationale Faktoren aus der frühen Kindheit. Psyche – Z Psychoanal 45: 890–913.
Epstein, S. (1973). The self-concept revisited. Am Psychol 28: 405–16.
Evans, D., G. Noam, C. Wertlieb et al. (1994). Self-perception and adolescent psychopathology – a clinical developmental perspective. Am J Orthopsychiatry 64(2): 293–300.
Evans, D. W., L. Brody & G. G. Noam (2001). Ego development, self perception and self complexity in adolescence: a study of female psychiatric inpatients. Am J Orthopsychiatry 71: 79–86.
Federn, P. (1978 [1956]). Ich-Psychologie und die Psychosen. Frankfurt/M. (Suhrkamp).
Feldman, R., A. I. Eidelman & N. Rothenberg (2004). Parenting stress , infant emotion regulation, ametrnal sensitivity and the cognitive development of triplets (A model for parent and child influences in a unique ecology). Child Dev 75 (6): 1774–1791.
Fend, H. (1998). Eltern und Freunde. Soziale Entwicklung im Jugendalter. Bd. 5 (Entwicklungspsychologie der Adoleszenz in der Moderne. Bern (Huber).
Fiedler, P. (1999). Persönlichkeitsstörungen. 3. Aufl. Weinheim (Psychologie Verlags Union).
Field, T. (1988). Infant arousal, attention and affect during early interactions. In: Lipsitt L (Hg.). Advances in Infancy. Norwood, NJ (Ablex Publ.), S. 57–100.
Fonagy, P., & M. Target (1997). Attachment and reflective function: their role in self-organization. Dev Psychopathol 9: 679–700.
Fonagy, P., M. Steele, H. Steele et al. (1997). Reflective Function Manual for Application to Adult Attachment Interviews. London (University College London).
Fonagy, P., Target, M. (2003) Psychoanalyse und die Psychopathologie der Entwicklung. Stuttgart (Klett-Cotta).
Fraiberg, S., E. Adelson & V. Shapiro (2011 [1975). Gespenster im Kinderzimmer. In: S. Fraiberg (Hg.). Seelische Gesundheit in den ersten Lebensjahren. Gießen (Psychosozial-Verlag), S. 227–272.
Freud, S. (1914c). Zur Einführung des Narzißmus. G. W. X, S. 137–70.
Fromm, E. (1980). Gesamtausgabe. Bd. VII. Aggressionstheorie. Stuttgart (dva).
Fuchs, A., E. Möhler, F. Resch et al. (2015). Impact of a maternal history of childhood abuse on the development of mother–infant-interaction during the first year of life. Child Abuse Negl 48: 179–89.

Fuchs, A., E. Moehler, C. Reck et al. (2016a). The early mother-to-child bond and its unique prospective contribution to child behavior evaluated by mothers and teachers. Psychopathol 49: 211–216.
Fuchs, A., D. Führer, A. L. Bierbaum et al. (2016b). Transgenerational effects of child inhibition: the role of maternal history of abuse, depression and impulsivity. Prax Kinderpsychol Kinderpsychiatr 65: 423–40.
Fuchs, A., E. Möhler, F. Resch et al. (2016c). Sex-specific differences in adrenocortical attunement in mothers with a history of childhood abuse and their 5-months old boys and girls. J Neural Transm 123: 1085–94.
Gecas, V., & M. L. Schwalbe (1986). Parental behavior and adolescent self-esteem. J Marriage Fam 48: 37–46.
Green, A. (1975). Analytiker, Symbolisierung und Abwesenheit im Rahmen der psychoanalytischen Situation. Psyche – Z Psychoanal 29: 503–41.
Green, A. (1983). Narcissisme de Vie, Narcissisme de Mort. Paris (Minuit), S. 222–54.
Grolnick, W. S., & R. M. Ryan (1989). Parent styles associated with children's self-regulation and competence in school. J Educ Psychol 81: 143–54.
Grossmann, K., K. E. Grossmann, G. Spangler et al. (1985). Maternal sensitivity and newborn orienting responses as related to quality of attachment in Northern Germany. In: I. Bretherton & E. Waters (Hg.). Growing Points in Attachment Theory and Research. Monogr Soc Res Child Dev 50(1–2): 222–56.
Harter, S., S. Bresnick, H. A. Bouchey et al. (1997). The deveolpment of multiple role-related selves during adolescence. Dev Psychopathol 9: 835–53.
Hartmann, H.-P., W. Milch, P. Kutter et al. (2007). Das Selbst im Lebenszyklus. Psychoanalytische Theorie und Methode in der Sicht der Selbstpsychologie. Gießen (Psychosozial-Verlag).
Hauser, S., C. Reck, M. Möller et al. (2012). Childhood temperament and maternal affectivity. Prax Kinderpsychol Kinderpsychiatr 61: 92–107.
Hinde, R. (1976). On describing relationships. J Child Psychol Psychiatry 17: 1–19.
Hudson, J. A. (1989). The emergence of autobiographical memory in mother-child conversation. In: R. Fivush & J. A. Hudson (Hg.). Knowing and Remembering in Young Children. New York (Cambridge University Press), S. 166–96.
Jacobson, E. (1973 [1964]). Das Selbst und die Welt der Objekte. Frankfurt/M. (Suhrkamp).
James, W. (1890). The Principles of Psychology. New York (Dover) 1950.
Joffe, W. G., & J. Sandler (1975). Über einige begriffliche Probleme im Zusammenhang mit dem Studium narzisstischer Störungen. Psyche – Z Psychoanal 21: 152–65.
Kagan, J. (1991). The theoretical utility of constructs for self. Dev Rev 11: 244–50.
Keller, H. (2012). Development as the interface between biology and culture: A conceptualization of early ontogenetic experiences. In: ders., Y. H. Poortinga & A. Schölmerich (Hg.). Between culture and development. Perspectives on ontogenetic development, London (Cambridge University Press).
Kernberg, O. F. (1981 [1976]). Objektbeziehungen und Praxis der Psychoanalyse. Stuttgart (Klett-Cotta).
Kernberg, O. F. (1988 [1984]). Schwere Persönlichkeitsstörungen. Stuttgart (Klett-Cotta).
Kernberg, O. F. (2014 [1975]) Borderlinestörungen und pathologischer Narzißmus. Frankfurt/M. (Suhrkamp).
Kernis, M. H., A. C. Brown & G. H. Brody (2000). Fragile self-esteem in children and its associations with perceived patterns of parent-child communication. J Person 68: 227–52.
Kirby, J. S., J. A. Chu & D. L. Dill (1993). Correlates of dissociative symptomatology in patients with physical and sexual abuse histories. Compr Psychiatry 34(4): 258–63.
Klussmann, R. (1993). Psychoanalytische Entwicklungspsychologie. In: ders. (Hg.). Psychotherapie. Berlin (Springer).
Köhler, L. (1998). Einführung in die Entstehung des Gedächtnisses. In: M. Koukkou, M. Leuzinger-Bohleber & W. Mertens (Hg.). Erinnerung von Wirklichkeiten. Psychoanalyse und Neurowissenschaften im Dialog. Bd. 1. Stuttgart (Verlag Internationale Psychoanalyse), S. 131–222.
Kohut, H. (1973 [1971]). Narzißmus. Eine Theorie der psychoanalytischen Behandlung narzisstischer Persönlichkeitsstörungen. Frankfurt/M. (Suhrkamp).
Kohut, H. (1973). Überlegungen zum Narzißmus und zur narzißtischen Wut. Psyche – Z Psychoanal 27: 513–554.
Kreisler, L. (1981). L'Enfant du Desordre Psychosomatique. Paris (Reconters Cliniques).

Kress, S., M. Cierpka, E. Moehler et al. (2012) Mütterliche Affektabstimmung von Müttern mit Missbrauchserfahrungen in der Mutter-Kind-Interaktion. Prax Kinderpsychol Kinderpsychiatr 61: 271–285.

Kutter, P. (Hg.) (2000). Psychoanalytische Selbstpsychologie. Göttingen (Vandenhoeck & Ruprecht).

Lemche, E. (2002). Emotion und frühe Interaktion. Die Emotionsentwicklung innerhalb der frühen Mutter-Kind-Interaktion. Berlin (LOB.de-Lehmanns Media).

Lewis, M., M. Sullivan, C. Stanger et al. (1989). Self-development and self-conscious emotions. Child Dev 60: 146–56.

Lichtenstein, H. (1977). The Dilemma of Human Identity. New York (Jason Aronson).

Lichtenberg, J. D., F. M. Lachmann & J. L. Fosshagen (2000). Das Selbst und die motivationalen Systeme. Frankfurt/M. (Brandes & Apsel).

Liotti, G. (1992). Disorganized/disoriented attachment in the etiology of dissociative disorders. Dissociation 4: 196–204.

Lohaus, A., H. Keller, J. Ball et al. (2001). The concept of maternal sensitivity: Components abd relations to warmths and contingency. Parent Sci Pract 1: 267–284.

Lohaus, A., H. Keller, J. Ball et al. (2004). Maternal sensitivity in interactions with 3- to 12 month old infants: Stability, structuralcomposition and developmental consequences. Infant Child Dev 13: 235–252.

Mahler, M. S. (1985). Studien über die ersten drei Lebensjahre. Stuttgart (Klett-Cotta).

Main, M., & E. Hesse (1990). Parents unresolved traumatic experiences are related to infant disorganized attachment status: is frightened and/or frightening behavior the linking mechanism? In: M. T. Greenberg et al. (Hg.). Attachment in the Preschool Years: Theory, research and intervention. Chicago (University of Chicago Press), S. 161–82.

Mertens, W. (1992). Psychoanalyse. 4. Aufl. Stuttgart (Kohlhammer).

Mielke, E. L., C. Neukel, L. Bertsch et al. (2016). Maternal sensitivity and the empathic brain: influences of early life maltreatment. J Psychiatr Res 77: 59–66.

Möhler, E. & F. Resch (2000). Frühe Ausdrucksformen und Transmissionsmechanismen mütterlicher Traumatisierungen innerhalb der Mutter-Säuglings-Interaktion. Prax Kinderpsychol Kinderpsychiatr 49: 16–28.

Möhler, E., F. Resch, A. Cierpka et al. (2001). The early appearance and intergenerational transmission of maternal traumatic experiences in the context of mother-infant interaction. J Child Psychother 27: 257–271.

Möhler, E., J. Kagan, P. Parzer et al. (2006a). Relation of behavioral inhibition to neonatal and infant cardiac activity, reactivity and habituation. Pers Individ Dif 41: 1349–1358.

Möhler, E., P. Parzer, R. Brunner et al. (2006b). Emotional stress in pregnancy predicts human infant reactivity. Early Hum Dev 82: 731–737.

Moehler, E., R. Brunner, A. Wiebel et al. (2006c). Maternal depressive symptoms in the postbatal period are associated with long-term impairment of mother-child bonding. Arch Womens Ment Health 9: 273–8.

Moehler, E , Z. Biringen, L. Poustka et al. (2007a). Emotional Availability in a sample of mothers with a history of abuse. Am J Orthopsychiatry 77: 624–8.

Moehler, E., J. Kagan, P. Parzer et al. (2007b). Childhood behaviroal inhibition and maternal symptoms of depression. Psychopathol 40: 446–52.

Moehler, E., L. Poustka & F. Resch (2007c). Vacuum extraction and aoutonomic balance inhuman infants. J Perinatal Med 35: 347–9.

Moehler, E., J. Kagan, R. Oelkers-Ax et al. (2008). Infant predictors of behavioural inhibition. Br J Dev Psychol 26: 145–150.

Moehler, E., V. Matheis, L. Poustka et al. (2009). Mothers with a history of abuse show increased impulsiveness with their one-year old child. Child Abuse Negl 33: 123–126.

Neisser, U. (1991). Two perceptually given aspects of the self and their development. Psychol Rev 11: 197–209.

Nigg, J. T. (2017). On the relations among self-regulation, self-control, executive functioning, effortful control, cognitive control, impulsivity, risk-takting and inhibition for developmental psychopathology. J Child Psychol Psychiatry 58 : 361–383.

Ogawa, J. R., A. Sroufe, N. S. Weinfield et al. (1997). Development and the fragmented self: Longitudinal study of dissociative symptomatology in a nonclinical sample. Dev Psychopathol 9: 885–97.

Papousek, M. (1989). Frühe Phasen der Eltern-Kind-

Beziehung. Prax Psychother Psychosom 343: 109–22.
Papousek, M. (2004). Regulationsstörungen in der frühen Kindheit: Klinische Evidenz für ein neues diagnostisches Konzept. In: dies. et al. (Hg.). Regulationsstörungen in der frühen Kindheit. Frühe Risiken und Hilfen im Entwicklungskontext der Eltern-Kind-Beziehungen. Bern (Huber), S. 77–110.
Pauen, S., & B. Träuble (2009). How 7-month-old interpret ambiguous motion events: category -based reasoning in infancy. Cogn Psychol 59: 275–95.
Pelham, B. W., & W. B. Swann (1989). From self-conceptions to self-worth: On the sources and structure of global self-esteem. J Person Soc Psychol 57(4): 672–80.
Piaget, J., & B. Inhelder (1972). Die Psychologie des Kindes. Olten (Walter).
Pipp-Siegel, S., & C. Foltz (1997). Toddler's acquisition of self/other-knowledge: ecological and interpersonal aspects of self and other. Child Dev 68(1): 69–79.
Popper, K. R., & J. C. Eccles (1977). The Self and its Brain. New York (Springer International).
Putnam, F. W. (1994). Dissociation and disturbances of the self. In: D. Cicchetti & S. L. Toth (Hg.). Rochester Symposium on Developmental Psychopathology: Vol. 5: Disorders and dysfunctions of the self. Rochester, NY (University of Rochester Press).
Rabain-Jamin, J. (1984). Paradoxical forms of the mother-infant exchange. Neuropsychiatr Enfance Adolesc 32: 545–51.
Reck, C., A. Hunt, T. Fuchs et al. (2004). Interative regulation of affect in postpartum depressed mothers and their infants: An overview. Psychopathol 37: 272–280.
Resch, F. (1999a). Entwicklungspsychopathologie des Kindes und Jugendalters. Ein Lehrbuch. Weinheim (Psychologie Verlags Union).
Resch, F. (1999b). Repräsentanz und Struktur als entwicklungspsychopathologisches Problem. Prax Kinderpsychol Kinderpsychiatr 48: 556–63.
Resch, F. (2001). Selbstentfremdung, Entwicklungsstörung oder Selbstfürsorge. Zur Bedeutung von Dissoziation und Depersonalisation. In: U. Lehmkuhl (Hg.). Beiträge zur Individualpsychologie, 26. München, Basel (Ernst Reinhard), S. 56–60.
Resch, F.,& P. Parzer (2000). Entwicklungspsychopathologie: Therapierelevante Beiträge der klinischen Emotionsforschung. In: G. Lenz et al. (Hg.). Emotion und Therapie. München (CIP Medien), S. 111–36.
Resch, F., R. Brunner & P. Parzer (1998). Dissoziative Mechanismen und Persönlichkeitsentwicklung. In: J. Klosterkötter (Hg.). Frühdiagnostik und Frühbehandlung. Berlin (Springer), S. 125–41.
Resch F., P. Parzer, R. Brunner et al. (2008a). Selfmutilation and suicidal behaviour in children and adolescents: prevalence and psychosocial correlates: results of the BELLA study. Eur Child Adolesc Psychiatry 17, Suppl 1: 92–98.
Resch, F., P. Parzer, J. Haffner et al. (2008b). Prävalenz und psychische Auffälligkeiten bei Jugendlichen mit selbstverletzendem Verhalten- Ergebnisse der Heidelberger Schulstudie. In: R. Brunner & F. Resch (Hg.). Borderline-Störungen und selbstverletzendes Verhalten bei Jugendlichen. Göttingen (Vandenhoeck & Ruprecht), S. 85–94.
Resch, F., & B. G. Schimmelmann (2014). Entwicklungspsychopathologie. In: B. G. Schimmelmann & F. Resch (Hg.). Psychosen in der Adoleszenz: Entwicklungspsychopathologie, Früherkennung und Behandlung. Stuttgart (Kohlhammer), S. 73–87.
Rosenberg, M. (1979). Conceiving the Self. New York (Basic Books).
Rothenberger, S. E., F. Resch, N. Doszpod et al. (2011). Prenatal stress and infant affective reactivity at five months of age. Early Hum Dev 87: 129–36.
Sander, L. W. (1988). The event-structure of regulation in the neonate-caregiver system as a biological background for early organization of psychic structure. In: A. Goldberg (Hg.). Frontiers in Self-Psychology. Hillsdale, NJ (The Analytic Press), S. 64–77.
Schore, A. (2009 [2003]). Affektregulation und die Reorganisation des Selbst. Stuttgart (Klett-Cotta).
Seiffge-Krenke, I. (1994). Gesundheitspsychologie des Jugendalters. Göttingen (Hogrefe).
Siegel, D. J. (1999). The Developing Mind. Toward a Neurobiology of Interpersonal Experience. New York/London (Guilford Press).
Smith, K. E., S. H. Landry & P. R. Swank (2000). The influence of early patterns of positive parenting on childrens preschool outcomes. Early Educ Dev 11: 147–169.
Squire, L. R. (1982). The neurobiology of human memory. Ann Rev Neurosci 5: 241–73.
Spangler, G. (1999). Bindung und Anpassung im Lebenslauf. In: C. Oerter (Hg.). Klinische Entwick-

lungspsychologie: Ein Lehrbuch. Weinheim (PVU), S. 171–194.
Sroufe, L. A., & D. Jacobvitz (1989). Diverging pathways, developmental transformaions, multiple etiologies and the problem of continuity in development. Hum Dev 32: 196–203.
Stern, D. N. (1992 [1985]). Die Lebenserfahrung des Säuglings. Stuttgart (Klett-Cotta).
Stolorow, R. D., B. Brandschaft & G. E. Atwood (1996). Psychoanalytische Behandlung. Ein intersubjektiver Ansatz. Frankfurt/M. (Fischer).
Toth, S. L., D. Cicchetti, J. Macfie et al. (1997). Representations of self and other in the narratives of neglected, physically abused, and sexually abused preschoolers. Dev Psychopathol 9: 781–96.
Tronick, E. Z., & K. Weinberg (1997). Depressed mothers and infants: Failure to form dyadic states of consciousness. In: L. Murray & P.. J. Cooper (Hg.). Postpartum Depression and Child Development. New York (Guilford Press), S. 171–194.
Van der Kolk, B. A. (1994). The body keeps the score: memory and the evolving psychobiology of posttraumatic stress. Harvard Rev Psychiatry 1(5): 253–65.
Van der Waals, H. G. (1965). Problems of Narcissism. Bull Menninger Clin 29: 293–311.
Watson, D., & A. L. Clark (1984). Negative affectivity: the disposition to experience aversive emotional states. Psychol Bull 96: 465–90.
Winnicott, D. W. (1965). The Maturational Processes and the Facilitating Environment. New York (International Universities Press).
Winnicott, D. W. (1971). Vom Spiel zur Kreativität. Stuttgart (Klett-Cotta).
Wolf, E. (1998). Theorie und Praxis der psychoanalytischen Selbstpsychologie. Frankfurt/M. (Suhrkamp).
Wyss, D. (1977). Die tiefenpsychologischen Schulen von den Anfängen bis zur Gegenwart. 5., erw. Aufl. Göttingen (Vandenhoeck & Ruprecht).

2.3 Gehirn und Selbst – ein neurophilosophischer Erklärungsansatz

Georg Northoff

Hintergrund I.a: Das Selbst – Begriffsbestimmung in der Philosophie

Sie lesen diese Zeilen. Sie gewinnen ein Tennismatch, und Ihre Freundin schaut dabei zu. Sie sind stolz auf sich. Wer empfindet diesen Stolz? Sie. Sie sind das Subjekt des Erlebens von Langeweile. Ohne Sie als Subjekt dieses Erlebens könnten Sie auch nichts anderes empfinden, nicht einmal Langeweile. Man bezeichnet dieses Subjekt der Erfahrung als »das Selbst«. Ihr »Selbst« ermöglicht es Ihnen, Dinge zu erleben, mit anderen Worten: Es ist eine notwendige Voraussetzung der Erfahrung und somit auch des Bewusstseins. Mithin ist klar, dass es, sobald wir vom Selbst reden, um einiges geht.

Seit Jahrhunderten ist der Begriff des Selbst Gegenstand intensiver philosophischer Diskussionen. Unterschiedliche Philosophen haben unterschiedliche Selbstkonzepte formuliert. Aufgrund zeitlicher und räumlicher Beschränkungen konzentrieren wir uns hier lediglich auf jene, die für den Versuch relevant sind, den Schnittbereich von philosophischen und neurowissenschaftlichen Erklärungen des Selbst abzustecken.

In der modernen Philosophie werden i. W. vier verschiedene Konzepte des Selbst diskutiert. Das erste ist das »mentale Selbst« oder »geistige Selbst«, dem unsere Gedanken und eine spezifische mentale/geistige Substanz zugrunde liegen. Das zweite ist das »empirische Selbst«. Dieses Konzept beschreibt die biologischen Prozesse, die in Körper und Gehirn ablaufen, und spiegelt sie wider.

Das dritte Konzept ist das »phänomenale Selbst«, aus dem unser Erleben im Bewusstsein hervorgeht. Unser Bewusstsein geht mit einem Gewahrsein unseres Selbst, bezeichnet als präreflexives Gewahrsein oder phänomenales Selbst, einher. Viertens sprechen die Philosophen in jüngerer Zeit auch von einem »minimalen Selbst« oder »Minimal-Selbst«. Dieses Selbstkonzept beruht auf unserem Körper und seinen physiologischen Prozessen. Im Folgenden werde ich jedes dieser unterschiedlichen Konzepte erörtern und seine jeweilige Beziehung zum Gehirn aufzeigen.

Zuvor aber gilt es, Licht auf mehrere miteinander zusammenhängende Konzepte zu werfen. Im Alltag erleben wir unser Selbst z. B., während wir bestimmte Objekte, Personen oder Ereignisse in unserer Umgebung wahrnehmen. Wenn wir etwa eine Liste all der Dinge anlegen, die wir tagsüber erledigen wollen, nehmen wir nicht nur den Akt des Denkens und Aufschreibens wahr, sondern auch unser eigenes Selbst. Deshalb ist Ihr Selbst als Subjekt des Erlebens Teil der Erfahrung, anders ausgedrückt: Ihr Selbst ist Inhalt Ihres Bewusstseins. Ebendies bezeichnet man als Selbstbewusstheit oder Selbstgewahrsein. Damit aber hat es noch nicht sein Bewenden. Sie wachen jeden Morgen auf. Tagtäglich, allwöchentlich, alljährlich. Ihr Körper verändert sich. Sie werden älter. Sie bekommen Falten, Ihr Haar ergraut. Trotz all dieser körperlichen Veränderungen haben Sie das Gefühl, dasselbe Selbst zu bleiben. Sie nehmen Ihr Selbst nach wie vor als dasselbe wahr wie vor zwanzig Jahren.

Sie sind ein und dieselbe Person. Das heißt, Ihr Selbst besitzt eine zeitliche Dimension, die über die Jahre und Jahrzehnte hinweg kohärent und dauerhaft ist. Sie und Ihr Selbst besitzen zeitliche Kontinuität. Die zeitliche Dimension Ihres Selbst wurde deshalb in der Philosophie unter dem Oberbegriff der »persönlichen Identität« diskutiert. In diesem Kapitel können wir die zeitliche Dimension des Selbst und somit die persönliche Identität lediglich kurz berühren, aber nicht ausdrücklich erörtern.

In einer von mehr als 7 Milliarden Menschen bevölkerten Welt gibt es viele, viele Selbste. Sie, Ihre Freunde, Ihre Familie usw. Interessant ist v. a., dass Sie Beziehungen zu ihnen aufnehmen können: Sie können mit anderen Selbsten kommunizieren und manchmal sogar deren Gefühle mitempfinden, z. B. die Trauer, wenn jemand einen geliebten Menschen verloren hat. Oder Sie fühlen den Schmerz mit, den Ihr Freund empfindet, weil er sich den Arm gebrochen hat. Wie ist das möglich? In der Philosophie spricht man von »Intersubjektivität«. Ihr Selbst ist nicht vom Rest der Welt isoliert. Sie können an den Erfahrungen anderer Menschen teilhaben und sich mit der Welt verbunden fühlen. Die Welt und ihre spezifischen Objekte, Personen und Ereignisse besitzen eine Bedeutung für Sie – Sie können eine Beziehung zu ihr aufnehmen und sich diese Bedeutung für Ihr eigenes Selbst zu Eigen machen. Wie ist eine solche Integration Ihres eigenen Selbst in der Welt möglich? Und wie hängt dies mit Ihrem Gehirn und seinen neuronalen Mechanismen zusammen? Um diese Fragen soll es i. F. gehen.

Hintergrund I.b: Empirische Untersuchung des Selbst in den Neurowissenschaften

Wie können wir das Selbst untersuchen? Um das Selbst experimentell erforschen zu können, benötigen wir quantifizierbare und objektive Daten, die sich unter dem Blickwinkel einer dritten Person beobachten lassen. Wie können wir solche Daten erhalten? Psychologen, die sich auf das Gedächtnis konzentrieren, haben festgestellt, dass Items, die mit uns selbst zusammenhängen, besser von uns erinnert werden als solche, die nichts mit uns zu tun haben (Northoff, Heinzel, Greck et al.

2006). Zum Beispiel kann ich mich als Einwohner Ottawas wesentlich besser an den letzten Sturm erinnern, der mehrere Häuser wegfegte, als jemand, der vielleicht in Deutschland lebt und von dem Unwetter nur in den Nachrichten gehört hat.

Erinnerungen an Vorgänge und Stimuli, die mit dem eigenen Selbst zusammenhängen, nehmen im Gedächtnis also eine Vorrangstellung ein. Man bezeichnet dies als den Selbstreferenz-Effekt (SRE). Der SRE wurde durch mehrere psychologische Studien bestätigt. Interessant ist v. a., dass er in verschiedenen Bereichen auftritt. Er betrifft nicht nur Erinnerungen, sondern auch Emotionen, senso-motorische Funktionen, Gesichter, Wörter usw. In all diesen Bereichen aber werden Stimuli, die etwas mit dem eigenen Selbst zu tun haben – sogenannte selbstspezifische Stimuli –, besser erinnert als solche, die uns nicht betreffen. Letztere werden als nicht-selbstspezifische Stimuli bezeichnet.

Wie kommt der Selbstreferenz-Effekt zustande? Zahlreiche Studien belegen, dass er durch mehrere unterschiedliche psychische Funktionen vermittelt wird (siehe z. B. Klein 2012; Klein & Gangi 2010). Sie reichen von persönlichen Erinnerungen einschließlich autobiographischer Erinnerungen über Erinnerungen an Fakten (semantische Erinnerungen) bis zu jenen kognitiven Fähigkeiten, die uns die Selbstreflexion und Selbstrepräsentation ermöglichen. Folglich ist der SRE keine unitäre Funktion an sich, sondern ein komplexes, facettenreiches psychisches Ensemble von Funktionen und Prozessen.

Wie ist der Zusammenhang zwischen dem SRE und dem Gehirn beschaffen? Vor der Einführung der funktionellen Bildgebungstechniken, z. B. dem fMRI zu Beginn der 1990er Jahre, konzentrierten sich die meisten Studien, die man durchführte, auf die Auswirkungen von tumor- oder schlaganfallbedingten Dysfunktionen oder Läsionen in spezifischen Hirnregionen. Sie wiesen nach, dass Verletzungen der medialen temporalen Regionen, die für den Abruf von Erinnerungen eine ausschlaggebende Rolle spielen – z. B. der Hippocampus –, den SRE-Effekt verändern und im Extremfall löschen.

Die Einführung des Neuroimaging ermöglichte es uns, die experimentellen Paradigmen zum Vergleich von selbst- und nicht-selbstspezifischen Stimuli auf den Scanner zu übertragen und die vermittelnden Hirnregionen zu untersuchen. Die Grundthese besagt, dass selbstspezifische Stimuli vom Gehirn auf andere Weise als nicht-selbstspezifische Stimuli verarbeitet werden müssen, damit sie besser erinnert werden können. Möglich wäre dies beispielsweise durch höhere Grade an neuronaler Aktivität und/oder durch die Beteiligung anderer Regionen.

Dies führte zur Erforschung zahlreicher experimenteller Designs von SRE-ähnlichen Paradigmen im fMRI-Scanner. Zum Beispiel wurden den Probanden Wörter präsentiert, die entweder etwas mit ihnen selbst zu tun hatten (in meinem Fall z. B. Ottawa, meine Heimatstadt, und nicht etwa Sydney, eine Stadt, zu der ich keinerlei Verbindungen habe). In anderen Tests wurden den Probanden Bilder ihrer eigenen Gesichter sowie Bilder von den Gesichtern fremder Menschen gezeigt und die jeweiligen Reaktionen miteinander verglichen. Auch autobiographische Ereignisse aus der Vergangenheit der Probanden wurden mit der Wirkung von Erlebnissen anderer Menschen verglichen. Eigene Bewegungen und Aktionen ließen sich mit denen anderer Leute vergleichen. Hierbei sind Eigentümerschaft (»*meine* Bewegungen«) und Urheberschaft (»Ich selbst habe diese Aktion *verursacht*«) mitbeteiligt.

Die Stimuli entstammten unterschiedlichen Bereichen wie Erinnerungen, Gesichter oder Emotionen sowie dem verbalen, räumlichen, motorischen oder sozialen Bereich. Sie wurden mehrheitlich visuell oder akustisch präsentiert, und zwar einhergehend mit einer Online-Beantwortung der Frage, ob sie eine Verbindung zu den Probanden aufwiesen und eine persönliche Bedeutung für sie besaßen oder nicht.

Insgesamt zeigt sich, dass die Neurowissenschaften das Selbst heutzutage auf unterschiedliche Weise experimentell untersuchen können, und zwar v. a. mithilfe der funktionellen Bildgebung. Gleichwohl stützt sich jede empirische Untersuchung auf bestimmte Grundannahmen. Dies gilt auch für die heutige neurowissenschaftliche Erforschung des Selbst, die zu klären versucht, welche neuronalen Mechanismen unserem Selbsterleben oder Selbstgefühl zugrunde liegen. Bevor wir uns den neurowissenschaftlichen Erkenntnissen zuwenden, müssen wir Licht auf das Konzept des Selbst und seine Definitionen in den philosophischen Diskursen werfen.

Philosophische Selbstkonzepte

Philosophische Konzepte I.a: Das mentale/geistige Selbst

Was ist das Selbst? Wie muss es beschaffen sein, um Erfahrung zur Voraussetzung zu haben und Subjekt unserer Erfahrung sein zu können? Das Selbst wurde häufig als ein spezifisches »Ding« angesehen. Steine sind Dinge, der Tisch, auf dem Ihr Laptop steht, ist ein Ding. Und gerade so, wie der Tisch es dem Laptop ermöglicht, auf ihm zu stehen, könnte das Selbst Erfahrung und Bewusstsein ermöglichen. Metaphorisch ausgedrückt: Erfahrung und Bewusstsein stehen auf den Schultern des Selbst.

Eine andere Frage aber lautet, ob das Selbst ein Ding oder aber eine Substanz ist, wie einige Philosophen, z. B. René Descartes, vermuten. Eine Substanz ist eine spezifische Entität oder Materie, die z. B. dem Selbst als Grundlage dient. So können wir den Körper als eine körperliche Substanz betrachten und das Selbst wiederum mit einer mentalen Substanz in Verbindung bringen.

Ist unser Selbst real? Das heißt, ist es existent? Oder ist es lediglich eine Illusion? Vergleichen wir die Situation einmal mit der Wahrnehmung. Wenn wir in unserer Umwelt etwas wahrnehmen, nehmen wir es manchmal nicht als reales Ding wahr, sondern als eine Illusion, als etwas, das in Wirklichkeit gar nicht existiert. Die Frage, was existiert und real ist, wird von den Philosophen als metaphysische Frage bezeichnet. Frühere Philosophen, etwa René Descartes, nahmen an, dass das Selbst ganz real existiere.

Allerdings nahm Descartes auch an, dass das Selbst vom Körper unterschieden sei. Selbst und Körper – beide sind existent, unterscheiden sich aber in ihrer Existenz und ihrer Realität. Unter diesem Blickwinkel betrachtet, kann das Selbst also keine körperliche Substanz sein. Es ist eine mentale, geistige Substanz. Es ist eine Eigenschaft nicht des Körpers, sondern des Geistes.

Indes hat man auch die Charakterisierung des Selbst als mentale oder geistige Entität infrage gestellt. So argumentierte beispielsweise der schottische Philosoph David Hume, dass ein Selbst als geistige Entität nicht existiere. Es gebe lediglich eine komplexe Sammlung oder »Bündelung« von Wahrnehmungen miteinander verbundener Ereignisse, die die Welt in ihrer Gesamtheit widerspiegeln. Ein zusätzliches Selbst in der Welt ist laut Hume nicht existent. Existent sind lediglich die Ereignisse, die wir wahrnehmen. Alles andere, z. B. die Annahme eines Selbst als geistige Entität, ist eine Illusion. Das Selbst als geistige Entität und somit als geistige Substanz existiert laut Hume nicht und ist folglich nicht real.

Die Vorstellung eines Selbst als geistige Substanz abzulehnen und sie als reine Illusion zu verwerfen ist derzeit populär. Ein bedeutender Verfechter dieser Ansicht ist der deutsche Philosoph Thomas Metzinger (2004). Er behauptet, kurz gesagt, dass wir durch unsere Erfahrung Modelle des Selbst, sogenannte Selbstmodelle, entwickeln, die nichts anderes sind als Informationsprozesse, die sich in unserem Gehirn abspielen. Weil wir aber keinen direkten Zugang zu diesen neuronalen Prozessen haben (d.h. zu sämtlichen Prozessen und Aktivitäten der Nervenzellen in unserem Gehirn), neigen wir dazu, die Präsenz einer Entität zu vermuten, die unserem eigenen Selbstmodell zugrunde liegen müsse. Ebendiese Entität bezeichnen wir dann als »das Selbst« (s. Abb. 2.3-1).

Metzinger zufolge resultiert die Annahme des Selbst als geistige Entität aus einem falschen Rückschluss, den wir aus unserer Erfahrung ziehen. Wir können die neuronalen Hirnprozesse als solche nicht wahrnehmen. Niemand hat sein eigenes Gehirn und seine neuronale Aktivität jemals direkt erleben können. Deshalb können wir das Ergebnis dieser neuronalen Vorgänge, das Selbst, in unserer Erfahrung nicht auf seinen Ursprung, das Gehirn, zurückführen.

Woher aber stammt das Selbst? Wir nehmen an, dass es sich auf eine spezifische Instanz, die sich vom Gehirn unterscheidet, zurückführen lassen müsse. So gelangen wir zu der Annahme, dass der Geist und das Selbst nicht körperliche, neuronale Entitäten seien, die direkt aus dem Gehirn hervorgehen, sondern geistige. Metzinger (2004) vertritt die Auffassung, dass das Selbst als geistige Entität schlechterdings nicht existiere: Es gibt keine Selbste. Folgerichtig lautet der Titel eines seiner Bücher: *Being No One.*

Philosophische Konzepte I.b: Vom metaphysischen zum empirischen Selbst

Was ist das Selbst, wenn es keine geistige Entität ist? Heutige Autoren, z.B. Metzinger (2004) und Churchland (2002), behaupten, dass das Selbst als geistige Substanz oder Entität nicht existiere. Wie aber gelangen wir zu der Vorstellung eines Selbst oder zum Kon-

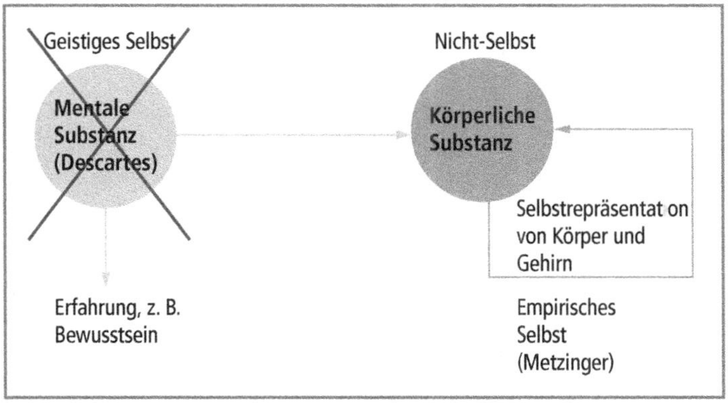

Abb. 2.3-1 Konzepte des Selbst. Das mentale Selbst und seine Ersetzung durch ein empirisches Selbst.

Die Abbildung zeigt das Selbst als mentale Substanz.
Das Selbst wird als mentale Substanz bestimmt (links), die sich vom Körper (und Gehirn) als rein körperlicher Substanz (rechts) unterscheidet. Gemäß dem französischen Philosophen Descartes kontrolliert und steuert dieses Selbst als mentales Selbst den Körper. Moderne empirische Sichtweisen des Selbst verwerfen dieses Konzept. Sie lehnen das Konzept des Selbst als mentale Substanz mit der Begründung ab, dass ein solches mentales Selbst nicht existiere. Es existiert demnach nichts anderes als der Körper als körperliche Substanz mit dem Gehirn, das die Repräsentation von Körper und Gehirn in der neuralen Hirnaktivität ermöglicht. Diese Selbstrepräsentation könnte dem entsprechen, was als empirisches Selbst beschrieben wird.

zept des Selbstmodells, wie Metzinger es nennt? Das Modell unseres eigenen Selbst beruht auf der Summierung, Integration und Koordination all der Informationen, die unserem Körper und unserem Gehirn entstammen.

Wie sieht eine solche Integration aus? Fassen Sie alle Informationen zusammen, koordinieren und integrieren Sie das Material, und Sie erhalten ein Selbstmodell ihres Gehirns, Ihres Körpers und der Prozesse, die sich darin abspielen. Weniger laienhaft formuliert: Ihr eigenes Gehirn und Ihr Körper werden durch die neuronale Aktivität ihres Gehirns repräsentiert. Eine solche Repräsentation von Körper und Gehirn ergibt also ein Modell Ihres Selbst. Das Selbstmodell ist folglich nichts anderes als ein inneres Modell der Integration und Summierung der Verarbeitung von Informationen aus Ihrem eigenen Körper und Gehirn. Mithin ist das Selbst lediglich ein Modell der Vorgänge, die in Körper und Gehirn ablaufen.

Das ursprüngliche mentale oder geistige Selbst, das Selbst als geistige Substanz oder Entität, wird dieser Denkrichtung zufolge durch ein Selbstmodell ersetzt. Impliziert ist dabei eine Verlagerung von einer metaphysischen Diskussion der Existenz und Realität des Selbst auf die Prozesse, die der Repräsentation des Körpers und des Gehirns in Form eines Selbstmodells zugrunde liegen. Weil diese Repräsentation auf der Koordination und Integration der verschiedenen Prozesse beruht, die sich in Gehirn und Körper abspielen, ist sie mit spezifischen höheren kognitiven Funktionen assoziiert, beispielsweise mit dem Arbeitsgedächtnis, der Aufmerksamkeit, den Exekutivfunktionen, dem Gedächtnis u. a. m.

Welche Folgen hat dieses breiter gefasste Selbstkonzept, das nicht auf das Selbst als geistige Substanz begrenzt ist, für die Charakterisierung des Selbst? Das Selbst wird nicht länger als eine geistige Substanz charakterisiert, sondern als eine kognitive Funktion. Methodologisch bedeutet dies, dass das Selbst empirisch und nicht metaphysisch untersucht werden muss.

Wir müssen also nach den kognitiven Prozessen suchen, die der spezifischen Selbstrepräsentation als Grundlage dienen. Damit ist aus dem Selbst als Gegenstand der Philosophie ein Gegenstand der Kognitionspsychologie und letztlich der kognitiven Neurowissenschaften geworden. Diesem Modell zufolge ist das Selbst nicht länger eine Angelegenheit der Metaphysik, sondern ein möglicher Gegenstand empirischer Forschung.

Philosophische Konzepte II.a: Das phänomenale Selbst

Eines der Probleme besteht darin, dass eine mentale Substanz oder Metarepräsentation als solche nicht erlebbar oder erfahrbar ist. Niemand hat je eine geistige Substanz oder eine Metarepräsentation im Bewusstsein wahrgenommen. Wir sind uns einer Substanz oder einer Metarepräsentation dieser Art nicht bewusst. Statt also über etwas zu spekulieren, das sich unserem Erfahrungshorizont entzieht, sollten wir vielleicht bei der Erfahrung an sich und beim Bewusstsein ansetzen. Statt etwas betrachten zu wollen, das »außerhalb« unseres Bewusstseins liegt – wie es bei einer Substanz oder einer Metarepräsentation der Fall ist –, könnten wir das Selbst womöglich direkt innerhalb dieses Bewusstseins finden.

Doch diese Lokalisierung wird von der phänomenologischen Philosophie gerade deshalb abgelehnt, weil sie auf das Bewusstsein an sich und auf das, was »in« unserer Erfahrung liegt, fokussiert, genauer: Die phänomenologische Philosophie möchte die Struktur und Organisation unserer Erfahrung und somit des Bewusstseins untersuchen. Sie fokussiert darauf, wie unsere Erfahrung strukturiert und organisiert ist und zeigt phänomenale Eigenschaften auf, so wie wir diese aus dem Blickwinkel der ersten Person erleben.

Wie bestimmt der phänomenale Ansatz das Selbst? Es heißt heute, dass das Selbst ein integraler Bestandteil der Erfahrung an sich sei (Northoff 2012). Das Selbst ist stets gegenwärtig und in den phänomenalen Eigenschaften unserer Erfahrung manifest, z. B. in der Intentionalität (d. h. in der Gerichtetheit unseres Bewusstseins auf spezifische Inhalte), in den Qualia (dem qualitativen Charakter unseres Erlebens, seiner Anmutung) usw. Ohne diese Eigenschaften bliebe das Selbst unmöglich.

Infolgedessen betrachten phänomenologische Philosophen das Selbst als einen inhärenten Bestandteil des Bewusstseins an sich. Das Selbst wird demnach immer schon begleitet von einer Art des Bewusstseins für die äußere Welt, selbst wenn uns nicht bewusst ist, dass es Teil jener Erfahrung ist. Phänomenologische Philosophen sprechen deshalb von einem präreflexiven Selbstbewusstsein oder präreflexiven Selbstgewahrsein.

Die Bezeichnung »präreflexives Selbstbewusstsein« enthält zwei wichtige Begriffe, nämlich »präreflexiv« und »Selbstbewusstsein«. »Präreflexiv« bedeutet, dass die Erfahrung des Selbst keiner Reflexion oder kognitiven Operation entstammt. Das Selbst ist präreflexiv. Zugleich ist es ein inhärenter Bestandteil unserer Erfahrung und somit unseres Bewusstseins. Es befindet sich folglich nicht länger außerhalb unseres Bewusstseins, sondern bildet einen integralen Bestandteil desselben – daher der zweite Begriff, »Selbstbewusstsein«. Ein solcher Ansatz verweist auf eine enge, intrinsische Verbindung zwischen dem Selbst und dem Bewusstsein (siehe Abb. 2.3-2).

Die Charakterisierung des Selbst als Selbstbewusstsein impliziert eine bedeutsame Verschiebung. Das Selbst ist nicht länger metaphysisch, wie Descartes behauptete. Ebenso wenig ist es empirisch, wie Hume und andere Autoren, z. B. Metzinger und Churchland, annehmen. Vielmehr ist das Selbst Bestandteil der Erfahrung und des Bewusstseins an sich und kann deshalb als »phänomenales Selbst« beschrieben werden. Ein solches phänomenales Selbst ist der systematischen Untersuchung der phänomenalen Eigenschaften unserer Erfahrung zugänglich, die sich den Verständnisversuchen der Metaphysik, der Empirie und der Logik ergänzend zur Seite stellt.

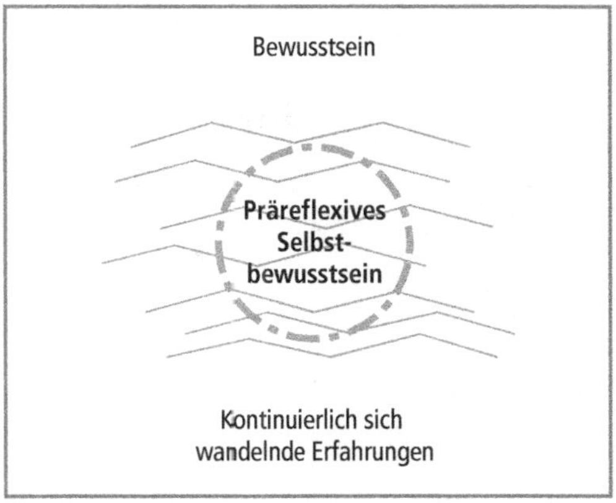

Abb. 2.3-2 Das Selbst als phänomenales Selbst. Das phänomenale Selbst beansprucht nicht länger, der Erfahrung äußerlich und vorgängig zu sein. Es wird stattdessen in Gestalt des prä-reflexiven Selbstbewusstseins in der Erfahrung selbst »lokalisiert« oder als Teil der Erfahrung angesehen. Die Abbildung macht dies kenntlich durch den gestrichelten Kreis inmitten der Erfahrung, des Bewusstseins.

Philosophische Konzepte II.b: Das minimale Selbst

Wie können wir das präreflexive Selbstbewusstsein detaillierter beschreiben? Es ist immer schon in jeder Erfahrung präsent, so dass wir ihm nicht ausweichen und es nicht von der Erfahrung trennen können. Das Selbst ist in unserem Bewusstsein und somit in unserer subjektiven Erfahrung immer schon gegeben.

Auch wenn wir nicht auf das Selbst an sich fokussieren, können wir seine Präsenz weder umgehen noch auslöschen. Deshalb bezieht sich die Bezeichnung »präreflexives Selbstbewusstsein« auf eine implizite oder stillschweigende Erfahrung unseres Selbst in unserem Bewusstsein.

Weil das präreflexiv erfahrene Selbst die Grundlage sämtlicher phänomenaler Eigenschaften unserer Erfahrungen bildet, muss es für jede nachfolgende kognitive Aktivität eine wesentliche Rolle spielen. Ein solches basales, fundamentales Selbst tritt in unserer Erfahrung auf, bevor irgendeine Reflexion stattfindet. Wenn Sie z. B. die Zeilen dieses Buches lesen, ist an Ihrer Erfahrung nicht allein der Buchinhalt beteiligt, sondern darüber hinaus auch Ihr lesendes Selbst.

An unserem unmittelbaren Erleben und Bewusstsein sind demnach sowohl der Inhalt als auch das eigene Selbst beteiligt. Weil die Erfahrung dieses Selbst der Reflexion und der Aktivität höherer kognitiver Funktionen vorgängig ist, repräsentiert dieses Selbstkonzept eine Art minimaler Version des Selbst. Zeitgenössische phänomenologische Philosophen wie Gallagher (2000) oder Zahavi (2005) sprechen deshalb von einem »minimalen Selbst«, wenn vom Selbst als einem implizit, stillschweigend und unmittelbar im Bewusstsein erlebten die Rede ist.

Wie können wir das Konzept des »minimalen Selbst« beschreiben? Der Begriff »minimales Selbst« bezeichnet eine basale Form des Selbst, die Bestandteil einer jeden Erfahrung ist. Als solches besitzt es keine zeitliche Dauer – anders als das in der Zeit kontinuierliche Selbst der persönlichen Identitätserfahrung. Das minimale Selbst ist vielmehr ein basales, in jedem Augenblick vorhandenes Selbstgefühl, das aber keine Verbindungen zwischen zeitlichen Momenten und somit keine zeitliche Kontinuität herstellt.

Wie konstituiert sich eine solche Kontinuität in der Zeit? Vermutlich spielen kognitive Funktionen wie Erinnerungen und insbesondere autobiographische Erinnerungen eine zentrale Rolle. Diesem Modell zufolge kann das Selbst an Komplexität zunehmen. Man könnte von einem kognitiven, erweiterten oder autobiographischen Selbst sprechen, wie es beispielsweise der portugiesisch-amerikanische Neurowissenschaftler Damasio (1999, 2000) tut.

Ein weiteres wichtiges Merkmal des minimalen Selbst besteht darin, dass wir es zwar erleben, es aber nicht unbedingt bewusst als solches wahrnehmen. Das bedeutet, dass wir es auch nicht zum Gegenstand der Reflexion machen können, um es besser kennenzulernen. Wir sind uns des minimalen Selbst, fachsprachlich ausgedrückt, lediglich präreflexiv bewusst. Es gibt kein reflexives Gewahrsein des minimalen Selbst, nur ein präreflexives. Wie können wir uns des minimalen Selbst reflexiv bewusst werden? Damit dies möglich ist, müssen die verschiedenen Momente oder Zeitpunkte integriert und, wie die Philosophen es ausdrücken, repräsentiert werden. Eine solche Repräsentation setzt kognitive Funktionen voraus, die Verknüpfungen zwischen den verschiedenen Zeitpunkten herstellen können.

Und schließlich ist festzuhalten, dass das minimale Selbst auch der Verbalisierung und somit dem sprachlichen Ausdruck vorgängig ist. Statt an spezifische sprachliche Konzepte gebunden zu sein, wie es bei den eher kognitiven Selbstkonzepten der Fall ist, müssen wir uns das minimale Selbst vorsprachlich denken. Es ist eine Erfahrung, ein Selbstgefühl, das sich kaum in Begriffe fassen lässt. Wir können es als Selbst erfahren, sind aber nicht wirklich in der Lage, diese Erfahrungen begrifflich zu beschreiben und sie zu versprachlichen.

Mithin ist das minimale Selbst vorsprachlich und vorbegrifflich und wird deshalb, so steht zu vermuten, auch durch den Erwerb einer zweiten Sprache nicht beeinflusst. Es ist jene Art Erfahrung, ein implizites Selbstgefühl, die die meisten Menschen zuverlässig und mehr oder weniger stabil begleitet, wenn sie z. B. in ein anderes Land umsiedeln und eine neue Sprache erlernen müssen. Gleichzeitig aber schafft das minimale Selbst die entscheidende Grundlage für die Entwicklung kognitiver Formen des Selbst, die dann maßgeblich an der Fähigkeit, eine Zweitsprache zu erlernen, beteiligt sind.

Philosophische Konzepte II.c: Das soziale Selbst

Wie interagiert das Selbst mit anderen Selbsten? Bislang haben wir das Selbst als isoliert und rein intra-individuell beschrieben. Im täglichen Leben aber ist das Selbst nicht von anderen isoliert, sondern in ständigem Umgang mit ihnen begriffen. Dies wird als Inter-Individualismus bezeichnet und vom Intra-Individualismus unterschieden. Damit stellen sich Fragen nach dem, was als das »Problem anderer Psychen« beschrieben wurde, allgemeiner formuliert: Fragen nach der Intersubjektivität.

Wie funktioniert es, dass wir anderen Menschen mentale Zustände und somit ein Selbst und einen Geist/eine Psyche zuschreiben? Lange Zeit hat sich die Philosophie auf den sogenannten »Analogieschluss« oder »Analogismus« gestützt. Was ist das? Ein Analogieschluss funktioniert folgendermaßen. Wir beobachten Person A, die ein Verhalten des Typs X zeigt. Und wir wissen, dass ebendieses Verhalten des Typs X bei uns selbst mit dem psychischen Zustand des Typs P einhergeht. Weil unser eigenes Verhalten und das der Person A ähnlich sind, nehmen wir an, dass Person A sich in demselben psychischen Zustand des Typs P befindet, in dem wir uns befinden, wenn wir das Verhalten X zeigen.

Welche Art von Rückschluss ziehen wir hier? Unser eigenes Verhalten und das der anderen Person weisen eine Ähnlichkeit oder eine Analogie auf. Darüber hinaus ist mein eigenes Verhalten mit einem bestimmten inneren Zustand assoziiert. Weil die andere Person nun das gleiche Verhalten zeigt, ziehe ich den Schluss, dass auch sie sich in ebenjenem psychischen Zustand befindet, der mit meinem eigenen Verhalten assoziiert ist. Wir behaupten also, durch indirekten Rückschluss und auf der Grundlage der Analogie zum eigenen Verhalten/psychischen Zustand Kenntnis vom psychischen Zustand der anderen Person erlangen zu können. Wie können wir einen solchen Rückschluss ziehen? Wir ziehen ihn auf der Grundlage unseres eigenen psychischen Zustands und des damit assoziierten Verhaltens. Und was wir tun, gilt vermutlich auch für die andere Person, die uns auf dieselbe Weise psychische Zustände zuschreibt, die sie aus dem Vergleich zwischen unserem Verhalten und ihrem eigenen rückschließt.

Warum ziehen wir solche Rückschlüsse? Weil sie für uns die einfachste und beste Möglichkeit sind, das Verhalten anderer Menschen zu erklären. Mit der Annahme psychischer Zustände lässt sich unser Verhalten offenbar am besten plausibel machen. Folglich könnte man den »Analogieschluss« als einen Schluss auf die bestmögliche Erklärung betrachten.

Der Analogieschluss beschreibt Intersubjektivität auf eine sehr kognitive und letztlich sprachliche Weise, wenn er anderen Personen psychische Zustände und ein Selbst zuschreibt. Es könnte jedoch noch eine tiefere Ebene der Intersubjektivität geben. Wir können die psychische Verfassung anderer Menschen auch mitfühlen, wenn wir z. B. den emotionalen Schmerz unserer Partnerin über den Tod ihres Vaters teilen. Ein solches Mitempfinden von Gefühlen wird als Empathie bezeichnet und wirft Licht auf eine tiefere, präkognitive und präverbale Dimension der Intersubjektivität, der v. a. die phänomenologische Philosophie besonderes Gewicht beilegt (siehe z. B. Zahavi 2004).

Dennoch sind sowohl die Empathie als auch die Zuschreibung psychischer Zustände an eine andere Person eine verwirrende Angelegenheit: Obwohl wir die psychischen Zustände anderer und ihr Bewusstsein nicht selbst erleben, können wir sie teilen (wie es bei der Empathie der Fall ist) oder schlussfolgern (z. B. durch einen Analogieschluss). Wir haben keinen direkten Zugang zur Selbsterfahrung anderer Menschen und ihren psychischen Zuständen – d. h. keinen Zugang aus der Perspektive der ersten Person –, können sie aber dennoch teilen und nehmen an, dass die anderen ein Selbst haben. Wie ist das möglich?

An diesem Punkt müssen wir eine weitere Perspektive einführen. Neben der Erste-Person-Perspektive, der Ich-Perspektive, die an das Selbst und sein Erleben/Gewahrsein von Gegenständen, Ereignissen oder Personen in der Umwelt gebunden ist, gibt es die Perspektive der dritten Person. Sie ermöglicht uns, die Gegenstände, Ereignisse oder Personen in der Umwelt von außen zu betrachten statt von innen. Doch das Bild ist weiterhin unvollständig.

Wie verhält es sich mit der Zweite-Person-Perspektive? In der Philosophie hat man sie zunächst mit der introspektiven Prüfung der eigenen inneren Zustände in Verbindung gebracht. Statt diese unmittelbar zu erleben, kann man in der Perspektive der zweiten Person über sie nachdenken und sie introspektiv betrachten. Ein Beispiel wäre etwa die Situation, in der man sich selbst fragt, ob die Stimme, die man gerade gehört hat, wirklich die Stimme eines guten Freundes war (siehe auch Schilbach et al. 2013).

Die Zweite-Person-Perspektive ermöglicht es uns also, die Inhalte des eigenen Bewusstseins, so wie wir sie in der Erste-Person-Perspektive erleben, in einen breiteren Kontext zu stellen, nämlich in den Kontext des eigenen Ichs in seiner Beziehung zur Umwelt. Mit anderen Worten: Die Zweite-Person-Perspektive ermöglicht es, das rein intra-individuelle Selbst mit seiner Perspektive der ersten Person in einen sozialen Kontext zu integrieren und in ihm zu verorten. So wird aus dem intra-individuellen Selbst ein inter-individuelles Selbst. Eine andere Möglichkeit, die Perspektive der zweiten Person zu denken, ist die Bezeichnung dieses Selbstkonzepts als »soziales Selbst«.

Wie können wir das Konzept des sozialen Selbst definieren? Es beschreibt die Verbundenheit des Selbst mit dem sozialen Kontext der anderen Selbste und seine Integration in diesen Kontext. Damit verlagert sich der Fokus von der Erfahrung oder dem Bewusstsein in der Erste-Person-Perspektive auf die verschiedenartigen Interaktionen zwischen den unterschiedlichen Selbsten in der Zweite-Person-Perspektive. Wie schon erwähnt, gibt es unterschiedliche soziale Interaktionen, z. B. affektive, präkognitive und eher kognitive, an denen die oben beschriebenen Metarepräsentationen beteiligt sind.

Neurowissenschaftliche Erkenntnisse

Neurowissenschaftliche Erkenntnisse I.a: Räumliche Muster der neuralen Aktivität während der Präsentation selbstspezifischer Stimuli

Wie können wir die unterschiedlichen philosophischen Selbstkonzepte mit den neurowissenschaftlichen Erkenntnissen über die Selbstreferenz in Verbindung bringen? Wir haben bereits erwähnt, dass die Psychologie – und später auch die Neurowissenschaften – das Selbst nach Maßgabe des Selbstreferenz-Effektes (SRE) quantifizierte. Der SRE gibt den unterschiedlichen Einfluss von selbstbezogenen bzw. nicht-selbstbezogenen Reizen auf psychologische Messungen an (z. B. Messungen der Reaktionszeit, des Abrufs von Erinnerungen usw.; siehe oben). Im Folgenden werden wir uns einige der wichtigsten Erkenntnisse, die aus aktuellen bildgebenden SRE-Studien gewonnen wurden, näher ansehen.

Zu welchen Ergebnissen gelangten die verschiedenen fMRI-Untersuchungen? Zwei verschiedene Hirnregionen erwiesen sich als auffällig. Erstens zeigte sich, dass die für die Bereiche Emotionen bzw. Gesichter spezifischen Regionen aktiviert wurden. So gibt es im posterioren Gehirn eine Region, die speziell für die Gesichtserkennung (und z. B. nicht für die Identifizierung von Häusern), zuständig ist, die sogenannte fusiforme Gesichtsregion. Diese Region ist aktiv, wenn den Probanden Gesichter gezeigt werden, und zwar ungeachtet der Tatsache, ob es sich um Bilder vom eigenen Gesicht oder um fremde Gesichter handelt. Wichtig ist, dass sich in diesen domänenspezifischen Regionen in der Mehrzahl der Studien keine Unterschiede zwischen selbst- und nicht-selbst-spezifischen Stimuli fanden (Northoff, Heinzel et al. 2006).

Wie verhält es sich mit anderen Regionen, die nicht auf bestimmte Domänen spezialisiert sind (domänenunabhängige Regionen), aber beim neuralen selbstbezogenen Processing aktiv werden? Metaanalysen mehrerer Studien belegen, dass spezifische Regionen im Mittelhirn beteiligt ist. Dazu zählen der perigenuale anteriore cinguläre Kortex (PACC), der ventro- und der dorsomediale präfrontale Kortex (VMPFC, DMPFC), der supragenuale anteriore cinguläre Kortex (SACC), der posteriore cinguläre Kortex (PCC) und der Praecuneus. Weil sich all diese Strukturen in der Mittellinie des Gehirns befinden, bezeichnet man sie als »kortikale Mittellinienstrukturen« (CMS).

Die selbstbezogenen oder selbstspezifischen Stimuli – jene also, die für die Probanden eine persönliche Relevanz besaßen – regten eine höhere neurale Aktivität in diesen Regionen an als die nicht-selbstspezifischen Reize, die mit der Person nichts zu tun hatten oder für sie unwichtig waren. Zu diesem Ergebnis gelangten die Studien bei den verschiedenen Domänen für Gesichter, Eigenschaftsadjektive, Bewegungen/Aktionen, Erinnerungen und soziale Kommunikation. Die CMS scheinen demnach für das Selbst und die Selbstreferenz eine spezielle Signifikanz zu besitzen.

Innerhalb der CMS gilt es jedoch zu differenzieren. Die selbstspezifischen Stimuli können den Probanden im Scanner auf unterschiedliche Weise präsentiert werden. Wenn Probanden z. B. Beurteilungen treffen sollen, die eine kognitive Aktivität voraussetzen, werden die dorsalen und die posterioren Regionen wie der SACC, der DMPFC und der PCC stärker gefordert. Wenn die Stimuli lediglich registriert, nicht aber beurteilt werden sollen, also keine kognitive Komponente beteiligt ist, werden die ventralen und anterioren Regionen wie der VMPFC und der PACC stark aktiviert (siehe Abb. 2.3-3 und 2.3-4). Aufgrund dieser Beobachtungen nahm man an, dass die verschiedenen Regionen unterschiedliche Aspekte der Selbstreferenz vermitteln. Die ventralen und anterioren Regionen wie der PACC und der VMPFC sind in höherem Maß an der Repräsentation des Grades an Selbstreferenz beteiligt, den der Stimulus aufweist. Die dorsalen Regionen hingegen, z. B. der SACC und der DMPFC, sind möglicherweise v. a. für die Monitorierung und Reflexion von Stimuli zuständig, deren Selbstreferenz wir erkannt haben.

Die posterioren Regionen wie der PCC sind vermutlich daran beteiligt, den Stimulus und seinen Grad an Selbstreferenz ins autobiographische Gedächtnis zu integrieren. Diese Regionen scheinen insbesondere den Abruf von persönlich relevanten und autobiographischen Informationen aus der Vergangenheit

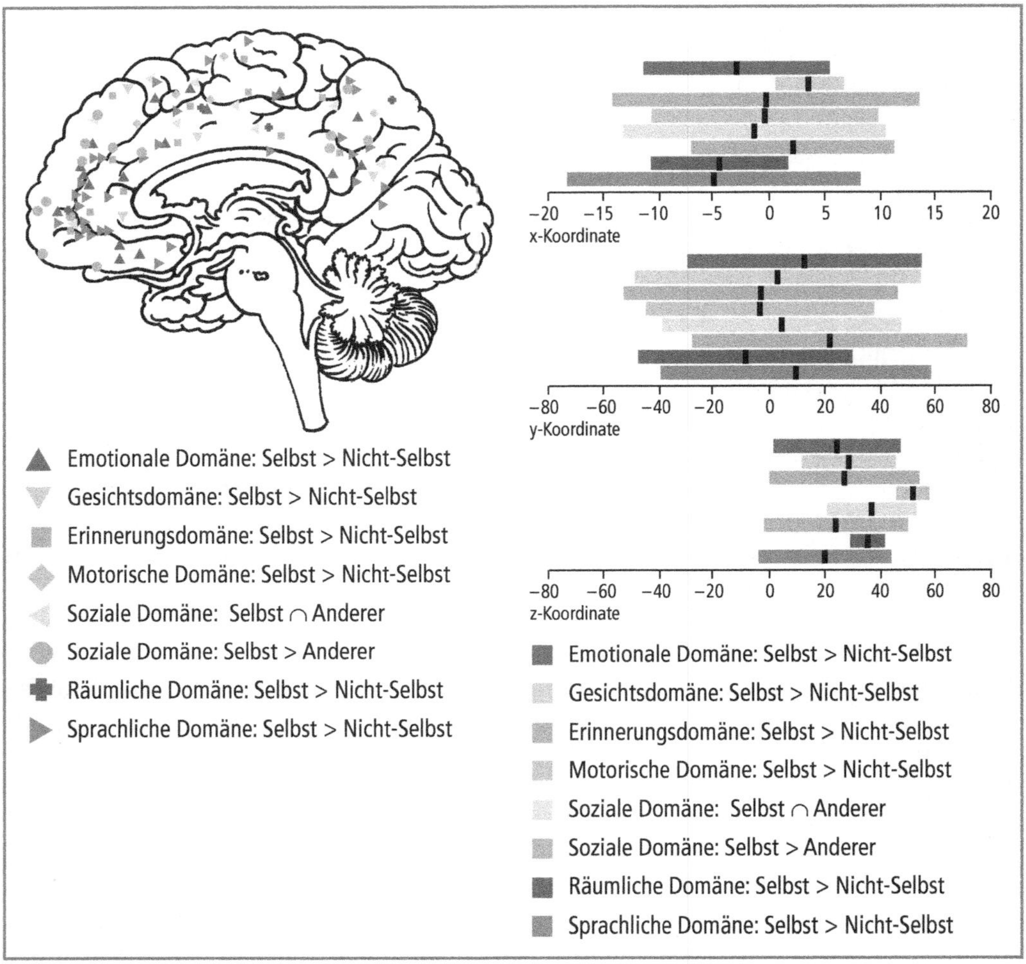

Abb. 2.3-3 Kortikale Mittellinienstrukturen und das Selbst – Unterscheidung zwischen Selbst und Nicht-Selbst: Kortikale Mittellinienstrukturen und Domänenunabhängigkeit
Die Abbildung zeigt die Ergebnisse einer Metaanalyse von bildgebenden Studien zur Selbstreferenz (Northoff et al. 2006) und eine anatomische Darstellung der Mittellinienregionen.
Die Abbildung zeigt die in den bildgebenden Studien über das Selbst gefundenen Lokalisierungen in einer Hirnhälfte. Dazu zählen selbstreferenzielle Stimuli in unterschiedlichen Regionen wie Gedächtnis, soziale, räumliche Stimuli etc., gekennzeichnet in den Farben, die Abb. 2.3-4 entsprechen. Drei verschiedene Koordinaten (x, y, z) auf der rechten Seite geben die Richtung (medial-lateral, inferior-superior) der Lokalisierung im Gehirn an. Man sieht, dass alle Studien in den Mittellinienregionen des Gehirns (Bild links) lokalisieren; dem entsprechen die x-Koordinaten, die die mediale-laterale Lokalisierung beschreiben (Bild rechts).

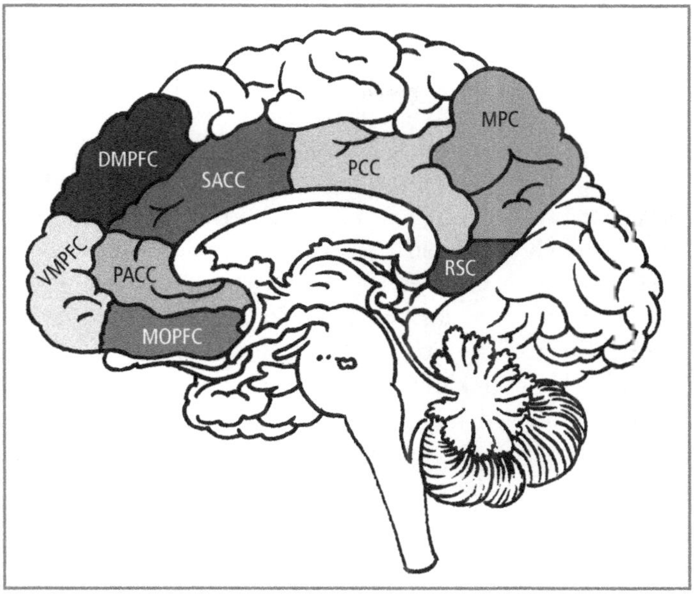

Abb. 2.3-4 Kortikale Mittellinienstrukturen – Anatomische Definition.
Die Abb. zeigt die anatomischen Regionen in der Mittellinie des Gehirns. MOPFC = Medial-orbitaler präfrontaler Cortex, PACC = Perigenualer anteriorer cingulärer Cortex, VMPFC, DMPFC = Ventro- und dorso-medialer präfrontaler Cortex, SACC = Supragenualer anteriorer cingulärer Cortex, PCC = Posteriorer cingulärer Cortex, MPC = medial-parietaler Cortex, RSC = Retrosplenialer Cortex

der Probanden zu vermitteln. Somit liegt der Schluss nahe, dass spezifische Regionen in der Mittellinie des Gehirns, die kortikalen Mittellinienstrukturen, dafür zuständig sind, die Selbstreferenz zu prozessieren oder den präsentierten Stimuli eine persönliche Relevanz oder Selbstrelevanz zuzuschreiben.

Neurowissenschaftliche Erkenntnisse I.b: Temporale Muster der neuralen Aktivität während der Präsentation selbstspezifischer Stimuli

Zusätzlich zu den räumlichen Mustern der Selbstreferenz wurden auch die zeitlichen Muster untersucht, und zwar mit dem EEG. Abermals wurde selbstspezifische und nicht-selbstspezifische Stimuli präsentiert und deren Einfluss auf die Probanden mit dem EEG gemessen. Beobachtet wurden frühe Veränderungen durch selbstspezifische Reize, nämlich schon etwa 100 bis 150 ms nach Beginn der Stimuluspräsentation.

Im Detail ergab sich, dass die selbstspezifischen Stimuli schon nach 130 bis 200 ms eine andere elektrische Aktivität auslösten als die nicht-selbstspezifischen Reize. Dies ging mit späteren, nach etwa 300 bis 500 ms einsetzenden Veränderungen einher. Das zeitliche Muster wies also sowohl frühe als auch späte Unterschiede zwischen selbstspezifischen und nicht-selbstspezifischen Stimuli auf.

Darüber hinaus wurden auch die unterschiedlichen Frequenzen der neuralen Aktivität untersucht. Diese oszilliert rhythmisch in unterschiedlichen Frequenzbereichen in den Fluktuationen der neuronalen Aktivität.

Zu den durch Stimuli häufig induzierten Frequenzen zählen die Gamma-Frequenzen im Bereich von 30 bis 40 Hz. Interessanterweise zeigte sich in einigen EEG- (und Magnetenzephalographie-)Studien im Gamma-Bereich in den anterioren und posterioren Mittellinienregionen bei der Präsentation selbstspezifischer Stimuli eine höhere Stärke als bei nicht-selbstspezifischen Stimuli. Dennoch lautet die Frage, ob ein solcher Anstieg der Gamma-Stärke für die selbstspezifischen Stimuli spezifisch ist, denn er lässt sich auch bei anderen, von der Selbstreferenz unabhängigen Funktionen beobachten (s. unten).

Neurowissenschaftliche Erkenntnisse I.c: Soziale Muster der neuronalen Aktivität bei Selbstreferenz

Wie können wir die oben beschriebene soziale Natur des Selbst untersuchen? In mehreren Studien wurden verschiedenartige Interaktionen zwischen verschiedenen Selbsten erforscht. Pfeiffer et al. (2013) sowie Schilbach, Bzdok, Timmermans et al. (2012) unterscheiden zwei verschiedene methodologische Verfahren. Das eine untersucht soziale Kognition, also die kognitive Verarbeitung der mentalen Zustände anderer Personen, in der Dritte-Person-Perspektive. Hierbei wird soziale Kognition in einem »Offline«-Modus gemessen. In jüngerer Zeit wurde diese »Offline«-Methode durch einen »Online«-Modus ergänzt. Im Online-Modus wird soziale Interaktion von »innen« heraus, in der Perspektive der interagierenden Selbste (und nicht unter dem Blickwinkel des Beobachters) untersucht.

Vor einigen Jahren hat die Forschergruppe um Schilbach auch die neurale Überlappung bei der Emotionsverarbeitung, der Aktivität im Ruhezustand und der Verarbeitung sozial-kognitiver Information untersucht (Schilbach, Bzdok, Timmermans et al. 2012). Die Forscher führten eine Metaanalyse von bildgebenden Studien durch, in denen alle drei der genannten Bereiche untersucht worden waren. In einem ersten Schritt analysierten sie die jeweils aktivierten Regionen. Dabei zeigte sich eine signifikante neurale Aktivierung speziell in den Mittellinienstrukturen, z. B. im ventro- und dorsomedialen präfrontalen Kortex sowie im posterioren cingulären Kortex (der an den Praecuneus grenzt). Darüber hinaus wurde neurale Aktivität in der temporoparietalen Verbindung und im mittleren temporalen Gyrus beobachtet.

In einem zweiten Schritt legten die Forscher die drei Aufgaben – emotionale und sozial-kognitive Verarbeitung sowie Ruhezustandsaktivität – übereinander. Als gemeinsame Aktivierungsbereiche bei allen drei Aufgaben identifizierten sie tatsächlich die Mittellinienregionen, den dorso-medialen präfrontalen Kortex und den posterioren cingulären Kortex. Auf der Grundlage dieser neuralen Überlappung zogen die Autoren den Schluss, dass unserer neuralen Aktivität vermutlich eine intrinsisch soziale Dimension inhärent ist, die für das Bewusstsein sowohl des eigenen Selbst als auch anderer Selbste eine wesentliche Rolle spielen könnte. Falls dieser Schluss zutrifft, hat er radikale Konsequenzen, und zwar nicht allein für das Selbstkonzept, sondern für das Bewusstsein generell.

Neurowissenschaftliche Diskussion

Neurowissenschaftliche Diskussion I.a: Unterschiedliche Formen von Spezifität

Bislang haben wir die philosophischen Sichtweisen des Selbstkonzeptes betrachtet und anschließend die neurowissenschaftlichen Erkenntnisse über die Selbstreferenz erörtert. Nun stellt sich die Frage, wie die philosophischen Konzepte und die neurowissenschaftlichen Erkenntnisse miteinander zusammenhängen könnten. *Die Beantwortung erfordert eine neurophilosophische Diskussion, denn die Neurophilosophie setzt empirische Erkenntnisse der Neurowissenschaften direkt zu philosophischen Konzepten in Bezug.*

Welche Verbindung besteht zwischen den neurowissenschaftlichen Erkenntnissen über die Selbstreferenz einerseits und den philosophischen Selbstkonzepten andererseits? Sind die philosophischen Erklärungsansätze empirisch plausibel, d.h. mit den neurowissenschaftlichen Erkenntnissen vereinbar? Um diese Fragen beantworten zu können, empfiehlt es sich, zunächst den Grad an Spezifität zu ergründen, den das Selbst der neurowissenschaftlichen Erkenntnisse besitzt. Man kann dies als neuronale Spezifität der kortikalen Mittellinienstrukturen für das Selbst bezeichnen. Der Begriff der neuronalen Spezifität erfasst die exklusive Assoziation einer bestimmten neuronalen Messung, z. B. der Aktivität einer bestimmten Region oder eines bestimmten Schaltkreises, mit einer ganz bestimmten Funktion.

Eine solche exklusive Assoziation kann auch im Kontext psychologischer Funktionen untersucht werden, die mit dem Selbst zusammenhängen. In diesem Fall spricht man von psychologischer Spezifität. Darüber hinaus kann man die Fähigkeit des Experimentaldesigns und der Messungen, tatsächlich das Selbst zu targetieren, hinterfragen. Diese Zielgenauigkeit wird als experimentelle Spezifität bezeichnet (siehe Abb. 2.3-5).

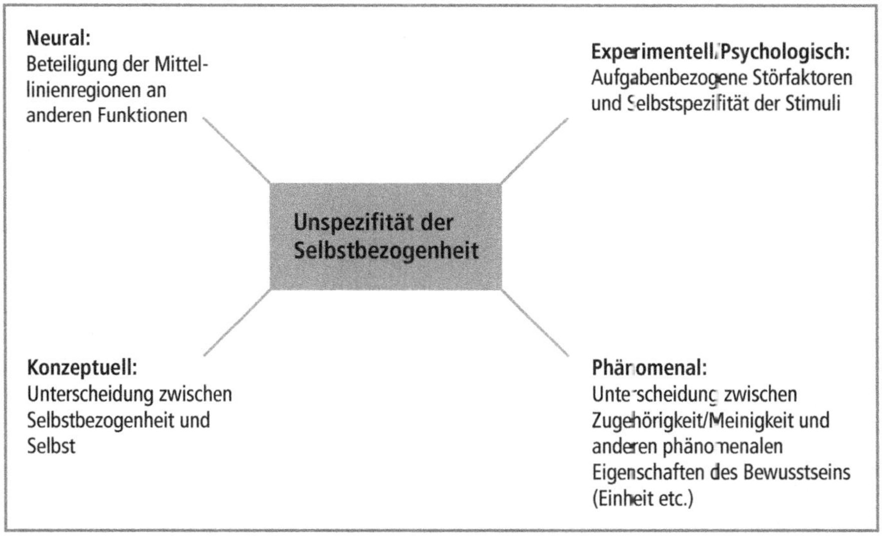

Abb. 2.3-5 Unspezifität der Selbstbezogenheit in aktuellen Imaging-Studien.
Die Abb. zeigt verschiedene Domänen (neurale, experimentelle/psychologische, konzeptuelle, phänomenale), in denen heutige Imaging-Studien über Selbstbezogenheit durch Unspezifität beeinträchtigt werden.
Oben links: Neurale Unspezifität, weil die oft beobachteten Mittellinienregionen außer an der Selbstbezogenheit auch an anderen Funktionen beteiligt sind (z. B. Gedankenlesen, Emotion, autobiographisches Gedächtnis usw.).
Oben rechts: Experimentelle/psychologische Unspezifität, weil die Präsentation selbstbezogener Stimuli häufig mit einer Aufgabe, z. B. einer Bewertung, verbunden ist, woraus sich aufgabenbezogene Störfaktoren ergeben. Darüber hinaus kann die Selbst-Spezifität durch andere Aspekte der Stimuli kompromittiert sein.
Unten links: Konzeptuelle Unspezifität, weil die Studien in ihren experimentellen Paradigmen zwischen Selbstbezogenheit (der Aufgaben und Stimuli) und dem Selbst nicht unterscheiden. Sie schließen von der Selbstbezogenheit zurück auf das Selbst, doch dies ist ein Rückschluss zwischen zwei unterschiedlichen, nicht identischen Konzepten, die einander nicht implizieren.
Unten rechts: Phänomenale Unspezifität, weil die erfahrungsbezogenen, d. h. phänomenalen Eigenschaften, die das Selbst charakterisieren, z. B. Meinigkeit/Zugehörigkeit, nicht sauber von jenen unterschieden werden, die mit dem Bewusstsein im allgemeinen Sinn assoziiert sind, z. B. Einheit, Qualia usw.

Zu fragen wäre auch, ob die Ergebnisse tatsächlich die erfahrungsbezogenen und somit phänomenalen Eigenschaften des Selbst widerspiegeln. In die Erfahrung können sich z. B. Eigenschaften mischen, die gar nicht direkt mit dem eigenen Selbst zu tun haben. Deshalb spricht man auch von phänomenaler Spezifität. Und schließlich wäre es hilfreich zu klären, wie die Ergebnisse mit den je verschiedenen Selbstkonzepten zusammenhängen und ob sie exklusiv mit einem bestimmten Konzept korrespondieren. Falls dies der Fall ist, kann man von konzeptueller Spezifität sprechen.

Neurowissenschaftliche Diskussion I.b: Neuronale Spezifität der Mittellinienregionen

Beginnen wir mit der neuronalen Spezifität. Die neuronale Spezifität gibt an, ob die räumlichen und zeitlichen Muster der in Untersuchungen der Selbst-Spezifität beobachteten neuronalen Aktivität tatsächlich für das Selbst spezifisch sind. Wir unterscheiden, grob formuliert, zwei verschiedene Arten von Regionen, nämlich die domänenspezifischen und die domänenunabhängigen Regionen.

Domänenspezifische Regionen sind solche, die mit der Verarbeitung eines Inhalts in einer spezifischen Modalität (z. B. der sensorischen) oder Domäne (z. B. der verbalen, sensorischen, motorischen etc.) zusammenhängen. Je nach Stimulus und/oder Aufgabe werden domänenspezifische Regionen in den oben erläuterten Neuroimaging-Studien aktiviert.

Sind diese domänenspezifischen Regionen für das Selbst spezifisch? Nein, denn die Bildgebungsdaten zeigen, dass exakt dieselben Regionen auch durch Stimuli aktiviert werden, die mit dem Selbst überhaupt nichts zu tun haben. Man könnte Ihnen z. B. ein Haus in Brasilien zeigen. Sofern Sie nicht in Brasilien leben und auch sonst keinen persönlichen Bezug zu Brasilien haben, besitzt das Bild keinerlei Selbstspezifität oder keinen Selbstbezug. Gleichwohl aktiviert es Ihre fusiforme Gesichtsregion.

Der Selbst-Spezialist würde nun vielleicht einwenden, dass zumindest der Grad an neuraler Aktivität in der fusiformen Gesichtsregion oder in anderen domänenspezifischen Regionen je nach selbst- bzw. nicht-selbstspezifischen Stimuli variieren könnte. Doch die empirischen Daten sind nicht eindeutig. Während manche Studien in sensorischen Regionen kleine Unterschiede zwischen selbst- und nicht-selbstspezifischen Stimuli fanden, wurden in der Mehrzahl der Studien offenbar keine Unterschiede in diesen domänenspezifischen Regionen beobachtet. Es scheint also, als ob die domänenspezifischen Regionen, z. B. der senso-motorische Kortex, für das Selbst unspezifisch seien. Damit läge eine neuronale Unspezifität vor.

Wie verhält es sich mit den domänenunabhängigen Regionen wie den kortikalen Mittellinienstrukturen? Über die Spezifität dieser Regionen für selbstspezifische Stimuli wurde lebhaft diskutiert. Ist das Selbst in den Mittellinienregionen lokalisiert? Enthusiastisch hat man anfangs die Theorie begrüßt, dass die Mittellinienstrukturen für das Selbst spezifisch seien, doch jüngere Untersuchungen ergaben, dass dieselben Regionen an einer Vielfalt unterschiedlicher Funktionen beteiligt sind. So verlangen z. B. Aufgaben, bei denen die Probanden andere Menschen und deren mentale Zustände verstehen müssen – die Psychologie spricht hier von der Theory of Mind oder vom Lesen der Gedanken und Gefühle Anderer –, eine hohe Aktivierung der Mittellinienregionen. Auch emotionale Stimuli und emotionale Aufgaben führen zu einer starken Aktivierung in diesen Regionen. Sie werden darüber hinaus bei verschiedenartigen sozialen Aufgaben in Anspruch genommen, die sozialen Austausch und Reziprozität verlangen. Und schließlich unterstützen sie auch das Tagträumen, das Schweifenlassen der Gedanken und andere Formen der Introspektion.

Die Inanspruchnahme der Mittellinienstrukturen durch verschiedene Funktionen außer der Selbstreferenz lässt ihre neuronale Spezifität für das Selbst zweifelhaft erscheinen, genauer: Nicht einmal die domänenunabhängigen Regionen wie die Mittellinienregionen scheinen eine Spezifität für das Selbst aufzuweisen.

Die gleiche Diagnose der neuronalen Unspezifität trifft auf die erwähnten Gamma-Synchronisationen zu. Die Gamma-Synchronisation ist nicht selbstspezifisch, sondern wurde bei unterschiedlichen Funktionen einschließlich senso-motorischer Aktivität, Arbeitsgedächtnis, Aufmerksamkeit und Abruf episodischer Erinnerungen beobachtet. Sowohl im zeitlichen als auch im räumlichen Sinn ist daher eine neuronale Unspezifität in Bezug auf das Selbst zu konstatieren.

Neurophilosophische Diskussion II.a: Psychologische und experimentelle Spezifität

In den meisten der oben beschriebenen fMRI-Studien wurde die neuronale Aktivierung durch selbstspezifische und nicht-selbstspezifische Stimuli miteinander verglichen. Bei solchen Stimuli handelte es sich z. B. um ein Klavier im Falle eines Pianisten und um eine Säge im Falle eines Tischlers. Zusätzlich zu der reinen Wahrnehmung wurden die Probanden aufgefordert, nach jeden Stimulus zu beurteilen, ob der Reiz selbstspezifisch war oder nicht. Dies wirft die Frage auf, was genau in der Studie gemessen wurde: Die Wahrnehmung oder die Beurteilung des Stimulus? Wurde die Wirkung des Stimulus an sich erfasst oder die mit diesem Stimulus verbundene Aufgabe?

Wahrscheinlich geben die Resultate eine Mischung aus stimulus- und aufgabenbezogenen Effekten wieder. Ob die Mittellinienregionen eine psychologische Spezifität für das Selbst aufweisen, scheint deshalb zweifelhaft. Die Beurteilung der Selbstspezifität erfordert verschiedene kognitive Funktionen, z. B. Aufmerksamkeit, Arbeitsgedächtnis, Urteilskraft und Abruf autobiographischer Erinnerungen. Wie sieht es aus, wenn die Forschung das Selbst in Bezug auf eher basale Funktionen wie Bewegungen und Aktionen untersucht? Selbst wenn die Probanden motorische Aufgaben ausführen, lassen sich die unterschiedlichen Funktionen nicht sauber voneinander trennen: Die Selbstkomponenten wie Eigentümerschaft (meine eigene Bewegung) sowie Urheberschaft (ich bin der Verursacher dieser Bewegung) lassen sich u. U. von den neuralen Mechanismen, die der Ausführung der Bewegung/Aktion zugrunde liegen, nicht klar unterscheiden.

Diese psychologische Unspezifität zeigt, dass die Neurowissenschaften das experimentelle Design und die Messungen spezifizieren müssen. Wir benötigen Messungen, die für das Selbst spezifisch sind, d. h. es klar abgrenzen von den verschiedenen senso-motorischen, affektiven und kognitiven Funktionen, die mit ihm assoziiert sind. Wir benötigen außerdem experimentelle Designs, die stimulusbezogene Effekte und aufgabenbezogene Effekte voneinander trennen. Dies ließe sich beispielsweise durch einen zeitlichen Abstand zwischen Wahrnehmung und Beurteilung erreichen.

Neurophilosophische Diskussion II.b: Selbstspezifität und andere Funktionen

Zu diskutieren ist auch die Beziehung zwischen dem Selbst und anderen Funktionen. Neuere bildgebende Studien belegen eine starke neurale Überlappung zwischen Selbst und Belohnung, Selbst und Emotionen sowie Selbst und Entscheidungsfindung. Wenn man

z. B. in Verbindung mit einem spezifischen Stimulus eine Belohnung, etwa Geld, erhält, werden Regionen des Belohnungssystems aktiv, d. h. das ventrale Striatum (VS) und der ventromediale präfrontale Kortex (VMPFC) (Northoff 2012). Dieselben Regionen sind auch aktiviert, wenn ebendieser Stimulus von den Probanden als selbstspezifisch – und nicht als nicht-selbstspezifisch – wahrgenommen wird.

Dieselben Effekte lassen sich für Emotionen beobachten. Emotionale und selbstspezifische Stimuli weisen insbesondere in den anterioren Mittellinienregionen Überlappungen auf. Auch bei der Entscheidungsfindung treten sie auf: Wenn äußere Hinweise bei einer Entscheidungsfindung präsentiert werden (z. B. höhere bzw. niedrigere Preise für dieselbe Apfelsorte), werden laterale kortikale Regionen aktiv. Stehen solche Hinweise jedoch nicht zur Verfügung, sind wir auf ein inneres Kriterium angewiesen, um entscheiden zu können, welche Äpfel wir kaufen wollen (Nakao et al. 2012). Ein solches Kriterium kann nur unserem Selbst entstammen. Studien, die beide Arten von Entscheidungsfindung miteinander verglichen haben, belegen, dass bei innerlich orientierten Entscheidungen die Mittellinienregionen stärker aktiviert und beteiligt sind als bei äußerlich orientierten (Nakao et al. 2012).

Diese neurale Überlappung zwischen dem Selbst und anderen Funktionen wie Belohnung, Emotionen und Entscheidungsfindung wirft also Fragen nach der Beziehung zwischen ihnen auf. Denkbar sind mehrere Modelle. Selbst und Selbstspezifität könnten eine unabhängige Funktion sein, so wie etwa die Aufmerksamkeit, das Arbeitsgedächtnis, die Emotionen, das senso-motorische System usw. Allerdings würde man in diesem Fall erwarten, dass spezifische Hirnregionen und spezifische psychologische Funktionen spezifisch und exklusiv die Selbstspezifität unterstützen. Bislang aber lässt sich dies empirisch nicht bestätigen.

Schließlich könnte man in Erwägung ziehen, dass das Selbst und die Selbstspezifität Grundfunktionen sind, die allen übrigen Funktionen – senso-motorischen, affektiven, kognitiven, sozialen – als Basis zugrunde liegen. So verstanden, wären Selbst und Selbstspezifität der Rekrutierung der anderen Funktionen vorgängig. Die Selbstspezifität wäre stets präsent, so dass ihre Beteiligung an den verschiedenen Funktionen und ihre Manifestation in ihnen unvermeidlich wären. Statt nach einer Selbstspezifität in Bezug auf spezifische Funktionen wie etwa die Sprache zu suchen, müsste man basalere Funktionen zu identifizieren versuchen, die den senso-motorischen, affektiven und kognitiven vorgängig wären.

Man könnte sich z. B. vorstellen, dass die starke Beteiligung des Selbst am Spracherwerb auf die Unterstützung durch die Mittellinienregionen angewiesen ist. Eine solche Mitwirkung der Mittellinienstrukturen könnte implizit bei zahlreichen der oben beschriebenen Aufgaben oder Paradigmen vorausgesetzt sein, bei denen selbstrelevante und nicht-selbstrelevante Wörter, bezeichnet als Eigenschaftsadjektive, präsentiert werden. Auch wenn die sprachlichen Aufgaben die lateralen kortikalen Regionen einbeziehen, könnte ihr Aktivierungsgrad auf den Mittellinienregionen und ihrer hohen Ruhezustandsaktivität beruhen. Künftige Studien sollten deshalb die Beziehung zwischen Mittellinienregionen und den lateralen Netzwerken untersuchen, die an der Sprache beteiligt sind. Psychologisch könnte sie der Beziehung zwischen Selbst und Sprache entsprechen.

Neurophilosophische Diskussion III.a: Phänomenale Spezifität der Selbstreferenz

Die Annahme der Selbstspezifität lenkt die Aufmerksamkeit zurück auf das Konzept eines »minimalen Selbst« (siehe oben). Als minimales Selbst oder Minimal-Selbst wird, wie erwähnt, ein basales Selbstgefühl bezeichnet, das unmittelbar auftritt und immer schon Teil unserer Wahrnehmung der Welt ist. Die Frage lautet, wie das Konzept des Minimal-Selbst mit den oben erläuterten neurowissenschaftlichen Erkenntnissen zusammenhängt. Um sie zu beantworten, müssen wir kurz betrachten, wie sich das Minimal-Selbst im präreflexiven Selbstbewusstein manifestiert.

Charakteristisch für unser Bewusstsein sind verschiedene phänomenale Eigenschaften wie die Qualia und die Erste-Person-Perspektive. Wenn das minimale Selbst Teil einer jeden Erfahrung ist – es der Erfahrung also nicht äußerlich ist –, sollte es auch in diesen phänomenalen Eigenschaften manifest sein. Welche erfahrungsbezogenen und somit phänomenalen Eigenschaften fügt das Selbst hinzu? Anzunehmen ist, dass das Selbst in erster Linie die Erzeugung der Qualia ermöglicht. Ohne ein Selbst gäbe es keinen Blickwinkel und folglich keine qualitativen Merkmale unserer Erfahrung.

Phänomenologische Philosophen nehmen an, dass der spezifische Beitrag des Selbst in etwas besteht, das sie als »Zugehörigkeit« oder »Meinigkeit« bezeichnen (Gallagher 2000; Zahavi 2000): Wir erleben unsere Erfahrungsinhalte als unserem Selbst zugehörig, es sind unsere Erfahrungen. Beispielsweise empfinde ich den Laptop einer Freundin, auf dem ich eine Weile lang schreibe, als meinen Laptop, obwohl er mir gar nicht gehört. Er hat eine Beziehung zu meinem Selbst. Eine solche Erfahrung ist jedoch unmöglich für die Person, die neben mir sitzt und diesen Laptop zwar betrachtet, ihn aber nicht als etwas empfindet, das etwas mit ihrem Selbst zu tun hat. Sie empfindet das Gefühl von Meinigkeit oder Zugehörigkeit vielleicht in Bezug auf die CD, die neben dem Laptop liegt, weil sie Komponistin ist und die CD selbst aufgenommen hat.

Dieser Bezug zum eigenen Selbst ist insbesondere wichtig, wenn man eine zweite Sprache erlernt. Die Fremdsprache erscheint völlig fremd und hat anscheinend nichts mit dem eigenen Selbst zu tun, weil kein einziges Wort eine Selbstrelevanz für uns aufweist. Warum? Weil bislang keines der neuen Wörter mit Erfahrungen in spezifischen Kontexten und Situationen assoziiert ist. Infolgedessen rufen die Wörter noch nicht das Gefühl hervor, etwas mit dem Selbst zu tun zu haben. Sobald man sich aber auf die neue Sprache einlässt und in die neue Kultur oder den neuen Lernkontext tiefer eintaucht und neue Erfahrungen macht, erhalten die neuen Wörter eine Selbstrelevanz und verbinden sich mit einem Selbstgefühl. Kurzum, die neue Sprache wird mehr und mehr mit dem eigenen Selbst assoziiert und zu einem Teil des Selbst. Man nimmt an, dass diese Selbstrelevanz der Sprache den Erwerb und das Erlernen von Fremdsprachen erleichtert.

Neurophilosophische Diskussion III.b: Phänomenale Spezifität und phänomenale Grenzen

Um die phänomenale Spezifität und phänomenale Grenzen phänomenale Spezifität zu erklären, müssen die Neurowissenschaften nachweisen, welche neuronalen Mechanismen der Erfahrung von Meinigkeit und Zugehörigkeit zugrunde liegen. Wir müssen darüber hinaus jene Mechanismen identifizieren, die auch andere phänomenale Erfahrungsmerkmale vermitteln, etwa die Intentionalität, die Einheit, die Erste-Person-Perspektive, die Qualia und die räumlich-zeitliche Kontinuität.

Notwendig sind also je spezifische experimentelle Messungen und Designs für jedes dieser phänomenalen Merkmale. Nur unter dieser Voraussetzung können wir eine phänomenale Spezifität erreichen und das phänomenale oder minimale Selbst klar vom phänomenalen Bewusstsein unterscheiden. Kurzum, wir müssen im Experiment zwischen selbst- und nicht- selbstspezifischen phänomenalen Messungen unterscheiden.

Der phänomenologische Philosoph möchte aber vielleicht folgende Frage stellen: Ist eine solche phänomenale Spezifität mit der experimentellen Unterscheidung zwischen selbst- und nicht-selbstspezifischen phänomenalen Messungen überhaupt möglich? Das Minimal-Selbst wird als Teil der Erfahrung und somit ganz allgemein des Bewusstseins betrachtet. Jedes Bewusstsein der Welt geht mit einer präreflexiven Erfahrung des Selbst einher. Umgekehrt gilt das Gleiche. Jede Erfahrung des Selbst ist Teil einer Erfahrung der Welt. Selbst- und Welterfahrung hängen untrennbar zusammen.

Was bedeutet diese intrinsische Verbindung zwischen der Erfahrung des Selbst und der Erfahrung der Welt für die phänomenale Spezifität des Selbst? Sie bedeutet, dass es uns auch weiterhin nicht gelingen wird, klar und eindeutig zwischen experimentellen Messungen für das Minimal-Selbst und jenen für unser Erleben im Allgemeinen zu unterscheiden. Warum? Weil diese phänomenalen Eigenschaften immer schon vom Selbst »angesteckt« sind – sie sind im Selbst enkodiert und tief in ihm verwurzelt. Deshalb wäre möglich, dass die Bedingungen für eine maximale experimentelle und phänomenale Spezifität bereits an ihre phänomenalen Grenzen gestoßen sind. In diesem Fall kämen wir nicht umhin anzuerkennen, dass es, was das minimale Selbst betrifft, prinzipielle Grenzen dessen gibt, was wir experimentell untersuchen können.

Neurophilosophische Diskussion IV.a: Das minimale Selbst und der Körper

Wie verhält es sich mit dem Selbst und dem Körper? Wir erleben unseren eigenen Körper als unseren eigenen Körper. Der Körper spielt für das Konzept des minimalen Selbst auf zweierlei Weise eine zentrale Rolle. Erstens sind für das minimale Selbst aufgrund seines basalen und minimalen Charakters vermutlich Gehirn- und Körperfunktionen zuständig. So sind die senso-motorischen Funktionen des Körpers, die ihn zur Umwelt in Beziehung setzen, vermutlich konstitutiv für das minimale Selbst. Es geht aus ihnen hervor. Phänomenologisch denkende Neurowissenschaftler halten das minimale Selbst deshalb für ein verkörperlichtes und im Körper eingebettetes. Damit kommen wir zu der charakteristischen Eigenschaft des Körpers, nämlich der Tatsache, dass er bewusst erfahrbar ist. Der Körper ist nicht nur ein objektiver Körper, der in der Dritte-Person-Perspektive beobachtet werden kann. Dies ist der Körper, den der Neurowissenschaftler und der Arzt untersuchen. Er kann aber auch in der Perspektive der Ersten Person wahrgenommen werden, nämlich als der Körper, den wir bewusst erleben, unser »gelebter Körper«.

Der gelebte Körper ist mein – von den Körpern anderer Menschen unterschiedener – Körper. Wir erfahren den gelebten Körper also in Bezug auf unser Selbst – ihn kennzeichnen Meinigkeit und Zugehörigkeit. Die Erfahrung des Körpers könnte somit als erste und grundlegende Manifestation des phänomenalen oder minimalen Selbst betrachtet werden. Unser Selbst in seiner basalen und minimalen Form ist also i. W. ein körperliches Selbst.

Diese Beziehung zum Selbst spiegelt sich auch in der oben erläuterten Eigentümerschaft und Urheberschaft wider. Als Eigentümerschaft bezeichnen wir die Tatsache, dass ich meinen Körper als meinen Körper erlebe und nicht als irgendeinen anderen. Neurowissenschaftlich hat man die Eigentümerschaft am Körper mit der neuronalen Aktivität in spezifischen Hirnregionen, z. B. dem sensorischen Kortex und dem parietalen Kortex, in Verbindung gebracht. Der parietale Kortex vermittelt die räumliche Positionierung des Körpers in der Welt.

Als Urheberschaft bezeichnen wir die Erfahrung, dass ich selbst und niemand anderer eine bestimmte Aktion und Bewegung ausführe. Ich selbst bin der Urheber der Zeilen, die ich gegenwärtig hier auf dem Laptop schreibe. Mit der Urheberschaft sind Hirnregionen wie der prämotorische Kortex und der motorische Kortex assoziiert – Regionen, die generell an der Erzeugung von Bewegung und Aktion beteiligt sind.

Wie wird das Erleben eines solchen körperlichen Selbst vermittelt? Eine zentrale Rolle spielen offenbar die senso-motorischen Funktionen, insbesondere die Koordination und Integration von sensorischen und motorischen Hirnschaltkreisen. Zum Beispiel wird bei der Erzeugung einer Aktion und Bewegung eine Kopie dieser senso-motorischen Koordination, eine sogenannte Efferenzkopie, die ein Vorwärtsmodell generiert, an den sensorischen Kortex gesendet.

Warum? Sobald der sensorische Kortex eine Efferenzkopie einer beabsichtigten und auszuführenden Aktion empfängt, kann er sich auf potentiell eintreffende sensorische Stimuli vorbereiten und sie »antizipieren«. Es ist für ihn einfacher, den nächsten sensorischen Zustand auf der Grundlage dessen, was der motorische Kortex aktuell tut, vorherzusagen. Durch diesen Prozess werden sensorische und motorische Funktionen intrinsisch miteinander verbunden. Sie ermöglichen die Integration des Körpers in seine Umgebung, die sogenannte Einbettung.

Neurophilosophische Diskussion IV.b: Körper und Protoselbst

Senso-motorische Funktionen werden nicht allein durch kortikale Regionen wie den motorischen und den sensorischen Kortex vermittelt. Sie werden schon in subkortikalen Regionen wie dem periaquäduktalen Grau, dem superioren und inferioren Colliculi und den Basalganglien wie dem Pallidum, dem Caudatum und dem subthalamischen Nucleus verarbeitet. Diese Regionen unterstützen nicht nur die senso-motorischen Funktionen, sondern sind auch entscheidend beteiligt an der Regulation und Kontrolle der vegetativen, also der inneren viszeralen oder homöostatischen Körperfunktionen. Diese wiederum spielen eine zentrale Rolle für die Entstehung der Emotionen.

Welche Beziehung haben diese Regionen zum minimalen Selbst? Untersuchungen, die auf eine starke kognitive oder aufgabenbezogene Komponente, z. B. eine Beurteilung (s. oben), verzichteten, wiesen neurale Aktivität in diesen subkortikalen Regionen während der Präsentation selbstspezifischer Stimuli nach. Aufgrund ihrer Beteiligung an verschiedenen Funktionen sind diese Regionen definitiv nicht spezifisch für selbstbezogene Stimuli. Die Beobachtungen belegen aber, dass sie dennoch an der Konstituierung eines Selbst, eines minimalen oder phänomenalen Selbst, beteiligt sind.

Neurowissenschaftler wie Jaak Panksepp und Antonio Damasio sprechen deshalb von einem Körper-Selbst oder einem Protoselbst, das dem minimalen oder phänomenalen Selbst vorgängig ist. Sie bezeichnen es als »Kern- oder mentales Selbst«. Offenbar koordinieren und integrieren diese subkortikalen Regionen laufend die aus dem Körper stammenden Inputs, so dass der Körper auf eine ganz basale Weise als eigener Körper repräsentiert werden kann. Panksepp umschreibt das Wort »SELF« sogar mit »Simple Egotype

Life Form«, um die basale, grundlegende Natur und Relevanz des Selbst für den Körper als biologischen Organismus zu hervorzuheben.

Neurophilosophische Diskussion V.a: Unterschied zwischen den Konzepten Selbst und Selbstreferenz

Das Konzept der konzeptuellen Spezifität fokussiert auf die Frage: Spiegeln die neurowissenschaftlichen Erkenntnisse tatsächlich das Selbst wider oder irgendeine andere Funktion? Zuallererst müssen wir sehen, was die Neuroimaging-Studien tatsächlich untersuchen. Erinnern wir uns, dass sämtliche experimentellen Paradigmen den Selbstreferenz-Effekt zugrunde legen. Das Konzept des Selbstreferenz-Effekts beruht auf der Annahme einer distinkten Verarbeitung von Stimuli (Themen, Gegenstände, Personen oder Vorgänge), die einen Bezug zum Selbst aufweisen.

Für mich hat z. B. ein Bild von Ottawa eine spezifische Selbstreferenz, weil ich in dieser Stadt lebe. Für einen Bewohner Australiens besitzt es natürlich keine Selbstreferenz. Aufgrund dieses Unterschiedes wird eine Abbildung von Ottowa von meinem Gehirn und von dem Gehirn des Bewohners Australiens unterschiedlich verarbeitet.

Der Selbstreferenz-Effekt setzt die Unterscheidung zwischen dem Selbst und einem spezifischen Inhalt, zu dem das Selbst einen Bezug haben kann oder nicht, voraus. Was in den oben beschriebenen experimentellen Paradigmen untersucht wird, ist somit weniger das Selbst an sich als vielmehr der Grad an Referenz – Bezogenheit – eines bestimmten Inhalts zum Selbst; ebendies bezeichnen wir als Selbstreferenz. Manche Neurowissenschaftler sprechen auch von selbstbezogener oder selbstreferentieller Verarbeitung oder von einem selbstbezogenen Processing, um zu beschreiben, wie die Beziehung eines bestimmten Inhalts zum Selbst zu konstituiert wird.

Warum ist dies wichtig? Es bedeutet, dass die experimentellen Paradigmen nicht auf das Selbst an sich abzielen und es messen, sondern vielmehr auf den Grad an Bezogenheit, den ein spezifischer Inhalt zum Selbst aufweist. So spiegelt die Intensität der neuralen Aktivität in den Mittellinienstrukturen z. B. den Grad an Selbstreferenz wider und nicht das Selbst an sich. Gleiches gilt für die Gamma-Oszillationen, die bestenfalls dem Grad an Selbstreferenz, jedoch nicht dem Selbst an sich entsprechen.

Das bedeutet, dass die empirischen Ergebnisse in Bezug auf das Konzept des Selbst als solches unspezifisch bleiben. Sie geben Aufschluss über die Selbstreferenz als Beziehung spezifischer Inhalte zum Selbst, nicht jedoch über das Selbst als solches. Die empirischen Ergebnisse sind also bezüglich des Selbstkonzeptes konzeptuell unspezifisch. Wie können wir dieser konzeptuellen Unspezifität Abhilfe schaffen? Um die Diskrepanz zwischen dem Konzept des Selbst und dem der Selbstreferenz aufzuheben, könnten wir z. B. unseren Fokus auf das Selbstbewusstsein statt auf das Selbst richten.

Neurophilosophische Diskussion V.b: Das Selbst als gehirnbasierte neurosoziale Struktur und Organisation

Was bedeutet dies für das Selbst? Wir dürfen annehmen, dass unser Selbst intrinsisch mit dem Körper verbunden ist, und sprechen daher vom verkörperlichten Selbst [embodied self]. Weil es auf der Selbstreferenz beruht, weist unser Selbst darüber hinaus auch eine intrinsische Verbindung mit der Umgebung auf. Hier sprechen wir vom eingebetteten und sozialen Selbst. Wir können unser Selbst folglich nicht als eine Entität betrachten, die irgendwo im Gehirn lokalisiert und von Körper und Umwelt isoliert ist. Es scheint vielmehr intrinsisch sozial zu sein, wie es die Befürworter des Konzepts eines sozialen Selbst vertreten (s. S. 165 f.).

Welche Implikationen besitzt diese intrinsisch körperliche und soziale Beschaffenheit für die konzeptuelle Charakterisierung des Selbst? Statt als mentale oder körperliche Entität können wir unser Selbst als eine Struktur und Organisation beschreiben. Eine solche Struktur und Organisation muss sich im Laufe der Kindheit und Adoleszenz entwickeln und erfährt auch noch im Erwachsenenalter laufend Veränderungen. Trotz all dieser Veränderungen aber ist eine zeitliche Persistenz und Kontinuität denkbar, die das, was wir als Identität bezeichnen können, zu erklären vermögen. Identität könnte die zeitliche Persistenz und Kontinuität des Selbst bezeichnen, die man in einer aktuellen Studie mit den Mittellinienstrukturen und ihrer hohen intrinsischen Aktivität in Verbindung gebracht hat.

Wir sehen also, dass das als Struktur und Organisation konzeptualisierte Selbst verkörperlicht und eingebettet ist. Die virtuelle Struktur des Selbst überspannt demnach Gehirn, Körper und Umwelt. Gleichzeitig ist ebendiese virtuelle Struktur vom jeweiligen Umweltkontext abhängig. Das von Freud als Struktur und Organisation charakterisierte Ich erweist sich hier auf eine spezifischere Weise als integriert in Körper und Umwelt, d. h. als verkörperlicht und eingebettet, anders formuliert: Das Ich besteht aus einer Beziehung zwischen Gehirn, Körper und Umwelt und kann somit auf eine intrinsisch relationale Weise determiniert werden. Gut möglich, dass die künftige Forschung die unterschiedlichen Eigenschaften, die Freud dem Ich zuschrieb, dem Selbst zuschreiben wird.

Doch was genau meinen wir, wenn wir von Struktur und Organisation sprechen? Die Struktur muss eine virtuelle sein, da sie die physischen Grenzen von Gehirn, Körper und Umwelt überspannt. Bedeutet dies, dass wir anstelle der körperlichen Struktur und Organisation des Gehirns erneut eine geistige oder mentale Struktur und Organisation annehmen müssen? Nein! Die Ergebnisse der Neurowissenschaften binden das Selbst zweifelsfrei an neuronale Prozesse, die sowohl mit intra-individuellen Erfahrungen als auch mit inter-individuellen Interaktionen zusammenhängen. Die verschiedenen Aspekte des Selbst innerhalb des Kontextes von Gehirn, Körper und Umwelt haben also eine neuronale Basis. Deshalb lehnen wir eine mentale Charakterisierung der Struktur und Organisation, die das Selbst vermeintlich definiert, ab.

Wie können wir die Konzepte der Struktur und Organisation positiv definieren? Eine Möglichkeit besteht darin, Struktur und Organisation als sozial zu charakterisieren. Dies grenzt sie gegen mentale oder körperliche Eigenschaften ab. Die soziale Charakterisierung wäre dann die Basis, die das rein Körperliche und das rein Mentale miteinander verbindet und integriert. Das Selbst beruhte demnach auf dem Gehirn und erstreckte sich gleichzeitig auch auf den Körper und die Umwelt. Das bedeutet, dass wir das Selbst als gehirnbasiert konzeptualisieren müssen und nicht als gehirnreduktiv (wie es die Befürworter des empirischen Selbst tendenziell vertreten). Die gehirnbasierte Natur des Selbst schließt auch geist- und bewusstseinsbasierte Sichtweisen des Selbst aus.

Wenn die soziale Charakterisierung der Struktur und Organisation des Selbst tatsächlich basal und fundamental ist, muss man annehmen, dass die neurale Aktivität unseres Gehirns intrinsisch neurosozial ist: Das Gehirn kann nicht umhin, den sozialen Umweltkontext einzubeziehen, wenn es Stimuli in seine eigene neurale Aktivität enkodiert. Die neurale Aktivität ist daher standardmäßig neurosozial und nicht lediglich neuronal. Bestätigt wird dies durch die oben beschriebene neurale Überlappung von Ruhezustandsaktivität und den Veränderungen neuraler Aktivität bei emotionalen und sozial-kognitiven Aufgaben.

Ob das Gehirn seine neurale Aktivität auf intrinsisch neurosoziale Weise enkodiert, bleibt bislang unklar. Klar ist, dass die exakte Charakterisierung der neuralen Aktivität des Gehirns eine wesentliche Rolle spielen wird, wenn wir ein genuin neurophilosophisches, gehirnbasiertes (aber nicht gehirnreduktives) und neurosoziales (aber nicht rein neuronales) Konzept des Selbst entwickeln wollen.

Neurophilosophische Diskussion V.c: Selbst, Überzeugung und Valuation

Bislang haben wir i. W. das Selbst an sich sowie seine Natur und Struktur betrachtet. Hingegen kamen die Fähigkeiten des Selbst nicht zur Sprache. Dazu zählt u. a. die Fähigkeit, Überzeugungen zu haben und Bewertungen vorzunehmen. Bewertungen sind ein zentraler Aspekt unseres Lebens. Normative Urteile, moralische Einstellungen und zu guter Letzt zahlreiche Entscheidungen, die wir im Alltag treffen, beruhen auf Bewertung und Überzeugung. Psychologisch gesehen, hängt das Bewerten eng mit Belohnung zusammen, genauer: Es ist eine Zuschreibung von Belohnungswert an Stimuli, Ereignisse und Personen, die andernfalls neutral oder wertlos blieben.

Woher stammt ein solcher Wert? Möglicherweise hängt er eng mit dem Selbst zusammen, das die scheinbar neutralen oder wertlosen Stimuli an sich selbst bindet und zu sich selbst in Beziehung setzt und es auf diese Weise ermöglicht, dass ihnen ein Wert zugeschrieben werden kann. Falls es sich so verhält, würde man eine enge Beziehung zwischen Selbst und Belohnung einschließlich ihrer neuralen Korrelate erwarten. Wir haben Neuroimaging-Studien durchgeführt, in denen wir Selbst und Belohnung direkt miteinander verglichen haben. Den Probanden wurden Stimuli präsentiert, die sie veranlassten, entweder zu zocken, um sich eine Belohnung zu sichern, oder den Grad an Selbstbezogenheit der Stimuli zu beurteilen (de Greck, Rotte et al. 2008).

Zunächst analysierten wir jene Regionen, die mit dem Zocken und folglich mit der Belohnung zusammenhängen. Wie erwartet, handelte es sich um das ventro-tegmentale Areal (VTA), das ventrale Striatum (VS) und den ventro-medialen präfrontalen Kortex (VMPFC). All diese Regionen werden bekanntlich durch Belohnung aktiviert. In einem zweiten Schritt untersuchten wir die neuralen Aktivitätsveränderungen in exakt denselben Regionen während der Präsentation derselben Stimuli, deren Selbstbezogenheit die Probanden zuvor hatten beurteilen sollen. Interessanterweise regten hochgradig selbstbezogene Stimuli eine hohe Aktivität in allen drei Regionen (VTA, VS und VMPFC) an, während jene Stimuli, denen die Probanden nur niedrige Grade an Selbstbezogenheit zugeschrieben hatten, keinerlei Aktivitätsveränderungen in diesen Regionen auslösten. Diese Daten belegen die enge Beziehung zwischen Belohnung und Selbstbezogenheit, da die für Belohnung zuständigen Regionen VTA, VS und VMPFC auch die Selbstbezogenheit vermitteln.

Sind Belohnung und Selbstbezogenheit identisch? De Greck führte dasselbe Paradigma mit alkoholkranken und mit spielsüchtigen Patienten durch (de Greck, Rotte et al. 2008; de Greck, Supady et al. 2009). Die Ergebnisse zeigen eine normale belohnungsbezogene Aktivität in den Regionen VTA, VS und VMPFC; hingegen lösten weder hoch- noch niedrig-selbstbezogene Stimuli Aktivitätsveränderungen aus. Dies lässt vermuten, dass Selbst und Belohnung lediglich eng zusammenhängen, aber nicht identisch sind, denn sonst könnten sie sich in ihrer neuralen

Aktivierung in den relevanten Regionen nicht voneinander unterscheiden.

Was sagen diese Daten uns über die Beziehung zwischen Selbst und Wertzuschreibung? Eine wesentliche Fähigkeit des Selbst besteht darin, Stimuli etc., die andernfalls wertlos blieben, eine Wertigkeit zuzuschreiben. Auch wenn die Daten noch vorläufig sind, dürfen wir annehmen, dass diese Fähigkeit unmittelbar mit dem Belohnungssystem und seiner engen Beziehung zum Selbst zusammenhängt; beiden überlappen sich in den typischen Belohnungsregionen VTA, VS und VMPFC. Eine neurale Überlappung von Belohnung und Selbst ist jedoch nicht mit neuraler Identität zu verwechseln, denn dafür gibt es keinerlei empirische Belege. Das Selbst scheint die belohnungsrelevanten Regionen zu benutzen, wenngleich auf etwas andere, aber bislang ungeklärte Weise, als es bei Belohnungen der Fall ist. Dies ist durchaus vereinbar mit der Tatsache, dass Selbst und Wertung nicht identisch sind, jedoch eng miteinander zusammenhängen. Dies erleben wir alle tagtäglich. Unser Selbst ist mehr als lediglich Überzeugung und Wertung. Neurowissenschaftlich gesprochen: Das Selbst ist mehr als nur das Belohnungssystem.

Literatur

Churchland, P. S. (2002). Self-representation in nervous systems. Science 296 (5566): 308–310. doi:10.1126/science.1070564

Damasio, A. (2010). Self Comes to Mind: Constructing the Conscious Mind. New York (Pantheon).

Damasio, A. (1999). How the brain creates the mind. Sci Am 281(6): 112–117.

de Greck, M., M. Rotte, R. Paus et al. (2008). Is our self based on reward? Self-relatedness recruits neural activity in the reward system. Neuroimage 39 (4): 2066–2075. doi:10.1016/j.Neuroimage .2007.11.006

de Greck, M., B. Enzi, U. Prosch et al. (2010). Decreased neuronal activity in reward circuitry of pathological gamblers during processing of personal relevant stimuli. Hum Brain Mapp 31(11): 1802–1812.

de Greck, M., A. Supady, R. Thiemann et al. (2009). Decreased neural activity in reward circuitry during personal reference in abstinent alcoholics – a fMRI study. Hum Brain Mapp 30(5): 1691–1704.

Gallagher, S. (2000). Philosophical conceptions of the self: implications for cognitive science. Trends Cogn Sci 4(1): 14–21.

Klein, S. B. (2012). Self, memory, and the self-reference effect: an examination of conceptual and methodological issues. Pers Soc Psychol Rev 16(3): 283–300. doi:10.1177/1088868311434214

Klein, S. B., & C. E. Gangi (2010). The multiplicity of self: neuropsychological evidence and its implications for the self as a construct in psychological research. Ann N Y Acad Sci 1191: 1–15. doi:10.1111/j.1749-6632.2010.05441.x

Metzinger, T. (2004). Being No One: The Self-Model Theory of Subjectivity. Cambridge, MA (MIT Press).

Nakao, T., H. Ohira, & G. Northoff (2012). Distinction between externally vs. internally guided decision-making: Operational differences, meta-analytical comparisons and their theoretical implications. Front Neurosci 6: 31. doi:10.3389/fnins.2012.00031

Northoff, G. (2012) Immanuel Kant's mind and the brain's resting state. Trends Cogn Sci 16 (7): 356–359. doi:10.1016/j.tics.2012.06.001

Northoff, G., A. Heinzel, M. de Greck et al. (2006). Self-referential processing in our brain – a meta-analysis of imaging studies on the self. Neuroimage 31 (1): 440–457.

Panksepp, J. (1998). Affective Neuroscience. Oxford/ New York (Oxford University Press).

Pfeiffer, U. J., B. Timmermans, K. Vogeley et al. (2013). Towards a neuroscience of social interaction. Front Hum Neurosci 7: 22. doi:10.3389/ fnhum.2013.00022

Schilbach, L., D. Bzdok, B. Timmermans et al. (2012). Introspective minds: using ALE meta-analyses to study commonalities in the neural correlates of emotional processing, social & unconstrained cognition. PloS One 7(2):e30920. doi:10.1371/journal. pone.0030920

Schilbach, L., S. B. Eickhoff, T. Schultze et al. (2013). To you I am listening: perceived competence of advisors influences judgment and decision-making via recruitment of the amygdala. Soc Neurosci 8(3): 189–202. doi:10.1080/17470919.2013.775967

Zahavi, D. (2005). Subjectivity and selfhood: Investigating the first-person perspective. Cambridge, MA (MIT Press).

2.4 Neurobiologische Befunde bei subklinischem und klinischem Narzissmus und der Narzisstischen Persönlichkeitsstörung

Stefan Röpke und Igor Nenadić

2.4.1 Einleitung

Die Narzisstische Persönlichkeitsstörung (NPS) ist durch ein »tiefgreifendes Muster von Großartigkeit [...], Bedürfnis nach Bewunderung und Mangel an Empathie« (APA 2015 [2013]) gekennzeichnet. Klinisch relevant werden narzisstische Symptome, wenn bei den Betroffenen Leid oder Beeinträchtigung in sozialen, beruflichen oder anderen wichtigen Funktionsbereichen vorliegen. Narzisstische Symptome können bei Patienten in unterschiedlicher Ausprägung auftreten. Sind mindestens fünf der neun im DSM-5 beschriebenen Kriterien für die Narzisstische Persönlichkeitsstörung erfüllt und liegen die allgemeinen Störungskriterien für eine Persönlichkeitsstörung vor, kann die Diagnose vergeben werden. Darüber hinaus zeigen auch viele gesunde Menschen subklinische narzisstische Persönlichkeitszüge. Bisher gibt es nur wenige wissenschaftliche Studien, welche die biologischen Korrelate und Grundlagen narzisstischer Pathologie untersuchen (s. auch Roepke & Vater 2014). Zwillingsstudien haben erste Hinweise erbracht, dass genetische Aspekte bei der Narzisstischen Persönlichkeitsstörung eine bedeutende Rolle spielen (Torgersen et al. 2012). In den letzten Jahren sind mehrere Studien entstanden, welche methodisch einerseits die Magnetresonanztomographie (MRT) zur strukturellen und funktionellen Darstellung des Gehirns verwenden, andererseits die physiologische und endokrine Reaktion auf Stress untersuchen. Im Weiteren soll ein Überblick über die vorliegenden Studien sowohl zum pathologischen als auch zum subklinischen Narzissmus gegeben werden.

2.4.2 Empathie

Mangel an Empathie ist eines der Kernmerkmale der NPS (APA 2015 [2013]). Interessanterweise variiert die genaue Definition dieses Kriteriums über die verschiedenen Ausgaben des DSM. Selbst das aktuelle DSM-5 kann sich nicht auf eine einheitliche Definition festlegen. In der Sektion II heißt es zum Empathiemangel bei NPS: »Ist nicht willens, die Gefühle und Bedürfnisse anderer zu erkennen oder sich mit ihnen zu identifizieren« (S. 918). Die Sektion III hingegen definiert die gestörte Empathie als: »Eingeschränkte Fähigkeit, die Gefühle und Bedürfnisse anderer zu erkennen oder sich mit ihnen zu identifizieren« (S. 1054). Empathie wird häufig im Rahmen eines multidimensionalen Modells mit kognitiven und emotionalen Facetten beschrieben. Kognitive Empathie ist die Fähigkeit, die Gedanken, Gefühle und Absichten anderer zu erkennen (Zaki & Ochsner 2012). Emotionale Empathie ist Mitgefühl, also die emotionale Reaktion bei der Betrachtung anderer Menschen in emotionalen Zuständen (Blair 2005). Das multidimensionale Empathiekonzept wurde bisher in nur einer einzigen Studie bei Patienten mit NPS untersucht (Ritter et al. 2011). Die Ergebnisse zeigen, dass sich Patienten mit NPS als ebenso mitfühlend wie gesunde Kontrollpersonen einschätzen, jedoch im Unterschied zu Gesunden von Defiziten in der kognitiven Empathie, dem Erkennen von Gedanken, Gefühlen und Absichten, berichten. Neben dieser Erfassung mittels standardisierter Fragebögen wurden in der Studie auch validere Tests zur Empathiemessung eingesetzt. Die Ergebnisse zeigen, dass Patienten mit NPS sehr wohl die Gefühle, Gedanken und Absichten anderer gut einschätzen können, jedoch über weniger Mitgefühl verfügen. Zusätzlich scheint die Leistung beim Erkennen von Gedanken und Gefühlen und Absichten anderer, also die kognitive Empathie, von der Motivation der Patienten abzuhängen (Ritter et al. 2011). Neurobiologisch weist Empathie eine Assoziation zu mehreren Hirnarealen bzw. neuronalen Netzwerken auf. In einer Reihe von Studien an gesunden Probanden (Singer & Lamm 2009) und einer Metaanalyse aller im Jahr 2011 vorliegender Studien (Fan et al. 2011a) konnte die vordere Inselrinde als wichtiger Teil des Empathie-Netzwerkes identifiziert werden. Eine Studie von Fan und Kollegen untersuchte Hirnaktivierungen während einer Empathie-Aufgabe bei gesunden Probanden (Fan et al. 2011b). Dabei zeigte sich eine verminderte Deaktivierung in der

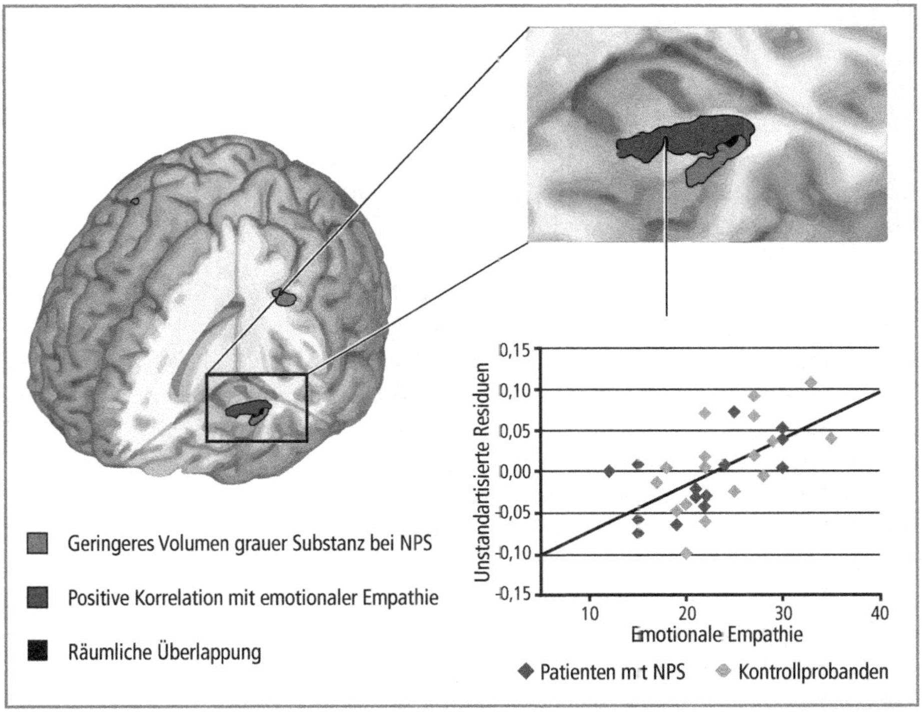

Abb. 2.4-1 Rot markierte Regionen im Gehirn zeigen Gebiete an, in denen Patienten mit NPS ein geringeres Volumen der grauen Substanz aufweisen als Gesunde. Grün markierte Regionen im Gehirn zeigen Gebiete an, in denen ein positiver Zusammenhang zwischen dem Volumen der grauen Substanz und der emotionalen Empathie (Mitgefühl) bei Patienten mit NPS gefunden wurde. Herausgehoben (schwarzes Rechteck in der Gehirnabbildung sowie die Vergrößerung) ist die Inselregion, in der eine Überlappung (blau) der roten und grünen Areale gefunden wurde. Das Diagramm zeigt den positiven Zusammenhang zwischen dem Volumen der grauen Substanz in der Inselregion (y-Achse) und der emotionalen Empathie (x-Achse) an, und zwar für Patienten mit NPS (grün) und gesunde Kontrollen (gelb). (Modifiziert nach Schulze et al. 2013) (Farbige Version siehe Onlinematerial).

rechten vorderen Inselrinde bei den Probanden mit hohen Narzissmus-Werten im Vergleich zu den Probanden mit niedrigeren Narzissmus-Werten (s. Abb. 2.4-1).

Zusätzlich zu diesen hirnfunktionellen Befunden zeigen morphometrische MRT-Studien auch Assoziationen narzisstischer Psychopathologie mit hirnstrukturellen Veränderungen, und zwar sowohl in der Inselregion als auch im frontostriatalen System. In der ersten Studie zu neuronalen Korrelaten einer eingeschränkten emotionalen Empathie bei NPS-Patienten wurden die Gehirne von Patienten mit NPS und gesunden Kontrollpersonen mittels MRT untersucht (Schulze et al. 2013). Die Struktur der grauen, zellreichen Hirnrinde wurde mittels *voxel based morphometry* (VBM) zwischen beiden Gruppen über das gesamte Gehirn verglichen. Die Ergebnisse zeigen, dass eine Volumenminderung in der grauen Substanz in fronto-paralimbischen Netzwerken, der linken vorderen Inselregion (ein gleichgerichteter Befund für die rechte vordere Inselregion zeigte sich auf Trendniveau), beidseitig im superioren frontalen Gyrus und beidseitig im mittleren frontalen Gyrus bei Patienten mit NPS vorliegt. Weiterhin wurde geringere graue Substanz im rechten rostralen und linken medialen cingulären Kortex und im prä- und post-centralen Gyrus bei Patienten mit NPS im Vergleich zu gesunden Kontrollpersonen gefunden. Zu erwähnen ist, dass in keiner Hirnregion eine Vergrößerung der grauen Substanz bei den Patienten mit NPS im Vergleich zu den gesunden Kontrollpersonen gefunden wurde. Die Hirnregionen, die bei Patienten mit NPS geringere Volumina in der grauen Substanz aufwiesen, sind als Teil des Empathie-Netzwerkes vorbeschrieben (Fan et al. 2011a; Lamm et al. 2011).

Diese Daten deuten darauf hin, dass neben der Fähigkeit zur Empathie auch die entsprechenden Regionen im Gehirn von Menschen mit NPS in ihrer Struktur auffällig, d. h. durch eine diskrete Volumenreduktion gekennzeichnet sind. Besonders der Befund einer Volumenminderung bei Patienten mit NPS im Vergleich zu Gesunden in der grauen Substanz der vorderen Inselregion ist interessant (siehe Abb. 1). Die Studie von Schulze und Mitarbeitern (Schulze et al. 2013) konnte zusätzlich für die vordere Inselregion zeigen, dass hier das Volumen der grauen Substanz positiv mit der emotionalen Empathie zusammenhängt, und zwar sowohl bei Gesunden als auch bei NPS-Patienten. Eine weitere Studie von Nenadić und Kollegen (Nenadić et al. 2015) untersuchte ebenfalls die Hirnstruktur bei NPS-Patienten. Diese Ergebnisse bestätigen die vorbeschriebenen strukturellen Defizite in rechten präfrontalen und bilateral medial-präfrontalen Hirnregionen der grauen Substanz. Hingegen konnte die Studie keine strukturellen Unterschiede in der grauen Substanz der Inselregion finden, möglicherweise aufgrund der geringen Fallzahl der Teilnehmer mit NPS. Zusätzlich konnte jedoch in einer Analyse der Faserverbindungen der weißen Substanz mittels *diffusion tensor imaging* (DTI) in derselben Stichprobe gezeigt werden, dass diese Verbindungen – insbesondere Verbindungen zum rechten lateralen präfrontalen Kortex über den vorderen Thalamusstiel – bei Patienten mit NPS verändert sind (Nenadic et al. 2015). Diese DTI-Befunde überlappen teilweise auch mit denen einer Studie mit 50 gesunden Studenten, bei welchen die Integrität der frontostriatalen Faserzüge mit narzisstischen Persönlichkeitszügen korrelierte (Chester et al. 2016). Diese frontostriatalen Faserzüge sind Grundlage der Konnektivität zwischen verschiedenen präfrontalen und subkortikalen (insbesondere auch thalamischen) Regionen und damit auch zahlreicher kognitiver Prozesse. Somit bleibt unklar, ob die nachgewiesenen Veränderungen spezifisch mit narzisstischen Persönlichkeitszügen oder (zusätzlich) mit anderen Traits assoziiert sind. Aktuelle Befunde (Nenadic et al., in Vorber.) zeigen zusätzlich eine starke positive Korrelation der grauen Substanz in medialen und orbitofrontalen Anteilen des Präfrontalkortex mit Narzissmus (gemessen mit dem Narzissmus-Persönlichkeitsinventar, NPI) bei gesunden Probanden. Anatomisch könnten somit neben der Inselrinde auch frontostriatale Verbindungen des lateralen/medialen Präfrontalkortex mit Thalamus und Striatum für bestimmte Aspekte narzisstischer Verhaltens- oder Erlebensweisen wichtig sein. Die positive Korrelation bei Gesunden (im Gegensatz zur Volumenminderung bei NPS) lässt vermuten, dass bei subklinischer Ausprägung keine Volumendefizite vorliegen; vielmehr könnten diesen anatomischen Variationen auch grandiose Aspekte narzisstischer Verhaltensweisen (wie im NPI erfasst) zugrunde liegen.

2.4.3 Sozialer Ausschluss

Sozialer Ausschluss ist einer der stärksten sozialen Stressoren für den Menschen (Williams 2007). Im Gehirn führt sozialer Ausschluss zur Aktivierung eines Schmerznetzwerkes (u. a. der vorderen Inselregion und des dorsalen anterioren cingulären Kortex), welches sowohl bei körperlichen als auch bei psychischen Schmerzen aktiviert wird (Eisenberger et al. 2003). Im Verhalten aktiviert sozialer Ausschluss bei den Betroffenen kurzfristig starke negative Gefühle; langfristig kann er zu Depression, aber auch Aggression und auffälligem Sozialverhalten führen (Cascio et al. 2015). Wie bereits die Diagnosekriterien der NPS nahelegen, z. B. Verlangen nach übermäßiger Bewunderung (Sektion II, DSM-5) oder übermäßiger Vergleich mit anderen zur Selbstdefinition und Selbstwertregulation (Sektion III, DSM-5), ist es wahrscheinlich, dass Menschen mit starken narzisstischen Persönlichkeitsmerkmalen stärker auf sozialen Ausschluss reagieren als Menschen mit geringer ausgeprägten narzisstischen Zügen. Die einzige Studie, die den Einfluss von narzisstischen Merkmalen auf das soziale Ausschlussverhalten untersuchte, wurde mit dem Cyberball-Paradigma zur Induktion von sozialem Ausschluss (Williams & Jarvis 2006) und funktioneller MRT bei gesunden männlichen Jugendlichen durchgeführt. Die Ergebnisse zeigen, dass beim sozialen Ausschluss der mittels NPI erfasste subklinische Narzissmus mit der Aktivierung im sozialen Schmerznetzwerk assoziiert war, also in der vorderen Inselregion, dem dorsalen anterioren cingulären Kortex und dem subgenualen cingulären Kortex (Cascio et al. 2015). Diese Daten deuten darauf hin, dass sozialer Ausschluss umso schmerzhafter wahrgenommen wird, je stärker der Narzissmus bei einem Individuum ausgeprägt ist. In einer weiteren Studie an 30 gesunden Studenten untersuchten Chester und DeWall die aggressive Reaktion auf sozialen Ausschluss in Abhängigkeit vom Narzissmus. Die Ergebnisse der Arbeit deuten darauf hin, dass Narzissmus nur dann mit aggressiver Reaktion auf Ausschluss zusammenhängt, wenn die Hirnregion des dorsalen anterioren cingulären Kortex (dACC) bei sozialem Ausschluss aktiviert wird (Chester & DeWall 2016). Die Autoren spekulieren, dass bei narzisstischen Menschen die Diskrepanz zwischen dem grandiosen Selbst und dem durch Ausschluss bedrohten Selbst mit einer dACC-Aktivierung einhergeht und zu Aggression führt.

2.4.4 Geschlechterunterschiede

Die bisherigen Studien geben wenig Hinweise auf die Rolle geschlechterspezifischer Ausprägungen von biologischen Faktoren und narzisstischen Verhaltensweisen. Ausgehend von Befunden, dass narzisstische Männer eher zum Streben nach Macht und Autorität, Anspruchsdenken und Wettbewerb neigen, narzisstische Frauen hingegen zu positiverem Selbstbild in Bezug auf Aussehen, Gesundheit und Sexualität sowie zu höherer sozialer Ängstlichkeit, konnte eine MRT-Studie Geschlechterunterschiede in der Assoziation narzisstischer Persönlichkeitszüge (NPI) bei 326 gesunden Probanden nachweisen (Yang et al. 2015). Eine strukturelle Analyse zeigte dabei, dass höhere Narzissmus-Werte bei Frauen – nicht jedoch bei Männern – mit höherem Volumen der grauen Substanz im superioren parietalen Kortex assoziiert waren. Ebenso zeigte sich eine Divergenz bei der Analyse funktioneller MRT-Aufnahmen in der Ruhebedingung (resting state fMRI): eine Assoziation zwischen der Aktivität präfrontaler Hirnareale (frontales Augenfeld) und parietaler Regionen (Präcuneus) fand sich bei Frauen, nicht bei Männern. Die Autoren interpretieren ihre Daten so, dass bei narzisstischen Frauen das Zusammenspiel zwischen Außen- und Innenfokus dynamischer und intrinsischer ist, während es bei narzisstischen Männern zu einer Verwischung der Grenze zwischen internaler Reflexion und externaler Wahrnehmung kommt, was letztlich zu dem für den Narzissmus typischen Gefühl der eigenen Größe und Wichtigkeit beiträgt (Yang et al. 2015). Unklar bleibt jedoch, ob und welche einzelnen Facetten des Narzissmus geschlechtsspezifische Assoziationen zeigen, da die Analysen auf dem NPI-Gesamtscore für Narzissmus beruhen.

2.4.5 Reaktion auf Stress

Befunde zur physiologischen und endokrinen Stressreaktion bei Menschen mit narzisstischen Persönlichkeitsmerkmalen liegen derzeit nicht für Patienten, sondern nur für Gesunde vor. Kelsey und Kollegen (Kelsey et al. 2001; Kelsey et al. 2002) konnten zeigen, dass Männer, die narzisstischer waren, eine stärkere Reaktion des autonomen Nervensystems bei der Antizipation aversiver Reize zeigten (vermehrter Hautleitwiderstand und größere kardiale Reaktivität, d.h. Verkürzung der Präejektionsperiode und kardiale Dezeleration) als Männer mit geringeren Narzissmus-Werten. Bei Frauen hingegen konnte kein solch eindeutiges Muster identifiziert werden. Eine weitere Studie, in der die Teilnehmer Szenarien mit sozialer Zurückweisung bzw. sozialer Akzeptanz imaginieren sollten, zeigte, dass offener *und* verdeckter Narzissmus (jedoch nicht offener Narzissmus allein) mit stärkerem Blutdruck- und Pulsanstieg bei imaginierter Zurückweisung, nicht jedoch bei imaginierter Akzeptanz verbunden war (Sommer et al. 2009). Eine Studie, die die biologische Stressachse (Hypothalamus-Hypophysen-Nebennierenrinden-Achse, HPA-Achse) untersuchte, konnte zeigen, dass höherer Narzissmus bei Männern – jedoch nicht bei Frauen – einen stärkeren Cortisol-Anstieg und stärkeren Anstieg der negativen Gefühle nach experimentellem Stressor (Trier-Sozial-Stress-Test, TSST; Kirschbaum et al. 1993) auslöst (Edelstein et al. 2010). Eine weitere Studie bestätigte die stärkere Stressreaktion bei narzisstischen Menschen; hier waren höhere Narzissmus-Werte mit höheren Werten von Speichel-Cortisol und -Amylase (als Maße für die Aktivierung der HPA-Achse und des noradenergen Stresssystems) bei negativen emotionalen Erfahrungen verbunden (Cheng et al. 2013).

In Summe weisen diese Studien auf eine verstärkte biologische Stressreaktion bei gesunden Menschen mit narzisstischen Merkmalen hin. Dieser Befund ist auch insofern relevant, als chronischer Stress langfristige negative Einflüsse auf die psychische und körperliche Gesundheit ausübt (Moreno-Villanueva & Burkle 2015).

2.4.6 Zusammenfassung

Menschen mit narzisstischen Persönlichkeitsmerkmalen weisen möglicherweise spezifische Auffälligkeiten biologischer Systeme auf. Aktuell liegen Daten zu strukturellen und funktionellen Veränderungen im Gehirn vor, die mit Empathie, sozialem Ausschluss und selbstreferentiellen Prozessen in Verbindung gebracht werden können. Strukturell gibt es Unterschiede im Gehirn zwischen Patienten mit NPS und gesunden Kontrollen sowie zwischen gesunden Männern und Frauen mit narzisstischen Merkmalen. Weiterhin konnte eine veränderte physiologische und neuroendokrine Reaktion auf Stress bei gesunden narzisstischen Menschen gezeigt werden. Einschränkend ist darauf hinzuweisen, dass die wenigsten dieser Befunde bisher repliziert sind und die meisten Studien an gesunden Probanden durchgeführt wurden. Weiterhin ist bisher unklar, ob es sowohl biologisch als auch auf der Verhaltensebene tatsächlich ein (lineares) Kontinuum zwischen subklinischem Narzissmus und dem Vollbild der NPS gibt. Der Kliniker kann durch diese aktuellen Forschungsergebnisse ein vorläufiges neurobiologisches Verständnis der narzisstischen Pathologie sowohl bei subklinischer Ausprägung als auch bei der NPS gewinnen.

Literatur

American Psychiatric Association (APA) (2013). Diagnostic and Statistical Manual of Mental Disorders. 5th ed. Arlington, VA (American Psychiatric Publishing). (2015) Diagnostisches und Statistisches Manual Psychischer Störungen. Deutsche Ausgabe. Hg. von P. Falkai und H.-U. Wittchen. Göttingen (Hogrefe).

Blair, R. J. (2005). Responding to the emotions of others: dissociating forms of empathy through the study of typical and psychiatric populations. Conscious Cogn 14, 698–718.

Cascio, C. N., S. H. Konrath & E. B. Falk (2015). Narcissists' social pain seen only in the brain. Soc Cogn Affect Neurosci 10: 335–341.

Cheng, J. T., J. L. Tracy & G. E. Miller (2013). Are narcissists hardy or vulnerable? The role of narcissism in the production of stress-related biomarkers in response to emotional distress. Emotion 13: 1004–1011.

Chester, D. S., DeWall, C. N., 2016. Sound the Alarm: The Effect of Narcissism on Retaliatory Aggression Is Moderated by dACC Reactivity to Rejection. J Pers 84: 361–368.

Chester, D. S., D. R. Lynam, D. K. Powell et al. (2016). Narcissism is associated with weakened frontostriatal connectivity: a DTI study. Soc Cogn Affect Neurosci 11: 1036–1040.

Edelstein, R. S., I. S. Yim & J. A. Quas (2010). Narcissism predicts heightened cortisol reactivity to a psychosocial stressor in men. J Res Pers 44: 565–572.

Eisenberger N. I., M. D. Lieberman & K. D. Williams (2003). Does rejection hurt? An FMRI study of social exclusion. Science 302: 290–292.

Fan, Y., N. W. Duncan, M. de Greck et al. (2011a). Is there a core neural network in empathy? An fMRI based quantitative meta-analysis. Neurosci Biobehav Rev 35: 903–911.

Fan, Y., C. Wonneberger, B. Enzi et al. (2011b). The narcissistic self and its psychological and neural correlates: an exploratory fMRI study. Psychol Med 41: 1641-1650.

Kelsey, R. M., S. R. Ornduff, C. M. McCann et al. (2001). Psychophysiological characteristics of narcissism during active and passive coping. Psychophysiology 38: 292–303.

Kelsey, R. M., S. R. Ornduff, S. Reiff et al. (2002). Psychophysiological correlates of narcissistic traits in women during active coping. Psychophysiology 39: 322–332.

Kirschbaum, C., K. M. Pirke & D. H. Hellhammer (1993). The ›Trier Social Stress Test'--a tool for investigating psychobiological stress responses in a laboratory setting Neuropsychobiology 28: 76–81.

Lamm, C., J Decety & T. Singer (2011). Meta-analytic evidence for common and distinct neural networks associated with directly experienced pain and empathy for pain. Neuroimage 54: 2492–2502.

Moreno-Villanueva, M., & A. Burkle (2015). Molecular consequences of psychological stress in human aging. Exp Gerontol 68: 39–42.

Nenadic, I., D. Güllmar, M. Dietzek et al. (2015). Brain structure in narcissistic personality disorder: a VBM and DTI pilot study. Psychiatry Res 231: 184–186.

Nenadić, J., L. Lorenz & L. Geyser (in Vorber.). Narcisstic personality traits and prefrontal brain structure.

Ritter, K., I. Dziobek, S. Preissler et al. (2011). Lack of empathy in patients with narcissistic personality disorder. Psychiatry Res 187: 241–247.

Roepke, S., & A. Vater (2014). Narcissistic personality disorder: an integrative review of recent empirical data and current definitions. Curr Psychiat Rep 16.

Schulze, L., I. Dziobek, A. Vater et al. (2013). Gray matter abnormalities in patients with narcissistic personality disorder. J Psychiatr Res 47: 1363–1369.

Singer, T., & C. Lamm (2009). The social neuroscience of empathy. Ann N Y Acad Sci 1156: 81–96.

Sommer, K. L., K. L. Kirkland, S. R. Newman et al. (2009). Narcissism and cardiovascular reactivity to rejection imagery. J Appl Soc Psychol 39: 1083–1115.

Torgersen, S., J. Myers, T. Reichborn-Kjennerud et al. (2012). The heritability of Cluster B personality disorders assessed both by personal interview and questionnaire. J Pers Disord 26: 848–866.

Williams, K. D. (2007). Ostracism. Annu Rev Psychol 58: 425–452.

Williams, K. D., & B. Jarvis (2006). Cyberball: a program for use in research on interpersonal ostracism and acceptance. Behav Res Methods 38: 174–180.

Yang, W., L. Cun, S. Du et al. (2015). Gender differences in brain structure and resting-state functional connectivity related to narcissistic personality. Sci Rep 5: 10924.

Zaki, J., & K. N. Ochsner (2012). The neuroscience of empathy: progress, pitfalls and promise. Nat Neurosci 15: 675–680.

3 Epidemiologie, Klassifikation und Diagnostik

3.1 Narzisstische Persönlichkeitsstörung: Prävalenz und Verlauf

Kenneth N. Levy, John Clarkin und Thomas M. Crow
Übersetzung: Elisabeth Vorspohl

3.1.1 Einleitung

Personen mit diagnostizierter narzisstischer Persönlichkeitsstörung (NPS) werden von Klinikern unterschiedlicher Orientierung auf ähnliche Weise beschrieben. Als Charakteristika werden neben einem durchgängigen Muster der Grandiosität das Gefühl, etwas Besonderes zu sein, besondere Ansprüche geltend machen und eine Vorzugsbehandlung erwarten zu dürfen, sowie Selbstgefälligkeit, Egoismus und arrogantes, hochmütiges Verhalten aufgeführt (Westen & Shedler 1999a). Doch obwohl das Konzept der NPS weithin Verwendung findet, ist es hochumstritten (Frances 1980; Maier et al. 1992; Morey & Stagner 2012; Pincus 2011; Ronningstam 2011; Siever & Klar 1986; Vaillant & Perry 1989). Nachdem die DSM-5-Arbeitsgruppe Persönlichkeitsstörung auf die Konzepte des Narzissmus und der narzisstischen Persönlichkeitsstörung zunächst verzichten wollte, sind diese am Ende doch von den Toten auferstanden. Die narzisstische Persönlichkeitsstörung wurde von der Arbeitsgruppe beibehalten, nachdem ihr Ausschluss in mehreren wichtigen Beiträgen kritisiert worden war (Ronningstam 2011; Shedler et al. 2010). Seitdem ist ein stetig wachsendes Interesse an dem Konzept zu verzeichnen.

Die Literatur zur NPS ist überwiegend theoretischer und klinischer Natur, wenngleich seit einigen Jahren zunehmend auch empirische Veröffentlichungen zu verzeichnen sind. Von einigen wenigen Ausnahmen abgesehen, wurden die verfügbaren empirischen Informationen allerdings nicht in programmatischer Forschung gewonnen (zu den Ausnahmen s. W. K. Campbell et al. 2000; Gunderson & Ronningstam 2001; Miller et al. 2007; Ogrodniczuk et al. 2009; Pincus et al. 2009; Ronningstam 2005; Twenge et al. 2008; Zeigler-Hill 2006).

In diesem Kapitel geben wir eine integrative Übersicht der besten wissenschaftlichen Daten, die für Fragen der Prävalenz und des Verlaufs der NPS von spezieller Relevanz sind. Zur Einführung beginnen mit einer kurzen Geschichte des Konzepts der narzisstischen Persönlichkeitsstörung, der sich eine Übersicht und Evaluation einschlägiger Prävalenz- und Verlaufsstudien anschließt. Auf eine Zusammenfassung unserer Ergebnisse folgen sodann Empfehlungen für die künftige Forschung.

3.1.2 Kurze Geschichte

Die frühesten Beiträge über den Narzissmus thematisierten ihn in Verbindung mit dem Sexualverhalten. Dies gilt für Havelock Ellis' Arbeit aus dem Jahr 1898 ebenso wie für Sigmund Freuds Abhandlung über den Gerichtspräsidenten Schreber (Freud 1911c). Wenig später wurde er von Freud und von Sadger als eine normale Entwicklungsphase beschrieben (Pulver 1970; van der Waals 1965). Im Jahr 1925 formulierte Robert Waelder als erster Autor überhaupt das Konzept einer narzisstischen Persönlichkeit oder eines narzisstischen Charakters und führte als typische Merkmale

Herablassung, Überlegenheitsgefühle, Egozentrik, ein Bedürfnis nach Bewunderung und einen auffälligen Mangel an Einfühlungsvermögen auf (Waelder 1980 [1924]). 1961 beschrieb Nemiah den Narzissmus ausdrücklich nicht nur als einen Persönlichkeitstyp, sondern als eine Störung, und prägte den Begriff »narzisstische Charakterstörung«. Im Kontext seiner Formulierung der Borderline-Persönlichkeitsorganisation legte Kernberg (1967) eine klinische Beschreibung der von ihm so genannten narzisstischen Persönlichkeitsstruktur vor. Im Anschluss an diesen Beitrag veröffentlichte Kohut (1975 [1968]) eine Abhandlung, in der er den Begriff »narzisstische Persönlichkeitsstörung« einführte. In einer späteren Arbeit vertiefte Kernberg (1970) seine Beschreibung der klinischen Charakteristika und des beobachtbaren Verhaltens, das einen normalen von einem pathologischen Narzissmus unterscheidet, als Grundlage der Diagnose. Sowohl Kernbergs als auch Kohuts Schriften waren eine Reaktion auf und ein Katalysator für das wachsende Interesse an der Behandlung dieser Patienten. Diese klinischen Entwicklungen hatten zudem Parallelen in der kritischen Sozialtheorie (Horkheimer et al. 1936; Lasch 1978; Marcuse 1955; Wolfe 1976).

3.1.3 Narzissmus im Diagnostischen und Statistischen Manual

In das offizielle diagnostische System der American Psychiatric Association, das *Diagnostic and Statistical Manual of Mental Disorders*, wurde die narzisstische Persönlichkeitsstörung 1980, also mit der 3. Auflage des DSM, aufgenommen (DSM-III; American Psychiatric Association 1980). Grund dafür waren die breite Anwendung des Konzepts in der Klinik sowie die Identifizierung des Narzissmus als Persönlichkeitsfaktor in einer Reihe psychologischer Untersuchungen (Block 1971; Cattell 1957; Harder 1979; Leary 1957; Raskin & Hall 1979; für eine Übersicht s. Frances 1980). Die im DSM-III beschriebene NPS-Kriteriengruppe wurde auf der Grundlage einer Zusammenfassung der vor 1978 publizierten Literatur, aber ohne empirische Evaluierung in klinischen Forschungsgruppen, von einem Komitee ausgearbeitet. Die Kriterien waren ein Amalgam der theoretischen und klinischen Arbeit Kernbergs, Kohuts, Millons und weiterer einschlägiger Beiträge (Kernberg 1968; Kohut 1975 [1966], 1975 [1968]; Millon 1968; s. auch Frances 1980). Das DSM-III-R (American Psychiatric Association 1987) hielt sich recht eng an die im DSM-III beschriebenen Kriterien. Allerdings wurden diese insofern verändert, als das gemischte polythetische/monothetische Kriterienset durch ein rein polythetisches ersetzt wurde. Das interpersonale, ursprünglich vier Teile umfassende Kriterium wurde in drei einzelne Kriterien aufgeteilt. Die Beschreibung des Schwankens zwischen extremer Überidealisierung und Entwertung wurde gestrichen. Die Kriterien, die sowohl Grandiosität als auch Besonderheit umfassten, wurden in zwei getrennte Kriterien aufgeteilt; hinzugefügt wurde das Kriterium des Präokkupiertseins mit Neidgefühlen.

Im DSM-IV und DSM-5 blieben diese Kriterien erhalten; allerdings wiesen etliche klinische Autoren und Forscher auf fehlende Aspekte hin. So vertraten Akhtar und Thomson (1982), Cooper (1981), Gabbard (1989), Masterson (1981), Rosenfeld (1990 [1987]) und Wink (1991) die Ansicht, dass zwei Subtypen der NPS zu unterscheiden seien: eine offenkundige Form, die auch als grandiose, rücksichtslose, willkürliche, exhibitionistische, dickfellige oder phallische Form bezeichnet wird, und eine verdeckte – oder verwundbare, hypersensible, dünnhäutige – Form. Kernberg (1983 [1975]) hat die grandiosen und die verwundbaren Aspekte als zwei Seiten einer Medaille konzeptualisiert, als er Patienten beschrieb, die zwischen den beiden psychischen Zuständen schwanken. Gestützt auf faktoranalytische Verfahren zur Herleitung eines empirischen Profils, vertraten Westen und Shedler (1999a, 1999b) auf der Basis einer großangelegten Umfrage unter erfahrenen Psychiatern und Psychologen unterschiedlicher klinischer Orientierungen die Ansicht, dass das DSM-IV die wichtigen Merkmale der narzisstischen Persönlichkeitsstörung, die man in der klinischen Praxis sieht, zwar mehrheitlich erfasse, aber die von Klinikern geschilderten Machtkämpfe sowie die Kontroll- und Rivalitätsaspekte unberücksichtigt lasse.

3.1.4 Prävalenz

Die Prävalenz der NPS ist schwierig zu bestimmen und zu interpretieren. Dies ist auf die fehlende Klarheit der Diagnose und auf die Tatsache zurückzuführen, dass unterschiedliche Messverfahren zur Beurteilung des Narzissmus im Gebrauch sind. Epidemiologische Bevölkerungsstudien dokumentieren im Allgemeinen eine niedrige Prävalenz. Forschungsberichte zeigen, dass die meisten Schätzungen der NPS-Prävalenz in solchen Untersuchungen bei unter 1 % liegen (Dhawan et al. 2010; Levy et al. 2009; Levy & Johnson 2016). Obwohl Oldham und Mitarbeiter eine durchschnittliche Prävalenz von 1.06 % dokumentieren, belegte in ihrem Forschungsbericht über sieben epidemiologische Studien tatsächlich nur eine einzige Untersuchung eine Prävalenz von mehr als 1 %; drei Studien konnten keinen einzigen NPS-Fall identifizieren (Coid et al. 2006; Lenzenweger et al. 2007; Samuels et al. 1994). In einem später untersuchten, aus australischen Frauen bestehenden Sample fanden Quirk et al. (2016), dass lediglich vier oder 0.52 % der 768 Probandinnen, die mit dem SCID-II begutachtet wurden, die NPS-Kriterien erfüllten. Die Studie mit dem höchsten Schätzwert, nämlich 6.2 %, stammte aus dem National Epidemiologic Survey on Alcohol and Related Conditions (NESARC; Stinson et al. 2008). Diese Untersuchung sah die Probanden an der diagnostischen Schwelle, wenn eines der mindestens fünf bestätigten Kriterien Distress oder Beeinträchtigungen verursachte. Als diese Daten mit der neuen Erfordernis, dass *mindestens* fünf NPS-Kriterien Distress oder Beeinträchtigungen verursachen mussten, reanalysiert wurden, betrug die Prävalenzschätzung nur noch 0.96 % – ein Wert, der mit anderen epidemiologischen Studien übereinstimmt (Trull et al. 2010). Sowohl vor als auch nach der Reanalyse der NESARC-Daten war die Wahrscheinlichkeit einer NPS-Diagnose bei Männern höher als bei Frauen. Dieses Ergebnis steht in Einklang mit klinischen Berichten sowie mit anderen epidemiologischen Studien und einer robusten Literatur über Geschlechtsunterschiede bei narzisstischen Persönlichkeitszügen in studentischen und anderen Samples (Grijalva et al. 2015).

Die niedrige Prävalenzrate war einer der Hauptfaktoren, die zur Folge hatten, dass man bei den frühen Entwürfen zum DSM-5 erwog, die NPS unberücksichtigt zu lassen. Es ist jedoch wichtig, die Prävalenzrate der NPS in Relation zu setzen. Erstens unterscheidet sich eine Prävalenz von rund 1 % in der Allgemeinbevölkerung nicht wesentlich von der Prävalenz einer Reihe anderer Störungen, z. B. der Schizophrenie (weniger als 1 %; McGrath et al. 2008), der bipolaren Störung (1 %; Merikangas et al. 2007) und dem Autismus (etwa 1 %; Baxter et al. 2015). Darüber hinaus sind die auf epidemiologischen Studien beruhenden Prävalenzschätzungen für die NPS möglicherweise auch aufgrund der Augenscheinvalidität der Kriterien und der Wahrscheinlichkeit sozialer Erwünschtheit sowie – umgekehrt – aufgrund des mangelnden

Bewusstseins persönlichkeitsgestörter Menschen für ihre eigenen interpersonalen Beeinträchtigungen niedrig. Ein Forschungsbericht, der Selbstberichte mit Informantenberichten über Persönlichkeitspathologie verglich, stellte durchgängige Diskrepanzen zwischen den von narzisstischen Personen angegebenen NPS-Symptomen einerseits und den Informanten andererseits fest (Klonsky & Oltmanns 2002). Zum Beispiel fanden Cooper, Balsis und Oltmanns (2012), dass die Informanten eine signifikant höhere Persönlichkeitspathologie schilderten als die Selbstberichtenden. Von 874 demographisch heterogenen Erwachsenen aus der Gemeinde St. Louis »bestätigten nur 36 (4 %) Selbstberichtende genügend Kriterien für eine NPS-Diagnose, während die Informantenberichte nahelegten, dass 92 (11 %) der Selbstberichtenden die diagnostischen Voraussetzungen einer NPS erfüllten. Dieser um das Zweieinhalbfache höhere Wert – der nicht nur aus zu geringen Angaben der Teilnehmenden, sondern auch aus der Nennung unterschiedlicher problematischer Persönlichkeitszüge resultierte – unterstreicht das potentielle Problem, das großangelegte Prävalenzschätzungen aufwerfen, und lässt vermuten, dass diese Schätzungen, falls sie unzutreffend sind, wahrscheinlich niedrig sind.

Darüber hinaus ist die narzisstische Persönlichkeitsstörung v. a. in klinischen Populationen weiter verbreitet. Von 859 ambulanten psychiatrischen Patienten, die für die Rhode Island Methods to Improve Diagnostic Assessment and Services (MIDAS)-Studie untersucht wurden, erhielten 20 (2.3 %) die Diagnose NPS (Zimmerman et al. 2005). Klein und Kollegen (Ferro et al. 1998) fanden, dass vier (3.7 %) von 108 ambulanten depressiven Patienten die Kriterien einer NPS erfüllten. In einer anderen Studie mit erwachsenen und adoleszenten stationären Psychiatriepatienten erhielten 13 (5.1 %) von 255 Probanden die Diagnose NPS (Grilo, McGlashan et al. 1998). In zwei randomisierten und kontrollierten Studien über die Behandlung der Borderline-Persönlichkeitsstörung erfüllten 17.9 % des Cornell/New York-Samples und 9.6 % des Wien/München-Samples zusätzlich zu den Kriterien für die BPS- auch die für die NPS-Diagnose (Hörz-Sagstetter et al. 2017). In einer Umfrage unter 238 Behandlern, die gebeten wurden, anhand der SWAP-Diagnoseskalen die letzten drei nicht-psychotischen erwachsenen Patienten, die sie gesehen hatten, zu beschreiben, hatten 8.5 % der insgesamt 714 Patienten eine NPS-Diagnose (Westen & Arkowitz-Westen 1998). In einer anderen Umfrage unter 1901 erfahrenen Psychiatern und Psychologen berichteten 76 %, innerhalb der letzten sechs Monate einen Patienten mit NPS behandelt zu haben (Westen 1997). Die Prävalenzschätzungen in diesen klinischen Samples sind also übereinstimmend höher als die Schätzungen in Bevölkerungssamples, was die Vermutung nahelegt, dass die NPS in klinischen Populationen weiter verbreitet ist. Zusammengenommen zeigen diese Ergebnisse, dass die NPS, selbst wenn sie nur als Komorbidität vorliegt, von Klinikern häufig gesehen wird.

Abschließend ist festzuhalten, dass die Schwelle für die Störung arbiträr ist und Psychotherapiestudien den Schluss zulassen, dass das Vorliegen einiger weniger NPS-Kriterien als zuverlässiger Prädiktor für Behandlungsverlauf, -abbruch und -ergebnis bei Psychotherapiepatienten betrachtet werden kann (Ellison et al. 2013; Hilsenroth et al. 1998; Levy, Kivity et al. 2017). Offensichtlich führte eine Senkung der Anzahl von Kriterien, die für die Störung erfüllt sein müssen, zu einer Erhöhung der Prävalenz.

3.1.5 Behandlungsverlauf und Langzeitergebnisse

Es liegen nur wenige Daten zu Therapieverlauf und -ergebnis über längere Zeiträume vor. Zwischen 1989 und 1995 wurden mehrere Follow-up-Untersuchungen über narzisstische Patienten durchgeführt (McGlashan & Heinssen 1989; Plakun 1989; Ronningstam et al. 1995; Stone 1989). Plakun (1989) verglich das langfristige (14 Jahre) Ergebnis von 17 stationären Patienten mit NPS mit dem Ergebnis von 33 stationären Patienten mit BPS und zeigte, dass in der BPS-Gruppe bessere Ergebnisse erzielt wurden. NPS-Patienten wurden mit höherer Wahrscheinlichkeit erneut stationär eingewiesen, funktionierten insgesamt schlechter und waren sexuell weniger zufrieden. In der Chestnut Lodge Follow-up-Untersuchung gelangten McGlashan und Heinssen (1989) zu dem Schluss, dass die destruktiven interpersonalen Verhaltensweisen von Personen mit NPS im Laufe der Zeit zurückgingen. In der PI-500-Follow-up-Studie fand Stone (1989) zwischen narzisstischen und Borderline-Patienten keine Unterschiede im allgemeinen Funktionieren (sofern keine antisoziale Komorbidität vorlag). Ronningstam, Gunderson und Lyons (1995) untersuchten über einen Zeitraum von drei Jahren bei 20 Patienten mit diagnostizierter NPS Veränderungen des Narzissmus. Die Mehrzahl der Patienten (60 %) zeigte bei der Follow-up-Untersuchung nach drei Jahren signifikante Verbesserbungen des pathologischen Narzissmus. Es gab Hinweise darauf, dass drei Ereignisse diese beobachtete Veränderung herbeigeführt hatten, nämlich (1) korrektive Erfolge, (2) korrektive Desillusionierungserfahrungen und (3) korrektive Beziehungen. In einer nach 30 Monaten erfolgenden Follow-up-Untersuchung von depressiven ambulanten Patienten fanden auch Ferro et al. (1998) bei vier Patienten mit NPS eine geringe Stabilität, und zwar insbesondere im Vergleich mit anderen Persönlichkeitsstörungen. Beim Follow-up nach 30 Monaten wurde die NPS-Diagnose bei lediglich einem Patienten bestätigt. De facto korrelierte die Baseline-NPS bei der Follow-up-Untersuchung mit acht anderen Störungen höher als mit der NPS-Diagnose.

Im Gegensatz zu der oben erläuterten Instabilität untersuchten Grilo et al. (2001) die Intraklassen-Korrelation (ICC) dimensionaler Ratings der PS-Kriterien über einen Zeitraum von zwei Jahren. Sie beschrieben den Narzissmus als eine von nur fünf Persönlichkeitsstörungen, für die es laut ICC Hinweise auf eine Stabilität beim Follow-up nach zwei Jahren gab. Trotz ihrer Signifikanz aber war die ICC für Narzissmus niedrig (.29) und niedriger als für die vier anderen Persönlichkeitsstörungen mit signifikanter ICC, was auf eine geringe Stabilität schließen lässt.

Insgesamt gesehen, sind diese Untersuchungen aus mehreren Gründen schwierig zu interpretieren, u. a. wegen der kleinen Samplegrößen und der wenigen Teilnehmer mit NPS (Ferro et al. 1998; Plakun 1989; Ronningstam et al. 1995), fehlender diagnostischer Interviews (Plakun 1989; Stone 1989), unterschiedlicher Follow-up-Zeiträume sowie fehlender Kontrollvergleiche oder Variablen-Kontrollvergleiche. Deshalb ist festzuhalten, dass die Ergebnisse möglicherweise hochgradig sampleabhängig sind, was ihre Generalisierbarkeit und die Schlussfolgerungen, die sie zulassen, einschränkt. Bei einigen Patienten war die NPS die primäre oder die einzige Störung, bei anderen war sie eine komorbide Störung. Einzig die 1998 von Grilo et al. durchgeführte Studie untersuchte konsekutiv aufgenommene Patienten. Die Einbeziehung nicht-konsekutiver Stichproben erschwert die Dateninterpretation, weil die Studiengruppen auf undefinierte Weise verzerrt sein können. Zum Beispiel entwickeln Patienten, die sich zur Teilnahme bereit erklären, möglicherweise eine intensivere Beziehung zum Therapeuten; denkbar ist auch, dass sie sich schlechter fühlen. Beide Faktoren können mit einem besseren Ergebnis assoziiert sein (Clarkin & Levy 2003). Zweitens könnte die Tatsache, dass es sich um behandelte Samples handelt, das Ergebnis beeinflusst haben.

Obwohl weiterhin vorwiegend behandelte Samples mit häufig nur geringer narzisstischer Pathologie untersucht werden, deuten einige Studien aus dem letzten Jahrzehnt darauf hin, dass die NPS nicht sonderlich stabil ist. Zur Illustration: Die narzisstische Persönlichkeitsstörung zeigte in einer Untersuchung der Stabilität der Persönlichkeitspathologie über einen Zeitraum von 10 Jahren die zweitniedrigste Stabilität von allen Persönlichkeitsstörungen (Hopwoood et al. 2013). Für dieses klinische Sample mit 266 Teilnehmern mit Follow-up-Daten aus der Collaborative Longitudinal Personality Disorders Study (CLPS) wurden ursprünglich Teilnehmer ausgewählt, die entweder mit Major Depression oder mit einer der vier Persönlichkeitsstörungen (Borderline-, vermeidende, obsessiv-zwanghafte oder schizotypische PS) diagnostiziert worden waren. Die Autoren berichten auch, dass ältere Individuen nicht nur tendenziell weniger narzisstisch waren als jüngere, sondern dass die Narzissmus-Werte bei den älteren auch weniger stabil waren (allerdings wird nicht klar, ob eine geringere Stabilität gleichbedeutend mit Ab- oder Zunahme war). Weitere Belege einer geringen Stabilität der NPS stammen aus einer Untersuchung über australische jugendliche ambulante Teilnehmer (Chanen et al. 2004). Zu Beginn erfüllten zwei von 101 Patienten die NPS-Kriterien, nach zwei Jahren waren es 5 von 96. Zu diesen fünf Patienten gehörten aber nicht die beiden, die zu Beginn mit NPS diagnostiziert worden waren. Die dimensionale Messung ergab gleichfalls eine niedrige Stabilität der NPS; dies galt auch für sechs der elf weiteren Persönlichkeitsstörungen. Andere Untersuchungen mit klinischen und mit Bevölkerungsstichproben ergaben keine Hinweise auf Stabilität (Durbin & Klein 2006; Nestadt et al. 2010). Festzuhalten ist, dass die Stabilität – die bei Persönlichkeitsstörungen im Allgemeinen nicht hoch ist – zunimmt, wenn man die PS dimensional misst, und dass sie noch weiter zunimmt, wenn man die mit den Störungen zusammenhängenden pathologischen Eigenschaften misst, die die beständige Persönlichkeitspathologie möglicherweise besser widerspiegeln (Durbin & Klein 2006; Morey et al. 2012).

Die umfangreichste Arbeit zum Entwicklungsverlauf des Narzissmus wurde in nichtklinischen Samples im Rahmen von Untersuchungen der normalen Entwicklung durchgeführt (Block 1971; Wink 1992). In *Lives Through Time* berichtete Block (1971), dass Frauen, die im Alter von 18 bis 30 Jahren als »dominante Narzisstinnen« klassifiziert worden waren, im Laufe der Zeit soziale Kompetenz und Rücksichtnahme auf andere erwarben, auch wenn sie sich weiterhin ichbezogen, dominant und ausbeuterisch verhielten. Wink (1992) untersuchte die Beziehung zwischen Narzissmus und der Entwicklung im mittleren Lebensalter über einen Zeitraum von 20 Jahren an Frauen, die zwischen 1958 und 1960 ihren Abschluss am Mills College gemacht hatten. Er konnte drei Muster des Narzissmus identifizieren, die je charakteristische Muster der Persönlichkeitsveränderung während des Übergangs vom College-Abschluss ins mittlere Lebensalter aufwiesen: hypersensibel, eigensinnig und autonom (oder gesund). Die hypersensiblen Narzisstinnen zeigten zu Beginn ihres fünften Lebensjahrzehnts einen steten Rückgang ihrer Funktionsfähigkeit, verglichen mit dem Funktionsniveau zu Beginn ihrer 20er Jahre. Bei den eigensinnigen narzisstischen Frauen waren im Alter von 43 Jahren kaum Veränderungen gegenüber dem Alter von 21 festzustellen, nachdem sie

Ende ihrer 20er Jahre gewisse Weiterentwicklungen gezeigt hatten. Die narzisstischen Frauen wiederum, die als autonom oder gesund klassifiziert worden waren, erlebten nach Konflikten mit Ende 20 einen Schub ihrer Persönlichkeitsentwicklung mit Anfang 40.

In einer Langzeitstudie über NPS-assoziierten Distress und entsprechende Beeinträchtigungen, an der ein stationäres und ein Bevölkerungssample teilnahmen, erklärte die interpersonale Beeinträchtigung – vor allem das Zufügen von Schmerz und Leid – prospektiv die Beziehung zwischen Narzissmus und mehreren Distressindikatoren, u. a. Depression, Angst und allgemeinem Funktionsniveau (Miller et al. 2007). In einer aktuelleren NPS-Langzeitstudie wurde 96 stationäre Patienten mit NPS in Berlin rekrutiert (Vater et al. 2014). 40 (41.7 %) der 96 Teilnehmer standen nach 24 Monaten für eine Follow-up-Untersuchung zur Verfügung. 19 (52.5 %) dieser Patienten erfüllten die NPS-Kriterien nicht mehr; beim Durchschnittspatienten sanken die diagnostischen Kriterien um 1.37. Die Autoren weisen darauf hin, dass diese Remissionsrate derjenigen für andere Persönlichkeitsstörungen gleicht. Bemerkenswert ist, dass das ausbeuterische Verhalten gegenüber anderen Menschen das Kriterium mit der höchsten Remissionsrate darstellte, während Neid und das Bedürfnis nach Bewunderung zu den drei häufigsten Kriterien sowohl zu Beginn der Studie als auch beim Follow-up zwei Jahre später zählten. Im Gegensatz zur Untersuchung von Ronningstam et al. (1995) konnten nach Studienbeginn nicht genügend Daten über Faktoren wie wichtige Lebensereignisse gesammelt werden, so dass es nicht möglich war, Prädiktoren für die Remission zu untersuchen.

3.1.6 Verlauf- und Ergebnisforschung

NPS-Patienten gelten als schwierig zu behandeln, weil sie Schwächen nicht zugeben können, die Auswirkungen ihres Verhaltens auf andere Menschen nicht anerkennen und das Feedback, das sie bekommen, nicht verarbeiten können. Empfehlungen für den therapeutischen Umgang mit diesen Patienten beruhen in erster Linie auf klinischer Erfahrung und auf theoretischen Formulierungen. Diese Fallstudien illustrieren, dass einzelne Patienten mit NPS erfolgreich behandelt werden können, andere aber nicht auf die Therapie ansprechen.

Bislang liegen keine randomisierten und kontrollierten Studien über die Behandlung der NPS vor. Es gibt mehrere Psychotherapiestudien über Patienten mit einer spezifischen Persönlichkeitsstörung, einer Untergruppe von Persönlichkeitsstörungen, Persönlichkeitsstörungen im Allgemeinen oder Achse-I-Störungen, an denen auch Patienten mit NPS teilnahmen. Diese kontrollierten Studien sind aber schwierig zu interpretieren, weil sie gemischte Typen der Persönlichkeitsstörungen untersuchten, ohne narzisstische Kohorten zu spezifizieren.

Zum Beispiel untersuchten Teusch et al. (2001) die Auswirkungen klientenzentrierten Psychotherapie für Persönlichkeitsstörungen allein oder in Kombination mit einer psychopharmakologischen Behandlung. Die Autoren fanden bei Probanden mit histrionischer oder narzisstischer Persönlichkeitsstörung, dass die klientenzentrierte Psychotherapie ohne medikamentöse Begleitung zu einem stärkeren Rückgang der Depression führte als die Kombination von klientenzentrierter Psychotherapie mit psychopharmakologischer Behandlung. Allerdings lassen sich die Effekte für NPS aufgrund der gemischten Gruppen und der kleinen Anzahl von Teilnehmern in den Subgruppen-Vergleichen schwierig bestimmen (n = 18 in der Gruppe mit klientenzentrierter Psychotherapie und n = 9 in der Gruppe mit kombinierter Behandlung). Zudem macht das Fehlen einer Kontrollgruppe die Interpretation der Effektivität der Behandlung unmöglich.

Callaghan et al. (2003) haben eine Einzelfallstudie über eine Patientin mit histrionischer und narzisstischer Persönlichkeitsstörung vorgelegt, die mit funktional-analytischer Psychotherapie (Kohlenberg & Tsai 1991) behandelt wurde. Sie berichten signifikante Veränderungen des narzisstischen Verhaltens in den Psychotherapiesitzungen. Lagsequenzielle Analysen ergaben, dass diese Veränderungen mit den Reaktionen des Therapeuten auf das Verhalten der Patientin in den Sitzungen zusammenhingen. Die in den Sitzungen zu verzeichnenden Veränderungen gingen aber nicht mit Verbesserungen im Verhalten außerhalb der Sitzungen einher. Mit einer ähnlichen Methode fanden Daig et al. (2009) heraus, dass Verbesserungen nach dem »threatened self«-Index des Narcissism Inventory-90 (Schoeneich et al. 2000) in einem Sample stationärer Psychiatriepatienten, die mit psychodynamisch orientierter Psychotherapie behandelt wurden, anschließende Verbesserungen vorhersagten.

Was den Psychotherapieverlauf angeht, so dokumentierten Hilsenroth et al. (1998) in einer Studie an einer Universitätsklinik die höchste Abbruchrate (64 %) bei Patienten mit NPS. Das Kriterium »Verlangt nach übermäßiger Bewunderung« war eines von vier DSM-IV-Kriterien, die sich als signifikante Abbruchprädiktoren erwiesen. Damit übereinstimmend sagte die narzisstische Grandiosität (nicht aber die narzisstische Verwundbarkeit) eine vom Patienten initiierte vorzeitige Beendigung der Psychotherapie in einem sozialpsychiatrischen Zentrum voraus (Ellison et al. 2013). In einer anderen Studie über kognitive Verhaltenstherapie (KVT) für Essstörungen fanden Campbell et al. (2009), dass die Werte auf der Subskala »narzisstisch missbraucht« bei den Abbrüchlern höher waren, obwohl die Gesamtwerte des O'Brien Multiphasic Narcissism Inventory (O'Brien 1987) nicht mit dem Abbruch korrelierten. Das bedeutet, dass die Patienten, die ihre Therapie vorzeitig beendeten, die anderen Teilnehmer tendenziell als feindselig und allzu fordernd betrachteten.

Vor einigen Jahren führten Levy et al. (2017) eine Reanalyse der Daten einer 10 Jahre zuvor veröffentlichten randomisierten und kontrollierten Studie über BPS-Patienten (Clarkin et al. 2007) durch. Sie untersuchten speziell den Zusammenhang zwischen Narzissmus und Therapieabbruch. Höhere Narzissmuswerte sagten eine höhere Abbruchwahrscheinlichkeit voraus, und zwar v. a. für die supportive Psychotherapie. Interessanterweise war die Übertragungsfokussierte Psychotherapie bei Patienten mit höheren Narzissmuswerten mit weniger Abbrüchen assoziiert. In der dialektischen Verhaltenstherapie gab es bei Patienten mit hohen Narzissmuswerten zwar erhöhte, aber nicht signifikante Abbruchraten.

Diese Studien gelangten zu folgenden übereinstimmenden Ergebnissen: Erstens können Patienten mit narzisstischen Eigenschaften Verbesserungen in der Behandlung erzielen, auch wenn randomisiert-kontrollierte Studien mit großen Stichproben notwendig sind, um diese Beobachtung sicher zu bestätigen. Zweitens sagen narzisstische Persönlichkeitseigenschaften – insbesondere solche, die mit Grandiositätsverhalten oder Grandiositätszuständen verbunden sind – einen Psychotherapieabbruch voraus. Drittens ist das Abbruchrisiko u. U. bei supportiver Psychotherapie noch höher, während expressive psychodynamische Therapien wie die TFP einen gewissen Schutz vor vorzeitiger Beendigung bieten. Auch diese Schlussfolgerungen müssen durch Replikationsstudien bestätigt werden.

Die Beziehung zwischen Narzissmus und Symptombesserung ist weniger klar und einhellig, obwohl der Narzissmus offenbar mit dem anfänglichen klinischen Bild zusammenhängt. Ein Grund dafür könnte sein, dass der differentielle Abbruch das Ergebnis beeinflusst. Möglicherweise unterscheiden sich jene Patienten, die nicht abbrechen, von denen, die vorzeitig beenden; diese Unterschiede könnten dann die Beziehungen zwischen Narzissmus und Symptomveränderung verwässern. Umgekehrt ist möglich, dass es bei den narzisstischen Patienten, die in Behandlung bleiben, zu Besserungen kommt, die den Zusammenhang zwischen Narzissmus und Symptomveränderung schwächen.

3.1.7 Follow-up der Behandlung

Weil die oben erwähnten Follow-up-Studien von Plakun, McGlashan, Stone und Ronningstam und ihren Mitarbeitern allesamt mit behandelten Patientensamplen erfolgten, ist ihre klinische Aussagekraft begrenzt. Im Großen und Ganzen belegen sie allmähliche Verbesserungen der Symptomatik. In der prospektiven Follow-up-Studie von Ronningstam et al. (1995) lassen die retrospektiv erhobenen Daten über die Behandlungserfahrungen vermuten, dass es in der Art und Weise, wie die Patienten die Therapie für sich nutzten, keine Unterschiede gab zwischen Patienten mit Symptombesserung und solchen ohne Besserung. Die Autoren räumen jedoch ein, dass die Behandlungsberichte nicht hinreichend detailliert und strukturiert waren, um valide Schlussfolgerungen zuzulassen. Pharmakologische Behandlungen der NPS ohne Achse-I-Komorbidität wurden nicht erforscht. Aus naheliegenden Gründen steht die Formulierung klinischer Praxisleitlinien für die Störung noch aus.

3.1.8 Zusammenfassung und Schlussfolgerung

Übereinstimmende Schätzungen auf der Grundlage epidemiologischer Studien lassen vermuten, dass die Prävalenz der NPS in der Allgemeinbevölkerung ungefähr 1 % beträgt. Allerdings stammen die verfügbaren Daten aus nur wenigen Ländern. Schätzungen auf der Grundlage von Informanten und klinischen Samples liegen wahrscheinlich höher, auch wenn sie in den klinischen Stichproben erheblich variieren. Daten über den naturalistischen Verlauf der Störung sind rar. Die meisten Informationen beruhen auf kleinen oder ausgewählten Patientensamples, die wenige Jahre bzw. maximal 14 Jahre beobachtet wurden. Im Allgemeinen zeigen diese Studien, dass Patienten mit NPS im Laufe der Zeit Besserungen erzielen. Eine Studie lässt vermuten, dass es spezifische Untergruppen dieser Patienten mit zeitlich differenziertem Status gibt.

Es liegen keine randomisierten und kontrollierten Behandlungsstudien über Patienten mit NPS vor. Aufgrund klinischer Erfahrung ist anzunehmen, dass Patienten mit komorbider NPS zu frühen Therapieabbrüchen neigen, aber auf die Behandlung mit gewissen Verbesserungen reagieren. Aufgrund des klinischen Interesses, der dokumentierten Beeinträchtigung und der Auswirkungen des Narzissmus sind große programmatische Studien über die Prävalenz der NPS, den Verlauf und die Behandlungsergebnisse dringend erforderlich

Literatur

Akhtar, S., & J. A. Thomson (1982). Overview: Narcissistic personality disorder. Am J Psychiatry 139: 12–20.

American Psychiatric Association (1980). Diagnostic and Statistical Manual of Mental Disorders (3rd ed.). Washington, DC.

American Psychiatric Association (1987). Diagnostic and Statistical Manual of Mental Health Disorders (3rd ed., rev.). Washington, DC.

Baxter, A. J., T. S. Brugha, H. E. Erskine et al. (2015). The epidemiology and global burden of autism spectrum disorders. Psychol Med 45(03): 601–613. https://doi.org/10.1017/S003329171400172X

Block, J. (1971). Lives Through Time. Berkeley, CA (Bancroft Books).

Callaghan, G. M., C. J. Summers & M. Weidman (2003). The treatment of histrionic and narcissistic personality disorder behaviors: A single-subject demonstration of clinical improvement using functional analytic psychotherapy. J Contemp Psychother 33(4): 321–339.

Campbell, M. A., G. Waller & N. Pistrang (2009). The impact of narcissism on drop-out from cognitive-behavioral therapy for the eating disorders: A pilot study. J Nerv Ment Dis 197(4): 278–281. https://doi.org/10.1097/NMD.0b013e31819dc150

Campbell, W. K., G. D. Reeder, C. Sedikides et al. (2000). Narcissism and Comparative Self-Enhancement Strategies. J Res Pers 34(3): 329–347. https://doi.org/10.1006/jrpe.2000.2282

Cattell, R. B. (1957). Personality and motivation: Structure and measurement. New York (World Book Company).

Chanen, A. M., H. J. Jackson, P. D. McGorry et al. (2004). Two-year stability of personality disorder in older adolescent outpatients. J Pers Dis 18(6): 526–541.

Clarkin, J. F., & K. N. Levy (2003). A psychodynamic treatment for severe personality disorders: Issues in treatment development. Psychoanal Inq 23(2): 248–267. https://doi.org/10.1080/07351692309349033

Clarkin, J. F., K. N. Levy, M. F. Lenzenweger et al. (2007). Evaluating three treatments for borderline personality disorder: a multiwave study. Am J Psychiatry 164(6): 922–928.

Coid, J., M. Yang, P. Tyrer et al. (2006). Prevalence and correlates of personality disorder in Great Britain. Br J Psychiatry 188(5): 423–431.

Cooper, A. M., & N. Fischer (1981). Masochism: Current concepts. J Am Psychoanal Assoc 29(3): 673–688.

Cooper, L. D., S. Balsis & T. F. Oltmanns (2012). Self- and informant-reported perspectives on symptoms of narcissistic personality disorder. Pers Dis 3(2): 140–154. https://doi.org/10.1037/a0026576

Daig, I., B. F. Klapp & H. Fliege (2009). Narcissism predicts therapy outcome in psychosomatic patients. J Psychopathol Behav Assess 31(4): 368–377. https://doi.org/10.1007/s10862-008-9122-0

Dhawan, N., M. E. Kunik, J. Oldham et al. (2010). Prevalence and treatment of narcissistic personality disorder in the community: A systematic review. Compr Psychiatry 51(4): 333–339. https://doi.org/10.1016/j.comppsych.2009.09.003

Durbin, C. E., & Klein, D. N. (2006). Ten-year stability of personality disorders among outpatients with mood disorders. J Abnorm Psychol 115(1): 75–84. https://doi.org/10.1037/0021-843X.115.1.75

Ellison, W. D., K. N. Levy, N. M. Cain, E. B. Ansell et al. (2013). The impact of pathological narcissism on psychotherapy utilization, initial symptom severity, and early-treatment symptom change: A naturalistic investigation. J Pers Assess 95(3): 291–300. https://doi.org/10.1080/00223891.2012.742904

Ferro, T., D. N. Klein, J. E. Schwartz et al. (1998). 30-month stability of personality disorder diagnosis in depressed outpatients. J Am Psychiatry 155(5): 653–659. https://doi.org/10.1176/ajp.155.5.653

Frances, A. (1980). The DSM-III personality disorders section: A commentary. J Am Psychiatry 137: 1050–1054.

Freud, S. (1911c). Psychoanalytische Bemerkungen über einen autobiographisch beschriebenen Fall von Paranoia. G. W., Bd. 8, S. 239–316.

Gabbard, G. O. (1989). Two subtypes of narcissistic personality disorder. Bull Menninger Clin 53(6) 527–532.

Grijalva, E., D. A. Newman, L. Tay et al. (2015). Gender differences in narcissism: A meta-analytic review. Psychol Bull 141(2): 261–310. https://doi.org/10.1037/a0038231

Grilo, C. M., D. F. Becker, W. S. Edell et al. (2001). Stability and change of DSM-III-R personality disorder dimensions in adolescents followed up 2 years after psychiatric hospitalization. Compr Psychiatry 42(5): 364–368. https://doi.org/10.1053/comp.2001.26274

Grilo, C. M., T. H. McGlashan, D. M. Quinlan et al. (1998). Frequency of personality disorders in two age cohorts of psychiatric inpatients. Am J Psychiatry 155(1): 140–142. https://doi.org/10.1176/ajp.155.1.140

Gunderson, J. G., & E. Ronningstam (2001). Differentiating narcissistic and antisocial personality disorders. J Pers Disord 15(2): 103–109.

Harder, D. W. (1979). The assessment of ambitious-narcissistic character style with three projective tests: The early memories, TAT, and Rorschach. J Pers Assess 43(1): 23–32.
Hilsenroth, M. J., D. J. Holdwick Jr., F. D. Castlebury et al. (1998). The effects of DSM-IV cluster B personality disorder symptoms on the termination and continuation of psychotherapy. Psychotherapy 35(2): 163–176. https://doi.org/10.1037/h0087845
Hopwood, C. J., L. C. Morey, M. B. Donnellan et al. (2013). Ten year rank-order stability of personality traits and disorders in a clinical sample. J Pers 81(3): 335–344. https://doi.org/10.1111/j.1467-6494.2012.00801.x
Horkheimer, M., E. Fromm & H. Marcuse (1936). Studien über Autorität und Familie. Schriften des Instituts für Sozialforschung 5. Paris (Felix Alcan).
Hörz-Sagstetter, S., D. Diamond, J. F. Clarkin et al. (2017). Clinical characteristics of comorbid narcissistic personality disorder in patients with borderline personality disorder. J Pers Disord 32(4): 562–575.
Kernberg, O. F. (1967). Borderline personality organization. J Am Psychoanal Assoc 15(3): 641–685.
Kernberg, O. F. (1968). The treatment of patients with borderline personality organization. Int J Psychoanal 49: 600–619.
Kernberg, O. F. (1970). Factors in the psychoanalytic treatment of narcissistic personalities. J Am Psychoanal Assoc 18(1): 51–85.
Kernberg, O. F. (1975 [1983]). Borderline-Störungen und pathologischer Narzißmus. Frankfurt/M. (Suhrkamp).
Klonsky, E. D., & T. F. Oltmanns (2002). Informant-reports of personality disorder: Relation to self-reports and future research directions. Clin Psychol 9(3): 300–311.
Kohlenberg, R. J., & Tsai, M. (1991). Functional analytic psychotherapy: Creating intense and curative therapeutic relationships (Vol. xiv). New York (Plenum Press). https://doi.org/10.1007/978-0-387-70855-3
Kohut, H. (1975 [1966]). Formen und Umformungen des Narzißmus. In: ders., Die Zukunft der Psychoanalyse. Frankfurt/M. (Suhrkamp), S. 140–172.
Kohut, H. (1975 [1968]). Die psychoanalytische Behandlung narzißtischer Persönlichkeitsstörungen. In: ders., Die Zukunft der Psychoanalyse. Frankfurt/M. (Suhrkamp), S. 173–204.
Lasch, C. (1978). The Culture of Narcissism: American Life in an Age of Disminishing Expectations. New York (W. W. Norton & Company).
Leary, T. (1957). Interpersonal Diagnosis of Personality: A Functional Theory and Methodology for Personality Evaluation. Oxford, UK (Ronald Press).
Lenzenweger, M. F., M. C. Lane et al. (2007). DSM-IV personality disorders in the National Comorbidity Survey Replication. Biol Psychiatry 62(6): 553–564. https://doi.org/10.1016/j.biopsych.2006.09.019
Levy, K. N., P. Chauhan, J. F. Clarkin et al. (2009). Narcissistic pathology: Empirical approaches. Psychiatr Ann 39(4): 203–213.
Levy, K. N., & B. N. Johnson (2016). Personality disorders. In APA Handbook of Clinical Psychology: Psychopathology and Health. Vol. 4.. Washington, DC (American Psychological Association), S. 173–207.
Levy, K. N., Y. Kivity, D. Diamond et al. (2017, June). The impact of narcissism on the evidence-based treatment of borderline personality disorder. Presented at the Society for Psychotherapy Research, Toronto, ON.
Maier, W., D. Lichtermann, T. Klingler et al. (1992). Prevalences of personality disorders (DSM-III-R) in the community. J Pers Disord 6(3): 187–196.
Marcuse, H. (1955). Eros and civilization: A philosophical inquiry into Freud. Oxford, UK (Beacon Press).
Masterson, J. (1981). The narcissistic and borderline conditions: An integrated development approach. New York and London (Brunner-Routledge).
McGlashan, T. H., & R. K. Heinssen (1989). Narcissistic, antisocial, and noncomorbid subgroups of borderline disorder: Are they distinct entities by long-term clinical profile? Psychiatr Clin North Am 12(3): 653–670.
McGrath, J., S. Saha, D. Chant et al. (2008). Schizophrenia: A concise overview of incidence, prevalence, and mortality. Epidemiol Rev 30(1): 67–76. https://doi.org/10.1093/epirev/mxn001
Merikangas, K. R., H. S. Akiskal, J. Angst et al. (2007). Lifetime and 12-month prevalence of bipolar spectrum disorder in the National Comorbidity Survey Replication. Arch Gen Psychiatry 64(5): 543–552. https://doi.org/10.1001/archpsyc.64.5.543
Miller, J. D., W. K. Campbell & P. A. Pilkonis (2007). Narcissistic personality disorder: Relations with distress and functional impairment. Psychol Bull

48(2): 170–177. https://doi.org/10.1016/j.comppsych.2006.10.003
Millon, T. (1968). Approaches to personality. New York (Pitman Publishing Co.).
Morey, L. C., C. J. Hopwood, J. C. Markowitz et al. (2012). Comparison of alternative models for personality disorders, II: 6-, 8-, and 10-year follow-up. Psychol Med 42(8): 1705–1713. https://doi.org/10.1017/S0033291711002601
Morey, L. C., & B. H. Stagner (2012). Narcissistic pathology as core personality dysfunction: Comparing the DSM-IV and the DSM-5 proposal for narcissistic personality disorder. J Clin Psychol 68(8): 908–921. https://doi.org/10.1002/jclp.21895
Nestadt, G., C. Di, J. F. Samuels et al. (2010). The stability of DSM personality disorders over twelve to eighteen years. J Psychiatr Res 44(1): 1–7. https://doi.org/10.1016/j.jpsychires.2009.06.009
O'Brien, M. L. (1987). Examining the dimensionality of pathological narcissism: Factor analysis and construct validity of the O'Brien Multiphasic Narcissism Inventory. Psychol Rep 61(2): 499–510.
Ogrodniczuk, J. S., W. E. Piper, A. S. Joyce et al. (2009). Interpersonal problems associated with narcissism among psychiatric outpatients. J Psychiatr Res 43(9): 837–842.
Pincus, A. L. (2011). Some comments on nomology, diagnostic process, and narcissistic personality disorder in the DSM-5 proposal for personality and personality disorders. Personal Disord 2(1): 41–53. https://doi.org/10.1037/a0021191
Pincus, A. L., E. B. Ansell, C. A. Pimentel et al. (2009). Initial construction and validation of the Pathological Narcissism Inventory. Psychol Assess 21(3): 365–379. https://doi.org/10.1037/a0016530
Plakun, E. M. (1989). Narcissistic personality disorder: A validity study and comparison to borderline personality disorder. Psychiatr Clin North Am 12(3): 603–620.
Pulver, S. E. (1970). Narcissism: The term and the concept. J Am Psychoanal Assoc 18(2): 319–341.
Quirk, S. E., M. Berk, A. M. Chanen et al. (2016). Population prevalence of personality disorder and associations with physical health comorbidities and health care service utilization: A review. Personal Disord 7(2): 136–146. https://doi.org/10.1037/per0000148
Raskin, R. N., & C. S. Hall (1979). A narcissistic personality inventory. Psychol Rep 45: 590–
Ronningstam, E. (2005). Identifying and Understanding the Narcissistic Personality. New York (Oxford University Press).
Ronningstam, E. (2011). Narcissistic personality disorder in DSM-5: In support of retaining a significant diagnosis. J Pers Disord 25(2): 248–259. https://doi.org/10.1521/pedi.2011.25.2.248
Ronningstam, E., J. Gunderson & M. Lyons (1995). Changes in pathological narcissism. J Am Psychiatry 152(2): 253–257. https://doi.org/10.1176/ajp.152.2.253
Rosenfeld, H. (1990 [1987]). Narzißtische Patienten mit negativen therapeutischen Reaktionen. In: ders., Sackgassen und Deutungen. München/Wien (Verlag Intern. Psychoanalyse), S. 113–140.
Samuels, J. F., G. Nestadt, A. J. Romanoski et al. (1994). DSM-III personality disorders in the community. Am J Psychiatry 151(7): 1055–1062.
Schoeneich, F., M. Rose, G. Danzer et al. (2000). Narcissism inventory-90 (NI-90). Empirically-based reduction and identification of items sensitive for change – a questionnaire particularly suited for measuring self-regulatory parameters. Psychother Psychosom Med Psychol 50(9–10): 396–405. https://doi.org/10.1055/s-2000–9095
Shedler, J., A. Beck, P. Fonagy et al. (2010). Personality disorders in DSM-5. Am J Psychiatry, 167(9): 1026–1028. https://doi.org/10.1176/appi.ajp.2010.10050746
Siever, L. J., & H. Klar (1986). A Review of DSM-III criteria for the Personality Disorders. American Psychiatric Association Annual Review 5. Washington, DC (American Psychiatric Association), S. 299–301.
Stinson, F. S., D. A. Dawson, R. B. Goldstein et al. (2008). Prevalence, correlates, disability, and comorbidity of DSM-IV narcissistic personality disorder: Results from the wave 2 National Epidemiologic Survey on Alcohol and Related Conditions. J Clin Psychiatry 69(7): 1033–1045. https://doi.org/10.4088/JCP.v69n0701
Stone, M. H. (1989). Long-term follow-up of narcissistic/borderline patients. Psychiatr Clin North Am 12(3): 621–641.
Teusch, L., H. Bohme, J. Finke et al. (2001). Effects of client-centered psychotherapy for personality disorders alone and in combination with psychopharmacological treatment. Psychother Psychosom 70(6): 328–36.
Trull, T. J., S. Jahng, R. L. Tomko et al. (2010). Revised NESARC personality disorder diagnoses: Gender,

prevalence, and comorbidity with substance dependence disorders. J Pers Disord 24(4): 412–426. https://doi.org/10.1521/pedi.2010.24.4.412
Twenge, J. M., S. Konrath, J. D. Foster et al. (2008). Egos inflating over time: A cross-temporal meta-analysis of the Narcissistic Personality Inventory. J Pers 76(4): 875–902. https://doi.org/10.1111/j.1467-6494.2008.00507.x
Vaillant, G. E., & J. C. Perry (1989). Personality disorders. In: H. I. Kaplan & B. J. Sadock (Hg.). Comprehensive textbook of psychiatry, Vols. 1–2 (5th ed., Vol. 2). Baltimore, MD (Williams & Wilkins Co.).
Van der Waals, H. (1965). Problems of narcissism. Bull Menninger Clin 29(6): 293.
Vater, A., K. Ritter, S. Strunz et al. (2014). Stability of narcissistic personality disorder: Tracking categorical and dimensional rating systems over a two-year period. Personal Disord 5(3): 305–313. https://doi.org/10.1037/per0000058
Waelder, R. (1980 [1924]). Über Mechanismen und Beeinflussungsmöglichkeiten der Psychosen. In: ders., Ansichten der Psychoanalyse. Stuttgart (Klett-Cotta), S. 15–42.
Westen, D. (1997). Divergences between clinical and research methods for assessing personality disorders: Implications for research and the evolution of Axis II. Am J Psychiatry 154(7): 895–903.
Westen, D., & L. Arkowitz-Westen (1998). Limitations of Axis II in diagnosing personality pathology in clinical practice. Am J Psychiatry. Retrieved from http://ajp.psychiatryonline.org/doi/abs/10.1176/ajp.155.12.1767
Westen, D., & J. Shedler (1999a). Revising and assessing Axis II, Part I: Developing a clinically and empirically valid assessment method. Am J Psychiatry 156(2): 258–272.
Westen, D., & J. Shedler (1999b). Revising and assessing Axis II, Part II: Toward an empirically based and clinically useful classification of personality disorders. Am J Psychiatry 156(2): 273–285.
Wink, P. (1991). Two faces of narcissism. J Pers Soc Psychol 61(4): 590.
Wink, P. (1992). Three types of narcissism in women from college to mid-life. J Pers 60(1): 7–30. https://doi.org/10.1111/j.1467-6494.1992.tb00263.x
Wolfe, T. (1976). The »me« decade and the third great awakening. New York Magazine. Retrieved from http://nymag.com/news/features/45938/
Zeigler-Hill, V. (2006). Discrepancies between implicit and explicit self-esteem: Implications for narcissism and self-esteem instability. J Pers 74(1): 119–144. https://doi.org/10.1111/j.1467-6494.2005.00371.x
Zimmerman, M., L. Rothschild & I. Chelminski (2005). The prevalence of DSM-IV personality disorders in psychiatric outpatients. Am J Psychiatry 162(10): 1911–1918. https://doi.org/10.1176/appi.ajp.162.10.1911

3.2 Veränderungen der narzisstischen Psychopathologie – der Einfluss korrigierender und korrosiver Lebensereignisse

Elsa Ronningstam
Übersetzung: Petra Holler

Ziel dieses Kapitels ist es, das Wesen der Veränderungen des psychopathologischen Narzissmus zu untersuchen. Dabei liegt ein besonderes Augenmerk auf Veränderungen, die sich nicht in erster Linie unmittelbaren therapeutischen Interventionen verdanken, sondern Lebensereignissen, die der Einzelne entweder als *korrigierend* oder aber als *korrosiv* erlebt. Korrigierende Erfahrungen können zu einer Modifizierung oder Transformation des Narzissmus beitragen, im Zuge derer bestimmte Charakterzüge, interpersonelle Muster oder Verhaltensmuster ihre pathologische narzisstische Funktion einbüßen. Lebensereignisse können aber auch korrosiv sein und in eine Exazerbation des pathologischen Narzissmus münden, verbunden mit der Entwicklung trauma-assoziierter narzisstischer Symptome; sie können in eine schwere narzisstische Persönlichkeitsstörung münden oder gar eine psychotische Störung mit Wahnideen nach sich ziehen. Der Zusammenhang zwischen äußeren Lebensereignissen und der im Rahmen einer Therapie geleisteten Arbeit kann dabei durchaus vielschichtig sein, wenngleich auch weniger offensichtlich.

Korrigierende Lebenserfahrungen, die mit strukturellen Veränderungen und verbesserten zwischenmenschlichen Beziehungen einhergehen, können sich in der Tat dämpfend auf die Motivation auswirken, um therapeutische Hilfe zu ersuchen. Sie können in eine progressive und befriedigendere Lebenseinstellung münden und daher als konsolidierender und weniger bedrohlich für das eigene Selbst erlebt werden, als wenn man sich auf eine intensive Psychotherapie einlässt. Andererseits kann eine akute oder allmähliche Exazerbation des pathologischen Narzissmus infolge eines korrosiven Lebensereignisses die betreffende Person zu der Erkenntnis gelangen lassen, dass eine persönliche Veränderung vonnöten ist, was wiederum die Motivation erhöhen kann, sich in Behandlung zu begeben. Neue Einsichten sowie Veränderungen in der Selbstwahrnehmung, der interpersonellen Muster oder Verhaltensmuster können unmittelbare Folgen derartiger Lebensereignisse sein, die ihrerseits wieder die Beschaffenheit einer therapeutischen Arbeitsbeziehung beeinflussen.

Zum Zwecke der Klarheit möchte ich vorab einige Begriffe genauer definieren. In früheren Arbeiten (Ronningstam 2005, 2009) habe ich *pathologischen Narzissmus* als strukturelle Deformation beschrieben, die mit einem pathologischen Größenselbst, unintegrierten Objektbeziehungen, einem inkonsistenten und/oder übermäßig strengen Über-Ich sowie einer Beeinträchtigung der Affektregulierung einhergeht. Das Selbstwertgefühl ist fragil und wird mithilfe pathologischer, expressiver und supportiver regulatorischer Prozesse aufrechterhalten. Pathologischer Narzissmus kann sich mehr oder weniger negativ auf das dauerhafte Funktionieren der Persönlichkeit auswirken.

Ist der Grad an pathologischem Narzissmus weniger ausgeprägt, sondern eher situationsbedingt oder als spezifischer Charakterzug gekennzeichnet, der sich auf das allgemeine persönliche und/oder berufliche Funktionieren weniger stark auswirkt, spricht man von einer *narzisstischen* Störung oder *narzisstischen Charakterzügen.*

Die *narzisstische Persönlichkeitsstörung* (NPS) wiederum bezeichnet eine stabile und überdauernde Funktionsweise der Persönlichkeit, die die Kriterien der NPS im DSM-V/Abschnitt II oder die dimensionale Beschreibung in Abschnitt III (APA 2013) oder jeder anderen umfassenden diagnostischen Beschreibung dieser Charakterstörung erfüllt (Akhtar 1989, 1997; Cooper 1997; Kernberg 1975; 1985; Caligor, Levy, Yeomans 2015).

3.2.1 Veränderbarkeit des pathologischen Narzissmus

Menschen mit narzisstischer Persönlichkeit galten lange Zeit als veränderungsresistent. Das Fehlen einer manifesten Symptomatik, die Verleugnung von Problemen und Grenzen sowie ein Verhalten, das der permanenten Bestätigung des eigenen Selbst dient, lassen ihre Veränderungswünsche als gering erscheinen. Da der pathologische Narzissmus ätiologisch sowohl Bindungserfahrungen als auch bestimmten interaktionellen Mustern mit Bezugspersonen und einem Misslingen selbstregulatorischer Fähigkeiten in der frühen Kindheit entspringt (P. Kernberg 1989, 1997; Schore 1994; Diamond, Clarkin, Levy et al. 2013; Diamond & Meehan 2014), gilt er als ich-syntone und überdauernde Störung mit tief verankerten Persönlichkeitsmustern. Eine neuere Zwillingsstudie (Torgersen et al. 2000; s. auch Kap. 2.1 in diesem Band) hat darüber hinaus einen starken genetischen Einfluss im Zusammenhang mit narzisstischen Persönlichkeitsstörungen (79 %) geltend gemacht, was für den Faktor Erblichkeit als wesentliches Einflussmoment spricht. Studien zur Regulierung des Selbstwertgefühls bestätigen zudem, dass Menschen mit einem stark ausgeprägten Narzissmus über ein ebenfalls stark entwickeltes, aber instabiles Selbstwertempfinden verfügen, das dazu neigt, zwischen einem Gefühl sich selbst verstärkender Überlegenheit einerseits und verletzlicher Minderwertigkeit andererseits hin und her zu schwanken (Pinkus & Lukowitsky 2010). Auf Kritik reagieren sie überaus empfindlich, auf ihre als bedroht wahrgenommenen Selbstbilder mit Wut und Feindseligkeit (Rhodewalt & Morf 1998). Eine beständige Suche nach Bestätigung des grandiosen, aber verletzlichen Selbst sowie interpersonelle selbstregulative Strategien, die das eigene Selbst eher unterminieren und die Integration positiver Rückmeldung verhindern (s. Kap. 2.3 in diesem Band), sind beides Merkmale der narzisstischen Persönlichkeit, die Veränderung und persönlichem Wachstum im Wege stehen.

Ein weiteres Hindernis entspringt dem für narzisstische Menschen typischen Widerstand, sich in psychotherapeutische Behandlung zu begeben. Sie erleben ihre Charakterzüge nicht als problematisch. Äußere Umstände und Beziehungen, die ihre Grandiosität stützen oder fördern bzw. ihre typisch narzisstische Kränkbarkeit festschreiben, werden von den Betreffenden nicht selten als Beleg ihres guten Funktionierens aufgefasst. Der therapeutische Prozess seinerseits setzt Fähigkeiten voraus, die einem Narzissten nicht unbedingt zur Verfügung stehen, zum Beispiel die Fähigkeit zur Symbolisierung, zur Wahrnehmung und Identifizierung von Gefühlen oder das Ertragen gegenseitiger zwischenmenschlicher Beziehungen. Die Art und Weise, wie Therapie stattfindet, kann als provokativ, demütigend oder bedeutungslos erlebt werden, so wie in der Beziehung zum Therapeuten unerträgliche Gefühle wie beispielsweise allgemeiner seelischer Schmerz, Wut, Minderwertigkeit, Scham und Neid aktiviert werden. Die Fähigkeit, sich auf eine langfristige therapeutische Arbeitsbeziehung einzulassen und davon zu profitieren, kann aufgrund geringer Affekttoleranz und des Bedürfnisses, zu zerstören, was andere haben und man selbst haben könnte, begrenzt sein (Kernberg 1993, 2007).

Zahlreiche klinische Beispiele belegen die Neigung narzisstischer Patienten, auf Distanz zu gehen, indem sie Informationen in ihrem Sinne aufspalten und »dosieren«, sich gegenüber dem Therapeuten an ihre eigenen verborgenen Tagesordnungspunkte halten, Deutungen zurückweisen und sich weigern, über bestimmte Themen zu sprechen, die für ihre Problematik und den Fortgang der Therapie von Belang sind. Der Kontakt zum Psychotherapeuten wird als intrusiv oder demütigend erlebt, als Beweis für ihre eigene Unzulänglichkeit oder gar als bedrohlich. Mithilfe bestimmter Strategien sollen das eigene Selbstwertgefühl geschützt und unerträgliche Affekte wie Schmerz, Wut, Scham und Neid oder aber ein Gefühl der Minderwertigkeit und Hilflosigkeit vermieden werden. Die Angst vor starken Affekten, Gefühlen von Minderwertigkeit und Abhängigkeit in einer therapeutischen Beziehung kann folglich drastische Entscheidungen nach sich ziehen, mit deren Hilfe Bedrohungen vermieden und ein Gefühl der Selbstgenügsamkeit gefördert werden sollen (Ronningstam & Baskin-Sommers 2013).

Veränderungen innerhalb der Behandlung

Freuds Aussage, Menschen mit narzisstischen Neurosen seien nicht geeignet für die Durchführung von Psychoanalysen, weil sie keine Übertragung entwickelten, blieb für mehrere Jahrzehnte unhinterfragt. Moderne objektbeziehungstheoretische, selbstpsychologische und interpersonelle Ansätze lassen jedoch Behandelbarkeit und Prognose des pathologischen Narzissmus bzw. narzisstischer Störungen unter zunehmend günstigerem Licht erscheinen. Zwei psychoanalytische Strategien haben den Weg für Veränderungen des pathologischen Narzissmus geebnet: Kernberg (1975, 1984) setzt vor allem auf Realitätsprüfung, Konfrontation und Deutung von pathologischem Größenselbst und negativer Übertragung. Kohut (1966, 1971, 1977) wiederum betont empathisches Beobachten sowie Entfaltung und Durcharbeitung dreier Übertragungskonstellationen – Spiegelübertragung, idealisierende und Zwillings- bzw. Alter-Ego-Übertragung (Ornstein 1997) – als Möglichkeit, die strukturellen Defizite, die die narzisstischen Störungen charakterisieren, zu korrigieren. Eine dritte, weniger bekannte Methode (Fiscalini 1993, 1994) bedient sich eines aktiven und interpersonellen psychoanalytischen Fragens, das zwischen konfrontierender und empathischer Exploration der narzisstischen Übertragungs-Gegenübertragungs-Matrix alterniert. Eine Strategie, die sich auf die Schwierigkeiten des Patienten konzentriert, die eigenen subjektiven Einstellungen zu hinterfragen und sein Selbstwertgefühl herausgefordert zu sehen, um ihn zugleich aktiv in die Exploration zwischenmenschlicher Interaktion einzubeziehen.

Kontinuierliche Forschungsarbeiten zum Verständnis von psychischer Veränderung sind von besonderer Relevanz, was die Behandlung narzisstischer Störungen angeht. Untersucht werden hier vor allem Übertragungs- und Gegenübertragungs-Entwicklungen, projektive Identifizierung und Inszenierung (Renik 1998) in Verbindung mit einer erweiterten Bandbreite therapeutischer Interventionen (Stewart 1990). Einige klinische Studien jüngeren Datums berichten von Fortschritten in der Behandlung narzisstischer Störungen, die an das Erkennen von projektiver Identifizierung, Inszenierung und Gegenübertragung aufseiten des Therapeuten/Analytikers geknüpft sind (Jorstad 2001; Kernberg 1999; Bateman 1998; Ivey 1999; Glasser 1992; Masterson & Klein 1995; Maldonado 2003; Almond 2004).

Eine Integration von Kernbergs objektbeziehungstheoretischen Arbeiten zum pathologischen Narzissmus sowie die sich mehrenden Beobachtungen zu Übertragungs-Gegenübertragungs-Inszenierungen haben zur Entwicklung der Übertragungsfokussierte Psychotherapie (TFP) geführt (Kernberg, Yeomans, Clarkin & Levy 2008). Ursprünglich als Behandlungsmethode für Borderline-Persönlichkeitsstörungen konzipiert, wurde die TFP jüngst auch für die Behandlung von narzisstischen Persönlichkeitsstörungen modifiziert (Diamand, Yeomans & Levy 2011). Auch außerhalb der Psychoanalyse und psychoanalytischen Psychotherapie angesiedelte Behandlungswege können sich in der Modifizierung maladaptiver Merkmalszüge narzisstischer Störungen als effektiv erweisen. Am vielversprechendsten ist hier die schemafokussierte Therapie (Young 1997; Young, Klosko & Weishaar 2003), die kognitive, verhaltens-, erfahrungs- und übertragungsorientierte Techniken miteinander kombiniert, um bestimmte Schemata zu verändern.

Veränderungen außerhalb der Behandlung

Neben den Veränderungen innerhalb eines therapeutischen Settings kann es natürlich auch außerhalb einer Psychotherapie, d. h. im Rahmen der persönlichen Entwicklung und bestimmter Lebensereignisse, zu Veränderungen des Narzissmus kommen. Kernberg (1980) weist auf die Fähigkeit narzisstischer Patienten hin, aus Erfahrungen zu lernen und mit der Zeit eine größere Selbstbewusstheit zu entwickeln. Das Veränderungspotenzial, so Kernberg weiter, könne sich im mittleren Lebensalter erhöhen, wenn sich die betreffenden Personen ihrer Grenzen sowie der schwerwiegenden oder langfristigen Folgen ihrer narzisstischen Persönlichkeit und Lebensgestaltung bewusst werden. Die Fähigkeit, zu trauern und Gefühle von Depression, Schuld und Bedauern zu ertragen, weist auf eine bessere Prognose hin. Kohut (1968) stellte fest, dass es über die Kompensation der eigenen narzisstischen Kränkbarkeit und Defizite sowie über die Transformation narzisstischer Strebungen, wie zum Beispiel Grandiosität und Exhibitionismus, während des gesamten Lebenszyklus zu Veränderungen in der narzisstischen Persönlichkeit kommt.

In einer Katamnese-Studie, deren Stichprobe sich aus Patienten mit einer narzisstischen Persönlichkeitsstörung zusammensetzte (Ronningstam et al. 1995), stellten wir über einen Zeitraum von drei Jahren einen signifikanten Rückgang in der Ausprägung des pathologischen Narzissmus fest. Die spezifischen Behandlungsmerkmale (d.h. Dauer, Art der Behandlung und Intensität) verteilten sich relativ ausgewogen zwischen der Patientengruppe, die sich positiv entwickelte, und jener, bei der keine Veränderungen zu verzeichnen waren. Überraschenderweise schrieben die Patienten, deren Entwicklung einen günstigen Verlauf nahm, ihre Veränderungen nicht der psychotherapeutischen Behandlung zu, sondern in erster Linie bestimmten Lebensereignissen. Eine eingehende Analyse ergab dabei drei Formen korrigierender Lebensereignisse: das Erreichen bestimmter Ziele, neue dauerhafte Beziehungen und Enttäuschungen oder Desillusionierungen. Mit anderen Worten, Faktoren und Umstände außerhalb einer psychotherapeutischen Behandlung – konkrete Lebensereignisse sowie die spezifische Art und Weise des Patienten, diese wahrzunehmen und damit umzugehen – tragen zur inneren Veränderung von Menschen mit narzisstischer Persönlichkeitsstörung bei.

Korrigierende Lebensereignisse

Der Gedanke, dass Erfahrungen an sich eine korrigierende Wirkung entfalten können, stammt von Franz Alexander (1956), der von »korrigierenden emotionalen Erfahrungen« im Rahmen von Psychotherapien sprach. Während sich die Life-Event-Forschung (Brown & Harris 1989) in der Regel auf die korrosiven Effekte stressreicher Erfahrungen konzentrierte, lagen bislang keine Studien vor, die sich mit der Möglichkeit korrigierender Auswirkungen von Lebensereignissen befassten. Die drei Bereiche korrigierender Erfahrungen, die wir in unseren katamnestischen Interviews herausarbeiten konnten, waren folgende: *Korrigierende (berufliche oder schulische) Leistungen* wie z.B. Schulabschlüsse, Verleihung von Preisen oder anderen Formen der Anerkennung, Erlangen einer angestrebten Position und Aufnahme in eine bestimmte Schule oder ein bestimmtes Ausbildungsprogramm zählten zu den häufigsten korrigierenden Lebensereignissen in unserer Studie. Sie trugen zu mehr Ausgewogenheit bei zwischen persönlichem Ehrgeiz, Idealen, Phantasien und inneren Zielsetzungen und mündeten in ein adäquateres Selbstgefühl, dessen defensive Grandiosität und narzisstische Reaktionen weniger stark ausgeprägt waren. In der Tat vermochten Leistungen dieser Art eine bemerkenswerte Veränderung zu bewirken, da die Erfahrung, bestimmte Ziele zu erreichen sowie Verantwortung und Zusammenarbeit erfolgreich zu meistern, Gefühle von Arroganz, Verachtung und Neid, aber auch das Erleben, unterschätzt und missverstanden zu werden, ersetzen konnte.

Korrigierende zwischenmenschliche Beziehungen – eine dauerhafte, intime Bindung an einen anderen Menschen – führten ebenfalls zu einer Reduzierung des pathologischen Narzissmus. Das Gefühl von Besonderheit und überlegener Isolierung wurde ersetzt durch die Erfahrung zwischenmenschlicher und gegenseitiger Besonderheit und Verpflichtung. Gefühle von Verachtung und Entwertung gingen ebenso zurück wie ansprüchliche oder ausbeuterische Verhaltensweisen. Die Fähigkeit, eine enge, auf Gegenseitigkeit basierende Beziehung aufrechtzuerhalten, erwies sich als zentral für anhaltende Veränderungen. Sie beinhaltet die Fähigkeit, Affekte und Nähe auszuhalten, durch die unerträgliche Gefühle wie Schmerz, Wut, Groll, Neid und/oder Scham ausgelöst werden können, was das dauerhafte Eingehen einer Beziehung unmöglich macht.

Zur *korrigierenden Desillusionierung* gehört die Erfahrung, dass das frühere Grandiositätsgefühl infrage gestellt wird und einer Anpassung des Selbstkonzepts Platz macht, das den tatsächlichen Fähigkeiten der betreffenden Person eher entspricht. Zu Anpassungen dieser Art zählt die Anerkennung persönlicher, intellektueller und/oder beruflicher Grenzen sowie unrealistischer Erwartungen oder verpasster Gelegenheiten (Ronningstam & Gunderson 1996, S. 35ff). Korrigierende Desillusionierungen können sich aus der Erfahrung schwerer Verluste oder Begrenzungen des Lebens ergeben, z. B. Brüche in der beruflichen Entwicklung (s. u.), oder aber aus korrosiven Lebensereignissen, die die herkömmliche Art und Weise der Affekt- und Selbstwertregulierung beeinträchtigen oder ernsthaft infrage stellen. Paradoxerweise kann es aber auch im Zuge beruflichen Fortkommens oder aber neuartiger persönlicher oder beruflicher Verantwortung zu Desillusionierungen kommen. Sind diese Erfahrungen jedoch zu tief greifend, traumatisierend oder beeinträchtigend und treffen sie auf kein stützendes Umfeld, können sie auch in ein chronisch grandioses Gefühl der Desillusionierung und einen gesteigerten pathologischen Narzissmus übergehen.

3.2.2 Zwischenmenschliche Bezogenheit – der Weg zur Veränderung

Die weitere Analyse unserer Untersuchungsergebnisse hat ergeben, dass das, was als überdauernder pathologischer Narzissmus anmutet, sich sowohl aus einer stabilen narzisstischen Persönlichkeitsstörung als auch aus einem veränderbaren, kontextabhängigen Typus des pathologischen Narzissmus zusammensetzen kann. Ein stark ausgeprägter pathologischer Narzissmus im zwischenmenschlichen Bereich – insbesondere die Unfähigkeit, sich auf längerfristige Beziehungen einzulassen – sowie eine extreme Empfindlichkeit gegenüber Kritik und Niederlagen weisen auf eine ernsthafte und überdauernde Form einer narzisstischen Persönlichkeitsstörung hin. Wir konnten zudem feststellen, dass sich der pathologische Narzissmus im Bereich der Selbstwertregulierung (z. B. Grandiosität und ein Gefühl der Überlegenheit) über einen Zeitraum von drei Jahren beträchtlich verändert, was dafür spricht, dass es sich hierbei womöglich um einen eher kontextabhängigen und veränderungsoffenen Aspekt des pathologischen Narzissmus handelt. Die bedeutsamsten Veränderungen fanden im Bereich der zwischenmenschlichen Beziehungen statt. Die Patienten zeigten sich im Allgemeinen weniger verächtlich, entwertend, ansprüchlich und ausbeuterisch als drei Jahre zuvor. Überraschenderweise differenzierten die Behandlungserfahrungen nicht zwischen Patienten mit einer lang anhaltenden NPS und jenen, deren narzisstische Pathologie zurückgegangen war.

Unsere Untersuchungsergebnisse lassen die Schlussfolgerung zu, dass die Patienten mit eingeschränkter Beziehungsfähigkeit – die Fähigkeit, sich auf längerfristige Beziehungen einzulassen, mit eingeschlossen – über weniger Veränderungspotenzial verfügen. Im Gegensatz dazu zeigen jene Patienten, deren narzisstische Pathologie in erster Linie an Selbstwert- oder Affektregulierung geknüpft ist, und deren Fähigkeit, intime Beziehungen einzugehen und aufrechtzuerhalten, weniger stark beeinträchtigt ist, eine größere Offenheit für Veränderung und somit eine bessere Prognose. Diese Befunde haben Implikationen für die Fähigkeit des Narzissten, sich auf eine Behandlung und dadurch mögliche Veränderungen einzulassen.

Korrosive Lebensereignisse

In einer Untersuchung zur Gruppentherapie von Patienten, deren beruflicher Werdegang durch eine schwere psychische Erkrankung zum Stillstand gekommen war (z. B. Depression, bipolare Störung, PTBS oder eine eskalierende Persönlichkeitsstörung), konnten wir feststellen, dass das Erleben einer narzisstischen Kränkung gerade jenen Patienten besonders zusetzte, deren Selbstwert sich in erster Linie an berufliche Aktivitäten knüpfte (Ronningstam & Anick 2001). Bei den meisten Untersuchungsteilnehmern kam es infolge des Karriereknicks zu einem gesteigerten pathologischen Narzissmus und zu heftigen emotionalen Reaktionen, vor allem Scham und Wut. Retrospektiv betrachtet, könnte man bei die narzisstischen Symptome einiger Gruppenmitglieder als traumaassoziierte narzisstische Symptome (TANS, s. Simon 2001) bezeichnen; diese treten auf, wenn ein traumatischer Stressor das Selbst überwältigt und narzisstische Symptome wie Scham, Demütigung und Wut auslöst. Im Gegensatz zu Traumatisierungen, die in eine PTBS münden, hatte diese Form der Traumatisierung einen stärker interaktionellen Charakter und wurde als persönlicher Angriff bzw. Kränkung erlebt.

Gruppentherapien, in deren Zentrum die Bearbeitung intensiver narzisstischer Reaktionen sowie Empfindungen der Scham und Minderwertigkeit stehen, führen zu einem Rückgang an pathologisch-narzisstischen Symptomen. Die für die Gruppenmitglieder positive Entwicklung dieses gruppentherapeutischen Settings ging in der Regel mit einer ausführlichen Durcharbeitung der Erfahrung des jeweiligen Karrierebruchs einher, der von manchen als ausgesprochen demütigend und beunruhigend erlebt wurde. Dazu gehörte auch eine tief greifende Auseinandersetzung mit den damit einhergehenden Gefühlen von defensiver Überheblichkeit, Anspruchlichkeit, Wut, Rachsucht, Scham, Neid und Minderwertigkeit. Zu bemerkenswerten Veränderungen kam es insbesondere bei jenen Gruppenmitgliedern, die mit dem Beschreiten alternativer bzw. neuer, integrierter beruflicher oder persönlicher Wege – integriert im Sinne dessen, was die betreffende Person gewesen war und aufzuweisen hatte und nunmehr an Begrenzungen und Möglichkeiten mitbrachte – ein neues Gefühl von Kompetenz entwickelten. Zusammenfassend können wir festhalten, dass die betreffenden Gruppenmitglieder nach dem Erleben eines Karrierebruchs und einem entsprechenden Anstieg an pathologisch-narzisstischer Symptomatik mit fortschreitender gruppentherapeutischer Bearbeitung neue und integrative Aktivitäten und Lebenswege zu beschreiten begannen. Das Konzept der kontextabhängigen Veränderung, was die Zunahme oder aber den Rückgang an pathologisch-narzisstischer Symptomatik angeht, hat sich somit durch die zitierten Untersuchungsergebnisse bestätigt.

Allerdings kann es in manchen Fällen aufgrund von Ereignissen, die als potenziell korrektiv gelten, zu einem gesteigerten pathologischen Narzissmus kommen. Menschen mit einer ausgeprägten narzisstischen Störung bzw. NPS können sich gerade durch den Beweis ihrer tatsächlichen Leistungen in spezifischen Aspekten ihres Narzissmus – im Zusammenhang mit Exhibitionismus, Scham,

Schuld und Ansprüchlichkeit – erschüttert sehen. So etwa in dem Fall einer Finanzberaterin, die im Laufe ihrer 15-jährigen Karriere auf zahlreiche Erfolge und Anerkennungen für ihre Leistungen zurückblicken konnte, die aber auch einige Male daran gescheitert war, Spitzenpositionen in ihrem Bereich mit entsprechender Verantwortungs- und Einflussnahme und dem entsprechenden Gehalt zu erreichen. Nachdem man sie im Rahmen einer wichtigen Beförderung übergangen hatte, reagierte sie mit schweren depressiven Verstimmungen und einem ernsthaften Suizidversuch. Wie sie anschließend berichtete, ließen tatsächliche Erfolgserlebnisse und Beförderungen eine unmittelbare aggressive Anspruchshaltung in ihr entstehen, die sie höhere Positionen und Anerkennungen einfordern ließ, während sie sich gleichzeitig leer und gelangweilt fühlte, jegliches Interesse an der Arbeit und der Firma verlor und ihre eigene Leistung und Erfahrung vollkommen unrealistisch einschätzte. Ihre Vorgesetzten wiesen darauf hin, dass ihre Leistungen, trotz hervorragender Projektarbeit und Kundenbetreuung, inkonsistent waren, dass sie Situationen falsch einschätzte, aufbrausend reagierte und es ihr an Führungsqualitäten sowie an einem Verständnis für den Auftrag der Firma mangelte. Für diese Frau bedeuteten tatsächliche Leistung und Anerkennung paradoxerweise nicht die Bestätigung ihrer Fähigkeiten, sondern einen Beleg für ihre Grenzen. Selbstkritische Vergleiche mit Kollegen mündeten in Wut, Ärger, Neid und Selbstmitleid, was jedoch berufliches Fortkommen und das Empfinden von Stolz angesichts der eigenen Leistung unmöglich machte und stattdessen zu Suizidalität führte (Ronningstam, Weinberger & Maltsberger 2008).

Fallvignetten

Die folgenden Fallvignetten sollen zeigen, wie Lebensereignisse Veränderungen im pathologischen Narzissmus bewirken können. Es handelt sich dabei um Patientenkontakte der Autorin im Rahmen von Langzeitpsychotherapien und zeitlich begrenzten Beratungen. Wenngleich die intrapsychische Komplexität des pathologischen Narzissmus nicht in der Form erfasst werden kann, wie dies im Rahmen einer Psychoanalyse oder intensiven psychoanalytischen Psychotherapie möglich ist, so handelt es sich doch um eine naturalistische und allgemeinpsychiatrische Behandlungssituation für Patienten mit narzisstischen Störungen. Das erste Fallbeispiel illustriert, wie eine allmähliche Veränderung des Lebensumfeldes, verbunden mit einem spezifischen Lebensereignis, plötzlich zu einer bedeutsamen Veränderung in der narzisstischen Störung des Patienten führte. Die zweite Vignette berichtet, wie die Interpretation eines bestimmten Lebensereignisses aufseiten des Betreffenden eine rasche und bedeutsame Veränderung seiner schweren narzisstischen Störung nach sich zog. Der dritte Fall diskutiert die Eskalation des pathologischen Narzissmus nach einem extrem korrosiven Lebensereignis – eine Eskalation, die in eine schwere traumaassoziierte narzisstische Symptomatik (TANS) mündete.

Fallbeispiel

»Meine schrecklichen Nachbarn haben meine Rachsucht geheilt …«

Herr H., Mitte 30, ersuchte um Psychotherapie, nachdem man ihm in seiner Tätigkeit als Versicherungsvertreter gekündigt hatte. Trotz seiner Fähigkeiten und seiner Intelligenz, die ihm Phasen beruflicher Erfolge und entsprechender Anerkennung eingebracht hatten, war dies das 24. Mal in 15 Jahren, dass er, wütend und frustriert, seine Anstellung verloren oder selbst gekündigt hatte. Die Gründe für den jeweiligen Arbeitsplatzverlust lagen in H.s Streitsucht, die Bekannte und Freunde ebenso betraf wie Kollegen und Vorgesetzte. Darüber hinaus war H. seit Jahren in heftige Auseinandersetzungen mit seinen Nachbarn verstrickt, die er als provokativ und ungebildet bezeichnete. Seine Redegewandtheit ließ in ihm ein Gefühl der Überlegenheit entstehen, und er fühlte sich aufgerufen, es den Menschen heimzuzahlen, die er als unhöflich, dumm, sarkastisch, unkooperativ oder kontraproduktiv erlebte. Er empfand eine Art aufregenden Nervenkitzel, wenn Streit und Feindseligkeit eskalierten und er seine Macht und überragende Fähigkeit zur »verbalen Vernichtung« unter Beweis stellen konnte. Die Auseinandersetzungen boten H. die Möglichkeit, sich über seine schrecklichen Kollegen und Nachbarn zu echauffieren, die ihn terrorisierten und ihm das Leben zur Hölle machten. Auch im Kollegenkreis legte er ein zunehmendes Misstrauen an den Tag und zweifelte an den Absichten und der Aufrichtigkeit seiner Mitarbeiter.

Die überaus bedrohliche Erfahrung des letzten Arbeitsplatzverlustes überzeugte H., dass er therapeutische Hilfe nötig hatte. Trotz der konsequenten Versuche der Therapeutin, H.s Motive, sich immer wieder auf verbale Auseinandersetzungen einzulassen, sowie deren Nachteile und Risiken zu explorieren, zu klären und zu deuten, machte H. keinerlei Anstalten, sie aufzugeben. Auch die Klärung der damit einhergehenden spezifisch narzisstischen Gefühle wie Überlegenheit, Feindseligkeit, Rachsucht, Ansprüchlichkeit, Risikoverhalten sowie sadomasochistisches Oszillieren zwischen Opfer- und Täterposition vermochten H.s Verhalten nicht zu ändern. Vielmehr war er überzeugt und stolz darauf, dass er die Fäden in der Hand hielt und die Konflikte mit seinen Nachbarn, die er nach seinen eigenen Spielregeln austrug, auch nach seinem Gutdünken beenden konnte – indem er sie entweder ignorierte oder ihnen höflich begegnete. Für die Therapeutin war die Unerschütterlichkeit, mit der H. an seinem Verhalten festhielt, irritierend und frustrierend. Sie fühlte sich auf Distanz gehalten, wenn H. in den Stunden nur tröpfchenweise von seinem aktuellen Leben draußen berichtete, während er sie mit detaillierten Schilderungen und Klagen über vergangene und gegenwärtige Auseinandersetzungen gleichsam überschüttete.

Im Laufe der 6-jährigen Psychotherapie, die mit einer Frequenz von 1 bis 2 Wochenstunden durchgeführt wurde und in der zahlreiche schwierige und bedrohliche Begebenheiten der ersten zwölf Lebensjahre von H. bearbeitet worden waren, ereigneten sich jedoch eine ganze Reihe bedeutsamer Veränderungen im Leben des Patienten. Er ging eine Beziehung zu einer Frau ein, deren Engagement und Loyalität stärker waren als seine eigenen wiederholten Versuche, Konflikte eskalieren zu lassen und Beziehungen zu beenden. Er wurde Vater, und er wurde an einer angesehenen Wirtschaftsschule angenommen. Eines Tages eröffnete er die Therapiesitzung mit einem breiten Lächeln: »Meine schrecklichen Nachbarn haben meine Rachsucht geheilt.« Nach einer besonders unangenehmen und beängstigenden Begegnung hatte sich H. zu seiner eigenen Überraschung zunehmend belastet, unwohl in seiner Haut und bedroht gefühlt. Sein Verlangen, sich neuerlich auf einen Streit einzulassen, hatte sichtlich nachgelassen. Seine Auseinandersetzungen mit den Nachbarn erschienen ihm mittlerweile abartig, insbesondere wenn er an seine neuen Ausbildungspläne dachte. Der frühere Nervenkitzel, wenn er mit ihnen stritt, schwand, und er erkannte, dass Begegnungen dieser Art seiner Tochter ebenso schaden könnten wie seiner zukünftigen beruflichen Laufbahn. Als ihm klar wurde, dass es ihm in Wahrheit keineswegs so gut, wie er geglaubt hatte, gelang, den Verlauf der Interaktion durch vernünftiges und höfliches Verhalten oder aber Ignorieren provokativer Kommentare zu steuern, entschloss er sich zum Umzug in eine freundlichere Gegend. Als sich die Therapeutin dafür interessierte, was wohl zu dieser Veränderung gerade zum aktuellen Zeitpunkt beigetragen haben mochte, schwieg H., wechselte das Thema und begann zu überlegen, wie er es wohl zum Jahrgangsbesten an der Wirtschaftsschule schaffen könnte.

Ganz offensichtlich konnte die narzisstische Funktion des feindseligen, überheblichen und rachsüchtigen Verhaltens des Patienten gegenüber Nachbarn und Kollegen aufgegeben werden. Energie und Ehrgeiz konnten auf angemessenere und reifere Ziele umgeleitet werden, die den narzisstischen Funktionen von Selbstrespekt, elterlicher Verantwortung und beruflichem Ehrgeiz besser entsprachen. Die Frage bleibt jedoch, was tatsächlich die Veränderung in H.s Einstellung und Verhalten bewirkt hat. Die Fähigkeit, sich auf langfristige Beziehungen zur Therapeutin, zur Verlobten und Mutter seiner Tochter sowie seiner Tochter selbst einzulassen, bildeten mit Sicherheit die Basis und Motivation, seine pathologisch-narzisstischen Muster zu verändern. In ein Ausbildungsprogramm aufgenommen zu werden, das eine angesehene berufliche Karriere ermöglichte, veränderte H.s narzisstische Strebungen sowie sein Selbstwertgefühl und seine Affektregulierung. Aggressiver und rachsüchtiger Exhibitionismus wurden ersetzt durch berufliche Ambitionen und Leistungen. Es mag sein, dass H. erst adäquatere Ich-Ziele und Ideale entwickeln musste, bevor er sein pathologisch-narzisstisches Muster verändern konnte. H. selbst schrieb die Entwicklungen, die zu einer Veränderung in seinem narzisstischen Verhalten führten, Ereignissen außerhalb der Psychotherapie zu. Die Frage ist, ob die mit einem aktuellen Lebensereignis einhergehenden motivationalen und emotionalen Prozesse notwendige Voraussetzungen dafür waren, eine sichtbare strukturelle Veränderung in H. zu bewirken. Oder könnte es sein, dass eine vollständige Anerkennung der Interaktion mit der Therapeutin sowie der damit einhergehenden spezifischen Übertragung unerträgliche Gefühle von Abhängigkeit, Angst vor Zurückweisung, Wut und Neid ausgelöst hätte?

Fallbeispiel

»Ein Geschenk Gottes …«

J. war Mitte 40, verheiratet, Vater von vier Kindern und millionenschwerer Inhaber einer Firma im Bereich Industrieentwicklung. Schlau, arrogant und unabhängig, hielt er sich in der Regel für einen fähigen Mann und war stolz auf das von ihm Geleistete. Trotzdem hatte er lange mit einem unspezifischen Gefühl von Minderwertigkeit zu kämpfen, das er auf seine geringe Körpergröße und seine falschen Zähne zurückführte. Seine Frau hatte er sich aus einem Land der Dritten Welt gesucht, da er sich für zuverlässig hielt und überzeugt war, gut für sie sorgen zu können.

Nach nahezu 20 Jahren Ehe wuchs in ihm der Verdacht, seine Frau könne eine Affäre haben – eine Vermutung, die sich beim Abhören ihrer Telefonate bestätigte. J. verbrachte Stunden damit, den Bändern mit dem aufgezeichneten Telefonsex zwischen seiner Frau und ihrem Liebhaber, einem früheren Geschäftspartner, zu lauschen. Unfähig, damit aufzuhören, beschrieb er eine Gefühlsmischung aus Schock, schwerer Demütigung und sexueller Erregung. Nach einigen Monaten entschloss er sich zu handeln. In einer psychischen Verfassung, die geprägt war von beeinträchtigter Urteilsfähigkeit, partieller Realitätsverleugnung, Gefühlen von Demütigung, Selbstgerechtigkeit und Anspruchsdenken, traf J. eine Reihe von verhängnisvollen Entscheidungen. Als Erstes wollte er die Bänder der Familie seiner Frau übergeben, in der Hoffnung, dort Unterstützung zu erfahren. Die Angehörigen seiner Frau hielten jedoch deren Integrität für verletzt und wiesen sein Anliegen zurück. Nach einigen wenigen Sitzungen Paartherapie verlangte seine Frau schließlich die Scheidung. In der Überzeugung, ihn treffe keine Schuld, entschloss sich J., seine Sache eigenhändig vor Gericht zu verteidigen, ohne einen Anwalt hinzuzuziehen, während sich seine Frau von einem sehr fähigen Scheidungsanwalt vertreten ließ. Nach einjähriger gerichtlicher Auseinandersetzung musste J. eine Scheidungsvereinbarung unterzeichnen, die zum Verlust seines Hauses und des Sorgerechts für seine Kinder führte und ihn zu umfangreichen Unterhaltszahlungen für seine Ex-Frau und die Kinder verurteilte. Immer noch der Meinung, ihm könne »nach all dem nichts mehr passieren«, unterliefen ihm eine Reihe von Fehlkalkulationen und riskante Geschäftsmanöver, und er musste Konkurs anmelden. Zahlreiche Versuche, nach der Schließung seiner Firma neuerlich im Geschäftsleben Fuß zu fassen, scheiterten. Obwohl sich immer wieder viel versprechende Möglichkeiten zu neuen Geschäftsgründungen oder entsprechenden Führungspositionen auftaten, war J. doch die meiste Zeit über zu depressiv oder apathisch, um wirklich zu arbeiten, zu kritisch und entwertend, zu schnell in wütende Auseinandersetzungen mit Kollegen und Vorgesetzten verstrickt. Er tat sich ausgesprochen schwer, seinesgleichen anzuerkennen oder sich anderen unterzuordnen. Nach und nach begann er andere Menschen und deren erfolgreiche Arbeit zu beneiden und zu verachten, während ihm frühere Geschäftspartner und Kollegen zunehmend aus dem Weg gingen. Unter Schlaflosigkeit und Verwirrtheitszuständen leidend, verzweifelt und depressiv, suizidal und apathisch, mit seiner immensen Wut kämpfend, war dies der Zeitpunkt, als ihm ein Verwandter riet, einen Psychiater aufzusuchen. Für J., der Unterordnung und Hilflosigkeit verachtete und stets stolz auf seine »geistige Gesundheit« und Selbstgenügsamkeit gewesen war, bedeutete psychiatrische Hilfe eine außerordentliche Demütigung und den ultimativen Beweis seines Scheiterns und seiner Inkompetenz. So endete der erste Anlauf bereits nach wenigen Wochen, als sich der Arzt aufgrund J.s arroganten, unkooperativen und entwertenden Gebarens weigerte, die Behandlung fortzuführen. Ein neuerlicher Versuch bei einem zweiten Arzt scheiterte schließlich an dessen zunehmenden Bedenken angesichts der mörderischen Wut seines Patienten gegenüber seiner Ex-Frau, Bedenken, mit denen sich der Therapeut an den Anwalt der Frau wandte, woraufhin J. die Therapie abbrach. Die Psychotherapeutin, an die sich J. in einem dritten Versuch wandte, hielt J. für einen verzweifelten, schwer gedemütigten Mann, der von einer mörderischen Rachsucht und narzisstischen Wut seiner Ex-Frau gegenüber erfüllt war. Die Scheidung sowie die der Trennung vorausgehenden Ereignisse hatten ganz offensichtlich eine bereits existierende narzisstische Grundkonstitution – geprägt von Anspruchsdenken und Masochismus, extremer Verletzbarkeit des Selbstwertes sowie Neigung zu heftigen, von Wut und Rachsucht begleiteten Reaktionen – eskalieren lassen.

J.s Realitätsprüfung war partiell beeinträchtigt, ebenso wie seine Fähigkeit, sich zu schützen und zu verteidigen, und er litt an schweren Selbstwerteinbrüchen. Die Folgen seiner Gefühle und Handlungen waren ihm ebenso wenig zugänglich wie sein eigener Anteil, den er an der Verschlechterung seiner Situation hatte. Er selbst fühlte sich vom Schicksal geschlagen und war der Überzeugung, die Situation würde, was immer er tat, nur noch schlimmer. Obwohl er an den Nutzen einer Behandlung nicht glaubte, fühlte er sich, aus welchem Grund auch immer, veranlasst, weiter zuverlässig zu den Stunden zu erscheinen. Im schlimmsten Fall erlebte er die Therapeutin als unberechenbaren Feind, im besten Fall als hilflose und inkompetente Kreatur, die sich am Bodensatz der Gesellschaft bewegte. Doch als solche konnte sie ihm offenbar nicht gefährlich werden. Im Gegenteil, auf paradoxe Art und Weise war sie ihm sympathisch, was wohl als Zeichen einer projektiven Identifizierung zu werten ist.

Die eineinhalb Jahre währende Psychotherapie wurde durch die Tatsache erschwert, dass J. weder über Introspektions- noch über Einsichtsfähigkeit verfügte. Konkretistisch und handlungsorientiert wie er war, wies er für lange Zeit die Mehrzahl der therapeutischen Interventionen ärgerlich zurück. Immerhin hatte er keine kriminelle Vorgeschichte, hatte kein gefährliches Verhalten an den Tag gelegt und konnte schließlich der Aufforderung der Therapeutin nachkommen, sich in seinen juristischen Angelegenheiten von einem Anwalt vertreten zu lassen.

Die erste Phase der Therapie wurde beherrscht von der mörderischen Wut und Rachsucht gegenüber seiner Ex-Frau. Die Therapeutin fühlte sich in dieser Zeit entweder in die Rolle einer Komplizin eines Mordkomplotts oder aber in die Position eines Schutzengels gedrängt, der J. vor seiner eigenen Wut bewahren sollte. Nach und nach vermochte J. zu erkennen, dass er

nicht in der Lage war, seine Frau umzubringen (d. h., dass er zwar mörderische Wut in sich trug, aber kein Mörder war). Obwohl nie zuvor religiös, wandte er sich an eine höhere Macht und bat Gott darum, dem Leben seiner Ex-Frau durch einen Unfall oder eine Krankheit ein Ende zu setzen. Als sein Flehen ungehört blieb, fühlte er sich wie gelähmt, verfiel in eine schwere Depression mit Suizidgedanken und bewegte sich – aufgrund ernsthafter finanzieller Schwierigkeiten zum damaligen Zeitpunkt – am Rande der Obdachlosigkeit. Eine antidepressiv-medikamentöse Behandlung lehnte er ab. Den Vorschlag einer Elektrokrampftherapie wollte er sich über das Wochenende durch den Kopf gehen lassen.
Anlässlich einer Zusammenkunft der Pfingstbewegung, zu der ihn ein Bekannter mitgenommen hatte, verfiel er in einen Zustand der Ekstase und Trance. Kurz darauf bot man ihm eine Anstellung als Haushaltswarenverkäufer in einer kleinen, aber prosperierenden Firma an. Obwohl er jegliche Spiritualität und Religiosität für sich ablehnte, war er doch überzeugt, dass diese Stelle ein besonderes Geschenk Gottes darstellte. Seine neue Arbeit gefiel ihm, und er kam gut aus mit seinen Vorgesetzten und Kollegen. Er machte Überstunden und erarbeitete sich Provisionen. J.s gesamtes Leben nahm eine Wendung, er gewann an Selbstbewusstsein, fühlte sich geschätzt und kompetent und entwickelte neue Interessen und Freundschaften. Der depressive Schleier lichtete sich, und aus der mörderischen Wut seiner Ex-Frau gegenüber wurde kontrollierter Ärger und Hass. Mehr und mehr konnte er seiner Rolle und Verantwortung als Vater nachkommen. Seine zornerfüllte Aggressivität anderen Menschen gegenüber nahm ab, und er fühlte sich mehr und mehr in der Lage, berufliche und persönliche Ziele zu verfolgen. Aufgrund seiner Arbeitszeiten sagte er immer häufiger Sitzungen ab, um die Behandlung schließlich ohne formalen Abschluss zu beenden.

J.s mörderische narzisstische Wut wurde durch eine ganze Reihe extrem korrosiver und traumatischer Ereignisse ausgelöst, konnte jedoch im Laufe der Psychotherapie allmählich internalisiert und in eine Depression umgewandelt werden, die er in Form von Suizidgedanken gegen sich selbst richtete. Das korrigierende Lebensereignis – eine neue Stelle, durch die er seine Arbeitsfähigkeit zurückerlangte und Geld verdiente – ereignete sich zu einem Zeitpunkt, als J.s Leben finanziell und durch selbstdestruktive Handlungsweisen ernsthaft bedroht war. J. deutete dieses Ereignis narzisstisch. Die neue Stelle als »Geschenk Gottes« zu verstehen machte es ihm offensichtlich einfacher, Unterordnung zu ertragen, Hilfe anzunehmen und sich nach wie vor als etwas Besonderes zu fühlen sowie das alte narzisstische Muster aggressiver und überheblicher Unabhängigkeit aufzugeben. Die Frage bleibt, inwieweit J.s ekstatisches Erlebnis während des Treffens der Pfingstbewegung mit der therapeutischen Empfehlung einer EKT-Behandlung zu tun hatte, um seinen pathologischen Narzissmus in gesündere zwischenmenschliche Beziehungen, Interaktionen und berufliche Pläne umzuwandeln.

Fallbeispiel

»Da war etwas, das war stärker als ich …«

C., Ende 40 und verheiratet, war leitender Flugsicherungslotse einer Bodenkontrollstation. Er arbeitete seit über 20 Jahren am Flughafen und galt als fähig und zuverlässig. Als junger Mann war er zur Luftwaffe gegangen, um Pilot zu werden, konnte jedoch diesen Weg aufgrund einer körperlichen Behinderung nicht weiter verfolgen, was ihn schließlich die Fluglotsenlaufbahn einschlagen ließ. Seine Arbeit, so C., machte ihm großen Spaß. Er war stolz darauf, Tausenden von Flugzeugen, inklusive Jumbo-Jets und riesiger Frachtflugzeuge, sicher und ohne Komplikationen zur Landung verholfen zu haben. Allein und ohne Unterstützung, so sein Empfinden, brachte er die Maschinen auf den Boden, so als hätten die Piloten keinen Anteil an den jeweiligen Landungen. Eines Tages kam es zu einem folgenschweren Unfall, als unter

schlechten und unvorhersehbaren Wetterverhältnissen eine Maschine, deren Landemanöver C. überwachte, die Orientierung verlor, abstürzte und 25 Menschen mit in den Tod riss. In der sehr eingehenden nachfolgenden Untersuchung wurden C.s professionelle Einschätzung der Lage sowie sein Verhalten vor und während des Absturzes als angemessen beurteilt, so dass man ihn von jeglicher Verantwortung für den Flugzeugabsturz freisprach. C. jedoch verbiss sich während der Untersuchung zunehmend in die Phantasie (Zelin et al. 1983), er hätte den Absturz durch ein alternatives Landemanöver verhindern können. Er war überzeugt, dass er, da er nicht für den Unfall verantwortlich gemacht wurde, der Einzige war, der von diesem alternativen Landemanöver wusste, und dass es an ihm allein gelegen hätte, es einzuleiten. Obgleich C. viel Unterstützung seitens der Kollegenschaft erfuhr und schon bald nach der Untersuchung an seinen Arbeitsplatz zurückkehrte, entwickelte er Konzentrationsschwierigkeiten und tat sich zunehmend schwer, seine Aufgaben zu erfüllen.
Die genauere Exploration während einer Kurzpsychotherapie, die einige Jahre nach dem Absturz stattfand, ergab, dass C. weiterhin von der Phantasie beherrscht war, den Flugzeugabsturz zu verhindern. Er verbrachte mehrere Stunden am Tag damit, jede einzelne Sekunde der damaligen Ereignisse und seiner Entscheidungen durchzugehen. Immer wieder spielte er in Gedanken das alternative Landungsmanöver durch. In seiner inneren Welt hatte er die Kontrolle, er fühlte sich stark und fähig, so wie er sich sein gesamtes Berufsleben über gefühlt hatte. Äußerlich jedoch hatte er mit überwältigenden Gefühlen von Minderwertigkeit und Gescheitert-Sein zu kämpfen. Immer wieder meinte er: »Da war etwas, das war stärker als ich … die Natur! Das ist mir nie zuvor passiert!« Er leugnete, sich schuldig für den Absturz zu fühlen oder in Gedanken mit den 25 Opfern und ihren Familien beschäftigt zu sein. Trotzdem litt er unter Depressionen, hatte schlimme Wutausbrüche, war reizbar, chronisch suizidal und entwickelte Mordphantasien. Eine neuropsychologische Testung ergab eine anhaltende Einschränkung der abstrakten Denkfähigkeit. Trotz intensiver psychotherapeutischer Bemühungen ging es C. nicht besser. Er kapselte sich ab in dem Versuch, sich seiner Kompetenz zu versichern. Er fühlte sich völlig allein und ohne Verbindung zu anderen Menschen. Nur seine eigene innere Selbsteinschätzung schien ihn am Leben zu halten.

C.s Geschichte ist ein Beispiel für eine extreme Verschärfung des pathologischen Narzissmus im Zusammenhang mit einem außerordentlich traumatischen und korrosiven Lebensereignis, das das Selbsterleben des Patienten als fähiger und wertvoller Mensch zutiefst erschütterte. Diese Erfahrung führte zu einem dramatischen Anstieg der pathologisch-narzisstischen Symptomatik, insbesondere zur Manifestation einer wahnhaften Grandiosität und zu Angriffen auf das eigene Selbst, die von schweren Symptomen einer PTBS begleitet waren. Es kam zudem zu einer Exazerbation einer bereits bestehenden narzisstischen Grundkonstitution sowie zur Auslösung traumaassoziierter narzisstischer Symptome (TANS). C. hatte seine nicht realisierbaren Pläne, Pilot zu werden, mit der Phantasie kompensiert, der einzig Verantwortliche im Landungsmanöver zu sein – eine Phantasie, die ganz offensichtlich lange Zeit sein berufliches Selbstwertgefühl und Kompetenzerleben stützte und seine Fähigkeit, seinen beruflichen Pflichten nachzukommen, nicht einschränkte. Allerdings vereitelte seine pathologisch-narzisstische Konstellation nach dem Absturz die volle Realitätsprüfung und die Fähigkeit, sich auf ein therapeutisches Arbeitsbündnis einzulassen.

3.2.3 Zusammenfassung

Beim pathologischen Narzissmus handelt es sich nicht um einen statischen, unveränderlichen psychopathologischen Zustand. Im Gegenteil, der Wechsel zwischen Stabilität und Veränderbarkeit, das Oszillieren zwischen gesundem und pathologischem Narzissmus – all dies ist ein aktiver Prozess, der in jedem von uns und in all unseren zwischenmenschlichen Beziehungen unter den jeweiligen Lebensbedingungen stattfindet. Ein geplantes oder unerwartetes Lebensereignis kann samt seiner spezifischen narzisstischen Bedeutung entweder Selbstbewusstsein und persönliches Wachstum fördern oder aber ein erhöhtes Minderwertigkeitsgefühl nach sich ziehen, das begleitet ist von defensiver Grandiosität, Aggressivität und Entfremdung. Unsere Forschungen haben ergeben, dass pathologischer Narzissmus aufgrund korrigierender Lebensereignisse im Laufe der Zeit geringer werden kann, unabhängig von psychotherapeutischer Begleitung. Doch genauso kann es infolge korrosiver Lebensereignisse zu einer Exazerbation des pathologischen Narzissmus kommen, wodurch Selbsterleben und normale Selbstregulationsfähigkeiten des Betreffenden von Grund auf bedroht oder außer Kraft gesetzt werden können. In manchen Fällen, in denen sich das korrosive Ereignis als traumatisch und besonders gefährlich für die zugrunde liegende narzisstische Vulnerabilität erweist, kann es infolge des gesteigerten pathologischen Narzissmus zu traumaassoziierten narzisstischen Symptomen (TANS) kommen. Es bedarf weiterer klinischer und empirischer Untersuchungen zur Komplexität des Narzissmus, insbesondere Studien, die jene Einflussfaktoren im Blick haben, die sich auf die Veränderungsmotivation eines Patienten sowie auf die jeweiligen Interaktionsmuster auswirken, die wiederum zu Veränderungen in der Psychotherapie mit narzisstischen Patienten führen.

Literatur

Akhtar, S. (2009 [1989]). Deskriptive Merkmale und Differenzialdiagnose der Narzisstischen Persönlichkeitsstörung. In: O. F. Kernberg & H.-P. Hartmann (Hg.). Narzissmus. Grundlagen – Störungsbilder – Therapie. Stuttgart (Schattauer), S. 231–62.

Akhtar, S. (1997). The shy narcissist. Vortrag anlässlich der 150. Jahrestagung der American Psychiatric Association in San Diego, USA, Mai 1997.

Alexander, F. (1946). Individual psychotherapy. Psychosom Med 8: 110–5.

Alexander, F. (1956). Psychoanalysis and Psychotherapy. New York (Norton).

Almoind, R. (2004) »I can do it (all) myself«. Clinical technique with defensive narcisstic self-sufficiency. Psychoanal Psychol 21(3): 371–384.

Bateman, A. (1998). Thick- and thin-skinned organizations and enactment in borderline and narcissistic disorders. Int J Psychoanal 79: 13–25.

Brown, G. W. & T. O. Harris (Hg.) (1989). Life Events and Illness. New York (Guilford Press).

Caligor, E., K. N. Levy & F. E. Yeomans (2015). Narcissistic personality disorder: diagnostic and clinical challenges. Am J Psychiatry 172(5): 415–422.

Cooper, A. (1997). Further developments of the diagnosis of narcissistic personality disorder. In: E. Ronningstam (Hg.). Disorders of Narcissism. Diagnostic, Clinical and Empirical Implications. Washington, DC (American Psychiatric Press).

Diamond, D., J. F. Clarkin, K. N. Levy et al. (2014). Change in attachment and reflective function in borderline patients with or without narcissistic personality disorder in transference focused psychotherapy. Contemp Psychoanal 50(1–2): 175–201.

Diamond, D., & K. B. Meehan (2013). Attachment and object relations in patients with narcissistic personality disorder: implications for therapeutic process and outcome. J Clin Psychol 69 (11).

Diamond, D., F. E. Yeomans & K. N. Levy (2011). Psychodynamic psychotherapy for narcissistic personality. In: K. Campbell & J. Miller (Hg.) The Handbook of Narcissism and Narcissistic Personality Disorder. Theoretical Approaches, Empirical Findings, and Treatments. Hoboken NJ (John Wiley & Sons), S. 423–433.

Fiscalini, J. & A. Grey (1993). Narcissism and the Interpersonal Self. New York (Columbia University Press).

Fiscalini, J. & A. Grey (1994). Narcissism and coparticipant inquiry – explorations in contemporary interpersonal psychoanalysis. Contemp Psychoanal 30(4): 747–776.

Glasser, M. (1992). Problems in the psychoanalysis of certain narcissistic disorders. Int J Psychoanal 73: 493–503.

Ivey, G. (1999). Transference-countertransference constellations and enactments in the psychotherapy of destructive narcissism. Br J Med Psychol 72: 63–74.

Jorstad, J. (2001). Avoiding unbearable pain. Resistance and defense in the psychoanalysis of a man with a narcissistic personality disorder. Scand Psychoanal Rev 24: 344–5.

Kernberg, O. F. (1978 [1975]). Borderline-Störungen und pathologischer Narzissmus. Frankfurt/M. (Suhrkamp).

Kernberg, O. F. (1988 [1980]). Innere Welt und äußere Realität. Anwendungen der Objektbeziehungstheorie. Stuttgart (Verlag Internationale Psychoanalyse).

Kernberg, O. F. (1988 [1984]). Schwere Persönlichkeitsstörungen. Theorie, Diagnose und Behandlungsstrategien. Stuttgart (Klett-Cotta).

Kernberg, O. F. (1985). Clinical diagnosis and treatment of narcissistic personality disorder. Vortrag, gehalten vor der Schwedischen Association for Mental Health in Stockholm, August 1985.

Kernberg, O. F. (1993). Nature and agents of structural intrapsychic change. In: M. J. Horowitz, O. F. Kernberg & E. M. Weinshel (Hg.). Psychic Structure and Psychic Change. Essays in Honor of Robert S. Wallerstein, M. D. Madison, CT (International Universities Press), S. 327–344.

Kernberg, O. F. (1999). A severe sexual inhibition in the course of the psychoanalytic treatment of a patient with a narcissistic personality disorder. Int J Psychoanal 80: 899–908.

Kernberg, O. F. (2006). Der nahezu unbehandelbare narzisstische Patient. In: ders. & H.-P. Hartmann (Hg.). Narzissmus. Grundlagen – Störungsbilder – Therapie. Stuttgart (Schattauer), S. 705–727.

Kernberg, O. F., F. E. Yeomans, J. F. Clarkin et al. (2008). Transference focused psychotherapy. Overview and update. Int J Psychoanal 89: 601–620.

Kernberg, P. (1989). Narcissistic personality disorder in childhood. Psychiatr Clin North Am 12: 671–94.

Kernberg, P. (1997). Developmental aspects of normal and pathological narcissism. In: E. Ronningstam (Hg.). Disorders of Narcissism. Diagnostic, clinical, and empirical implications. Washington, DC (American Psychiatric Press).

Kohut, H. (1975 [1966]). Formen und Umformungen des Narzißmus. In: ders., Die Zukunft der Psychoanalyse. Frankfurt/M. (Suhrkamp), S. 140–172.

Kohut, H. (1975 [1968]). Die psychoanalytische Behandlung narzißtischer Persönlichkeitsstörungen. In: ders., Die Zukunft der Psychoanalyse. Frankfurt/M. (Suhrkamp), S. 173–204.

Kohut, H. (1973 [1971]). Narzißmus. Eine Theorie der psychoanalytischen Behandlung narzißtischer Persönlichkeitsstörungen. Übers. von L. Rosenkötter. Frankfurt/M. (Suhrkamp).

Kohut, H. (1979 [1977]). Die Heilung des Selbst. Frankfurt/M. (Suhrkamp).

Maldonado, J. L. (2003) Obstacles facing the psychoanalyst when interpreting narcisstic pathologies. Characteristics of the authoritarian patient. Int J Psychoanal 84: 347–366.

Ornstein, P. (1997). Psychoanalysis of patients with primary self-disorder. In: E. Ronningstam (Hg.). Disorders of Narcissism. Diagnostic, clinical, and empirical implications. Washington, DC (American Psychiatric Press).

Pincus, A. L. & M. R. Lukowitsky (2010) Pathological narcissism and narcisstic personality disorder. Annu Rev Clin Psychol 6: 421–446.

Renik, O. (1998). The role of countertransference enactment in a successful clinical psychoanalysis. In: S. Ellman & M. Moskowitz (Hg.). Enactment – Towards a New Approach to the Therapeutic Relationship. Northvale, NJ (Jason Aronson), S. 111–28.

Rhodewalt, F., & C. C. Morf (1998). On self-aggrandizement and anger. A temporal analysis of narcissism and affective reactions to success and failure. J Person Soc Psychol 74: 672–685.

Ronningstam, E. (2005). Identifying and Understanding the Narcissistic Personality. Oxford (Oxford University Press).

Ronningstam, E. (2009). Narcissistic Personality Disorder. Facing DSM-V. Psychiatr Ann 39(3): 111–121.

Ronningstam, E., & D. Anick (2001). The interrupted career group. A preliminary Report. Harv Rev Psychiatry 9: 234–243.

Ronningstam, E., & A. Baskin-Sommers (2013). Fear and Decision-making in Narcissistic Personality Disorder. A link between psychoanalysis and

neuroscience. Dialogues Clin NeuroSci 15(2): 191–201.
Ronningstam, E., & J. Gunderson (1996). Narcissistic personality – a stable disorder or a state of mind? Psychiatr Times XIII(2): 35–6.
Ronningstam, E., I. Weinberg & J. Maltsberger (2008). Eleven deaths of Mr. K. Contributing factors to suicide in narcissistic personalities. Psychiatry 71(2): 169–182.
Ronningstam, E., J. Gunderson & M. Lyons (1995). Changes in pathological narcissism. Am J Psychiatry 15: 253–7.
Schore, A. (1994). Affect Regulation and the Origin of the Self. The Neurobiology of Emotional Development. Hillsdale, NJ (Lawrence Erlbaum Associates).
Simon, R. I. (2001). Distinguishing trauma-associated narcissistic symptoms from posttraumatic stress disorder. A diagnostic challenge. Harv Rev Psychiatry 10: 28–36.
Stewart, H. (1990). Interpretation and other agents for psychic change. Int Rev Psychoanal 17: 61–9.
Torgersen, S., S. Lyndgren, P. A. Oien et al. (2000). A twin study of personality disorders. Compr Psychiatry 41: 416–25.
Young, J. (1997). Schema-focused therapy for narcissistic patients. In: E. Ronningstam (Hg.). Disorders of Narcissism. Diagnostic, clinical, and empirical implications. Washington, DC (American Psychiatric Press).
Young, J., J. S. Klosko & M. E. Weishaar (2003). Schema Therapy. A Practioners Guide. New York (Guilford Press).
Zelin, M. L., S. B. Bernstein, C. Hein et al. (1983). The sustaining fantasy questionnaire. Measurement of sustaining functions of fantasies in psychiatric patients. J Pers Assess 47(4): 427–39.

3.3 Komorbidität

Susanne Hörz-Sagstetter und Leonie Kampe

3.3.1 Einführung

Gerade bei den narzisstischen Pathologien spielen Komorbiditäten in der klinischen Praxis eine entscheidende Rolle. Narzisstische Störungen selber sind oftmals mit wenig innerem Leidensdruck assoziiert; Studien zeigen vielmehr, dass narzisstische Charakterzüge mit psychischer Gesundheit im Zusammenhang stehen und sogar negativ mit psychischer Symptombelastung korrelieren (Egan et al. 2014; Sedikides et al. 2004). Dies ist vor allem durch die grandiose Seite des Narzissmus erklärbar, die als Abwehrfunktion vor Belastung schützt: Während das Ich als unfehlbar und grandios wahrgenommen wird, werden Widerstände und Probleme externalisiert und Ursachen von Schwierigkeiten einer frustrierenden Umwelt oder dem Versagen anderer Menschen zugeschrieben (J. D. Miller et al. 2011). So bleibt der betroffene Patient oft lange ohne Leidensdruck (J. D. Miller et al. 2007), während das Umfeld narzisstischer Patienten stark belastet ist und nicht selten an den Symptomen leidet, die eigentlich der Narzisstischen Persönlichkeitsstörung (NPS) zugehörig sind (J. D. Miller et al. 2017). Erhebliche Beziehungsschwierigkeiten sind oft die Folge. Die betroffenen Patienten suchen meist erst nach dem Zusammenbruch selbstwertstabilisierender Faktoren oder dem Erleben eines Versagens therapeutische Hilfe auf, beispielsweise nach einer Trennung, dem Verlust des Arbeitsplatzes oder einer wichtigen sozialen Rolle (Simonsen & Simonsen 2011). Aufgrund einer darauffolgenden Dekompensation treten dann Symptome einer komorbiden Achse-I-Störung (meist in Kombination mit einer Depression) auf, was für die Betroffenen dann subjektiv der Grund für einen Behandlungswunsch ist. Dabei passiert es nicht selten, dass die NPS zunächst übersehen wird und sowohl der diagnostische Prozess als auch der Behandlungsverlauf erheblich beeinträchtigt werden.

3.3.2 Die Bedeutung von Komorbidität bei grandiosem und vulnerablem Narzissmus

Eine wichtige Unterscheidung betrifft die Zuordnung zu grandiosem und vulnerablem Narzissmus (vgl. Kap. 1.5 in diesem Band), da diese unterschiedlichen Manifestationen des narzisstischen Spektrums auch im Hinblick auf die Komorbiditäten mit unterschiedlichen psychischen Störungen im Zusammenhang stehen (Gabbard 1989). Eaton et al. (2015, 2017) schlagen daher aus multivariater Perspektive zwei transdiagnostische Faktoren in den Komorbiditätsmustern vor: Während die grandiose Seite vor allem mit externalisierenden Störungen wie Substanzmissbrauch, Bipolaren Störungen, Antisozialer, Histrionischer und Paranoider Persönlichkeitsstörung (Ronningstam 2005; Russ et al. 2008) assoziiert wird, steht die vulnerable Seite in Zusammenhang mit internalisierenden Störungen wie den Angststörungen und Depressionen (Euler et al. 2018; Kaufman et al. 2018; J. D. Miller et al. 2010, 2017; Pincus et al. 2014), der Borderline- und der Dependenten Persönlichkeitsstörung (Ellison et al. 2013; J. D. Miller et al. 2010, 2011; Pincus et al. 2014) sowie mit Suizidversuchen und selbstverletzendem Verhalten (J. D. Miller & Campbell 2008; Pincus & Lukowitsky 2010). Die Frage nach dem Schweregrad der Pathologie ist dabei allerdings aus verschiedenen Perspektiven zu bewerten: Angesichts der deutlich höheren Anzahl der Komorbiditäten ist die vulnerable Seite des Narzissmus zwar mit stärkerer psychischer Beeinträchtigung assoziiert (Levy et al. 2007), aus funktionaler Perspektive jedoch eher im neurotischen Spektrum anzusiedeln (Kaufman et al. 2018; J. D. Miller et al. 2018). Die grandiose Seite des Narzissmus ist zwar besser kompensiert, allerdings auf struktureller Ebene mit gravierenden Defiziten und massiven Selbst- und Beziehungsstörungen assoziiert (Pincus et al. 2009) und deutlich erschwert zu behandeln (Kernberg 2007), wobei vor allem der Zusammenhang mit antisozialen Zügen prognostisch ungünstig ist (Coid & Ullrich 2010).

3.3.3 Schwierigkeiten in der Erfassung der Komorbiditäten

Die empirische Erfassung der Komorbiditätsrate narzisstischer Störungen ist in zweierlei Hinsicht problematisch und fehleranfällig: Zum einen kann die NPS hinter den im Vordergrund stehenden Achse-I-Störungen in Behandlung nicht erkannt und daher unterschätzt werden (NPS bei anderen Störungen). Andersherum werden diejenigen NPS-Patienten, die ohne Leidensdruck nicht in Behandlung auftauchen, ebenso wenig in die Erhebung der Prävalenzzahlen mit einbezogen, was wiederum zu einer Überschätzung der Komorbidität führen kann (andere Störungen bei NPS).

Ein weiterer kritischer Aspekt bei der Erfassung und Interpretation von Angaben zu Komorbiditäten ist, dass die gängigen Kriterien der Klassifikationssysteme und Diagnoseinstrumente vorrangig die grandiose Seite des Narzissmus erfassen und die vulnerable Seite nicht hinreichend abgebildet wird (Kaufman et al. 2018; J. D. Miller et al. 2016; Russ et al. 2008). Studien zeigen, dass die Erfassung von narzisstischen Komorbiditäten nach DSM-5 deutlich geringere Zahlen ergeben als mit Instrumenten, die beide Seiten der narzisstischen Pathologie erfassen (Morf et al. 2017; Noppel et al. 2018). Auch andere Studien machen deutlich, dass die epidemiologischen Zahlen zu Komorbiditäten erheblich danach variieren, welches Störungsmodell, welches klinische Konstrukt, welche Erhebungsform und welches diagnostische Instrument zur Erfassung der narzisstischen Pathologie verwendet wurde (J. D. Miller et al. 2014).

Bezüglich der hohen Zahlen zu den Achse-II-Komorbiditäten spielt in dieser Störungsgruppe auch die mittlerweile vieldiskutierte Frage nach der Trennschärfe der diagnostischen Kriterien der Persönlichkeitsstörungen eine entscheidende Rolle (Krueger 2013), der mit dem Alternativen Modell der Persönlichkeitsstörungen (APA 2013) entgegnet werden soll. Die dimensionale Erfassung des Persönlichkeitsfunktionsniveaus bezieht auch die vulnerablen Aspekte des Narzissmus mit ein. Euler et al. (2018) empfehlen daher die Verwendung der alternativen ICD-11- und DSM-5-Modelle zur präziseren epidemiologischen Erhebung der narzisstischen Pathologie.

3.3.4 Häufige Komorbiditäten im Zusammenhang mit Narzissmus

Angesichts der diagnostischen Schwierigkeiten bei der Einschätzung der NPS sind auch die Prävalenzraten zu Komorbiditäten stark stichproben- und instrumentabhängig. Aus zuvor beschriebenen Gründen ist in den Verteilungen die Häufigkeit von psychiatrischen Komorbiditäten bei einem NPS-Sample deutlich höher als die Komorbidität von NPS bei anderen psychiatrischen Störungen. Für einen Überblick werden in Tabelle 3.3-1 zunächst exemplarische Werte einer großen Studie aus dem Wave 2 National Epidemiologic Survey on Alcohol and Related Conditions (NESARC; N = 34,654) zu Komorbiditäten der NPS (Stinson et al. 2008) dargestellt, die bis heute in Umfang und Spezifizität maßgeblich zu diesem Thema ist.

Die Angaben in Tabelle 3.3-1 sind nicht geschlechtsspezifisch. Signifikante Unterschiede zwischen den Geschlechtern ergaben, dass bei weiblichen NPS-Patienten die Zusammenhänge mit der Borderline-Störung, der PTBS, mit allen Angststörungen und Depressionen stärker sind, bei männlichen NPS-Patienten die Zusammenhänge mit Substanzabhängigkeiten und der Antisozialen PS (vgl. Stinson et al. 2008).

Mit unterschiedlichen Methoden, Instrumenten und Stichproben existieren darüber hinaus einige weitere epidemiologische Studien, die sich zumeist auf die Verteilung von NPS bei anderen psychiatrischen Störungen beziehen.

Abhängigkeitserkrankungen. Eine narzisstische Persönlichkeitsstörung wird mit Prävalenzraten bis zu 22 % sehr häufig komorbid bei Suchterkrankungen berichtet. Es existiert eine gute Studienlage zur Komorbidität mit Alkoholabhängigkeit (Bottlender et al. 2006; Echeburúa et al. 2007; Krampe et al. 2006; Preuss et al. 2009; Trull et al. 2010) sowie mit anderen Substanzabhängigkeiten (Marlowe et al. 1997; Martinez-Cano et al. 1999; Van Horn & Frank 1998; Verheul et al. 2000), Nikotinabhängigkeit (Trull et al. 2010) und mit pathologischem Spielen (Dowling et al. 2015). Die Lebenszeitprävalenz zur Entwicklung irgendeiner Abhängigkeitserkrankung bei NPS ist mit bis zu 64,2 % (Stinson et al. 2008) deutlich höher, so dass diese die größte Komorbidität mit NPS darstellen. Funktional kann dieser Zusammenhang als regulativer Versuch, den Selbstwert durch Substanzen zu stabilisieren, verstanden werden.

Schizophrenie. Die Prävalenzraten von NPS in Schizophrenie reichen von 5 % bis 16 % (Newton-Howes et al. 2008; Oulis et al. 1997; E. Simonsen et al. 2008; S. Simonsen & Simonsen 2011; Solano & De Chavez 2000). Inhaltlich spielt hierbei vor allem die konzeptuelle Überschneidung in den Störungen der Selbst- und Fremdwahrnehmung eine Rolle (S. Simonsen & Simonsen 2011).

Affektive Störungen. Zu der Gruppe der Affektiven Störungen besteht insgesamt eine hohe Komorbidität (Ronningstam 1996; Schi-

Tab. 3.3-1 Lebenszeitprävalenzen komorbider psychischer Störungen bei Narzisstischer Persönlichkeitsstörung (mod. nach Stinson et al. (2008, S. 1038; für einen vollständigen Überblick aller Komorbiditäten vgl. Stinson et al. 2008)

	Lebenszeitprävalenz von anderen psychiatrischen Störungen bei NPS	**Lebenszeitprävalenz von NPS bei anderen psychiatrischen Störungen**
Suchterkrankungen	64,2 %	8,8 %
Substanzmissbrauch	35,7 %	8,4 %
Alkoholabhängigkeit	30,6 %	12,4 %
Drogenabhängigkeit	12,0 %	22,0 %
Nikotinabhängigkeit	35,9 %	9,6 %
Affektive Störungen	49,5 %	11,9 %
Major Depression	20,6 %	7,7 %
Bipolar-I-Störung	20,1 %	23,8 %
Angststörungen	54,7 %	11,5 %
Panikstörung (ohne AP)	11,3 %	11,9 %
Sozialphobie	15,5 %	13,7 %
Spezifische Phobie	27,4 %	11,2 %
GAS	19,8 %	16,0 %
PTSD	25,7 %	16,8 %
Persönlichkeitsstörungen	62,9 %	20,2 %
Cluster A	38,3 %	26,3 %
Paranoide PS	15,2 %	21,8 %
Schizoide PS	8,5 %	17,1 %
Schizotype PS	27,5 %	43,2 %
Cluster B	44,9 %	28,2 %
Antisoziale PS	11,8 %	18,9 %
Borderline PS	37,0 %	38,9 %
Histrionische PS	9,4 %	32,4 %
Cluster C	24,3 %	15,9 %
Vermeidende PS	6,9 %	18,4 %
Abhängige PS	1,7 %	25,0 %
Zwanghafte PS	21,3 %	16,3 %

avone et al. 2004). Die Komorbiditätsprävalenzen von NPS bei *Bipolaren Störungen* werden mit bis zu 20,5 % berichtet (Mantere et al. 2006; Rosso et al. 2009; Stinson et al. 2008), wobei sich konzeptuelle Überschneidungen vor allem in dem symptomatischen pathologischen Größenselbst finden lassen. Wesentliche Unterschiede sind jedoch die zeitliche Stabilität der Größenphantasien sowie der persistierende Neid und die Entwertung anderer Menschen bei NPS (Stormberg et al. 1998). Die Zahlen zu NPS bei *Depressionen* sind mit 0–16 % deutlich kleiner als Depression bei NPS (bis zu 50 %; S. Simonsen & Simonsen 2011). Dies liegt u. a. darin begründet, dass die depressive Dekompensation einerseits eine häufige Ursache der klinischen Vorstellung von NPS-Patienten ist, Narzissmus andererseits auch eine protektive Wirkung hat. Patienten mit Early-onset-Depression (Beginn im Alter von 22 Jahren oder jünger) haben zu einem höheren Anteil eine NPS-Komorbidität (Fava et al. 1996; Sato et al. 1999). Studien zeigen darüber hinaus einen signifikanten Zusammenhang zwischen NPS und *Burnout* (Schwarzkopf et al. 2016). *Suizidalität* bei NPS ist ein ubiquitäres Phänomen und steht meist im Zusammenhang mit Selbstwertkrisen. Suizid(-versuche) bei NPS sind weniger impulsiv, dennoch ebenso wenig vorhersagbar (Ronningstam & Maltsberger 1998) und tendenziell erfolgreicher als bei den anderen Persönlichkeitsstörungen (Blasco-Fontecilla et al. 2009).

Angststörungen. Insgesamt werden kleine Komorbiditätsraten (0 % – 11,4 %) von NPS bei Angststörungen (Garyfallos et al. 1999; Massion et al. 2002; Skodol et al. 2014; Weertman et al. 2005) und PTBS (Friborg et al. 2013) gefunden, wobei die Zahlen aufgrund der fehlenden Operationalisierung des vulnerablen Narzissmus tendenziell unterschätzt werden. Zu beachten sind außerdem Überschneidungen mit den Affektiven Störungen; hier ist der Anteil von Patienten mit NPS bei kombinierter Komorbidität von Panikstörung und Depression deutlich höher als nur bei Panikstörungen (Langs et al. 1998).

Somatisierungsstörungen. Kealy et al. (2018) konnten zwar keinen eigenständigen Zusammenhang zwischen NPS und Somatisierungsstörungen finden, zeigten allerdings, dass dieser signifikant wird, wenn der Faktor Somatoforme Verstärkung/Hypervigilanz hinzugezogen wird. Studien zu somatischen Korrelaten mit NPS fanden z. B. ein erhöhtes Cortisol-Level bei Männern mit NPS (Reinhard et al. 2012).

Essstörungen. Die Befundlage zu NPS bei Essstörungen ist relativ gering. Die Zahlen von bis zu 4 % sind klein (Godt 2008; Reba et al. 2005; Reba-Harrelson et al. 2008). Insgesamt kann auch diese Komorbidität als ein Weg verstanden werden, über Nahrung und Körperrestriktionen den Selbstwert zu regulieren. So konnte z. B. gezeigt werden, dass Narzissmus mit dem Ausmaß von Sportsucht im Zusammenhang steht (Bruno et al. 2014).

Persönlichkeitsstörungen. Mit bis zu 62,9 % ist die Lebenszeitprävalenz, bei einer NPS noch eine andere PS aufzuweisen, hoch, vor allem innerhalb der Cluster-B-Störungen (Stinson et al. 2008; Widiger et al. 1991). Gunderson et al. (1991) zeigten, dass NPS mit mindestens einer weiteren Persönlichkeitsstörung komorbid auftritt. Hörz-Sagstetter et al. (2017), Perugi et al. (2011) und Ritter et al. (2008) untersuchen die Komorbidität zwischen NPS und BPS, Coid and Ullrich (2010) fanden einen hohen Anteil von NPS bei Antisozialer PS. Dickinson and Pincus (2003) zeigten, dass die grandiose Seite des Narzissmus in hoher Komorbidität mit der Antisozialen und Histrionischen PS steht und die vulnerable Seite vor allem mit der Borderline- und Vermeidenden PS.

Impulskontrollstörungen. Studien fanden einen erhöhten Anteil von NPS bei Müttern mit Münchhausen-by-proxy-Syndrom (Krupinski 2006). Auch zu pathologischem Lügen konnte ein signifikanter Zusammenhang mit NPS gefunden werden (Garlipp 2011).

ADHS. Studien zeigen, dass Kinder mit ADHS signifikant häufiger im Erwachsenenalter mit NPS diagnostiziert werden als Kinder ohne ADHS. Die Langzeitstudie von C. J. Miller et al. (2008) fand heraus, dass 9,4 % der Kinder, die im Alter von 7–11 Jahren mit ADHS diagnostiziert wurden, im jungen Erwachsenenalter (16–26 Jahre) eine NPS-Diagnose erhalten.

3.3.5 Fazit

Komorbiditäten spielen insbesondere bei der NPS eine schwerwiegende Rolle, da diese meist der vordergründige Anlass zu einer Behandlung sind und zunächst im klinischen Fokus stehen. Dennoch ist es wichtig, die diagnostischen Einschränkungen hinter den Prävalenzzahlen zu verstehen. Eine funktionsorientierte Diagnostik der Persönlichkeit kann dabei helfen, die dahinterliegende NPS frühzeitig zu erkennen und in das Behandlungskonzept mit einzubeziehen.

Literatur

American Psychiatric Association (APA) (2013). Diagnostic and Statistical Manual of mental disorders (5th ed.). Washington, D. C.

Blasco-Fontecilla, H., E. Baca-Garcia, K. Dervic et al. (2009). Specific features of suicidal behavior in patients with narcissistic personality disorder. J Clin Psychiatry 70(11): 1583.

Bottlender, M., Preuss, U. W., & Soyka, M. (2006). Association of personality disorders with Type A and Type B alcoholics. Eur Arch Psychiatry Clin Neurosci 256(1): 55–61.

Bruno, A., D. Quattrone, G. Scimeca et al. (2014). Unraveling exercise addiction: the role of narcissism and self-esteem. J Addict 2014.

Coid, J., & S. Ullrich (2010). Antisocial personality disorder is on a continuum with psychopathy. Compr Psychiatry 51: 426–433.

Dickinson, K. A., & A. L. Pincus (2003). Interpersonal analysis of grandiose and vulnerable narcissism. J Person Disord 17(3): 188–207.

Dowling, N. A., S. Cowlishaw, A. C. Jackson et al. (2015). The prevalence of comorbid personality disorders in treatment-seeking problem gamblers: A systematic review and meta-analysis. J Person Disord 29(6): 735–754.

Eaton, N. R., C. Rodriguez-Seijas, N. Carragher et al. (2015). Transdiagnostic factors of psychopathology and substance use disorders: a review. Soc Psychiatry Psychiatr Epidemiol 50(2): 171–182.

Eaton, N. R., C. Rodriguez-Seijas, R. F. Krueger et al. (2017). Narcissistic Personality Disorder and the structure of common mental disorders. J Person Disord 31(4): 449–461.

Echeburúa, E., R. B. De Medina & J. Aizpiri (2007). Comorbidity of alcohol dependence and personality disorders: A comparative study. Alcohol Alcohol 42(6): 618–622.

Egan, V., S. Chan & G. W. Shorter (2014). The Dark Triad, happiness and subjective well-being. Pers Individ Dif 67: 17–22.

Ellison, W. D., K. N. Levy, N. M. Cain et al. (2013). The impact of pathological narcissism on psychotherapy utilization, initial symptom severity, and early-treatment symptom change: A naturalistic investigation. J Person Assess 95(3): 291–300.

Euler, S., D. Stöbi, J. Sowislo et al. (2018). Grandiose and vulnerable narcissism in borderline personality disorder. J Psychopathol 51(2): 110–121.

Fava, M., J. E. Alpert, J. S. Borus et al. (1996). Patterns of personality disorder comorbidity in early-onset versus late-onset major depression. Am J Psychiatry 153(10): 1308.

Friborg, O., M. Martinussen, S. Kaiser et al. (2013). Comorbidity of personality disorders in anxiety disorders: A meta-analysis of 30 years of research. J Affect Disord 145: 143–155.

Gabbard, G. O. (1989). Two subtypes of narcissistic personality disorder. Bull Menninger Clin 53: 527–532.

Garlipp, P. (2011). Pseudologia phantastica. Nervenheilkunde 30(10): 823–827.

Garyfallos, G., A. Adamopoulou, A. Karastergiou et al. (1999). Psychiatric comorbididity in Greek patients with generalized anxiety disorder. Psychopathol 32(6): 308.

Godt, K. (2008). Personality disorders in 545 patients with eating disorders. Eur Eat Disord Rev 16(2): 94–99.

Gunderson, J. G., E. Ronningstam & L. E. Smith (1991). Narcissistic personality disorder: a review of data on DSM-III-R descriptions. J Person Disord 5(2): 167–177.

Hörz-Sagstetter, S., D. Diamond, J. F. Clarkin et al. (2017). Clinical Characteristics of Comorbid Narcissistic Personality Disorders in Patients with Borderline Personality Disorder. J Person Disord 31: 1–14.

Kaufman, S. B., B. Weiss, J. D. Miller et al. (2018). Clinical correlates of vulnerable and grandiose narcis-

sism: a personality perspective. J Person Disord 1-S10. DOI: 10.1521/pedi_2018_32_384
Kealy, D., S. M. Rice, J. S. Ogrodniczuk et al. (2018). Investigating the Link Between Pathological Narcissism and Somatization. J Nerv Ment Dis 207(12): 964–967.
Kernberg, O. F. (2007). The almost untreatable narcissistic patient. J Am Psychoanal Assoc 55(2): 503–539.
Krampe, H., T. Wagner, S. Stawicki et al. (2006). Personality disorder and chronicity of addiction as independent outcomepredictors in alcoholism treatment. Psychiatr Serv 57(5): 708–712.
Krueger, R. F. (2013). Personality disorders are the vanguard of the post-DSM-5.0 era. Personal Disord 4(4): 355.
Krupinski, M. (2006). Wenn Mediziner ungewollt zur Kindesmisshandlung verführt werden: Münchhausen-by-proxy-Syndrom. Wien Med Wochenschr 156(15–16): 441–447.
Langs, G., F. Quehenberger, K. Fabisch et al. (1998). Prevalence, patterns and role of personality disorders in panic disorder patients with and without comorbid (lifetime) major depression. Acta Psychiatr Scand 98(2): 116–123.
Levy, K. N., J. Reynoso & R. H. Wasserman (2007). Narcissistic Personality Disorder. In: W. O'Donohue, K. A. Fowler & S. O. Lilienfeld (Hg.). Toward DSM-V. Thousand Oaks, Ca (Sage), S. 233–277.
Mantere, O., T. K. Melartin, K. Suominen et al. (2006). Differences in Axis I and II comorbidity between bipolar I and II disorders and major depressive disorder. J Clin Psychiatry 67(4): 584–593.
Marlowe, D. B., S. D. Husband, L. M. Bonieskie et al. (1997). Structured interview versus self-report test vantages for the assessment of personality pathology in cocaine dependence. J Person Disord 11(2): 177–190.
Martinez-Cano, H., M. De Iceta Ibanez De Gauna, M., A. Vela-Bueno et al. (1999). DSM-III-R co-morbidity in benzodiazepine dependence. Addict 94(1): 97–107.
Massion, A. O., I. R. Dyck, M. T. Shea et al. (2002). Personality disorders and time to remission in generalized anxiety disorder, social phobia, and panic disorder. Arch Gen Psychiatry 59(5): 434–440.
Miller, C. J., J. D. Flory, S. R. Miller et al. (2008). Childhood ADHD and the Emergence of Personality Disorders in Adolescence: A Prospective Follow-up Study. J Clin Psychiatry 69(9): 1477–1484.
Miller, J. D., & W. K. Campbell (2008). Comparing clinical and social personality conceptualizations of narcissism. J Pers 76(3): 449–476.
Miller, J. D., W. K. Campbell & P. A. Pilkonis (2007). Narcissistic personality disorder: Relations with distress and functional impairment. Compr Psychiatry 48(2): 170–177.
Miller, J. D., A. Dir, B. Gentile et al. (2010). Searching for a vulnerable dark triad: Comparing factor 2 psychopathy, vulnerable narcissism, and borderline personality disorder. J Pers 78(5): 1529–1564.
Miller, J. D., B. J. Hoffman, E. T. Gaughan et al. (2011). Grandiose and vulnerable narcissism: A nomological network analysis. J Pers 79(5): 1013–1042.
Miller, J. D., D. R. Lynam & W. K. Campbell (2016). Measures of narcissism and their relations to DSM-5 pathological traits: A critical reappraisal. Assessment 23(1): 3–9.
Miller, J. D., D. R. Lynam, C. S. Hyatt et al. (2017). Controversies in narcissism. Ann Rev Clin Psychol 13: 291–315.
Miller, J. D., D. R. Lynam, C. Vize et al. (2018). Vulnerable narcissism is (mostly) a disorder of neuroticism. J Pers 86(2): 186–199.
Miller, J. D., J. McCain, D. R. Lynam et al. (2014). A comparison of the criterion validity of popular measures of narcissism and narcissistic personality disorder via the use of expert ratings. Psychol Assess 26(3): 958.
Morf, C. C., E. Schürch, A. Küfner et al. (2017). Expanding the nomological net of the Pathological Narcissism Inventory: German validation and extension in a clinical inpatient sample. Assessment 24(4): 419–443.
Newton-Howes, G., P. Tyrer, B. North et al. (2008). The prevalence of personality disorder in schizophrenia and psychotic disorders: systematic review of rates and explanatory modelling. Psychol Med 38(8): 1075–1082.
Noppel, N., P. G. Herrmann, M. G. Feil et al. (2018). Persönlichkeit und Therapiemotivation von Sexualstraftätern mit kindlichen Opfern. Z Psychosom Med Psychother 64(4): 350–364.
Oulis, P., L. Lykouras, J. Hatzimanolis et al. (1997). Comorbidity of DSM-III-R personality disorders in schizophrenic and unipolar mood disorders: a comparative study. Eur Psychiatry 12(6): 316–318.
Perugi, G., M. Fornaro & H. S. Akiskal (2011). Are atypical depression, borderline personality disorder and bipolar II disorder overlapping manifestations

of a common cyclothymic diathesis? World Psychiatry 10: 45–51.
Pincus, A. L., E. B. Ansell, C. A. Pimentel et al. (2009). Initial construction and validation of the Pathological Narcissism Inventory. J Person Assess 21(3): 365.
Pincus, A. L., N. M. Cain & A. G. C. Wright (2014). Narcissistic Grandiosity and Narcissistic Vulnerability in Psychotherapy. Personal Disord 5(4): 439–443.
Pincus, A. L., & M. R. Lukowitsky (2010). Pathological narcissism and narcissistic personality disorder. Ann Rev Clin Psychol 6: 421–446.
Preuss, U. W., M. Johann, C. Fehr et al. (2009). Personality disorders in alcohol-dependent individuals: relationship with alcohol dependence severity. Eur Addict Res 15(4): 188–195.
Reba, L., L. Thornton, F. Tozzi et al. (2005). Relationships between features associated with vomiting in purging-type eating disorders. Int J Eat Disord 38(4): 287–294.
Reba-Harrelson, L., A. von Holle, L. M. Thornton et al. (2008). Features associated with diet pill use in individuals with eating disorders. Eat Behav 9(1): 73–81.
Reinhard, D. A., S. H. Konrath, W. D. Lopez et al. (2012). Expensive egos: narcissistic males have higher cortisol. PloS One 7(1): e30858.
Ritter, K., S. Roepke, A. Merkl et al. (2008). Komorbiditäten bei Patienten mit einer Narzisstischen Persönlichkeitsstörung im Vergleich zu Patienten mit einer Borderline-Persönlichkeitsstörung. Psychother Psychosom Med Psychol 58: 1–11.
Ronningstam, E. (1996). Pathological narcissism and narcissistic personality disorder in Axis I disorders Harv Rev Psychiatry 3(6): 326–340.
Ronningstam, E. F. (2005). Identifying and understanding the narcissistic personality. Oxford/New York (Oxford University Press).
Ronningstam, E. F., & J. T. Maltsberger (1998). Pathological narcissism and sudden suicide-related collapse. Suicide Life Threat Behav 28(3): 261–271.
Rosso, G., U. Albert, F. Bogetto et al. (2009). Axis II comorbidity in euthymic bipolar disorder patients: no differences between bipolar I and II subtypes. J Affect Disord 115(1–2): 257–261.
Russ, E., J. Shedler, R. Bradley et al. (2008). Refining the construct of narcissistic personality disorder: Diagnostic criteria and subtypes. Am J Psychiatry 165(11): 1473–1481.
Sato, T., K. Sakado, T. Uehar et al. (1999). Personality disorder comorbidity in early-onset versus late-onset major depression in Japan. J Nerv Ment Dis 187(4): 237–242.
Schiavone, P., S. Dorz, D. Conforti et al. (2004). Comorbidity of DSM–IV Personality Disorders in Unipolar and Bipolar Affective Disorders: A Comparative Study. Psychol Rep 95(1): 121–128.
Schwarzkopf, K., D. Straus, H. Porschke et al. (2016). Empirical evidence for a relationship between narcissistic personality traits and job burnout. Burn Res 3(2): 25–33.
Sedikides, C., E. A. Rudich, A. P. Gregg et al. (2004). Are normal narcissists psychologically healthy?: Self-esteem matters. J Pers Soc Psychol 87(3): 400.
Simonsen, E., U. Haahr, E. L. Mortensen et al. (2008). Personality disorders in first-episode psychosis. Personal Ment Health 2(4): 230–239.
Simonsen, S., & E. Simonsen (2011). Comorbidity between narcissistic personality disorder and Axis I diagnoses. In: The Handbook of Narcissism and Narcissistic Personality Disorder: Theoretical Approaches, Empirical Findings, and Treatments. Hoboken, NJ (John Wiley & Sons), S. 239–247.
Skodol, A. E., T. Geier, B. F. Grant et al. (2014). Personality Disorders and the Persistence of Anxiety Disorders in a Nationally Representative Sample. Depress Anxiety 31, 721–728.
Solano, J. R. G., & M. G. De Chavez (2000). Premorbid personality disorders in schizophrenia. Schizophr Res 44(2): 137–144.
Stinson, F. S., D. A. Dawson, R. B. Goldstein et al. (2008). Prevalence, correlates, disability, and comorbidity of DSM-IV narcissistic personality disorder: results from the wave 2 national epidemiologic survey on alcohol and related conditions. J Clin Psychiatry 69(7): 1033.
Stormberg, D., E. Ronningstam, J. Gunderson et al. (1998). Brief communication: pathological narcissism in bipolar disorder patients. J Pers Disord 12(2): 179–185.
Trull, T. J., S. Jahng, R. L. Tomko et al. (2010). Revised NESARC Personality Disorder Diagnoses: Gender, Prevalence, and Comorbidity with Substance Dependence Disorders. J Pers Disord 24(4): 412–426.
Van Horn, D. H., & A. F. Frank (1998). Substance-use situations and abstinence predictions in substance abusers with and without personality disorders. Am J Drug Alcohol Abuse 24(3): 395–404.

Verheul, R., H. Kranzler, J. Poling et al. (2000). Co-occurrence of Axis I and Axis II disorders in substance abusers. Acta Psychiatr Scand 101(2): 110–118.
Weertman, A., A. Arntz, E. Schouten et al. (2005). Influences of beliefs and personality disorders on treatment outcome in anxiety patients. J Consult Clin Psychol 73(5): 936.
Widiger, T. A., A. J. Frances, M. Harris et al. (1991). Comorbidity among Axis II disorders. In: J. M. Oldham (Hg.). Progress in Psychiatry, No. 20. Personality Disorders: New Perspectives on Diagnostic Validity. Arlington, VA (American Psychiatric Association).

3.4 Klassifikation und Testdiagnostik

Stephan Doering

Es besteht in den aktuellen Leitlinien ein Konsens darüber, dass semi-strukturierte Interviews die validesten Diagnosen von Persönlichkeitsstörungen (PS) ergeben (Simonsen et al. 2019). Darüber hinaus wird gelegentlich ein LEAD-Ansatz (*Longitudinal Expert All Data*) empfohlen, bei dem nicht nur das Ergebnis einzelner Tests, sondern alle Daten, die ein Behandlerteam über einen gewissen Zeitraum hinweg zusammentragen konnte, einbezogen werden (Simonsen et al. 2019). Die Klassifikation erfolgt in der Regel gemäß den Systemen von ICD (*International Classification of Disease*) der WHO (*Weltgesundheitsorganisation*) bzw. dem DSM (*Diagnostic and Statistical Manual*) der APA (*American Psychiatric Association*), die zu Beginn dieses Beitrags vorgestellt werden.

Die Diagnose einer Persönlichkeitsstörung erfordert mehr Erfahrung und ist komplexer als die einer Symptomerkrankung wie zum Beispiel Depression oder Angst, da Persönlichkeitsstörungen eben nicht primär durch die Symptomatik, sondern anhand von Veränderungen des Erlebens und Verhaltens eines Menschen definiert sind. Zudem sind sie oft – aber nicht immer – ich-synton, was auch für die narzisstische PS zutrifft, bei der die Betroffenen häufig keine Krankheitseinsicht zeigen und oft eher die Mitwelt belastet ist. Dementsprechend ist im Rahmen der Diagnostik mit Verleugnungen, Bagatellisierungen und sozialer Erwünschtheit zu rechnen, was den diagnostischen Prozess zusätzlich erschwert.

Grundsätzlich ist die Diagnose einer Persönlichkeitsstörung klinisch zu stellen, was eine gewisse Zeit beansprucht und Beziehungserfahrungen mit dem Patienten voraussetzt. Interviews können die Diagnostik absichern und die Validität der Diagnose erhöhen, jedoch nicht den klinischen Prozess der Beziehungsaufnahme und der persönlichen Sammlung von Daten und Informationen ersetzen. Fragebögen können zum einen als Screening-Instrumente eingesetzt werden, zum anderen werden sie für wissenschaftliche Fragestellungen genutzt. Eine valide Diagnose einer PS ist mit Fragebögen nicht möglich.

Dieser Beitrag stellt alle testpsychologischen Instrumente zur Diagnostik des Narzissmus bzw. der NPS vor, wobei er seinen Schwerpunkt auf die Instrumente legt, die in deutscher Sprache und in validierter Form vorliegen. Nicht alle der erwähnten Instrumente sind kommerziell erhältlich. Bei den nicht erhältlichen empfiehlt es sich, die Autoren der deutschen Übersetzungen (s. Literaturverzeichnis) zu kontaktieren. Oft kann man auf diese Weise unentgeltlich eine Kopie des Instruments erhalten.

3.4.1 Die Klassifikationssysteme ICD-11 und DSM-5

Der neue Weg der Klassifikation, der sich mit DSM-5 (American Psychiatric Association 2015) und ICD-11 (Weltgesundheitsorganisation 2018) abzeichnet, führt weg von einer rein kategorialen Klassifikation hin zu einem mehr dimensionalen oder Hybrid-System. Waren die PS in ICD-10 (Weltgesundheitsorganisation 2006) und DSM-IV (American Psychiatric Association 1998) sowie auch noch im »offiziellen« Teil II des DSM-5 (American Psychiatric Association 2015) noch als rein kategoriales System mit allgemeinen und spezifischen Kriterien für 7–12 verschiedene PS abgebildet (siehe Tab. 3.4-1 und 3.4-2), so finden sich im »Alternativen DSM-5-Modell für Persönlichkeitsstörungen« in Teil III des DSM-5 (American Psychiatric Association 2015) und voraussichtlich in ICD-11 (Weltgesundheitsorganisation 2019) hybride und dimensionale Systeme.

Diese Systeme definieren allgemeine Kriterien bzw. Schweregrade für PS, bei denen eine Beeinträchtigung der Persönlichkeitsfunktion im Zentrum steht – damit wird die psychoanalytische Strukturdiagnostik aufgegriffen, wie sie sich unter anderem bei Kernberg (1985) und der Strukturachse der OPD-2 (Arbeitskreis OPD 2014) findet. Die allgemeinen diagnostischen Kriterien für die PS sind in Tab. 3.4-3 aufgeführt.

Darüber hinaus verwenden beide Systeme das Fünf-Faktoren-Modell zur individualisierten Beschreibung von Persönlichkeitszügen (*traits*), wobei im DSM-5 jedem der fünf Faktoren einige Züge oder Facetten zugeordnet werden (Tab. 3.4-4).

Den einfacheren Weg geht ICD-11, das lediglich fünf Schweregrade unterscheidet (keine Persönlichkeitspathologie – Persönlichkeitsschwierigkeiten – leichte PS – mittelschwere PS – schwere PS), die ersten beiden Kategorien stellen jedoch keine Persönlichkeitsstörung dar (WHO 2018). Jeder Schweregrad ist operationalisiert, wobei die ersten beiden Schweregrade als unterschwellig (*subthreshold*) zu verstehen sind. Zusätzlich können einer oder mehrere Persönlichkeitszüge definiert werden, so dass sich die Diagnose aus mehreren Codes zusammensetzen kann (siehe Bach u. First 2018). Als einzige kategoriale PS wird die Borderline-PS erhalten bleiben – und zwar in Form eines sog. *borderline pattern*, das i. W. den DSM-5-Teil II-Kriterien der Borderline PS entspricht.

Das »Alternative DSM-5-Modell für Persönlichkeitsstörungen« ist in zweierlei Weise differenzierter: Zum einen werden die sog. Elemente der Persönlichkeitsfunktion (Identität, Selbststeuerung, Empathie, Nähe) auf fünf Stufen (0–4, sog. Funktionsniveaus der Persönlichkeit) operationalisiert, zum anderen werden jedem der fünf Faktoren (Persönlichkeitsdomänen) einige von insgesamt 25 Facetten zugeordnet, aus denen sich komplex und hochdifferenziert ein individuelles Trait-Muster zusammenstellen lässt. Zur Anknüpfung an die »klassischen« diagnostischen Kategorien definiert DSM-5 Prototypen aus den Traits und Facetten, die stark an die frühere Operationalisierung erinnern. Das Beispiel für die narzisstische Persönlichkeitsstörung findet sich in Tab. 3.4-5.

Testdiagnostik

Es gibt eine Vielzahl von Instrumenten zur Erfassung des Narzissmus. Zunächst können Interviews von Fragebögen unterschieden werden; darüber hinaus gibt es Testinstrumente, die Persönlichkeitsstörung(-en) bzw. -pathologie erfassen, und solche, die lediglich auf (nicht-pathologische) Ausprägungen des Narzissmus fokussieren. Und schließlich gibt es Instrumente, die Teilaspekte des Narzissmus, z. B. den Selbstwert, erfassen.

Im Folgenden werden insbesondere bei den nicht-narzissmusspezifischen Tests nur solche erwähnt, die entweder international gegenwärtig weit verbreitet und in Gebrauch sind bzw. von denen deutsche Übersetzungen und Validierungen vorliegen.

Tab. 3.4-1 Allgemeine diagnostische Kriterien für Persönlichkeitsstörungen nach ICD-10 (WHO 2006, S. 151–152) und DSM-5 (American Psychiatric Association 2015, S. 885)

ICD-10	DSM-IV und DSM-5 (Teil II)
G1. Die charakteristischen und dauerhaften inneren Erfahrungen und Verhaltensmuster der Betroffenen weichen insgesamt deutlich von kulturell erwarteten und akzeptierten (»Normen«) ab. Diese Abweichung äußert sich in mehr als einem der folgenden Bereiche: 1. Kognition (d. h. Wahrnehmung und Interpretation von Dingen, Menschen und Ereignissen; entscheidende Einstellungen und Vorstellungen von sich und anderen) 2. Affektivität (Variationsbreite, Intensität und Angemessenheit der emotionalen Ansprechbarkeit und Reaktion) 3. Impulskontrolle und Bedürfnisbefriedigung 4. Die Art des Umgangs mit anderen und die Handhabung zwischenmenschlicher Beziehungen	A. Ein überdauerndes Muster von innerem Erleben und Verhalten, das merklich von den Erwartungen der soziokulturellen Umgebung abweicht. Dieses Muster manifestiert sich in mindestens zwei der folgende Bereiche: 1. Kognition (d. h. die Art, sich selbst und andere Menschen und Ereignisse wahrzunehmen). 2. Affektivität (d. h. die Variationsbreite, Intensität, Labilität und Angemessenheit emotionaler Reaktionen). 3. Gestaltung zwischenmenschlicher Beziehungen. 4. Impulskontrolle. 5. Das überdauernde Muster ist unflexibel und tiefgreifend in einem weiten Bereich persönlicher und sozialer Situationen.
G2. Die Abweichung ist so ausgeprägt, dass das daraus resultierende Verhalten in vielen persönlichen und sozialen Situationen unflexibel, unangepasst oder auch auf andere Weise unzweckmäßig ist (nicht begrenzt auf einen auslösenden Stimulus oder eine bestimmte Situation).	B. Das überdauernde Muster führt in klinisch bedeutsamer Weise zu Leiden oder Beeinträchtigungen in sozialen, beruflichen oder anderen wichtigen Funktionsbereichen.
G3. Persönlicher Leidensdruck, nachteiliger Einfluss auf die soziale Umwelt oder beides, sind dem unter G«. beschriebenen Verhalten zuzuschreiben.	C. Das Muster ist stabil und lang andauernd, sein Beginn ist mindestens bis in die Adoleszenz oder ins frühe Erwachsenenalter zurückzuverfolgen.
G4. Nachweis, dass die Abweichung stabil, von langer Dauer ist und im späten Kindesalter oder der Adoleszent begonnen hat.	D. Das überdauernde Muster lässt sich nicht besser als Manifestation oder Folge einer anderen psychischen Störung erklären.
G5. Die Abweichung kann nicht durch das Vorliegen oder die Folge einer anderen psychischen Störung des Erwachsenenalters erklärt werden. Es können aber episodische oder chronische Zustandsbilder der Kapitel F0–F5 und F7 neben dieser Störung existieren oder sie überlagern.	E. Das überdauernde Muster ist nicht Folge der physiologischen Wirkung einer Substanz (z. B. Substanz mit Missbrauchspotenzial, Medikament) oder eines medizinischen Krankheitsfaktors (z. B. Hirnverletzung).
G6. Eine organische Erkrankung, Verletzung oder deutliche Funktionsstörung des Gehirns müssen als mögliche Ursache für die Abweichung ausgeschlossen werden (falls eine solche Verursachung nachweisbar ist, soll die Kategorie F07 verwendet werden.	

Tab. 3.4-2 Spezielle diagnostische Kriterien für die narzisstische Persönlichkeitsstörung nach ICD-10 (F60.80) (WHO 2006, S. 206) und DSM-5 (301.81) (American Psychiatric Association 2015, S. 918)

ICD-10	**DSM-IV und DSM-5 (Teil II)**
A. Die allgemeinen Kriterien für eine Persönlichkeitsstörung (F60) müssen erfüllt sein. B. Mindestens fünf der folgenden Merkmale müssen vorliegen:	Ein tiefgreifendes Muster von Großartigkeit (in Fantasie oder Verhalten), Bedürfnis nach Bewunderung und Mangel an Empathie. Der Beginn liegt im frühen Erwachsenenalter, und das Muster zeigt sich in verschiedenen Situationen. Mindestens fünf der folgenden Kriterien müssen erfüllt sein:
1. Größengefühl in Bezug auf die eigene Bedeutung (z. B. die Betroffenen übertreiben ihre Leistungen und Talente, erwarten, ohne entsprechende Leistungen als bedeutend angesehen zu werden),	1. Hat ein grandioses Gefühl der eigenen Wichtigkeit (z. B. übertreibt die eigenen Leistungen und Talente; erwartet, ohne entsprechende Leistungen als überlegen anerkannt zu werden).
2. Beschäftigung mit Fantasien über unbegrenzten Erfolg, Macht, Scharfsinn, Schönheit oder idealer Liebe,	2. Ist stark eingenommen von Fantasien grenzenlosen Erfolgs, Macht, Glanz, Schönheit und idealer Liebe.
3. Überzeugung, »besonders« und einmalig zu sein und nur von anderen besonderen Menschen oder solchen mit hohem Status (oder von entsprechenden Institutionen) verstanden zu werden oder mit diesen zusammen sein zu können,	3. Glaubt von sich, »besonders« und einzigartig zu sein und nur von anderen besonderen oder angesehenen Personen (oder Institutionen) verstanden zu werden oder nur mit diesen verkehren zu können
4. Bedürfnis nach übermäßiger Bewunderung,	4. Verlangt nach übermäßiger Bewunderung.
5. Anspruchshaltung; unbegründete Erwartung besonders günstiger Behandlung oder automatischer Erfüllung der Erwartungen,	5. Legt ein Anspruchsdenken an den Tag (d. h. übertriebene Erwartungen an eine besonders bevorzugte Behandlung oder automatisches Eingehen auf die eigenen Erwartungen).
6. Ausnutzung von zwischenmenschlichen Beziehungen, Vorteilsnahme gegenüber anderen, um eigene Ziele zu erreichen,	6. Ist in zwischenmenschlichen Beziehungen ausbeuterisch (d. h. zieht Nutzen aus anderen, um die eigenen Ziele zu erreichen).
7. Mangel an Empathie; Ablehnung, Gefühle und Bedürfnisse anderer anzuerkennen oder sich mit ihnen zu identifizieren,	7. Zeigt einen Mangel an Empathie: Ist nicht willens, die Gefühle und Bedürfnisse anderer zu erkennen oder sich mit ihnen zu identifizieren.
8. Häufiger Neid auf andere oder Überzeugung, andere seien neidisch auf die Betroffenen,	8. Ist häufig neidisch auf andere oder glaubt, andere seien neidisch auf ihn/sie.
9. Arrogante, hochmütige Verhaltensweisen und Attitüden.	9. Zeigt arrogante, überhebliche Verhaltensweisen oder Haltungen.

Tab. 3.4-3 Allgemeine diagnostische Kriterien für Persönlichkeitsstörungen nach ICD-11 (WHO 2018; Übersetzung S. D.) und DSM-5, Teil III (American Psychiatric Association 2015, S. 1045 f.)

ICD-11	DSM-5, Teil III
Eine Persönlichkeitsstörung ist charakterisiert durch.	Die Hauptmerkmale einer Persönlichkeitsstörung sind:
Beeinträchtigung der Funktionen des Selbst (z. B. Identität, Selbstwert, Selbstwahrnehmung, Ziele) und/oder der interpersonalen Funktionen (z. B. Fähigkeit, enge und wechselseitig befriedigende enge Beziehungen einzugehen und aufrechtzuerhalten, Fähigkeit, die Sichtweisen anderer zu verstehen und Beziehungskonflikte zu bewältigen), die über einen längeren Zeitraum vorliegen (z. B. 2 Jahre oder länger).	A. Mindestens mittelgradige Beeinträchtigungen im Funktionsniveau der Persönlichkeit (d. h. des Selbst und der interpersonellen Beziehungen).
Die Beeinträchtigung betrifft Kognition, Affektivität und Verhaltensweisen, die maladaptiv sind, z. B. unflexibel oder dysreguliert, und manifestiert sich in verschiedenen persönlichen und sozialen Situationen (d. h. nicht beschränkt auf bestimmte Beziehungen oder soziale Rollen).	B. Eines oder mehrere problematische Persönlichkeitsmerkmale.
Die Verhaltensmuster, die Beeinträchtigung charakterisieren, sind nicht entwicklungsentsprechend und können nicht primär durch soziale oder kulturelle Faktoren bzw. sozio-politische Konflikte begründet werden.	C. Die Beeinträchtigungen im Funktionsniveau der Persönlichkeit und der Ausdruck der individuellen Persönlichkeitsmerkmale sind relativ unflexibel und durchgängig in einem weiten Bereich persönlicher und sozialer Situationen.
Die Beeinträchtigung geht mit deutlichen Belastungen oder signifikanter Verschlechterung von persönlichen, familiären, sozialen, beruflichen oder anderen wichtigen Funktionsbereichen einher.	D. Die Beeinträchtigungen im Funktionsniveau der Persönlichkeit und der Ausdruck der individuellen Persönlichkeitsmerkmale sind relativ stabil über die Zeit, und ihr Beginn kann mindestens bis zur Adoleszenz oder bis zum frühen Erwachsenenalter zurückverfolgt werden.
	E. Die Beeinträchtigungen im Funktionsniveau der Persönlichkeit und der Ausdruck der individuellen Persönlichkeitsmerkmale können nicht besser durch eine andere psychische Störung erklärt werden.
	F. Die Beeinträchtigungen im Funktionsniveau der Persönlichkeit und der Ausdruck der individuellen Persönlichkeitsmerkmale sind nicht ausschließliche Folge der physiologischen Wirkung einer Substanz oder eines medizinischen Krankheitsfaktors (z. B. eines schweren Kopftraumas).

ICD-11	DSM-5, Teil III
	G. Die Beeinträchtigungen im Funktionsniveau der Persönlichkeit und der Ausdruck der individuellen Persönlichkeitsmerkmale sind nicht besser dadurch erklärbar, dass sie als normal für eine individuelle Entwicklungsphase und eine soziokulturelle Umgebung verstanden werden.

Tab. 3.4-4 Die Persönlichkeitszüge im Fünf-Faktoren-Modell, ICD-11 und im Alternativen Modell für Persönlichkeitsstörungen des DSM-5 (American Psychiatric Association 2015, S. 1068 ff.)

Fünf-Faktoren-Modell	ICD-11	DSM-5 (Teil III)
Neurotizismus	Negative Affektivität	Negative Affektivität
Offenheit für Erfahrungen	Verschlossenheit	Verschlossenheit
Verträglichkeit	Dissozialität	Antagonismus
Extraversion	Enthemmtheit	Enthemmtheit
Gewissenhaftigkeit	Zwanghaftigkeit	Psychotizismus

3.4.2 Diagnostische Interviews zur Erfassung aller Persönlichkeitsstörungen

Die gängigsten und international etablierten Interviews zur Erfassung aller Persönlichkeitsstörungen sind das SKID und das IPDE. Ersteres zielt auf die PS nach DSM, letzteres hat die ICD-Klassifikation als Hintergrund. Eine rezente Übersicht zu Validierungsstudien dieser Interviews findet sich bei Carcone et al. (2015).

Das *Strukturierte Klinische Interview für DSM-5®-Persönlichkeitsstörungen* (SCID-5-PD; Beesdo-Baum et al. 2019) ist neuerdings an die Stelle seines Vorgängers, des SKID-II (Fydrich et al. 1997), getreten. Das SKID stellt das weltweit vermutlich am häufigsten eingesetzte Interview zur Diagnostik der Persönlichkeitsstörungen dar. Es wurde von der American Psychiatric Association konzeptualisiert und erfasst als SCID-5-PD die 10 Persönlichkeitsstörungen des DSM-5 (Teil II). Vor dem Interview kann der SKID-5-SFQ als Screeningfragebogen eingesetzt werden. Das SCID-5-PD ist ein halbstrukturiertes Interview, das auf jedes diagnostische Item aller DSM-5 (Teil II)-Persönlichkeitsstörungen mit einer oder mehreren Fragen (insgesamt 106) fokussiert. Für die Einschätzung durch den Interviewer ist eine dreistufige Skala vorgesehen: (0) = Kriterium nicht erfüllt, (1) = Kriterium teilweise (oder unterschwellig) erfüllt, (2) = Kriterium erfüllt. Die Auswertung findet sowohl kategorial als auch (pseudo-)dimensional durch Addieren der Itemscores für jede einzelne Persönlichkeitsstörung statt. Für das SCID-5-PD liegen bislang noch keine

Tab. 3.4-5 Die narzisstische Persönlichkeitsstörung, merkmalsspezifiziert nach dem Alternativen DSM-5-Modell für Persönlichkeitsstörungen (American Psychiatric Association 2015, S. 1054 f.)

A. Mittelgradige oder stärkere Beeinträchtigung im Funktionsniveau der Persönlichkeit, die sich durch typische Schwierigkeiten in mindestens zwei der folgenden Bereiche manifestiert:
1. **Identität:** Übermäßiger Vergleich mit anderen zur Selbstdefinition oder Selbstwertregulation; übertriebene Selbstüber- oder -unterschätzung oder schwankend zwischen den Extremen; die Emotionsregulation hängt stark von Fluktuationen im Selbstwertgefühl ab.
2. **Selbststeuerung:** Die persönliche Zielsetzung orientiert sich am Erlangen von Anerkennung durch andere; die persönlichen Maßstäbe sind unangemessen hoch, um sich als außergewöhnlich erleben zu können, oder zu niedrig aus einer überzogenen Anspruchshaltung heraus; die Person ist sich oftmals eigener Motivationen nicht bewusst.
3. **Empathie:** Eingeschränkte Fähigkeit, die Gefühle und Bedürfnisse anderer Personen zu erkennen oder sich mit ihnen zu identifizieren; übertriebene Ausrichtung auf die Reaktionen anderer, jedoch nur, wenn diese als wichtig für die eigene Person betrachtet werden; Über- oder Unterschätzung der eigenen Wirkung auf andere.
4. **Nähe:** Zwischenmenschliche Beziehungen sind weitgehend oberflächlich und dienen der Selbstwertregulation; die Gegenseitigkeit ist eingeschränkt durch geringes echtes Interesse an den Erfahrungen anderer und durch das vorherrschende Bedürfnis nach persönlichem Gewinn.

B. Vorliegen der beiden folgenden problematischen Persönlichkeitsmerkmale:
1. **Grandiosität** (eine Facette der Domäne **Antagonismus**): Anspruchshaltung, entweder offenkundig oder verborgen; Selbstbezogenheit; starkes Festhalten an der Überzeugung, besser zu sein als andere; herablassende Haltung gegenüber anderen.
2. **Suche nach Aufmerksamkeit** (eine Facette der Domäne **Antagonismus**): Übermäßiges Bestreben, aufzufallen und im Zentrum der Aufmerksamkeit anderer zu stehen; Verlangen nach Bewunderung.

Testgütekriterien vor, sehr wohl aber für die Vorgängerversion SKID-II. Die Übereinstimmung mit der *Personality Disorder Examination* (PDE), der Vorgängerversion des unten erwähnten IPDE (Loranger 1996), lag für das Vorhandensein irgendeiner PS bei $\kappa = 0.38$ und für die narzisstische PS bei $\kappa = 0.44$ (Skodol et al. 1991). Die Interrater-Reliabilität lag bei $\kappa = 0.90$ bzw. 0.85 (Farmer u. Chapman 2002). Die deutsche Übersetzung des SCID-5-PD (Beesdo-Baum et al. 2019) ist kommerziell erhältlich. Die Durchführung des Interviews dauert ca. 30–60 Minuten.

Das *International Personality Disorder Examination* (IPDE; Loranger et al. 1994) stellt das Pendant der Weltgesundheitsorganisation zum SKID-II dar. Es gibt sowohl ein ICD-10-Modul (67 Items) als auch ein DSM-IV-Modul (99 Items); nur ersteres ist in deutscher Sprache erhältlich (Loranger 1996). Das Instrument wird im deutschen Sprachraum nur wenig verwendet.

Das *Diagnostic Interview for Narcissism* (DIN; Gunderson et al. 1990) wurde zur Erfassung der NPS nach DSM-III-R (American Psychiatric Association 1989) entwickelt und ist im angloamerikanischen Sprachraum weit verbreitet; eine deutsche Version existiert nicht.

Für Forschungszwecke und auch zur Diagnosesicherung im klinischen Kontext sind die strukturierten Interviews der Goldstandard. Man sollte allerdings nicht darüber hinwegsehen, dass auch sie nicht unfehlbar sind. Trotz großer Sorgfalt des Interviewers können PS übersehen werden oder falsch positive Diagnosen auftreten. Daher empfahl Spitzer (1983) stattdessen den *Longitudinal Experts using all Data* (LEAD) Ansatz, bei dem alle verfügbaren klinischen, außenanamnestischen und testpsychologischen Daten zusammengenommen werden und eine konsensuelle Diagnose von mehreren Experten gestellt wird. Dies mag im Bereich von Behandlungseinrichtungen praktikabel sein, dürfte aber sowohl in der Forschung als auch in der psychotherapeutischen oder ärztlichen Praxis nicht immer durchführbar sein.

3.4.3 Fragebögen zur Erfassung der Persönlichkeitsstörungen

Es gibt eine ganz Reihe von Selbstbeurteilungsverfahren für die Diagnostik von Persönlichkeitsstörungen. Im Folgenden werden zunächst die Instrumente vorgestellt, die die Persönlichkeitsstörungen nach DSM-IV oder ICD-10 kategorial erfassen.

Der *SKID-II-Fragebogen* (Fydrich et al. 1997) wurde inzwischen durch den bereits erwähnten *SCID-5-SPQ* (Beesdo-Baum et al. 2019) abgelöst, der als Screening vor der Durchführung des SCID-5-PD Interviews vorgesehen ist. Der Fragebogen ist in der Interviewmappe mit enthalten. Das Instrument enthält 106 dichotome Items, die weitgehend mit den SCID-5-PD Interviewfragen übereinstimmen. Das Interviewmanual sieht vor, dass nur die Persönlichkeitsstörungen exploriert werden sollen, für die im Fragebogen positive Antworten gegeben wurden. Obwohl der Fragebogen häufig genutzt wird, gibt es nur sehr wenige Validierungsstudien, die zudem alt sind. Zur konvergenten Validität mit Interviewverfahren liegen zwei Arbeiten aus den 1990er Jahren zur DSM-III-Version vor (Jacobsberg et al. 1995; Nussbaum u. Rogers 1992). Die deutsche Übersetzung wurde bislang nicht validiert.

Der *Fragebogen zur Erfassung von DSM-IV Persönlichkeitsstörungen* (ADP-IV; Schotte et al. 1998, 2004) erfasst mit jeweils einer Frage jedes der 94 diagnostischen Items des DSM-IV; die Beurteilung erfolgt auf einer siebenstufigen Skala. Zusätzlich ist bei einer höheren Ausprägung eines Items ein dreistufiges Distressrating abzugeben. Das ursprünglich in holländischer Sprache verfasste Instrument erlaubt sowohl eine kategoriale als auch eine dimensionale Diagnostik. Die validierte deutsche Übersetzung des Fragebogens wurde validiert (Doering et al. 2007; Renn et al. 2008) und kann unter https://www.meduniwien.ac.at/hp/psychoanalyse/forschung/diagnostik-downloads/diagnostik-von-persoenlichkeitsstoerungen/ frei heruntergeladen werden.

Vom *Personality Diagnostic Questionnaire* (PDQ) wurden zwei Revisionen vorgelegt, der PDQ-R mit 152 Items (Hyler u. Rieder 1987) und der neuere PDQ-4+ mit 99 Items (Hyler 1994). Eine deutsche Version wurde von Bronisch et al. (1993) vorgelegt.

Weitere Fragebögen, die jedoch nicht in deutscher Sprache vorliegen bzw. nicht validiert wurden, sind: der *DSM-IV und ICD-10 Persönlichkeits-Fragebogen* (DIP-Q, Ottosson et al. 1998), das *Coolidge Axis II Inventory* (CATI; Coolidge 1984; Coolidge 1993), das *Wisconsin Personality Disorders Inventory* (WISPI; Benjamin 2003), das *Millon Clinical Multiaxial Inventory-2* (MCMI-2, Millon et al. 2015) und das *Minnesota Multiphasic Personality Inventory-2 Restructured Form®* (MMPI-2-RF; Ben-Porath & Tellegen, 2019).

Allen genannten Fragebögen ist gemeinsam, dass sie nicht ausreichend valide sind, um eine sichere Diagnose einer Persönlichkeitsstörung zu stellen. Insbesondere für die narzisstische Persönlichkeitsstörung sind die Übereinstimmungswerte schlecht: Dort, wo sie bestimmt wurden, lagen die Kappa-Werte zwischen –0,05 und 0,36. Daher können Fragebögen nicht zur Diagnosestellung empfohlen werden. Sinnvoll kann es sein – wie beim

SCID-5-SPQ vorgesehen –, einen Fragebogen als Screening-Tool dem Interview vorzuschalten. Bei der narzisstischen Persönlichkeitsstörung dürften Fragebögen besonders schlecht abschneiden, da die diagnostischen Kriterien des DSM-5 ausgesprochen stark grandiose und damit sozial unerwünschte Züge abbilden. Dies dürfte zu einem starken Bias des Antwortverhaltens in Richtung sozialer Erwünschtheit führen.

3.4.4 Verfahren zur Erfassung der neuen Hybridmodelle für Persönlichkeitsstörungen: Persönlichkeitsfunktion und Persönlichkeitszüge

Wie bereits oben erwähnt, enthält das DSM-5 (American Psychiatric Association 2015) im Teil III das Alternative Modell für Persönlichkeitsstörungen (AMPD), das in abgewandelter und vereinfachter Weise auch in der ICD-11 enthalten sein wird (Weltgesundheitsorganisation 2018). Es gibt inzwischen erste Instrumente, die direkt für die Erfassung der Dimensionen des DSM-5 AMPD entwickelt und teilweise validiert wurden. Darüber hinaus liegen eine ganze Reihe von Instrumenten vor, die unabhängig vom DSM-5 die gleichen oder sehr ähnliche Konstrukte erfassen.

Interviews zur Erfassung der Persönlichkeitsfunktion

Das, was das DSM-5 Persönlichkeitsfunktion nennt, hat seine Wurzel in den psychoanalytischen Konzepten von Persönlichkeitsstruktur bzw. -organisation (siehe Doering & Hörz 2012). Daher gibt es eine Reihe von Instrumenten aus der psychodynamischen Tradition, die bereits lange von dem DSM-5 in Gebrauch waren.

Das *Structured Clinical Interview for the DSM-5 Alternative Model for Personality Disorders* (SCID-5-AMPD; First et al. 2018) stellt das offizielle Interviewverfahren zum AMPD des DSM-5 dar. Es liegt bislang nur in englischer Sprache vor und enthält je ein Modul für die Erfassung der Persönlichkeitsfunktion und eines für die Persönlichkeitszüge.

Das Modul I, das *Structured Clinical Interview for the Level of Personality Functioning Scale*, beginnt mit einer Reihe von allgemeinen Fragen zur Lebenssituation und persönlichen Entwicklung. Im Anschluss daran werden mit acht relativ offenen Fragen die Bereiche Identität und Beziehungsgestaltung exploriert. Entlang den Definitionen der *Level of Personality Functioning Scale* (LPFS) werden dann für jede der vier Subdimensionen je drei Bereiche durch eine Reihe von Fragen beleuchtet (für die *identity domain*: *sense of self*, *self-esteem* und *emotional range and regulation*).

Das Modul II, das *Structured Clinical Interview for Personality Traits*, enthält dieselben allgemeinen und offenen Fragen am Anfang, bevor dann entlang der DSM-5-Operationalisierungen der Facetten und Traits die fünf trait domains exploriert werden. Hier erfolgen die Ratings für jede Facette auf einer vierstufigen Skala von 0 = *very little or not at all descriptive* bis 3 = *very descriptive*. Anhand der Durchschnittswerte der vier bis acht Facetten werden die Scores für die fünf Trait-Dimensionen bestimmt.

Das Modul III, *Structured Clinical Interview for Personality Disorders*, zielt auf die Spezifischen Persönlichkeitsstörungen des AMPD (engl. *personality disorders – trait specified*). Diese sechs spezifischen PS (antisoziale, vermeidend-selbstunsichere, Borderline, narzisstische, zwanghafte und schizotype) sind in der deutschen Übersetzung des DSM-5-Manuals auf den Seiten 1048 ff. zu finden. Eine gute Interrater-Reliabilität wurde für das SCID-5-AMPD bereits berichtet (Buer Christensen et al. 2018), Validitätsdaten stehen noch aus.

Die *Operationalisierte Psychodynamische Diagnostik* (OPD-2; Arbeitskreis OPD 2014) wurde in den 90er Jahren entwickelt und ist inzwischen im deutschen Sprachraum weit verbreitet. Die Diagnostik erfolgt auf fünf Achsen (Krankheitserleben und Behandlungsvoraussetzungen, Beziehung, Konflikt, Struktur, Psychische und Psychosomatische Störungen) auf der Basis eines teilstrukturierten psychodynamischen Interviews. Die Achse IV umfasst vier Dimensionen der Persönlichkeitsstruktur mit je zwei Subdimensionen, die auf das Selbst bzw. die Objekte und Beziehungen fokussieren: Selbst- und Objektwahrnehmung, Selbstregulierung und Regulierung des Objektbezugs, Kommunikation nach innen und nach außen, Bindung an innere und an äußere Objekte. Für jede der acht Subdimension sind drei Facetten operationalisiert, die pro Subdimension ein Rating auf einer siebenstufigen Skala ergeben. Das Gesamtrating der Struktur umfasst ebenfalls sieben Stufen von gut über mäßig, gering und desintegriert (mit insgesamt drei Zwischenstufen). Der wissenschaftliche Einsatz setzt videografierte Interviews voraus; klinisch kann recht einfach nach einem etwas modifizierten Erstgespräch geratet werden. Die OPD-Strukturachse wurde umfassend validiert (Arbeitskreis OPD 2014; Benecke et al. 2009; Doering et al. 2014) und kann zur Diagnostik, Therapieplanung und Verlaufsmessung in Ergänzung zur phänomenologischen ICD-10 oder DSM-IV Diagnostik eingesetzt werden.

Das *Strukturierte Interview zur Persönlichkeitsorganisation* (STIPO; Clarkin et al. 2004) ist eine operationalisierte Form des *Strukturellen Interviews* von Kernberg (Buchheim et al. 1987; Kernberg 1985), das für eine Quantifizierung der Persönlichkeitsfunktion zu wissenschaftlichen Zwecken entwickelt wurde. Das STIPO ist in Kernbergs Modell der Persönlichkeitsorganisation begründet und umfasst sieben Dimensionen: (1) Identität, (2) Objektbeziehungen, (3) Primitive Abwehr, (4) Coping/ Rigidität, (5) Aggression, (6) Wertvorstellungen, sowie (7) Realitätskontrolle und Wahrnehmungsverzerrungen (siehe Hörz et al. 2012). 100 Items werden ähnlich wie im SCID-5-PD strukturiert exploriert und vom Interviewer unmittelbar auf einer dreistufigen Skala geratet. Die verschiedenen Dimensionen werden auf einer fünfstufigen Skala bewertet, bevor schließlich ein Gesamtrating der Persönlichkeitsorganisation auf sechs Niveaus erfolgt (normal, neurotisch 1 und 2, Borderline 1, 2 und 3). Anhand der Ratings der Dimensionen kann ein Strukturprofil erstellt werden. Das STIPO wurde von Doering ins Deutsche übersetzt und validiert (Doering et al. 2013). Das Instrument hat seine Veränderungssensibilität bei der Verlaufsmessung in einer Therapiestudie gezeigt (Doering et al. 2010). Die deutsche Version des Interviews (STIPO-D) ist im Internet frei verfügbar: https://www.meduniwien.ac.at/hp/psychoanalyse/forschung/diagnostik-downloads/diagnostik-der-persoenlichkeitsorganisation/. Eine Kurzversion mit 55 Items liegt als STIPO-R (Clarkin et al. 2016) in englischer Sprache vor (siehe: https://www.borderlinedisorders.com/structured-interview-of-personality-organization.php), wobei die Besonderheit darin besteht, dass das revidierte Instrument eine Narzissmusskala beinhaltet, die die Ausprägung narzisstischer Persönlichkeitseigenschaften abbildet. Die deutsche Übersetzung und Validierung laufen derzeit.

Die *Scales of Psychological Capacities* (SPC; Wallerstein 1991) wurden Anfang der 90er Jahre entwickelt und liegen in deutscher Übersetzung validiert vor (Huber et al. 2006). Die Basis bildet ein klinisches Interview in Verbindung mit halbstrukturierten spezifisch modifizierten Anteilen, in denen vorgegebene Fragen verwendet werden. Damit stehen die SPC, was die Interviewform betrifft, zwischen

SCID-5-AMPD und STIPO einerseits sowie der OPD-2 andererseits. Die wissenschaftliche Auswertung erfolgt ähnlich wie bei der OPD-2 anhand von Audio- oder Videoaufzeichnungen der Interviews. Es werden 17 Skalen exploriert und geratet. Die Auswertung erfolgt in Form eines Strukturprofils, ein Gesamtscore wird nicht berechnet. Sowohl die englische Originalversion als auch die deutsche Übersetzung wurden validiert und vornehmlich zur Verlaufsmessung in Psychotherapiestudien verwendet (siehe Huber et al. 2006, 2017).

Das *Semi-Strukturierte Interview zur Erfassung der DSM-5 Persönlichkeitsfunktionen* (STiP-5.1; Hutsebaut et al. 2014) wurde in den Niederlanden entwickelt, um die Levels of Personality Functioning Scale (LPFS) des DSM-5 zu erfassen. Es ähnelt daher dem Modul I des SCID-5-AMPD (siehe oben). Das STiP 5.1 enthält 28 Fragen, die formuliert wurden, um die 12 Facetten der vier Dimensionen der LPFS jeweils auf der fünfstufigen Skala von 0 bis 4 zu bewerten und abschließend ein Gesamtrating im Sinne der DSM-5 LPFS vorzunehmen. Das Rating erfolgt – ebenso wie beim SCID-5-AMPD – durch den Interviewer während des Interviews. Die holländische Originalversion wurde validiert (Hutsebaut et al. 2017), eine deutsche Übersetzung liegt vor; die dazugehörige Validierungsstudie wurde bereits präsentiert (Zettl et al. 2019) und wird demnächst publiziert.

Fragebögen zur Erfassung der Persönlichkeitsfunktion

Das *Borderline-Persönlichkeits-Inventar* (BPI; Leichsenring 1997, Salzer u. Leichsenring 2012) ist in Kernbergs Modell der Persönlichkeitsorganisation (Kernberg 1985) gegründet und erfasst zudem Aspekte der Borderline Persönlichkeitsstörung im Sinne Gundersons (Gunderson & Singer 1975). Die 53 dichotomen Items bilden vier Dimensionen ab. Das Instrument wurde umfassend validiert, wobei sowohl hohe Übereinstimmungen mit anderen Selbstbeurteilungsinstrumenten zur Struktur (König et al. 2016) als auch mit Interviewverfahren zur Strukturdiagnostik gefunden wurden (Benecke et al. 2009).

Das *Inventory of Personality Organization* (IPO; Clarkin et al. 2001; Dammann et al. 2012) wurde in der Arbeitsgruppe um Kernberg in den 1990er Jahren entwickelt, um die von Kernberg konzipierten Strukturdimensionen zu erfassen (Kernberg 1985). Der Fragebogen enthält 83 Items, die auf einer fünfstufigen Skala beantwortet werden. Die Auswertung erfolgt auf fünf Skalen: Primitive Abwehr, Identitätsdiffusion, Realitätswahrnehmung, Aggression, Moralische Werte. Damit korrespondiert das IPO in weiten Teilen mit dem später entstandenen STIPO. Die englische Originalversion wurde von Lenzenweger et al. (2001) validiert und in mehrere Sprachen übersetzt. Die deutsche Übersetzung wurde von Dammann und Kollegen angefertigt (siehe Dammann et al. 2012). Es konnte gezeigt werden, dass das IPO hoch mit der OPD-2 Strukturachse korreliert (Benecke et al. 2009). Eine Kurzversion mit 16 Items wurde in deutscher Sprache konstruiert und validiert (Zimmermann et al. 2015a).

Zur Strukturachse der Operationalisierten Psychodynamischen Diagnostik (OPD-2; Arbeitskreis OPD 2014) gibt es inzwischen auch einen gut validierten Fragebogen, den *OPD-Strukturfragebogen* (OPD-SF; Ehrenthal et al. 2012; Schauenburg et al. 2012). Der Fragebogen erfasst mit 96 Items die oben erwähnten Dimensionen der OPD-Strukturachse, wobei die einzelnen Dimensionen und das Gesamtniveau erstaunlich hoch mit der OPD-2 Interviewversion korrelieren (Dinger et al. 2014). Eine 12-Item Kurzversion liefert ebenfalls eine valide Gesamteinschätzung des Strukturniveaus (Ehrenthal et al. 2015).

Die *Level of Personality Functioning Scale – Self-Report* (LPFS-SR; Morey 2017) wurde speziell zur Erfassung der Persönlichkeitsfunktion entlang der Dimensionen und Operationalisierungen des Kriteriums A des AMPD (siehe Tabelle 3) konstruiert. Es enthält 80 Items, die auf einer vierstufigen Skala eingeschätzt und in der Auswertung den vier Skalen Identität, Selbststeuerung, Empathie und Nähe zugeordnet werden. Erste Daten zur Validierung hat Morey (2017) vorgelegt. Eine deutsche Übersetzung liegt vor und wird derzeit validiert.

Das *General Assessment of Personality Disorder* (GAPD; Livesley 2009) verfolgt eine ähnliche Strategie wie der LPFS-SR, nur dass er deutlich vor dem DSM-5 erschienen ist. Die letzte Version enthält 85 Items, die auf einer fünfstufigen Skala beurteilt werden. Die Items werden auf acht Skalen zusammengefasst, die mit den Dimensionen Selbst und interpersonelle Beziehungen korrespondieren. Eine deutsche Übersetzung liegt vor und wurde bereits validiert (Hentschel & Livesley 2013; Zimmermann et al. 2015c).

Im Hinblick auf die Erfassung des Schweregrades der Persönlichkeitsstörungen im ICD-11 wurde das *Standardized Assessment of Severity of Personality Disorder* (SASPD; Olajide et al. 2018) entwickelt. Der Fragebogen enthält neun Fragen, wobei je eine von vier Antwortmöglichkeiten gewählt werden muss, die den Schweregraden 0 = *absent* bis 3 = *severe* entsprechen. Aus allen Antworten wird ein Gesamtscore gebildet. Eine deutsche Übersetzung und Validierung aus der Arbeitsgruppe um Johannes Zimmermann liegt vor (Rek et al. 2019). Die deutschen Autoren weisen auf die begrenzte Aussagekraft des Screening-Instrumentes aufgrund der von ihnen ermittelten Gütekriterien hin.

Zusammenfassend lässt sich feststellen, dass es sich bei der Persönlichkeitsfunktion (-struktur, -organisation) und ein recht robustes Konstrukt handelt, das sich testpsychologisch gut erfassen lässt. Die Interviews zeigen durchwegs eine hohe konvergente Validität, und selbst die Fragebögen korrelieren erstaunlich hoch mit den Interviewverfahren. Daher können Fragebögen gut zu einer orientierenden Erfassung der Persönlichkeitsfunktion in Klinik und Forschung verwendet werden. Natürlich erbringen sie nicht die reiche klinische Information, die ein Interviewverfahren bietet, und sind daher im klinischen Gebrauch weniger für eine Indikationsstellung und Therapieplanung geeignet.

3.4.5 Diagnostische Erfassung der Persönlichkeitszüge

Auch hinsichtlich (pathologischer) Persönlichkeitszüge gab es bereits vor Erscheinen des DSM-5 eine lange Tradition in der deskriptiven Psychopathologie und der Persönlichkeitspsychologie, die eine Reihe von diagnostischen Instrumenten hervorgebracht hat. Von herausragender Bedeutung ist hier das sog. Fünf-Faktoren-Modell, das eine ganze Reihe von diagnostischen Tests beeinflusst und nicht zuletzt auch bei der Formulierung der Persönlichkeitszüge des DSM-5 und der ICD-11 Pate gestanden hat.

Bei der *Shedler-Westen Assessment Procedure* (SWAP-200; Westen & Shedler 1999a; Westen & Shedler 1999b) handelt es sich um ein Q-Sort Verfahren. Die 200 Items beschreiben Persönlichkeitszüge und -pathologie auf der Basis klinisch-diagnostischer Interviews. Die computergestützte Auswertung mündet in Persönlichkeitsprofile, die zu den DSM-5 Persönlichkeitsstörungen in Beziehung gesetzt werden können (siehe Shedler & Westen 2007; Taubner et al. 2009). Russ et al. (2008) haben drei verschiedene Subtypen der narzisstischen Persönlichkeitsstörung mithilfe des SWAP-200 herausgearbeitet. Eine validierte deutsche Übersetzung liegt vor und ist online frei verfügbar (https://www.psycharchives.org/handle/20.500.12034/409).

Fragebögen zur Erfassung der Persönlichkeitszüge

Das *Persönlichkeitsinventar für DSM-5* (PID-5; Krueger et al. 2012) wurde direkt entwickelt, um die Persönlichkeitszüge (»Kriterium B«) des DSM-5 AMPD zu erfassen. Der Fragebogen enthält 220 Items, die auf einer vierstufigen Skala eingeschätzt werden. Entsprechend dem AMPD umfasst das PID-5 25 Persönlichkeitsfacetten mit je 4–14 Items, die abschließend auf fünf Persönlichkeitsfaktoren zusammengefasst werden: (1) Negative Affektivität, (2) Verschlossenheit, (3) Antagonismus, (4) Enthemmtheit, (5) Psychotizismus. Die Auswertung ergibt ein Profil der Persönlichkeitszüge. Kurzversionen mit 100 und mit 25 Items liegen vor (Bach et al. 2016). Sowohl die Lang- als auch die Kurzversion wurden ins Deutsche übersetzt, erstere auch bereits validiert (Zimmermann et al. 2014). Die Validierungsstudie zur Kurzversion (PID-5-BF) wird demnächst erscheinen. Darüber hinaus existiert auch ein Fremdratingform für Informanten, bei dem Angehörige oder Freunde einen Patienten einschätzten – auch dieses liegt in deutscher Sprache vor (Markon et al. 2013; Zimmermann et al. 2015b).

Das *Personality Assessment Inventory* (PAI; Morey 1991) ist in den USA weit verbreitet und wurde inzwischen auch als validierte deutsche Übersetzung publiziert (*Verhaltens- und Erlebensinventar* (VEI); Engel & Groves 2013) vor, die kommerziell erhältlich ist. Der Fragebogen besteht aus 344 Items, die auf einer vierstufigen Skala beantwortet werden. Die Auswertung erfolgt auf 22 Skalen, deren Inhalte zum Teil auch allgemeine Psychopathologie erfassen.

Das *Dimensional Assessment of Personality Pathology-Basic Questionnaire* (DAPP-BQ; Livesley & Jackson 2002) wurde zur dimensionalen Erfassung von pathologischen Persönlichkeitszügen konstruiert. Die 290 Items, die auf einer fünfstufigen Skala zu beantworten sind, werden vier übergeordneten Generalfaktoren (emotionale Dysregulation, dissoziales Verhalten, Gehemmtheit und Zwanghaftigkeit) und 18 Skalen zugeordnet – eine davon ist eine Narzissmusskala. De Beurs et al. (2009) fanden geringe signifikante Korrelationen von zwei DAPP-BQ-Skalen mit der Diagnose NPD im SIDP-IV. Der DAPP-BQ wurde ins Deutsche übersetzt und validiert (Pukrop et al. 2001; Pukrop 2002; Steinmeyer et al. 2002).

Zur Erfassung von Persönlichkeitsstilen bzw. -akzentuierungen wurden das *Persönlichkeitsstil und -störungs- Inventar* (PSSI; Kuhl & Kazén 2009) sowie das *Inventar Klinischer Persönlichkeitsakzentuierungen* (IKP; Andresen 2006) entwickelt.

Es existiert eine relativ große Zahl weiterer Fragebögen, die faktoranalytisch gewonnene Persönlichkeitszüge messen. Die verschiedenen Instrumente umfassen in der Regel zwischen fünf und sieben Persönlichkeitsfaktoren. Am etabliertesten ist das Fünf-Faktoren-Modell (FFM) mit den Dimensionen Neurotizismus, Extraversion, Offenheit für Erfahrung, Verträglichkeit und Gewissenhaftigkeit. Zur Erfassung dieser fünf Faktoren entwickelten Costa und McCrae das *NEO Personality Inventory* (Costa & McCrae 2009). Deutsche Übersetzungen liegen von einer 240-Item Version (NEO-PI-R; Ostendorf & Angleitner 2004), einer 60-Item Version (NEO-FFI; Borkenau & Ostendorf 2008) und einer 30-Item Version (NEO-FFI-30; Körner et al. 2008) vor. Sowohl die Faktoren des DSM-5 als auch die Domänen des ICD-11 gehen letztlich auf das Fünf-Faktoren Modell zurück.

Fragebögen zur Erfassung des Narzissmus/der narzisstischen Persönlichkeitsstörung

Das *Narcissistic Personality Inventory* (NPI; Raskin & Hall 1979) stellt das vermutlich am häufigsten benutzte Instrument zur Erfassung narzisstischer Persönlichkeitszüge dar. Mit seinem sozialpsychologischen Hintergrund eignet es sich besonders zum Einsatz in großen Bevölkerungsstichproben. Der Fragebogen erfasst nicht primär pathologische narzisstische Züge, sondern subklinische Ausprägungen, und eignet sich daher nicht zur Diagnostik der NPS (Vater et al. 2013). In deutscher Sprache liegt die ursprüngliche 40-Item-Version validiert vor (Schütz et al. 2004), deren 40 dichotome Items jeweils zwei Aussagen beinhalten, von denen eine ausgewählt werden muss. Nachdem verschiedene Faktorlösungen des englischen NPI präsentiert wurden, publizierten Schütz et al. (2004) eine 6-Faktoren-Lösung für die deutsche 40-Item-Version: (1) Führungspersönlichkeit, (2) Physische Eitelkeit, (3) Anspruch/Dominanz, (4) Überheblichkeit/Überlegenheit, (5) Ehrgeiz/Führungswille, (6) Unabhängigkeit/Einfluss. Eine 15-Item-Kurzversion hat sich in deutscher Sprache teststatistisch nicht bewährt (Spangenberg et al. 2013); Brailovskaja et al. legten jüngst eine 13-item Version (G-NPI-13) vor, die deutlich bessere Kennwerte aufweist (Brailovskaja et al. 2019).

Das *Narzissmus-Inventar* (NI) wurde von Denecke und Hilgenstock (1989) mit einem psychoanalytischen Hintergrund in deutscher Sprache konstruiert und validiert. Die anfängliche Version umfasst 163 Items, die auf 18 Skalen (Ohnmächtiges Selbst, Affekt-/Impulskontrollverlust, Derealisation/Depersonalisation, Basales Hoffnungspotenzial, Kleinheitsselbst, Negatives Körperselbst, Soziale Isolierung, Archaischer Rückzug, Größen-Selbst, Sehnsucht nach idealem Selbstobjekt, Gier nach Lob und Bestätigung, Narzisstische Wut, Autarkie-Ideal, Objektabwertung, Werte-Ideal, Symbiotischer Selbstschutz, Hypochondrische Angstbindung, Narzisstischer Krankheitsgewinn) vier Bereiche abdecken (Bedrohtes Selbst, »Klassisch« narzisstisches Selbst, Ideal-Selbst, Hypochondrisches Selbst). Eine kürzere Version mit 90 Items (Schoeneich et al. 2000) sowie eine Kurzversion mit 20 Items (Daig et al. 2010) erfassen dieselben vier Bereiche wie die Ursprungsversion und liegen ebenfalls validiert in deutscher Sprache vor. Das NI zielt auf die Erfassung pathologischer narzisstischer Züge und ist daher für den klinischen Gebrauch gut geeignet.

Das *Pathological Narcissism Inventory* (PNI; Pincus et al. 2009) wurde zur Erfassung beider Phänotypen des pathologischen Narzissmus entwickelt, sowohl des grandioser als auch des vulnerablen. Während die englische Originalversion 52 Items umfasst, enthält die deutsche Übersetzung 54, die auf einer sechsstufigen Skala eingeschätzt werden. Die narzisstische Grandiosität wird auf vier Skalen abgebildet: *exploitativeness, grandiose fantasy, entitlement/rage, devaluing* (Ausbeutung, Grandiose Fantasien, Anspruchhaltung/Wut) und narzisstische Vulnerabilität auf dreien: *self-sacrificing/self-enhancement, contingent self-esteem, hiding the self* (selbstaufopfernde Selbstaufwertung, Kontingenter Selbstwert, Selbst maskieren). Die deutsche Version des Fragebogens wurde umfassend von Morf et al. (2017) validiert und ist frei verfügbar. Eine 28-Item Kurzversion wurde in englischer Sprache vorgelegt, ist aber noch nicht in deutscher Übersetzung erhältlich (Schoenleber et al. 2015).

Speziell zur Erfassung des vulnerablen Narzissmus wurde die *Hypersensitive Narcissism Scale* (HSNS; Hendin u. Cheek 1997) entwickelt. Sie greift auf Items aus früheren Fragebögen zurück und besteht aus 10 Items, die

die hypersensitive, vulnerable bzw. covert Dimension der Narzissmus abbilden. Eine deutsche Übersetzung wurde von Jauk und Kollegen vorgelegt, eingesetzt und damit indirekt teilweise validiert (Jauk et al. 2017). Mit dem Ziel, die Reliabilität des Instruments zu vergrößern, erweiterten die Autoren die HSNS auf 23 Items und publizierten das Instrument als *Maladaptive Covert Narcissism Scale* (MCNS; Cheek et al. 2013), eine deutsche Übersetzung und Validierung befindet sich in der Arbeitsgruppe um Jauk derzeit in Vorbereitung.

Das *Five Factor Narcissism Inventory* (FFNI; Glover et al. 2012) wurde auf der Basis von empirischen Daten entlang des Fünf-Faktoren-Modells der Persönlichkeit entwickelt. Empirie geleitet konstruierten die Autoren 15 Skalen, die mit 148 Items abgebildet werden, welche jeweils auf eine fünfstufigen Skala zu raten sind. Am Ende können Summenscores für vulnerablen und für grandiosen Narzissmus sowie ein Gesamtscore gebildet werden. Eine 60-Item Kurversion (FFNI-SF) wurde 2015 von Sherman et al. vorgelegt und validiert. Eine deutsche Übersetzung der Langversion des FFNI existiert von Mitja Back und Mitarbeitern, die Validierung ist derzeit in Arbeit.

Der *Narcissistic Admiration and Rivalry Questionnaire* (NARQ) wurde von der Arbeitsgruppe um Back in deutscher Sprache konstruiert und validiert, um die beiden Dimensionen Bewunderung und Rivalität als Teilaspekte des grandiosen Narzissmus zu erfassen (Back et al. 2013; Leckelt et al. 2017). Das Instrument besteht aus 18 Items, die auf einer sechsstufigen Skala beantwortet werden. Die Auswertung ergibt zwei Dimensionen (Bewunderung und Rivalität), die sich aus jeweils drei Facetten zusammensetzen. Eine Kurzversion des Instruments enthält sechs der 18 Items und ergibt am Ende zwei Skalenwerte und ein Gesamtrating des Narzissmus.

Fragebögen zur Erfassung des Selbstwertgefühls

Da das Selbstwertgefühl die zentrale Dimension des Narzissmus darstellt, wurden einige Instrumente spezifisch für die Erfassung des sog. *self-esteem* konstruiert.

Der erste und am weitesten verbreitete Fragebogen zur Erfassung des Selbstwertgefühls ist die *Rosenberg Self-Esteem Scale* (RSES; Rosenberg 1965). Zehn Items, die sowohl positives als auch negatives erleben des Selbst abbilden, werden auf einer vierstufigen Skala beantwortet. Die Auswertung ergibt zwei Skalenwerte, einen für ein positives »Selbstwertgefühl« und einen für »Wertlosigkeit«; über einen spezifischen Algorithmus wird ein Gesamtwert für das Selbstwertgefühl berechnet. Eine deutsche Übersetzung stammt von Ferring und Filipp (1996) und wurde umfassend validiert.

Einen spezifischen Aspekt des Selbstwertgefühls, nämlich dessen Stabilität bzw. Fluktuation misst die *Self-Esteem Stability Scale* (SESS; Altmann u. Roth 2018). Die Skala wurde in deutscher Sprache konstruiert und validiert und enthält in ihrer Endversion drei Items, die auf einer Sechs-Punkt-Skala eingeschätzt werden. Die psychometrischen Kriterien wurden von den Autoren als gut berichtet (Altmann u. Roth 2018).

Die »Dark Triad«

Zurückgehend auf eine Publikation von Paulhus und Williams aus dem Jahr 2002 hat der Begriff »Dark Triad« in verschiedenen Anwendungsbereichen der Psychologie mehr und mehr Popularität entwickelt. Auch wenn er in Psychotherapie und Psychiatrie noch nicht wirklich Fuß gefasst hat, sei er hier kurz erwähnt. Die Triade setzt sich aus Narzissmus, Machiavellismus und Psychopathie zusammen. Die entsprechenden noch nicht pathologischen Persönlichkeitszüge werden im weiteren Sinne als Spielarten des Narzissmus verstanden und erfreuen sich insbesondere in der Wirtschaftspsychologie großer Beliebtheit. Küfner et al. (2014) charakterisieren den Narzissmus durch eine grandiose Selbstsicht, den Machiavellismus durch das Ausnutzen anderer und die Psychopathie durch die Gefühllosigkeit anderen gegenüber (Küfner et al 2015, S. 78). Um eine zeitökonomische Erfassung der Dark Triad zu erlauben, haben Jonason und Webster (2010) einen 12-Item Fragebogen konstruiert, den sie *Dirty Dozen* nannten. Eine Übersetzung und Validierung als *Dreckiges Dutzend* inklusive einer »psychometrischen Optimierung« des Fragebogens mit dann nur noch neun 9 Items, den *Niederträchtigen Neun*, wurde von Küfner et al. (2015) vorgelegt. Die Autoren betonen die Zeitersparnis durch den Kurzfragebogen, der nun drei Fragebögen ersetzen könne, zum Beispiel das *Narcissistic Personality Inventory* (NPI; Raskin u. Hall 1979; deutsch: Schütz et al. 2004), das *Inventory for the Measurement of Machiavellianism* (MACH-IV; Christie u Geis 1970; deutsch: Shajek 2007) und die *Self-Report Psychopathy Scale* (SRP-III; Hare 1985; Paulhus et al. 2018). Die wertenden Betitelungen der Instrumente zeigen auf, dass sie noch nicht im seriösen Mainstream der Persönlichkeitspsychologie angekommen sind, sondern im Graubereich zwischen Populismus und Assessment Center verwendet werden. Es bleibt abzuwarten, ob sie sich auf lange Sicht auch akademisch durchsetzen werden.

3.4.6 Schlusswort – Empfehlungen für die Verwendung testpsychologischer Instrumente

Für die klinische Arbeit gilt, dass kein Testverfahren das persönliche Gespräch ersetzen kann. Tests können immer nur zusätzliche Sicherheit geben, indem sie empirisch gewonnene Konstrukte in mehr oder weniger reliabler und valider Form erfassen und quantifizieren. Somit können sie klinische Diagnosen absichern bzw. verhindern, dass im klinischen Alltag etwas übersehen wird. Insbesondere die zeitökonomisch einsetzbaren Fragebögen eignen sich für eine Screening-Diagnostik, wobei gerade bei der narzisstischen Persönlichkeitsstörung die konvergente Validität meist so niedrig ist, dass die diesbezüglichen Testergebnisse als fragwürdig anzusehen sind. Anders verhält es sich mit der Interviewdiagnostik, die allerdings eine gewisse klinische Erfahrung beim Interviewer voraussetzt. Wer nie klinisch mit Menschen gearbeitet hat, die an einer narzisstischen Persönlichkeitsstörung leiden, wird schwerlich reliable Interviewergebnisse erzielen können. Der Goldstandard für die klinische Persönlichkeitsdiagnostik dürfte weiterhin im LEAD-Ansatz (*Longitudinal Expert All Data*) zu sehen sein, bei dem über einen gewissen Zeitraum verschiedene Datenquellen genutzt werden und ein standardisiertes Interview (z. B. SCID-5-PD) die klinische Diagnostik vervollständigt – dies entspricht auch den aktuellen Behandlungsleitlinien (Simonsen et al. 2019).

Erstaunlich ist die Diskrepanz der Validität von Testinstrumenten hinsichtlich der Diagnose einer narzisstischen Persönlichkeitsstörung einerseits (geringe Validität) und der Erfassung von narzisstischen Teilaspekten und Persönlichkeitszügen sowie der Persönlichkeitsfunktion bzw. -struktur (höhere Validität). Dies lässt sich am ehesten dadurch erklären, dass die narzisstische Persönlichkeitsstörung bzw. -pathologie eben nicht nur eine sondern mehrere Erscheinungsformen kennt, die bei einer Persönlichkeitsstörung in verschiedenen Kombinationen vorliegen können. Die klassischen Definitionen der narzisstischen Persönlichkeitsstörung von ICD-10 und DSM-IV/-5 beschreiben eben nur den grandiosen Subtyp, wobei vulnerable Merkmale völlig fehlen. Ein Patient mit prominenten vulnerablen Anteilen kann also fehldiagnostiziert werden, wenn man nur grandiose Merkmale diagnostiziert. Es sollte daher nie vergessen werden, dass der pathologische Narzissmus im klinischen Kontext einem Chamäleon gleicht; dass die Betroffenen gar nicht immer – besonders nicht in der Krise – großartig erscheinen, dass aber das Selbstwertthema mehr oder weniger verborgen doch die Persönlichkeit prägt.

Anders verhält es sich in der wissenschaftlichen Anwendung testtheoretischer Instrumente. In der Regel ist es unerlässlich, eine standardisierte und reliable Diagnostik durchzuführen, um vergleichbare Daten zu generieren, die eine statistische Auswertung ermöglichen. Je nach Fragestellung werden Forscherinnen und Forscher wissen, das passende Instrument zu wählen, es sei lediglich darauf hingewiesen, dass es gerade im Bereich der Persönlichkeitsstörungen nicht ausreicht, mit ausschließlich klinisch gestellten Diagnosen »nach ICD-10« oder »DSM-5« zu arbeiten. Der Einsatz eines strukturierten Interviews (z. B. SCID-5-PD) wertet eine klinische Studie enorm auf, da die Diagnosen der untersuchten Patienten als reliabel angesehen werden können.

Zuletzt sollen Leserin und Leser dazu ermutigt werden, Tests, die sie nicht kommerziell erhalten und auch nicht gleich im Internet zum Download finden, direkt vom Verfasser bzw. Übersetzer zu beziehen. Die meisten Forscher freuen sich, wenn die Früchte ihrer Arbeit wahrgenommen und verwendet werden und antworten gern auf Ihre E-Mail.

Literatur

Altmann T, Roth M. (2018). The Self-esteem Stability Scale (SESS) for Cross-Sectional Direct Assessment of Self-esteem Stability. Front Psychol 9: 91. doi: 10.3389/fpsyg.2018.00091.

American Psychiatric Association (1989). Diagnostisches und Statistisches Manual Psychischer Störungen. DSM-III-R. Weinheim: Beltz.

American Psychiatric Association (1998). Diagnostisches und Statistisches Manual Psychischer Störungen. DSM-IV. 2. Auflage. Göttingen: Hogrefe.

American Psychiatric Association (2015). Diagnostisches und Statistisches Manual Psychischer Störungen. DSM-5. Göttingen: Hogrefe.

Andresen B. (2006). Inventar Klinischer Persönlichkeitsakzentuierungen (IKP). Göttingen: Hogrefe.

Arbeitskreis OPD (2014). Operationalisierte Psychodynamische Diagnostik (OPD-2). 3. Auflage. Bern: Verlag Hans Huber.

Bach B, Maples-Keller JL, Bo S, Simonsen E. (2016). The Alternative DSM-5 Personality Disorder Traits criterion: A Comparative Examination of Three Self-Report Forms in a Danish Population. Personal Disord 7(2): 124–135.

Bach B, First MB (2018). Application of the ICD-11 classification of personality disorders. BMC Psychiatry 18: 351.

Back MD, Küfner ACP, Dufner M, Gerlach TM, Rauthmann JF, Denissen JJA (2013). Narcissistic admiration and rivalry: Disentangling the bright and dark sides of narcissism. J Pers Soc Psychol 105(6): 1013–1037.

Beesdo-Baum K, Zaudig M, Wittchen HJ (2019). SCID-5-PD. Strukturiertes Klinisches Interview für DSM-5® – Persönlichkeitsstörungen. Deutsche Bearbeitung des Structured Clinical Interview for DSM-5® – Personality Disorders von Michael B. First, Janet B. W. Williams, Lorna Smith Benjamin, Robert L. Spitzer. Göttingen: Hogrefe.

Benecke C, Koschier A, Peham D, Bock A, Dahlbender RW, Biebl W, Doering S (2009). Erste Ergebnisse zur Reliabilität und Validität der OPD-2-Strukturachse. Z Psychosom Med Psychother 55: 84–96.

Benjamin LS (2003). Interpersonal Diagnosis and Treatment of Personality Disorders. 2nd edition. New York: Guilford Press.

Ben-Porath Y, Tellegen A (2019). MMPI-2-RF. Minnesota Multiphasic Personality Inventory – 2 restructured Form®. Göttingen: Hogrefe.

Borkenau P, Ostendorf F (2008). NEO-Fünf-Faktoren Inventar (NEO-FFI) nach Costa und McCrae. 2. Auflage ed. Göttingen: Hogrefe.

Brailovskaia J, Bierhoff HW, Margraf J (2019). How to Indentify Narcissism With 13 Items? Validation of the German Narcissistic Personality Inventory-13 (G-NPI-13). Assess 26(4): 630–644.

Bronisch T, Flett S, Garcia-Borreguero D, Wolf R (1993). Comparison of a self-rating questionnaire with a diagnostic checklist for the assessment of DSM-III-R personality disorders. Psychopathology 26: 102–107.

Buchheim P, Cierpka M, Kächele H, Jimenez JP (1987). Das ›Strukturelle Interview‹ – ein Beitrag zur Integration von Psychopathologie und Psychodynamik im psychiatrischen Erstgespräch. Fundamenta Psychiatrica 1: 154–61.

Buer Christensen T, Paap MCS, Arnesen M, Koritzinsky K, Nysaeter TE et al. (2018). Interrater Reliability of the Structured Clinical Interview for the DSM-5 Alternative Model of Personality Disorders Module: Level of Personality Functioning Scale. J Pers Assess 100(6): 630–641.

Carcone D, Tokarz VL, Ruocco AC (2015). A Systematic Review on the Reliability and Validity of Semistructured Diagnostic Interviews for Borderline Disorder. Can Pschol 56(2): 208–226.

Cheek JM, Hendin HM, Wink PM (2013). An expanded version of the Hypersensitive Narcissism Scale: The Maladaptive Covert Narcissism Scale. Presented at the meeting of the Association for research in Personality. Charlotte, NC.

Christie R, Geis FL (1970). Studies in Machiavellianism. New York, NY: Academic Press.

Clarkin JF, Foelsch PA, Kernberg OF (2001). The Inventory of Personality Organization. New York: New York: Weill Medical College of Cornell University.

Clarkin JF, Caligor E, Stern B, Kernberg OF (2004). Structured Interview of Personality Organization (STIPO). Übers. von S Doering. New York: Weill Medical College of Cornell University 2004. https://www.meduniwien.ac.at/hp/psychoanalyse/forschung/diagnostik-downloads/diagnostik-der-persoenlichkeitsorganisation/ (09. August 2019).]

Clarkin JF, Caligor E, Stern B, Kernberg OF (2016). Structured Interview of Personality Organization: STIPO-R. New York: Weill Medical College of Cornell University.

Coolidge FL (1984). Coolidge Axis II Inventory. Washington, DC: Frederick L. Coolidge.

Coolidge FL (1993). The Coolidge Axis II Inventory: Manual. Colorado: University of Colorado at Colorado Spring.

Costa PT, McCrae RR (2009). The NEO Personality Inventory. Odessa, Florida: Psychological Assessment Resources.

Daig I, Burkert S, Fischer HF, Kienast T et al. (2010). Development and factorial validation of a short version of the Narcissism Inventory (NI-20). Psychopathology 43(3): 150–158.

Dammann G, Hörz S, Clarkin JF (2012). Das Inventar zur Persönlichkeitsoirganisation (IPO). In: Doering S, Hörz S (Hg.). Handbuch Strukturdiagnostik. Stuttgart: Schattauer, S. 269–283.

de Beurs E, Rinne T, van Kampen D, Verheul R, Andrea H (1989). Reliability and Validity of the Dutch Dimansional Assessment of Personality Pathology – Short Form (DAPP-SF), a Shortened Version of the DAPP-Basic Questionnaire. J Pers Disord 2009; 23(3): 308–326.

Denecke FW, Hilgenstock B. Das Narzissmusinventar. Bern: Hogrefe Verlag.

Dinger U1, Schauenburg H, Hörz S, Rentrop M et al. (2014). Self-report and observer ratings of personality functioning: a study of the OPD system. J Pers Assess 96(2): 220–225.

Doering S, Renn D, Hofer S, Rumpold G et al. (2007). Validierung der deutschen Version des Fragebogens zur Erfassung von DSM-IV Persönlichkeitsstörungen (ADP-IV). Z Psychosom Med Psychother 53: 111–28.

Doering S, Hörz S, Rentrop M, Fischer-Kern M (2010). Transference-focused psychotherapy v. treatment by experienced community psychotherapists for borderline personality disorder: randomized controlled trial. Br J Psychiatry 196(5): 389–395.

Doering S, Hörz S (2012). Die Entwicklung des Strukturbegriffs und der Strukturdiagnostik. In: Doering S, Hörz S (Hg.). Handbuch der Strukturdiagnostik. Stuttgart: Schattauer, S. 1–11.

Doering S, Burgmer M, Heuft G, Menke D et al. (2013). Reliability and Validity of the German Version Structured Interview of Personality Organization (STIPO). BMC Psychiatry 13: 210.

Doering S, Burgmer M, Heuft G, Menke D et al. (2014). Assessment of Personality Functioning: Validity of the Operationalized Psychodynamic Diagnosis Axis IV (Structure). Psychopathology 47(3): 185–193.

Ehrenthal JC1, Dinger U, Horsch L, Komo-Lang M et al. (2012). Der OPD-Strukturfragebogen (OPD-SF): Erste Ergebnisse zu Reliabilität und Validität: Psychother Psych Med 62(01): 25–32:

Ehrenthal JC, Dinger U, Schauenburg H, Horsch L et al. (2015). Entwicklung einer Zwölf-Item-Version des OPD-Strukturfragebogens (OPD-SFK). Z Psychosom Med Psychother 61(3):262–74.

Engel R, Groves J (2013). VEI – Verhaltens und Erlebensinventar. Deutschsprachige Adaptation des Personality Assessment Inventory (PAI) von Leslie C. Morey. Göttingen: Hogrefe Verlag.

Farmer RF, Chapman AL (2002). Evaluation of DSM-IV Personality Disorder Criteria as Assessed by the Structured Clinical Interview for DSM-IV Personality Disorders. Compr Psychiatry 43(4): 285–300.

Ferring D, Filipp SH (1996). Messung des Selbstwertgefühls: Befunde zur Reliabilität, Validität und Stabilität der Rosenberg-Skale. Diagnostica 42(3): 284–292.

First MB, Skodol AE, Bender DS, Oldham JM (2018). Structured Clinical Interview for the DSM-5 Alternative Model for Personality Disorders (SCID-5-AMPD). Arlington, VA: American Psychiatric Association Publishing.

Fydrich T, Renneberg B, Schmitz B, Wittchen HU (1997). Strukturiertes Klinisches Interview für DSM-IV Achse II: Persönlichkeitsstörungen. Göttingen: Hogrefe.

Glover N, Miller JD, Lynam DR, Crego C et al. (2012). The Five-Factor Narcissism Inventory: A Five-Factor Measure of Narcissistic Personality Traits. J Per Assess 94(5): 500–512.

Gunderson J. (1990). Diagnostic Interview for Narcisissm. Sercond edition. Balmont, MA: McLean Hospital.

Gunderson J, Ronningstam E, Bodkin A (1990). The Diagnostic Interview for Narcissistic Patients. Arch Gen Psychiatry 47: 676–680.

Gunderson JG, Singer MT (1975). Defining borderline patients: an overview. Am J Psychiatry 132: 1–10.

Hare RD (1985). Comparison of procedures for the assessment of psychopathy. J Consult Clin Psychol 53(1): 7–16.

Hendin HM, Cheek JM (1997). Assessing Hypersensitive Narcissism: A Reexamination of Murray's narcisim Scale. J Res Pers 31: 588–599.

Hentschel AG, Livesley WJ (2013). Differentiating normal and disordered personality using the General Assessment of Personality Disorder (GAPD). Pers Ment Health 7: 133–142.

Hörz S, Doering S, Clarkin J (2012). Das Strukturierte Interview zur Persönlichkeitsorganisation (STIPO). In: Doering S, Hörz S (Hg.). Handbuch der Strukturdiagnostik. Stuttgart: Schattauer, S. 52–86.

Huber D, Klug G, Wallerstein RS (2006). Skalen Psychischer Kompetenzen (SPK). Stuttgart: Kohlhammer.

Huber D, Zimmermann J, Klug G (2017). Change in Personality Funtioning During Psychotherapy for Depression Predicts Long-Term Outcome. Psychoanal Psychol *34*(4): 434–445.

Hutsebaut J, Berghuis H, De Saeger H, Kaasenbrod A et al. (2014). Semi-Structured Interview for Personality Functioning DSM-5 (STiP 5.1) The Podium DSM-5 Research Group of the Netherlands Centre of Expertise on Personality Disorders. Utrecht: Trimbos Institute.

Hutsebaut J, Kamphuis JH, Feenstra DJ, Weekers LC et al. (2017). Assessing DSM-5-Oriented Level of Personality Functioning: Development and Psychometric Evaluation of the Semi-Structured Interview for Personality Functioning DSM-5 (STiP 5.1). Personal Disord 8(1): 94–101.

Hyler SE, Rieder RO (1987). Personality Diagnostic Questionnaire – Revised. New York: New York State Psychiatric Institute.

Hyler SE (1994). Personality Questionnaire – PDQ-4+. New York: New York State Psychiatric Institute.

Jacobsberg L, Perry S, Frances A (1995). Diagnostic agreement between the SCID-II screening questionnaire and the Personality Disorder Examination. J Pers Assess 65: 428–33.

Jauk E, Weigle E, Lehmann K, Benedek M, Neubauer AC (2017). The Relationship between Grandiose and Vulnerable (Hypersensitive) Narcissism. Front Psychol 8: 1600. doi: 10.3389/fpsyg.2017.01600.

Jonason PK, Webster GD (2010). The Dirty Dozen: A Concise Measure of the Dark Triad. Psychol Assess 22(2): 420–432.

Kernberg, OF (1985). Schwere Persönlichkeitsstörungen. Stuttgart: Klett-Cotta.

Klein MH, Benjamin LS (1996). Wisconsin Personality Disorders Inventory-IV. Madison: University of Wisconsin.

König K, Dahlbender RW, Holzinger A, Topitz A et al. (2016). Kreuzvalidierung von drei Fragebögen zur Strukturdiagnostik: BPI, IPO und OPD-SF. Z Psychosom Med Psychother 62(2): 177–189.

Körner A, Geyer M, Roth M, Drapeau M et al. (2008). Persönlichkeitsdiagnostik mit dem NEO-Fünf-

Faktoren.-Inventar: Die 30-Item-Kurzversion (NEO-FFI-30). Psychother Psychosom Med Psychol 58: 238–45.

Krueger RF, Derringer J, Markon KE, Watson D et al. (2012). Initial Construction of a maladaptive Personality Trait Model and Inventory for DSM-5. Psychol Med 42(9): 1879–1890.

Küfner ACP, Dufner M, Back MD (2015). Das Dreckige Dutzend und die Niederträchtigen Neun. Kurzskalen zur Erfassung von Narzissmus, Machiavellismus und Psychopathie. Diagnostica 61(2): 76–91.

Kuhl J, Kazén M (2009). PSSI – Persönlichkeits-Stil- und Störungs-Inventar. 2. Auflage. Göttingen: Hogrefe.

Leckelt M, Wetzel E, Gerlach TM, Ackerman RA et al. (2018). Validation of the Narcissistic Admiration and Rivalry Questionnaire Short Scale (NARQ-S) in convenience and representative samples. Psychol Assess 30(1): 86–96.

Leichsenring F (1997). Borderline-Persönlichkeits-Inventar (BPI). Göttingen: Hogrefe.

Lenzenweger MF, Clarkin JF, Kernberg OF, Foelsch PA (2001). The Inventory of Personality Organization: psychometric properties, factorial composition, and criterion relations with affect, aggressive dyscontrol, psychosis proneness, and self-domains in a nonclinical sample. Psychol Assess 13: 577–91.

Livesley WJ (2009). General Assessment of Personality Disorder (GAPD). Toronto: Sigma Assessment Sytems, Inc.

Livesley WJ, Jackson DN (2002). Manual for the Dimensional Assessment of Personality Pathology-Basic Questionnaire (DAPP-BQ). Port Huron: Sigma Press.

Loranger AW (1996). IPDE: International Personality Disorder Examination; ICD-10 Modul. Bern: Hans Huber.

Loranger AW, Sartorius N, Andreoli A, Berger P et al. (1994). The International Personality Disorder Examination. The World Health Organization/ Alcohol, Drug Abuse, and Mental Health Administration international pilot study of personality disorders. Arch Gen Psychiatry 51: 215–224.

Markon KE, Quilty LC, Bagby RM, Krueger RF (2013). The Development and Psychometric Properties of an Informant-Report Form of the Personality Inventory for DSM-5 (PID-5). Assessment 20(3): 370–383.

Millon T, Grossman S, Millon C (2015). Millon Clinical Multiaxial Inventory-IV. Manual. Fourth edition. Minneapolis: Pearson.

Morey LC (1991). The Personality Assessment Inventory professional manual. Odessa, FL: Psychological Assessment Resources.

Morey LC (2017). Development and Initial Evaluation of a Self-Report Form of the DSM-5 Level of Personality Functioning Scale. Psychol Assess 29(19): 1302–1308.

Morf CC, Schürch E, Küfner A, Siegrist P et al. (2017). Expanding the Momological Net of the Pathological Narcissism Inventory: German Validation and Extension in a Clinical Inpatient Sample. Assessment 24(4): 419–443.

Nussbaum D, Rogers R (1992). Screening psychiatric patients for Axis II disorders. Can J Psychiatry 37: 658–60.

Olajide K, Munjiza J, Moran P, O'Connell L et al. (2018). Development and Psychometric Properties of the Standardized Assessment of Severity of Personality Disorder (SASPD). J Personal Disord 32(1): 44–56.

Ottosson, H., Bodlund, O., Ekselius, L., Grann et al. (1998). DSM-IV and ICD-10 personality disorders: a comparison of a self-report questionnaire (DIP-Q) with a structured interview. Eur Psychiatry 13: 246–253.

Ostendorf F, Angleitner A (2004). NEO-Persönlichkeitsinventar nach Costa und McCrae, Revidierte Fassung (NEO-PI-R). Göttingen: Hogrefe.

Paulhus DL, Hemphill J, Hare R (2018). Manual for the Self-Report Psychopathy Scale (SRP-III). Toronto, ON: Multi-Health Systems.

Paulhus DL, Williams KM (2002). The Dark Triad of personality: Narcissism, Machiavellism, and psychopathy. J Res Personal 36: 556–563.

Pincus AL, Ansell EB, Pimentel CA, Cain NM et al. (2009). Initial construction and validation of the Pathological Narcissism Inventory. Psychol Assess 21(3): 365–379.

Pukrop R, Gentil I, Steinbring I, Steinmeyer E (2001). Factorial structure of the German version of the dimensional assessment of personality pathology-basic questionnaire in clinical and nonclinical samples. J Pers Disord 15: 450–456.

Pukrop R (2002). Dimensional personality profiles of borderline personality disorder in comparison with other personality disorders and healthy controls. J Pers Disord 16: 135–147.

Raskin RN, Hall CS (1979). A narcissistic personality inventory. Psychol Rep 45(2): 590.
Rek K, Thielmann I, Henkel M, Crawford M et al. (2019). A comprehensive evaluation of the Standardized Assessment of Severity of Personality Disorder (SASPD) in clinical and non-clinical German samples. Unpubliziertes Manuskript.
Renn D, Hofer S, Schussler G, Rumpold G, Smrekar U et al. (2008). Dimensionale Diagnostik mit dem Fragebogen zur Erfassung von DSM-IV-Persönlichkeitsstörungen (ADP-IV). Z Psychosom Med Psychother 54: 214–226.
Rosenberg M (1965). Society and the adolescent self-image. Princeton, NJ: Princeton University Press.
Russ E, Shedler J, Bradley R, Westen D (2008). Refining the Construct of Narcissistic Personality Disorder: Diagnostic Criteria and Subtypes. Am J Psychiatry 165(11): 1473–1481.
Salzer S, Leichsenring F (2012). Das Borderline-Persönlichkeits-Inventar (BPI). In: Doering S, Hörz S (Hg.). Handbuch Strukturdiagnostik. Stuttgart: Schattauer, S. 256–268.
Schauenburg H, Dinger U, Komo-Lang M, Klinkerfuß M et al. (2012). Der OPD-Strukturfragebogen (OPD-SF). In: Doering S, Hörz S (Hg.). Handbuch Strukturdiagnostik. Stuttgart: Schattauer, S. 284–307.
Schoeneich F, Rose M, Danzer G, Thier P et al. (2000). Narzissmusinventar-90 (NI-90). Psychother Psychosom Med Psychol 50: 396–405.
Schoenleber M, Roche MJ, Wetzel E, Pincus AL et al. (2015). Development of a Brief Version of the Pathological Narcissism Inventory. Psychol Assess 27(4): 1520–1526.
Schotte CK, De DD, Vankerckhoven C, Vertommen H et al. (1998). Self-report assessment of the DSM-IV personality disorders. Measurement of trait and distress characteristics: the ADP-IV. Psychol Med 28: 1179–88.
Schotte CK, De Doncker DA, Dmitruk D, Van M et al. (2004). The ADP-IV questionnaire: differential validity and concordance with the semi-structured interview. J Pers Disord 18: 405–19.
Schütz A, Marcus B, Sellin T (2004). Die Messung von Narzissmus als Persönlichkeitskonstrukt. Psychometrische Eigenschaften einer Lang- und einer Kurzform des Deutschen NPI (Narcissistic Personality Inventory). Diagnostica 4(4): 202–218.
Shajek A (2007). Entwicklung zweier Kurzskalen zur Messung von Machiavellismus und Egoismus. Dokumentation eines Instrumententests auf der Basis des SOEP-Pretests 2006. Berlin: DIW Berlin.
Shedler J, Westen D (2007). The Shedler-Westen Assessment Procedure (SWAP): making personality diagnosis clinically meaningful. J Pers Assess 89: 41–55.
Sherman ED, Miller JD, Few LR, Campbell WK et al. (2015). Development of a Short Form of the Five-Factor Narcissism Inventory: The FFNI-SF. Psychol Assess 27(3): 1110–1116.
Simonsen S, Bateman A, Bohus M, Dalewijk HJ et al. (2019). European Guidelines for Personality disorders: Past, present and future. Borderline Personal Disord Emot Dysregul 6: 9. https://doi.org/10.1186/s40479-019-0106-3
Skodol AE, Oldham JM, Rosnick L, Kellmann HD et al. (1991). Diagnosis of DSM-III Personality Disorders: A Comparison of two Structured Interviews. Int J Methods Psychiatr Res 1: 13–26.
Spangenberg L, Romppel M, Bormann B, Hofmeister D (2013). Psychometrische Überprüfung einer Kurzform des Narcissistic Personality Inventory (NPI-15): Dimensionalität und psychometrische Eigenschaften des NPI-15 in einer repräsentativen Bevölkerungsstichprobe. Psychother Psych Med 63: 341–347.
Spitzer RL (1983). Psychiatric diagnosis: Are clinicians still necessary? Compr Psychiatry 24: 399–411.
Steinmeyer EM, Klosterkotter J, Moller HJ, Sass H et al. (2002). Persönlichkeit und Persönlichkeitsstörungen II. Zur Spezifität des DAPP-Ansatzes als differenzielles Beschreibungssystem von Persönlichkeitsstörungen. Fortschr Neurol Psychiatr 70: 641–6.
Taubner S, Stumpe A, Kächele H (2009). »Shedler-Westen Assessment Procedure« (SWAP-200). Eine neue Sprache der Persönlichkeitsdiagnostik und der Messung struktureller Veränderungen? Psychotherapeut 54: 27–36.
Vater A, Schröder-Abé M, Ritter K, Renneberg B (2013). The Narcissistic Personality Inventory: A Useful Tool for Assessing Pathological Narcissism? Evidence From Patients With Narcissistic Personality Disorder. J Personal Assess 95(3): 301–308.
Wallerstein RS (1991). Assessment of structural change in psychoanalytic therapy and research. In: Shapiro T (ed). The concept of structure in psychoanalysis. Madison: International University Press, S. 241–261.
Weltgesundheitsorganisation (2006). Internationale

Klassifikation psychischer Störungen. ICD-10 Kapitel V (F). Diagnostische Kriterien für Forschung und Praxis. 4. Auflage. Bern: Verlag Hans Huber.

Weltgesundheitsorganisation (2018). ICD-11 Mortality and Morbidity Statistics. ICD-11 Browser. Dezember. https://icd.who.int/browse11/l-m/en. 07.03.2019.

Westen D, Shedler J (1999a). Revising and Assessing Axis II, Part I: Developing a Clinically and Empirically Valid Assessment Method. Am J Psychiatry 156(2): 258–272.

Westen D, Shedler J (1999b). Revising and Assessing Axis II, Part II: Toward an Empirically Based and Clinically Useful Classification of Personality Disorders. Am J Psychiatry 156(2): 273–285.

Zettl M, Taubner S, Volkert J (2019). Psychometrische Überprüfung der deutschen Version des Semi-Strukturierten Interviews zur Erfassung der DSM-5 Persönlichkeitsfunktionen (StiP 5.1). Poster beim Deutschen Kongress für Psychosomatische Medizin und Psychotherapie 20.–22.03, Berlin.

Zimmermann J, Altenstein D, Krieger T, Gross Holtforth M et al. (2014). The Structure and Correlates of Self-Reported DSM-5 Maladaptive Personality Traits: Findings from two German-Speaking Samples. J Pers Disord 28(4): 518–540.

Zimmermann J, Benecke C, Hörz-Sagstetter S, Dammann G (2015a). Normierung der deutschsprachigen 16-Item-Version des Inventars der Persönlichkeitsorganisation (IPO-16). Z Psychosom Med Psychother 61(1): 5–18.

Zimmermann J, Böhnke JR, Eschstruth R, Mathews A et al. (2015b). The latent structure of personality functioning: Investigating criterion A from the alternative model for personality disorders in DSM-5. J Abnorm Psychol. 124(3): 532–548

Zimmermann J, Dahlbender RW, Herbold W, Krasnow K et al. (2015c). Der OPD-Strukturfragebogen erfasst die allgemeinen Merkmale einer Persönlichkeitsstörung. Psychother Psychosom Med Psychol. 65(2): 81–83.

4 Klinik narzisstischer Störungen

4.1 Die narzisstische Persönlichkeit und ihre Beziehung zu antisozialem Verhalten und Perversionen – pathologischer Narzissmus und narzisstische Persönlichkeit

Otto F. Kernberg
Übersetzung: Petra Holler

Wie ich in einer früheren Arbeit (1985) aufzeigte, können wir Narzissmus entlang eines Kontinuums klassifizieren, dessen Schweregrade von »normal« bis »pathologisch« reichen und das sich über folgende Hauptkategorien erstreckt:

- Der normale erwachsene Narzissmus, der sich durch eine normale Selbstwertregulierung auszeichnet. Er basiert auf einer normalen Selbststruktur (gebunden an normal oder »vollständig« internalisierte Objektrepräsentanzen), auf einem integrierten, größtenteils individuell geprägten und abstrahierten Über-Ich, und schließlich auf der Befriedigung von Triebbedürfnissen innerhalb stabiler Objektbeziehungen und Wertsysteme.
- Der normale infantile Narzissmus ist insofern von Bedeutung, als die Fixierung an bzw. Regression auf infantil-narzisstische Ziele (infantile Mechanismen der Selbstwertregulierung) ein zentrales Merkmal aller Charakterpathologien darstellt. Der normale infantile Narzissmus umfasst die Regulierung des Selbstwerts durch altersadäquate Gratifikationen, die normale kindliche »Wertsysteme« bzw. Ge- oder Verbote beinhalten oder implizieren.
- Der pathologische Narzissmus wiederum kann in drei Subkategorien unterteilt werden:
  - Die Regression auf infantile Modi der Selbstwertregulierung, die die mildeste Form narzisstischer Charakterpathologie darstellt und die oben genannte Fixierung bzw. Regression auf das Niveau des normal-infantilen Narzissmus beinhaltet. In dieser Kategorie finden wir häufig Fälle von Persönlichkeits- oder Charakterstörungen, deren Selbstwertregulierung übermäßig von der Äußerung oder auch Abwehr kindlicher Bedürfnisbefriedigung abhängig scheint, auf die wir als Erwachsene normalerweise nicht mehr zurückgreifen. Das Problem ist hier, dass das Ich-Ideal dieser Menschen von infantilen Bestrebungen, Werten und Verboten kontrolliert wird. Man könnte auch sagen, dass Freuds (1916) Beschreibung des neurotischen Selbstwertverlustes infolge massiver Verdrängung des Sexualtriebs implizit bereits enthält, was später als die strukturellen Merkmale einer Psychoneurose und neurotischen Charakterpathologie formuliert werden sollte. Dabei handelt es sich um eine häufige und – angesichts unseres aktuellen Kenntnisstandes über schwerere narzisstische Pathologien – relativ milde Störung, die sich normalerweise im Laufe einer normalen psychoanalytischen Behandlung auflöst.
  - Eine zweite, schwerwiegendere, aber relativ seltene Form pathologischen Narzissmus ist das, was Freud (1914) als narzisstische Objektwahl beschreibt. In diesem Fall ist das Selbst des Patienten

mit einem Objekt identifiziert, während die Repräsentanz seines infantilen Selbst auf dieses Objekt projiziert wird und so eine libidinöse Beziehung herstellt, in der die Funktionen von Selbst und Objekt ausgetauscht wurden. Eine Beziehungsform, die wir bei manchen Menschen finden, die einander so lieben, wie sie selbst geliebt werden möchten.
- Eine dritte und besonders schwere Form pathologischen Narzissmus ist die eigentliche Narzisstische Persönlichkeitsstörung, ein Syndrom, das zu den schwierigsten der klinischen Psychiatrie gehört. Aufgrund der intensiven Forschungsarbeiten zur Psychopathologie dieser Störung und einer optimal angepassten psychoanalytischen Behandlungstechnik stellt die Narzisstische Persönlichkeitsstörung mittlerweile eine der Standardindikationen für eine psychoanalytische Behandlung dar. Für ihre schwereren Ausprägungsgrade ist häufig auch eine psychoanalytische Psychotherapie indiziert.

4.1.1 Klinische Merkmale der Narzisstischen Persönlichkeitsstörung (NPS)

Die wesentlichen pathologischen Charakterzüge der NPS basieren auf

- pathologischer Selbstliebe,
- pathologischer Objektliebe,
- pathologischem Über-Ich.

Pathologische Selbstliebe manifestiert sich in einer exzessiven Selbstbezogenheit und Selbstzentriertheit. Die Patienten legen eine Grandiosität an den Tag, die sich in exhibitionistischen Tendenzen, dem Gefühl der Überlegenheit, Rücksichtslosigkeit und einer Diskrepanz zwischen großen Ambitionen und tatsächlich Erreichbarem widerspiegelt. Infantilen Werten, wie physische Attraktivität, Macht, Reichtum, Kleidung, Auftreten u. Ä., wird häufig große Bedeutung beigemessen. Jene, die über eine hohe Intelligenz verfügen, stellen diese nicht selten in den Dienst intellektueller Überheblichkeit.

Pathologische Selbstliebe geht mit einer übermäßigen Abhängigkeit von der Bewunderung durch andere einher, ohne dafür ein Gefühl der Dankbarkeit zu entwickeln. Die Bewunderung gilt als selbstverständlich und wird nicht so sehr als solche geschätzt. Das Gefühlsleben dieser Patienten, insbesondere in ihren Beziehungen zu anderen, ist seicht und oberflächlich. Grandiosität wechselt ab mit Gefühlen der Unsicherheit oder Minderwertigkeit, was den Eindruck entstehen lässt, dass sich diese Patienten entweder überlegen oder völlig wertlos fühlen. Am meisten jedoch fürchten sie »Durchschnittlichkeit« oder »Mittelmaß«, was die Grandiosität zum hervorstechendsten Merkmal der pathologischen Selbstliebe macht.

Die pathologische Objektliebe manifestiert sich in exzessivem, zuweilen auch überwältigendem Neid, der sowohl bewusst als auch unbewusst sein kann (im letzteren Fall sichtbar an den bewussten Versuchen, seine Existenz zu vermeiden oder zu verleugnen). Mittels bewusst oder unbewusst eingesetzter Entwertung versuchen sich diese Patienten gegen aufkommende Neidgefühle zur Wehr zu setzen. Auf bewusster Ebene zeigt sich dies in einem fehlenden Interesse an anderen Menschen und deren Arbeit oder Tätigkeiten sowie in einem Gefühl der Verachtung, das unterschiedlich stark ausgeprägt sein kann. Unbewusst wird das, was von anderen kommt, übernommen – um es gleichzeitig zu entwerten und dadurch zu etwas zu machen, um das man niemanden beneiden muss.

Eine andere Möglichkeit, Neid abzuwehren, ist Ausbeutung. Übermäßige Gier mündet im Wunsch zu »stehlen« oder sich anzueignen, was andere besitzen. Nicht selten trifft man hier auf eine Haltung rechthaberischer Ansprüchlichkeit.

Pathologische Objektliebe geht mit der Unfähigkeit einher, von anderen abhängig zu sein. Eine temporäre Idealisierung anderer kann schnell in Entwertung umschlagen. Unbewusst scheinen andere zunächst als Idole wahrgenommen zu werden, um letztlich jedoch zu Feinden oder Idioten degradiert zu werden. Einfühlung oder die Fähigkeit zu echter Verbindlichkeit fehlen.

Das pathologische Über-Ich ist weniger entscheidend für die Diagnosestellung, jedoch von großer Bedeutung für die prognostische Einschätzung einer psychotherapeutischen Behandlung. Die genannten Charaktermuster und affektiven Störungen schließen auch die Unfähigkeit mit ein, differenzierte, unterschiedliche depressive Zustände (z. B. Gewissensbisse, Traurigkeit, melancholisches Um-sich-selbst-Kreisen) zu erleben, im Gegensatz zu schweren Stimmungs-schwankungen, die häufig durch fehlgeschlagene grandiose Zielsetzungen, nicht erlangte Bewunderung oder aber Kritik ausgelöst werden und die die Größenphantasien des Patienten erschüttern. Der Selbstwert wird eher durch Scham als durch Schuld reguliert. Die Patienten zeigen wenig Interesse an ethischen, ästhetischen oder intellektuellen Werten; vielmehr muten ihre Werte infantil an und sind darauf ausgerichtet, Selbstwert und Stolz zu schützen. Ihre enorme Abhängigkeit von äußerer Bewunderung spiegelt indirekt ihr unreifes Über-Ich wider. Manche narzisstische Patienten mit besonders schwerer Über-Ich-Pathologie weisen ein Syndrom auf, das ich als »malignen Narzissmus« bezeichnet habe und auf das ich im Abschnitt »Die Psychodynamik narzisstischer Störungen« näher eingehen werde (s. S. 250).

Der elementare Selbstzustand im Rahmen einer Narzisstischen Persönlichkeitsstörung ist typischerweise der eines Gefühls der Leere und des Allein-Seins. Die Betreffenden sind in der Regel unfähig, von anderen zu lernen, haben einen intensiven Reizhunger und empfinden das Leben als bedeutungslos. Wird ihr Bedürfnis nach Bewunderung und Erfolg nicht erfüllt, verfallen sie bezeichnenderweise in Langeweile.

Das Kontinuum narzisstischer Pathologie reicht von nahezu »normalen« Persönlichkeiten bis hin zu einem Mischzustand mit Borderline-Charakterpathologie (»offenes Borderline-Funktionsniveau«). Für diese Patientengruppe kann eine differenzialdiagnostische Abgrenzung zu psychotischen Krankheitsbildern sinnvoll sein.

Jene Patienten, die sich auf dem höchsten Funktionsniveau bewegen (d. h. die am wenigsten schwere Pathologie aufwiesen), zeigen keine neurotischen Symptome und scheinen an die soziale Realität angepasst. Emotionalen Schwierigkeiten sind sie sich so gut wie nicht bewusst, ausgenommen eines chronischen Gefühls der Leere oder Langeweile sowie eines außerordentlichen Bedürfnisses nach Bestätigung und Erfolg. Ihre Unfähigkeit, sich in andere einzufühlen bzw. sich gefühlsmäßig auf sie einzulassen, ist bemerkenswert. Nur wenige von ihnen finden ihren Weg in unsere Praxis; wenn, dann sind es anderweitige Schwierigkeiten und nicht primär ihre narzisstische Pathologie, die sie in Behandlung führen.

Auf der mittleren Stufe der schweren Narzisstischen Persönlichkeitsstörung finden wir die typischen Symptome, die ich bereits beschrieben habe.

Am untersten Rand unseres Kontinuums (d. h. im Bereich der schwersten Pathologie) bewegen sich jene Patienten, die trotz der Abwehrfunktion, die ihr pathologisches Größen-Selbst in ihren sozialen Interaktionen bietet, offene Borderline-Züge an den Tag legen – also einen Mangel an Impulskontrolle und Angsttoleranz, schwere Beeinträchtigungen ihrer sublimatorischen Fähigkeiten sowie eine Neigung zu Wutausbrüchen oder chronischem Ärger bzw. schweren paranoiden Verzerrungen.

In früheren Arbeiten (1981; 1985 1988) habe ich gezeigt, dass die spezifischen Charaktermerkmale von Patienten mit Narzisstischer Persönlichkeitsstörung einen pathologischen Narzissmus widerspiegeln, der sich sowohl vom normalen erwachsenen Narzissmus als auch von einer Fixierung bzw. Regression auf die Stufe des normal-infantilen Narzissmus unterscheidet. Im Gegensatz zum zuletzt genannten geht der pathologische Narzissmus mit der libidinösen Besetzung einer pathologischen Selbststruktur einher. Das pathologische Größen-Selbst, so meine damalige Überlegung, beinhaltet reale und ideale Selbstrepräsentanzen sowie ideale Objektrepräsentanzen. Entwertete oder durch Aggression gekennzeichnete Selbst- und Objektrepräsentanzen werden abgespalten oder dissoziiert, verdrängt oder projiziert. Die Auflösung des Größen-Selbst als Teil der systematischen Analyse narzisstischer Charakterwiderstände führt regelmäßig dazu, dass primitive Objektbeziehungen, Konflikte und Abwehrbewegungen ans Tageslicht gelangen bzw. in der Übertragung wiederbelebt werden, die für Entwicklungsphasen kennzeichnend sind, die ihrerseits dem Stadium der Objektkonstanz vorausgehen. Diese Übertragungen sind jedoch immer mit ödipalen Konfliktabkömmlingen verdichtet, sodass sie eine erstaunliche Ähnlichkeit mit jenen Übertragungsmanifestationen von Patienten mit einer Borderline-Persönlichkeitsorganisation aufweisen.

Die psychische Entwicklung der Narzisstischen Persönlichkeitsstörung verläuft nicht reibungslos entlang der frühen Entwicklungsstadien, wie sie von Jacobson (1973) und Mahler (Mahler u. Furer 1968; Mahler et al. 1975) beschrieben wurden. Ihre Darstellung der frühen Phasen von Separation, Individuation und Objektkonstanz liegt meinem theoretischen Modell zugrunde. Zwischen dem dritten und fünften Lebensjahr, so meine Auffassung, verbindet die narzisstische Persönlichkeit alle *positiven* Selbst- und Objektrepräsentanzen – anstatt »auf dem Weg zur Objektkonstanz« (Mahler et al. 1975) *positive* und *negative* Selbst- und Objektrepräsentanzen zu integrieren. Ergebnis ist ein extrem unrealistisches, idealisiertes, pathologisches Größen-Selbst. Genährt wird die Entwicklung eines pathologischen Größen-Selbst von Eltern, die sich dem Kind kalt und abweisend, aber bewundernd gegenüber verhalten. Narzisstische Individuen entwerten ihre realen Objekte, aber erst, nachdem sie sich jedoch jene Aspekte dieser Objekte angeeignet haben, die sie für sich selbst beanspruchen. Sie dissoziieren und verdrängen bzw. projizieren auf andere alle negativen Aspekte ihrer selbst und anderer.

Die idealen Selbst- und idealen Objekt-Repräsentanzen, die normalerweise ins Über-Ich einfließen, werden in das pathologische Größen-Selbst aufgenommen. Dies mündet in ein Über-Ich, in dem lediglich die aggressiv determinierten Anteile enthalten sind (d.h. die ehemals verbietenden und bedrohlichen Aspekte der Eltern-Imagines, die durch die Wucht der auf sie projizierten eigenen aggressiven Impulse des Kindes verzerrt wurden). Auch dieses harsche Über-Ich wird wiederum dissoziiert und projiziert, was der Entwicklung »verfolgender« äußerer Objekte Vorschub leistet und zum Verlust der normalen Über-Ich-Funktionen für die Selbstwertregulierung, wie zum Beispiel Zustimmung oder kritische Prüfung, führt.

Die Entwertung anderer und die Entleerung der inneren Welt von Objekt-repräsentanzen ist ein Hauptgrund dafür, dass es der narzisstischen Persönlichkeit an normalem Selbstwert mangelt und er unfähig ist, sich in andere einzufühlen. Das Gefühl einer inneren Leere vermag nur durch nie versiegende Bewunderung durch andere sowie den Versuch, andere zu kontrollieren, kompensiert werden, um den Neid nicht spüren zu müssen, den die Unabhängigkeit anderer, ihre Freude am Leben sowie ihre Kreativität auslösen.

4.1.2 Die Psychodynamik narzisstischer Störungen

Innerhalb dieses deskriptiven und strukturellen Rahmens ist es uns nunmehr möglich, von einer psychodynamischen Perspektive aus die charakteristischen Merkmale der Antisozialen Persönlichkeitsstörung sowie des gesamten Spektrums narzisstischer Pathologie mit antisozialen Zügen zu formulieren, das von der narzisstischen Persönlichkeit über das Syndrom des malignen Narzissmus bis hin zur eigentlichen Antisozialen Persönlichkeitsstörung reicht. In meiner Definition der Antisozialen Persönlichkeitsstörung im eigentlichen Sinne beziehe ich mich zum einen direkt auf das von Robert Hare vorgestellte Konzept (vgl. Hare et al. 1991; Hare u. Hart 1995) sowie meine eigenen Arbeiten (1993), womit ich unmittelbar an Cleckleys (1941) klassische Darstellung anknüpfe und eine Verwässerung des Konzepts vermeide, wie sie im Zuge der DSM-Klassifikationssysteme aufgetreten ist.

4.1.3 Die klassische Antisoziale Persönlichkeitsstörung

Die klassische Antisoziale Persönlichkeitsstörung stellt die schwerste Form des pathologischen Narzissmus dar. Ihr Hauptcharakteristikum in struktureller Hinsicht ist die ausgeprägte Entstellung bzw. der Zerfall oder das gänzliche Fehlen des Über-Ich-Systems. Die frühesten Über-Ich-Vorläufer dieser Patienten, das heißt primitive verfolgende, aversive Repräsentanzen bedeutsamer anderer (auf die primitive aggressive Impulse projiziert werden), konnten nicht neutralisiert werden durch die Internalisierung idealisierter, nur guter, fordernder, aber befriedigender Repräsentanzen, die normalerweise die zweite Schicht an Über-Ich-Vorläufern bzw. das frühe Ich-Ideal darstellen. Das Fehlen idealisierter Objektrepräsentanzen des Ich-Ideals verhindert, dass es zu einer Abschwächung der bedrohlichen Verbots- und Bestrafungsphantasien der frühesten Über-Ich-Vorläufer kommen kann, sondern verstärkt vielmehr ihre defensive Reprojektion auf die Umwelt. In der Folge misslingt die realistische Einschätzung und Verinnerlichung von angemessenen Ge- und Verboten der dritten Stufe von Über-Ich-Vorläufern (die der fortgeschrittenen ödipalen Phase entsprechen würde), die stattdessen unter dem Diktat projizierter Aggression extrem verzerrt wahrgenommen werden. Die dritte Schicht von Über-Ich-Vorläufern – also die Internalisierung realistischer Ge- und Verbote, die der ödipalen Phase entstammen – kann sich somit nicht entwickeln.

Das daraus resultierende Fehlen eines normal integrierten Über-Ichs, das heißt eines Systems kohärenter internalisierter ethischer und moralischer Gebote, führt dazu, dass der Betreffende zur Regulierung seiner Interaktionen und seines Verhaltens vollständig auf unmittelbare äußere Zeichen angewiesen ist; es fehlt an jeglicher Unterstützung, wie wir sie normalerweise von unserem Über-Ich im Zuge von Selbsterfahrung und Identitätsbildung erfahren; stattdessen sind diese Menschen von sofortiger Bewunderung durch andere abhängig oder entwickeln Triumph- und Dominanzgehabe gegenüber ihrer Umwelt, um sich sicher zu fühlen und ihren Selbstwert zu schützen. Es fehlt auch an der Fähigkeit zu ethischer Selbstregulierung und zur Einfühlung in moralische und normative Wertsysteme anderer als wichtiges motivationales

System in Beziehungen. Über projektive Mechanismen werden Selbstsucht, Misstrauen und Aggression allen anderen zugeschrieben, was die Fähigkeit zu Vertrauen, Intimität, Abhängigkeit und Erfüllung durch die von anderen erfahrene Liebe ausschließt. Zusammenfassend kann man sagen, dass zu den allgemeinen strukturellen Merkmalen dieser Menschen das Fehlen eines funktionierenden integrierten Über-Ichs gehört sowie ein hypertrophes, sich bedroht fühlendes und in Gefahr befindliches gewalttätiges Selbst, das darauf ausgerichtet ist, einer von Grund auf gefährlichen und gewalttätigen Welt gegenüberzutreten. Dieses pathologische grandiose und aggressiv durchsetzte Selbst ist die primitivste Form einer »Identifizierung mit dem Aggressor«.

Wenn wir diese pathologische Struktur in die Sprache unbewusster Phantasien übersetzen, dann spiegelt die Welt der Antisozialen Persönlichkeitsstörung die Pathologie internalisierter Objektbeziehungen wider, in diesem Fall die Grunderfahrung grausamer Aggression seitens elterlicher Objekte, eine Welt von Gewalt, die alle Beziehungs- und Interaktionserfahrungen geprägt hat. Das Fehlen jeglicher guten und verlässlichen Objektbeziehung führt

- zu einem Gefühl, dass die Guten schwach und unzuverlässig sind;
- zu Wut und Hass infolge von Frustration und unvermeidlicher Enttäuschung durch potenziell befriedigende Objekte;
- zu unbewusstem Neid auf andere, deren Verhalten nicht von einer gewalttätigen inneren Welt beherrscht scheint.

Das schmerzliche Gefühl von Neid und Hass verstärkt die machtvollen Abwehrbewegungen von Entwertung und Verachtung, die das pathologische Größen-Selbst dieser Menschen charakterisiert. Die, die etwas zählen in der Welt, sind die Mächtigen, denen man sich aber auch unterwerfen muss, die kontrolliert, manipuliert und vor allem gefürchtet werden müssen, denn die Mächtigen sind auch sadistisch und unberechenbar.

Die Umwandlung von Schmerz und chronischer Wut in Hass ist eine zentrale affektive Entwicklungslinie dieser Persönlichkeiten. Die strukturellen Merkmale von Hass implizieren die Beziehung zwischen einem gefährdeten Selbst und einem hasserfüllten sowie gehassten Objekt, das kontrolliert, gequält und letztlich zerstört werden muss. Die Projektion von Hass führt zu einer grundlegenden paranoiden Orientierung gegenüber einer Welt, die als hasserfüllt wahrgenommen wird und gegen die man sich mit Unehrlichkeit, Verrat und Aggression zur Wehr setzen muss. Angesichts kruder Selbstinteressen als einzigem Verhaltensmaßstab und angesichts einer Grundüberzeugung, dass das unberechenbare und gefährliche Verhalten mächtiger anderer durch impulsive Wut und Hass bestimmt wird, ist die Prüfung und Internalisierung eines Wertsystems irrelevant: Das Überleben hängt von vorsichtiger Unterwerfung, Ausflüchten und einer konsequenten Manipulation des Aggressors ab.

Mit anderen Worten: Die paranoide Grundhaltung der antisozialen Persönlichkeit sowie seine psychopathische Abwehr (Kernberg 1993) verhindern die Verinnerlichung von Wertsystemen, ja sogar die Idealisierung des Wertsystems des potenziellen Aggressors. In dieser Hinsicht unterscheidet sich die antisoziale Persönlichkeit vom Syndrom des malignen Narzissmus, der zumindest noch Ansätze eines idealisierten Wertsystems des Mächtigen in sich trägt, nämlich die Idealisierung des pathologischen Größen-Selbst im Sinne selbstgerechter Aggression sowie die Fähigkeit, sich mit anderen mächtigen Figuren als Teil einer kohäsiven »Gang« (Meltzer 1977) zu identifizieren, die zumindest eine teilweise Internalisierung von Loyalität und guten Objektbeziehungen ermöglicht. Im Gegensatz dazu erlebt der Psychopath nur Macht als verlässlich und sadistische Kontrolle als Hauptantriebsfeder in einer Welt, in der Macht und verachtenswerte Schwäche klar voneinander getrennt sind.

Die von Henderson (Henderson 1939; Henderson u. Gillespie 1969) vorgeschlagene differenzialdiagnostische Abgrenzung zwischen passivem und aggressivem Psychopathen scheint mir von großer klinischer Relevanz. Der passive Typus ist sehr viel weniger gefährlich und eröffnet somit Raum für psychotherapeutische Interventionen, so fraglich das Ergebnis auch sein mag. Die Gefährlichkeit des gewalttätigen Psychopathen verlangt sofortigen Schutz der Familie und der Gesellschaft – und des Therapeuten – als höchste Priorität im Umgang mit diesen Patienten. Dem passiven Typus ist es gelungen, mit den Mächtigen durch Pseudo-Unterwerfung und Hintergehen fertig zu werden – eine passiv-parasitäre Ausbeutung, die die Fähigkeit impliziert, unmittelbaren Ärger und Zorn zu kontrollieren und ihn in eine Art Zeitlupen-Aggression zu verwandeln, im Sinne eines »Wolfs im Schafspelz«. Die eigene Aggression kann verleugnet werden, während die Aufteilung der Welt in Wölfe und Schafe eine zusätzliche Komponente erfährt durch den Wolf, der sich unter Schafen versteckt.

Unabhängig davon, ob die psychopathische Persönlichkeit in erster Linie zum aggressiven oder passiven Typus gehört – die Befriedigung, die sie sucht, ist ausschließlich an Körperfunktionen gebunden: Essen, Trinken, Drogen und Alkohol sowie an eine Sexualität, die ihrer Objektbeziehungsinhalte, also jeglicher Liebe und Zärtlichkeit entledigt ist. In den schwersten Fällen aggressiver Psychopathie kann sexueller Sadismus zu einer Aufforderung zum Mord werden, was diese Menschen extrem gefährlich macht. Oder aber ihr Gefühlsleben wird so stark von früher Aggression beherrscht, dass selbst die Sinnlichkeit von Körperkontakt und Hauterotik ausgelöscht wird und damit auch jegliche Fähigkeit zu sexueller Befriedigung, die durch sinnlose physische Zerstörung, Selbstverstümmelung und Mord ersetzt wird.

4.1.4 Maligner Narzissmus

Das Syndrom des malignen Narzissmus ist eine etwas weniger schwere Form des pathologischen Narzissmus, mit signifikanten antisozialen Merkmalen, paranoiden Zügen und einer gegen das eigene Selbst und andere gerichteten Ich-syntonen Aggression, ohne dass jedoch die Über-Ich-Funktionen derart vollständig zerstört sind (Kernberg 1996b). Die Projektion bzw. Internalisierung der frühesten aggressiven Über-Ich-Vorläufer in Form eines gewalttätigen pathologischen Größen-Selbst wird im Falle des malignen Narzissmus durch die Fähigkeit modifiziert, zumindest auch einige idealisierte Über-Ich-Vorläufer in sich aufzunehmen. Diese Patienten sind in der Lage, mächtige Menschen zu idealisieren, und können von sadistischen und mächtigen, aber verlässlichen Eltern-Imagines abhängig sein. Das pathologische Größen-Selbst dieser Patientengruppe zeichnet sich dadurch aus, dass sowohl aggressive als auch idealisierte Über-Ich-Vorläufer internalisiert werden, was wiederum zur Idealisierung der aggressiven, sadistischen Merkmale des pathologischen Größen-Selbst der Patienten selbst führt: »Gerechte Empörung« wird zu »gerechter« Gewalt gegen sich selbst und andere. Die Idealisierung des mächtigen Selbst geht Hand in Hand mit der Fähigkeit, Loyalität zu empfinden und eine gewisse Toleranz für die dritte Ebene realistischer Ge- und Verbote des Über-Ichs an den Tag zu legen.

4.1.5 Die narzisstische Persönlichkeit

Die nächste Stufe auf unserem Kontinuum ist die narzisstische Persönlichkeit im eigentlichen Sinn. Hier hat ein gewisses Maß an Über-Ich-Entwicklung stattgefunden – mit Internalisierung der dritten Stufe realistischer Ge- und Verbote –, während das pathologische Größen-Selbst aufgrund seiner Idealisierung eine massive Abwehr gegen das Bewusstwerden unbewusster Aggression darstellt, insbesondere in ihrer Form von primitivem überragendem Neid. Tatsächlich sind die Abwehrmanöver gegen unbewussten Neid die vorherrschende Dynamik der narzisstischen Persönlichkeit, was gleichzeitig auf ihre Fähigkeit hinweist, gute Aspekte anderer zu erkennen, sie darum zu beneiden und sie sich aneignen zu wollen. Das antisoziale Verhalten dieser Patienten besteht in einer Ich-syntonen, rationalisierten Ansprüchlichkeit und in der Gier eines pathologischen Größen-Selbst. Im Laufe einer erfolgreichen Behandlung kann es zu Konflikten zwischen sich auflösenden Über-Ich-Anteilen und noch bestehenden Überresten internalisierter Wertsysteme kommen.

4.1.6 Narzisstische Pathologie und antisoziales Verhalten in der Adoleszenz

Die wichtigste Aufgabe eines Psychiaters, der einen auffälligen Jugendlichen untersucht, besteht darin, den genauen Schweregrad der Psychopathologie zu eruieren und zwischen emotionalem Aufruhr als Teil einer Neurose oder Anpassungsreaktion einerseits und Anzeichen einer beginnenden Psychose oder schweren Charakterpathologie andererseits zu differenzieren. Unterschiedliche Schweregrade an Angst und Depression, emotionale Ausbrüche oder Wutanfälle, exzessive Aufsässigkeit und/oder Abhängigkeit, sexuelle Hemmung sowie polymorph-perverse sexuelle Impulse und Verhaltensweisen können sowohl bei Jugendlichen ohne schwere Charakterpathologie als auch bei psychotischen Erkrankungen oder schweren Charakterstörungen auftreten.

Dreh- und Angelpunkt einer differenzialdiagnostischen Einschätzung milderer Formen von Charakterpathologie und neurotischer Persönlichkeitsorganisation einerseits und schwerer Charakterpathologie und Borderline-Persönlichkeitsorganisation andererseits ist das jeweilige Niveau an Identitätsintegration. Dem erfahrenen Kliniker sollte diese Differenzialdiagnose keine großen Schwierigkeiten bereiten. Es ist wichtig, eine Identitätskrise als normale Erscheinung der Adoleszenz vom Syndrom der Identitätsdiffusion zu unterscheiden. Identitätskrisen spiegeln die Wucht relativ rasch aufeinander folgender körperlicher und psychologischer Wachstumsschübe wider:

- die Veränderungen der Pubertät
- die innere Konfusion, die das Auftauchen starker sexueller Impulse und den widersprüchlichen Druck, mit ihnen umzugehen, auslöst
- die breiter werdende Kluft zwischen der Wahrnehmung des Adoleszenten als Teil einer traditionellen Familie einerseits und seiner Selbstwahrnehmung andererseits

Identitätskrisen in der Adoleszenz beziehen sich somit auf eine bedeutsame Diskrepanz zwischen einem sich schnell wandelnden Selbstkonzept einerseits und der anhaltenden Erfahrung des Jugendlichen, wie andere ihn wahrnehmen, andererseits (Erikson 1966).

Identitätsdiffusion hingegen meint das Fehlen sowohl eines Selbstkonzepts als auch des Konzepts bedeutsamer anderer. Sie wurzelt meist in der frühen Kindheit und einer misslungenen Lösung der Individuations-Separations-Phase (Mahler et al. 1975). Das Syndrom der Identitätsdiffusion kann die gesamte Kindheit hindurch vorhanden sein, wird jedoch, außer in den ganz schweren Fällen, erst dann manifest, wenn sich die protektiven Funktionen strukturierter Umwelt- und Kindheitserfahrungen in der Adoleszenz lockern.

4.1.7 Die Diagnose der Identitätsdiffusion und Realitätsprüfung

Die Diagnose der Identitätsdiffusion ist der erste Schritt auf dem Weg einer Einschätzung schwerer Charakterpathologie bei Jugendlichen. Auf die Bitte, sich selbst kurz zu beschreiben, um ein Bild von sich und seiner Person zu vermitteln, das ihn von anderen unterscheidet, werden in den meisten Fällen von Identitätsdiffusion widersprüchliche und chaotische Beschreibungen folgen. Es fehlt diesen Patienten an der selbstreflexiven Fähigkeit, sich ihrer chaotischen Art der Selbstdarstellung bewusst zu werden. In manchen Fällen kommt es auch zu einer rigiden Befolgung sozialer Normen – seien es Forderungen, die die Tradition oder die Familie vorschreibt – oder aber zu einer Anhängerschaft an die Klischees der jeweiligen Jugendkultur. Dieser rigide Stil im Umgang mit der inneren Erfahrung der Identitätsdiffusion spiegelt sich in dem wider, was als »stiller Borderline-Patient« bezeichnet wurde, der als relativ affektloser, unentschiedener, unbestimmter, pseudo-submissiver Jugendlicher imponiert (Sherwood u. Cohen 1994). Sowohl die rigide als auch die chaotische Selbstbeschreibung stehen in scharfem Kontrast zum reichhaltigen und sehr persönlich-individuellen Bild, das ein Jugendlicher mit einer normalen Identitätsintegration von sich zu zeichnen vermag. Während in diesem Fall der Diagnostiker eine plastische und konturierte Vorstellung davon entwickeln kann, wen er im Gespräch vor sich hat, kommt es im Falle einer Identitätsdiffusion zu Diskrepanzen zwischen Selbstdarstellung und Fremdwahrnehmung.

Zur Untersuchung der Ich-Identität bzw. des Selbstkonzepts gehört auch die Frage, wie die Repräsentanzen bedeutsamer anderer integriert sind – ein Aspekt, der besondere Aufmerksamkeit verlangt, da es im speziellen Fall der narzisstischen Persönlichkeit zu einer scheinbaren Integration aller möglichen Selbstkonzepte in das pathologische Größen-Selbst kommen kann, während die Integration eines Konzepts bedeutsamer anderer ganz offensichtlich fehlt. Als Diagnostiker erkennt man, wenn es dem Patienten nicht gelingt, ein lebendiges und integriertes Bild der wichtigsten Menschen in seinem Leben zu vermitteln.

Wie ich früher bereits ausgeführt habe (1985), kann ein Jugendlicher mit einer neurotischen Persönlichkeitsorganisation, der unter schweren Konflikten zu Hause und/oder in der Schule leidet und der einen aufsässigen und affektiv instabilen Interaktionsstil an den Tag legt, den Erwachsenen um sich herum, insbesondere Lehrern und Eltern, mit massiver Kritik begegnen. Er kann durchaus in Loyalitätskonflikte und Gruppenbildungsprozesse geraten und trotzdem in der Lage sein, jene Menschen, mit denen er sich im Konflikt befindet, mit bemerkenswertem Tiefgang und großer Plastizität zu beschreiben. Ein Jugendlicher mit Identitätsdiffusion dagegen wird sich erstaunlich schwer tun, ein lebendiges Bild von jenen zu zeichnen, die ihm am nächsten stehen und mit denen die konflikthafte Auseinandersetzung um Abhängigkeit, Unterwerfung und/oder Rebellion am heftigsten entbrannt ist. Daher liefert die Aufforderung, die wichtigsten Bezugspersonen zu beschreiben – egal, ob er sie mag oder nicht –, zentrale Informationen darüber, inwieweit die Fähigkeit ausgebildet ist, das Konzept bedeutsamer anderer zu integrieren. Natürlich sollte ein Jugendlicher mit einer normalen Identitätsbildung in der Lage sein, in Fällen, in denen diese Bezugspersonen objektiv chaotisch und widersprüchlich sind, genau dies vermitteln zu können und kritisch und aus seinem inneren Bedürfnis heraus genau diese Widersprüche herauszufiltern.

Während das Fehlen eines integrierten Selbstkonzepts und eines integrierten Konzepts bedeutsamer anderer zur Identitätsdiffusion führt und so die Diagnose einer Borderline-Persönlichkeitsorganisation rechtfertigt, kann diese Diagnose durch die Überprüfung der Über-Ich-Funktionen überprüft bzw. untermauert werden. Im Rahmen einer normal integrierten Ich-Identität kommt es auch zur Herausbildung eines Über-Ichs, das heißt eines Prozesses, der frühe verfolgende, idealisierte und realistische Über-Ich-Vorläufer (der ödipalen Phase) sowie die abschließenden Prozesse von Depersonifizierung, Abstrahierung und Individualisierung des Über-Ichs umfasst und integriert. Fehlt es an einer normalen Identitätsintegration, wird dieser Prozess gestört, was ein unreifes Über-Ich in unterschiedlich starker Ausprägung zur Folge hat.

Neben der Qualität der Objektbeziehungen des betreffenden Jugendlichen ist der Grad der Über-Ich-Integration ein wesentlicher prognostischer Faktor für alle Formen psychotherapeutischer Intervention. Die Frage ist jeweils, ob der Jugendliche fähig ist, sich für Werte einzusetzen, die über seine eigenen Selbstinteressen und narzisstischen Gratifikationen hinausgehen: Interesse an Arbeit, Kunst, Kultur, das Vertreten einer bestimmten Ideologie sowie die reife Überprüfung dieser Besetzungen. Ganz offenkundig wird der kulturelle Hintergrund die jeweilige Wertorientierung wesentlich mit bestimmen; doch unabhängig vom sozioökonomischen oder kulturellen Rahmen haben Jugendliche mit einer normalen Identitätsintegration die Fähigkeit, sich für Ideale wie Freundschaft, Loyalität, Ehrlichkeit einzusetzen, sich für Sport oder Musik zu interessieren, für Politik, den Erfolg oder die Geschichte der Gruppe, der sie angehören. Im Falle einer Identitätsdiffusion existiert ein erstaunlicher Mangel an derartig besetzten Wertsystemen. Je ausgeprägter die Unreife des Über-Ichs, desto manifester kann das antisoziale Verhalten sein, das allerdings – um es von individuellen antisozialen Verhaltensweisen abzugrenzen – dahingehend untersucht werden muss, inwieweit es durch die Zugehörigkeit zu einer gesellschaftlichen Subgruppe mit bestimmt ist.

Ein zusätzlicher Indikator für ein normal integriertes Über-Ich ist die Fähigkeit zu romantischer Idealisierung und Verliebtheit. Während die noch fehlende Erfahrung des Verliebtseins in der frühen oder mittleren Adoleszenz die Diagnose einer Über-Ich-Pathologie noch nicht rechtfertigt, spricht doch die Erfahrung intensiver Liebesgefühle oder Verliebtheit für eine gute Über-Ich-Integration – eine Fähigkeit, die normalerweise während der Latenz voll zur Entfaltung kommt, in ihrer Bedeutung für die frühe Kindheit jedoch für gewöhnlich unterschätzt wird (P. Kernberg u. Richards 1994).

Einige Merkmale, die bei Erwachsenen in der Regel auf eine schwere Charakterpathologie schließen lassen, sind, wenn es um die Phase der Adoleszenz geht, nicht so zentral wie die Faktoren Ich-Identität und Über-Ich-Reife. So haben primitive Abwehrmechanismen, wie sie typisch sind für eine Borderline-Persönlichkeitsorganisation im Erwachsenenalter, während der Adoleszenz sehr viel weniger diagnostische Relevanz. Angesichts der eindrücklichen regressiven Bewegung, um mit aufkommenden sexuellen Impulsen fertig zu werden, sowie angesichts des Versuchs, die Abhängigkeit von den Eltern zu verringern und frühe Konflikte mit dem Elternhaus auf Schule, soziale Gruppen und Autoritäten außerhalb zu übertragen, kann es – wie im Rahmen der normalen Wiederbelebung intensiver ödipaler Konflikte und präödipaler Abwehrmechanismen – zur Aktivierung eines breiten Spektrums von Abwehrbewegungen kommen, die von den reiferen, wie beispielsweise Verdrängung, bis hin zu primitiveren, wie etwa Spaltung, reichen. Spaltung, primitive Idealisierung, Entwertung, Projektion und projektive Identifizierung, Verleugnung, Omnipotenz und omnipotente Kontrolle können Hand in Hand gehen mit Verdrängung, Reaktionsbildung, Verschiebung, Intellektualisierung und verschiedenen Hemmungen, die sich bereits sehr früh im diagnostischen Interview manifestieren.

Im Fall einer neurotischen Persönlichkeitsorganisation ist es jedoch typisch, dass mit einem Rückgang der anfänglichen Angst des Jugendlichen während des diagnostischen Gesprächs auch die primitiven Abwehrbewegungen schwächer werden, wenngleich sie außerhalb der Behandlungssituation unvermindert anhalten können. Gleichzeitig lässt sich jedoch aus der Schwere der neurotischen Symptome, affektiven Krisen, polymorphperversen Aktivitäten oder sexuellen Hemmungen noch nicht auf die Schwere der Pathologie schließen, außer in Fällen einer konsolidierten Perversion mit bedeutsamen und gefährlichen sadistischen und masochistischen Anteilen. In diesem Fall ist es für die diagnostische Einschätzung von Bedeutung, inwieweit die Kontrolle durch das Über-Ich vor einer exzessiven Aktivierung aggressiver Impulse schützt.

Alle bislang genannten diagnostischen Kriterien dienen dazu, eine neurotische Persönlichkeitsorganisation von einer Borderline-Persönlichkeitsorganisation abzugrenzen. Das Kriterium der Realitätsprüfung hingegen erlaubt die Differenzierung einer Borderline-Persönlichkeitsorganisation von einer psychotischen Persönlichkeitsorganisation, das heißt die Abgrenzung schwerster Charakterpathologien von einer beginnenden oder atypischen psychotischen Entwicklung. Es ist von entscheidender Bedeutung für diese Differenzierung, ob das Merkmal der Realitätsprüfung gegeben ist oder nicht. Wie ich an anderer Stelle (1983; 1985) bereits ausführte, heißt Realitätsprüfung, das eigene Selbst vom Selbst der anderen unterscheiden zu können, intrapsychische Reize von äußeren Stimuli zu trennen und ein Gefühl für die herkömmliche äußere Realität aufrechtzuerhalten.

In praktischer Hinsicht bedeutet dies zunächst die Überprüfung, ob der Jugendliche Halluzinationen und/oder Wahnideen präsentiert, also »produktive Symptome« einer Psychose aufweist: Ist dies der Fall, so bedeutet dies auch den Verlust der Realitätsprüfung. In Fällen, in denen es keinen manifesten Hinweis für Halluzinationen oder Wahnvorstellungen gibt, sondern in denen abnorme sinnliche Wahrnehmungen oder Phantasiebildungen auftreten – so zum Beispiel Pseudohalluzinationen, Halluzinosen, Täuschungen oder überwertige Ideen –, ist es hilfreich zu erkunden, wie der Jugendliche selbst seine Symptome sieht und inwieweit er sich in die Haltung des Therapeuten diesen Symptomen gegenüber hineinversetzen kann.

Eine sehr hilfreiche Methode, die Fähigkeit zur Realitätsprüfung zu untersuchen, besteht darin, das festzuhalten, was bezüglich Verhalten, Affekt, inhaltlichen und formalen Denkprozessen als seltsam, bizarr, besonders oder unangemessen anmutet. Wenn er taktvoll damit konfrontiert wird, kann der Jugendliche womöglich die Beobachtung des Diagnostikers verstehen und eine Erklärung für die Diskrepanz zwischen Selbsterleben und Fremdbeobachtung liefern. Dies hieße, dass er mit der Realitätsprüfung des Therapeuten mitschwingen kann, sodass von einer ungestörten Realitätsprüfung auszugehen ist. Führt die Konfrontation hingegen zu einer weiteren

Desorganisation, ist die Realitätsprüfung womöglich zusammengebrochen. Diese für einen erfahrenen Kliniker relativ einfache Vorgehensweise ist, wie bereits erwähnt, von enormem Wert für eine differenzialdiagnostische Abgrenzung zu atypischen Psychosen.

Ein Fallbeispiel:

Fallbeispiel

Ein junger Patient, der während seiner gesamten Schullaufbahn stets Klassenbester in Mathematik gewesen war, erreicht in der Oberstufe der High School in diesem Fach »nur« Platz zwei. Auf die Frage, wie ihn dies in eine derart tiefe depressive Krise stürzen könne, antwortet der junge Mann im Brustton der Überzeugung, als »bester Mathematiker weltweit« stelle der zweite Platz ein nicht wieder gut zu machendes Versagen dar. Wie er denn so sicher sein könne, so der taktvolle Einwand des Therapeuten, dass es nicht irgendwo auf der Welt noch einen jungen Mann seines Alters gebe, der ihm das Wasser reichen oder ihn gar in seinen mathematischen Fähigkeiten übertrumpfen könne? Die Antwort auf die Frage sind ein Wutausbruch und Schimpftiraden (der Untersucher sei ein »Idiot«). Dieser Zusammenbruch der Kommunikation bestätigte den Eindruck, dass es sich bei der Größenidee des Patienten weniger um eine überwertige Idee als Teil eines pathologischen Größen-Selbst, das heißt einer narzisstischen Struktur, handelte als vielmehr um eine tatsächliche Wahnvorstellung, was die Diagnose einer schizophrenen Erkrankung rechtfertigte.

Die Diagnose der Realitätsprüfung löst gewöhnlich das Problem der differenzialdiagnostischen Abgrenzung zwischen Borderline-Persönlichkeitsorganisation und psychotischer Persönlichkeitsorganisation. Es gibt jedoch Bedingungen, die diese Diagnosestellung erschweren: Zunächst sind hier jene Patienten zu nennen, die sich vollständig und über einen längeren Zeitraum von der äußeren Realität zurückziehen, ohne Sinnestäuschungen oder Wahnbildungen an den Tag zu legen. Der Zusammenbruch in der Schule bzw. im Studium, das Darniederliegen familiärer Bindungen sowie die Unfähigkeit, intime Beziehungen einzugehen, wirken für Außenstehende dramatisch, während der Betreffende selbst seiner Not erstaunlich gleichmütig gegenübersteht. In diesen Fällen ermöglicht eine vorsichtige Konfrontation mit der Diskrepanz zwischen der Besorgnis anderer und der eigenen Indifferenz in der Regel eine differenzialdiagnostische Abgrenzung zwischen einer schweren schizoiden/schizotypen Persönlichkeitsstörung und einer chronisch-schizophrenen Erkrankung.

In Fällen einer paranoiden Psychose weiß der jugendliche Patient oft sehr wohl, was vom Untersucher als psychotisch angesehen wird, und hält demzufolge die entsprechenden Informationen zurück. Eine differenzialdiagnostische Abklärung kann hier sehr viel mehr Zeit in Anspruch nehmen, obwohl projektive Testverfahren und fremdanamnestische Angaben die Verdachtsdiagnose eher untermauern können.

Eine dritte und häufige Schwierigkeit zeigen jene Patienten, deren Verhalten so abwehrend und negativistisch ist, dass die Frage der Realitätsprüfung nicht angemessen beantwortet werden kann. Auch hier sind genaue fremdanamnestische Daten (aus Schule, Elternhaus, Freundeskreis) sowie eventuell vorliegende sozialpsychiatrische Berichte und psychologische Testverfahren hilfreich. Die ausgeprägt negativistische Haltung im Rahmen nichtpsychotischer Erkrankungen schwächt sich normalerweise im Laufe mehrerer diagnostischer Interviews ab, während dies für eine genuin psychotische Entwicklung nicht zutrifft.

Schließlich gibt es (relativ selten) jene Gruppe von Patienten, die eine der aktuellen Symptomatik lange vorausgehende Vorgeschichte von Halluzinationen oder Wahngedanken aufweisen. Oft handelt es sich um die wahnhafte Vorstellung, die manchmal von Kindheit an besteht, in einem bestimmten Alter oder sehr früh zu sterben, oder aber um chronische Halluzinationen, ohne Anzeichen einer emotionalen Störung. Auch in diesen Fällen gelangt man über projektive Testverfahren und die wiederholte Evaluierung der Realitätsprüfung zu einer angemessenen diagnostischen Beurteilung, die auch jene Bereiche umfasst, die von der chronischen Symptomatik nicht betroffen sind. Bei einigen dieser Fälle mit chronisch halluzinatorischer Symptomatik und/oder Wahnsymptomatik – insbesondere, wenn diese depressiv getönt sind – handelt es sich um atypische affektive Erkrankungen. Die Abklärung einer in der Persönlichkeitsstruktur des Betreffenden verankerten depressiven Symptomatik kann die Diagnosestellung erleichtern.

4.1.8 Die Diagnose narzisstischer Pathologie im Jugendalter

Die Narzisstische Persönlichkeitsstörung ist eine der häufigsten Persönlichkeitsstörungen. Je schwerer die narzisstische Charakterpathologie, desto eher wird man auf sie aufmerksam. Kinder mit einer Narzisstischen Persönlichkeitsstörung haben oft erhebliche Probleme in ihren Beziehungen zu Hause und in der Schule. Gewöhnliche Freundschaften werden durch exklusive Beziehungen, die von Dominanz und Unterwerfung geprägt sind, und durch die Inszenierung von Größenphantasien ersetzt. Innerhalb der Familie versuchen diese Jugendlichen, omnipotente Kontrolle auszuüben; sie ertragen es nicht, wenn sie nicht im Zentrum stehen oder andere beherrschen. Sie sind unfähig zu Gegenseitigkeit, Dankbarkeit und nicht narzisstisch motivierten Objektbesetzungen, was den pathologischen Narzissmus im Kindesalter vom normalen infantilen Narzissmus unterscheidet.

Ersterkrankungen während der Adoleszenz sind weniger gravierend als jene, die bereits im Kindesalter diagnostiziert werden, jedoch schwerwiegender als Erstmanifestationen im frühen Erwachsenenalter, wenn sich herausstellt, dass keine intimen Liebesbeziehungen eingegangen werden können und es zu ersten Zusammenbrüchen in Studium und Beruf kommt. Der Zusammenhang zwischen Schweregrad und Erstmanifestation einer narzisstischen Psychopathologie gilt auch für die Borderline-Persönlichkeitsorganisation im Allgemeinen. Allerdings hat die Narzisstische Persönlichkeitsstörung einige Besonderheiten, die ihre Abgrenzung innerhalb der größeren Gruppe von Patienten mit Borderline-Persönlichkeitsorganisation erlauben.

Zunächst einmal weist das Syndrom der Identitätsdiffusion im Fall der narzisstischen Persönlichkeit die Besonderheit eines augenscheinlich gut integrierten Selbstkonzeptes auf – wobei es sich allerdings um ein pathologisches Größen-Selbst-Konzept handelt, das an eine deutlich mangelhafte Integration der Repräsentanzen bedeutsamer anderer geknüpft ist. Es ist charakteristisch für die Narzisstischen Persönlichkeitsstörungen, dass die Betreffenden kaum fähig sind, sich in andere einzufühlen oder ein Gefühl der Verbindlichkeit und Loyalität in Freundschaften zu entwickeln. Ihre Beziehungen sind beherrscht von bewusstem und unbewusstem Neid. Ihr Verhalten ist eine Mischung aus Entwertung anderer, symbolischer Zerstörung dessen, was sie von ihnen bekommen, Ausbeutung, Gier, Anspruchshaltung und der Unfähigkeit, genuin von anderen abhängig zu sein. Das pathologische Größen-Selbst dieser Jugendlichen zeigt sich in übertriebener Selbstbezogenheit und Selbstzentriertheit. Ihre Größenphantasien äußern sich häufig in exhibitionistischen Zügen, Überheblichkeit, Rücksichtslosigkeit und einer Diskrepanz zwischen hoch gesteckten Zielen und begrenzten Fähigkeiten.

Ihr exzessives Bedürfnis nach Bewunderung kann auch als Abhängigkeit fehlinterpretiert werden. Doch im Gegensatz zu abhängigen Persönlichkeiten sind sie unfähig, Dankbarkeit jenen gegenüber zu empfinden, die ihre Bedürfnisse erfüllen. Die Seichtheit ihres Gefühls- und Selbsterlebens spiegelt sich häufig wider in Reizhunger sowie einem Gefühl der Leere und Langeweile.

Häufig ist Schulversagen ein vorherrschendes Symptom. Wie ich bereits früher (vgl. Kernberg 1985) ausführte, sind Lernstörungen an der Tagesordnung, da Lernen mit der Vorstellung interferiert, bereits alles zu wissen oder Informationen durch nur einmaliges Sehen oder Lesen bereits speichern zu können. Verfügt der narzisstische Jugendliche über eine hohe Intelligenz, dann kann er exzellente schulische Leistungen vollbringen, solange er nichts dafür tun muss. Oftmals kommt es zu einer Mischung von herausragenden Leistungen in Fächern, in denen er sich leicht tut, und völligem Versagen in jenen, in denen er sich anstrengen müsste. Sich anstrengen und der unbewusste Neid, der dadurch hervorgerufen wird, werden als Beleidigung erlebt. Eine sekundäre Entwertung jener Fächer, in denen sie schlecht sind, mündet so in einen Teufelskreis von schulischem Versagen.

Ein Beispiel: Ein Patient lernt als kleines Kind mühelos schwimmen, versagt aber im Skiunterricht – was zurückgeht auf die erste Unterrichtsstunde, als ihm klar wird, dass seine älteren Geschwister sehr viel besser Ski fuhren als er. Die Bereitschaft zu lernen, wurde dadurch zunichte gemacht.

Das innere Erleben von Grandiosität und Anspruchsdenken, der enorme Neid und die Entwertung, die begrenzte Fähigkeit zur Empathie und Verbindlichkeit, alles Kardinalsymptome der narzisstischen Persönlichkeit, sind bei Jugendlichen nicht immer leicht auszumachen, da sie an der Oberfläche ein sehr unterschiedliches Verhalten bieten können. Im typischen Fall ist es eine Haltung von Überheblichkeit und Selbstsicherheit, ein charmantes, verbindliches und freundlich-verführerisches Auftreten, das die spontanen Erstkontakte des Patienten charakterisiert, hinter dem sich jedoch ein pathologisches Größen-Selbst verbirgt. In atypischen Fällen wiederum kann das Oberflächenverhalten geprägt sein von Angst, Anspannung, Unsicherheit und Schüchternheit, während zugleich gefürchtet wird, die eigene Überlegenheit zu gefährden oder das Bedürfnis nach Bewunderung unerfüllt zu sehen. Tatsächlich leiden manche narzisstische Patienten an wahren Anfällen von Unsicherheit, und der Stress solcher Episoden kann, im Sinne einer sekundären Abwehrbewegung, Schüchternheit hervorrufen, die sie vor der Enttäuschung ihrer narzisstischen Ansprüche schützt. Manche besser funktionierenden Patienten legen auch eine Art konventioneller Rigidität an den Tag, die die normale Tiefe von Beziehungen, Ideen und Werten ersetzen soll.

Die mangelhafte Über-Ich-Integration der Borderline-Persönlichkeitsorganisation wird im Falle der narzisstischen Pathologie noch verstärkt, da die idealisierten Über-Ich-Vorläufer (das Ich-Ideal) ins pathologische Größen-Selbst aufgenommen sind. Diese Verdichtung des pathologischen Größen-Selbst mit dem Ich-Ideal führt zu einer Art falscher Identitätsintegration und fördert unspezifische Manifestationen von Ich-Stärke (Angsttoleranz, Impulskontrolle, ein gewisses Maß an Sublimierungsfähigkeit), was diesen Patienten ein sehr viel besseres Funktionsniveau attestiert als dem gewöhnlichen Borderline-Patienten.

Die Aufnahme des Ich-Ideals in das Selbst führt zu einer Beeinträchtigung der inneren Welt der Objektbeziehungen und der Fähigkeit zu nichtnarzisstischer Objektbesetzung. Hauptsächlich jedoch kommt es zu einer

Fehlentwicklung eines reifen Über-Ichs, das sich in relativ milden Fällen im Fortbestehen infantiler Werte zeigt, zum Beispiel der übermäßigen Beschäftigung mit physischer Attraktivität, Kleidung, Besitz und konventionellen Prestigeobjekten – je nach kulturellem Hintergrund. Die mangelhafte Über-Ich-Integration wird außerdem in der Unfähigkeit erkennbar, normale Trauer zu zeigen oder auf Fehlverhalten und Kritik mit differenzierter Selbstkritik anstatt schweren Stimmungsschwankungen zu reagieren. Die Selbstregulierung des Verhaltens erfolgt eher über die Vermeidung von Scham denn Schuldempfinden.

In schwereren Fällen äußert sich die mangelhafte Über-Ich-Integration unmittelbar in antisozialem Verhalten. Das pathologische Größen-Selbst toleriert Aggression, die sich wiederum in Form Ich-syntoner sadistischer, autoaggressiver, selbstverstümmelnder oder suizidaler Verhaltensweisen Ausdruck verschafft. Da das Ich-Ideal in das pathologische Größen-Selbst absorbiert wurde, können die Über-Ich-Vorläufer nicht problemlos in ein allgemein integriertes Über-Ich einfließen, sondern werden als paranoide Züge reprojiziert. Die in diesen schweren Fällen vorliegende Kombination von Narzisstischer Persönlichkeitsstörung, antisozialem Verhalten, Ich-syntoner Aggression und Paranoia mündet in das Syndrom des malignen Narzissmus, der schwersten – wenngleich psychotherapeutisch immer noch erreichbaren – Form Narzisstischer Persönlichkeitsstörung.

Fälle, in denen die Über-Ich-Pathologie so weit geht, dass keinerlei Über-Ich-Funktionen mehr vorhanden sind, machen die **Antisoziale Persönlichkeitsstörung** im strengen Sinne aus. (Im Gegensatz zur weniger präzisen Definition dieser Persönlichkeitsstruktur, wie sie im DSM zu finden ist.)

4.1.9 Die Antisoziale Persönlichkeitsstörung im Jugendalter

Die Antisoziale Persönlichkeitsstörung stellt die schwerste Form narzisstischer Charakterpathologie dar. Sie kann definiert werden als Narzisstische Persönlichkeitsstörung mit einem extremen Mangel an Über-Ich-Funktionen. Klinisch gesehen kann die antisoziale Persönlichkeit unterteilt werden in einen aggressiven Typus und einen passiv-parasitären Typus (Henderson 1939; Henderson u. Gillespie 1969).

Untersucht man Jugendliche mit einer Antisozialen Persönlichkeitsstörung, so stellt man fast immer fest, dass es bereits in der frühen Kindheit zu Symptommanifestationen gekommen ist. Die Tendenz in der DSM-III- und DSM-IV-Nomenklatur zwischen »Verhaltensstörung« in der Kindheit und »Antisozialer Persönlichkeitsstörung« im Erwachsenenalter zu unterscheiden, indem eine künstliche Altersgrenze bei 18 Jahren gesetzt wird, bevor man überhaupt eine Antisoziale Persönlichkeitsstörung diagnostizieren darf, ignoriert diese Kontinuität (Hare 1970; Hare u. Shalling 1978; Kernberg 1996b). Von einem psychopathologischen und klinischen Standpunkt aus betrachtet scheint die Unterscheidung zwischen Verhaltensstörung und Antisozialer Persönlichkeitsstörung absurd. Angesichts der schwerwiegenden Implikationen einer Antisozialen Persönlichkeitsstörung auf jeder Altersstufe ist es wichtig, dass ein Kliniker, der einen Jugendlichen mit signifikantem antisozialen Verhalten untersucht, darauf eingestellt ist, diese Diagnose zu stellen. In einer früheren Arbeit (vgl. Kernberg 1996b) habe ich die Differenzialdiagnose zwischen Antisozialer Persönlichkeitsstörung, malignem Narzissmus und Narzisstischer Persönlichkeitsstörung im engeren Sinn untersucht und möchte im Folgenden kurz die Hauptmerkmale der Antisozialen Persönlichkeitsstörung zusammenfassen, um diese vom Syndrom des malignen Narzissmus und der weniger schweren Narzisstischen Persönlichkeitsstörung zu unterscheiden, die beide auch antisoziale Züge tragen können.

Es ist wichtig, sich zu vergegenwärtigen, dass der passiv-parasitäre Typus der antisozialen Persönlichkeit normalerweise in der frühen Kindheit unbemerkt bleibt, insbesondere, wenn antisoziale Merkmale der Familie und des sozialen Hintergrundes des Patienten sein eigenes antisoziales Verhalten in kulturell tolerierten Verhaltensmustern aufgehen lassen. So kann es zum Beispiel vorkommen, dass früh auftretende Betrügereien in der Schule, Stehlen und gewohnheitsmäßiges Lügen in einer Umgebung sozialer Desorganisation und schwerer Familienpathologie nicht ernst genommen werden, während in einem relativ stabilen und gesunden Familienumfeld Verhaltensweisen dieser Art ausgesprochen auffällig wären. Antisoziale Tendenzen oder schwere narzisstische Pathologien seitens der Eltern können das passiv-parasitäre antisoziale Verhalten eines Kindes – charakterisiert durch Manipulation, Ausbeutung, Lügen, Stehlen und Betrügen in der Schule – »vertuschen«.

Der eher aggressive Typus der Antisozialen Persönlichkeitsstörung wird aufgrund der unmittelbaren Folgen für sein soziales Umfeld gewöhnlich schneller erkannt. Wie Paulina Kernberg (1989) gezeigt hat, zeichnet sich der aggressive Typus durch extreme Aggression von frühester Kindheit an aus, bis dahin, dass es zu gewalttätigem und destruktivem Verhalten gegenüber Geschwistern, Tieren und dem Eigentum anderer kommt. Nicht selten haben die Eltern dieser Kinder Angst vor ihnen. Sie legen eine »affektlose« Aggression, chronische Manipulationsneigung und Paranoia an den Tag, sind unfähig, Freunde zu gewinnen, und errichten zu Hause oder in der Schule oftmals eine wahre Schreckensherrschaft. Häufig gelingt es den Eltern nicht, die sozialen Behörden von der Schwere der Situation zu überzeugen. Im frühen Jugendalter überschreitet die Aggression dieser Kinder dann auch die familiäre Schwelle und kann in offen kriminelles Verhalten münden.

Vom diagnostischen Standpunkt aus sind die wesentlichen Merkmale einer antisozialen Persönlichkeit folgende:

- Zunächst einmal sind es die Merkmale der Narzisstischen Persönlichkeitsstörung, wie ich sie oben beschrieben habe.
- Im Falle der antisozialen Persönlichkeit vom vorwiegend aggressiven Typus sind es die Symptome des malignen Narzissmus. Der vorwiegend passiv-parasitäre Typus zeichnet sich nicht durch Gewalt, sondern passiv-ausbeuterisches Verhalten, wie zum Beispiel Lügen, Betrügen, Stehlen und Ausbeutung anderer aus.
- Eine sorgfältige Evaluierung der Vorgeschichte ergibt schließlich nicht selten, dass antisoziales Verhalten bereits seit der frühen Kindheit vorliegt.
- Ein grundlegendes Merkmal dieser Patienten ist ihre Unfähigkeit, Schuld und Reue angesichts ihrer Taten zu empfinden. Sie mögen sich durchaus zerknirscht geben, wenn sie gefasst werden, nicht jedoch, solange sie davon ausgehen, unentdeckt zu bleiben. Moralische Kategorien, zum Beispiel des Untersuchers, sind für sie nicht nachvollziehbar. Sie mögen zwar geschickt Motivation und Verhalten des Gegenübers erkennen, doch der Gedanke ethischer Beweggründe ist ihnen völlig fremd – was sich auch in ihrem Unverständnis der Haltung des Untersuchers gegenüber widerspiegelt –, ebenso wie Gefühle von Traurigkeit, Besorgnis oder moralischem Schock, die durch grausames oder ausbeuterisches Verhalten hervorgerufen werden.
- Es ist diesen Jugendlichen nicht möglich,

andere *nicht* auszubeuten. Sie sind von einer Gleichgültigkeit und Kälte, die auch vor Haustieren nicht Halt macht, die sie misshandeln oder aussetzen, ohne etwas dabei zu empfinden.

- So wenig sie für andere sorgen, so wenig Selbstfürsorge legen sie an den Tag. Ein Gefühl für Zeitlichkeit oder vorausschauende Planung existiert nicht. Während konkretes antisoziales Handeln auf kurze Sicht exzellent geplant werden kann, gelten die Langzeitfolgen ihrer Taten als emotional bedeutungslos und werden daher völlig ignoriert. Ein Gefühl für die Zukunft zu entwickeln gehört zu den Fähigkeiten eines funktionierenden Ichs und Über-Ichs, was diesen Patienten völlig fehlt.
- Die unzulängliche affektive Besetzung bedeutsamer anderer geht einher mit einem Mangel an normaler Selbstliebe, was sich in abwehrendem, furchtlosem, potenziell selbstdestruktivem Verhalten äußert, in einer Bereitschaft für impulsive Suizidversuche, wenn sie sich in die Enge gedrängt fühlen; nicht zuletzt geht von diesen Menschen eine ernsthafte Bedrohung aus, andere zu verletzen und zu töten, wenn sie sich in einem Zustand intensiver Wut befinden.
- Die Fähigkeit, depressive Gefühle und Trauer zu empfinden, ist verkümmert, die Angsttoleranz begrenzt – Letzteres wird deutlich in der raschen Entwicklung neuer Symptome oder in der Manifestation antisozialen Verhaltens, wenn sie sich durch äußere Strukturen bedroht oder kontrolliert fühlen.
- Die Unfähigkeit, aus Erfahrung zu lernen oder aber den Therapeuten als Quelle für Neues oder moralische Unterstützung zu nutzen. Hinter dieser Unempfindlichkeit verbirgt sich eine radikale Entwertung jeglicher Wertsysteme, ein Gefühl, dass das Leben ein immerwährender Kampf ist – unter Wölfen, zwischen Wölfen und Schafen oder unter vielen Wölfen im Schafspelz.
- Die Unfähigkeit, sich zu verlieben. Zärtlichkeit und Sexualität sind nicht integriert, und die sexuellen Beziehungen dieser Patienten haben etwas Mechanisches, das sie permanent unbefriedigt sein lässt. Entwickeln antisoziale Persönlichkeiten eine Perversion, können sie zu einer extremen Gefahr für andere werden. Die Kombination von schwerer Aggression, fehlendem Mitgefühl sowie misslungener Über-Ich-Entwicklung liefert die Grundlage für Massen- und Sexualmord.

In den diagnostischen Interviews hat man es mit einem Gegenüber zu tun, das Paulina Kernberg (persönliche Mitteilung) als »holographischen Menschen« beschrieben hat: Manipulationsneigung, pathologisches Lügen und fadenscheinige Rationalisierungen zeichnen ein unkonturiertes, schillerndes und widersprüchliches Bild, was die eigene Person, das eigene Leben und die jeweiligen Beziehungen angeht. Um eine entsprechende Diagnose zu stellen, sind ausführliche anamnestische und fremdanamnestische Erhebungen sowie eine genaue Beobachtung des Interaktionsverhaltens in der therapeutischen Situation bzw. mit äußeren Bezugspersonen vonnöten, um unterschiedlichen Versionen ein und derselben Lebensgeschichte auf die Spur zu kommen, die diese Patienten bei unterschiedlichen Gelegenheiten womöglich präsentieren.

Dazu kann es sinnvoll sein, taktvoll nachzufragen, warum es in bestimmten Situationen wohl *nicht* zu antisozialem Verhalten gekommen sein mag, während es doch sonst vom Betreffenden zu erwarten gewesen wäre? Die Unfähigkeit, sich mit ethischen Normen zu identifizieren, ist in den entsprechenden Antworten oft unübersehbar, selbst wenn die Patienten bemüht sind, das Bild eines ehrlichen und verlässlichen Individuums von sich zu zeichnen. Ein Patient, der den Therapeuten belügt, sollte damit natürlich auf nicht bestrafende Art und Weise konfrontiert werden – hauptsächlich deshalb, um herauszufinden, ob Schuld, Reue oder Scham Empfindungen sind, die ihm noch zur Verfügung stehen. Die Narzisstische Persönlichkeitsstörung mit passiv-parasitären Tendenzen wird dieselben allgemeinen Charakteristika an den Tag legen, wie sie auch für den aggressiven Typus gelten, ausgenommen direkte aggressive Angriffe – sei es auf das Leben oder Eigentum anderer, auf Tiere oder das eigene Selbst. Patienten mit dem Syndrom des malignen Narzissmus (ohne antisoziale Persönlichkeit im eigentlichen Sinne) können Schuld empfinden, Selbstfürsorge entwickeln, in begrenztem Umfang nicht ausbeutende Beziehungen unterhalten sowie auf einen Rest an authentischen Über-Ich-Funktionen zurückgreifen und sich von anderen abhängig zeigen. Ihre Prognose ist als signifikant besser anzusehen.

Antisoziales Verhalten an sich stellt noch keine Diagnose dar. Es kann bei Patienten mit Borderline-Persönlichkeitsorganisation und anderen Persönlichkeitsstörungen ebenso auftreten wie bei Patienten mit neurotischer Persönlichkeitsorganisation oder gut integrierter Ich-Identität. Zuweilen spiegelt antisoziales Verhalten auch eine neurotische Entwicklung bei Jugendlichen mit extrem rebellischen Zügen oder gar eine normale Anpassungsreaktion auf pathologische Subgruppen wider (»dissoziale Reaktion«). Diese Fälle haben eine exzellente Prognose, wenn die zugrunde liegende Charakterpathologie oder die neurotische Symptombildung psychotherapeutisch angegangen wird. Bei allen adoleszenten Patienten mit antisozialem Verhalten ist somit von zentraler Bedeutung, das Syndrom der Identitätsdiffusion, das Vorliegen einer Narzisstischen Persönlichkeitsstörung, das Syndrom des malignen Narzissmus sowie eine Antisoziale Persönlichkeitsstörung im eigentlichen Sinn auszuschließen.

4.1.10 Pathologischer Narzissmus und Perversion (Paraphilien)

Definition und Psychodynamik der Perversion

Klinisch gesprochen können **Perversionen** als zeitlich überdauernde, rigide Einschränkungen des Sexualverhaltens definiert werden, in dessen Rahmen ein polymorph-perverser, infantiler Partialtrieb als obligatorische und unverzichtbare Voraussetzung für sexuelle Erregung und Orgasmus benötigt wird (Kernberg 1989b; 1991; Stoller 1975).

Alle sexuelle Perversionen vereinen in sich eine schwere Hemmung der sexuellen Freiheit und Flexibilität, die einhergeht mit einer Idealisierung eines bestimmten sexuellen Szenarios, das dem jeweils vorherrschenden infantilen polymorph-perversen Partialtrieb entspringt. Die Diagnose sexueller Sadismus, Masochismus, Voyeurismus, Exhibitionismus, Fetischismus und Transvestitismus ist nicht schwierig, solange man sich an diese Definition hält. Sie ist auch anzuwenden auf Fälle episodischer Perversion, in deren Rahmen dissoziative Phänomene das Ausleben einer Perversion erlauben und sich mit einer ansonsten konventionellen, zum Teil verarmten Sexualität abwechseln bzw. gänzlich davon abgespalten sind.

Auf deskriptiver Ebene können Perversionen entlang eines Kontinuums klassifiziert werden, das unterschiedliche Schweregrade umfasst, bis hin zu einem Punkt, an dem aggressive Verhaltensweisen eine bestimmte Perversion beherrschen und für die potenzielle Objektbeziehung, in der diese Perversion gelebt wird, lebensgefährlich werden. Neben dieser Gefahr der schweren Fälle von Perversion, wie sie bereits genannt wurden, zeigt sich eine solch aggressive Infiltration ganz besonders in Fällen von Pädophilie sowie den selteneren Fällen von Zoophilie, Koprophilie, Urophilie und natürlich Nekrophilie.

Auf psychodynamischer Ebene besteht innerhalb der psychoanalytischen Literatur Übereinstimmung darüber, die Perversionen in zwei Hauptgruppen gemäß ihres jeweiligen Schweregrades zu unterteilen. André Lussiers (1982) Arbeiten zum Fetischismus sind hier richtungsweisend. Rigidität des perversen Musters, Entwicklung eines an die jeweilige Perversion geknüpften idiosynkratischen »Szenarios« sowie eine beeindruckende Hemmung sexueller Phantasietätigkeit und Neugier außerhalb dieses Szenarios sind als Merkmale beiden Klassifikationsgruppen gemein. Ein wichtiges gemeinsames Charakteristikum des perversen Szenarios höherer Ordnung ist, dass Aggression »contained« bzw. in den Dienst von Liebe und Erotik gestellt werden kann. Dieses Containment verschafft ein Gefühl der Sicherheit sowie eine intensive erotische Erfahrung, in der die sadomasochistische Verschmelzung bzw. innere Identifizierung als Täter und Opfer die Verschmelzung mit dem Objekt in sexueller Erregung und Orgasmus noch verstärkt. Die höheren strukturellen Ebenen bei Perversionen wurden am besten in den klassischen Konzeptualisierungen von Freud selbst erfasst (1905; 1919; 1927; 1939). Die Fixierung an einen Partialtrieb dient hier der Verleugnung von Kastrationsangst mithilfe der Inszenierung eines prägenitalen sexuellen Szenarios als Abwehr gegenüber genitalen ödipalen Konflikten. Genitale Sexualität wird als Realisierung ödipaler Wünsche gefürchtet; eine schwere Kastrationsangst ist an mächtige aggressive Anteile des positiven Ödipuskomplexes gebunden; jede sexuelle Begegnung wird zur symbolischen Inszenierung der Urszene; und jede regressive Bewegung auf ein präödipales Entwicklungsniveau hat eindeutig Abwehrfunktion. Präödipale Aggression gehört nicht zu den zentralen aggressiven Komponenten des Ödipuskomplexes bei diesen Patienten. Klinisch gesehen erscheinen Perversionen auf diesem Niveau typischerweise im Rahmen einer neurotischen Persönlichkeitsorganisation, das heißt im Rahmen von Zwanghaften, Depressiv-Masochistischen und Hysterischen Persönlichkeitsstörungen (Kernberg 1996a).

Auf dem zweiten, niedrigeren Organisationsniveau der Perversion, die in der neueren psychoanalytischen Literatur beschrieben wird (Chasseguet-Smirgel 1984; Lussier 1982), ist eine typische zweischichtige Abwehrorganisation wirksam, in deren Rahmen es zu einer Verdichtung ödipaler Konflikte mit schweren präödipalen Konflikten kommt, deren aggressive Aspekte das klinische Bild beherrschen. Diese Form der Perversion findet man in der Regel im Rahmen der Borderline Persönlichkeitsorganisation. Tatsächlich überschneidet sich die charakteristische Psychodynamik der Borderline-Persönlichkeit, die ich auf der Grundlage des Psychotherapie-Forschungsprojekts der Menninger Foundation (Kernberg 1975) dargestellt habe, dramatisch mit der Dynamik schwerer Perversionen, auf die André Lussier (1982) in seiner Studie zum Fetischismus Bezug nimmt.

Die schwere Form der Perversion begegnet uns bei zwei Persönlichkeitsorganisationen:

- im Rahmen der gewöhnlichen Borderline-Struktur vorwiegend mit Spaltungsmechanismen, die Ich und Über-Ich betreffen, sowie einer Kombination von sadistischen und masochistischen Zügen in Sexualität und allgemeiner Charakterstruktur, die die abnorme Verarbeitung der Aggression widerspiegeln
- im Rahmen der Narzisstischen Persönlichkeitsstruktur, in der aggressive Aspekte verdichteter ödipaler und präödipaler

Konflikte das perverse Szenario infiltrieren; im Falle des malignen Narzissmus werden die aggressiven Triebderivate in das pathologische Größen-Selbst integriert, was die sadistische Komponente der Perversion gefährlich ansteigen lässt (Kernberg 1996b)

In der psychoanalytischen Literatur zur Perversion gelten narzisstische Merkmale als allgemeines Charakteristikum. Aus klinischer Perspektive ist es jedoch außerordentlich wichtig, Patienten mit »narzisstischen Konflikten« in einem unspezifischen Sinne von jenen zu unterscheiden, deren spezifische Charakterstruktur besondere Implikationen für Prognose und Behandlung aufweist. Die anale und orale Regression auf diesem schweren Perversionsniveau spiegelt sich in dem wider, was Donald Meltzer (1977) »Konfusion der erogenen Zonen« genannt hat. Diese bezieht sich auf die symbolische Äquivalenz aller männlichen und weiblichen Geschlechtszonen, mit einer entsprechenden Verdichtung oraler, analer und genitaler Strebungen. Das Geschlechtsleben dieser Patienten wird von unbewussten analen Phantasien im Sinne einer »Fäkalisierung« der Genitalorgane und des Geschlechtsverkehrs beherrscht. Die anale/sadistische Regression dieser Patienten bedeutet einen Angriff auf bzw. die Zerstörung von Objektbeziehungen, während sich die orale Regression in der oral-sadistischen Manifestation von Neid und destruktiver Gier Ausdruck verschafft.

Einer in höchstem Maße dramatischen Kombination dieser Dynamiken begegnen wir in den Perversionen der narzisstischen Persönlichkeiten, wie sie Chasseguet-Smirgel (1984) beschrieben hat: die unbewusste Phantasie eines fäkalen Penis und einer fäkalen Vagina, die unbewusste Gleichsetzung der Geschlechter und der verschiedenen Altersgruppen, eine primitive Idealisierung der Perversion, geknüpft an die Verleugnung von Kastration, sowie die Tendenz zu universeller Gleichsetzung aller Objektbeziehungen und sexueller Aktivitäten, die »verdorben«, »verdaut« und als Fäzes »ausgestoßen« werden. Dem perversen Szenario mag es gelingen, die Aggression zu halten, doch werden die libidinösen Impulse von den aggressiven überschattet, was die erotische Erregung zu neutralisieren und die Objektbeziehung zu korrodieren oder zu zerstören droht. Die defensive Idealisierung der Perversion kann sich in einer Betonung ästhetischer Qualitäten des sexuellen Objekts und Szenarios ausdrücken – wodurch sich das Bild eines fäkalisierten Geschlechtsorgans manifestieren und zugleich der Abwehr unterworfen werden kann – und einer illusionären Anpassung in Form von »Als-ob«-Beziehungen Vorschub leisten.

Auf struktureller Ebene kann die Pathologie der Perversion in sechs Hauptgruppen unterteilt werden, die ich entlang der jeweiligen Schweregrade sowie unter dem Gesichtspunkt der Pathologie der Objektbeziehungen, des Sexuallebens dieser Patienten sowie der prognostischen Einschätzung einer psychoanalytischen Therapie kurz beschreiben möchte (Kernberg 1992).

- Perversionen im Rahmen einer neurotischen Persönlichkeitsorganisation: Diese Fälle haben eine sehr gute Prognose, wenn sie psychoanalytisch behandelt werden. Die jeweiligen »Szenarien« variieren von Patient zu Patient, sind aber für gewöhnlich klar umschrieben. Wie bei allen Perversionen sind sie eine unverzichtbare Voraussetzung dafür, dass die Patienten ihre sexuellen Bedürfnisse befriedigen und einen Orgasmus erreichen können. Die Idealisierung der Perversion geht Hand in Hand mit einer sexuellen Hemmung in anderen Bereichen. Die Patienten verfügen über eine tief gehende und stabile Fähigkeit zur Objektbezogenheit. In der Übertragung herrschen eindeutig ödipale Konflikte vor.

- Perversionen auf Borderline-Organisationsniveau: Hier begegnen wir der typischen Verdichtung präödipaler und ödipaler Konflikte, in der präödipale Aggression vorherrscht. Spezifische Perversionen auf diesem Niveau sind für gewöhnlich an pathologische Objektbeziehungen geknüpft, die das perverse Szenario weniger klar umschrieben oder differenziert erscheinen lassen, sondern sich eher mit der allgemeinen Charakterpathologie der betreffenden Patienten vermischen. In diesen Fällen ist es von Bedeutung, eine generalisierte, polymorph-perverse infantile Sexualität, das heißt eine Kombination vieler infantiler perverser Tendenzen, von einer konsolidierten typischen Perversion abzugrenzen. Paradoxerweise verbessert die chaotische Verknüpfung polymorph-perverser Impulse die Prognose von Borderline-Patienten signifikant, die im Rahmen einer psychoanalytischen Therapie oder Psychoanalyse behandelt werden. Jene Borderline-Patienten hingegen, die unter einer schweren allgemeinen erotischen Hemmung leiden, haben eine schlechte Prognose, da die Auflösung der Borderline-Organisation die sexuelle Hemmung nicht selten verstärkt. Eine spezifische Perversion in diesen Fällen ist prognostisch als günstig einzuschätzen, auch wenn die Behandlung naturgemäß komplexer ist als im Falle einer neurotischen Persönlichkeitsorganisation.
- Die Verknüpfung von Perversion und Narzisstischer Persönlichkeitsstörung: Diese Fälle sind besonders schwer zu behandeln, da es aufgrund von Abwehrzwecken zu einer Verdichtung von idealisierter Perversion und idealisiertem Größen-Selbst kommt, die nicht selten sehr schwer aufzudecken ist. Wie im Rahmen der Borderline-Organisation ist es wichtig, generalisiertes polymorph-perverses infantiles Verhalten von einer spezifischen Perversion abzugrenzen. Im Sinne zwanghaften sexuellen Verhaltens, das im Dienste der Angstreduzierung steht, wird dieses polymorph-perverse Verhalten im Fall von narzisstischen Patienten häufig als Ersatz für Objektbeziehungen eingesetzt.
- Perversion und maligner Narzissmus: Wenn Ich-syntone Aggression in die spezifische Perversion einfließt und diese in ein sadomasochistisches Muster transformiert, kann dies den Patienten und seinen Sexualpartner in Gefahr bringen. Da das Syndrom des malignen Narzissmus am unteren Ende der Behandelbarkeit steht, scheint eine Klassifizierung als eigene Untergruppe gerechtfertigt. Hier begegnen wir den schweren und gefährlichen Formen von Sadismus, Masochismus, Pädophilie sowie anal regredierten Perversionen, wie zum Beispiel der Koprophilie.
- Die antisoziale Persönlichkeit im strengen Sinne, wie sie ursprünglich von Cleckley (1941) beschrieben und vor einigen Jahren von Robert Hare (Hare et al. 1991; Hare u. Hart 1995), Michael Stone (1980) und mir selbst (Kernberg 1992) untersucht wurde. Diese Fälle (die meines Erachtens innerhalb der DSM-IV-Klassifikation nicht genau genug konzeptualisiert sind) stellen die schwerste Form der narzisstischen Charakterstörung dar, deren Über-Ich-Entwicklung vollkommen misslungen ist. Eine konsolidierte Perversion im Rahmen einer antisozialen Persönlichkeit muss immer als extrem gefährlich erachtet werden, solange das Gegenteil nicht bewiesen ist. Hier begegnen wir den Sexual- und Serienmördern, in denen die Überreste von Erotik gänzlich von extremen Formen primitiver Aggression überschattet sind. Die

Prognose für die Behandlung der antisozialen Persönlichkeit mit einer der gegenwärtig bekannten Therapieverfahren ist praktisch gleich null.
- Perversion als Teil einer psychotischen Persönlichkeitsorganisation, Schizophrenie oder pseudopsychopathischen Schizophrenie (Kernberg 1996a): Eine Perversion im Rahmen einer schizophrenen Erkrankung kann womöglich psychopharmakologisch kontrolliert werden, wenn die Schizophrenie selbst auf eine medikamentöse Behandlung anspricht.

4.1.11 Perversion und Perversität

Das Syndrom der Perversität in der Übertragung besteht im Wesentlichen darin, dass Liebe und Erotik in den Dienst von Aggression gestellt werden. Die Tatsache, dass diese schwere und bedeutsame Form einer negativen therapeutischen Reaktion den Perversionen als spezifische sexuelle Pathologie gleichgestellt hätte werden sollen, geht auf eine semantische Verwirrung zurück, an der unglücklicherweise die psychoanalytische Literatur nicht ganz unbeteiligt ist. Herbert Rosenfeld (1987), Donald Meltzer (1977) und Wilfred Bion (1968; 1970), einige der bedeutsamsten Autoren, die Texte zu Perversion und Perversität veröffentlicht haben, verwenden diese Begriffe entweder häufig synonym oder aber differenzieren nicht ausreichend. Zudem begegnen wir in der französischen und britischen psychoanalytischen Literatur dem Begriff der »perversen Struktur«, die eine besondere und einzigartige Persönlichkeitsorganisation oder psychodynamische Konstellation einer Perversion impliziert, jedoch, wie wir gesehen haben, dem breiten Spektrum an Persönlichkeitsorganisationen, in dem Perversionen auftreten, nicht gerecht wird.

Gleichzeitig sind es die oben genannten Autoren, die das Syndrom der Perversität in der Übertragung am eingehendsten beschrieben haben – also jenem Syndrom, dem wir sowohl bei Patienten begegnen, die an einer Perversion leiden, als auch bei Fällen ohne sexuelle Perversion, wie beispielsweise bei Patienten mit Narzisstischer Persönlichkeitsstörung oder dem Syndrom des malignen Narzissmus.

In früheren Arbeiten habe ich gezeigt, wie manche Patienten versuchen, die Güte, Sorge und Liebe des Analytikers zu erhalten, um dann – sozusagen im »Rausch der Missgunst«, der über das Bedürfnis hinausgeht, den Analytiker in seiner Inkompetenz und Impotenz vorzuführen, sondern die Quelle seiner Gelassenheit und Kreativität zerstören soll – genau diese Eigenschaften zunichte zu machen. Da das Syndrom der Perversität vor allem bei Patienten mit schwerer narzisstischer Persönlichkeitsstruktur anzutreffen ist, die gleichzeitig eine Perversion im engeren Sinne aufweisen, können beide Syndrome Hand in Hand gehen.

4.1.12 Ein Fallbeispiel

Im Folgenden möchte ich die ersten Phasen der psychoanalytischen Behandlung einer schweren Narzisstischen Persönlichkeitsstörung beschreiben. Der Patient bewegte sich zum Zeitpunkt seiner ersten Kontaktaufnahme auf dem Strukturniveau einer offenen Borderline-Organisation, zeigte jedoch keine antisozialen Züge. Er wurde mir von einem Kollegen überwiesen, der ihn in psychoanalytischer Psychotherapie hatte. Einige Jahre später suchte mich der Patient erneut auf – er hatte enorme Fortschritte gemacht, war jedoch durch seine narzisstische Pathologie nach wie vor stark eingeschränkt. Ich begann eine klassische Psychoanalyse, deren frühe Phasen der folgende Bericht umfasst. Sinn und Zweck dieser Falldarstellung ist es, die von mir eingangs beschriebene typische Dynamik der narzisstischen Pathologie zu illustrieren, nicht die Behandlungstechnik per se. Die frühen Übertragungsdispositionen dieses Patienten kreisen vorrangig um unbewusste Neidkonflikte, um die Abwehr gegen Abhängigkeit in der Übertragung sowie die daran geknüpften Abwehrmechanismen der primitiven Idealisierung, omnipotenten Kontrolle, Entwertung, projektiven Identifizierung, Verleugnung und Spaltung.

Fallbeispiel

Hintergrund:

Im Zuge einer schweren Depression konsultiert mich Herr F. im Jahr 1975 zum ersten Mal. Der 18-jährige junge Mann leidet unter stark andrängenden Suizidgedanken, während er zugleich seine Größenphantasien als herausragendster Student kultiviert. Er ist an einem sehr angesehenen College eingeschrieben, muss jedoch aufgrund seiner Depression das Studium unterbrechen. Erreicht er nicht Platz 1 unter seinen Kommilitonen, so seine Phantasie, müsse er sich umbringen. Aufgrund wiederholten Scheiterns in seinen Studienleistungen wird er schließlich tatsächlich exmatrikuliert.

Sein Liebesleben ist geprägt von Beziehungen, die stets dem gleichen Muster folgen: Einer heftigen Anfangsverliebtheit gegenüber Frauen, die ihn nicht zu beachten scheinen, folgen rasch Entwertung und Abbrechen der Beziehung, sobald die Frauen sein Interesse erwidern. Aufgrund seines fordernden und aggressiven Wesens haben ihn mehrere Freundinnen verlassen, bevor er die Möglichkeit zur Entwertung hatte – was heftigste Wut und Minderwertigkeitsgefühle auslöst, weil er sich zurückgewiesen fühlt. Er rivalisiert immens mit seinen Partnerinnen, etwa um die Frage, wer von beiden besser im Bett sei oder aber sich im Liebesakt besser gehen lassen könne. Die Inhalte seiner Zwangsphantasien kreisen um Exkremente bzw. darüber, seinen Kopf in das Rektum seiner jeweiligen Partnerin zu stecken. Seine Größenphantasie, der brillanteste intellektuelle Kopf am College zu sein, hatten eindeutig Wahncharakter – was (neben der unvermindert starken Suizidalität dieses Patienten) in mir die ernsthafte Sorge entstehen ließ, ob eine psychotherapeutische Behandlung auf ambulanter Basis noch zu verantworten sei.

Der Vater des Patienten, ein lateinamerikanischer Geschäftsmann, der im Freundeskreis sehr angesehen, in Wirklichkeit jedoch, laut Aussage seines Sohnes, ein Versager war, lebte von den Ersparnissen seiner längst vergangenen Geschäftserfolge. Eine kurze Szene illustriert die Angst des Patienten vor dem Vater seiner Kindheit: Die Mutter habe ihn eines Morgens gebeten, dem Vater, der sich im oberen Stockwerk im Badezimmer rasierte, zum Frühstück zu holen. Oben angekommen, habe ihn der strenge Blick des Vaters so geängstigt, dass er auf dem Absatz kehrtgemacht und der Mutter fälschlicherweise gesagt habe, er hätte dem Vater Bescheid gegeben – um anschließend tausend Ängste auszustehen, seine Unwahrheit könnte entdeckt werden. Seine Mutter beschreibt Herr F. als eine aus dem Mittleren Westen stammende Persönlichkeit des öffentlichen Lebens, die sich oberflächlich um ihre sechs Kinder gekümmert, sie im Grunde aber sich selbst überlassen habe. Herr F. hat zwei jüngere Brüder und drei jüngere Schwestern. Die Mädchen seien allesamt wegen einer, wie er es nennt, schweren Borderline-Störung in Behandlung. Er wäre lieber tot, so sein abfälliger Kommentar, als so gestört zu sein. In der Schule sei er stets Klassenbester gewesen, auch besser als seine Geschwister, denen er als leuchtendes Vorbild präsentiert worden sei. Sein aktuelles Scheitern beschäme ihn zutiefst und verstärke seine Todeswünsche.

Während seiner frühen Kindheit sei es zu autoaggressivem Verhalten (mit dem Kopf gegen die Wand schlagen) und Wutanfällen gekommen, in der Grundschule galt er als schwierig aufgrund permanenter Raufereien mit anderen Kindern, was sich jedoch im Laufe der High School und kurz vor seiner Exmatrikulation auf dem College sehr gebessert habe.

Ich diagnostizierte damals eine narzisstische Persönlichkeit auf offenem Borderline-Struktur-

niveau sowie eine schwere Depression mit Suizidalität und empfahl eine psychoanalytisch orientierte Psychotherapie, da ich aufgrund der Schwere der Erkrankung eine klassische Psychoanalyse für nicht indiziert hielt. Ich klärte ihn außerdem darüber auf, dass, zumindest in den Anfangsphasen einer Behandlung, eine stationär-psychiatrische Aufnahme nötig werden könnte. Herr F. entschied sich für einen psychoanalytisch orientierten Psychiater, den ich ihm empfohlen hatte und der seine Praxis in der gleichen Stadt hatte, in der Herr F. lebte (eine Kleinstadt in einem Nachbarstaat). Ob er eine Hospitalisierung und/oder antidepressive Medikation in der Anfangsphase der Behandlung für indiziert hielt oder nicht, wollte ich der Beurteilung des Kollegen überlassen.
Ungefähr einen Monat später informierte mich der Kollege, dass eine zweistündige psychodynamische Psychotherapie vereinbart worden war, dass sich die Depression zu bessern begann und er den Eindruck hatte, ohne stationären Aufenthalt und Medikation auszukommen.
Von Herrn F. selbst hörte ich erst wieder im Jahr 1981, als er mich nach sechs Jahren Psychotherapie bei besagtem Kollegen erneut konsultierte. Sein Therapeut war damals Zielscheibe heftigster Entwertungen. Er sei zwar ein warmherziger und großzügiger Mensch, so Herr F., jetzt jedoch an den Grenzen seines Verständnisses angelangt und unfähig, ihm neue Einsichten zu vermitteln. Er habe die Therapie beendet, halte jedoch eine Weiterbehandlung für nötig, weswegen er sich nunmehr an mich wende. Wie sich herausstellte, hatte die Psychotherapie zu einer bedeutenden Veränderung seines Zustands geführt, sodass es ihm jetzt möglich war, erneut das College zu besuchen und eine Ausbildung als Sozialarbeiter zu beginnen. Seine allgemeine Studien- und Arbeitsleistungen hatten sich deutlich verbessert. Die Depression war nur wenige Monate nach Beginn der Psychotherapie verschwunden, und bis zum aktuellen Zeitpunkt war es zu keiner ähnlich schweren depressiven Episode mehr gekommen.
Die wahnhaft anmutenden Größenideen hatten sich aufgelöst und hatten dem unmissverständlichen Wunsch Platz gemacht, der Beste, Intelligenteste und Kompetenteste zu sein. Er wusste, dass dies eine unrealistische Phantasie war, aber er konnte nicht umhin, in all seinen Beziehungen, egal, mit wem er es zu tun hatte, sofort in heftigstes Rivalitätsgehabe zu verfallen – die Frauen, mit denen er während der vergangenen Jahre eher unbefriedigende Beziehungen unterhalten hatte, mit eingeschlossen. Überhaupt war sein Umgang mit Frauen unverändert geblieben: Anfängliche Bedürftigkeit und Minderwertigkeit, sobald er sich einer begehrten Frau näherte, mündeten rasch in heftige Konkurrenz auf intellektueller Ebene, um schließlich in ein Gefühl der Überlegenheit umzuschlagen, was ihn die Frau entwerten und die Beziehung scheitern ließ. Anschließend verfiel er regelmäßig in eine vergleichsweise milde Depression, die allerdings nie das Ausmaß jener schweren Episode erreichte, unter der er während unseres ersten Aufeinandertreffens gelitten hatte. Es war beeindruckend, wie sich die wiederholte Entwertung seines Therapeuten abwechselte mit Erkenntnissen darüber, wie sehr sich sein Befinden im Zuge dieser Behandlung, die auch explorative und supportive Elemente enthalten hatte, gebessert hatte.
Ich erneuerte meine Diagnose einer narzisstischen Persönlichkeit (nun jedoch nicht mehr auf Borderline-Niveau) und hielt eine Psychoanalyse zum aktuellen Zeitpunkt für die Behandlung der Wahl. Ich besprach mich mit dem behandelnden Kollegen, der die signifikante Verbesserung des Zustands des Patienten bestätigte, jedoch selbst den Eindruck hatte, an seinen Grenzen angelangt zu sein, und mich daher bat, einen entsprechenden Psychoanalytiker zu empfehlen. Im Zuge meiner Bemühungen, den Patienten an einen Kollegen im Raum New York zu überweisen, wo er mittlerweile lebte, äußerte Herr F. wiederholt den Wunsch, bei mir eine Psychoanalyse zu beginnen, und zeigte sich bereit zu warten, bis ein Platz frei sein würde. Mit zwei Kollegen hatte er Vorgespräche geführt, war jedoch immer wieder zu

mir gekommen, mit der Bitte, ihn in Behandlung zu nehmen. Ich willigte schließlich ein, und die Analyse begann im Herbst 1983.
Sein Studium hatte Herr F. abgeschlossen und in New York eine weiterführende Ausbildung zum psychologischen Berater begonnen. Er zeigte sich erleichtert darüber, dass ich ihn in Analyse nehmen würde, war aber auch voller Ressentiment angesichts meiner »Reputation«, wie er es nannte, in diesem Bereich. Er habe mich wohl genau aufgrund dessen erneut aufgesucht, doch gleichzeitig ärgerte er sich und hatte das Gefühl, ich wolle ihn mit meiner Einwilligung, ihn in Analyse zu nehmen, provozieren. Sehr früh in der Behandlung tauchten Phantasien auf, sich mir sexuell zu unterwerfen, und er äußerte die Zwangsvorstellung, an meinem Penis zu saugen. Voller Scham offenbart er mir, dass seine alten Phantasien, seinen Kopf in ein Rektum zu stecken, nun auch bei mir virulent wurden.
Im Folgenden sollen die ersten eineinhalb Jahre des Behandlungsverlaufs kurz zusammengefasst werden:
Der rote Faden der ersten Sitzungen – die Analyse wurde durchgängig bis zu ihrer Beendigung mit vier Wochenstunden durchgeführt – ist die Angst des Patienten, eine abhängige Beziehung zu mir würde in homosexueller Unterwerfung enden. Sexuelle Phantasien, in denen er an meinem Penis saugt und verzweifelt um meine Liebe fleht, waren begleitet von der beschämenden Vorstellung, ich würde meine Überlegenheit, was seine Liebe für mich anging, als Triumph genießen. Er stellte sich vor, ich würde ihn demütigen und unterwerfen, zum Beispiel ihn anal penetrieren und ihn zwingen wollen, seinen Kopf in mein Rektum zu stecken, was Herrn F. mit tiefer Abscheu und Angst erfüllte. Hierbei handelte es sich um eine Verdichtung verwandter Phantasien, beispielsweise die erzwungene Penetrierung meines Körpers und die Herausgabe all meines Wissens; oder die Vorstellung, mich und alles, was von mir kam, mit Exkrementen zu beschmieren, um anschließend zu befürchten, dass ich ihn dafür wiederum in meinen Exkrementen ertränken würde.
Diese Phantasien erfüllten Herrn F. mit großer Angst, und er fürchtete, ich könnte mich vor ihm ekeln und ihn als Patienten ablehnen, was einer Projektion eines extrem sadistischen und furchterregenden primitiven Objekts entsprach, in dem Züge beider Elternteile ineinander flossen. Im Laufe mehrerer Monate nahm diese Angst allmählich ab, und zum Vorschein kamen erneut Größenphantasien, als der beste und intelligenteste Teilnehmer seines Postgraduiertenprogramms zu glänzen. Seine verbalen Attacken gegenüber Dozenten und Mitstudenten gingen Hand in Hand mit verächtlich-triumphierenden Kommentaren – auch solcher, die er andernorts aufgeschnappt hatte – bezüglich meiner Person und meiner Grenzen.
Eines Tages berichtet Herr F., er habe sich in »Mary Ann« verliebt, eine Kollegin aus dem Weiterbildungsprogramm. Sie sei die schönste, intelligenteste, kreativste und sportlichste Frau, die man sich nur denken könne, stamme aus einer Aristokratenfamilie Südamerikas, was schon am gesellschaftlichen Umgang, den sie pflegte und den entsprechenden Umgangsformen deutlich zu erkennen sei. Nachdem sie eine sexuelle Beziehung eingegangen waren, beginnt Herr F. zunehmend mit ihr zu rivalisieren, etwa um die Frage, wer wohl besser reiten oder Reitunterricht erteilen könne (ganz abgesehen von der Tatsache, als unmittelbare Konkurrenten am gleichen Weiterbildungsprogramm teilzunehmen). Sein Gefühl, über mich triumphiert zu haben, weil er nunmehr eine so begehrenswerte Frau besaß, wurde lediglich von der Tatsache überschattet, dass ihm hier und da eine, in seinen Worten, außergewöhnlich attraktive Blondine über den Weg lief – ganz offensichtlich eine Kollegin von mir, die im gleichen Gebäudekomplex arbeitete wie ich. In seiner Phantasie unterhielt ich zu dieser Kollegin eine sexuelle Beziehung, was mir die Möglichkeit gab, mich über ihn und seine irrige Annahme, selbst die attraktivste Frau zu besitzen, lustig zu machen.
Sein Verhältnis zu mir schwankte zwischen grandioser Überlegenheit und quälenden Minderwertigkeitsgefühlen, die durch das abrupte

Ende seiner Beziehung zu Mary Ann, die ihn nach einem erbitterten intellektuellen Streit um eine völlige Nichtigkeit verlassen hatte, nur noch verstärkt wurden. Es konnte nie geklärt werden, warum sie die Beziehung so plötzlich beendete. Herr F. fühlte sich gedemütigt und minderwertig, ein Zustand, der über mehrere Monate anhielt. Er war voller Hass und Rachegefühlen Mary Ann gegenüber und fühlte sich beschämt von mir und meinen Bemühungen, ihm zu helfen, mit seiner problematischen Trauerreaktion fertig zu werden.

Die Vorstellung, dass es sich bei Mary Ann um die wunderbarste Frau der Welt handelte und ihn ihre Zurückweisung auf ewig dazu verdammte, mit zweitrangigen Frauen vorlieb nehmen zu müssen, wurde in der Folgezeit immer drängender. Über mehrere Monate ging er jeder Verabredung mit einer Frau aus dem Weg, da keine von ihnen Mary Ann das Wasser reichen könne. Zur gleichen Zeit entwickelte er den unwiderstehlichen Zwang, Männern und Frauen, insbesondere jedoch Männern, in den Schritt zu starren, was ihn mit großer Angst erfüllte, er könne entdeckt, als homosexuell gebrandmarkt und beruflich disqualifiziert zu werden. Besonders drängend erlebte Herr F. dieses »Spannen« im Kontakt mit seinen Supervisoren, deren Intelligenz er bewunderte und die ihm wiederum sehr zugetan waren. Nun fürchtete er, erwischt zu werden, was es ihm unmöglich machte, die Supervisionsstunden optimal für sich zu nutzen.

In der Analyse dieses Zwangs und der anhaltenden Idealisierung Mary Anns konnten verschiedene Aspekte aufgedeckt werden: Er war unbewusst mit seiner Ex-Freundin identifiziert; er wünschte sich, die Merkmale eines überlegenen Mannes und einer überlegenen Frau in sich zu vereinen; und er hatte große Angst vor homosexuellen Wünschen sowie davor, dass seine Identifikation mit einer Frau ans Tageslicht kommen könnte. Indem er sich in seinen Phantasien immer wieder über die Einzigartigkeit Mary Anns erging und sich ausmalte, wie er sich an ihr rächen würde, vermochte er sich vor aufkommenden Abhängigkeitswünschen in der Übertragung zu schützen. Das »Spannen« ermöglichte Macht und Kontrolle über die beneideten Supervisoren, um sich zugleich unbewusst mit mir zu identifizieren, von dem er annahm, ich würde auf sein Geschlecht starren, insbesondere auf seinen schlaffen Penis unter seiner Kleidung, der Ausdruck seiner Minderwertigkeit und Kastration war. Seine Phantasie homosexueller Unterwerfung als einzigem Weg, mit mir in Beziehung zu treten, ohne Gefahr zu laufen, von mir zerstört zu werden, die Beschämung, die dies bedeutete, sowie ein Gefühl von heraufnahendem Unheil in seiner beruflichen Entwicklung, weil man ihn als »Spanner« entlarven würde, erfüllten ihn mit tiefer Verzweiflung.

In Anlehnung an diese Hintergrundinformation möchte ich im Folgenden zwei Sitzungen derselben Woche (Montag und Freitag), ca. eineinhalb Jahre nach Behandlungsbeginn kurz zusammenfassen.

Sitzung 1 – Montag:

Herr F. eröffnet die Stunde mit der Mitteilung, ein schreckliches Wochenende hinter sich zu haben. Er sei kein einziges Mal aus dem Haus gekommen. Er habe mit P. zu Abend gegessen, einem Jungianer, die doch die wahren Analytiker seien. Er hatte das Gefühl, ich sei altmodisch und käme an die Tiefe der jungschen Analyse nicht heran. Während seiner Sprechstunde am Freitag habe es eine Diskussion über das Konzept des »therapeutischen Arbeitsbündnisses« gegeben, was ich nie mit ihm diskutiert oder ihm gegenüber auch nur erwähnt hätte. Ich war noch nicht mal auf dem Laufenden mit der altmodischen Ich-Psychologie. Anschließend kommt Herr F. auf Monica zu sprechen, eine aufregende dunkelhaarige Lateinamerikanerin mit wunderschönen Beinen und gleichzeitig eine seine Supervisorinnen. Sie sei sehr klug, und er konnte nicht umhin, auf ihren Unterleib zu starren. Monica habe dies wohl bemerkt, was ihn verunsichere. Auch bei Dr. N., einem anderen älteren Supervisor, habe er »spannen« müssen, was gefährlich war und seine berufliche Zukunft aufs Spiel setzte.

An dieser Stelle warf ich ein, dass er sich zu bestätigen schien, dass ich altmodisch und nutzlos war, und es daher keinen Grund gab, mich zu beneiden. Sein »Spannen« schien ihm gefährlich, gleichzeitig könnte es aber seine Supervisoren verunsichern, wodurch seine Überlegenheit unangetastet bliebe.

Monica, so Herr F. weiter, hatte Dr. U. erwähnt, eine sehr hässliche Kollegin, die sich als Anhängerin meiner Theorien erwies und unter den Studenten großes Ansehen genoß. Er wünsche sich eine Beziehung zu einer Frau und habe schon einen Monat lang mit keiner Frau geschlafen. Er erinnerte sich an Mary Ann und seinen Groll auf sie, als er erfahren hatte, dass sie einen tollen Job gefunden hatte – was ihre Überlegenheit aufs Neue unter Beweis stellte –, und tadelte sich für sein dummes Verhalten ihr gegenüber, nachdem sie die Beziehung beendet hatte. Übellaunig und zänkisch sei er gewesen, und jetzt hatte er das Gefühl, mit ihr nicht mithalten zu können.

Er hatte Angst, ich könnte genug von ihm haben. Außerdem habe es schlecht gerochen, als er ins Zimmer gekommen sei, so als hätte ich gefurzt. Vor der Stunde habe er gedacht bzw. sei er überzeugt gewesen, ich würde ihn hinauswerfen.

Ich deutete an dieser Stelle, dass er auf meinen vorherigen Kommentar reagierte, indem ihm Dr. U. eingefallen sei, die er als Anhängerin meiner Theorien ansah, die von den Studenten sehr geschätzt wurde und die er beneidete – wogegen er sich jedoch wehrte, indem er sie schlecht machte und indem er an Mary Ann dachte, die die tollste Frau war – was bedeutete, dass er erfolgreich mit mir rivalisieren konnte, denn mich brachte er mit Dr. U. in Verbindung, die seiner Meinung nach Mary Ann eindeutig unterlegen war.

Er habe, so Herr F., die Blondine aus meiner Praxis kommen sehen. Sie war eine schöne Frau und wahrscheinlich Deutsche. Er erinnerte sich, dass er etwas von einer wunderschönen Blondine habe läuten hören, die Oberärztin an unserer Klinik sein soll, und fragte sich, ob ich wohl etwas mit ihr hatte. Jemand hatte ihm erzählt, ich hätte eine Auszeichnung als Dozent des Jahres erhalten, aber eigentlich gehe das Krankenhaus, in dem ich tätig bin, den Bach hinunter.

Mir schien, so mein Kommentar, dass sein Neid mir gegenüber nunmehr erträglicher sei, wenn er phantasierte, ich hätte Erfolg bei schönen Frauen, und dieser Gedanke sofort die Entwertung meiner Person oder Arbeitsstelle nach sich zöge.

Ich würde nie eine Frau mit solchen Qualitäten wie Mary Ann an Land ziehen, so Herr F. weiter – er jedoch auch nicht, weil sie ihn abwies, was ihn niedergeschlagen stimmte und ihn an sein leeres Wochenende erinnerte, an dem keine Frau in Sicht war.

Er konnte sich mit keiner Frau treffen, warf ich ein, da keine war wie Mary Ann. Seine gedankliche Beschäftigung mit Mary Ann schützte ihn vor der Phantasie, dass ich Erfolg bei Frauen hatte, verurteilte ihn aber auch zur Einsamkeit, während er weiterhin mit Mary Ann identifiziert blieb.

Herr F. beklagte, ich hätte ihm nicht geholfen, von der Erinnerung an Mary Ann oder seinem »Spannen« loszukommen. Er war wütend und sauer und fürchtete, dass ich wiederum genug von ihm haben könnte. Ich müsste mich doch langweilen, und er erinnerte sich an einen Klienten, den er in Beratung hatte, der sehr narzisstisch war und der ihn entsetzlich langweilte.

Ich sagte ihm, wenn ich mich mit ihm langweilen würde, dann würde er sich verloren vorkommen, weil dies die vollkommene Zurückweisung meinerseits bedeuten würde. Würde ich mich nicht langweilen, wäre er jedoch genauso verloren, weil dies bedeuten würde, dass ich nicht mit den gleichen Schwierigkeiten zu kämpfen hätte wie er im Umgang mit seinem Klienten.

Herr F. kehrte zu seinen Gedanken über Dr. U. zurück. Er ärgerte sich über mich und die Tatsache, dass ich sie wahrscheinlich als meinen Spitzel einsetzte. Er war niedergeschlagen und fand die Stunde nutzlos, die kurz darauf endete.

Sitzung 2 – Freitag (derselben Woche):
Herr F. beginnt die Stunde mit der Bemerkung, er sei nach der Sitzung am Tag zuvor ziemlich verstört gewesen (in der Donnerstagstunde hatte er geweint und hatte sich sehr bewegt gezeigt angesichts meiner Geduld mit ihm; er hatte sich an seinen früheren Therapeuten erinnert, der so geduldig gewesen war und den er, so war sein Eindruck, verlassen hatte, ohne ihm jemals seine Dankbarkeit zu erweisen – was ihn mit Schuldgefühlen erfüllte). Er habe sich nach der Stunde tags zuvor kurz erleichtert gefühlt, hatte nicht an Mary Ann gedacht oder den Zwang verspürt zu »spannen«, aber er wisse, dass er sich eigentlich nicht verändert habe und dass er jetzt die übliche Leere empfand.

Nach einer kurzen Pause fuhr er fort, er habe vergessen, mir zu erzählen, dass er für seine beraterische Tätigkeit Anerkennung erhalten habe und dass man ihm eine Stelle in einer nahen Beratungsstelle angeboten habe, sobald seine Ausbildung abgeschlossen sei. Er fürchte jedoch zu bluffen und habe Angst vor meiner Kritik, weil er nun selbst mit Patienten arbeiten würde. Ich sagte ihm, er sei erleichtert über meine Geduld und fühle sich dankbar, aber auch schuldig, dass er mich entwertet hatte. Gleichzeitig ließ ihn das Gefühl, von mir abhängig zu sein, sich beschämt und minderwertig vorkommen sowie den Eindruck entstehen, dass er mit mir auf professioneller Ebene nicht konkurrieren könne.

Er habe Angst, so Herr F., von mir abhängig zu sein, denn dies würde bedeuten, meine Überlegenheit als Analytiker anzuerkennen, und es gab in seinen Beratungen sogar schon Momente, in denen er sich überlegte, was ich an seiner Stelle wohl sagen würde. Dann fiel ihm die anstehende Ferienpause ein, und dass dies eine lange Trennung von mir bedeute. Er war wütend, weil ich in Urlaub ging, und fand es unverantwortlich von mir, so lange weg zu sein. Ich würde mir um meine Patienten keine Gedanken machen, aber was habe er schon zu melden, er sei ja nur ein Sozialarbeiter und heimlicher Spanner. Dann drifteten seine Gedanken zu Mary Ann und seinem Zorn darüber, von ihr abgewiesen worden zu sein. Ein Freund hatte für die kommende Woche ein Blind Date für ihn arrangiert – was aber auch nichts bringe, das wisse er jetzt schon.

Als Nächstes kam Herr F. auf einen schizophrenen Patienten zu sprechen, der die Beratung abgebrochen hatte. Herr F. fürchtete nun, haftrechtlich belangt zu werden, da er seinen Vorgesetzten empfohlen hatte, die Termine des Patienten zu reduzieren. Nun überlegte Herr F., ihn in die Beratung zurückzuholen, indem er die Familie des Patienten kontaktierte, oder ihn zumindest dazu zu bewegen, die Ambulanz einer psychiatrischen Einrichtung aufzusuchen, um dort weiter medikamentös behandelt zu werden, da er ein Aussetzen der Medikation für gefährlich hielt. Er war sehr ängstlich und fürchtete weitreichende Konsequenzen, sollte diesem Patienten etwas zustoßen.

Ich fragte Herrn F., was ihm solche Angst machte. Die Antwort auf meine Frage war sehr konfus und ich sagte ihm, ich hätte nicht verstanden. »Sie sollten besser Acht geben auf das, was ich sage!«, war die ärgerliche Reaktion. Er erklärte mir dann, er habe dem Psychiater in der Vergangenheit empfohlen, besagten schizophrenen Patienten nicht zu früh nach Hause zu entlassen – was mich zu der Frage veranlasste, ob er sich über den Patienten geärgert habe, weil er keine Besserung zeigte, und ob er aus diesem Grund eine Stundenreduzierung empfohlen habe. War ich denn der Meinung, so Herr F. spöttisch, dass schizophrene Patienten einer Art Langzeitkontrolle unterliegen sollten, bis sie sich besserten? Dies bestätige nur meine altmodische medizinische Auffassung und Ignoranz bezüglich moderner Behandlungsmethoden schizophrener Erkrankungen!

Ich sagte ihm, dass ich nun sehr deutlich das Gefühl hatte, er ärgere sich über meine Geduld angesichts seines unveränderten Zustands, im Gegensatz zu seiner Ungeduld seinem Patienten gegenüber.

An dieser Stelle brach Herr F. in Tränen aus. Er müsse zugeben, dass ich große Geduld mit ihm habe, doch genau das sei schwer zu ertragen. Er freue sich auf das Blind Date am kommenden Wochenende, obwohl er Angst davor habe, sich auf etwas Sexuelles einzulassen. Er fürchte, impotent zu sein. Er glaubte, einen kleinen Penis zu haben – und was würde passieren, wenn es zu einem Problem in seiner Beziehung zu Frauen käme, während ich im Urlaub bin?

Das Gefühl der Erleichterung und Wertschätzung für meine Geduld, so mein Kommentar, ließen ihn sich klein und unsicher fühlen, so als hätte er seine sexuelle Potenz verloren. Und doch, so fuhr ich fort, verberge sich hinter seinem Symptom des »Spannens«, mit dem er seine Supervisoren verunsichern konnte, und seinem permanenten Gedankenkreisen um Mary Ann ein Gefühl der Überlegenheit, mit dem er sich davor schützen konnte, unsicher im Kontakt mit anderen Frauen zu werden. Wenn er das Gefühl hatte, sich auf mich und meine Hilfe verlassen zu können, so bedeute dies gleichzeitig das Risiko, schwach und unterlegen zu sein, sodass die Tatsache, dass ihn meine Geduld tief berührte, sofort von einem Gefühl der Unterlegenheit auf seiner Seite vergiftete würde.

Er habe Angst, so Herr F., dass ich mich wirklich um ihn sorgte. Niemand sorge sich doch wirklich um irgendjemand anderen! Er erinnerte sich, wie in seiner Familie alle Aufmerksamkeit seinen jüngeren Brüdern galt – und, so setzte ich hinzu, den Schwestern, die noch nachkamen –, was in ihm das Gefühl hatte entstehen lassen, es sei sicherer, ein Mädchen zu sein als ein Junge (eine Bemerkung, die ich in der Vergangenheit oft von ihm gehört hatte).

Nach dieser Stunde, so Herr F., käme ja eine dunkelhaarige, spanisch sprechende Patientin, und ich arbeite sicher sehr viel lieber mit ihr als mit ihm.

Sitzung 3 – ein Montag im November, vier Monate später:

Herr F. beginnt die Stunde mit der Bemerkung, dass es ihm während der einwöchigen Ferienunterbrechung schlecht ergangen sei und er sich erkältet habe. Er erwähnt einen Traum, ohne Anstalten zu machen, näher auf ihn einzugehen. Er fühle sich ängstlich. Er habe sich zum dritten Mal mit Margo getroffen, einer jungen Künstlerin, die er zuvor als sehr klug, schön und an ihm interessiert beschrieben hatte. Dieses Mal, so Herr F., habe er gar nicht so viel Lust gehabt, sie Samstagabend zu sehen. Sie hatten sich nicht einmal geküsst. Sie waren ausgegangen, doch hatte sie ihn hinterher nicht einmal gebeten, noch mit zu ihr zu gehen. Er hatte sich gedacht, dass sie nicht interessiert sei, doch dann habe sie am nächsten Tag doch angerufen und ihn zum Essen eingeladen. Nun sei er verwirrt. Das vierte Treffen sei sehr romantisch gewesen, und er habe gemerkt, dass er sie mochte. Sie habe es ihm freigestellt, ob er noch mit zu ihr gehen wolle oder nicht. Er habe ihr dann gesagt, dass er sich über seine Gefühle nicht im Klaren sei, und sie habe geantwortet, dass sie verstehe, dass er mehr Zeit brauche. Dabei hätten sie es belassen, und wenn er kein Interesse habe, würde er nicht mehr anrufen.

Herr F. hatte hierüber mit Helen gesprochen, der Frau eines guten Freundes, und ihr erzählt, dass er sich nicht sicher sei, was Margo angehe. Er hatte das Gefühl, dass Helen ihm kritisch gegenüberstand, wegen seiner früheren gescheiterten Beziehungen, dann wegen seiner Affäre mit Mary Ann und nun wegen Margo. Er meinte, Verachtung in ihrem Gesicht wahrgenommen zu haben, als er mit ihr sprach, aber er wäre einfach gerne mit einer Frau zusammen. Er hatte Helen gesagt, dass ihm die Nähe fehle, das Sich-Kümmern, das Reden. Ein anderer Freund, Bob, hatte auch erfahren, dass er mit Margo ausgehe, und ihn beglückwünscht, aber er ließ Bob ausrichten, dass zwischen ihm und Margo nicht wirklich etwas sei. Dann sprach Herr F. über ihren Altersunterschied. Margo sei sieben Jahre jünger und sehe auch sehr jung aus.

Es nerve ihn, so Herr F., so früh eine Therapiestunde zu haben. Er wolle nicht so früh aufstehen, und er frage sich, ob ich wohl genervt sei, dass seine Beziehung zu Margo nirgendwo hinführte. Sie schien sanft, möglicherweise wäre sie abhängig von ihm, so unreif. Dann fiel ihm ein, dass sich Margo in intellektuellen Kreisen bewegte, und er war neidisch und zwiespältig ihr gegenüber. Außerdem gefielen ihm Frauen, die größer waren.

Ich stellte ihm die Frage, ob er deshalb frustriert von Margo sei, weil er ihre Wünsche wahrnahm, von ihm abhängig zu sein, was sie in seiner Wertschätzung sinken ließ, genauso wie er sich in jeder abhängigen Beziehung schlecht machte, und ob er dadurch nicht seine eigenen Wünsche, von einer Frau abhängig zu sein, der er vertraute, enttäuschte. Herr F. unterbrach mich ungeduldig und meinte, ich würde mal wieder meine altbekannten Kommentare anbringen. Dann fiel ihm ein Kollege ein, der an einem Gehirntumor erkrankt war und dann von seiner Frau verlassen worden war. Dieser Kollege habe infolge seiner Erkrankung seine Arbeit verloren, habe aber überlebt und sei nun schwul! Er habe Angst, dass ich stocksauer sein könnte, weil er sich über meine Deutungen lustig mache. Er erinnerte sich dann an ein Telefonat mit mir, als seine Tante gestorben sei, und ich sei damals so überzeugt gewesen, dass ihn dies berühre, während es sich in Wirklichkeit um eine Familienverpflichtung gehandelt habe, und er wäre viel lieber in die Stunde gekommen als auf die Beerdigung zu gehen.

Meine damalige Haltung, erwiderte ich, habe er als Zurückweisung erlebt. So als sei es für mich Standard, einem solchen Tod eine bestimmte Bedeutung beizumessen und nicht zu erkennen, dass er lieber in die Stunde gekommen wäre. Er habe wirklich eine schreckliche Woche hinter sich, so Herr F., die ganze Woche sei furchtbar gewesen, doch er habe versucht, darüber hinwegzukommen, indem er jeden Abend ausgegangen sei und gar nicht mehr an mich gedacht habe.

Ich deutete ihm, dass die Woche so furchtbar gewesen sei, weil er das Gefühl gehabt habe, ich hätte ihn verlassen, dass er jedoch den Gedanken nicht ertrage, mich zu vermissen, weil dies eine Demütigung bedeute. Herr F. erinnerte sich dann an einen Kongress, auf dem meine Frau den Fall eines narzisstischen Kindes vorgestellt habe, das eine ausgesprochen abweisende Mutter gehabt habe, die nur vorgab, sich für ihr Kind zu interessieren. Meine Frau schien sehr um dieses Kind/ihren Patienten bemüht. Er fühle sich ängstlich, distanziert, und dann, in einem plötzlichen Lachanfall, fragte er sich, ob ich mich überhaupt an sein Aussehen erinnerte, wenn ich ihn eine Woche nicht sehe! Es seien ihm auch kritische Kommentare über meine Frau zu Ohren gekommen, und er frage sich, was ich wohl über ihn sagen würde.

Es sei schmerzlich für ihn, warf ich an dieser Stelle ein, sich vorzustellen, wie gleichgültig er mir war, sodass ich mich nicht einmal an sein Aussehen erinnerte. Er wünsche sich, dass ich ihm gegenüber ebenso warmherzige Gefühle hegte wie meine Frau dem kleinen Patienten gegenüber, doch dass dieser Wunsch sofort ein Gefühl der Unterlegenheit und Demütigung in ihm aufkommen lasse, so als könne man nur vorgeben, sich für ihn zu interessieren, und als wiederhole sich hier die schmerzliche Erfahrung mit seiner Mutter. Schweigen.

Er sei sich bewusst, so Herr F., dass er dazu neige, Frauen als ausbeuterisch zu sehen, auch wenn sie es gar nicht sind. Mary Ann habe ihn gar nicht ausgenutzt, sondern sei nur allmählich zu der Entscheidung gelangt, dass sie ihn nicht möge. Mary Ann sei so schön, blond und groß, während Margo klein und dunkelhaarig sei. Er frage sich, ob er viel Angst davor habe, dass Margo von ihm abhängig sein und ihn ausnutzen könnte. Eigentlich habe er sich diese Woche über Margos Beruf, ihre Kontakte zur Kunstszene und ihr ausgeprägtes gesellschaftliches Leben geärgert.

Er erinnerte sich an den Traum, den er zu Beginn der Stunde habe erzählen wollen. Im Traum treffe er einen Freund in einem Restaurant, den er lange nicht gesehen hatte und der mit einem meiner Patienten, den Herr F. für homosexuell hält, an einem Nebentisch sitzt. Sein Freund stellt die beiden einander vor, und der vermeintlich Homosexuelle bekennt freimütig, sich wohl in seiner Homosexualität zu fühlen, um anschließend recht offen mit Herrn F. zu rivalisieren. Er, Herr F., habe sich wie ein ausge-

sprochener »Macho« verhalten und schien plötzlich sehr mächtig, so als sei er Gewichtheber. Er flirtete mit einer Frau, die ein paar Tische weiter saß. An den Rest des Traums erinnere er sich nicht mehr.
Dass er sich über die freundliche Begrüßung des Patienten, den er für homosexuell hielt, freute, war Herrn F. peinlich, und er schämte sich. Er erinnerte sich dann, dass er sich im Traum zunehmend ärgerte, da ihn dieser Patient demütigte. Er kenne ja eigentlich keine anderen Patienten von mir, doch falle ihm nun ein anderer an, ein sehr großer Mann, den er einmal lebhaft mit mir auf dem Gang hatte reden sehen, als er aus der Stunde kam. Er sei sicher, dass ich eine andere Patientin lieber mochte, eine Blondine, die er hatte hereinkommen sehen und die ich angelächelt hätte.
Ich sagte, dass er fürchte, ich könne meine anderen Patienten ihm vorziehen, insbesondere jenen homosexuellen Patienten, der offen seine Liebe zeigen würde, im Gegensatz zu ihm, der jegliche positive Empfindung mir gegenüber als Erniedrigung erlebte und Angst vor einem Umschlagen in homosexuelle Wünsche hätte. Im Verlauf der Woche, so Herr F., habe er stets das Gefühl gehabt, sein Penis sei sehr klein, und er fürchtete, sollte er mit Margo schlafen, dass sie dies merken würde und dass er sich schlecht und unsicher fühlen würde. In der Tat glaube er, dass ich meine anderen Patienten ihm vorziehen würde, und stelle einen Rückgang an sexueller Lust bei sich fest, er sei kein richtiger Mann, er könne keine Frau befriedigen, Frauen liebten Männer mit großem Penis.
Ich fragte, ob er wohl annahm, auch ich zöge Männer mit großem Penis vor, und dass von mir keine Akzeptanz oder Liebe zu erwarten sei. Herr F. schwieg eine Weile, um dann plötzlich aufzulachen und ein Treffen mit seinen Freund, dem jungschen Analytiker, zu erwähnen, der der Auffassung war, traditionelle Analytiker hätten keine Ahnung, und nur Jungianer seien hilfreich. Nun versuche er, so meine Erwiderung, das Gefühl der Demütigung auszulöschen, dass seine Phantasie, einen kleinen Penis zu haben und von mir abgewiesen worden zu sein, in ihm ausgelöst habe, indem er meine Art der Analyse schlecht machte. Danach endete die Stunde.

Sitzung 4 – Dienstag (derselben Woche): Er habe am Vorabend, so Herr F., eine Konferenz besucht, auf der ein berühmter Psychoanalytiker einen Vortrag gehalten habe, und er sei verlegen gewesen, als ich ihn dort erblickt hätte. Ich hatte ihn tatsächlich aus einiger Entfernung gesehen. Er fragte sich, ob ich meinte, er sei nur hingegangen, weil ich dort sein würde, und sagte, er hasse diesen Gedanken. Er sei die letzten Wochen ziemlich sauer gewesen, habe sich über seine Kollegen und über seine Klienten geärgert und habe eine sadistische Freude empfunden, andere zu beschimpfen, woraufhin er fürchtete, diese könnten sich rächen. Er berichtet dann detailliert über ein hitziges Gespräch mit einem Anwalt seiner Beratungsstelle, der einen gemeinsamen Patienten verteidigte, ihn in Wirklichkeit jedoch geradewegs in seiner Pathologie bestätigte. Er hatte dem Anwalt gesagt, dass er dem Patienten schade, und hatte zum ersten Mal keine Angst, ihn zu reizen. Herr F. klang lebendig und selbstsicher, als er über seine Arbeit sprach, ohne jenen anklagenden Tonfall der letzten Stunden, als genieße er es, mir mitzuteilen, dass er sich mehr durchsetzte.
Ich wollte gerade diese Tatsache kommentieren, als sich Herr F. umdrehte und sah, dass ich mitschrieb. Er sei schockiert, dass ich mitschrieb (er wusste, dass ich mir von Zeit zu Zeit Notizen machte). Er fragte sich, ob ich mitschrieb, weil es ihm besser ging und ich mich über ihn freute, doch dann fügte er schnell hinzu, wahrscheinlich schrieb ich mit, weil ich dement wurde und mir nicht mehr alles merken könne. Dann bekam er Angst und fragte sich, ob ich wohl daran dachte, die Behandlung zu beenden, und ob ich mir deshalb Notizen machte, um meine Entscheidung zu rechtfertigen.
Ich sagte ihm, dass er in einer sehr lebendigen und warmherzigen Weise über seine Arbeit gesprochen hatte und womöglich mein Mitschreiben als Interesse meinerseits gewertet hatte, dann jedoch plötzlich als Zurückweisung und

Vergeltung dafür, dass er mich als dement abqualifiziert hatte. Herr F. antwortete, das stimme nicht. Er fühle sich nicht selbstsicher in der Arbeit. Im Gegenteil, er hätte Angst vor der Rache des Anwalts gehabt. Er könne mir nicht trauen. Dann fragte er sich, ob ich ihm mehr Aufmerksamkeit zollte, indem ich mir Notizen machte, oder ob es ein Zeichen von Schwäche seinerseits war, dass er sich so aufregen konnte. Jedenfalls machten mich meine Notizen zu einem gewöhnlichen Menschen, denn er hatte gedacht, ich könnte mir alles merken, ohne mitzuschreiben. Dann erinnerte er sich an kritische Kommentare über meine Person, dass ich zu hohe und perfektionistische Anforderungen an meine Patienten stellte.

Nach längerem Schweigen sagte er schließlich, er habe am Anfang der Stunde seine Erfahrungen mit mir teilen wollen und sich Hilfe von mir gewünscht, doch habe er sich gefragt, ob er mir wirklich etwas bedeute. Er erinnerte sich an eine alte Freundin, die eines Morgens zu ihm im Bett gesagt habe, er sei »ewig weit weg«, und er hatte für einen Moment das Gefühl gehabt, ich sei ewig weit weg.

Ich deutete ihm, dass seine Sicht über mich einer starken Spaltung unterlag: Auf der einen Seite erlebte er mich als jemanden, der sich für ihn interessierte, ihm helfen könnte, was ihm gut tat – ein Analytiker mit vollkommenem Interesse, der sich alles merken könne, dem er trauen könne. Ein anderer Teil hatte das Gefühl, ich sei ewig weit weg, sei entweder arbeitsunfähig oder würde ihn völlig zurückweisen, sodass sich niemals etwas ändern würde und er auf immer und ewig dazu verdammt sei, in dieser Situation zu verharren.

Das stimme, so Herr F., und tatsächlich sei es so, dass während der vergangenen Tage einiges Gutes passiert sei, was er noch gar nicht erwähnt habe. Sein Steuerberater habe ihm mitgeteilt, dass er eine große Summe Geld an Steuerrückzahlung zu erwarten habe. Er habe mehr soziale Kontakte. Er habe sich mit Frauen getroffen, und er hätte sich auch gefreut, mir davon zu erzählen, sogar über seine Beziehung zu Margo. Doch dann überkomme ihn das Gefühl, so wie in der Sitzung einen Tag zuvor, dass sich nichts ändern würde. Er habe einen schönen Schreibtisch für seine Praxis erstanden, was ihn sehr freue. Dies gebe ihm die Möglichkeit, seine Praxisräume umzugestalten, und es sehe nunmehr sehr schön aus. Ich würde das aber sicher lächerlich finden, seinen Möbeln derart viel Aufmerksamkeit zu schenken – worauf Herr F. plötzlich in Tränen ausbricht.

Er müsse weinen, so sagte ich ihm, weil er sich getraut hatte, mir seine Freude darüber mitzuteilen, dass es besser laufe in seinem Leben, aber dass er womöglich sofort Angst bekommen hätte, ich könne ihn zurückweisen, weil er mit seinen Möbeln beschäftigt war und ich das nicht schätzte. Herr F. stimmt zu – ja, er habe gedacht, das sei narzisstisch, Gedanken an seine Möbel zu verschwenden. Nach der Stunde vom Tag zuvor habe er sich gehasst, und er begann, sich wieder mit Mary Ann zu vergleichen, mit dem Gefühl, dass ihn nie etwas berühren würde. Erst sehr spät am Abend sei ihm ganz kurz der Gedanke durch den Kopf geschossen, dass dieses Gefühl – es würde sich etwas ändern und Mary Ann sei die vollkommenste Frau auf Erden – in Wirklichkeit eine Abwehr gegen seine Verletzlichkeit und sein Vertrauen mir gegenüber sei. Wie könne er mir trauen, wenn ich ihn doch zurückweisen würde, weil er so narzisstisch sei? Er hatte das Gefühl, dass es ihm in der Arbeit besser ging, dass er Anerkennung von anderen bekam und viel arbeite, aber er hatte Angst, mir davon zu erzählen.

Herr F. schwieg eine Weile, um dann seinem Ärger über seine Beziehung zu Margo Ausdruck zu verleihen. Er habe das Gefühl, dass er sie zurückwies und dass dies verrückt sei. Er wollte geliebt werden, und Margo sei eine intelligente, hübsche Frau aus einer sehr angesehenen Familie mit hohen kulturellen Interessen, die den seinen entsprachen. Der Gedanke, dass seine Eltern absolut von ihr begeistert wären, wenn er sie ihnen vorstellen würde, stimmte ihn verlegen. Er sei traurig, dass er der Beziehung mit ihr keine Chance gab. Er erinnerte sich dann, wie er sich über seine Eltern geärgert habe, wenn er Freundinnen mit nach Hause gebracht

hatte und sie sich darüber gefreut hatten, und dass er die Beziehung zu der jeweiligen Freundin beenden wollte, um seine Eltern unglücklich zu machen.
Ich erinnerte Herrn F. daran, dass er seine Mutter als jemanden wahrnahm, die sich nur für gesellschaftliche Konventionen, aber nicht für ihn interessierte, dass er mich womöglich ähnlich erlebte: Er solle eine gute Beziehung zu einer Frau haben, die mir angemessen erschien, egal, was er dazu fühlte. Das stimme, so Herr F., und das sei vielleicht auch der Grund, warum er mir nicht das Vergnügen bereiten wolle, anzunehmen, er könne mit Margo glücklich sein. Das Wichtigste sei, dass er versuchte, mich ja nicht an ihn ranzulassen. Er habe das Selbstbild, nichts und niemanden zu lieben. Wieder kam er auf Mary Ann zu sprechen, die ihn vielleicht zu Beginn ihrer Beziehung nicht geliebt habe, die aber definitiv fähig war, zu lieben. Er habe nie einen Gedanken daran verschwendet, was es wohl an ihm gewesen sein mag, das es Mary Ann unmöglich machte, ihn zu lieben.
Er erinnerte sich an eine Begebenheit, als Mary Ann versuchte, ihm beim Eislaufen zu helfen. Sie war eine ausgezeichnete Eisläuferin und versuchte, ihn zu schützen, damit er nicht stürzte. Doch stattdessen stürzte sie, während er nur mit sich beschäftigt gewesen sei! Er sei ein Feigling, der für niemanden Liebe empfand. Dann erinnerte er sich an einen guten Freund, Arnold, der eine sehr interessante Persönlichkeit sei und mit dem er Sonntagmorgen zum Frühstücken ging, während es regnete. Sie hatten nur einen Schirm, doch er habe nur an sich gedacht, während ihm egal war, ob Arnold nass werden würde. Freundschaft sei ihm »scheißegal«, ihn freue nur sein neuer Tisch! Dann kommt Herr F. auf einen anderen Freund zu sprechen, dem es in der Arbeit nicht gut gehe, und dass ihn das mit Triumph erfüllt habe, dass es ihm gut gehe und seinem Freund nicht. Er verachte sich dafür und wolle gar nicht hören, was ich dazu zu sagen hätte, er fühle sich wie ein Soziopath und sollte sich einfach umbringen.
Ich sagte ihm, er habe das Gefühl, kein Recht darauf zu haben, dass ich mich freue und ihm alles Gute für seine Beziehung zu Margo wünsche, weil er mit sich selbst so kritisch und entwertend ins Gericht ging, dass er sich gar nicht vorstellen könne, dass meine Gefühle und Gedanken ganz anders sein könnten. Er schreibe mir seine eigene Geringschätzung zu und müsse sich deshalb vor allem schützen, was von mir komme. Jedes gute Gefühl von mir müsse sofort ins Gegenteil umgewandelt werden, in eine Art hochmütiger Freundlichkeit, die er mit seiner Mutter assoziierte.
Herr F. erwiderte, er fühle sich tatsächlich narzisstisch benutzt, und vielleicht erlebe er mich genauso, und vielleicht weise er deshalb Margo zurück, um sich dafür an mir zu rächen. Es sei ihm bewusst, dass seine Angst vor mir darauf zurückzuführen war, dass er mir sein eigenes Verhalten zuschrieb. Ihm fiel ein Kommentar seines Supervisors ein, der sich zu einem narzisstischen Patienten geäußert hatte, den er betreute. Der Supervisor hatte gesagt, der Patient habe »Scheißeltern«, kein Wunder, dass der Patient solche Probleme habe! Das klinge genau nach ihm und seiner Mutter, so Herr F., und tatsächlich nehme er mich wahr wie seine Mutter. Das sei einfach ein altes Muster.
Er erinnert sich dann wieder an den Kommentar meiner Frau anlässlich der Fallvorstellung ihres kleinen Patienten, der eine schwer narzisstische Mutter hatte. Nach einigem Schweigen fiel ihm der Traum mit meinem vermeintlich homosexuellen Patienten ein. Wenn er mir traue, habe er homosexuelle Gefühle. Dann fällt ihm sein Vater ein. Sein Vater sei sadistisch und demütigend, aber kümmere sich um seinen Sohn, und Herr F. nehme dem Vater ab, dass er ehrlich an ihm interessiert sei. Der Vater habe einst gesagt, er würde ihn nie aufgeben, und Herr F. beginnt zu weinen. Sein Vater meine das wirklich.
Ich sage ihm, dass ich in einem Moment für ihn ein guter Elternteil sei, der ihn liebe, der vielleicht streng sei, aber der sich für ihn einsetze, so wie sein Vater. Doch dies habe zur Folge, dass er sexuelle Gefühle mir gegenüber ver-

spüre, als Teil seiner Liebe und Dankbarkeit, und dass dies eine Katastrophe sei, weil er dann homosexuell würde. Die Alternative sei dann, mich als schlechten Elternteil zu sehen, mit einer Persönlichkeit genau wie die seiner Mutter. Die einzige Sicherheit, die ihm dann bliebe, sei die völlige Lähmung, nichts würde sich ändern, und er und Mary Ann wären in einer vollkommenen Welt vereint und müssten sich auf nichts und niemanden beziehen.
Zum ersten Mal in der Stunde entspannt sich Herr F. etwas. Wenn er wirklich gut genug sei, von mir geliebt zu werden, dann würde ihn das wahnsinnig freuen, doch dann hätte er Angst, mich zu enttäuschen, wegen seiner vielen Probleme. Tief in sich drin habe er das Gefühl, dass ihn niemand jemals wirklich lieben könnte. Dann war das Ende der Stunde erreicht.

Abschließender Kommentar:
Das Funktionsniveau des Patienten hatte sich im Laufe der Behandlung enorm verbessert, und er war ein von seinen Kollegen und Supervisoren wertgeschätzter Kollege. Er hatte mehr soziale Kontakte und lebte nicht mehr so isoliert wie vorher. Er war ein Jahr lang nicht mehr depressiv gewesen, und sein freies Assoziieren hatte nicht mehr den monotonen und verkrampften Charakter wie noch im ersten Jahr der Analyse. An dieser Stelle hatte ich den Eindruck, dass sich die narzisstische Abwehr aufzulösen begann und sich die Fähigkeit zu einer genuin abhängigen Beziehung zu entwickeln begann. Sinn und Zweck dieser Fallvorstellung war jedoch nicht die Dokumentation einer stattgefundenen Veränderung, sondern der anhaltenden Qualität der narzisstischen Persönlichkeitsstruktur als Abwehrorganisation.

Literatur

Bion WR (1968). Second Thoughts. Selected papers on psychoanalysis. New York: Basic Books.

Bion WR (1970). Attention and Interpretation. London: Heinemann.

Chasseguet-Smirgel J (1985). Kreativität und Perversion. Frankfurt/M.: Stroemfeld.

Cleckley H (1941). The Mask of Sanity. St. Louis: Mosby.

Erikson EH (1966). Identität und Lebenszyklus. Frankfurt/M.: Suhrkamp.

Freud S (1905). Drei Abhandlungen zur Sexualtheorie. GW V. Frankfurt/M.: Fischer 1999; 27–145.

Freud S (1914). Zur Einführung des Narzißmus. GW X. Frankfurt/M.: Fischer 1999; 137–70

Freud S (1916). Einige Charaktertypen aus der psychoanalytischen Arbeit. GW X. Frankfurt/M.: Fischer 1999; 363–91.

Freud S (1919). »Ein Kind wird geschlagen«. GW XII. Frankfurt/M.: Fischer 1999; 195–226.

Freud S (1927). Fetischismus. GW XIV. Frankfurt/M.: Fischer 1999; 309–17.

Freud S (1939). Die Ichspaltung im Abwehrvorgang. GW XVII. Frankfurt/M.: Fischer 1999; 57–62.

Hare RD (1970). Psychopathy. Theory and research. New York: Wiley.

Hare RD, Shalling E (1978). Psychopathic Behavior. Approaches to research. New York: Wiley.

Hare RD, Hart S (1995). Commentary on antisocial Personality Disorder. In: Livesley J (ed). The DSM-IV Personality Disorders. New York: Guilford; 127–34.

Hart S, Harpur T (1991). Psychopathy and the DSM-IV criteria for antisocial personality disorder. J Abnorm Psychol; 100: 391–8.

Henderson DK (1939). Psychopathic States. London: Chapman and Hall.

Henderson DK, Gillespie RD (1969). Textbook of Psychiatry. For students and practitioners. 10th ed., rev. IRC Batchelor. London: Oxford University Press.

Jacobson E (1973). Das Selbst und die Welt der Objekte. Frankfurt/M.: Suhrkamp.

Kernberg OF (1981) Objektbeziehungen und Psychoanalyse. Stuttgart: Klett-Cotta.

Kernberg OF (1983) Borderline-Störungen und pathologischer Narzissmus. Frankfurt/M.: Suhrkamp.

Kernberg OF (1985) Schwere Persönlichkeitsstörungen. Stuttgart: Klett-Cotta.

Kernberg OF (1988) Innere Welt und äußere Realität. München, Wien: Verlag Internationale Psychoanalyse.

Kernberg OF (1989) A theoretical frame for the study of sexual perversions. In: Blum HP, Weinshel EM, Rodman FR (eds). The Psychoanalytic Core. Festschrift in honor of Dr. Leo Rangell. New York: International Universities Press; 243–63.

Kernberg OF (1991) Sadomasochism, sexual excite-

ment, and perversion. J Am Psychoanal Assoc; 39: 333–62.
Kernberg OF (1993). Psychoanalytische Objektbeziehungstheorien. In: Mertens W (Hrsg). Schlüsselbegriffe der Psychoanalyse. München, Wien: Verlag Internationale Psychoanalyse; 96–104.
Kernberg OF (1996a). A psychoanalytic theory of personality disorders. In: Clarkin JF, Lenzenweger MF (eds). Major Theories of Personality Disorders. New York: The Guilford Press; 106–40.
Kernberg OF (1996b). Die narzisstische Persönlichkeitsstörung und ihre differentialdiagnostische Abgrenzung zum antisozialen Verhalten. In: Kernberg OF (Hrsg). Narzisstische Persönlichkeitsstörungen. Stuttgart, New York: Schattauer; 52–70.
Kernberg OF (1997). Wut und Hass. Über die Bedeutung von Aggression bei Persönlichkeitsstörungen und sexuellen Perversionen. Stuttgart: Klett-Cotta.
Kernberg PF (1989). Narcissistic personality disorder in childhood. Psychiatr Clin North Am; 12(3): 671–94.
Kernberg PF, Richards AK (1994). Love in preadolescence as seen through children's letters. In: Richards AK, Richards AD (eds). The Spectrum of Psychoanalysis. Essays in honor of Martin Bergman. Madison, CT: International Universities Press; 199–218.
Lussier A (1982). Les Déviations du désir. Etude sur le fétichisme. Paris: Presses Universitaires de France.
Mahler M, Furer M (1968). Human Symbiosis and the Vicissitudes of Individuation. New York: International Universities Press.
Mahler M, Pine F, Bergman A (1975). Die psychische Geburt des Menschen. Frankfurt/M.: Fischer.
Meltzer D (1977). Sexual States of Mind. Pertshire, Scotland: Clunie Press; 132–9.
Rosenfeld H (1990). Sackgassen und Deutungen. München, Wien: Verlag Internationale Psychoanalyse.
Sherwood VR, Cohen CP (1994). Psychotherapy of the Quiet Borderline Patient. Northvale, NJ: Jason Aronson.
Stoller RJ (1975). Perversion. The erotic form of hatred. Washington, DC: American Psychiatric Press.
Stone MH (1980). The Borderline Syndromes. New York: McGraw-Hill.

4.2 Narzisstische Persönlichkeitsstörung und Perversion

Friedemann Pfäfflin, Franziska Lamott und Thomas Ross

4.2.1 Einleitung

Die in der Überschrift dieses Kapitels angedeutete Verbindung zwischen Narzisstischer Persönlichkeitsstörung und Perversion weckt fast automatisch die Assoziation mit dem der ICD-10 inhärenten Komorbiditätskonzept. Ähnlich wie bei einigen anderen Kapitelüberschriften dieses Buches wird der Leser auf Bahnen gelenkt, die in der Medizin gängig sind, d. h., er wird angehalten, die Interdependenz von Störungen zu bedenken, wie zum Beispiel »Diabetes mellitus und Koronare Herzkrankheit«, »Hypertonus und Cerebraler Insult«, »Adipositas per magna und Leistenhernie«. Der jeweils zuerst genannte Faktor solcher Paare kann als Kausalitäts- oder zumindest als Risikofaktor für den jeweils zweiten Faktor gelten. Derartige kausale Zusammenhänge sind durch große epidemiologische Studien gesichert.

Dies gilt jedoch nicht für die Zusammenhänge zwischen Perversion und Narzisstischer Persönlichkeitsstörung, ja nicht einmal für den Zusammenhang von Perversion und Persönlichkeitsstörungen generell. Während die meisten Persönlichkeitsstörungen auf der deskriptiven Ebene heute relativ präzise definiert und reliabel einschätzbar sind (Herpertz & Saß 2003; Tress et al. 2002), war die Reliabilität der Diagnostik der Narzisstischen Persönlichkeitsstörung zur Zeit der Konsensbildung über die ICD-10 zu gering, so dass sie in diesem Regelwerk zusammen mit der »exzentrischen«, »haltlosen«, »unreifen«, »passiv-aggressiven« und der »(psycho)neurotischen Persönlichkeit(sstörung)« lediglich als »andere spezifische Persönlichkeitsstörung« unter ICD-10, F60.8 klassifiziert wird. Saß et al. (1999) hatten dies bedauert und die der Entscheidung zugrundeliegenden Argumente als unverständlich bezeichnet. Im Anschluss an die Tradition des DSM-III, DSM-III-R und DSM-IV, in denen die Narzisstische Persönlichkeitsstörung (mit unterschiedlichen Kriterienkatalogen) geführt wurde (und auch im DSM-5 weiterhin geführt wird), hatte der Arbeitskreis OPD bereits im Jahr 1996 einen sich eng an das DSM-IV anlehnenden Kriterienkatalog zusammengestellt und vorgeschlagen, die Narzisstische Persönlichkeitsstörung unter ICD-10, F60.81 zu verschlüsseln.

Wie der Quellentext zur Narzisstischen Persönlichkeitsstörung (Hartkamp et al. 2002) belegt, stützte sich die entsprechende Diagnose im klinischen Alltag einerseits auf die Kriterienkataloge von DSM-IV und OPD. Andererseits flossen, je nach theoretischer Ausrichtung des Diagnostikers, implizit oder explizit Konzepte über intrapsychische Affekte, Abwehrmechanismen, Objektbeziehungen usw. ein, wie sie in den objektbeziehungstheoretischen Arbeiten Kernbergs (1970) und Akhtars (1989), den selbstpsychologischen Arbeiten Kohuts (1973 [1971]), den lerntheoretisch akzentuierten Auffassungen Millons (1981), der interpersonalen Perspektive Benjamins (1993) und dem 5-Faktoren-Modell der Persönlichkeit von Trull und McCrae (1994) formuliert wurden. Da in anderen Kapiteln dieses Buches ausführlich auf die Hintergrunddaten eingegangen wird, die zur Diagnose »Narzisstische Persönlichkeitsstörung« führten (vgl. auch Levy et al. 2009), bedarf es dazu hier keiner weiteren Ausführungen.

Erwähnt sei allerdings, dass es Sexualforscher waren, die den Terminus »Narzissmus« einführten. Im Sinne eines sehr weit gefassten Autoerotismus sprach erstmals Havelock Ellis (1898) von »Narcissus-like tendencies« (S. 280), während der deutsche Psychiater und Sexualforscher Paul Näcke (1899, S. 375) mit »Narzissmus« bereits eine Perversion beschrieb, in der der eigene Körper wie ein Sexualobjekt behandelt wird. Historisch bestand also schon früh eine Brücke zwischen den beiden in der Kapitelüberschrift genannten Termini, wobei die weitere konzeptuelle Entwicklung beider Störungen zunehmend auseinanderlief. So kontrovers die Diskussion über die entscheidenden Leitsymptome und die Konzeptualisierung der Narzisstischen Persönlichkeitsstörung im Rahmen der Revision von DSM-IV zu DSM-5 und von der ICD-10 zur ICD-11 auch geführt worden sein mag, liegen zu dieser Diagnose jedenfalls weitaus klarere Konzepte und Befunde vor als zur Perversion.

Eine auch nur annähernd einheitliche und konsensfähige inhaltliche Definition von Perversion gibt es nicht. Lediglich innerhalb der psychoanalytischen Fachwelt ist »Perversion« ein Terminus technicus, allerdings mit einem breiten Spektrum von Bedeutungsgehalten. Daneben werden die Wörter »pervers« und »Perversion« umgangssprachlich vielfältig zur Diffamierung aller erdenklichen Verhältnisse und Verhaltensweisen gebraucht. Eine zentrale Rolle spielten sie in der seit den 1990er Jahren intensivierten Diskussion über Sexualdelinquenz, die gleichzeitig eine bedenkliche Verschiebung der Strafrechtssystematik vom bisherigen Schuldstrafrecht in Richtung auf ein Präventionsrecht markierte.

Der folgende Beitrag gibt einen Überblick über die historische Entwicklung verschiedener Perversionskonzepte und verwandter Begriffe, beispielsweise »sexuelle Präferenzstörung«, »Paraphilie«, »Devianz« und »Dissexualität«. Im Anschluss an eine Zusammenfassung der psychoanalytischen Theoriebildung über Perversion folgt eine Erläuterung und Diskussion therapeutischer Aspekte.

4.2.2 Aktuelle Perversionskonstrukte

Der moralisch entwertenden Konnotation des Terminus »Perversion« versuchten schon die ICD-9 und mehr noch die ICD-10 entgegenzusteuern, indem sie den Begriff durch »Sexuelle Verhaltensabweichungen und Störungen« (ICD-9) beziehungsweise »Störungen der Sexualpräferenz" (ICD-10) ersetzten. Diese Terminologie trägt im Wort »Störungen«, auch wenn es durchgängig für alle anderen, früher als Krankheiten bezeichneten Phänomene gebraucht wird, noch immer die moralische Wertung, während das Wort »Sexualpräferenz" ein voluntaristisches und lustvolles Moment betont (Präferenz = Vorliebe), das dem subjektiven Erleben von Personen mit Störungen der Sexualpräferenz allerdings nur bei ich-syntoner Verarbeitung devianten oder perversen Erlebens zukommen dürfte und den Leidensaspekt überspielt.

Verschiedene Bezeichnungen für ähnliche Phänomene

Aktuelle klinische Bezeichnungen
- Sexuelle Präferenzstörung ICD-10
- Paraphilie DSM-5

Frühere klinische Bezeichnung
- Perversion

Das DSM-IV ersetzte »Perversion« bzw. »Sexual deviations and disorders« (DSM-III-R) durch »Paraphilie«, ein Terminus, der im DSM-5 fortgeschrieben wurde. Er stammt aus dem Wien zu Zeiten Freuds und wurde von Friedrich S. Krauss, dem Kulturanthropologen und Herausgeber des großen ethnologischen Sammelwerks *Anthropophyteia*, als Synonym für die im Sinne des 19. Jahrhunderts verstandenen »Perversitäten« gebraucht. Später wurde der Begriff von dem Psychoanalytiker Stekel vor allem zur Kennzeichnung analytisch unerreichbarer Verläufe verwendet. Während Money (1986) in seiner stetig ausufernden Klassifikation der Paraphilien – er definierte mehr als fünfzig spezifische Paraphilien und kreierte dafür die entsprechenden griechisch-amerikanischen Fachtermini – sämtliche Übergänge vom »Normalen« zum »Abnormen« berücksichtigte, scheinen Berner et al. (1998) den Terminus »Paraphilie« für die strukturell schwerer gestörten Fälle, den Terminus »Perversion« dagegen für neurosenpsychologisch besser verständliche Verläufe reservieren zu wollen, obwohl dies mit den Klassifikationsschemata des DSM-IV (und des DSM-5), die auch Voyeurismus, Transvestitischen Fetischismus sowie Frotteurismus aufzählen, schwerlich in Einklang zu bringen sein dürfte. Sofern von der Norm abweichende sexuelle Präferenzen bzw. Paraphilien nicht mit subjektivem Leiden und/oder Beeinträchtigungen für das Subjekt oder für andere Personen verknüpft sind, bleiben sie unterhalb der Schwellen für eine Diagnose nach ICD-10 oder DSM-5.

Bemerkenswert ist, dass die entsprechenden Abschnitte sowohl in der ICD-10 als auch im DSM-5 Verhaltensweisen aufführen, die unter strafrechtlichen Gesichtspunkten irrelevant sind, während umgekehrt strafrechtlich bedeutsame Phänomene, die sich in aggressiven Sexualdelikten (z. B. Vergewaltigung, Tötungsdelikte aus sexuellen Motiven) Ausdruck verschaffen, nicht explizit genannt werden. Dass letztere in den diagnostischen Regelwerken fehlen, wird mit Blick auf die Überlegung verständlich, dass strafrechtlichen Sachverhalten ganz unterschiedliche Psychopathologien zugrunde liegen können. Allerdings gilt dies auch für andere Paraphilien beziehungsweise sexuelle Präferenzstörungen: »Fetischismus«, »Exhibitionismus« und »Pädophilie« sind ebenso wie »aggressive sexuelle Handlungen« allenfalls Sammelkategorien, die über die individuelle Bedeutung des Verhaltens keinerlei Aufschluss geben.

Störungen der Sexualpräferenz nach ICD-10

F65.0	Fetischismus
F65.1	fetischistischer Transvestitismus
F65.2	Exhibitionismus
F65.3	Voyeurismus
F65.4	Pädophilie
F65.5	Sadomasochismus
F65.6	multiple Störungen der Sexualpräferenz
F65.8	sonstige Störungen der Sexualpräferenz
F65.9	nicht näher bezeichnete Störung der Sexualpräferenz

Paraphilien nach DSM-5

Voyeuristische Störung F65.3
Exhibitionistische Störung F65.2
Frotteuristische Störung F65.81
Sexuell Masochistische Störung F65.51
Sexuell sadistische Störung F65.52
Pädophile Störung F65.4
Fetischistische Störung F65.0
Transvestitische Störung F65.1
Andere Näher bezeichnete Paraphile Störung F65.89
Nicht Näher Bezeichnete Paraphile Störung F65.9

Die Betonung des subjektiven Leidens ist aus der Perspektive des Gesundheitssystems vermutlich auch deshalb von großer Bedeutung, weil damit der Kreis von Patienten eingegrenzt wird und die Verantwortung für viele sexuell motivierte Straftaten bei der Justiz verbleibt.

4.2.3 Ältere Perversionskonstrukte

Im römischen Altertum konnte »perversus« u.a. sowohl eine lokale Verdrehung (oculi perversi = Schielen) als auch einen Verstoß gegen Naturrecht und Moral (bellum poscunt perverso numine = sie zettelten einen ungerechten Krieg an, Vergil) bezeichnen. Die breite Anwendung auf Normverstöße im sexuellen Bereich findet sich erstmals beim Marquis de Sade um die Zeit der Französischen Revolution. Er schränkte den Begriff allerdings nicht auf sexuelle Verhaltensweisen ein. Wenn man bei de Sade überhaupt schon von einem Perversionsbegriff sprechen kann, müsste man ihn als einen politisch provokativen bezeichnen, der den feudalen Lebensstil seiner Zeit anprangern und ad absurdum führen sollte.

Mit dem Entstehen der Psychiatrie als medizinische Disziplin und der Sexualwissenschaft in der zweiten Hälfte des 19. Jahrhunderts wurde Perversion zunehmend zum Thema dieser beiden Fächer, doch fehlte weiterhin die Beschränkung auf sexuelle Normverstöße. Auch »Unlust an Arbeit« und die »Störung des Lebens- und Familienglückes anderer Menschen« wurden z.B. in Krafft-Ebings (1890) Psychiatrielehrbuch als Perversionen beschrieben. Die meisten Lehrbücher jener Zeit entfalteten eine ausgeprägte Eloquenz in der Beschreibung, Benennung und Klassifizierung aller möglichen Perversitäten, die man als Konkretionen der Perversion von dieser abtrennen zu können glaubte. Die zunächst offen moralische Verurteilung bestimmter sexueller Verhaltens- und Erlebnisweisen (moralischer Perversionsbegriff), die auch das Strafgesetzbuch von ca. 1870–1970 prägte (der 13. Abschnitt des StGB stand damals unter der Überschrift »Verbrechen gegen die Sittlichkeit« und wurde später umbenannt in »Verbrechen gegen die sexuelle Selbstbestimmung«), erschien nun wissenschaftlich kaschiert im Gewand der Pathologisierung und Pönalisierung dieser Verhaltensweisen, die als Ausdruck von Degeneration, minderwertiger Erbanlage und Psychopathie begriffen wurden (Perversion als Krankheit und Straftat: medizinischer und strafrechtlicher Perversionsbegriff). Mit unterschiedlichem Nachdruck wurden einzelne als Perversion bezeichnete Verhaltensweisen bekämpft bzw. »therapiert«: Im 18. und 19. Jahrhundert richtete sich der Kampf hauptsächlich gegen Onanie bzw. Masturbation, später dann, ab Beginn des 20. Jahrhunderts, gegen die Homosexualität. Das aufklärerische achtbändige *Bilderlexikon der Erotik*, Hauptwerk und Vermächtnis des Wiener Instituts für Sexualforschung aus dem Jahr 1930, verzeichnete unter dem Stichwort »Perversion« z. B. lediglich den Querverweis auf Homosexualität. Seit den 1990er Jahren sind es pädosexuelle Handlungen, die den früheren Platz von Onanie und homosexuellen Handlungen eingenommen haben, wobei die Schutzaltersgrenzen in einigen europäischen Ländern deutlich angehoben wurden.

Tab. 4.2-1 Verschiedene Perversionskonstrukte

naturrechtlich	römisches Altertum
politisch-provokativ	Marquis de Sade
Moralisch	
Psychiatrisch	Psychiatrie 19.–20. Jahrhundert
strafrechtlich	Strafgesetzbuch 1870–1970
ethnologisch	Sexualwissenschaft (I. Bloch)
statistisch/soziologisch	Sexualwissenschaft (A. Kinsey u. Mitarb.)
phänomenologisch/forensisch	Sexualwissenschaft (H. Giese)
psychoanalytisch	Psychoanalyse (S. Freud)

Gegen die am Abnormen, den klinischen »Entartungserscheinungen«, orientierte Lehre von der Psychopathia sexualis wandte sich mit Nachdruck der Berliner Sexualforscher Ivan Bloch (1906) »vom Standpunkt des Anthropologen und Ethnologen«. Für ihn lag die »endgültige und letzte Ursache aller geschlechtlichen Perversionen, Aberrationen, Abnormitäten, Irrationalitäten in dem dem Genus Homo eigentümlichen Variationsbedürfnis, welches als physiologische Erscheinung aufzufassen ist« (zit. nach der 10.–12. Aufl. 1919, S. 490) (ethnologischer Perversionsbegriff). Dieser Gedanke wurde später von Kinsey und seiner Arbeitsgruppe (1967 [1949]) aufgegriffen. Für sie ist eine Perversion »einfach ein Gradmesser [...], mit welchem das normwidrige Verhalten einer Person relativ zu den Sitten der Gesellschaft, in der sie lebt, gemessen werden kann« (S. 351) (statistischer bzw. soziologischer Perversionsbegriff).

4.2.4 Psychoanalytische Perversionskonstrukte

Die vor der Wende zum 20. Jahrhundert erschienene sexualwissenschaftliche und psychiatrische Literatur drang trotz ihrer Klassifikationsschemata und ihrer Bemühungen um ätiologische Ableitungen nicht über die Kompilation von Kasuistik zu einer theoretischen Reflexion des Perversionsbegriffs vor. Erstmals mit den 1905 publizierten *Drei Abhandlungen zur Sexualtheorie* Sigmund Freuds erfolgte eine Konzeptualisierung des Perversionsbegriffs, die ihn zum Schlüsselbegriff sowohl normalen als auch abnormen sexuellen Verhaltens und zum Terminus technicus (psychoanalytische Perversionslehre) machte. Freud (1905d) postulierte als normales Sexualobjekt einen gegengeschlechtlichen erwachsenen Partner und als normales Sexualziel »die Vereinigung der Genitalien in dem als

Begattung bezeichneten Akte, der zur Lösung der sexuellen Spannung und zum zeitweiligen Erlöschen des Sexualtriebs« führt (S. 48 f.). Vor dem Hintergrund dieser Norm ließen sich Abweichungen erstens hinsichtlich des Sexualobjektes (z. B. Kinder, Tiere, Fetische) und zweitens solche in Bezug auf das Sexualziel unterscheiden, und zwar einerseits anatomische Überschreitungen (z. B. orale und anale Kontakte) und andererseits Fixierungen von vorläufigen Sexualzielen (z. B. Betasten und Beschauen, sadistische und masochistische Tendenzen). Solche auch in der normalen Sexualität praktisch nie fehlenden Abweichungen speisen sich nach Freud aus der schon beim Kleinkind vorhandenen »polymorph-perversen Anlage«. Nur wenn der Erwachsene in seinem sexuellen Erleben ausschließlich auf derartige Partialtriebregungen fixiert oder zur Erreichung des Orgasmus angewiesen ist, lässt sich nach Freud von Perversion, die dann als Krankheit aufzufassen ist, sprechen. Indem Freuds Libidotheorie gleichermaßen normales wie perverses Sexualverhalten erklärte, trug sie wesentlich zur Überwindung der von der Psychiatrie und frühen Sexualforschung geschaffenen Kluft bei, die zur Abschiebung perversen Verhaltens ins Monstrositätenkabinett geführt hatte.

Zunächst umstritten blieb allerdings, inwieweit es sich bei den Perversionen um unverstellte Äußerungen der kindlichen Partialtriebe oder, analog den Neurosen, um komplizierte Abwehrleistungen des Ich handelte. Die zunächst triebdynamisch akzentuierte und am Kastrationskomplex als zentralem Konflikt orientierte psychoanalytische Perversionslehre wurde in der weiteren Diskussion ich-, selbst- und objektpsychologisch ergänzt durch die Herausarbeitung der Bedeutung von Abwehraspekten und die Betonung der Einflüsse sowohl prä- als auch postödipaler Entwicklungsprozesse. Besonders plastisch geschah dies bei Morgenthaler (1974, 1984), der die Perversion als »Plombe« bezeichnete, die die (narzisstische) Lücke in der Selbstentwicklung schließt und dadurch dem Betroffenen ermöglicht, in seinen übrigen Sozialbeziehungen eine innere und äußere Homöostase aufrechtzuerhalten. Stoller (2014 [1975], 1979) sah im perversen Verhalten Neuinszenierungen früher erlittener Traumata unterschiedlicher Art, jetzt mit triumphalem Ausgang, und er deutete Perversion als erotische Form von Hass. Weil die heimlichen Triumphe die alten Traumata jedoch nicht wirklich zur Abheilung bringen, sind immer neue Reinszenierungen erforderlich (Wiederholungszwang). Insbesondere dieser Aspekt wurde auch außerhalb der psychoanalytischen Theoriebildung aufgegriffen. So schrieb z. B. Money (1986): »Ein gemeinsames Prinzip sämtlicher paraphiler innerer Liebesschemata ist die Umwandlung einer Tragödie in einen Triumph« (S. 36). Er findet heute selbst in kognitiv-behavioralen und lerntheoretischen Behandlungskonzepten Berücksichtigung.

Psychoanalytische Perversionskonstrukte
- Persistierende Partialtriebregung
- Abwehr von Kastrationsangst
- Abwehr früherer Ängste
- Funktion

Sämtliche psychoanalytischen Weiterentwicklungen (z. B. Goldberg 1995, 1997, 1998; Kernberg 1997, 2001; Reiche 2001) betonen mit Morgenthaler (1974) den funktionalen Aspekt der Perversionsbildung und deren Dynamik sowie die strukturellen und interaktionellen Aspekte sexuell perversen Erlebens. Aspekte der narzisstischen Kränkbarkeit bzw. des narzisstischen Überspielens anderer Affekte und Defizite spielen dabei in allen Theorien eine bedeutsame Rolle. Schulenunterschiede zwischen Ich-Psychologen, Narzissmustheoretikern, Objektbeziehungstheoretikern und Selbstpsychologen betreffen die Beurteilung der Beziehung zwischen perversem Erleben und Aggressivität sowie die Beschreibung der Funktion, welche die Perversion für das psychische Gleichgewicht erfüllt. Einig ist man sich jedoch darin, dass der Begriff »Perversion« als Terminus technicus verwendet wird, der frei von moralischer Wertung eine intrapsychische Symptombildung beschreibt (Übersicht bei Becker 2001).

4.2.5 Andere Konstrukte

In der Kriminologie und im strafrechtlichen Kontext wurden die psychoanalytischen Theorien nur begrenzt rezipiert, was vor allem zwei Gründe hatte. Sie unterlagen jahrzehntelang einem deterministischen Missverständnis der Psychoanalyse, das zur Folge hatte, dass man sie als Angriff auf das Schuldstrafrecht mit seinem Postulat der prinzipiell freien Willensbestimmung missverstand und deshalb ablehnte. Mit der Reform des Sexualstrafrechts in den 1960er und 1970er Jahren wurde von der moralischen Verankerung Abschied genommen. Die Überschrift von Abschnitt 13 des Strafgesetzbuches, »Verbrechen gegen die Sittlichkeit«, wurde ersetzt durch »Straftaten gegen die sexuelle Selbstbestimmung«, was keine lediglich kosmetische, sondern eine konzeptionelle Änderung implizierte. In der sozialwissenschaftlichen, juristischen und kriminologischen Literatur bürgerte sich in der Mitte des 20. Jahrhunderts ein, von sexueller Devianz bzw. sexuellen Deviationen zu sprechen, womit die äußere Beschreibung bestimmter sexueller Verhaltensweisen ohne Rekurs auf umstrittene ätiologische Modelle erfasst und klassifiziert werden sollte. Auch der im strafrechtlichen Kontext so fruchtbare Ansatz von Giese (1962) mit seiner Unterscheidung zwischen Stilbildungen im Sinne devianter Verhaltensweisen einerseits und Perversionen im Sinne sexuell süchtiger Entwicklungen andererseits verzichtete letztlich auf ätiologische Konzepte. Der von dem Sexualmediziner Beier (1995) eingeführte Terminus technicus »Dissexualität« war als unabhängige bzw. neutrale, von strafrechtlichen Gesichtspunkten unbelastete Bezeichnung intendiert. Da »Dissexualität« aber definiert wurde als ein – gemessen an der Norm »durchschnittlich zeit- und soziokulturell erwarteter Partnerinteressen« – »sich im Sexuellen ausdrückendes Sozialversagen« (S. 6), setzte sich auch hier die abwertende Konnotation früherer Begrifflichkeiten wieder durch.

Verwandte Bezeichnungen
- Deviation (Kriminologie, Soziologie)
- Dissexualität (Sexualmedizin)
- Sexuelle Präferenzstörung (ICD-10)
- Paraphilie (DSM-5)

4.2.6 Zur Prävalenz

Aufgrund der unterschiedlichen Dignität und des unterschiedlichen Ausmaßes an Operationalisierung der Konstrukte Perversion und Persönlichkeitsstörungen findet man heute verständlicherweise keine verlässlichen Daten, die beide Merkmale in einer bestimmten Population erfassen. Während gute Erhebungen über die Prävalenz von Persönlichkeitsstörungen in der Allgemeinbevölkerung und in psychiatrisch-psychotherapeutischen Populationen vorliegen, fehlen vergleichbare Untersuchungen für Perversionen, letztlich aber auch für sexuelle Präferenzstörungen und für Paraphilien. Insbesondere fehlen repräsentative Untersuchungen, die gleichzeitig beide diagnostischen Kategorien erfassen. Belastbare Prävalenzraten für Perversionen stehen nicht zur Verfügung. Im DSM-5 wird bezüglich fast aller dort aufgeführter Paraphilien erklärt, die Prävalenz sei nicht bekannt. Sofern dennoch Angaben hinzugefügt werden, stammen sie aus klinischen Einrichtungen, die einen Schwerpunkt in der Behandlung solcher Störungen haben, oder aus Kriminalstatistiken. Letztere helfen hier jedoch nicht weiter, weil keineswegs bei allen Sexualstraftätern sexuelle Präferenzstörungen zu diagnostizieren sind und umgekehrt vermutlich nur ein verschwindend geringer Bruchteil derjenigen Personen, bei denen eine sexuelle Präferenzstörung oder eine Paraphilie diagnostiziert werden könnte, straffällig wird.

4.2.7 Psychotherapie

Man kann sich in der Psychotherapie von Patienten mit Perversionen an der älteren analytischen Literatur orientieren und wird dann vor allem darauf zielen, die spezifische Psychodynamik der perversen Symptombildung möglichst lückenlos aufzuklären. Mit den verschiedenen psychoanalytischen Schulen haben sich aber weitverzweigte neue Schwerpunkte mit eigenen Theorieansätzen, eigener Terminologie und unterschiedlicher Therapietechnik herausgebildet. In der psychoanalytischen Fachliteratur findet sich eine Fülle an kasuistischen Beiträgen in deutscher, englischer, französischer, italienischer und spanischer Sprache, wobei häufig die Fremdsprache das kleinere Problem darstellt, wenn es um das Verständnis des Mitgeteilten geht. Wir empfehlen daher, sich zunächst mit dem Werk eines oder zweier Autoren zu befassen, wobei wir vor allem die Arbeiten von Morgenthaler (1974, 1984), Goldberg (1995, 1997, 1998), Becker (2001), Reiche (2001) und Welldon (2011, 2017) empfehlen. Diese Lektüre ist eine gute Vorbereitung, bevor man sich in den Urwald weiterer Kasuistiken (vgl. z. B. Kulish & Holtzman 2014) begibt. Solche kasuistischen Beiträge gehen fast regelmäßig auch auf narzisstische Aspekte der Patienten ein. Zumeist wird aber nicht erörtert, dass neben der Perversion, der sexuellen Präferenzstörung bzw. der Paraphilie tatsächlich auch eine spezifische Narzisstische Persönlichkeitsstörung vorliegt.

Solange die perversen Inszenierungen des Patienten nur geringe Gewaltaspekte implizieren, mag es einigermaßen leicht fallen, sich empathisch auf den Patienten und seine früheren Traumatisierungen und aktuellen Dramatisierungen einzulassen. Erheblich schwieriger wird dies, wenn aggressive Komponenten mit potentiell fremdschädigendem Verhalten und die für Narzisstische Persönlichkeitsstörungen charakteristische Großartigkeit im Vordergrund stehen. Die Empathie geht dann oft ins Leere oder bringt die perverse Symptomatik eher noch zum Aufblühen, wenn der Therapeut nicht zugleich auch strukturiert und urteilt.

Im Übrigen ist die perverse Inszenierung oft so ritualisiert, dass der Zugang zur Psychodynamik zunächst vollkommen verstellt und manchmal erst nach sehr langer Arbeit oder aber auch gar nicht gefunden werden kann. Reiche (2001) hat eine variable Sequenz »idealtypischer Konstellationen« bei der Perversionsbehandlung beschrieben, die regelmäßig in solchen Behandlungen zustande kommt und auf die Therapeuten gefasst sein sollten. Demnach stellt sich oft schon im Erstgespräch die entscheidende sexuelle Szene dar, auch wenn sich ihr Bedeutungsgehalt womöglich erst sehr viel später erschließt. Funktionell dient die Perversion dem Überleben, nicht dem sogenannten Sexualleben. Wenn der Patient dessen gewahr wird, kommt es zu Schamreaktionen, oft auch zu suizidalem und anderem Agieren. Entspannung und Erleichterung stellen sich ein, wenn die in der perversen Szene implizierte symbolische Vernichtung überlebt wird. Der Therapeut erhält dann für den Patienten eine so große Bedeutung, dass die Gefahr einer Idealisierung und Sexualisierung der therapeutischen Beziehung besteht und der Rahmen der Behandlung, die vielfältiges Durcharbeiten solcher Konstellationen erfordert, immer wieder bedroht ist.

Goldberg (1995, 1997, 1998) entwickelte seine Perversionstheorie nicht in der Arbeit mit forensischen Patienten bzw. Sexualstraftätern mit gerichtlichen Therapieauflagen, sondern in Behandlungen anderer Patienten mit Perversionen und narzisstischen Störungen und stützte sich dabei vor allem auf selbstpsychologische analytische Konzepte. Seiner Ansicht nach ist das primäre Ziel der Behandlung die Reduktion der Sexualisierung innerhalb und außerhalb der therapeutischen Beziehung. Diese Reduktion bezeichnet er als Gradmesser für den Erfolg der Behandlung. Eine strukturelle Veränderung ist ihm zufolge jedoch nur erreichbar, wenn die »vertikale Spaltung« zwischen den perversen und den realitätsbezogenen normalen Selbstanteilen überwunden wird und es zu einer Integration des Selbst kommt. Ebenso wie der Patient diese beiden Selbstanteile auf den Therapeuten – und natürlich auch in andere Situationen – überträgt, muss der Therapeut in der Gegenübertragung auf beide Selbstanteile des Patienten eingehen und sie miteinander verbinden, d.h. seine Empathie und seine kritische Stellungnahme zum Ausdruck bringen. In Goldbergs Worten: »[…] die Übertragung ist tatsächlich anders als bei monosymptomatischen und integrierten Störungen. Bei Patienten mit vertikaler Spaltung hat auch die Übertragung zwei Gesichter« (Goldberg 1998, S. 717). Und weiter heißt es:

> *»Bei Perversionen führt der Strukturmangel zur Sexualisierung, und das Fehlverhalten und die Aktivität des abgespaltenen Sektors sind vorwiegend Ausdruck des strukturellen Defizits. Aber das Defizit findet sich nicht nur im Verhalten. Das wesentliche Defizit liegt in der Spaltung, die der Überbrückung bzw. der Heilung bedarf.«* (Ebd., S. 719).

Reduktion der Sexualisierung und Deutung der vertikalen Spaltung sind die wesentlichen therapeutischen Schritte. Die Aufdeckung der individuellen Psychodynamik ist zwar nicht unwichtig, doch dem gegenüber sekundär. Sie gelingt meist erst, wenn die beiden anderen Aufgaben bewältigt sind. In der Straftäterbehandlung werden heute vielerorts psychoedukative Therapiemodelle bevorzugt, die vor dem Hintergrund von Sicherheitsinteressen der Allgemeinheit zweifellos ihre Berechtigung haben, jedoch Kontrolle als das gegenüber Heilung höhere und letztlich auch einzig erreichbare Behandlungsziel propagieren. Fraglos muss man sich bei bestimmten Patienten damit zufrieden geben, dieses Ziel zu erreichen. Darüber sollte man aber die Heilung nicht aus dem Auge verlieren.

Die Götter haben, so lernen die Mediziner, bekanntlich die Diagnose vor die Therapie gestellt. Wer viele Sexualdelinquenten begutachtet und viele narzisstische Patienten mit Perversionen behandelt, wird häufig die Erfahrung machen, dass er im Rahmen auch noch so umfänglicher Eingangsdiagnostik zunächst nicht mehr als eine äußerste Oberflächenschicht zu Gesicht bekommt. Begreift man perverse Symptombildungen als sexualisierte Abwehr und narzisstische Großartigkeit ebenfalls als Abwehr und teilt man die Auffassung, dass jede Form von Abwehr primär der Homöostase einer fragilen Persönlichkeitsstruktur dient, wird man sowohl bezüglich der Diagnostik als auch der Psychotherapie ein vorsichtiges Procedere wählen, nämlich von der Oberfläche der Abwehr her deutend vorgehen, anstatt die Abwehr zu durchbrechen. Letzteres birgt die Gefahr in sich, dass der Patient entweder dekompensiert oder die Behandlung abbricht und seine Pathologie zum eigenen und zum Schaden anderer womöglich weiter agiert.

Wenn man im Wissen um die vertikale Spaltung als – neben der Sexualisierung – vorherrschendem Abwehrmechanismus bei Perversionen und im Wissen um die narzisstische Großartigkeit als Abwehr innerer Leere und Verzweiflung die Notwendigkeit der Abwehr anerkennt, wird man im Sinne Goldbergs bei Deutungen jeweils beide Seiten der Spaltung ansprechen, also die pathologische ebenso wie die gesunde, um letztere zu stärken und die Spaltung zu überbrücken. Es ist nicht Aufgabe des Therapeuten, Abwehr zu durchbrechen, den Patienten bloßzustellen und noch weiter zu destruieren. Vielmehr müssen seine Interventionen immer auch stabilisieren, damit sich die rigide Abwehr lockern und im Hinblick auf Gesundheit funktional neu strukturieren kann.

Dem Patienten wird all unser Wissen über pathologische Mechanismen von Perversion und Narzissmus wenig nützen, solange der Therapeut ausschließlich auf Defekte, Strukturmängel, pathologische Abwehr, »pathologische Eigenliebe«, »pathologische Objektliebe«, »pathologisches Über-Ich« (Kernberg 2001, S. 139) usw. fokussiert, ohne im selben Maße auch die Ressourcen des Patienten ins Auge zu fassen und zur Entfaltung zu bringen. Das theoretische Wissen ist unentbehrlich, kann aber einem fruchtbaren therapeutischen Prozess auch im Wege stehen: Wenn erst einmal alle diagnostischen Schubladen aufgezogen und alle Kästchen aufgestellt sind, wo soll dann der Spielraum entstehen, in dem sich der Patient kreativ entfalten und mit seinem Therapeuten und mit anderen konstruktiv interagieren kann?

Literatur

Akhtar, S. (1989). Narcissistic personality disorder: a synthesis of development, dynamic, and descriptive features. Am J Psychother 41: 499–518.

Arbeitskreis OPD (Hg.) (1996). Operationalisierte Psychodynamische Diagnostik. Grundlagen und Manual. Bern/Göttingen/Toronto (Huber).

Becker, N. (2001). Psychoanalytische Theorie sexueller Perversionen. In: V. Sigusch (Hg.). Sexuelle Störungen und ihre Behandlung. Stuttgart/New York (Thieme), S. 418–438.

Beier, K. M. (1995). Dissexualität im Lebenslängsschnitt. Theoretische und empirische Untersuchungen zu Phänomenologie und Prognose begutachteter Sexualstraftäter. Berlin (Springer).

Benjamin, L. S. (1993). Interpersonal Diagnosis and Treatment of Personality Disorders. New York/London (Guilford).

Berner, W., R. Kleber & H. Lohse (1998). Psychotherapie bei sexueller Delinquenz. In: B. Strauß (Hg.). Psychotherapie der Sexualstörungen. Stuttgart/New York (Thieme), S. 122–138.

Bloch, I. (1906). Das Sexualleben unserer Zeit in seinen Beziehungen zur modernen Kultur. 10.–12. Aufl. 1919. Berlin (Louis Marcus Verlagsbuchhandlung).

Ellis, H. (1898). Auto-Erotism: a psychological study. Alienist & Neurologist 19: 260–299.

Freud, S. (1905d). Drei Abhandlungen zur Sexualtheorie. G. W. V, S. 27–145.

Giese, H. (1962). Psychopathologie der Sexualität. Stuttgart (Enke).

Goldberg, A. (1995). The Problem of Perversion. The View from Self Psychology. New Haven (Yale University Press).

Goldberg, A. (1997). Perversion. Recht & Psychiatrie 15(4): 152–155.

Goldberg, A. (1998). Perversion aus der Sicht psychoanalytischer Selbstpsychologie. Psyche 52(8): 709–730.

Hartkamp, N., W. Wöller, M. Langenbach et al. (2002). Narzisstische Persönlichkeitsstörung. In: W. Tress, W. Wöller, W. Hartkamp et al. Persönlichkeitsstörungen. Leitlinie und Quellentext. Stuttgart/New York (Schattauer), S. 213–233.

Herpertz, S., & H. Saß (2003). Persönlichkeitsstörungen. Stuttgart (Thieme).

Kernberg, O. F. (1970). Factors in the psychoanalytic treatment of narcissistic personalities. J Am Psychoanal Assoc 18: 51–85.

Kernberg O. F. (1997 [1992]). Wut und Hass. Über die Bedeutung von Aggression bei Persönlichkeitsstörungen und sexuellen Perversionen. Übers. von C. Trunk. Stuttgart (Klett-Cotta).
Kernberg, O. F. (2001). Die narzisstische Persönlichkeit und ihre Beziehungen zu antisozialem Verhalten und zu Perversionen. PTT 3: 137–171.
Kinsey, A., W. Pomeroy, C. Martin & P. Gebhard (1949). Begriff des Normalen und Abnormen im geschlechtlichen Verhalten. In: H. Giese (Hg.) (1967). Die sexuelle Perversion. Frankfurt/M. (Akademische Verlagsgesellschaft), S. 331–352.
Kohut, H. (1973 [1971]). Narzißmus. Eine Theorie der psychoanalytischen Behandlung narzißtischer Persönlichkeitsstörungen. Übers. von L. Rosenkötter. Frankfurt/M. (Suhrkamp).
Krafft-Ebing, R. von (1890). Lehrbuch der Psychiatrie. 4. Aufl. Stuttgart (Enke).
Kulish, N., & D. Holtzman (2014). The widening scope for indications für perversion. Psychoanal Q 83(2): 281–313.
Levy, K. N., J. S. Reynoso, R. H. Wasserman et al. (2007). Narcissistic personality disorder. In: W. O'Donohue, K. F. Fowler & S. O. Lilienfeld (Hg.). Personality Disorders: Toward the DSM-V. Thousand Oaks (Sage), S. 233–278.
Millon, T. (1981). Disorders of Personality, DSM-III: Axis II. New York (Wiley).
Money, J. (1986). Lovemaps. Clinical Concepts of Sexual/Erotic Health and Pathology, Paraphilia, and Gender Transposition in Childhood, Adolescence, and Maturity. New York (Irvington Publishers).
Morgenthaler, F. (1974). Die Stellung der Perversionen in Metapsychologie und Technik. Psyche 28: 1077–1089.
Morgenthaler, F. (1984). Homosexualität, Heterosexualität, Perversion. Frankfurt/M./Paris (Qumran).
Näcke, P. (1899). Kritisches zum Kapitel der normalen und pathologischen Sexualität. Arch Psychiatr Nervenkr 32: 356–386.
Reiche, R. (2001). Psychoanalytische Therapie sexueller Perversionen. In: V. Sigusch (Hg.). Sexuelle Störungen und ihre Behandlung. Stuttgart/New York (Thieme), S. 439–464.
Saß, H., I. Houben & S. Herpertz (1999). Zur Diagnostik von Persönlichkeitsstörungen. In: H. Saß & S. Herpertz (Hg.). Psychotherapie von Persönlichkeitsstörungen. Beiträge zu einem schulenübergreifenden Vorgehen. Stuttgart/New York (Thieme), S. 1–15.
Stoller, R. J. (2014 [1975]). Perversion. Die erotische Form von Hass. Übers. von M. Poelchau. Gießen (Psychosozial-Verlag).
Stoller, R. J. (1979). Sexual Excitement. Dynamics and Erotic Life. New York (Pantheon).
Tress, W., W. Wöller, W. Hartkamp et al. (2002). Persönlichkeitsstörungen. Leitlinie und Quellentext. Stuttgart/New York (Schattauer).
Trull, T. J. & R. R. McCrae (1994). A five-factor perspective on personality research. In: P. T. Costa & T. A. Widiger. Personality Disorders and the Five-Factor Model of Personality. Washington, DC (American Psychological Association Press), S. 59–71.
Welldon, E. (2011). Playing with Dynamite. A Personal Approach to the Psychoanalytic Understanding of Perversions, Violence and Criminality. London (Karnac Books).
Welldon, E. (2017). Sex Now. Talk Later. London (Karnac Books).

4.3 Narzissmus und forensische Psychiatrie

Michael Stone
Übersetzung: Elisabeth Vorspohl

4.3.1 Einführung

Im Schnittbereich von Psychiatrie und Justiz ist das Konzept des Narzissmus auf dem – allgemein gesprochen – »forensischen Gebiet« von erheblicher Relevanz. Der Begriff *forensisch* hat einen interessanten etymologischen Ursprung. Sowohl das englische Wort *forest* (der Wald im Freien), als auch *forum* (ein Versammlungsplatz im Freien, auf dem juristische und andere Belange verhandelt werden) und schließlich *forensic* (zu juristischen Belangen gehörig) leiten sich nämlich vom lateinischen *fores*, zu übersetzen mit »im Freien« oder »draußen«, her. Das große Gebiet der Forensik umfasst sowohl Zivil- als auch Strafsachen. Die forensische Psychiatrie ist ein Teilgebiet und beschäftigt sich zum einen mit nicht-strafrechtlichen Angelegenheiten, z. B. mit Sorgerechts- und Testamentsfragen (etwa um zu klären, ob ein Verstorbener, der ein Testament hinterlassen hat, vor seinem Tod geistig überhaupt in der Lage war, ebendieses Testament selbst zu verfassen). Darüber hinaus ist die forensische Psychiatrie für Personen zuständig, die Verbrechen einschließlich Gewaltverbrechen (Überfälle, Brandanschläge, Entführung, Vergewaltigung, Mord) verübt haben. In solchen Fällen geht es insbesondere um die Frage, ob die Täter zum Zeitpunkt der Tat unter einer psychischen Erkrankung litten. Ein damit zusammenhängendes Thema der forensischen Psychiatrie ist die Frage nach der *Behandelbarkeit* psychisch kranker Personen, die zur Sicherheitsverwahrung in forensischen Kliniken verurteilt wurden, nachdem die psychische Erkrankung während der im Anschluss an die Verhaftung erfolgten Gerichtsverhandlung festgestellt wurde.

Ein weiteres großes Gebiet ist der Narzissmus. In der Psychiatrie wird der Begriff gelegentlich in Verbindung mit dem Adjektiv »normal« benutzt, um eine angemessene Selbstachtung zu bezeichnen. Von »normalem Narzissmus« zeugt es beispielsweise, an einer auf Rot stehenden Ampel anzuhalten, um keinen Unfall zu riskieren. In diesem Kapitel beschäftigen uns jedoch die weit relevanteren und wichtigeren Aspekte des Narzissmus, nämlich seine pathologischen Formen. Viele Verbrechen werden von Personen begangen, deren Persönlichkeit etwa gemäß der Definition Narzisstischer Persönlichkeitsstörungen in der aktuellen Ausgabe des US-amerikanischen Diagnostischen und Statistischen Manuals psychiatrischer Störungen (DSM-5; APA 2015 [2013]) eindeutig narzisstische Züge aufweist. Wie gesagt, viele Verbrechen – aber nicht alle. So lassen sich zahlreiche Jugendliche spontan zu unüberlegten Handlungen hinreißen, indem sie z. B. »nur aus Spaß« eine Spritztour mit einem Auto, das ihnen nicht gehört, unternehmen und es dann am anderen Ende der Stadt wieder abstellen. Diese Jugendlichen denken nicht nach und scheren sich wenig um die langfristigen Konsequenzen ihres Handelns. Sie erfüllen aber keineswegs die diagnostischen Kriterien einer Narzisstischen Persönlichkeitsstörung.

Für die forensische Psychiatrie sind mehrere Persönlichkeitsstörungen und -konfigurationen relevant: (a) die Narzisstische Persönlichkeitsstörung (NPS), (b) die Antisoziale Persönlichkeitsstörung (APS), (c) die Psychopathie, (d) die Sadistische Persönlichkeitsstörung (SPS), sodann der Maligne Narzissmus und schließlich (f) der Machiavellismus. Tabelle 4.3-1 führt die jeweiligen Merkmale dieser diagnostischen Entitäten auf.

Die wesentlichen Merkmale einer jeden Störung sowie ggf. eines oder zwei weitere bedeutsame Attribute sind in der Tabelle hervorgehoben. Diese Merkmale sind für jenen Bereich besonders relevant, in dem sich die Attribute des Narzissmus und der forensischen Psychiatrie überschneiden. Es ist wichtig, die wesentlichen Merkmale zu identifizieren, um einer Konfusion vorzubeugen, denn die diagnostischen Kriterien für die in der aktuellen sowie in früheren Auflagen des DSM aufgeführten Störungen lassen leider buchstäblich Hunderte von Kombinationen zu, die eine Diagnose »rechtfertigen« würden. Manche dieser Kombinationen sind als ungemein wichtige Indikatoren eines Risikos für kriminelle Handlungen oder für erbitterte gerichtliche Auseinandersetzungen für die forensische Psychiatrie relevant. Andere Kombinationen münden zwar ebenfalls in eine Diagnose, haben aber für die Forensik nur geringe oder gar keine Konsequenzen. Dass das DSM auf eine Gewichtung der verschiedenen Beschreibungen (d. h. der Liste von Krite-

Tab. 4.3-1 Gebiet der Forensik

Psychopathie	
Gruppe 1 (narzisstische Persönlichkeit) **redegewandt/oberfl.** **charmant** **grandios** **pathologisches Lügen** betrügerisch/manipulativ	Antisoziale PS (3 von 7 für Diagnose) 1. Unfähigkeit, Gesetze und Normen zu respektieren, führt zur Verhaftung 2. Lügen, Betrügen, Manipulieren aus Gewinnsucht oder zum Amüsement **3. impulsives Verhalten** **4. Reizbarkeit u. Aggression, häufige Angriffe gegen Andere oder Teilnahme an Auseinandersetzungen** **5. eklatante Missachtung eigener u. fremder Sicherheit** **6. Muster von Verantwortungslosigkeit** 7. fehlende Reue bezügl. eigenen Verhaltens
Gruppe II (emotional) keine Reue **flacher Affekt** gefühlskalt, keine Empathie **keine Übernahme von Verantwortung für eigenes Handeln**	Narzisstische PS (5 von 9 für Diagnose) 1. grandioses Gefühl der eigenen Wichtigkeit **2. Eingenommen von Erfolgs-, Macht- u. Reichstums-phantasien** **3. Überzeugt, besonders u. einzigartig zu sein** **4. Verlangen nach übermäßiger Bewunderung** **5. Anspruchsdenken** 6. Ausbeuterisch in Beziehungen 7. Mangel an Empathie **8. arrogant, überheblich** **9. neidisch**
Gruppe III (behavioral) **verstärktes Stimulations-bedürfnis** **parasitärer Lebensstil** **keine langfristigen Ziele** **Impulsivität** **kein Pflichtgefühl** **verantwortungslos**	Sadistische PS (4 von 8 für Diagnose) 1. benutzt Grausamkeit oder Gewalt, um Dominanz herzustellen **2. demütigt oder erniedrigt Andere** **3. exzessive Strenge** 4. genießt das psychische oder physische Leiden anderer (Tiere inbegr.) **5. lügt, um Schmerz zuzufügen** **6. fasziniert von Gewalt, Waffen** **7. schüchtert andere ein** **8. schränkt die Autonomie anderer ein**

Tab. 4.3-1 *Fortsetzung*

Psychopathie	
Gruppe IV (kriminologisch) **Schlechte Verhaltenskontrolle** **Frühe Verhaltensprobleme** **juvenile Delinquenz** **kriminelle Flexibilität** **Rückfälligkeit bei Strafaussetzung auf Bewährung** (andere) promiskuitives Sexualverhalten viele kurzfristige eheähnliche Beziehungen	Maligner Narzissmus Narzisst. PS mit ASPS u. aggressiven und paranoiden Tendenzen Loyalität gegenüber Angehörigen der eigenen Gruppe u. U. möglich **Machiavellismus** **Der Begriff bezeichnet einen anomalen Persönlichkeitszug, nämlich betrügerisches, manipulatives u. ausbeuterisches zwischenmenschliches Verhalten, um eigene Ziele durchzusetzen** Machiavellismus **Ist** neben Narzissmus und Psychopathie **einer der drei Persönlichkeitszüge der sog. Dark Triad**

rien, die diese oder jene diagnostische Kategorie konstituieren) verzichtet, stiftet Verwirrung. Dazu ein Beispiel. Unter »Narzisstische Persönlichkeitsstörung« sind 9 Kriterien aufgeführt, von denen mindestens 5 erfüllt sein müssen, um die Diagnose »festzuklopfen«. Klar sein sollte aber auch, dass jemand, der die Kriterien 2, 3, 4, 8 und 9 erfüllt, ein wesentlich geringeres Risiko hat, mit dem Gesetz in Konflikt zu geraten, als jemand, auf den die Kriterien 1, 5, 6, 7 und 8 zutreffen. Diese letztgenannten fünf Kriterien – »ein grandioses Gefühl der eigenen Wichtigkeit«, »Anspruchsdenken«, »in zwischenmenschlichen Beziehungen ausbeuterisch«, »Mangel an Empathie« und Arroganz (APA 2015 [2013], S. 918) – weisen signifikante Überschneidungen mit der noch verhängnisvolleren Psychopathie-Diagnose auf. Zudem müssen wir anerkennen, dass zwar alle Psychopathen narzisstisch sind, aber nicht alle Narzissten (einschließlich jener, die die Kriterien der NPS-Diagnose erfüllen) psychopathisch.

Selbst die Psychopathie-Diagnose sieht unterschiedliche Schweregrade vor, was die Kriminalität und die forensischen Implikationen betrifft. In den USA ist z. B. ein Wert von mindestens 30 – bei einem Höchstwert von 40 – auf der Psychopathy Checklist-Revised/PCL-R (Hare 2003) erforderlich, um die Diagnose zu rechtfertigen (ein Wert von 25 wird in Kanada und in Europa als ausreichend betrachtet). Die für »Verhalten« typischen Eigenschaften der PCL-R (Gruppe III) sind als Hinweise auf Kriminalität weniger besorgniserregend als die in den anderen drei Gruppen aufgeführten Items. Deshalb ist es wichtig, die diagnostischen *Schlüsselmerkmale* dieser Störungen zu identifizieren – und hervorzuheben. Für die NPS habe ich »grandioses Gefühl der eigenen Wichtigkeit« als wesentliches Merkmal hervorgehoben. Was die Psychopathie betrifft, so halte ich »Gefühlskälte« (»Callousness«) für wesentlich. Als sekundäre Items sind aber für die Diagnostizierung der Psychopathie auch »Hinterlist/manipulatives Verhalten« und »Fehlen von Reue« wichtig. Unterstützt wird die zentrale Bedeutung der Gefühlskälte durch eine aktuelle Studie von Verschuere et al. (2018). Die Autoren untersuchten an drei verschiedenen Forschungsstandorten zwei große amerikanische und ein niederländisches Täter-Sample. Sie evaluierten insgesamt 7450 verurteilte Straftäter sowie Patienten der forensischen Psychiatrie mit der PCL-R und gelangten zu dem Ergebnis, dass Gefühlskälte/Mangel an Empathie in den beiden amerikanischen Samples zentrale und in dem niederländischen Sample »ziemlich zentrale« Eigenschaften waren. Bei den niederländischen Probanden erwiesen sich als noch zentralere Merkmale Verantwortungslosigkeit und eine parasitäre Lebensweise. Die Autoren vermuten, dass möglicherweise kulturelle Unterschiede die Abweichungen zwischen dem niederländischen Sample einerseits und den beiden amerikanischen andererseits erklären können.

Charakteristisch für die Antisoziale Persönlichkeitsstörung (APS) sind laut DSM-4 und DSM-5 Schwierigkeiten, die denen in den Kriterien für die NPS-Diagnose beschriebenen ähneln. Da lediglich drei von insgesamt sieben Merkmalen für die Diagnose erforderlich sind, kommt u. U. schon jemand infrage, der lediglich durch »Impulsivität«, »rücksichtslose Missachtung der eigenen Sicherheit oder der Sicherheit anderer« sowie »durchgängige Verantwortungslosigkeit« auffällt. Eine solche Person wäre aber für die Gesellschaft weit weniger gefährlich als jemand, der es verweigert, »sich in Bezug auf gesetzmäßiges Verhalten gesellschaftlichen Normen anzupassen, was sich in wiederholtem Begehen von Handlungen äußert, die einen Grund für eine Festnahme darstellen«, und der durch »Falschheit, die sich in wiederholtem Lügen, [...] oder dem Betrügen anderer [...] äußert«, sowie durch »fehlende Reue« auffällt (DSM 2015 [2013], S. 903). Die letztgenannten drei Kriterien überschneiden sich mit einigen der stärkeren Psychopathiekriterien. Bei den Insassen von Strafanstalten trägt die forensische Psychiatrie oft maßgeblich dazu bei, Gerichten die Entscheidung zu erleichtern, ob Straftäter aufgrund einer psychischen Erkrankung in einem forensischen Krankenhaus untergebracht werden sollten. Eine große Mehrheit der in Gefängnissen inhaftierten Männer und Frauen erfüllt die diagnostischen Kriterien der Antisozialen Persönlichkeitsstörung. Bei einer signifikanten Untergruppe aber kann anhand der PCL-R-Kriterien eine Psychopathie diagnostiziert werden. Hare et al. (1991) schätzen, dass annähernd 25 % der Gefängnisinsassen beide Störungen aufweisen. Weil es sich bei Psychopathen um eine Population handelt, die auf unsere Behandlungsmethoden praktisch nicht anspricht, und die Wahrscheinlichkeit, dass sie nach der Entlassung weitere Straftaten begehen, darüber hinaus hoch ist, wird die Differenzierung zwischen einer ASPS einerseits und einer ASPS mit gleichzeitiger Psychopathie andererseits hinsichtlich des Schutzes der Öffentlichkeit zu einer wichtigen Aufgabe: Welche Häftlinge sind als rehabilitations- und besserungsfähig einzuschätzen (so dass sie nach Verbüßung ihrer Strafe entlassen werden können), und bei welchen Häftlingen ist die Chance, dass sie auf eine Behandlung ansprechen und schließlich entlassen werden können, eher gering? Solche Entscheidungen zu treffen zählt zu den wichtigen Aufgaben forensischer Psychiater, die in forensischen Psychiatrien arbeiten.

Was den Grad der Gefahr für die Öffentlichkeit anbelangt, so wird die Psychopathie von der Sadistischen Persönlichkeitsstörung (SPS) sogar noch übertroffen. Gleichwohl ist die Diagnose, gelinde ausgedrückt, hochproblematisch. Die 1987 erschienene 3. Auflage des DSM führte acht Kriterien auf, von denen mindestens vier erfüllt sein mussten, um die Diagnose zu rechtfertigen. Deren allgemeine Akzeptanz war indes von merkwürdig kurzer Dauer, denn schon im DSM-4, erschienen 1994, tauchte die SPS nicht mehr auf. Dies war nicht etwa darauf zurückzuführen, dass die Grausamkeiten, die man ihr zugeordnet hatte, plötzlich aus der Mode gekommen waren und sich eine sanftere Spezies aus den Ruinen unserer barbarischen Vergangenheit erhoben hatte. Der Grund war vielmehr politischer Art. Viele Frauen protestierten gegen die SPS als valide diagnostische Entität, weil sie – nicht zu Unrecht – fürchteten, dass Strafverteidiger in Fällen von häuslicher Gewalt oder sogenannter »Gewalt durch Beziehungspartner« (z. B. bei brutalen, lebensbedrohlichen Angriffen durch einen Sexualpartner) auf die SPS-Diagnose verweisen würden, um die Täter unter Berufung auf eine »psychiatrische Erkrankung« zu »entlasten« oder die Schwere des Verbrechens vor Richtern und Geschworenen herunterzuspielen. Das DSM-3 führte insgesamt acht diagnostische Kriterien auf; dasjenige, das der Kernbedeutung von »sadistisch« am nächsten kam, war das erste: »Benutzt Grausamkeit oder Gewalt, um Dominanz herzustellen.« Das zweitwichtige Element war das vierte: »Empfindet Freude am psychischen oder physischen Leiden anderer (Tiere inbegriffen).« In einem deutschen Sample forensischer Patienten korrelierte Tierquälerei mit sadistischen Verbrechen; dies galt nicht für Straftaten mit psychopathischem Hintergrund, bei denen die Täter in der Vergangenheit keine Tiere misshandelt hatten (Stupperich & Strack 2016). Stupperich und Strack vertreten die Ansicht, dass die Misshandlung von Tieren mitunter einen Vorläufer sadistischer Straftaten gegen Menschen darstellt und dass sie mit Kaltherzigkeit/Gefühllosigkeit korreliert, also mit Eigenschaften, die die psychopathische und die sadistische Persönlichkeit gemeinsam haben (das Item »Grausamkeit und Gewalt, um Dominanz herzustellen«, entspräche der unter Psychopathie gelisteten Gefühlskälte). Beispielsweise hegen die meisten Kinder, selbst wenn sie von ihren Eltern körperlich und verbal misshandelt werden, liebevolle Gefühle für kleine Tiere (Katzen, Kaninchen, Eichhörnchen), von denen sie nicht verletzt werden und die mitunter sogar ihre einzige Quelle des Trostes und der Aufmunterung ist. Wenn ein Kind Tiere grausam behandelt, hat es sich von der Empathie und Zuneigung, die »Streichel«tiere normalerweise in jedem von uns wecken, radikal abgewendet. Dies gilt insbesondere für kleine Kinder.

Das Konzept des malignen Narzissmus wurde von Otto Kernberg (1997 [1992]) formuliert. Definierende Eigenschaften dieser Störung sind antisoziales Verhalten, ich-syntoner Sadismus und eine paranoide Einstellung (S. 103). Neben diesen pathologischen Persönlichkeitszügen findet man eine paradox anmutende Fähigkeit, der eigenen Gruppe gegenüber loyal zu sein und Anteil an Anderen zu nehmen – zumindest, solange sie nicht zur »Feindesgruppe« zählen. Dass diese diagnostische Entität auf zahlreiche der muslimischen Extremisten oder »Dschihadisten« zutrifft, die zu den Verantwortlichen für die Anschläge vom 11. September 2001 gehörten, oder auf die Mörder der Jesiden im Nordwesten des Irak, die viele Frauen bei lebendigem Leib in Metallkäfigen verbrannten, vermag nicht zu überraschen (Murad 2019 [2017]). Kliniker werden gelegentlich mit weniger dramatischen Beispielen für malignen Narzissmus konfrontiert, wenn sich Patienten unter einem therapeutischen Blickwinkel als schwierig erweisen. Ich erinnere mich in diesem Zusammenhang an meine Arbeit mit einem Mann mittleren Alters, der ursprünglich aus Zentralamerika stammte und tief in der Machismo-Kultur verwurzelt war. Er besaß ein kleines Geschäft in New York und wurde von seinen Angestellten als »Boss aus der Hölle« betrachtet, weil er jeden, der seinen Erwartungen und Ansprüchen nicht gerecht wurde, mit Schmähungen zu überschütten pflegte. Attraktiv und viril, unterhielt er Affären oder One-night-Stands mit Frauen, die er während seiner zahlreichen Geschäftsreisen zufällig kennenlernte, obgleich er sich seiner Ehefrau in tiefer Loyalität verbunden fühlte. Wenn es ihr jedoch nicht gelang, das Abendessen in exakt dem Moment zu servieren, in dem er von der Arbeit nach Hause kam, brachte er es fertig, den gedeckten Tisch umzukippen, so dass die gefüllten Schüsseln und Teller auf dem Boden landeten. Wenn sie drohte, ihn zu verlassen, weinte er unkontrollierbar, wurde vorübergehend suizidal und musste kurzzeitig stationär behandelt werden. Er hatte das Gefühl, dass die Angehörigen seiner Frau »gegen« ihn seien, begriff aber nicht, dass die kaum verhüllte Verachtung, die er ihnen gegenüber empfand, sie ihm im Laufe der Jahre entfremdet hatte, so dass sie ihn mittlerweile wirklich nicht mehr mochten und ihm misstrauten. Dies verweist auf einen weiteren Persönlichkeitszug des malignen Narzissten, nämlich auf die Tendenz, Konflikte zu externalisieren, anderen Schuld zuzuschreiben (die von Kernberg erwähnte »paranoide« Einstellung), und eine bestenfalls bescheidene Fähigkeit zur Selbstreflexion. Diese innere Haltung erweist sich im Laufe einer Psychotherapie als Hemmnis, denn Selbstreflexion und die Fähigkeit, eigene fehlangepasste Tendenzen anzuerkennen, sind am therapeutischen Erfolg maßgeblich beteiligt.

Niccolò Machiavelli (1469–1527) schrieb sein Werk *Il Principe* zwar bereits 1513, doch zunächst kursierte es lediglich in einigen wenigen Abschriften, bis schließlich nach seinem Tod 1532 eine Druckfassung veröffentlicht wurde. Machiavelli selbst war ein Mann konventioneller Moral und Sitten. Doch weil sein Buch eine konsequente Summa des Wissens über den Charakter politischer Führer (»Fürsten«) und die Taten bedeutender Männer darstellte, bezeichnet der Begriff »machiavellistisch« heute eine Persönlichkeitskonfiguration, die sich von Machiavellis eigenem Charakter erheblich unterscheidet. Der Fürst – oder ideale Führer – ist ein amoralischer, berechnender Tyrann, für den der Zweck jedes Mittel heiligt (Wikipedia: »Der Fürst«). Zwar wäre es laut Machiavelli begrüßenswert, wenn der Fürst sowohl geliebt als auch gefürchtet würde. Weil sich diese Kombination aber schwerlich realisieren lässt, ist es besser, Furcht zu verbreiten. In der Psychologie der vergangenen Jahre bezeichnet der Begriff »Machiavellismus« die eigennützige Manipulation anderer Menschen (Harley Therapy 2015). Die Sozialpsychologen Richard Christie und Florence Geis beschrieben eine »dunkle Trias« von Persönlichkeitseigenschaften bei Menschen, die Andere *ausbeuten*, um ihre eigenen Bedürfnisse zu befriedigen, und dabei u. U. an die Grenze dessen gehen, was gesellschaftlich toleriert wird, oder die Grenze zu Unrechtmäßigkeit oder Kriminalität sogar überschreiten (Christie & Geis 1970). Die beiden anderen Komponenten der Trias sind *Narzissmus* – etwa die Überzeugung, dass man es verdient, von anderen bewundert und als etwas »Besonderes« behandelt zu werden – und *Psychopathie* (manchmal auch als »Soziopathie« bezeichnet), d. h. vor allem Kaltherzigkeit und Gefühllosigkeit gegenüber den Bedürfnissen Anderer. Weil der Begriff »Machiavellismus« vor allem die Ausnutzung Anderer hervorhebt, kann er unter die Narzisstische Persönlichkeitsstörung (NPS) subsumiert werden, denn eines ihrer diagnostischen Kriterien ist das »ausbeuterische« Verhalten in zwischenmenschlichen Beziehungen. Andere Autoren bezweifeln, dass zwischen Machiavellismus und Psychopathie überhaupt ein Unterschied besteht (Miller et al. 2017). Weil die eigennützige Manipulation anderer Menschen in der PCL-R einem Item der Gruppe 1 entspricht (manipulierend, betrügerisch), fügt »machiavellistisch« der hier beschriebenen Konstellation nichts hinzu. Mittlerweise ist das Narzissmus-Konzept so breit gefasst, dass es die Psychopathie miteinschließt. Letztere kann im Grunde als eine *Spezies* der *Gattung* Narzissmus verstanden werden. Die »dunkle Trias« erweist sich auf dem Gebiet der forensischen Psychiatrie zur

Kennzeichnung eines nicht-gewalttätigen Typus der narzisstischen Störung als hilfreich, dem man etwa in der Geschäfts- und politischen Welt begegnet. In der Geschäftswelt wäre Bernard Madoff ein Beispiel: Ein Hochstapler, der Investoren um Milliarden von Dollars betrog, Andere aus eigennützigen Zwecken manipulierte und als »Soziopath« betrachtet wurde. Über den ehemaligen US-Präsident Richard Nixon ist bekannt, dass er seiner Karriere mit »Gaunereien« verschiedener Art nachgeholfen hatte. Als er 1950 in Kalifornien für den US-Senat kandidierte und dabei gegen die ehemalige Schauspielerin Helen Gahagan Douglas antrat, hatte die »rote Angst« (die Furcht vor dem Kommunismus und dem »roten« Russland) ihren Höhepunkt erreicht. Damals ließ Nixon Flugblätter auf rosafarbenem Papier drucken, um auf diese Weise anzudeuten, dass Douglas etwas für den Kommunismus übrig habe. Ihren Ehemann, den Schauspieler Melvyn Douglas, pflegte er bei seinem jüdischen Geburtsnamen Hesselberg zu nennen. Der Trick verhalf Nixon zum Wahlsieg über Douglas. Den Schriftsteller und Journalisten Greg Mitchell inspirierte er zu einem Buch über sein skrupelloses Manipulationsverhalten (Mitchell 1998).

Ein weiteres Problem, das der Begriff der »dunklen Trias« aufwirft, besteht darin, dass das Psychopathie-Element allzu breit definiert und deshalb in der forensischen Psychiatrie nur von begrenztem Nutzen ist. Wäre der Begriff enger und präziser, d.h. im Sinne Hares, definiert, wüssten Vertreter des Justizwesens, der Psychiatrie, des Journalismus und der Medien, dass jemand, der als »Psychopath« bezeichnet wird, mit hoher Wahrscheinlichkeit männlich, vorbestraft und gewaltbereit ist und über eine extrem begrenzte Fähigkeit verfügt, auf Therapien, gleich welcher Art, anzusprechen. In der Länge und Breite der Gesellschaft aber gibt es Personen, die weniger gefährlich und besser behandelbar sind und genügend psychopathietypische Eigenschaften aufweisen, um als Psychopathen bezeichnet zu werden, doch gleichzeitig genügend (weniger besorgniserregende) Unterschiede, um nach Meinung mancher forensischer Experten weniger alarmierende diagnostische Kennzeichnungen zu rechtfertigen. Ein Beispiel ist die »Soziopathie«. In seiner umfassenden Monographie über antisoziale Persönlichkeiten hat David Lykken (1995) eine große Familie schwerer Störungen mitsamt ihren Subtypen beschrieben. Die von ihm zentral genannten Störungen sind die Soziopathische Persönlichkeit, die Psychopathische Persönlichkeit und die Charakterneurosen. Unter »Soziopathie« definiert er zwei weitere Ebenen. Die erste enthält die Subtypen »gewöhnlich« [»Common«], »entfremdet« [»Alienated«], »aggressiv« und »dissozial«. Unterhalb dieser Ebene führt er die Subtypen des »entfremdeten Soziopathen« auf, d.h. den »von Beziehungen abgespaltenen«, den »disempathischen«, den »feindseligen« und den »betrogenen/übervorteilten« Typus (S.23). Lykken zufolge sind »gewöhnliche« Soziopathen in der Gesellschaft besonders weit verbreitet. Er bezeichnet sie auch als »subkulturelle Delinquenten« und führt ihre steigende Anzahl auf »inkompetente Erziehung durch die Eltern« zurück. Er beschreibt sie als »wilde Geschöpfe, nicht domestizierte Räuber, [...] die den Gesellschaftsvertrag nie unterzeichnet haben« (S.22). Der »disempathische« Soziopath ist laut Lykken in der Lage, seine Familie und seine Partnerin emotional zu besetzen, doch sein Empathievermögen ist stark eingeschränkt, und er behandelt die meisten Menschen wie »Gegenstände« (S.26). »Aggressive« Soziopathen fühlen sich stark, wenn sie Andere verletzen oder tyrannisieren können. Sie finden sich in den Reihen der Vergewaltiger, Raubtäter und anderer gewaltbereiter Krimineller (S.28). Zahlreiche Vertreter der forensischen Psychiatrie wären heute der Ansicht, dass die von Lykken beschriebenen aggressiven Soziopathen Hares Psychopathie-Kriterien erfüllen. Doch Lykken hat für die Psychopathie eine ebenso komplexe Taxonomie formuliert wie für die Soziopathie. Auch für die Psychopathie beschreibt er unter der »psychopathischen Persönlichkeit« zwei Ebenen. Auf der ersten finden sich die »primären«, »sekundären«, »missgestimmten« und »charismatischen« Psychopathen, eine Stufe tiefer unter dem missgestimmten Typus der »epileptische«, der »cholerische«, der »hypersexuelle« und der »hysterische« Psychopath sowie der Psychopath »mit pathologischen Bedürfnissen«. Lykken vermutet, dass zu dem übertrieben zornigen (cholerischen) Typus bestimmte Männer zählen, die zum Zweck des Muskelaufbaus Steroide im Übermaß konsumieren, denn Steroide können eine mörderische (zumindest aber gravierende) Aggressivität auslösen.

Ich erinnere mich in diesem Zusammenhang an die Schlagzeilen, die ich 1986 während meiner ersten Australienreise in den Zeitungen las. Es ging um die Festnahme von Nathan Jones, einem 2,31 m großen Muskelprotz, der sich die Polizisten, die ihn verhaften wollten, wie Puppen über die Schultern warf. Nicht weniger als drei Dutzend Männer waren erforderlich, um ihn niederzuringen. Jones war in Neuseeland aufgewachsen. Sein Vater hatte ihn körperlich misshandelt und gedemütigt und den Jugendlichen einen Schwächling und »Feigling« geschimpft. Dies veranlasste Nathan, sich mit Wachstumshormonen und Steroiden vollzupumpen und rund um die Uhr zu trainieren, um Muskeln aufzubauen. Das Ergebnis waren seine ungeheure Körpergröße und entsprechende Muskelmassen, damit einhergehend aber auch die Wut und Gewaltbereitschaft, die unter Männern, die diesen Weg einschlagen, sehr häufig anzutreffen sind. In seinen Zwanzigern wanderte er nach Australien aus und wurde in der Folgezeit immer wieder wegen gewalttätiger Auseinandersetzungen und Überfälle verhaftet. Als man ihn schließlich zu einer Gefängnisstrafe verurteilte, fand der Steroidmissbrauch ein Ende. Bei meinen späteren Aufenthalten in Australien erfuhr ich, dass Jones, auch wenn er natürlich weiterhin 2,31 m maß, mittlerweile wesentlich entspannter war, einen freundlichen, sympathischen Eindruck machte und von seinen Mitmenschen nicht mehr als Bedrohung empfunden wurde. Dass er sich jahrzehntelang auf psychopathische Pfade verirrt hatte (auch wenn er vermutlich selbst in seinen schlimmsten Phasen nie einen PCL-R-Wert von 30 erreicht hätte), lässt sich vielleicht am ehesten mit einer »sekundären« Psychopathie erklären, nicht aber mit einer hereditären (in höherem Maß behandlungsresistenten). Diese Geschichte mag als Einführung in einen ausführlicheren Rückblick auf die Debatte über primäre und sekundäre Psychopathie dienen.

Noch bevor Hare und seine Mitarbeiter die strenger definierten Kriterien der Psychopathie formulierten, galt die fehlende Empathie als Schlüsselmerkmal der Störung, seit Hervey Cleckley (1941) den Begriff in einem konsequent gesetzesorientierten Sinn formuliert und seine Verwendung auf den gewohnheitsmäßigen und häufig eklatanten (in vielen Fällen durch übermäßigen Alkoholkonsum unterstützten) Verstoß gegen das Recht beschränkt hatte. Dies stand im Widerspruch zu Kraepelins Definition aus den 1890er Jahren, die lediglich auf die griechische Etymologie des Wortes abhob und Psychopathie infolgedessen als »Geisteskrankheit« (oder »geistig krank«) definierte. Gleichwohl kommt Kraepelin (1915) unserer heutigen Verwendung des Begriffs »Psychopathie« in einem Teil seines Opus magnum durchaus nahe, wenn er unter der Kapitelüberschrift »Die psychopathischen Persönlichkeiten« u. a. Personen beschreibt, die weniger gefährlich als vielmehr störend und lästig sind: die Haltlosen, der Triebmensch, die Verschrobenen und die Erregbaren. Es folgen Typen, von denen größere Gefahr ausgeht, nämlich die Lügner und Schwindler, unter ihnen Zechpreller, Kurpfuscher, Verschwendungssüchtige und Hochstapler. Als letzte und gefährlichste Typen führt Kraepelin auf: die Gesellschaftsfeinde und die Streitsüchtigen. In einer kurzen Passage erwähnt er auch eine seiner Ansicht nach *hereditäre* Anomalie der Persönlichkeit, nämlich eine »angeborene Gemütlosigkeit« (S. 2106), die mit der später so genannten »primären Psychopathie« vergleichbar ist. Kraepelin brachte die »psychopathischen Persönlichkeiten« allerdings nicht mit Gewaltverbrechen in Verbindung, wie es heute allgemein der Fall ist. Stattdessen beschrieb er in einem vorangegangenen Kapitel unter der Überschrift »Impulsives Irresein« verschiedene Formen von Schwerverbrechen. Hierbei geht es um Personen, die der Brandstiftung, des Mordes, der Vergiftung, der Kleptomanie und der Kaufsucht für schuldig befunden wurden. Obwohl es auch zu Kraepelins Zeiten Vergewaltigungen gab, taucht dieses Verbrechen in seinem Index ebenso wenig auf wie Massenmorde, geschweige denn sexuell motivierte Serienmorde, die heutzutage (im Grunde seit den 1960er Jahren) Schlagzeilen machen, zu Kraepelins Zeiten aber eher selten waren. Der Begriff »Narzissmus« findet sich in Kraepelins Lehrbuch nur ein einziges Mal (S. 1918), und zwar im Zusammenhang mit der Masturbation: »Ein [...] Kranker vollzog gewissermaßen mit seinem eigenen Spiegelbilde den Koitus. Man bezeichnet diese ›autoerotische‹ Abart der Onanie als ›Narzissmus‹« (S. 2018).

Im selben Jahr, in dem Cleckleys Buch erschien, plädierte Ben Karpman in einem Aufsatz dafür, zwei Formen der Psychopathie anzuerkennen, nämlich eine primäre und eine sekundäre (Karpman 1941). Seine Unzufriedenheit war auf die Tendenz der damaligen amerikanischen Psychiatrie zurückzuführen, Psychopathie lediglich auf einer »oberflächlichen deskriptiven Ebene« zu definieren, ohne die zugrundeliegende Dynamik zu berücksichtigen, d. h. auch der Motivation des Verhaltens Rechnung zu tragen (Karpman 1948). Karpman behauptete, dass die *primäre Psychopathie* eine Störung sei, die hereditäre Faktoren zu erkennen gebe: der Betroffene wird mit dieser Tendenz geboren. Hingegen zählen zur *sekundären Psychopathie* »psychotische und neurotische Fälle mit einem starken antisozialen oder delinquenten Aspekt« (Karpman 1948). Personen mit sekundärer Psychopathie können Empathie und Schuldgefühle empfinden, verhalten sich aber infolge früher Misshandlungs- oder Vernachlässigungserfahrungen oder anderer widriger äußerer Umstände antisozial. Diese äußeren Verhältnisse lassen eine emotionale Störung entstehen, die den Betroffenen zu antisozialen Verhaltensweisen prädisponiert; weil sie aber nicht hereditär fixiert ist, besteht die Aussicht auf Rehabilitationsfähigkeit und akzeptables Sozialverhalten.

Auch Blackburn (1975) vertrat das Konzept einer *sekundären* Psychopathie, indem er auf bestimmte Personen verwies, die feindselig und aggressiv, gleichzeitig aber ängstlich und emotional sind. Er beschrieb eine Ähnlichkeit zwischen Patienten mit sekundärer Psychopathie und bestimmten Patienten mit Borderline-Persönlichkeitsstörung (BPS), die z. T. ein solches Übermaß an Borderline-Persönlichkeitszügen – Impulsivität, unangemessene Wut und instabile zwischenmenschliche Beziehungen – aufweisen, dass sie den – gelegentlich so genannten – »sekundären Psychopathen« ähneln. Kurzum, der primäre (»geborene«) Psychopath leidet unter einem emotionalen *Defizit*, ist aber emotional eher stabil und wenig ängstlich, während der sekundäre Psychopath unter einer emotionalen

Störung leidet, emotional instabil ist und große Angst hat (Vidal et al. 2010).

4.3.2 An der Schnittstelle von forensischer Psychiatrie und Narzissmus

Strafverteidiger, Staatsanwälte und Richter nehmen die Dienste forensischer Psychiater vor allem in drei wichtigen Bereichen in Anspruch. Der *erste* betrifft die psychologische Begutachtung nicht gewalttätiger Personen, die sich in Rechtsstreitigkeiten verstrickt haben, deren Klärung die Begutachtung der psychischen Gesundheit bzw. der (juristisch definierten) Zurechnungsfähigkeit einer der Parteien voraussetzt. Der *zweite* Bereich betrifft Strafsachen und Personen, die wegen bekannter oder vermuteter psychischer Erkrankung in spezielle forensische Kliniken eingewiesen wurden und deren Behandlung bzw. Entlassungsfähigkeit von der Begutachtung durch forensische Experten abhängt. Im *dritten* Bereich geht es um bereits verurteilte Strafgefangene, die sich schwerer Vergehen, in der Regel Gewaltverbrechen, schuldig gemacht haben. In diesem Bereich haben Gerichtspsychiater die Aufgabe, zu klären, ob möglicherweise mildernde Umstände vorliegen, die für das weitere Schicksal des Häftlings relevant sind – zum Beispiel eine Gehirnverletzung, Intelligenzminderung, vermuteter Missbrauch, Ausbruch einer zuvor nicht bekannten Psychose usw. Ein weniger häufig anzutreffender, aber hochumstrittener Aspekt dieses dritten Bereichs ist in US-Bundesstaaten von Belang, in denen Strafgefangene zum Tode (oder zu einer lebenslangen Haftstrafe ohne Aussicht auf Strafaussetzung) verurteilt wurden. Hier werden forensische Psychiater von beiden Seiten beauftragt, zu klären, ob die schwere Strafe vollzogen werden sollte oder ob Faktoren, die das geistig-psychische Funktionieren des Verurteilten beeinträchtigen, dem entgegenstehen. Gewalttätige – mehrheitlich männliche – Häftlinge weisen häufig die malignen Eigenschaften einer Narzisstischen Persönlichkeitsstörung auf, also ausbeuterisches Verhalten, Arroganz und fehlende Empathie.

Der erste Bereich

Die Scheidungsraten sind seit Mitte der 1960er Jahre deutlich angestiegen, und zwar nicht nur in den USA und Kanada, wo sie nach aktuellen Erhebungen annähernd 48 % betragen, sondern auch in vielen europäischen Ländern: Deutschland (41 %), Großbritannien (42 %), Ungarn (45 %), Schweden 47 %), Russland (52 %), Belgien (61 %) und Portugal (71 %). In den 1950er Jahren erlebten 11 % der Kinder, dass ihre Eltern sich scheiden ließen, seit den 1970er Jahren ist die Hälfte der Kinder davon betroffenen (Wikipedia: »Divorce Demography«). Angemessen reife Eltern können die Sorgerechtsfragen auf entsprechend reife und für das Wohlergehen der Kinder möglichst unproblematische Weise klären. Doch in den vergangenen Jahrzehnten ist die Anzahl hässlicher, destruktiver Sorgerechtsauseinandersetzungen, die – oft mit schrecklichen Konsequenzen – schließlich vor Gericht landeten, gestiegen. Dazu zwei Beispiele:

Fallbeispiel

1. Beispiel

Ein 52-jähriger Mann warb um eine Frau, die halb so alt war wie er, und heiratete sie. Die beiden bekamen zwei Kinder. Das Sexualleben dieses sehr wohlhabenden Mannes hatte sich zuvor mit Prostituierten, einschließlich minderjähriger Mädchen in Mittelamerika, wo er einen Zweitwohnsitz besaß, und mit Frauen in Massagesalons abgespielt. Er war herrschsüchtig und uneinfühlsam und verbrachte nie eine ganze Nacht im Bett seiner Ehefrau, sondern zog sich nach dem Sex in seine eigenen Räume zurück. Er verlangte, dass seine Frau sämtliche

Körperhaare (außer dem Kopfhaar) entfernte, so dass sie den jungen Mädchen ähnelte, die er als Sexualpartnerinnen bevorzugte – auch während seiner insgesamt sechsjährigen Ehe. In diesen Jahren steckte er seine Frau mit drei verschiedenen sexuell übertragbaren Krankheiten an. Von den in Tab. 4.3-1 aufgeführten Eigenschaften der NPS wies er # 2, 5, 6, 7 und 8 auf. Als die gemeinsame Tochter fünf Jahre alt war, ließ er sie gelegentlich nach seiner Rückkehr aus einem Massagesalon bei sich im Bett schlafen. Dabei war er nackt. Seine Frau fand dies in höchstem Maß unangemessen und stellte ihn zur Rede. Daraufhin stieß er sie gegen einen Tisch, brach ihr mehrere Rippen und verpasste ihr später durch einen Schlag ins Gesicht noch ein blaues Auge. Völlig verängstigt suchte sie einen Psychiater auf, der ihr Benzodiazepine in geringen Mengen verschrieb. Nach wenigen Monaten setzte sie die Medikamente ab und leitete die Scheidung ein. Im folgenden Sorgerechtsstreit forderte ihr Mann das alleinige Sorgerecht für beide Kinder. Da er finanziell im Vorteil war, konnte er aggressive Anwälte anheuern, die die Mutter als »süchtig« und als »Gefahr für die Kinder« diffamierten. Das Gericht sprach ihm das Sorgerecht zu. In seiner Boshaftigkeit und Entschlossenheit, den Prozess zu gewinnen, setzte der Vater sich über die Interessen der Kinder hinweg und verwehrte es ihnen, bei ihrer wesentlich liebevolleren und empathischen Mutter zu leben. Er selbst verbrachte wenig Zeit mit ihnen, und als beide Kinder nach einigen Jahren den dringenden Wunsch äußerten, zur Mutter zu ziehen, gab er nach. Der gleiche Narzissmus, der ihn ursprünglich bewogen hatte, um jeden Preis zu »gewinnen«, veranlasste ihn nun, die Kinder, die ihm im Grunde gleichgültig waren, weitgehend der Mutter zu überlassen.

Fallbeispiel

2. Beispiel

Eine Frau Ende 30 stritt sich mit ihrem Mann um das alleinige Sorgerecht für ihre achtjährige Tochter. Der Vater des Mädchens, Manager in einem großen Unternehmen, war ihr fünfter Ehemann gewesen und hatte sich wegen ihrer zahlreichen Affären von ihr scheiden lassen. Nicht anders war es ihr mit ihren früheren Ehemännern ergangen. Nur wenige Monate nach ihrer vierten Hochzeit hatte sie ihrem damaligen Mann, einem Armeeoffizier, eröffnet, schwanger zu sein – nicht wissend, dass er nach einer Vasektomie zeugungsunfähig war. Er ließ sich wegen ihrer Untreue von ihr scheiden. Der erste Ehemann hatte sie verlassen, nachdem sie ihn durch eine vorgetäuschte Schwangerschaft zur Heirat verführt hatte. Von ihrem zweiten Ehemann hatte sie einen Sohn, der zur Zeit des Sorgerechtsstreits 17 Jahre alt war. Diese Frau hatte sich im Laufe der Jahre zahlreicher Diebstähle und Verkehrsdelikte schuldig gemacht, war aber immer wieder davongekommen, weil sie die Anwälte und einmal sogar einen Richter verführte. Bevor der Sorgerechtsstreit vor Gericht kam, hatte das Mädchen eine Hälfte der Zeit bei der Mutter und die andere beim Vater verbracht. Die Mutter ließ es aber oft allein, um in Bars Männer aufzureißen, mit denen sie dann Sex hatte. Manchmal lief das Mädchen frühmorgens allein durch die Straße und bekam von Nachbarn Frühstück. Ich war von den Anwälten des Vaters als Sachverständiger hinzugezogen worden und führte mit der Mutter mehrere Gespräche. Dabei konnte ich mich nicht nur über ihre Promiskuität informieren, sondern auch einen PCL-R-Wert von 32 ermitteln – einen Wert also, der die Diagnose Psychopathie rechtfertigte. Der Richter sprach dem Vater, der mittlerweile mit einer besser geeigneten Frau verheiratet war, das Sorgerecht zu. Das Paar zog die Tochter, die heute Ende 20 ist, zusammen mit einem Kind groß, das die Frau mit in die Ehe gebracht hatte.

Der zweite Bereich

Nur selten erfüllen Patienten, die in forensische Kliniken eingewiesen werden, die Kriterien einer Psychopathie. Zumeist leiden sie an Psychosen mit hereditärer Prädisposition, an drogeninduzierten Psychosen oder an Psychosen infolge schwerer Hirnverletzungen.

Die meisten Patienten haben schwere Straftaten begangen; einige wollten illegale Drogen verkaufen, gerieten aber an verdeckt ermittelnde Polizisten und wurden verhaftet. Das Rechtssystem behandelt Wiederholungstäter mitunter allzu nachsichtig und rehabilitationsfähige Patienten mit guter Charakterstruktur allzu streng.

Fallbeispiel

1. Beispiel

Ein Mann Ende 40 war zwei Wochen nach seiner Entlassung aus einem Allgemeinkrankenhaus in eine forensische Klinik eingewiesen worden. Schon während seiner Adoleszenz hatte man ihn wegen Diebstahls und Gewalttätigkeit wiederholt verhaftet. Sein Strafregister wies 83 Freiheitsstrafen auf, die er in Zuchthäusern, Strafanstalten, Kliniken und forensischen Psychiatrien verbracht hatte – zumeist wegen drogeninduzierter wahnhafter Episoden. Er konsumierte Marihuana, Kokain, Alkohol und Designerdrogen wie Phencyclidin (»Engelsstaub«) und Halluzinogene (Psilocybin/»Zauberpilze«) Der letzten Einweisung in eine forensische Psychiatrie war ein Vergewaltigungsversuch vorausgegangen. Er hatte die Frau angegriffen, als sie den Fahrstuhl betrat. Weil er keine Erektion bekam und die Frau nicht auf »normale« Weise vergewaltigen konnte, wurde er wütend und stieß ein Metallrohr in die Vagina des Opfers. Schwere Verletzungen und starke Blutungen waren die Folge. Der Mann wurde rasch verhaftet und wegen seiner Reizbarkeit und Bewusstseinstrübung in die forensische Klinik eingewiesen, in der er zuvor schon viele Male gewesen war. Eine sorgfältige Anamnese ergab, dass er kaum je länger als einen Monat in Freiheit verbracht hatte. Der Vergleich zwischen den Phasen »draußen« und »drinnen« zeigte klar, dass dieser Mann unfähig war, Schwierigkeiten aus dem Weg zu gehen (Hemphill et al. 1995). Das Gesetz verlangt, dass bei sämtlichen Einweisungen in forensische Kliniken zum Abschluss des Erstberichts über neue Patienten grundsätzlich Möglichkeiten empfohlen werden, um die Besserungschance mit Blick auf eine künftige Freilassung zu optimieren. Ich berücksichtigte in meinem Bericht das Verhältnis der Zeiträume, die der Mann in Freiheit und in Gefängnissen bzw. Kliniken verbracht hatte. Er war nun zum 84. Mal eingewiesen worden, und zwar für ein außergewöhnlich brutales Vergehen. Weil seine Psychopathie (in Kombination mit einer fluktuierenden psychischen Störung) außer Frage stand, empfahl ich, ihn nie wieder freizulassen. Schließlich hatte er sein letztes Opfer beinahe umgebracht, und ich war überzeugt, dass er nach einer Freilassung mit annähernd 100 %iger Sicherheit erneut straffällig werden würde.

Fallbeispiel

2. Beispiel

Ein dunkelhäutiger, sehr religiöser Mann, der als Tischler arbeitete, war seit 15 Jahren verheiratet und hatte eine 13-jährige Tochter. Weil seine Frau Jura studieren wollte, nahm er Zusatzarbeiten an, um die Studiengebühren zahlen zu können. Nach der Hälfte des Studiums verliebte sie sich in einen Kommilitonen und erklärte ihrem Mann schließlich, dass sie die Scheidung wolle, um den Studenten heiraten zu können. Dies rief so tiefe Gefühle der Demütigung und Wut in ihm hervor, dass er ihr eines Tages, als sie das Haus verließ, mit einem Gewehr ins Gesäß schoss. Sie war nicht ernsthaft verletzt, aber er floh in einen anderen Teil des Landes, 2000 km weit entfernt. In seinem ganzen Leben hatte er nie zuvor gegen ein Gesetz verstoßen. Zwei Wochen nach dem Vorfall hatte er einen Albtraum, in dem Gott zu ihm sprach und ihm sagte, er habe Schlimmes getan, müsse nach Hause zurückkehren und sich der Polizei stellen. Dies tat er. Er legte ein Geständnis ab, und weil sein Denken paranoid wirkte, lieferte man ihn mit Verdacht auf Schizophrenie in eine forensische Klinik ein. Hier sollte er bis zur Wiederherstellung der Verhandlungsfähigkeit behandelt werden. Ich wurde ihm als Psychiater zugeteilt und lernte einen ehrbaren Mann kennen, der allerdings extrem verbittert war und die Unzuverlässigkeit von

Frauen – deren schlimmstes Beispiel seine Ehefrau war – gar nicht streng genug verurteilen konnte. Während unserer Sitzungen versuchte ich, ihm dabei zu helfen zu begreifen, dass es für ihn als gläubigen Menschen besser wäre, sich mit dem Betrug durch seine Frau und mit der Scheidung abzufinden. Da er selbst gerade erst 40 Jahre alt war, hätte er, so sagte ich, gute Aussichten, eine Frau zu finden, die ihn im Unterschied zu seiner Ex wertschätzen würde. Er war ein moralistischer, starr denkender, zu Gefühlsausbrüchen neigender Mensch, und die Untreue seiner Frau hatte ihn bitter und misstrauisch gemacht. Aber dieser Mann war weder narzisstisch noch psychopathisch.

Der dritte Bereich

Gelegentlich werden forensische Psychiater beauftragt, Anschuldigungen wegen ungerechter oder gesetzeswidriger Behandlung zu überprüfen, die Häftlinge gegen Angehörige des Wachpersonals oder der Gefängnisverwaltung erheben. In diesem Fall muss der Psychiater die Frage klären, ob die Beschuldigungen berechtigt sind oder ob es dem Häftling lediglich um Schikane geht oder er prozesssüchtig ist. In ernsteren Fällen, vor allem wenn die Höchststrafe (ggf. die Todesstrafe) verhängt wurde, ist es die Aufgabe des Psychiaters, herauszufinden, ob die Behauptungen triftig sind oder ob womöglich eine unvermutete psychische Erkrankung oder andere mildernde Umstände vorliegen.

Fallbeispiel

1. Beispiel

Vor einigen Jahren strengte ein Mann, der bereits zu maximaler Sicherheitsverwahrung verurteilt worden war, Klage gegen den Gefängnisdirektor an, weil ihn bei seiner ersten Festnahme angeblich mehrere Aufseher anal vergewaltigt hatten. Man hatte ihn verhaftet, weil er seine sieben Kinder über den Großteil des Tages an den Wänden seiner Wohnung festgekettet hatte. Sie durften die Wohnung nicht verlassen, d. h. auch nicht zur Schule gehen. Der Staat beauftragte mich, den Mann psychiatrisch zu untersuchen und zu klären, ob seine Beschuldigungen der Wahrheit entsprachen. Auf mich machte er einen feindseligen, bedrohlichen, unsympathischen Eindruck. Er hatte eine tödliche Angst vor Homosexualität und zwang seine 15-jährige Tochter, bei ihm und seiner Frau ihm Bett zu schlafen. Er hatte Sex mit dem Mädchen, um, wie er erklärte, auf diese Weise sicherzustellen, dass sie nicht homosexuell werden würde. Er behauptete auch, zum Islam konvertiert zu sein und Arabisch zu sprechen, doch als ich (der ich die Sprache beherrsche) ihn bat, mir die Bedeutung mehrerer einfacher arabischer Wörter zu erklären, kannte er keines von ihnen. Seine Vorgeschichte und seine Selbstdarstellung standen mit der Diagnose einer Psychopathie (und deshalb auch des Narzissmus) im Einklang – pathologisches Lügen, ausbeuterisches Verhalten gegenüber Anderen und Gefühllosigkeit waren auffällige Charakterzüge. Ich vertrat die Ansicht, dass seine Vorwürfe gegen die Aufseher ein Trick seien, um sich Vorteile und ggf. sogar eine finanzielle Entschädigung zu verschaffen. Die Gefängnisleitung erkannte meine Beurteilung an.

Fallbeispiel

2. Beispiel

Zwar ist der Narzissmus an der Psychopathie beteiligt, doch gibt es Gewalttäter mit dermaßen auffälligen narzisstischen Eigenschaften, dass diese neben den übrigen psychopathischen Persönlichkeitszügen besondere Aufmerksamkeit verdienen. Ein Beispiel ist der Kanadier Eric Newman (Carter 2015). Als Teenager fiel er durch extreme Eitelkeit auf. Er war von seinem Aussehen, aber auch von der Idee, berühmt zu werden, besessen. Mit 20 begann er sein Leben als Stripper und professioneller Begleiter und spielte in Schwulenfilmen mit. Er benutzte zahllose Pseudonyme, ist aber v. a. unter dem Namen »Luka Magnotta« bekannt. In seinen Zwanzigern drehte er ein Video, in dem er junge Katzen tötete: Er steckte die Tiere in Plastiksäcke, denen er dann mit einem Staubsauer die Luft entzog. Er prahlte damit, »noch weiter zu gehen«, Menschen umzubringen und sich nie fassen zu lassen – Teil seines ehrgeizigen Planes, ein ebenso berühmter Serienmörder zu werden wie Ian Brady. Tatsächlich begann er seine Karriere als Serienmörder mit dem Mord an einem anderen schwulen Mann, Lin Jun, der aus China nach Montreal gekommen war. Nachdem er Jun umgebracht hatte, verging er sich an dem Leichnam und zerstückelte ihn dann. Mehrere Körperteile schickte er per Post an kanadische Behörden im ganzen Land. Danach setzte er sich nach Deutschland ab, wo er schließlich gefasst und verhaftet wurde, als er sich in seinem grenzenlosen Narzissmus in einem Internetcafé die Fernsehnachrichten über seine eigenen Verbrechen und über die Suche nach ihm anschaute. Obwohl insgesamt sechs Psychiater im Auftrag der Anklage und der Verteidigung in seinem Prozess keine Psychopathie-Diagnose stellten, bezeichnete die Presse ihn als narzisstischen Psychopathen. Mary Ellen O'Toole, FBI-Expertin im Ruhestand, fügte (zu Recht) hinzu, dass er ein »sexueller Sadist« sei. Trotz der Abscheulichkeit seiner Verbrechen verurteilte die kanadische Justiz ihn lediglich zu 25 Jahren Haft.

Fallbeispiel

3. Beispiel

George Woldt und sein Freund Lucas Salmon verübten eines der entsetzlichsten, abstoßendsten Verbrechen der jüngeren Geschichte (Jackson 2017). Das narzisstische und psychopathische Mitglied des Duos war Woldt. Salmon war ein schüchterner, sexuell unerfahrener Mann, der darauf hoffte, dass sein Freund ihn zu seiner ersten sexuellen Erfahrung verhelfen würde. Woldt war der Sohn eines Angehörigen der amerikanischen Armee und dessen schizophrener koreanischstämmiger Frau. Er wurde von seiner Mutter verbal und körperlich brutal misshandelt und entwickelte ein extrem gespaltenes Frauenbild: Er fühlte sich sexuell zu Frauen hingezogen, hegte aber einen intensiven Hass auf sie und verachtete sie. Um seinen Freund ins Sexualleben einzuführen, fuhr er mit ihm durch ihren Wohnort in Colorado, bis sie eine junge Frau entdeckten, die gerade in ihr Haus gehen wollte. Sie kidnappten sie und zerrten sie ins Woldts Auto, wo er sie vergewaltigte und quälte. Als Salmon an der Reihe war, bekam er keine Erektion. Woldt forderte ihn auf, zu masturbieren und dann kurz vor der Ejakulation in sie einzudringen. Damit endete Salmons Jungfräulichkeit. Anschließend versuchten sie, die Frau mit Messerstichen in den Hals und den Brustbereich zu töten, doch sie starb nicht. Schließlich trampelten sie so lange auf ihrem Bauch herum, bis sie verblutet war. Dann füllten sie Matsch in ihre Vagina, um die Spermaspuren zu vernichten. Allerdings hatten mehrere Zeugen das Autokennzeichen notiert, so dass die beiden Männer sehr rasch gefasst und verhaftet wurden. Die Abscheulichkeit der Tat schien die Todesstrafe zu rechtfertigen. Die Eltern der 23-jährigen Jacine Gielinski und die Einwohner von Colorado Springs sprachen sich dafür aus. Die Mörder hatten zweifellos vorsätzlich gehandelt – eine notwendige Bedingung für die Verhängung der Todesstrafe, auf die sich die Geschworenen dann auch einigten. Doch in Colorado muss die Todesstrafe von einem aus drei Richtern bestehenden Gremium einstimmig genehmigt werden. Die Verhandlungen zogen sich über drei Jahre hin und kosteten mehrere Millionen Dollar. Am Ende waren nur zwei Richter einer Meinung. Die Verteidiger argumentierten z. B., dass Woldt »psychisch krank« sei und unter »zwanghaften Vergewaltigungsphantasien« leide – als sei dies ein mildernder Umstand! Die Männer wurden zu lebenslanger Freiheitsstrafe verurteilt. Viele Menschen bezeichneten sie als »böse« im Sinne der Definition des britischen Philosophen Roger Scruton, der das Böse mit der Entschmenschlichung des Opfers gleichsetzt (Scruton 2017, S. 66).

Erläuterung

Unter dem Aspekt der Persönlichkeitsstörungen betrachtet, sind die für die forensische Psychiatrie relevantesten Subtypen die Narzisstische, die Antisoziale, die Psychopathische, die Sadistische, die Borderline- und die Paranoide Persönlichkeitsstörung sowie, zu geringerem Maße, die Schizoide. Abbildung 4.3-1 zeigt die Überschneidungsbereiche des narzisstischen, antisozialen und psychopathischen Typus und macht deutlich, dass die Psychopathie i. W. eine Untergruppe des Narzissmus (incl. der enger definierten Narzisstischen Persönlichkeitsstörung) darstellt, während die Antisoziale Persönlichkeitsstörung nicht vollständig im Narzissmus aufgeht.

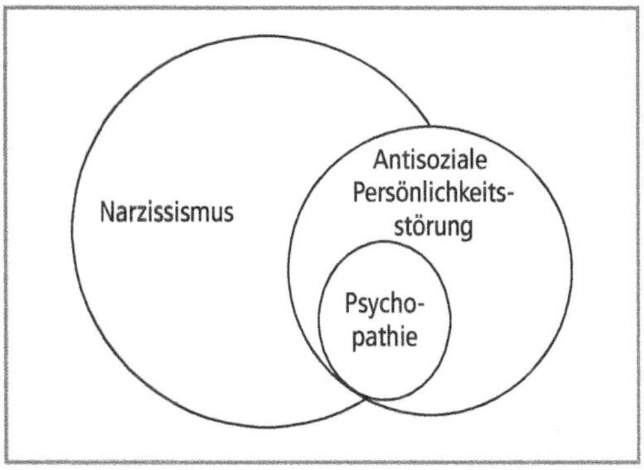

Abb. 4.3-1 Überschneidungsbereiche von Narzissmus, Antisozialer Persönlichkeitsstörung und Psychopathie.

Viele Menschen, deren antisoziale Züge sich in der Adoleszenz erstmals zeigen (vorwiegend Jungen), sind z. B. nicht narzisstisch, sondern impulsiv; sie verstoßen zwar bisweilen auch gegen das Gesetz, verlieren ihre antisozialen Tendenzen aber, wenn sie im Laufe der Jahre zunehmend reifer werden. Ein signifikanter Anteil der Kinder, die unter einer Störung mit Oppositionellem Trotzverhalten (auch hier sind die Jungen in der Mehrzahl) oder einer Aufmerksamkeitsdefizit-Hyperaktivitätsstörung (ADHS) leiden, geraten während der Adoleszenz oder in ihren frühen Zwanzigern mit dem Gesetz in Konflikt. Antisoziale Jugendliche mit über den Lebenslauf persistierender Störung sind in der Regel nicht nur narzisstisch, sondern werden im Erwachsenenalter zu Psychopathen (Moffitt & Caspi 2001; Moffitt et al. 2002). Was die »dunkle Trias« von Narzissmus, Machiavellismus und Psychopathie betrifft, so ist das für den Machiavellismus typische ausbeuterische Verhalten ein Persönlichkeitszug, der auch bei den beiden anderen Störungen auftritt. Wenn die Formulierung einer »dark triad« überhaupt einen Aussagewert haben soll, dann sollte man sie quasi als eine »Art«, eine »Untergruppe«, der Psychopathie verstehen. Die Trias findet sich bei Personen mit primärer (d. h. genetischer) Psychopathie sowie bei Menschen mit sekundärer (durch schwere Kindheitstraumata erworbener) Psychopathie – aber speziell in *nicht-institutionalisierten* Populationen (McHoskey et al. 1998; Muris et al. 2017). In ganz ähnlicher Weise ist die Gefühlskälte (die man in erster Linie mit der Psychopathie in Verbindung bringt) für einen anderen psychopathischen Zug relevant, nämlich die »kriminelle Flexibilität« (d. h. die Neigung, Verbrechen ganz *unterschiedlicher Art* zu verüben), während die Impulsivität vor allem mit Eigentumsdelikten wie Diebstahl oder Raub assoziiert ist oder auch mit spontanen Angriffen, wenn der Betreffende z. B. wegen einer empfundenen Beleidigung in Wut gerät (Edwards et al. 2017). Bei bestimmten Jugendlichen, die auf der PCL-YV – Hares für Adoleszente angepassten PCL-R – hohe Werte erzielen, findet man statt einer Trias gewöhnlich eine *Dyade* von Impulsivität und mangelnder Empathie, deren Manifestationen durch Drogenkonsum noch verstärkt werden und die die Betroffenen zu schweren, wiederholten Gewalttaten veranlasst (Sevecke et al. 2005). Was jugendliche Täter betrifft, so stellte eine Gruppe forensischer Forscher in einer Studie mit 100 erwachsenen Probanden, die interpersonale Straftaten begangen hatten, fest, dass mehr als die Hälfte von ihnen in der Kindheit nicht nur eine ADHS, eine Störung mit Oppositionellem Trotzverhalten oder andere Verhaltensstörungen aufwiesen, sondern auch Autismus-Spektrum-Störungen und Lernschwierigkeiten. Die Forscher vertraten die Ansicht, dass soziale und Verhaltensstörungen, die in der Kindheit beginnen, das pervasise Gewaltverhalten im Erwachsenenalter am besten erklärten, während spät einsetzende psychische Störungen häufiger mit einzelnen Gewalttaten oder Ausbrüchen sexueller Aggression zusammenhingen (Soderstrom et al. 2004).

Eine forensische Psychologin aus Kolumbien stellte den Narzissmus an die Spitze der Persönlichkeitseigenschaften, die kriminelles Verhalten fördern (Diazgranados & Amar 2011. Auch sie erläuterte eine Trias, nämlich eine Kombination von *Narzissmus* und *Destruktivität*, beide verbunden mit *Feindseligkeit* ähnlich der Entmenschlichung, von der Scruton sprach. Ihr Verweis auf »intensive Feindseligkeit« erinnert an das sadistische Element in anderen Schemata der pathologischen Persönlichkeitszüge, mit denen Forensiker konfrontiert sind. So findet man im Falle sexuell motiverter Serienmorde bei den männlichen Tätern in der Regel ein Nebeneinander von sexuellem Sadismus, Antisozialer Persönlichkeitsstörung und malignem Narzissmus (Geberth & Turco 1997; Hill et al. 2006). Mit Blick auf das Rechtssystem ist die Beobachtung wichtig, dass die Psychopathie sexuell motivierter Gewalttäter mit einem signifikant höheren Grad an sadistischen Persönlichkeitszügen assoziiert zu sein scheint (Holt et al. 1999). Doch nicht alle Psychopathen sind sadistisch. Ein Hauptcharakteristikum jener Personen, die wir als Psychopathen betrachten, ist indes die »chronische, eklatante Missachtung des Wohlergehens anderer Menschen, die sich in ihrem gefühlskalten und manipulativen Verhalten zeigt« (Dreayton et al. 2018, S. 3302) – anders ausgedrückt: ihr Machiavellismus (Kirsch & Becker 2007; Frick & White 2008). Manche Autoren vermuten hinter diesen psychopathischen Zügen die »Gewissenlosigkeit« und damit einhergehend die »Nicht-Existenz moralischer Regeln« als eigentliche Grundlage der Störung (Tsopelas & Armenaka 2012). Diese Eigenschaften, die schon früh im Leben wahrnehmbar sind, münden in eine Psychopathie, für die es nach Meinung von Tsopelas und Armenaka keine wirksame Behandlung gibt. Warnend weisen sie jedoch auch darauf hin, dass eine Bestrafung junger Menschen mit diesen Eigenschaften die Störung lediglich verschlimmert, während Belohnungen u. U. gute Resultate erzielen. Die genannten Beiträge plädieren auf alle Fälle, ganz gleich, ob es um Jugendliche oder Erwachsene geht, für ein dimensionales Psychopathieverständnis, um zu identifizieren, welche Psychopathieprofile das zuverlässigste Vorhersagepotential für künftige Straftaten – insbesondere solche, an denen Sadismus und körperliche Gewalt beteiligt sind – besitzen (Feilhauer & Cima 2013).

4.3.3 Der neue Narzissmus: Implikationen für die forensische Psychiatrie

Der oben schon erwähnte deutliche Anstieg der Scheidungszahlen in den letzten Jahren ist einer der Faktoren, die zu einem in vielen Ländern wahrnehmbaren kulturellen Wandel beitragen. Darüber hinaus sind seit den 1960er Jahren mehr Frauen berufstätig, und viele Frauen können ihr Schicksal dank der weiter verbreiteten Möglichkeit der Schwangerschaftsverhütung und der Abtreibung selbst in die Hand nehmen. Diese Veränderungen korrelieren mit einem kulturellen Wandel, der sich seit zwei Generationen vollzieht und durch diese Veränderungen vermutlich auch gefördert wird: immer mehr Kinder wachsen in Scheidungsfamilien oder bei Single-Müttern auf, die nie verheiratet waren. Viele Kinder, deren Eltern zusammengeblieben sind, haben ein ausgeprägtes Anspruchsdenken entwickelt (einer der auffälligen narzisstischen Persönlichkeitszüge). Jungen, die ohne Vater groß werden oder ihren (leiblichen) Vater nur selten sehen, neigen in der Adoleszenz eher zu antisozialen Verhaltensweisen und haben in ihren Zwanzigern mit höherer Wahrscheinlichkeit ein Vorstrafenregister. Manche Männer, vor allem solche aus der Unterschicht, protestieren gegen die größere Freiheit der Frauen und ihre Erwerbsfähigkeit und zeigen eine Art Gegenreaktion. Viele Männer scheinen sich nach vermeintlich goldenen längst vergangenen Zeiten zu sehnen, in denen sie allein dank männlicher Kraft und Stärke »dominierten« (und sexuell selbstbewusster auftraten), während die Frauen gefügig waren und weniger bedrohlich wirkten. Der starke Anstieg sexuell motivierter Serienmorde seit den 1960er Jahren scheint zumindest teilweise mit einer solchen Gegenreaktion zusammenzuhängen. Sexuell motivierte Serienmörder stammen tatsächlich mehrheitlich aus der Unterschicht (Stone 2009). Etwa die Hälfte von ihnen weist schizoide Persönlichkeitszüge und eine ganz spezifische Trias auf: Psychopathie, Sadismus und schizoide Persönlichkeit.

Das Anspruchsdenken und die Fokussierung auf das Selbst statt auf andere Menschen – oder die Menschheit generell – bewogen Jean Twenge in den vergangenen Jahren, sich in ihren Veröffentlichungen wiederholt mit einem Phänomen zu beschäftigen, das sie als »Narzissmusepidemie« bezeichnet (Twenge 2010, 2014, 2017). Es scheint indes noch eine weitere »Epidemie« zu geben, an welcher der Narzissmus als einer von mehreren Faktoren beteiligt ist. Ich denke an die seit den 1960er Jahren zunehmende Häufigkeit eines Phänomens, das Gary Brucato und ich als das »neue Böse« bezeichnen (Stone und Brucato 2019). Uns ist eine wesentliche Zunahme an besonders grauenerregenden, abscheulichen Verbrechen aufgefallen, die in der Kriminalgeschichte z. T. beispiellos sind, weil nie zuvor etwas vergleichbar Schreckliches geschehen ist – zumindest nicht in Friedenszeiten. In Kriegen oder bei Konflikten zwischen Großgruppen kommt es häufig vor, dass Männer der einen Seite abscheuliche Verbrechen an Vertretern der anderen Seite verüben. Hier geht es jedoch um grauenvolle Verbrechen, die in den vergangenen 50 Jahren, also in einer Phase des Friedens, begangen wurden. Charakteristisch für die Persönlichkeit der Täter ist in der Regel ein ins Extrem gesteigerter Narzissmus – d.h. eine Psychopathie in Verbindung mit Sadismus. Dazu einige Beispiele.

Mord unter Anwendung von Folter und Erniedrigung

Fallbeispiel

1. Beispiel

1999 luden Ben Sifrit, ehemaliger Angehöriger der U. S. Navy SEALs, und seine Frau Erika ein anderes Paar zu einem netten Abend in ihre Wohnung in Maryland ein. Hier zwang Sifrit die beiden Gäste mit vorgehaltener Waffe, sich nackt auszuziehen, bevor er sie erschoss und die Leichen enthauptete. Mit dem Kopf der Frau hatte er dann Sex. Anschließend drängte er seine Ehefrau, ein Bein des toten Mannes zu kochen, um Teile davon später zu essen. Ein vergleichbar abscheuliches, widerliches Verbrechen habe ich – mit Ausnahme der von Albert Fish in den 1930er Jahren verübten Taten – in der einschlägigen Literatur nicht gefunden (Schechter 1990).

Fallbeispiel

2. Beispiel

1974 begingen Dale Pierre und ein Komplize die brutalsten Morde in der Geschichte Utahs, die sogenannten Hi-Fi-Morde. Sie überfielen ein Geschäft, das Schallplatten und Audio-Equipment verkaufte, und sehr schnell wurden aus dem bewaffneten Raubüberfall Fesselung, Folter und Mord an drei der fünf Personen, die sich im Geschäft aufhielten. Die zwei Frauen, eine 18-jährige Angestellte und die Mutter eines der Kunden, wurden mit einem Seil gefesselt und brutal vergewaltigt. Dann zwangen Pierre und sein Komplize alle fünf Opfer, eine Ätznatronlösung zu trinken, die ihre Kehle und Speiseröhre verätzte. Pierre geriet in Wut, als seine Opfer nicht auf der Stelle starben, und erschoss zwei von ihnen. Danach stieß er einem der Männer einen Stift ins Ohr und trat mit dem Fuß darauf, so dass der Stift das Trommelfell durchstach. Dieses Opfer, Orren Walker, überlebte dank zahlreicher Operationen und konnte im Prozess gegen die Täter, die später hingerichtet wurden, aussagen (Kinder 1999).

Fallbeispiel

3. Beispiel

Auch wenn es sich bei sadistischen Psychopathen, die ihre Opfer lange foltern, in der überwältigenden Mehrheit um Männer handelt, gibt es doch auch einige Frauen mit diesen Persönlichkeitsaberrationen. 1965 verübte Gertrude Baniszewski, eine alkoholkranke, geschiedene Mutter von sechs Kindern, »eine der entsetzlichsten Schreckenstaten in den Annalen des amerikanischen Verbrechens« (McPadden 2017), nachdem sie den Eltern der 15-jährigen Sylvia Likens angeboten hatte, das Mädchen gegen ein kleines Entgelt während einer längeren Abwesenheit der Eltern zu sich zu nehmen. Statt für Sylvia zu sorgen, folterte und verstümmelte Gertrude sie und ließ sie dann verhungern. Von Neid getrieben – Sylvia war hübscher als Gertrudes älteste, 18-jährige Tochter –, bezeichnete sie Sylvia als »Prostituierte«, zwang sie zur Nacktheit, boxte sie, bis das Mädchen erbrach, und ließ sie das Erbrochene dann essen. Bei anderen Gelegenheiten zwang sie Sylvia, die eigenen Fäzes zu essen oder ihren Urin zu trinken. Mit einer heißen Nadel brannte sie ihr die Worte »Ich bin eine Prostituierte, und ich bin stolz darauf« auf den Bauch. Immer wieder wurde Sylvia geschlagen, Treppen hinuntergestoßen und, ans Bett gefesselt, mit einer Limonadenflasche vaginal vergewaltigt. Gertrude zwang sie, nackt vor ihren Söhnen und anderen Jungen aus der Nachbarschaft zu masturbieren. Nach vier Monaten der Folter fesselte sie das Mädchen ans Bett und ließ es verhungern (Oktober 1965). Gertrude wurde zu lebenslanger Haft verurteilt, aber trotz öffentlicher Proteste 1985, nach 15 Jahren Gefängnis, freigelassen. Fünf Jahre später starb sie an Krebs (McPadden 2017).

Fallbeispiel

4. Beispiel

Im selben »Wendejahr«, 1965, in dem die Anzahl sexuell motivierter Morde, Massenmorde und anderer grauenerregender Mordtaten dramatisch anstieg, tötete Lois Jurgens ihren dreieinhalbjährigen Adoptivsohn Dennis. Lois war eines der 16 Kinder eines verarmten, alkoholkranken Vaters in Minnesota. Bevor sie Harold Jurgens, einen Angehörigen der Mittelschicht, heiratete, war sie wegen Depressionen und Psychosen in die Psychiatrie eingewiesen und mit Elektrokrampftherapie behandelt worden. Sie war nicht empfängnisfähig, konnte aber wegen ihrer psychischen Erkrankung auf legalem Weg auch kein Kind adoptieren. So wandte sich das Paar an eine private, alles andere als seriöse Vermittlungsstelle. Der erste Junge, den sie adoptierten, war ein ungewöhnlich ruhiges Kind, doch der zweite Adoptivsohn, Dennis, war verspielt und energiegeladen und reizte Lois' Neigung zu Wutausbrüchen. Immer wieder geriet sie in Rage und strafte den Jungen auf grausame Weise. Innerhalb weniger Monate nach der Adoption wurde er mit Verbrennungen an den Genitalien ins Krankenhaus eingeliefert, wo die Ärzte indes nicht begriffen, dass Louis kochendes Wasser über seinen Penis geschüttet hatte. Wenn Dennis bestimmte Nahrungsmittel nicht essen mochte, zwang Lois ihn zu schlucken, indem sie ihm die Nase zuhielt, so dass er keine Luft mehr bekam. Wenn er erbrach, zwang sie ihn, das Erbrochene zu essen. Ihr sexueller Sadismus kannte keine Grenzen: Sie quetschte seinen Penis mit Wäscheklammern und fügte ihm Bisswunden im Genitalbereich zu. Wiederholt schlug sie ihm ein »blaues Auge«. Damit er das Bett nicht verließ, fesselte sie seine Arme und Beine an den Bettpfosten. Als Dennis dreieinhalb Jahre alt war, versetzte sie ihm in einem Wutanfall einen so schweren Schlag in den Unterleib, dass es zu einem Darmdurchbruch kam und er schließlich an einer Kotperitonitis starb. Dem Gerichtsmediziner, der Dennis' Leichnam untersuchte, fielen zwar zahlreiche Hämatome und Platzwunden auf, doch damals war der Tatbestand der »Kindesmisshandlung« noch kaum geläufig. Deshalb gelangte er zu dem Schluss, dass die Todesursache unklar sei. Fast 20 Jahre später begann Jerry Sherwood, Dennis' leibliche Mutter, völlig unerwartet nach dem Jungen zu suchen. Als sie herausfand, dass er mit drei Jahren unter ungeklärten Umständen verstorben war, erreichte sie tatsächlich, dass der Leichnam exhumiert wurde. Nun wurde neben weiteren schweren Verletzungen auch der Darmdurchbruch festgestellt. Lois Jurgens wurde in dem anschließenden Mordprozess zu 25 Jahren Haft verurteilt. Davon verbüßte sie acht Jahre, bevor sie im Alter von 70 Jahren freigelassen wurde (Siegel 1999).

Männer, die morden: Sexuell motivierte Serienmorde

Fallbeispiel

1. Beispiel
David Parker Ray, ein begabter Künstler, arbeitete als Ranger in New Mexico. Er war von seinem Vater körperlich misshandelt worden und anschließend bei seinen Großeltern aufgewachsen. Den ersten Sexualmord beging er als Jugendlicher. Er vergewaltigte eine Frau, fesselte sie an einen Baum und erstach sie. Besessen von Phantasien, Frauen zu erniedrigen und zu foltern, richtete er Jahre später in einem Wohnmobil einer Folterkammer ein. Gemeinsam mit seiner Freundin und manchmal sogar mit seiner Tochter lockte er Frauen aus den Bars der Nachbarschaft unter dem Vorwand, eine Party feiern zu wollen, in sein Wohnmobil. Dort fesselte er sie an eine Seilwinde, die inmitten verschiedenster Instrumente für sexuelle Folterpraktiken stand. Zuerst mussten die Frauen sich eine stundenlange Tonaufnahme anhören, die in erniedrigender Sprache die Torturen ausmalte, die ihnen bevorstanden. Am Ende tötete Ray seine Opfer und vergrub die Leichen in der Wüste (kein einziges der etwa 40 Opfer wurde je gefunden). Nach seiner Verurteilung starb er 1992 im Gefängnis (Glatt 2002).

Fallbeispiel

2. Beispiel
Leonard Lake (1945–1985) war ein Serienkiller, der ähnlich gerissen vorging wie Ray und ebenfalls von der Folter besessen war. Seine Mutter hatte ihn verlassen, als er zwei Jahre alt war. Er entwickelte die gleiche Art psychischer »Spaltung« wie Ray, d. h. den Abwehrmechanismus, der bei Borderline-Patienten, wie Kernberg gezeigt hat, besonders stark ausgeprägt ist, sich aber auch bei vielen anderen Menschen mit schweren Persönlichkeitsaberrationen findet. Nachdem er zusammen mit Charles Chitat NG, seinem Komplizen, eine Frau an einen Stuhl gefesselt hatte, drohte er ihr: »Du wirst für uns kochen, du wirst für uns waschen, und du wirst für uns ficken. Wenn du ›nein‹ sagst, nehmen wir dich mit nach draußen und erschießen dich. Deine Entscheidung!« Nachdem sie zwei Dutzend Menschen (mehrheitlich junge Frauen) ermordet hatten, wurde Lake verhaftet. Er nahm sich mit Blausäure das Leben (Lasseter 2000).

Fallbeispiel

3. Beispiel
Randy Kraft, ein weiterer Serienmörder, stand Ray und Lake an Sadismus und Psychopathie in nichts nach. Er war zwar in besseren Verhältnissen aufgewachsen, wurde aber von seinem Vater verachtet, weil er schwul war. 1945, in sei-

ben Jahr wie Lake geboren, wuchs Kraft in einer Zeit auf, in der die Homosexualität nach wie vor verpönt war. Seine »Spaltung« bestand darin, andere Schwule extremen Folterpraktiken zu unterwerfen, um sich ein eigenes Selbstwertgefühl zu bewahren. Vor seiner Festnahme kidnappte und folterte Kraft in Südkalifornien rund 60 Männer. Manche von ihnen waren schwul, andere nicht. Eine seiner Foltermethoden bestand darin, ein Glasrohr in den Penis seines Opfers einzuführen und dann darauf zu treten. Danach erst brachte er den Mann um. Er wurde zum Tode verurteilt, doch weil Kalifornien keine Todesstrafen mehr vollstreckt, bleibt er in San Quentin in Haft.

Aktuelle Beispiele für den Schnittbereich von Narzissmus/Psychopathie und Sadismus

In den vergangenen Jahren gab es zahlreiche Verbrechen, häufig in Verbindung mit Mord oder Verstümmelung, die in der Kriminalgeschichte vor den 1960er Jahren nicht ihresgleichen hatten oder doch zumindest extrem selten waren. Manche dieser Fälle wären ohne das Internet oder das Humane Immundefizit-Virus (HIV), das es bis in die 1980er Jahre hinein nicht gab, in dieser Form nicht denkbar gewesen. Aus Platzgründen ist es hier unmöglich, auf alle mir bekannten Fälle, die sich weltweit in mehreren Dutzend Ländern ereigneten, einzugehen. Deshalb i. F. einige ausgewählte Beispiele.

Fallbeispiel

1. Beispiel
In Österreich hielt Josef Fritzl (geb. 1935) seine Tochter Elisabeth als Sexsklavin in einem umgebauten Kellerraum gefangen, und zwar von 1983 (als sie 18 Jahre alt war) bis zu ihrer Flucht 24 Jahre später. Er zeugte insgesamt 7 Kinder mit der eigenen Tochter. Eines der Babys, ein Junge, starb kurz nach der Geburt. Fritzl verbrannte den Leichnam in einem Ofen, um alle Spuren zu vernichten. Als er wegen Mordes und Inzestes zu lebenslanger Haft verurteilt wurde, war er bereits 74 Jahre alt. Mit 32 hatte ein Gericht ihn wegen der Vergewaltigung zweier Frauen zu einer kurzen einjährigen Haftstrafe verurteilt. Der Eintrag im Strafregister war später gelöscht worden (Paterson 2010).

Fallbeispiel

2. Beispiel
Russell Williams (geb. 1963), Colonel der Air Force, wurde in England als Sohn eines Atomwissenschaftlers und einer sehr schönen, aber gefühlskalten Mutter geboren. Später ließ sich die Familie in Kanada nieder. Williams war im sozialen Umgang unbeholfen, ein Geheimniskrämer, unflexibel und streng. Im Alter von 44 Jahren ließ er seinen langunterdrückten transvestitischen Neigungen freien Lauf und begann, in Ontario in Häuser einzubrechen, um die Unterwäsche von Mädchen und Frauen zu stehlen. 2009 ging er weiter, vergewaltigte und ermordete zwei Frauen. Er drehte sogenannte Snuff-Films von den Taten, bei denen er die BHs und Unterhosen der Frauen, die er vergewaltigte und strangulierte, trug (Appleby 2011). Später bekannte er sich schuldig und trat eine Haftstrafe an.

Fallbeispiel

3. Beispiel
Tsutomu Miyazaki (geb. 1962) war der Sohn einer wohlhabenden japanischen Familie. Er kam mit verkrüppelten Händen, ohne Handgelenke, zur Welt. Von seinen Peers ausgeschlossen, entwickelte er sich zu einem hochgradig schizoiden Eigenbrötler. Als er Mitte 20 war, brachte er vier Mädchen (im Alter zwischen vier und sieben Jahren) um, verstümmelte die Leichen, schändete sie und aß einen Teil der Hand eines der Mädchen. Er schickte die Körperteile eines Opfers per Post an die Familie. Die Hände seines letzten Opfers bewahrte er in einem Schrank in seiner Wohnung auf. 1989 wurde Miyazaki verhaftet. Im nächsten Jahr folgte sein Prozess. 2006 wurde er für seine Verbre-

chen zum Tode verurteilt und 2008 gehenkt (Ichibashi 2001; Wikipedia: »Tsutomu Miyazaki«).

Fallbeispiel

4. Beispiel

Armin Meiwes (geb. 1961) aus Rotenburg war in einer Art Hassliebe an seine dominante Mutter gefesselt gewesen. Nach ihrem Tod war er verzweifelt und entwickelte das Bedürfnis, durch Internetinserate einen Freiwilligen zu finden, der bereit sein würde, sich von ihm töten und essen zu lassen. Auf die Anzeige antworteten verblüffend viele Männer. Am Ende erklärte Jürgen Brandes sich mit Meiwes Vorhaben einverstanden. Beim gemeinsamen Abendessen betäubte Meiwes ihn mit Barbituraten, um seinen Schmerz bei der Kastration, in die Brandes eingewilligt hatte, zu lindern. Ursprünglich hatte Meiwes beabsichtigt, den Penis des Mannes zu kochen und zu essen, doch weil er zu zäh war, verfütterte er ihn an seinen Hund. Um Brandes Tod zu beschleunigen (die Wunde im Genitalbereich blutete stark), erstach Meiwes ihn und hängte die Leiche dann an einen Fleischerhaken. Im Laufe der nächsten zehn Monate verzehrte er Teile des Leichnams, die er in der Tiefkühltruhe eingefroren hatte. Meiwes wurde 2002 verhaftet und 2006 zu lebenslanger Haft verurteilt. Die zeitliche Nähe zwischen dem Tod seiner Mutter und seinem Bedürfnis, einen Menschen zu essen, lässt unweigerlich an die psychoanalytische These denken, dass viele Menschen nach dem Tod eines Liebesobjekts ein unbewusstes Verlangen entwickeln, sich den Verstorbenen »einzuverleiben«, um ihn im eigenen Innern bewahren und den Verlust auf diese Weise verleugnen zu können. Manche Autoren vermuten, dass der Leichenschmaus, zu dem nach Begräbnissen oft von Verwandten des Verstorbenen geladen wird, ebendiese symbolische Bedeutung hat (Jones 2005).

Fallbeispiel

5. Beispiel

Jean-Claude Romand (geb. 1954) war das einzige Kind einer Durchschnittsfamilie aus der Nähe von Lyon. Er wollte Arzt werden, fiel aber wiederholt durch die Prüfungen. Seinen Eltern erzählte er phantasievolle Lügen, um ihnen zu erklären, weshalb sich sein Studium so lang hinzog. Gegenüber den Verantwortlichen in der medizinischen Hochschule behauptete er, Krebs zu haben, und erreichte auf diese Weise, dass er die Prüfungen abermals wiederholen konnte. Irgendwann teilte er seinen Eltern mit, dass er nun Arzt sei und jenseits der Grenze, in Genf, eine Arbeitsstelle bei einer medizinischen Organisation antreten werde. Er heiratete und erklärte seiner Frau, dass er in einem geheimen Job für die Regierung tätig sei und aus diesem Grund niemandem seine Telefonnummer geben dürfe. 20 Jahre lang fuhr er allmorgendlich zu einem nahegelegenen Park, las dort die Zeitung und ging spazieren. Zu angemessener Zeit kehrte er dann von seinem angeblichen Job in Genf wieder nach Hause zurück. Er lieh sich große Summen von seinen Eltern, um das Geld »zu einem Zinssatz von 18 % in Schweizer Banken zu investieren« (Carrère 2000), benutzte es aber in Wirklichkeit zur Finanzierung des Lebensunterhalts für sich und seine Frau und die beiden Kinder. Gegen Ende hatte er eine Affäre mit einer Frau in Paris, die er um eine Million Francs betrog – ebenfalls Geld, das er angeblich für sie investierte, aber selbst behielt. Als seine Geliebte herausfand, dass er sie belogen hatte, wusste Romand, dass er in der Falle saß. Mit dem Gewehr seines Vaters erschoss er seine Eltern, seine Frau und seine beiden Kinder und brannte danach das Haus ab, damit es so aussähe, als seien sie alle im Feuer ums Leben gekommen. Ein Versuch, auch seine Geliebte umzubringen, scheiterte. Romand, ein »grenzenlos narzisstischer Mann, ein egoistischer Feigling, der in seinem ganzen Leben nie auch nur einen Centime selbst verdient hatte« (Carrère 2000), wurde schließlich festgenommen und zu lebenslänglicher Haft verurteilt. Wie so oft in Fällen dieser Art, zeichnete auch er sich im Gefängnis durch gutes Betragen aus und wurde religiös.

Fallbeispiel

6. Beispiel

Brian Stewart (geb. 1966) hatte im Anschluss an den Militärdienst als Phlebologe in einem Krankenhaus gearbeitet. 1990 nahm er eine Beziehung zu einer Frau namens Jennifer auf, die im Frühjahr 1991 Brryan Jackson, das gemeinsame Kind, zur Welt brachte. Noch vor der Geburt hatte sie ihn verlassen, weil er sie misshandelte. Er weigerte sich, für das Kind Unterhalt zu zahlen, und behauptete wahrheitswidrig, es sei nicht von ihm. Als der Junge im Alter von nur 11 Monaten mit einer Lungenentzündung in die Klinik eingeliefert wurde, injizierte Brian, der Zugang zum Blut mehrerer Patienten hatte, seinem Sohn das Blut eines HIV-Patienten. Stewart nahm an, dass der Junge an den Folgen dieses beispiellos bösartigen, eigennützigen Anschlags innerhalb weniger Monate sterben würde und ihm selbst die Unterhaltszahlungen dann erspart blieben. Das Kind erlitt immer wieder Krankheitsschübe, doch AIDS wurde erst 1996 diagnostiziert. Nun kam Stewarts Verbrechen ans Licht, er wurde festgenommen und zu einer lebenslangen Haftstrafe verurteilt. Während des Prozesses sagte der Richter: »Ich bin überzeugt, dass Sie für alle Ewigkeit in der Hölle schmoren werden, wenn Gott sie dereinst ruft.« Im Laufe der Jahre wurden für Menschen mit HIV-Infektion immer bessere Behandlungsmethoden entwickelt, und so ist Stewarts Sohn mittlerweile Ende 20 und körperlich in guter Verfassung (dank der Medikamente ist sein HIV-Status nicht mehr nachweisbar). Er arbeitet als Motivationsredner. Brryan, der sich zum christlichen Glauben bekennt und in krassem Gegensatz zu seinem Vater frei von Narzissmus ist, hat diesem sogar vergeben. Allerdings sagt er: »Zu verzeihen ist nicht einfach, aber ich möchte mich nicht selbst auf seine Ebene herablassen« (Konstantinides 2016).

Weitere aktuelle Beispiele

Für die Annahme, dass der Narzissmus in den vergangenen Jahren um sich greift, scheint es wissenschaftliche Belege zu geben. In einem in *The Economist* veröffentlichten Artikel über soziale Ungleichheit hieß es vor einiger Zeit, dass »Studien einen steilen Anstieg narzisstischer Tendenzen zwischen 1982 und 2006 dokumentieren: Gegen Ende des Zeitraums wiesen 30 % mehr Amerikaner narzisstische Charakterzüge auf als zu Beginn« (The Economist 2018). Zahlreiche Beispiele für extremen (in eine Psychopathie übergehenden) Narzissmus und Sadismus füllen die Seiten der Boulevardblätter. Dazu i. F. einige Beispiele.

Fallbeispiel

1. Beispiel

Martha Dolak, 31-jähriges Model aus London, führte eine stürmische Beziehung mit ihrem gewalttätigen Freund, Michael Goodwin. Als er herausfand, dass eine ihrer Freundinnen ihr dringend geraten hatte, ihn wegen seiner körperlichen Übergriffe zu verlassen, sperrte er sie in seiner Wohnung ein und schlug sie brutal zusammen. Sie erblindete auf einem Auge und trug eine Schädelfraktur davon. Sie überlebte die Tortur, die leicht hätte tödlich enden können, weil es ihr gelang, mit ihrem Mobiltelefon Hilfe zu rufen. Im Prozess gegen Goodwin sagte sie als Zeugin aus. Bedauerlicherweise wurde er zu lediglich vier Jahren und drei Monaten Haft verurteilt – trotz des versuchten Mordes und obwohl er Martha Dolak, die ihren Lebensunterhalt als Model verdient hatte und auf ihr gutes Aussehen angewiesen war, entstellende Gesichtsverletzungen zugefügt hatte (Joseph 2018).

Fallbeispiel

2. Beispiel

Die 24-jährige Katie Piper, ebenfalls ein Londoner Model, hatte seit einiger Zeit eine Beziehung zu Danny Lynch, einem 33-jährigen Kampfsportfan. Lynch wirkte zunächst rücksichtsvoll und freundlich, im Laufe der Zeit aber zeigte sich, dass er jähzornig war und ausfällig wurde. Unter einem Vorwand lockte er Piper in ein Internet-Café, wo Stefan Sylvestre, ein

Freund von Lynch, schon auf sie wartete. Er schüttete ihr einen Becher Schwefelsäure ins Gesicht, die ihre Gesichtshaut und ihre Kehle verätzte und das linke Auge erblinden ließ. Die Ärzte versetzten sie 14 Tage lang in ein künstliches Koma und nahmen später Haupttransplantationen und weitere 40 Operationen vor, um die Brandwunden zu behandeln. Die Entstellungen heilten gut aus. Piper hat vor wenigen Jahren geheiratet und ein Kind bekommen. Weil eine Überwachungskamera den Angriff aufgezeichnet hatte, wurden Lynch und Sylvestre rasch gefasst. Sie erhielten lebenslange Haftstrafen (Newton 2018).

Fallbeispiel

3. Beispiel

Sydney Loofe, eine 23-jährige Frau aus Lincoln, Nebraska, wurde im Dezember 2017 einen Monat nach ihrem Verschwinden tot aufgefunden. Die Tochter eines Schuldirektors und einer Lehrerin hatte sich über Tinder – ein Dating-Portal im Internet – mit Bailey Boswell, einer gleichaltrigen Frau, und deren wesentlich älterem Freud Aubrey Trail, 51 Jahre, für gemeinsamen Sex verabredet. Sie wurde von dem Paar mit einem Elektrokabel erdrosselt. Anschließend zerlegten die beiden die Leiche und verpackten die einzelnen Teile in Abfallsäcken, die sie in einem Sumpfgebiet, weit entfernt vom Tatort, ablegten. Sowohl Trail als auch Boswell waren Schwindler und Hochstapler, die andere Menschen täuschten und betrogen und bereits vor dem Mord an Loofe zu langen Haftstrafen verurteilt worden waren (Briquelet 2018).

Fallbeispiel

4. Beispiel

Die 30-jährige Waliserin Jodie Tague wurde von ihrem eifersüchtigen und alkoholkranken Freund William Morton, ebenfalls 30, misshandelt. Er schrie sie an: »Wenn ich dich nicht haben kann, soll dich keiner haben«, schlug sie wiederholt und drohte, ihr den Kopf abzuschneiden und sie im Garten zu vergraben. Es gelang ihr, von einem seiner Ausbrüche eine Aufzeichnung zu machen. Er jagte mit einem Messer hinter ihr her und stieß sie zu Boden – Tague war mit seinem Kind schwanger. Wenn sie ihn anflehte, mit dem Schlagen aufzuhören, brüllte er: »Ich werde dir deinen verdammten Schädel einschlagen, ich werde dich verbuddeln!« Die halbstündige Tonaufzeichnung diente im Prozess gegen Morton als wichtiger Beweis. Er wurde jedoch lediglich zu neun Monaten Haft verurteilt (Hayward 2017).

4.3.4 Die Rolle der forensischen Psychiatrie

Die Beiträge, die die forensische Psychiatrie innerhalb des großen Bereichs Narzissmus leisten kann, hängen i. W. mit der Begutachtung und Diagnose der Personen zusammen, die vor Gericht gestellt werden. Wie schon erwähnt, haben forensische Psychiater gewöhnlich vor allem mit zwei Typen zu tun: (a) mit Personen, die sich strafbar gemacht haben, aber unter einer psychischen Erkrankung leiden, und (b) mit Personen, die keine Straftaten begangen haben, aber an Auseinandersetzungen beteiligt sind, die nicht einvernehmlich gelöst werden können und deshalb – gewöhnlich mit Hilfe der Begutachtung durch forensische Experten und entsprechende Empfehlungen – juristisch entschieden werden müssen. Ein bekanntes Beispiel für solche Fälle sind Sorgerechtsstreitigkeiten. Eine weitere Aufgabe des forensischen Psychiaters besteht darin, als *amicus curiae* oder sachverständiger Berater des Gerichts zu agieren. Bei Sorgerechtsauseinandersetzungen werden forensische Psychiater gewöhnlich vom Gericht berufen, um beide Eltern zu begutachten und dem Gericht die Entscheidung zu erleichtern, welcher Elternteil besser geeignet ist, zum Wohle des Kindes zu handeln. Häufig läuft dies darauf hinaus, dass der forensische Psychiater zu klären hat, welcher Elternteil der gesundere, weniger narzisstische ist.

Was die Rolle des sachverständigen Beraters angeht, so vertreten die Psychiatrie einerseits und das Gesetz andererseits häufig diametral entgegengesetzte philosophische Positionen in der Frage, wie mit Tätern zu verfahren ist, und bezüglich der Empfehlungen, die sie aussprechen. Diese Unterschiede wurden in den oben geschilderten Verfahren gegen die Männer, die sich der Gewalt gegenüber einer Partnerin schuldig gemacht hatten, wiederholt überaus deutlich. So war William Morton zweifelsfrei entschlossen, Jodie Tague zu töten. Sie überlebte allein deshalb, weil sie clever war und ein wenig Glück hatte. Nicht anderes verhielt es sich im Fall von Martha Dolak, dem Model, dessen Laufstegkarriere durch die entstellenden Verletzungen und lebensgefährlichen anderen Wunden, die Michael Goodwin ihr zufügte, ruiniert. Die Strafen, die das Gericht jeweils verhängte, waren in ihrer Milde unangemessen. Versuchter Mord durch einen brutalen Psychopathen sollte genauso behandelt und bestraft werden wie Mord, auch wenn die moderne Medizin und eine gehörige Portion Glück es verhinderten, dass die beiden Männer durch ihre Brutalität tatsächlich zu Mördern wurden. Das Gesetz wird in solchen Fällen allzu buchstäblich ausgelegt: Das Opfer überlebte, »folglich« muss die Bestrafung geringer ausfallen als für Mord. In ähnlicher Weise hätte der Mann mit 83 Vorstrafen, der die Frau mit einem Metallrohr vergewaltigte, schon lange zuvor als zwanghafter Gewalttäter identifiziert werden müssen, der mit hundertprozentiger Sicherheit erneut straffällig werden würde. Das Gericht hätte dies schon lange vorher erkennen und ihn dauerhaft einsperren lassen müssen. Ein forensischer Psychiater, der abklärt, ob ein Täter *psychopathisch* (und infolgedessen nicht rehabilitationsfähig) ist, muss in der Lage sein, dem Gericht die schlechte Prognose klar vor Augen zu führen. Ebendies ist, wie oben bereits erwähnt, im Fall Magnotta nicht geschehen. Weder die drei von der Verteidigung und noch die drei von der Anklage bestellten Psychiater diagnostizierten ihn als Psychopathen und machten dem Gericht die Notwendigkeit klar, den Mann zum Schutz der Öffentlichkeit lebenslang einzusperren. Die Justiz wiederum betrachtet tendenziell jedes Vergehen als singulären Einzelfall – auch um eine Voreingenommenheit der Geschworenen gegen den Angeklagten zu verhindern. Dies ist einerseits eine der bewundernswerten Eigenschaften des angloamerikanischen Rechtswesens. Doch leider gab es in den vergangenen zwei Generationen viele Männer (und einige Frauen) mit grenzenloser Neigung zu Gewalttaten. Ihnen sollte das Gesetz keine zweite (und dritte und vierte …) Chance geben. Die Richter sollten Prognosen, die sich auf eine kompetente Begutachtung durch forensische Psychiater stützen, in höherem Maß beachten. In meiner Untersuchung über Männer, die zeit ihres Lebens sexuell motivierte Serienmorde verübten, konnte ich beispielsweise 54 von insgesamt 169 Männern (d. h. 32 %) identifizieren, die Vergewaltigungen, Morde und andere Gewaltverbrechen begangen hatten und vorzeitig aus der Haft entlassen worden waren, u. a. Rodney Alcala, Ted Bundy, Richard Chase, Jeffrey Dahmer, Wesley Dodd, John Wayne Gacy, Ed Kemper und Arthur Shawcross (Stone 2009).

Der forensische Psychiater ist auch verpflichtet, in bestimmten Fällen nach bestem Wissen und Gewissen zu beurteilen, ob eine Anzeige erstattet werden oder in einem laufenden Verfahren eine Intervention erfolgen sollte. Inzest, insbesondere durch Väter, Onkel und andere ältere Angehörige, ist eine Vergewaltigung von Verwandten und ein Verbrechen. Doch weil es »in der Familie bleibt« und weil die Mädchen (und gelegentlich auch die Jungen) durch die Täter leicht einzuschüchtern sind, wagen sie es nur selten, zu protestieren. Gleiches gilt freilich für Gewalttaten in

Beziehungen: Brutale Männer schüchtern die von ihnen misshandelten Frauen so sehr ein, dass diese es nicht wagen, Anzeige zu erstatten. Wenn aber ein Inzesttäter ein in der Gesellschaft hochangesehener, mächtiger Mann ist, wagt das Opfer nicht, seine Stimme zu erheben, und der Fall wird nie gerichtskundig. Vor Jahren hatte ich Gelegenheit, die psychotherapeutische Behandlung einer 18-jährigen Frau zu supervidieren, die 10 Jahre lang vom eigenen Vater, einem wohlhabenden Manager, sexuell missbraucht und schließlich geschwängert worden war. Er fuhr sie zu einer Abtreibungsklinik und setzte sie dort ab. Sie musste trampen, um zurück in die Stadt zu gelangen, und erlitt einen Nervenzusammenbruch, einhergehend mit Mutismus und psychotischer Depression. Es dauerte ein Jahr lang, bis sie das, was passiert war, aufdecken konnte. Wie in solchen Fällen üblich, hatte der Vater gedroht, sie umzubringen, sollte sie irgendjemandem etwas verraten. Die Klinikmitarbeiter waren gesetzlich verpflichtet, die Behörden einzuschalten. Wir wussten, dass aufgrund des sozialen Status und der Macht des Vaters keinerlei Aussicht bestand, dass er »lebenslang eingesperrt« oder auch nur zu einer mehrjährigen Haftstrafe verurteilt werden würde. Deshalb konzentrierten wir uns auf die Behandlung der Patientin und leiteten gegen den Vater keine rechtlichen Schritte ein. Wir wahrten die Schweigepflicht. Diese junge Frau konnte genesen, doch nicht alle haben das Glück. Auch Edie Sedgwick, eine Schauspielerin, die zur Entourage Andy Warhols gehörte, war von ihrem reichen Vater missbraucht worden. Auch er wurde nie vor Gericht gebracht. Edie nahm sich das Leben.

Ein stark ausgeprägter Narzissmus zählt zu den typischen Persönlichkeitseigenschaften von Inzesttätern. Als forensische Psychiater haben wir die Aufgabe, *immer zu diagnostizieren, oft* – wohldurchdachte – *Empfehlungen für das Gericht auszusprechen* (vor allem, wenn eine Psychopathie, das unheilbare Extrem des Narzissmus, vorliegt), *effektiv zu behandeln*, wenn es uns möglich ist, und – in bestimmten seltenen, traurigen Fällen – *Schweigen zu bewahren*, wenn dies zum Wohle unserer Patienten notwendig ist.

Literatur

American Psychiatric Association (1987). Diagnostic and Statistical Manual of Psychiatric Disorders. 3. Ed. – Revised. Washington, DC (Psychiatric Press).

American Psychiatric Association (2015 [2013]). Diagnostisches und Statistisches Manual psychischer Störungen. DSM-5. Hg. von P. Falkai & H.-U. Wittchen. München (Hogrefe).

Appleby, T. (2011). A New Kind of Monster. New York (Broadway Paperbacks).

Blackburn, R. (1975). An empirical classification of psychopathic personlity. Brit J Psychiat 127: 456–460.

Briquelet, K. (2018). Dating-app grifters charged in Nebraska Woman Sydney Loofe's Murder. The Daily Beast, Juni. https://www.thedailybeast.com/dating-app-grifters-charged-in-nebraska-woman-sydney-loofes-murder.html (zuletzt aufgerufen: 29.6.2019).

Carrére, E. (2000). The Adversary: A True Story of Monstrous Deception. New York (Metropolitan Books/Henny Holt).

Carter, C. L. (2015). Canadian Psycho. The True Story of Luka Magnotta. o. O. (R. J. Parker Publ.).

Christie, R., & F. L. Geis (1970). Studies in Machiavellianism Social Psychology Monographs. New York (Academic Press).

Cleckley, H. (1941). The Mask of Sanity. St. Louis (C. V. Mosby).

Diazgranados, E. A., & J. A. Amar (2011). Psicología Forense: Estudio de la Mente Criminal. Barranquilla (Ediciones Uninorte).

Drayton, L. A., L. R. Santos & A. Baskin-Sommers (2018). Psychopaths fail to automatically take the perspective of others. Proc Natl Acad Sci USA 115: 3302–3307.

The Economist (2018). The crack-up: Is inequality to blame for suicide, drug abuse and mental illness? Juni 16: 71 f.

Edwards, B. G., E. Albertson & E. Verona (2017). Dark and vulnerable personality trait correlates of

dimensions of behavior among adult offenders. J Abnorm Psychol 126: 921–927.
Feilhauer, J. & M. Cima (2013). Youth psychopathy: Differential correlates of callous-unemotional traits, narcissism, and impulsivity. Forensic Sci Internat 224: 1–7.
Frick, P. J., & S. F. White (2008). Research review: the importance of callous-unemotional traits for developmental models of aggressive and antisocial behavior. J Child Psychol Psychiatry 49: 359–375.
Geberth, V. J., & R. N. Turco (1997). Antisocial personality disorder, sexual sadism, malignant narcissism, and serial murder. J Forensic Sci 42: 49–60.
Glatt, J. (2002). Cries in the Desert. New York (St Martin's Press).
Hare, R. D. (2003). The Psychopathy Checklist-Revised: Technical Manual. 2. Aufl. Toronto (Multihealth Systems).
Hare, R. D., S. D. Hart & T. J. Harpur (1991). Psychopathy and the DSM-IV criteria for antisocial personality disorder. J Abnorm Psychol 100(3): 391–398.
Harley Therapy (2015). What is Machiavellianism in psychology? https://www.harleytherapy.co.uk/counselling/machiavellianism-psychology.htm (zuletzt aufgerufen: 29. 6. 2019).
Hemphill, J. F., R. Templeman, S. Wong et al. (1995). Psychopathy and Crime: Recidivism and criminal careers. In: D. J. Cooke, A. E. Forth et al. (Hg.). Psychopathy: Theory, Research and Implications for Society. Dordrecht (Kluwer Academic Publishers), S. 375–399.
Hill, A., N. Haberman, W. Berner et al. (2006). Sexual sadism and sadistic personality disorder in sexual homicide. J Pers Disord 20: 671–684.
Holt, S. E., J. R. Meloy & S. Strack (1999). Sadism and psychopathy in violent and sexually violent offenders. J Amer Acad Psychiatry Law 27: 23–32.
Ichibashi, R. (2001). Miyazaki Tsutomu Jiken: Nuri tsubusareta shinario. Tokio (Shinchoh-Sha).
Jackson, S. (2017). A Clockwork Murder. The Night a Twisted Fantasy Became a Demented Reality. Denver, CO (Wildblue Press).
Jones, L. (2005). Cannibal: The True Story of the Man-Eater of Rotenburg. New York (Berkley Books).
Joseph, A. (2018). Shocking injuries of model blinded in one eye by her boyfriend. Daily Mail (UK), 2. Juni.
Karpman, B. (1941). On the need of separating psychopathy into two distinct types: The symptomatic and idiopathic. J Crim Psychopathol 3: 112–137.
Karpman, B. (1948). The myth of the psychopathic personality. Amer J Psychiatry 104: 523–534.
Keogh, S. (2017). »I'll rip your throat out«: Thug threatens to behead terrified girlfriend. The Sun, 28. Oktober. https://www.thesun.co.uk/news/4786533/thug-threatens-to-behead-terrified-girlfriend-and-bury-her-corpse-in-the-garden-in-harrowing-recording-of-domestic-abuse.html (letzter Zugriff: 29. 6. 2019).
Kernberg, O. F. (1997 [1992]). Wut und Haß. Über die Bedeutung von Aggression bei Persönlichkeitsstörungen und sexuellen Perversionen. Übers. von C. Trunk. Stuttgart (Klett-Cotta).
Kinder, G. (1999). Victims: The Other Side of Murder. New York (Atlantic Monthly Press).
Kirsch, L. G., und J. V. Becker (2007). Emotional deficits in psychopaths and sexual sadism: implications for violent and sadistic behavior. Clin Psychol Rev 8: 904–922.
Konstantinides, A. (2016). Man, 25, faces father fort he first time at parole hearing after he injected him with HIV-infected blood as a baby to get out of paying child-support. Daily Mail (UK), 26. November.
Kraepelin, E. (1915). Psychiatrie. 4 Bde. Leipzig (Verlag von J. Ambrosius Barth), S. 1973–2116.
Lasseter, D. (2000). Die for Me. New York (Kensington Press).
Lykken, D. (1995). The Antisocial Personalities. Hillsdale, NJ (Lawrence Erlbaum Ass. Publ.).
McDougal, D. (1991). Angel of Darkness. New York (Warner Books).
McHoskey, J. W., W. Worzel & C. Szyarto (1998). Machiavellianism and psychopathy. J Pers Soc Psychol 74: 194–210.
McPadden, M. (2017). »The Girl Next Door«: The torture-murder of 16-year-old Sylvia Likens in popculture. http://crimefeed.com/2017/05/the-girl-next-door-the-1965-murder-of-16-year-old-schoolgirl.html
Miller, J. D., C. S. Hyatt, J. L. Maples-Keller et al. (2017). Psychopathy and Machiavellianism: A distinction without a difference? J Personal 85: 439–453.
Mitchell, G. (1998). Tricky Dick and the Pink Lady. New York (Random House).
Moffitt, T. E., & A. Caspi (2001). Childhood predictors differentiate life-course persistent and adolescent-limited pathways among males and females. Dev Psychopathol 13: 355–375.
Moffitt, T. E., A. Caspi, H. Harrington et al. (2002).

Males on the life-course persistent and adolescent-limited pathways: Follow-up at age 26. Dev Psychopathol 14: 179–206.
Murad, N. (2019 [2017]). Ich bin eure Stimme. Das Mädchen, das dem Islamischen Staat entkam und gegen Gewalt und Versklavung kämpft. Übers. von U. Becker, J. Schwarzer & T. Wollermann. München (Knaur).
Muris, P., H. Merckelbach H. Otgaar et al. (2017). The malevolent side of human nature. Perspect Psychol Sci 12: 183–204.
Newton, J. (2018). What happened to Katie Piper, who is her husband, what is her daughter's name, and how did she survive her acid attack? The Sun (UK), 21. Mai. https://www.thesun.co.uk/tvandshowbiz/3159251/katie-piper-acid-attack-survivor-model-husband-fighting-crime/ (zuletzt aufgerufen: 29. 6. 2019).
Paterson, T. (2010). Whatever became of Elisabeth Fritzl? The Independant, 21. März. https://www.independent.co.uk/news/world/europe/whatever-became-of-elisabeth-fritzl-1924645.html (zuletzt aufgerufen: 29. 6. 2019).
Schechter, H. (1990). Deranged: The True Story of America's Most Fiendish Killer. New York (Pocket Books).
Scruton, R. (2017). On Human Nature. Princeton, NJ (Princeton Univ. Press).
Sevecke, K., M. K. Krischer, M. Döpfner et al. (2005). The psychopathy concept and its psychometric evaluation in childhood, adolescence, and adulthood. Fortschr Neurol Psychiatr 73: 392–400.
Siegel, B. (1999). A Death in White Bear Lake. New York (Ballantine Books).
Soderstrom, H., A. K. Sjödin, A. Carlstedt et al. (2004). Adult psychopathic personality with childhood-onset hyperactivity and conduct disorder: A central problem constellation in forensic psychiatry. Psychiatry Res 121: 271–280.
Stone, M. H. (2009). The Anatomy of Evil. Amherst, NY (Prometheus Books).
Stone, M. H., & G. Brucato (2019). The New Evil. Amherst, NY (Prometheus Books).
Stupperich, A., & M. Strack (2016). Among a German sample of forensic patients, previous animal abuse mediates between psychopathy and sadistic actions. J Forensic Sci 61: 699–705.
Tsopelas, C., & M. Armenaka (2012). From conduct disorder in childhood to psychopathy in adult life. Psychiatriki, Suppl. #1, S. 107–116.
Twenge, J. M. (2014). Generation Me. New York (Atria/Simon & Schuster).
Twenge, J. M. (2017). iGen. New York (Atria/Simon & Schuster).
Twenge, J. M., & W. K. Campbell (2010). The Narcissism Epidemic: Living in the Age of Entitlement. New York (Atria/Simon & Schuster).
Verschuere, B., S. van Ghesel Grothe, L. Waldorp et al. (2018). What features of psychopathy might be central? A network analysis of the Psychopathy Checklist-Revised (PCL-R) in three large samples. J Abnormal Psychol 127: 51–65.
Vidal, S., J. Skeem & J. Camp (2010). Emotional intelligence: Painting differnt paths for low-anxious and high-anxious criminal offenders. Law and Human Behavior 34: 150–163.
Wikipedia: Divorce demography. https://wikipedia.org/wiki/Divorce_demography (zuletzt aufgerufen: 29. 6. 2019).
Wikipedia: The Prince. https://wikipedia.org/wiki/The_Prince (zuletzt aufgerufen: 29. 6. 2019).
Wikipedia: Tsutomu Miyazaki. https://wikipedia.org/wiki/Tsutomu_Miyazaki (zuletzt aufgerufen: 29. 6. 2019).

4.4 Scham, Neid und Wut – die zentralen Affekte des Narzissmus

Felix Brauner, Steffen Müller und Cord Benecke

In der psychodynamischen Theoriebildung und empirischen Psychotherapieforschung hat sich inzwischen ein Verständnis herausgebildet, demzufolge die Narzisstische Persönlichkeitsstörung (NPS) im Kern aus fehlgeleiteten affektiven Prozessen der Selbstwertregulation besteht (s. Kap. 4.5). Im Anschluss an diese grundlegende Auffassung wird i. F. herausgearbeitet, inwiefern sich das pathologische Verhalten von Patienten und Patientinnen mit NPS wesentlich auf die Wirkung der Affekte Scham, Neid und Wut zurückführen lässt. Den Kern des Kapitels bildet der Versuch, mit Fokus auf die entscheidende Bedeutung dieser Affekte ein *Emotionsdynamisches Modell der Narzisstischen Persönlichkeitsstörung* zu entwickeln, in dem die zuvor dargestellten Erkenntnisse aus der psychoanalytischen Theoriebildung und empirischen Psychotherapieforschung zusammengefasst werden.

Scham (Neid/Wut) und Narzissmus in psychoanalytischen Theorien

Aus klinischer Perspektive wurde die Auseinandersetzung mit (pathologischem) Narzissmus seit den 1970er Jahren lange Zeit als Kontroverse zwischen zwei Modellen ausgetragen, die auf Differenzen in entwicklungspsychologischen Annahmen zurückgehen (s. Kap. 1.3, 1.4 u. 4.7):

I. Auf der einen Seite vertraten selbstpsychologische Ansätze in der Folge Kohuts (1973 [1971]) die Ansicht, dass sich ein *kohärentes Selbst* durch eine einfühlsame Spiegelung »exhibitionistischer« Äußerungen des Kleinkindes durch die primären Bezugspersonen bildet. Als eine gesunde narzisstische Entwicklung wird hier angesehen, dass unvermeidliche Begrenzungen solcher Spiegelungen intrapsychisch dadurch reguliert werden, dass die zunehmende Fragilität der zunächst wahrgenommenen eigenen Vollkommenheit durch die Errichtung eines *grandiosen Größen-Selbst* und *idealisierter Eltern-Imagos* ausgeglichen wird. Pathologischer Narzissmus entsteht in diesem Sinne dadurch, dass zunächst eine angemessen anerkennende Spiegelung ausbleibt und anschließend eine schrittweise erfolgende *optimale Frustration* der kindlichen Anerkennungsbedürfnisse durch die Eltern misslingt, so dass das grandiose Größenselbst und die idealisierten Eltern-Imagos nicht in eine reifere psychische Struktur integriert werden können. Als zentrale sekundäre Affekte, die im pathologischen Narzissmus entstehen, werden die *narzisstische Wut*, die als aggressive Antwort auf die Frustration emotionaler Bedürfnisse verstanden wird, und der *narzisstische Neid* beschrieben, der über die permanente Suche nach Bewunderung durch Andere abgewehrt wird.

II. Auf der anderen Seite vertraten objektbeziehungstheoretische Ansätze in der Folge Kernbergs (1978 [1975]) die Ansicht, dass pathologischer Narzissmus entwicklungspsychologisch als Reaktion auf kalte und gleichgültige Bezugspersonen entsteht. Demnach führen elterliche Härte und Indifferenz über eine *orale Frustration* emotionaler Grundbedürfnisse zu unerträglichen Hass- und Neidaffekten im Kind, die kompensatorisch durch die Errichtung grandioser Selbstanteile abgewehrt werden. Ein solches pathologisches Größenselbst resultiert aus einer *Verschmelzung des Ideal-Selbst, des Ideal-Objekts und des Real-Selbst* und führt zu einer destruktiven Entwertung Anderer, indem inakzeptable Selbstaspekte verleugnet, abgespalten und auf Andere projiziert werden. Neben der grundlegenden Scham wird in Bezug auf soziale Situationen die Bedeutung von zwei weiteren archaischen Affekten betont: einerseits einer *narzisstischen Wut*, die sich in entwertenden Angriffen und rücksichtslosen Forderungen gegenüber Anderen (z. B. therapeutisch Tätigen) äußert, und andererseits *narzisstischen Neidgefühlen*, die abwechselnd mittels omnipotenter Kontrolle oder sozialem Rückzug ausgedrückt werden.

Was die Relation von pathologischem Narzissmus und gesunder Selbstwert-Entwicklung betrifft, so wurden in der psychoanalytischen Theoriebildung lange Zeit Widersprüche zwischen dem Modell Kohuts, das beide Aspekte auf einem dimensionalen Kontinuum ansiedelt, und dem Modell Kernbergs, das einen kategorialen Unterschied postuliert, betont. Inzwischen können beide Ansätze jedoch als kompatibel angesehen werden, so dass die Modelle zwei unterschiedliche Narzissmus-Typen beschreiben, die sich hinsichtlich ihres unterschiedlichen Umgangs mit unverarbeiteten Schamaffekten grundlegend unterscheiden lassen (Broucek 1982): Zum einen lassen sich die von Kohut beschriebenen Phänomene als *dissoziativer Typ* zusammenfassen, in dem grandiose Selbstanteile abgespalten und auf idealisierte und omnipotente Objekte projiziert werden, so dass reale Selbstanteile mit überflutenden Schamgefühlen und einem porösen Selbstwertgefühl verbunden sind. Daneben können zum anderen die von Kernberg beschriebenen Phänomene als *egoistischer Typ* definiert werden, den eine pathogene Aufhebung der Spannung zwischen grandiosen und realen Selbstanteilen kennzeichnet, in deren Folge ein bewusstes Schamerleben stark beeinträchtigt ist, das Einfühlungsvermögen nur fragmentarisch ausgebildet wird und kompensatorisch ein übertriebenes Selbstwertgefühl vorherrscht. In der empirischen Forschung konnte diese Zwei-Faktoren-Struktur des Narzissmus bestätigt werden (Wink 1991), weshalb sich die Unterteilung in die Komponenten *vulnerabler Narzissmus* und *grandioser Narzissmus* inzwischen weitestgehend durchgesetzt hat. Auf dieser Grundlage wurde empirisch gezeigt, dass das entscheidende Unterscheidungskriterium zwischen beiden Komponenten der unterschiedliche Umgang mit aktivierten Schamaffekten ist: Vulnerabler Narzissmus entsteht aus überflutenden Schamaffekten und grandioser Narzissmus aus einem verringerten bewussten Schamerleben (Hibbard 1992).

Zusammengefasst lässt sich somit Scham als der zentrale Affekt bestimmen, um den herum sich narzisstische Persönlichkeitsanteile zur Regulation des Selbstwerts strukturieren. Morrison (1989) bezeichnet deshalb auch die Scham als »Unterseite des Narzissmus«, während Wurmser (1990) von dem »narzisstischen Affekt par excellence« spricht. Diese enge Verbindung zwischen Narzissmus und Scham lässt sich aus der heutigen Perspektive der intersubjektiven Psychoanalyse (Altmeyer 2000; Tiedemann 2007) in einen Zusammenhang zu Beziehungserfahrungen mit prägenden Anderen bringen, durch die sich das Individuum für eigene Fähigkeiten oder Eigenschaften *anerkannt* fühlt. Der Zusammenhang von pathologischem Narzissmus und Scham resultiert demnach daraus, dass in der Entwicklung das Beziehungsbedürfnis nach intersubjektiver Anerkennung stark frustriert wird, woraus ein massiver Schamaffekt hervorgeht, der ein tief verletztes Selbstwertgefühl anzeigt und kompensatorisch mit dem Aufbau narzisstischer Selbstanteile reguliert wird, die affektiv vor allem Neid und Wut auslösen.

Scham (Neid/Wut) und Narzissmus in der OPD

In der klinischen Praxis lässt sich eine solche dem Narzissmus zugrunde liegende Dynamik mithilfe der *Operationalisierten Psychodynamischen Diagnostik* (OPD, Arbeitskreis OPD 2014) erfassen. Mit der OPD lässt sich als Grundlage narzisstischer Dynamiken ein ungelöster *Selbstwertkonflikt (Selbst- versus Objektwert)* diagnostizieren, durch den die »Wert«-Frage des eigenen Selbst und anderer Personen sowie Anstrengungen zur Bewältigung des Konflikts das psychische Innenleben in einem pathologischen Ausmaß dominieren. Hierbei lassen sich zwei Bewältigungsformen unterscheiden:

1. Bei einer *passiven* Bewältigung des Selbstwertkonflikts ist das psychische Geschehen i. W. geprägt von einer wahrgenommenen Minderwertigkeit, die sich auf eigene Fähigkeiten, die körperliche Erscheinung etc. richtet. In Bezug auf das Selbst dominiert ein massives Schamerleben, das reguliert wird, indem der Versuch, den (meist völlig überzogenen inneren) eigenen Idealvorstellungen zu entsprechen – und damit

auch jegliche Aussicht auf Entwicklung – aufgegeben wird. Die Akzeptanz einer Existenz als »Mängelexemplar« fungiert als Schutzmechanismus, um erneuten (erwarteten) Beschämungen zuvorzukommen. In Bezug auf andere Personen dominieren Formen idealisierender Bewunderung, in die sich bei Manifestation des Konflikts auf neurotischem Niveau nicht selten ein versteckter *Neid* mischt, der zu subtilen Entwertungen anderer führt. Insgesamt lösen sowohl das selbstabwertende Verhalten als auch die Bewunderung Anderer in der sozialen Umwelt bei narzisstisch gut regulierten Personen tendenziell Gefühle von Peinlichkeit und Fremdscham aus.

2. Demgegenüber sind Personen im *aktiven* Bewältigungsmodus durch eine forcierte Selbstsicherheit charakterisiert, die offen und mit Nachdruck die Beziehungsgestaltung in allen Lebensbereichen dominiert. Dass diese »Pseudo-Selbstsicherheit« eine Kompensation zugrundeliegender Minderwertigkeitsgefühle darstellt, wird daran deutlich, dass eine neurotische Ausprägung des aktiven Modus mit einer leicht aktivierbaren Gereiztheit und Verärgerung (»narzisstische *Wut*«) einhergeht, sobald die Omnipotenz- und Allmachtsphantasien infrage gestellt werden. Schon bei kleinen realen (oder phantasierten) Anlässen aktiviert eine solche Kritik einen nur dysfunktional zu bewältigenden *Schamaffekt*, der über massive Entwertungen des Gegenübers kompensiert wird. Zusätzlich findet sich im aktiven Bewältigungsmodus häufig die Tendenz, sich innerlich zum eigenen Vorteil mit Anderen zu vergleichen. Sie kann affektiv der Regulation von *Neidgefühlen* dienen. Besonders in unsicher- oder abhängig-strukturierten Interaktionspartnern kann das daraus resultierende Verhalten zwar gelegentlich zunächst einschüchternde Bewunderung oder sogar Ehrfurcht auslösen, doch insgesamt weichen diese in länger bestehenden Beziehungen typischerweise einer zunehmenden Verletztheit, die langfristig zu Verärgerung und Abgrenzungstendenzen führt.

Die Bewältigungsformen des OPD-Selbstwertkonflikts lassen sich zur binären Typologie des Narzissmus in Beziehung setzen: In der Gruppe der vulnerablen Narzissten ist eine erhöhte Ausprägung des passiven Modus zu erwarten, so dass sich zur Bewältigung überflutender Schamaffekte eine Akzeptanz der Minderwertigkeit des vulnerablen Selbst manifestiert, wobei die manifeste Selbstherabsetzung häufig verdeckt einer unbewussten Selbstaufrichtung dient. Demgegenüber ist in der Gruppe der grandiosen Narzissten eine pathologische aktive Bewältigung des Selbstwertkonflikts zu vermuten, da ein übertriebener Selbstwert, der offen inszeniert wird, vor dem emotionalen Erleben unbewusster Schamaffekte schützt.

Diese durch einen ungelösten Selbstwertkonflikt ausgelösten narzisstischen Dynamiken äußern sich in Abhängigkeit von der Ausprägung des begleitenden Strukturniveaus auf unterschiedliche Art und Weise. Ihre konkrete Ausformung in der NPS, die häufig in Kombination mit einer gering integrierten Struktur auftritt, wird in unserem *Emotionsdynamischen Modell* differenziert herausgearbeitet (s. unten). Zuvor gilt es jedoch zu überprüfen, ob das oben entwickelte Modell narzisstischer Dynamiken einer Überprüfung durch die empirische Psychotherapieforschung standhält.

Studien zu narzisstischen Dynamiken im klinischen Kontext

Im klinischen Kontext werden narzisstische Themen häufig im Zusammenhang mit der Narzisstischen Persönlichkeitsstörung (NPS) untersucht, deren genaue Kriterien im DSM-5 unter der Kennziffer 301.81 beschrieben werden und in diesem Sammelband an anderer Stelle zu finden sind (s. Kap. 1.3). Thematisch bestehen deutliche Parallelen zwischen den Kriterien der NPS und den prägenden Merkmalen des grandiosen Narzissmus, da beide gleichermaßen aus den zentralen Komponenten phantasierte Grandiosität, Bedürfnis nach Bewunderung, manipulative Abwertung Anderer sowie mangelndes Einfühlungsvermögen bestehen. Damit einhergehend konnte in verschiedenen Studien empirisch nachgewiesen werden, dass in NPS-Stichproben besonders hohe Werte auf Skalen des grandiosen Narzissmus auszumachen sind (z. B. Miller et al. 2013; Pincus et al. 2014). Zusätzlich tragen jedoch auch Facetten des vulnerablen Narzissmus zur Erklärung der NPS bei, denn narzisstisch schwer gestörte Patienten und Patientinnen suchen häufig erst in existenziell bedrohlichen Lebensphasen, in denen überflutende Schamaffekte zu einer völligen Dekompensation führen, eine Klinik auf, so dass gerade zu Beginn einer Psychotherapie vermehrt die komorbiden Diagnosen Major Depression oder Dysthymia gestellt werden (Vater, Ritter et al. 2013) und zunächst nicht allein (grandios-narzisstische) Themen der phantasierten Grandiosität, narzisstischen Wut oder aggressiven Entwertung Anderer im Vordergrund stehen, sondern primär Gefährdungen durch Suizidalität und Existenzangst zu bearbeiten sind (Pincus et al. 2014) Dieser Effekt einer stark ausgeprägten depressiven Symptomatik zu Beginn der Therapie lässt sich auf überflutende Schamaffekte aufgrund eines erhöhten vulnerablen Narzissmus zurückführen (Ellison et al. 2013; Vater, Ritter et al. 2013).

Psychische Themen des zweiten Narzissmus-Typs hängen darüber hinaus eng mit der Ausprägung anderer Persönlichkeitsstörungen zusammen: Erhöhte Werte für vulnerablen Narzissmus finden sich vermehrt bei paranoiden, schizotypischen, emotional instabilen, abhängigen und ängstlichen Persönlichkeitsstörungen, weshalb vulnerabler Narzissmus als entscheidender Prädiktor innerhalb des dimensionalen Alternativmodells zur Erfassung von Persönlichkeitsstörungen im DSM-5 diskutiert worden ist (Miller et al. 2013). Besonders wirkmächtig beeinflusst vulnerabler Narzissmus die unterschiedlichen Komponenten der Borderline-Persönlichkeitsstörung (Miller et al. 2010; Vonk et al. 2015). In der psychoanalytischen Theoriebildung hatte bereits Kernberg (1978 [1975]) ausführlich auf inhaltliche Parallelen zwischen narzisstischen Persönlichkeitsanteilen und der Borderline-Persönlichkeitsorganisation hingewiesen.

Ein psychodynamischer Zugang zum Narzissmus, der als wesentliches Bestimmungskriterium die Bewältigung abgewehrter bzw. überflutender Schamaffekte zur Regulation des Selbstwertgefühls ausmacht, bringt jedoch den Vorteil mit sich, narzisstische Themen auch in anderen psychopathologischen Syndromen ausmachen zu können, die stärker im Bereich neurotischer Konflikte liegen. Anhand der Validierungsstudien zur OPD-Konfliktachse, die größtenteils an transdiagnostischen Patientengruppen durchgeführt worden sind, konnten die zentralen Annahmen zur Auslösung narzisstischer Themen durch einen nicht verarbeiteten Selbstwertkonflikt bestätigt werden: Eine pathologische passive Bewältigung der Selbstwertthematik führt zu einem starken Leiden unter überflutenden Schamaffekten, das mit einem verringerten Selbstwertgefühl, einer großen Unzufriedenheit mit der körperlichen Erscheinung und einer Selbstwahrnehmung im sozialen Kontext als zu introvertiert und zu selbstunsicher-unterwürfig assoziiert ist; demgegenüber bewirkt der aktive Bewältigungsmodus hypothesenkonform genau gegenteilige narzisstische Dynamiken. Dass insgesamt die psychopathogene Herausbildung eines Selbstwertkonflikts grundlegend für die Entstehung von Persönlichkeitsstörungen ist, deuten Studienergebnisse an, denen zufolge bei Personen mit einem (gemäß OPD) gering integrierten Strukturniveau besonders häufig ein ungelöster Selbstwertkonflikt festzustellen ist. (Studienüberblick in Benecke & Brauner 2017, S. 86–91).

Emotionsdynamisches Modell der Narzisstischen Persönlichkeitsstörung

Eine Auseinandersetzung mit aktuellen psychodynamischen und psychologischen Modellen psychischer Prozesse zeigt, dass Emotionen heutzutage als die grundlegenden »Beweger« im psychischen Geschehen angesehen werden (vgl. Benecke & Brauner 2017). Die Psyche wird diesem Verständnis zufolge vor allem durch *Emotionsdynamiken* angetrieben, die zur Bewältigung konflikthafter Motive in Abhängigkeit von der Internalisierung früher Beziehungserfahrungen eine (meist implizit-automatische) Regulation von (meist unbewussten) Affekten bewirken, wodurch das intentionale Urteilen und Handeln entscheidend beeinflusst wird. Mit einem solchen Modell lässt sich die konzeptuelle Weiterentwicklung von der Trieb- zur Emotionsfokussierung sowie vom psychosexuellen Individuationsprozess zur affektiven Abstimmung in der Intersubjektivität angemessen berücksichtigen.

Im Anschluss daran haben wir an anderer Stelle ein *Emotionsdynamisches Modell der Psyche* entwickelt, das im Kern aus den Ebenen des *Vergangenheits-* und des *Gegenwartsunbewusstem* (Sandler & Sandler 1985) besteht. Hier werden die psychischen Inhalte, die sich grundlegend aus den phylogenetisch geprägten Basismotiven und Primäraffekten entwickeln, in Abhängigkeit von frühkindlichen Interaktionserfahrungen und der aktuellen sozialen Situation psychodynamisch umgewandelt. Begleitet durch eine schamsensitive Adaption hinsichtlich kultureller Normen (*zweite Zensur*) und durch eine Regulation mittels differenzierter Selbstreflexion (*mentaler Puffer*), bewirken diese emotionsbezogenen Prozesse intendierte *Handlungen*. Weil diese jeweils konfliktauslösenden Prozesse (in Abhängigkeit vom Strukturniveau) nicht immer gelingen können, ist die Psyche zusätzlich von einem zweiten »Pfad« geprägt, in dem ein *triebhaftes Drängen* nicht-integrierter Affekte ohne eine sozial angemessene Umwandlung und bewusste Kontrolle automatische *Verhaltensweisen* direkt auslöst. (ausführlich in Benecke & Brauner 2017). Die innerpsychische Strukturierung hinsichtlich dieser emotionsdynamischen Prozesse und Inhalte ist entscheidend dafür, inwiefern zum einen andere Personen auf das gezeigte Verhalten reagieren (*Intersubjektivität*), was eine flexible Veränderung eigener Muster ermöglichen oder verhindern kann, und inwiefern zum anderen die Anforderungen in der modernen Gesellschaft (*Sozialität*) durch mehr oder weniger ausgeprägte Möglichkeiten zum Einbringen *emotionalen Kapitals* erfüllt werden können (vgl. Brauner & Benecke 2018).

Auf Grundlage dieser Konzeptualisierung lässt sich ein *Emotionsdynamisches Modell der Narzisstischen Persönlichkeitsstörung* entwickeln, in dem die primäre Bedeutung von unbewussten Schamaffekten sowie sekundär daraus hervorgehende Wut- und Neid-Emotionen fokussiert werden. Die NPS ist auf den verschiedenen Ebenen durch bestimmte Prozesse und Inhalte charakterisiert, die sich vor dem Hintergrund eines gering integrierten Strukturniveaus entfalten und im sozialen Kontext zu massiven Beeinträchtigungen führen (siehe Abb. 4.4-1).

Für die Entstehung einer NPS besteht aus psychodynamischer Perspektive der grund-

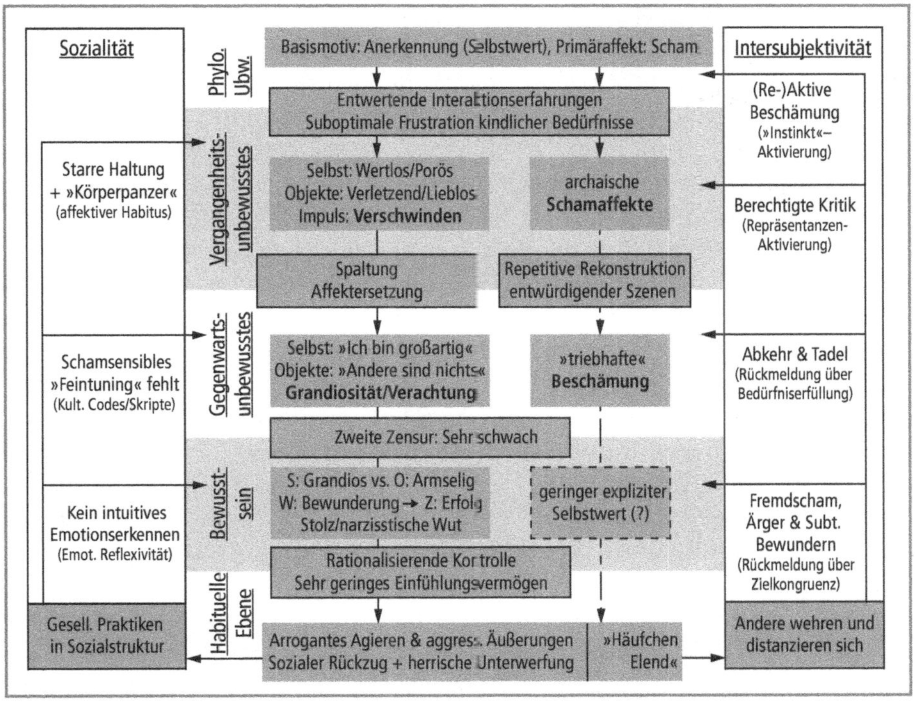

Abb. 4.4-1 Emotionsdynamisches Modell der Narzisstischen Persönlichkeitsstörung (nach Benecke & Brauner 2017 und Brauner & Benecke 2018).

legende Ausgangspunkt darin, dass aufgrund maladaptiver Interaktionserfahrungen mit primären Bezugspersonen, die zunächst massiv entwertend (oder gleichgültig-passiv) agieren und anschließend emotionale Bedürfnisse nach individueller Würdigung zu stark frustrieren, eine niedrigschwellige Aktivierbarkeit von Bedürfnissen nach Anerkennung und von Schamaffekten entsteht. Ätiologisch geht diese Prägung mit einer massiven Häufung unsicher-vermeidender Bindungsmuster in der NPS einher (Diamond et al. 2014), die in der Kindheit aus aktiv ablehnenden und desinteressiert-aversiven Verhaltensweisen seitens der Eltern entstehen. Zusätzlich können hohe Ausprägungen im vulnerablen Narzissmus vereinzelt auch mit vermehrten unsicher-ambivalenten Bindungsmustern einhergehen (Rohmann et al. 2012), die besonders in Bindungsstress auslösenden Situationen relevant sind. Im Vergangenheitsunbewussten entstehen aus diesen frühkindlichen Erfahrungen Repräsentanzen eines *minderwertigen Selbst* und *verfolgender, entwertender Objekte*, die affektiv *Impulse zu verschwinden* auslösen, die später mit einer gewissermaßen vernichtenden Kränkbarkeit einhergehen. Die bedrohliche Wirkung dieser Inhalte aus dem Vergangenheitsunbewussten wird mithilfe der Abwehrmechanismen der *Spaltung* und *Affektersetzung* kompensiert, so dass im Gegenwartsunbewussten die Vorstellung eines idealisierten Selbst der Vorstellung minderwertiger Objekte gegenübergestellt wird. In emotionsbezogener Hinsicht schlagen die Kränkungsrepräsentanzen in Grandiosität (selbstbezogen) und Verachtung (objektbezogen) um, so dass intrapsychisch keine emotionale Verbindung zwischen Selbst und Objekten aufgebaut werden kann. Weil die zweite Zensur aufgrund einer fehlenden Schamsensitivität nur schwach ausgeprägt ist, münden diese Vorstellungen ohne Möglichkeiten zur Korrektur hinsichtlich ihrer sozialen Angemessenheit nahezu ungefiltert in das Bewusstsein, so dass der Wunsch nach grenzenloser *Bewunderung* entsteht, der durch Phantasien einzigartiger *Erfolge* gerechtfertigt wird. In dem angestrebten Ziel grenzenlosen Erfolgs drückt sich aus, dass Personen mit einer erhöhten Ausprägung im pathologischen Narzissmus sich durch ein übermäßig starkes *Leistungsmotiv* auszeichnen (vgl. Vater, Roepke et al. 2013).

Die ungefilterten Wirkungen der unbewusst angenommenen Grandiosität des eigenen Selbst und der Verachtung anderer führen im Bewusstsein zum emotionalen Erleben von narzisstischer Wut, wenn der übertriebene Stolz über die (vermeintliche) eigene Großartigkeit auf die Begrenzungen der äußeren Realität trifft. Solche aggressiven Gefühle sind also als Ausdruck einer emotionsdynamischen Umwandlung der Frustration kindlicher Bedürfnisse nach emotionaler Anerkennung anzusehen, die aufgrund der beschriebenen intrapsychischen Prozesse in Wut umschlägt und darüber langfristig soziale Beziehungen beeinträchtigt. Im Übergang auf die habituelle Ebene wirkt sich negativ aus, dass empathische Dimensionen des Mentalisierens (z. B. Emotionserkennung oder Einfühlungsvermögen) nur rudimentär ausgeprägt sind (Baskin-Sommers et al. 2014; Ritter et al. 2011), jedoch eine rationalistisch kontrollierte Perspektivübernahme zur Manipulation Anderer genutzt werden kann, solange der stressauslösende Einfluss emotionaler Stimmungen niedrig bleibt (Baskin-Sommers et al. 2014; Konrath et al. 2013). Diese Prozesse bewirken auf der Handlungsebene arrogantes Agieren und auf der Kommunikationsebene aggressive Kommentare gegenüber Mitmenschen. Zusätzlich lassen sich bei Patienten und Patientinnen mit NPS zur Verhinderung des Erlebens unerträglicher Neidaffekte, die nicht bewusst wahrgenommen werden können, häufig Verhaltensstrategien beobachten, die von einer Mischung aus sozialem Rückzug und machtausübender Unterwerfung anderer geprägt sind.

In intersubjektiven Interaktionen führen diese grandios-narzisstischen Dynamiken dazu, dass die Anderen sich entweder aktiv abwenden oder sogar aggressiv verteidigen. Zwar mischt sich in die Reaktionen Anderer – insbesondere bei unsicher- oder abhängigstrukturierten Personen – vereinzelt eine subtile Bewunderung, wodurch entsprechende Wünsche des Narzissten eine gewisse Befriedigung finden. Doch insgesamt lösen das Agieren und die Äußerungen pathologischer Narzissten bei den Mitmenschen aktive Grenzsetzungen sowie berechtigte Kritik aus. Weil diese Antworten aufgrund der beschriebenen Emotionsdynamiken häufig zu keiner Veränderung des narzisstischen Verhaltens führen, können sie sich zu einer sozialen Abkehr seitens der Mitmenschen bzw. vermehrtem Tadeln durch Autoritätspersonen steigern. Diese Verhaltensweisen der Interaktionspartner gehen im Kontakt mit pathologischen Narzissten häufig mit Gefühlen der Fremdscham und zunehmender Verärgerung einher, die durch die für die NPS typische mangelhafte Einsicht und das fehlende Schuldeingeständnis ausgelöst werden. Die intersubjektiven Reaktionen führen insgesamt in der Psyche der pathologischen Narzissten dazu, dass die Repräsentanzen eines minderwertigen Selbst, demütigender Objekte und der Kränkung aktiviert werden, was emotionsdynamisch zu einer Verstärkung des narzisstischen Teufelskreislaufs führt. Die emotionale Grandiosität und Verachtung sowie die Gefühle des Stolzes und der Wut werden dadurch aufrechterhalten, dass die Rückmeldungen durch Andere tendenziell als Bestätigung der eigenen narzisstischen Annahmen (und nicht als Signal zu einer notwendigen Veränderung eigener Muster) wahrgenommen werden.

Im gesellschaftlichen Kontext können die Anforderungen, die im »emotionalen Kapitalismus« (Illouz 2007) an Subjekte gestellt werden, nicht erfüllt werden, weil einerseits die mangelhaften empathiebezogenen Mentalisierungsfähigkeiten durch die unzureichende Ausbildung von »soft skills« eine produktive Arbeit verhindern und es Personen mit NPS aufgrund ihrer fehlenden Schamsensitivität andererseits nur unzureichend möglich ist, eine feine Empfindung für die jeweiligen kulturellen Codes/Skripte auszubilden und eigene Verhaltensweisen entsprechend sozial anzupassen. Auch wenn NPS-Patienten und -Patientinnen somit größtenteils arrogant, unempathisch und rücksichtslos auftreten (was gesellschaftlich eine zunehmende Ächtung nach sich zieht), lassen sich im stärker körperbezogenen, nicht-reflexiven Habitus nicht selten automatische, kompensatorische Ausdrücke der unbewussten Scham wiederfinden, die über einen *rigide-starren Körperpanzer* ein flexibles und freies Agieren zusätzlich verhindern.

Die oben beschriebenen Dynamiken entsprechen weitestgehend den Mechanismen eines grandiosen Narzissmus, die in der NPS besonders wirkmächtig sind. Solange die grandios-narzisstischen Anteile überwiegen, wird lange Zeit keine therapeutische Hilfe in Anspruch genommen, da kein subjektiver Leidensdruck besteht; vielmehr wird das psychische Leiden in die soziale Umwelt verlagert. Dies ist der Grund, weshalb Personen mit NPS in transdiagnostischen klinischen Samples deutlich unterrepräsentiert sind (Miller et al. 2013, Vater, Roepke et al. 2013). Auch wenn solche grandios-narzisstischen Muster in einem halbwegs stabilen sozialen Umfeld häufig über viele Jahre zu einem gewissen sozialen Funktionieren beitragen können (solange die Mitmenschen die aggressiv-entwertenden Persönlichkeitsanteile ertragen und abpuffern), kann ausgelöst durch existenzielle Lebenskrisen (z. B. durch eine Trennung des Liebespartners oder eine berufliche Freistellung) – eine andere Emotionsdynamik in den Vordergrund treten. Diese resultiert aus den intrapsychischen Niederschlägen, die typischerweise aus vornehmlich unsicher-vermeidend strukturierten Beziehungsverhältnissen in der frühen Kindheit hervorgehen. Durch Erfahrungen der Entwertung durch primäre Bezugspersonen oder der gleichgültig-passiven Vernachlässigung, die subjektiv als Entwertung empfunden wird, sind im Vergangenheitsunbewussten *archaische Schamaffekte* repräsentiert, die normalerweise durch die grandios-narzisstischen Prozesse umgewandelt werden können.

In existenziellen Lebenskrisen jedoch zerfällt diese Kompensation, so dass die Schamaffekte mit (rekonstruierten) Erinnerungen an konkrete entwürdigende Interaktionssequenzen »sekundär bebildert« werden und als *triebhafte Beschämung* weitestgehend ohne Umwandlung durch Symbolisierungsmechanismen, die zweite Zensur oder den mentalen Puffer wiederholt das Bewusstsein und Verhalten affektiv »überfluten«. Diese Emotionsdynamik lässt sich auf die Wirkung des vulnerablen Narzissmus in der NPS zurückführen, die lange Zeit latent bleibt, jedoch in existenziellen Lebenskrisen massiv aktiviert wird. Häufig führen erst diese überflutenden Schamaffekte und ungefilterten Minderwertigkeitsgefühle aus dem vulnerablen Narzissmus dazu, dass Menschen mit NPS sich psychotherapeutische Hilfe suchen (Ellison et al. 2013). Die vulnerabel-narzisstischen Dynamiken sind entscheidend dafür, dass zu Beginn der Therapie eine hohe Komorbidität mit depressiven Störungen besteht und zunächst Themen der Suizidalität, Selbstabwertung und fehlender Verantwortungsübernahme für das eigene Leben vorherrschen (Pincus et al. 2014), die häufig von narzisstisschen Elementen durchsetzt sind (Existenz als »größter, bemitleidenswertester Versager aller Zeiten«). Jüngere Forschungsergebnisse deuten darauf hin, dass Personen mit NPS – entgegen bisherigen Annahmen – einen gering ausgeprägten *expliziten Selbstwert* haben, sich ihrer Minderwertigkeitsgefühle teilweise also durchaus bewusst sind. Sozialen Ausdruck findet dies jedoch, da eine große Angst vor der Aktivierung massiv vorhandener *impliziter Schamaffekte* besteht (vgl. Vater, Roepke et al. 2013, S. 601 f.). In existenziellen Krisen bricht diese verdeckende Kompensation zusammen, und die schambehaftete Vulnerabilität tritt offen zutage, so dass sich zu Behandlungsbeginn Menschen mit NPS häufig als ein einziges »Häufchen Elend« darbieten. In der Gegenübertragung löst die beschämte Selbstabwertung zwar Mitleid (in seiner hilfsbereiten sowie degradierenden Konnotation) aus, die fehlende Verantwortungsbereitschaft weckt jedoch auch schnell große Verärgerung.

Implikationen für die therapeutische Praxis

Auch wenn hier nicht ausführlich auf die psychotherapeutische Behandlung eines pathologischen Narzissmus eingegangen werden kann, lassen sich aus einem schamfokussierten Ansatz doch grundlegende Implikationen ableiten. Aus einer solchen Perspektive ist entscheidend zu beachten, dass Patienten und Patientinnen mit einer NPS häufig zunächst als vulnerable Narzissten psychotherapeutische Hilfe suchen, im Laufe der anschließenden Behandlung jedoch vermehrt grandiosnarzisstische Dynamiken zentral werden. In emotionsbezogener Hinsicht ist deshalb zu erwarten, dass zu Therapiebeginn überflutende Schamaffekte und schwer-depressive Symptome vorherrschen, die mit der Zeit in »unverschämte« Wut, Entwertung und Grandiosität umschlagen. Aus diesem vorhersehbaren Ablauf lässt sich insgesamt die behandlungspraktische Empfehlung ableiten, dass in der Psychotherapie von Menschen mit NPS zunächst zur Behandlung vulnerabel-narzisstischer Anteile empathische, spiegelnde und supportive Interventionen mit Fokus auf Idealisierungs- und Spiegelübertragungen nötig sind (Kohut), die dann mit dem Anstieg grandios-narzisstischer Anteile zunehmend von konfrontativen Übertragungsdeutungen mit Fokussierung des pathologischen Größenselbst abgelöst werden sollten (Kernberg). Generell sind bei der psychodynamischen Behandlung von Menschen mit Persönlichkeitsstörungen einsichtsorientiert-deutende mit strukturell-supportiven Interventionsformen zu verbinden (vgl. Benecke 2014), doch bei der Behandlung der NPS gilt es, dabei spezifische Besonderheiten zu beachten.

Weil sich die pathologischen Muster der NPS stark in der therapeutischen Beziehung manifestieren, sind grundsätzlich psychodynamische Psychotherapien mit Fokus auf Übertragungsdeutungen besonders indiziert. Dabei ist es zur Aufrechterhaltung der Compliance jedoch unumgänglich, während des gesamten Therapieverlaufs durchgehend (und mit besonderem Fokus in den ersten Monaten) auf die gemeinsame Arbeit an der therapeutischen Allianz zu achten. In der Psychotherapieforschung zeigte sich, dass Übertragungsdeutungen zwar langfristig stabile Effekte bewirken können, aber insgesamt nur dann wirksam sind, wenn sie innerhalb einer sicheren therapeutischen Beziehung erfolgen. Besonders bei Cluster-B-Persönlichkeitsstörungen (worunter die NPS fällt) ist hierfür entscheidend, dass vor der Übertragungsdeutung geprüft wird, ob die inhaltliche Konfrontation als subjektive Bedrohung wahrgenommen werden könnte, so dass (z. B.) narzisstische Abwehrprozesse zum Selbstschutz ausgelöst werden (vgl. Høglend & Gabbard 2012). Deshalb muss die psychodynamische Therapie der NPS durch die Etablierung einer stabilen, empathischen Beziehung (v. a. in *rupture-repair*-Episoden) geprägt sein, in der besonders sensibel auf Scham- und Verletzungsaffekte geachtet wird, weil deren leichte Aktivierbarkeit ein einsichtsorientiertes Vorgehen verhindern kann. Darauf aufbauend müssen strukturelle Defizite genau diagnostiziert und parallel zu den emotionsdynamischen Konfliktthemen mitbehandelt werden, weil insbesondere in Bezug auf emotionsbezogene Deutungen von einer massiven Einschränkung der Reflexionsfähigkeiten auszugehen ist, die die Wirkung inhaltlicher Konfrontationen verhindern kann. Letztlich besteht das wesentliche Therapieziel aber darin, die Scham-Toleranz zu erhöhen, d. h. die Patienten und Patientinnen in die Lage zu versetzen, Scham bewusst zu erleben und sie nicht als vernichtende Bedrohung wahrzunehmen, sondern als Ansporn zur persönlichen Entwicklung und funktionalen Gestaltung der eigenen sozialen Beziehungen.

Literatur

Altmeyer, M. (2000). Narzissmus und Objekt: ein intersubjektives Verständnis der Selbstbezogenheit. Göttingen (Vandenhoeck & Ruprecht).

Arbeitskreis OPD (2014). OPD-2 – Operationalisierte Psychodynamische Diagnostik: Das Manual für Diagnostik und Therapieplanung. 3. überarb. Aufl. Göttingen (Hogrefe).

Baskin-Sommers, A., E. Krusemark & E. Ronningstam (2014). Empathy in narcissistic personality disorder: From clinical and empirical perspectives. Personal Disord 5(3): 323–333. https://doi.org/10.1037/per0000061

Benecke, C. (2014). Psychoanalytische Modelle und Behandlungskonzepte der Persönlichkeitsstörungen. PiD – Psychotherapie im Dialog 15(03): 36–39. https://doi.org/10.1055/s-0034-1388633

Benecke, C., & F. Brauner (2017). Motivation und Emotion: psychologische und psychoanalytische Perspektiven. Stuttgart (Kohlhammer).

Brauner, F., & C. Benecke (2018). Emotions- und Bedürfnisregulierung. In: G. Gödde & J. Zirfas (Hg.). Kritische Lebenskunst. Stuttgart (J. B. Metzler), S. 66–73. https://doi.org/10.1007/978-3-476-04644_10

Broucek, F. J. (1982). Shame and its relationship to early narcissistic developments. Int J Psychoanal 63(3): 369–378.

Diamond, D., K. N. Levy, J. F. Clarkin et al. (2014). Attachment and mentalization in female patients with comorbid narcissistic and borderline personality disorder. Personal Disord 5(4): 428–433. https://doi.org/10.1037/per0000065

Ellison, W. D., K. N. Levy, N. M. Cain et al. (2013). The impact of pathological narcissism on psychotherapy utilization, initial symptom severity, and early-treatment symptom change: A naturalistic investigation. J Pers Assess 95(3): 291–300. https://doi.org/10.1080/00223891.2012.742904

Hibbard, S. (1992). Narcissism, shame, masochism, and object relations: An exploratory correlational study. Psychoanal Psychol 9(4): 489–508.

Høglend P., & G. O. Gabbard (2012). When is transference work useful in psychodynamic psychotherapy? A review of empirical research. In: R. A. Levy, J. S. Ablon & H. Kächele (Hg.), Psychodynamic Psychotherapy Research. Totowa, NJ (Humana Press), S. 449–467. https://doi.org/10.1007/978-1-60761-792-1_26

Illouz, E. (2007). Gefühle in Zeiten des Kapitalismus. Frankfurt/M. (Suhrkamp).

Kernberg, O. F. (1978 [1975]). Borderline-Störungen und pathologischer Narzißmus. Über. von H. Schultz. Frankfurt/M. (Suhrkamp).

Kohut, H. (1973 [1971]). Narzißmus: eine Theorie der psychoanalytischen Behandlung narzißtischer Persönlichkeitsstörungen. Übers. von L. Rosenkötter. Frankfurt/M. (Suhrkamp).

Konrath, S., O. Corneille, B. J. Bushman et al. (2014). The Relationship Between Narcissistic Exploitativeness, Dispositional Empathy, and Emotion Recognition Abilities. J Nonverbal Behav 38(1): 129–143. https://doi.org/10.1007/s10919-013-0164-y

Miller, J. D., A. Dir, B. Gentile et al. (2010). Searching for a vulnerable dark triad: Comparing Factor 2 Psychopathy, Vulnerable Narcissism, and Borderline Personality Disorder: Vulnerable Dark Triad.

J Pers 78(5): 1529–1564. https://doi.org/10.1111/j.1467-6494.2010.00660.x
Miller, J. D., Gentile, B., Wilson, L., & Campbell, W. K. (2013). Grandiose and Vulnerable Narcissism and the *DSM-5* Pathological Personality Trait Model. J Pers Assess 95(3): 284–290. https://doi.org/10.1080/00223891.2012.685907
Morrison, A. P. (1989). Shame, the underside of narcissism. Hillsdale, NJ (Analytic Press). https://doi.org/10.13109/zptm.2009.55.3.263
Pincus, A. L., N. M. Cain & A. G. C. Wright (2014). Narcissistic grandiosity and narcissistic vulnerability in psychotherapy. Personal Disord 5(4): 439–443. https://doi.org/10.1037/per0000031
Ritter, K., I. Dziobek, S. Preißler et al. (2011). Lack of empathy in patients with narcissistic personality disorder. Psychiatry Res 187(1–2): 241–247. https://doi.org/10.1016/j.psychres.2010.09.013
Rohmann, E., E. Neumann, M. J. Herner et al. (2012). Grandiose and Vulnerable Narcissism: Self-Construal, Attachment, and Love in Romantic Relationships. Eur Psychol 17(4): 279–290. https://doi.org/10.1027/1016-9040/a000100
Sandler, J., & Sandler, A. (1985). Vergangenheitsunbewußtes, Gegenwartsunbewußtes und die Deutung der Übertragung. Psyche – Z Psychoanal, 39, 800. Psyche – Z Psychoanal: 800–829.
Tiedemann, J. (2007). Die intersubjektive Natur der Scham. Diss. FU Berlin.
Vater, A., K. Ritter, M. Schröder-Abé et al. (2013). When grandiosity and vulnerability collide: Implicit and explicit self-esteem in patients with narcissistic personality disorder. J Behav Ther Exp Psychiatry 44(1): 37–47. https://doi.org/10.1016/j.jbtep.2012.07.001
Vater, A., S. Roepke, K. Ritter et al. (2013). Narzisstische Persönlichkeitsstörung: Forschung, Diagnose und Psychotherapie. Psychotherapeut 58(6): 599–615. https://doi.org/10.1007/s00278-013-1021-5
Vonk, J., Zeigler-Hill, V., Ewing, D., Mercer, S., & Noser, A. E. (2015). Mindreading in the dark: Dark personality features and theory of mind. Pers Individ Dif 87: 50–54. https://doi.org/10.1016/j.paid.2015.07.025
Wink, P. (1991). Two faces of narcissism. J Pers Soc Psychol 61(4): 590–597.
Wurmser, Léon. (1990). Die Maske der Scham: die Psychoanalyse von Schamaffekten und Schamkonflikten. Eschborn (Klotz).

4.5 Narzisstische Persönlichkeitsstörung und Selbstwertgefühl

Elsa Ronningstam
Übersetzung: Elisabeth Vorspohl

4.5.1 Einleitung

Selbstwertgefühl und Narzissmus werden seit langem miteinander in Verbindung gebracht. Freuds Erläuterungen über das Ich-Ideal, den Selbsterhaltungstrieb, die Selbstachtung und die Selbstanklagen zeigten einen Zusammenhang zwischen dem Narzissmus und den basalen Aspekten der Selbstwertregulation auf (vgl. Freud 1914c, 1915c, 1916–17f). Spätere Beiträge zum Verständnis der Bandbreite und Pathologie der Regulation des Selbstwertgefühls identifizierten die Fehlregulation als Kernproblem und wesentliches Charakteristikum des pathologischen Narzissmus sowie der Narzisstischen Persönlichkeitsstörung (Reich 1960; Pulver 1970; Westen 1990). Das DSM-5 (APA 2013) berücksichtigt die Fehlregulation in Teil II unter Verweis auf die Selbsterhöhung, d. h. auf die Grandiosität, die Phantasien von Einzigartigkeit und Großartigkeit, das Anspruchsdenken und das übermäßige Verlangen nach Bewunderung im interpersonalen Bereich. In dem neu beschriebenen Hybridmodell, das sowohl Dimensionen als auch Persönlichkeitseigenschaften abdeckt (DSM-5, Teil III), werden unter der Selbstwertregulation bei NPS neben Selbsterhöhung und Minderwertigkeitsgefühlen (Grandiosität und Vulnerabilität) auch die Schwankungen zwischen den beiden Zuständen aufgeführt. Auf das Selbst fokussierte Bewertungsstandards und Beurteilungen sowie auf den Anderen fokussierte Strategien, um Zustimmung und Bewunderung zu erheischen, werden ebenfalls berücksichtigt. Unterstrichen wird darüber hinaus die Interaktion zwischen

Selbstwertgefühl und Emotionen, wobei man annimmt, dass das Selbstwertgefühl durch emotionale Fehlregulation und durch Schwierigkeiten mit der Verarbeitung von Gefühlen beeinflusst wird.

Studien, die das Nebeneinander von grandiosen und vulnerablen Persönlichkeitseigenschaften bei pathologischem Narzissmus untersuchten, haben Selbstwert-Regulationsfunktionen identifiziert. Diese berücksichtigen sowohl die wechselseitige Beziehung zwischen Kognition, Affekt und Motivation als auch interpersonale, zielgerichtete und das Selbstwertgefühl stützende oder verbessernde Strategien und Intentionen (Morf & Rhodewalt 2001; Bosson et al. 2000; Zeigler-Hill et al. 2008).

Entwicklungspsychologische Untersuchungen verweisen auf verschiedene frühe Interaktionsmuster zwischen Eltern und Kind, die Einfluss auf die Regulation des Selbstwertgefühls ausüben, z. B. Rollenzuschreibungen und ausbleibende Validierung durch die Eltern (Huxley & Bizumic 2017; P. Kernberg 1998). Fehlende Verfügbarkeit der Bezugspersonen oder deren abweisende Haltung gegenüber dem Kind können eine vorzeitige Selbstgenügsamkeit und Adultifizierung fördern. Ein narzisstisches Trauma wie das subjektive innere Erleben des Verlustes der Bindungsbeziehung zu einer stützenden, idealisierten Bezugsperson oder eigener innerer Ideale und mit der Bezugsperson zusammenhängender Bedeutungen kann die Regulation des Selbstwertgefühls signifikant erschweren, v. a. wenn der Prozess der Organisation und des Verstehens der traumatischen Erfahrung scheitert. Dies kann zu lang anhaltenden Gefühlen der Scham, Furcht und Wertlosigkeit führen (Gerzi 2005; Maldonado 2006).

Weitere für die NPS relevante Untersuchungen über das Selbstwertgefühl definieren und unterscheiden eine explizite (bewusste, gezielte, kontrollierbare und verbalisierbare) und eine implizite (automatische, nicht kontrollierbare und indirekte) Selbstevaluierung und Selbstwertwahrnehmung (Bosson & Weaver 2011). Das explizite Selbstwertgefühl hängt mit der Fähigkeit zur Selbstreflexion zusammen und kann kontrollierte Reaktionen voraussagen, während das implizite Selbstwertgefühl automatisch und nicht bewusst ist, der Impulsivität unterliegt und affektives Verhalten vorhersagt. Diese Studien haben zudem die komplexe Interaktion zwischen vulnerablem und stabilem Selbstwertgefühl konzeptualisiert. Vater et al. (2013) beobachteten ein niedriges explizites Selbstwertgefühl bei Patienten mit NPS, das auf eine Abhängigkeit von äußerer Bestätigung, etwa in Form von Erfolgsbeweisen und Zustimmung, schließen ließ. Unter solchen Umständen können schwierige Lebensereignisse, z. B. Misserfolge und Verluste, das Selbstwertgefühl beeinträchtigen. Andererseits können Diskrepanzen zwischen einem hohen impliziten und einem niedrigen expliziten Selbstwertgefühl auch auf Schwierigkeiten verweisen, inneren Idealen und Zielvorstellungen gerecht zu werden. Mit anderen Worten: Auch wenn Patienten mit NPS u. U. durch ihre Selbsterhöhung auffallen, ist ihr subjektiv empfundenes explizites Selbstwertgefühl möglicherweise dennoch nur schwach ausgeprägt. Bestätigt werden diese Ergebnisse auch durch Marissen et al. (2016). Diese Autoren beleuchteten die Rolle der Urheberschaft, der Kompetenz und Effizienz bei Narzisstischer Persönlichkeitsstörung und den Einfluss divergenter Urheberschaftserfahrungen auf das narzisstische Selbstwertgefühl. NPS-Patienten, bei denen die Grandiosität überwiegt, halten sich tendenziell für kompetent und leistungsfähig, während Patienten, bei denen die Vulnerabilität dominiert, glauben, dass es ihnen an der nötigen Urheberschaft und Kompetenz, um Ziele zu erreichen, mangelt. Dies lässt auch auf einen zyklischen Prozess schließen, in dem das Niveau des wahrgenommenen Urheberschaftsgefühls das Niveau des Selbstwertgefühls bestimmt, welches dann wiederum das Niveau der Motivation und Leistungsfähigkeit beeinflusst. Ein starkes Urheberschaftsgefühl trägt zur Aufrechterhaltung der Selbsterhöhung bei, während ein schwaches Urheberschaftsgefühl die negative Selbstwahrnehmung mitsamt Unsicherheits- und Minderwertigkeitsgefühlen in Gang hält.

4.5.2 Klinische Anwendungen

Unter einem klinischen Blickwinkel rangiert das Selbstwertgefühl bei Patienten mit NPS zwischen »beträchtlich überhöht« und »fragil und vulnerabel«. Schwankungen zwischen diesen Zuständen hängen vom Gesamtfunktionieren der Persönlichkeit und vom Kontext ab, d. h. von bestätigenden bzw. bedrohlichen, innere Ressourcen strapazierenden Erfahrungen (Pincus & Roche 2011; Pincus & Lukowitzky 2010). Wie schon erwähnt, kann die Fehlregulation des Selbstwertgefühls durch ein beeinträchtigtes Gefühl der Urheberschaft und Kompetenz sowie durch interpersonale Hypervigilanz und Unsicherheit, aber auch durch einen Mangel an Fertigkeiten beeinflusst werden. Ein überhöhtes Selbstwertgefühl hängt selbst im Falle des pathologischen Narzissmus mit produktivem Funktionieren zusammen und ist von diesem abhängig. Allgemeine Kompetenz und Strategien, die das Selbstwertgefühl stärken, können Unsicherheit und Vulnerabilität vorübergehend stabilisieren oder verbergen. Bei Menschen mit durchgängigem oder schwerem pathologischem Narzissmus oder mit NSP kann die Fähigkeit, stabilisierende und selbsterhöhende Strategien anzuwenden, schwanken und mit Erfahrungen der Instabilität, Reaktivität und Unsicherheit abwechseln.

Mehrere Faktoren tragen bei Menschen mit NSP zur Stütze des Selbstwertgefühls bei, beispielsweise die äußere Bestätigung, die zumeist mit gesellschaftlichen, beruflichen, finanziellen oder materiellen Statussymbolen zusammenhängt. Fachkompetenz und berufliche Karriere können die Selbstgenügsamkeit durch Affiliation, Einkünfte und Erfolg stabilisieren. Interpersonale Aufmerksamkeit, Bewunderung oder Zustimmung sind von ausschlaggebender Bedeutung. In ähnlicher Weise ist das Gefühl, die Kontrolle in der Hand zu haben – einschließlich der Gewissheit, Bedeutung und Kontexte, Emotionen und Interaktionen vorhersehen und verstehen zu können –, für die Aufrechterhaltung des Selbstwertgefühls wesentlich. Andererseits kann eine durch Demütigung, Misserfolg oder emotionales Trauma aufbrechende Vulnerabilität sehr rasch selbsterhöhende und außerordentlich defensive Reaktionen und Strategien auslösen. Wenn diese Strategien jedoch scheitern, kommt es u. U. zu einem funktionellen Zusammenbruch, zu Substanzkonsum, Depression oder Suizid.

Wahrgenommene Bedrohungen des Selbstwertgefühls können verschiedenste innere Regulationsstrategien – eine Selbstfokussierung mit Nicht-Wissen, Distanzierung oder Detachiertheit – mobilisieren. Die emotionalen Reaktionen können unter solchen Umständen überwältigend sein, v. a. wenn der Betroffene über eine eingeschränkte Emotionstoleranz verfügt. Kritische, aggressive und ablehnende Reaktionen sind typisch, doch die zugrundeliegende Scham und Angst spielen bei der emotionalen Verarbeitung solcher Bedrohungen eine maßgebliche Rolle. Darüber hinaus können die emotionale Überwältigung und der Verlust des Kontrollgefühls erhebliche Schwierigkeiten bereiten. Manche Menschen mit NPS sind unausgesetzt damit beschäftigt, ihr Selbstwertgefühl aufrechtzuerhalten, während sie innerlich mit starken negativen Emotionen und kritischen, sabotierenden Selbstverurteilungen zu kämpfen haben. Beeinträchtigungen der Fähigkeit, Gefühle zu empfinden, zu verstehen, in Worte zu fassen und zu beschreiben (Krystal 1998), können zu einem plötzlichen, gravierenden Verlust des Selbstwertgefühls beitragen. Zu den Regulationsstrategien zählen neben Rückzug und exklusiver Beschäftigung mit sich selbst auch aggressive Ausfälle gegen Andere oder fehlabstimmte Versuche, Verständnis und Verbundenheit zu finden.

4.5.3 Evaluierung des Selbstwertgefühls

Die Koexistenz von Grandiosität und Vulnerabilität sowie das Schwanken zwischen diesen gegensätzlichen Zuständen tragen zu der Schwierigkeit bei, die Regulation des narzisstischen Selbstwertgefühls zu evaluieren. Wenn die Vulnerabilität im Vordergrund steht, das Individuum abgestimmt wirkt und Unterordnungstendenzen, eine passive Verhaltenheit und Scheu zeigt, kann die zugrundeliegende Regulation des Selbstwertgefühls gleichwohl mit Grandiositätsphantasien oder grandiosen Selbstzuschreibungen, perfektionistischen Idealen und Strebungen einhergehen. Eine vulnerable Reaktivität auf Misserfolge, Einschüchterungen und Drohungen – einschließlich Scham und Angst vor Kontrollverlust – kann durch aggressive Selbsterhöhung und interpersonale Reaktivität kaschiert werden. Bei schwereren vulnerablen Fällen ziehen Herausforderungen u. U. exzessive Selbstkritik, Selbsthass oder Suizidalität nach sich.

Die Grandiosität, die Antriebskraft hinter selbstsüchtigem und selbsterhöhendem Verhalten, ist durch die eher typischen äußeren Merkmale der NPS charakterisiert. Sie ist von äußerer Bestätigung abhängig und schwankungsanfällig und kann insofern als verlässliches diagnostisches Kriterium dienen (Ronningstam et al. 1995). Selbsterhöhende, grandiose Charakterzüge sind gewöhnlich komplexer Natur und bedürfen einer gründlichen Evaluierung. Für die Behandlung und die Prognose ist insbesondere entscheidend, ob und in welchen Kontexten Patienten eine realistische Urheberschaft geltend machen können. Zu differenzieren sind demnach: a) eine realistische Kompetenz, die mit fundiertem, in der Realität verankertem, stabilem und positivem Selbstwert- und Urheberschaftsgefühl einhergeht, und die Kontexte und Umstände, in denen sie sich manifestiert; b) ein selbstherrlicher, aufgeblähter Persönlichkeitsstil mit selbstfokussiertem, prahlerischem Selbstvertrauen, hochmütiger Selbstbehauptung und Arroganz in Verbindung mit offener oder kaschierter herablassender, kritischer Entwertung Anderer oder mit einer Intoleranz der Schwächen anderer Menschen – ein Stil, der mit Schwankungen zwischen realistischem und einem aufgeblähtem oder schwachem Urheberschafts- und Kompetenzgefühl einhergeht; c) eine Aufwertung der eigenen Fähigkeiten mit Phantasien über Leistungen oder persönliche Talente *jenseits* der realen Fähigkeiten; und d) potentielle Fähigkeiten und persönliche Stärken, die hinter grandiosen Phantasien und niedrigem Selbstwertgefühl, Unsicherheit, Selbstkritik oder perfektionistischen Idealen verborgen bleiben (Ronningstam 2012). Der letztgenannte Aspekt ist insbesondere in Bezug auf junge Menschen relevant, die durch ihre Selbsterhöhung, die mit Unsicherheit und Vermeidungsverhalten wechselt, daran gehindert werden können, ihre Kompetenz in den Dienst realistischer Lebensziele zu stellen.

4.5.4 Faktoren, die die Regulation des Selbstwertgefühls beeinflussen

Mehrere Faktoren üben Einfluss sowohl auf die realen Schwankungen des Selbstwertgefühls als auch auf das individuelle, subjektive Erleben dieser Schwankungen und die Mobilisierung entsprechender Regulationsstrategien aus. Perfektionismus mit außerordentlich hohen Idealen und Idealisierungen des Selbst und Anderer, mit übertriebenen Zielsetzungen und grandiosen Phantasien oder unrealistischer Übertreibung der tatsächlichen Kompetenzen und Fähigkeiten treten bei der NPS häufig auf (Rothstein 1980). Selbstkritik kann zu einem extrem gesteigerten Bedürfnis, sich als etwas Besonderes bestätigt zu sehen, beitragen, aber auch zu Scham- und Schuldgefühlen infolge narzisstischer Misserfolge oder Verletzlichkeiten. Kris (1990, 1994) verwies auf die unbewusste Selbstkritik als wesentliches narzisstisches Phänomen. Die Diskrepanz zwischen dem ansprüchlichen, fordernden Auftreten einerseits und der innerlich zugrundeliegenden Deprivation und Leere des Selbst andererseits wurzelt Kris zufolge in einer scharfen, häufig unbewussten oder externalisierten Selbstkritik. Aufmerksamkeit für diese oft subtile oder erfolgreich verborgene Interaktion zwischen Selbstkritik und Selbstdeprivation kann für den Fortschritt in der Behandlung narzisstischer Patienten ungemein wichtig sein.

Emotionen beeinflussen das Selbstwertgefühl auf vielschichtige Weise. Einerseits kommen bestimmte Emotionen der Selbsterhöhung zugute, z. B. der Stolz oder eine motivierende, dem Selbstschutz dienende Aggression, während andere Emotionen, z. B. Scham-, Demütigungs- und Angstgefühle, eher mit der Vulnerabilität zusammenhängen (Ronningstam 2017). Andererseits kann sich die Aggression auch gegen das Selbst wenden und als Selbstkritik, Selbstentwertung oder Selbsthass Ausdruck finden. In bestimmten Kontexten kann diese Aggression zu einer inneren Antriebskraft für Suizidvorstellungen oder suizidale Handlungen werden (Kernberg 1997 [1992]; Maltsberger 1998). In ähnlicher Weise kann auch die Scham zu selbsterhöhenden, auf Scham beruhenden aggressiven, kritischen Reaktionen und Schuldzuweisungen führen (explizite Scham) oder aber zu einer eher auf das Selbst bezogenen, impliziten Selbsterhöhung einschließlich Perfektionismus und Rivalitätsdenken (Ritter et al. 2014). Bestimmte Angsttypen können Leistungsfähigkeit und Rivalisieren, Perfektionismus und Risikofreudigkeit im Dienste einer Stärkung des Selbstwertgefühls motivieren. In anderen Kontexten kann die Angst Prokrastination, Distanzierung und Vermeidung nach sich ziehen. Angst vor negativen Erfahrungen oder eine Intoleranz gegenüber dem Selbst oder bestimmten Aspekten der Identität können jedoch einer protektiven Selbsterhöhung ebenso wie Verzweiflungsgefühlen und potentieller Suizidalität Vorschub leisten (Ronningstam & Baskin-Sommers 2013; Belanger et al. 2012).

Weitere, in höherem Maß komplexe und paradoxe Aspekte der Regulation des Selbstwertgefühls umfassen Märtyrerhaltung, Masochismus und Viktimisierung. Das eigene Leid steigert hierbei ein Gefühl der Überlegenheit und Kontrolle sowie die Überzeugung, in Beziehungen zu Anderen Einfluss ausüben zu können (Kernberg 1997 [1992]). In selteneren Fällen einer NPS mit stark ausgeprägter Verwundbarkeit auf einem niedrigen Niveau der Borderline-Persönlichkeitsorganisation können Größenillusionen gelegentlich in Form quasi psychotischer Wahnvorstellungen auftreten (Bolognini 2008; Jordan & Howe 1980).

4.5.5 Suizidalität und Selbstwertgefühl

In Verbindung mit einer NPS kann die Suizidalität paradoxerweise mit verschiedenartigen Bemühungen, das Selbstwertgefühl zu bewahren, zusammenhängen. Hinter einer Fassade der Kompetenz, Selbstbehauptung und interpersonaler Beziehungen kann im Kontext von spezifisch bedrohlichen und schwierigen Erfahrungen ganz plötzlich eine extreme Vulnerabilität aufbrechen und eine Suizidalität auslösen. Die Formulierung: »Entweder so, wie ich will, oder aber gar nicht« (Ronningstam 2005), illustriert, dass Selbstkontrolle und Überlegenheitsgefühl einer Suizidalität Vorschub leisten können. In einem solchen Fall des plötzlichen Suizids können das Gefühl, über Leben und Tod erhaben zu sein, der Triumph über Angst und Schmerz und Phantasien, in denen sich die Selbstverletzung mit Kontrolle, aktiver Bemeisterung und Selbstwertgefühl verbindet, einen Suizid fördern (Ronningstam & Maltsberger 1998). In einem anderen Kontext kann der Suizid als Flucht vor Gesichtsverlust, Misserfolgen und gesellschaftlicher oder persönlicher Schande und als Möglichkeit, das Selbstwertgefühl zu schützen, empfunden werden. Zudem können die Idealisierung des Todes oder die Glorifizierung des Selbst und der suizidalen Handlung als Möglichkeit gesehen werden, überwältigend erscheinende Hindernisse oder Lebensumstände zu meistern. Auch hier wird der Suizid u. U. als Schutz und Stärkung des Selbstwertgefühls gesehen.

Auch lebenserhaltende Suizidphantasien (Maltsberger et al. 2010), d.h. die in der bewussten Phantasie erfolgende Beschäftigung mit der Option Suizid als Bedingung für den Erhalt und die Bewältigung des Lebens, können der narzisstischen Selbstregulation dienen. Solche Phantasien können paradoxerweise ein Gefühl der Kontrolle und Sinnhaftigkeit stärken und das Gefühl vermitteln, unerträgliche innere oder äußere Erfahrungen im Griff zu haben.

4.5.6 Behandlungsimplikationen

Einige der großen Herausforderungen in der Behandlung von Patienten mit pathologischem Narzissmus oder narzisstischer Persönlichkeitsorganisation hängt mit den Schwankungen des Selbstwertgefühls zusammen. Allein schon die Aufnahme einer Behandlung kann das Selbstwertgefühl des Patienten verletzen, so dass sehr rasch Strategien zur Selbstregulation aktiviert werden, um intensive Interaktionen mit dem Therapeuten zu vermeiden oder zu verhindern. Infolgedessen besteht ein wichtiger Aspekt der Herstellung des Arbeitsbündnisses darin, beide Seiten des Selbstwertgefühls, d. h. die realistische bzw. erhöhte ebenso wie die vulnerable und brüchige, in eine Balance zu bringen, in die Arbeit einzubeziehen und natürlich auch den Schwankungen gebührend Aufmerksamkeit zu widmen. Entscheidend ist, dass dies auf eine Weise geschieht, die den Patienten in seinem Urheberschaftsgefühl bestätigt und seine Neugier, Reflexionsfähigkeit, Affekttoleranz und Veränderungsbereitschaft stärkt. Abträglich sind dem allmählichen Aufbau von Vertrauen und der Kollaboration von Therapeut und Patient plötzliche, häufig unvorhergesehene Schwankungen des Selbstwertgefühls, die intensive Emotionen auslösen oder durch starke Emotionen ausgelöst werden können (Ronningstam 2017).

Die Selbsterhöhung des Patienten und seine Bemühungen um Kontrolle erschweren die Behandlung, können aber auch als Grundlage einer allmählichen Erforschung der inneren Fehlregulation und der Schwankungen des Selbstwertgefühls in interpersonalen Interaktionen dienen. Ein Nachforschen, das mit offenen Fragen und allgemeinen psychoedukativen Erläuterungen arbeitet, weckt die Neugier des Patienten und aktiviert seine Reflexionsfähigkeit. Ein damit einhergehendes Gefühl der Urheberschaft kann die Selbstregulation und die interpersonalen Interaktionen des Patienten verändern. Manche Patienten sind u. U. auf entsprechende Lebenserfahrungen angewiesen, die es ihnen ermöglichen und erleichtern, ihre Strategien zur Regulation ihres Selbstwertgefühls zu verändern. Die Anerkennung von Leistungen und Erfolgen, aber auch von Misserfolgen und Enttäuschungen kann zu einer realistischen Beurteilung und Wahrnehmung des Selbst und der eigenen Kompetenzen beitragen und Veränderungen in den interpersonalen Beziehungsmustern einleiten (Ronningstam et al. 1995).

Literatur

American Psychiatric Association (2013). Diagnostic and Statistical Manual of Mental Disorders. 5th Ed. Washington, DC (American Psychiatric Association).

Bélanger, J. J., M.-A. K. Lafrenière, R. J. Vallerand et al. (2012). Driven by fear: The effect of success and failure information on passionate individuals' performance. J Pers Soc Psychol 13: 1–16.

Bolognini, S. (2008). Reconsidering narcissism from a contemporary, complex psychoanalytic view. IFP 17(2): 104–111.

Bosson, J. K., C. E. Lakey, W. K. Campbell et al. (2000). Untangling the links between narcissism and self-esteem: A theoretical and empirical review. Soc Personal Psychol Compass 2(3): 1415–1439.

Bosson, J. K., & J. R. Weaver (2011). ›I love me some me‹: Examining the links between narcissism and self-esteem. In: W. K. Campbell & J. D. Miller (Hg.). The Handbook of Narcissism and Narcissistic Personality Disorder: Theoretical Approaches, Empirical Findings, and Treatments. Hoboken, NJ (John Wiley & Sons Inc.), S. 261–271.

Freud, S. (1914c). Zur Einführung des Narzißmus. G. W. X, S. 137–170.

Freud, S. (1915c). Triebe und Triebschicksale. G. W. X, S. 210–232.

Freud, S. (1916–17f). Metapsychologische Ergänzung zur Traumlehre. G. W. X, S. 412–426.

Gerzi, S. (2005). Trauma, narcissism and the two attractors in trauma. Int J Psychoanal 86(4): 1033–1050.

Huxley, E., & B. Bizumic (2017). Parental invalidation and the development of narcissism . J Psychol 151(2): 130–147.

Jordan, H. W., & G. Howe (1980). De Clerambault syndrome (erotomania): a review and case presentation. J Natl Med Assoc 72(10): 979–85.

Kernberg, O. F. (1997 [1992]). Wut und Hass. Über die Bedeutung von Aggression bei Persönlichkeitsstörungen und sexuellen Perversionen. Übers. v. C. Trunk. Stuttgart (Klett-Cotta).

Kernberg, P. (1998). Developmental aspects of normal and pathological narcissism. In: E. Ronningstam (Hg.). Disorders of Narcissism: Diagnostic, Clinical and Empirical Implications. Washington, DC (American Psychiatric Press), S. 103–120.

Kris, A. O. (1990). Helping patients by analyzing self-criticism. J Am Psychoanal Ass 38(3): 605–636.

Kris, A. O. (1994). Freud's treatment of a narcissistic patient. Int J Psychoanal 75: 649–664.

Krystal, H. (1998). Affect regulation and narcissism: Trauma, alexithymia and psychosomatic illness in narcissistic patients. In: E. Ronningstam (Hg.). Disorders of Narcissism: Diagnostic, Clinical and Empirical Implications. Washington, DC (American Psychiatric Press), S. 299–326.

Maldonado, J. L. (2006). Vicissitudes in adult life resulting from traumatic experiences in adolescence. Int J Psychoanal 87(5): 1239–1257.

Maltsberger, J. T. (1998). Pathological narcissism and self-regulatory processes in suicidal states. In: E: Ronningstam (Hg). Disorders of Narcissism – Diagnostic, Clinical, and Empirical Implications. Washington DC (American Psychiatric Press), S. 327–344.

Maltsberger, J. T., E. Ronningstam, Weinberg et al. (2010). Suicide fantasy as a life sustaining recourse. J Am Acad Psychoanal Dyn Psychiatry 38(4): 611–624.

Marissen, M. A. E, M. E. Brouwer, A. M. F. Hiemstra et al. (2016). A masked negative self-esteem? Implicit and explicit self-esteem in patients with Narcissistic Personality Disorder. Psychiatry Res 242: 28–33.

Morf, C. C., & F. Rhodewalt (2001). Unraveling the paradoxes of narcissism: A dynamic self-regulatory processing model. Psychol Inq 12(4): 177–196.

Pincus, A. L., & M. R. Lukowitsky (2010). Pathological narcissism and narcissistic personality disorder. Annu Rev Psychol 6: 421–446.

Pincus, A. L., & M. J. Roche MJ. (2011). Narcissistic grandiosity and narcissistic vulnerability. In: W. K. Campbell & J. R. Miller (Hg.). The Handbook of Narcissism and Narcissistic Personality Disorder. Theoretical Approaches, Empirical Findings and Treatment. Hoboken, NJ (John Wiley & Sons), S. 31–40.

Pulver, S.E . (1970). Narcissism. The term and the concept. J Am Psychoanal Ass 18: 319–341.

Reich, A. (1960). Pathological forms of self-esteem regulation. Psychoanal Study Child 15: 215–232.
Ritter, K., A. Vater, N. et al. (2014). Shame in patients with narcissistic personality disorder. Psychiatry 215(2): 429–437.
Ronningstam, E. (2005). Identifying and Understanding the Narcissistic Personality. New York (Oxford University Press).
Ronningstam, E. (2012). Alliance building and the diagnosis of Narcissistic Personality Disorder. J Clin Psychol 68 (8): 943–953.
Ronningstam, E. (2017). Intersect between self-esteem and emotion regulation in Narcissistic Personality Disorder – implications for alliance building and treatment. BPED 4(3): 1–13.
Ronningstam, E., J. Gunderson & J. Lyons (1995). Changes in pathological narcissism. Am J Psychiatry 152: 253–257.
Ronningstam, E., & J. Maltsberger (1998). Pathological narcissism and sudden suicide-related collapse. Suicide Life Threat Behav 28(3): 261–271.
Ronningstam, E., & A. Baskin-Sommers (2013). Fear and decision-making in Narcissistic Personality Disorder – A link between psychoanalysis and neuroscience. Dialogues Clin NeuroSci 15(2): 191–201.
Rothstein, A. (1980). The Narcissistic Pursuit for Perfection. New York (International Universities Press).
Vater, A., K. Ritter, M. Schröder-Abe et al. (2013). When grandiosity and vulnerability collide: Implicit and explicit self-esteem in patients with narcissistic personality disorder. J Behav Ther Exp Psychiatry 44: 37–47.
Westen, D. (1990). The relations among narcissism, egocentrism, self-concept, and self-esteem: Experimental, clinical and theoretical considerations. Psychoanal Contemp Thought 13(2): 183–239.
Zeigler-Hill, V., C. B. Clark & J. D. Pickard (2008). Narcissistic subtypes and contingent self-esteem: Do all narcissists base their self-esteem on the same domains? J Pers 76(4): 753–774.

4.6 Narzisstische Persönlichkeitsstörungen und Suizidalität

Wolfgang Milch

4.6.1 Einleitung

Charakteristisch für Persönlichkeitsstörungen ist eine Labilität des Selbstwertes, die bis zu schweren Selbstwertkrisen reichen kann. In der Verzweiflung drängen sich grundlegende Zweifel auf, auch an sich selbst und an allem, was bisher noch lieb und teuer war. Diese Zweifel machen auch vor der Verlässlichkeit wichtiger Mitmenschen nicht Halt. Zwar können solche »narzisstischen Krisen« (Henseler 1974) auch bei anderen psychischen Störungen, z. B. bei allen depressiven Krankheiten, beobachtet werden, aber bei Narzisstischen Persönlichkeitsstörungen treten Wut und autodestruktives Handeln als Ausdruck der Selbstwertkrise regelhaft auf und können als Teil der grundlegenden Psychodynamik verstanden werden. Die große Labilität im Selbstwertempfinden und die immer möglichen Zweifel an der Sinnhaftigkeit des Lebens ergeben sich aus den diagnostischen Merkmalen der Narzisstischen Persönlichkeitsstörung (DSM-5 F60.81; Falkai und Wittchen 2015), bei der ein tiefgreifendes Muster von Großartigkeit in der Phantasie und im Verhalten mit dem Bedürfnis nach Bewunderung und einem Mangel an Empathie verbunden ist (Milch 2001a, 2001b, 2007). Häufig besteht ein grandioses Gefühl eigener Wichtigkeit, so werden eigene Leistungen im Phantasieleben ausgemalt und auch vor Anderen übertrieben dargestellt. Wie selbstverständlich wird erwartet, auch ohne entsprechende Leistungen als außergewöhnlicher Mensch beachtet und als überlegen anerkannt zu werden. In längeren Behandlungen erfahren wir von Phantasien, die sich andauernd um grenzenlosen Erfolg, Macht, Glanz, Schönheit und idealer

Liebe drehen. Aus ihrem Selbstverständnis heraus können ihre eigentlichen Qualitäten nur von besonderen oder hochangesehenen Menschen bzw. Institutionen wahrgenommen werden. Mit der übertriebenen Suche nach Bewunderung ist häufig eine Ansprüchlichkeit verbunden, so dass auch in Therapien eine unbegründete Erwartung gehegt wird, selbstverständlich bevorzugt behandelt zu werden. Stillschweigend setzen die Patienten voraus, dass Andere ihnen dieselbe Bedeutsamkeit zumessen, die sie sich selbst zuschreiben. Häufig gehen sie auch davon aus, dass die Menschen in ihrer Umgebung einzigartig, fehlerlos und besonders begabt sind. Sie fördern dann Andere, wenn sie auf sie stolz sein können, um ihr eigenes Selbstwertgefühl zu steigern. Wie selbstverständlich erwarten sie, dass Andere sich ihnen anpassen und auf eigene Interessen verzichten. Gleichzeitig haben sie immer das Gefühl, zu kurz zu kommen. Es quält sie ein tiefsitzender Neid, der schnell in eine Projektion wechselt, dass aufgrund der eigenen Größe alle Anderen neidisch auf sie sein müssten. Aufgrund dieses Verhaltens werden sie häufig in ihren Äußerungen und Handlungen als überheblich und arrogant empfunden. Patienten mit Narzisstischen Persönlichkeitsstörungen reagieren aufgrund ihres ungewöhnlich labilen Selbstgefühls hoch empfindlich auf Fehlschläge, Enttäuschungen, Zurücksetzungen oder Kränkungen. Ein Zusammenbruch des Selbstgefühls drückt sich in schmerzhaften Gefühlen eigener Unwichtigkeit und Wertlosigkeit sowie in Selbstzweifeln aus. Die narzisstische Krise geht regelmäßig mit Scham, Kränkung, narzisstischer Wut und selbstdestruktiven Phantasien einher, die sich bis zu selbstmörderischen Handlungen steigern können (Milch 2002).

In einer prospektiven longitudinalen Studie über 10 Jahre verglichen Ansell et al. (2015) Suizidversuche bei Borderline-Persönlichkeitsstörungen (BPS) und Narzisstischen Persönlichkeitsstörungen. So wie in früheren Forschungsarbeiten hatten die BPS-Patienten ein höheres Risiko, überhaupt Suizid zu verüben, während bei den NPS-Patienten eine zunehmende Anzahl von Suizidversuchen im Zeitverlauf zu verzeichnen war. Nach Blasco-Fontecilla et al. (2009) gehören die Narzisstischen Persönlichkeitsstörungen zu den Cluster-B-Persönlichkeitsstörungen, sind aber gegenüber den anderen Störungen des Cluster B durch geringere Impulsivität und häufigere Suizidversuche bei höherer Letalität charakterisiert.

Beispiel aus einer Behandlung

Der Mitte 50-jährige Ingenieur suchte mich wegen anhaltender Suizidimpulse auf, die er nicht mehr beherrschen konnte. Nach einer Kränkung durch die Ehefrau, die angekündigt hatte, ihn wegen eines anderen Mannes, ihrer idealisierten »Jugendliebe«, zu verlassen, und ihn offen als Partner und Mann entwertete, fuhr er an eine Bahnlinie, um sich dort unter den Zug zu werfen. Nur im letzten Moment konnte er davon Abstand nehmen, als er sich die Reaktion seiner Kinder vorstellte.

Da sich die für ihn verletzenden Situationen wiederholten und ihn seine wütenden Rache- und Selbstbeschädigungsphantasien nicht mehr zur Ruhe kommen ließen, schrieb er Abschiedsbriefe und schloss mit dem Leben ab. Irgendetwas – wie er selbst sagte, seine Bindungen an wichtige Menschen – hinderte ihn jedoch letztlich am Suizid.

In unseren ersten Sitzungen schilderte Herr T. seine Ehekrise, für die er seine Frau verantwortlich machte. Sie stamme aus sehr schwierigen Familienverhältnissen, habe zeitlebens erhebliche zwischenmenschliche Probleme gehabt und sich deshalb vor einigen Jahren in Therapie begeben. Die intensive Beziehung zu der Therapeutin führte dazu, dass sie sich zunehmend von ihm entfernte und immer selbstbewusster wurde. Die Auseinandersetzungen nahmen zu, er fühlte sich von ihr provoziert, klein gemacht und verletzt. Sie habe ihr neues Selbstbewusstsein als Frau bei ihm geprobt. Dagegen sank sein eigenes Selbstbewusstsein als »großer Macher« in der Familie beständig – wobei er anmerkte, dass sich sein Selbstwertgefühl hinter der großmännischen Fassade immer schon labil angefühlt habe.

Auch er selbst hatte eine schwierige Kindheit und Jugend: Er kam unehelich zur Welt und hatte das Gefühl, sein Vater habe nicht zu ihm gestanden. Schon in der frühen Kindheit verschwand dieser aus seinem Leben. In der Folge hörte er nichts mehr von ihm. Später akzeptierte sein Stiefvater ihn nicht als »richtigen« Sohn und ging übermäßig streng und unberechenbar mit ihm um. Schon im Kindergartenalter gab ihn seine Mutter zu ihren Eltern, um dem Streit mit ihrem Mann aus dem Wege zu gehen. Seine Großeltern wohnten zusammen mit seiner Tante und dem Onkel in einer fernen Stadt, so dass er nach einiger Zeit seine Tante als Mutter ansah und ansprach.

Im Laufe der Behandlung verstärkte sich mein erster Eindruck, dass Herr T. schon auf geringste Kränkungen mit erheblicher Wut reagierte. Durch die Äußerungen seiner Ehefrau fühlte er sich gedemütigt und vor den Kindern beschämt. Psychische Zusammenhänge konnte er noch nicht herstellen. Es wurde ein erheblicher Mangel an Empathie und Introspektionsvermögen ebenso wie an reflektiven Fähigkeiten deutlich. Innerlich war er sehr stark mit Neidgefühlen gegenüber Anderen beschäftigt, die alles das besaßen, was er selbst nicht hatte, vor allem die Aufmerksamkeit und Bewunderung seiner Umwelt. Mir gegenüber hatte er besondere Ansprüche, ihm bevorzugt Termine zu geben, so als ob ich keine anderen Patienten hätte. Hinter seinen Schilderungen, klein und erfolglos zu sein, verbargen sich Wünsche nach grenzenlosem Erfolg, großer Macht und idealer Liebe. Wurden seine Ansprüche nicht erfüllt und traten noch Kränkungen hinzu, reagierte er mit Suizidgedanken bis hin zu suizidalen Handlungen.

Im Auftakt der Behandlung begann der Patient, mich in dem unbewussten Wunsch, durch den Kontakt mit einem idealisierten Objekt Selbstsicherheit und Orientierung zu gewinnen, zu idealisieren. Es handelte sich um eine Selbstobjektübertragung, die ihm einen deutlichen Zuwachs an Kohäsion ermöglichte und die existenziellen Zweifel und bedrängenden Suizidgedanken in den Hintergrund treten ließ. Über die haltende Beziehung zu einem Selbstobjekt gewann sein Selbst so viel Kohäsion, dass der Suizid angesichts einer beschämenden und unerträglichen Situation nicht mehr als Lösung gesucht werden musste. Die idealisierende Selbstobjektübertragung unterscheidet sich deutlich von der idealisierenden Abwehr neurotischer Patienten, die mit der Idealisierung versuchen, die Beziehung auf Abstand zu halten (»jemanden wegloben«). Die Selbstobjektübertragung führt dagegen bei narzisstisch gestörten Patienten zu einer Stabilisierung, so dass sie zunehmend Abwehr aufgeben und einerseits Bedürftigkeit zulassen, andererseits aber auch Konflikte aushalten können.

In der ersten Phase der Behandlung zeigte sich Herr T. allerdings als ein noch sehr angepasster Patient, der sich einerseits über die Selbstobjektübertragung stabilisierte, andererseits aber auch durch sein angepasstes Verhalten versuchte, Zuwendung zu bekommen. Sein inneres organisierendes Prinzip schien zu besagen, dass er nur geliebt werde, wenn er perfekt die Erwartungen der Anderen erfülle. Deshalb war er phasenweise auch sehr mit den Problemen anderer Menschen beschäftigt, was dazu führte, dass er die Behandlung nicht dazu nutzen konnte, Zugang zu sich selbst zu gewinnen und seine eigenen Bedürfnisse zu artikulieren. Selbst mit dem Einhalten der Termine hatte er zeitweise Schwierigkeiten, weil er sich gegenüber den Ansprüchen Anderer nicht abgrenzen konnte. Daran wurde sein Wunsch deutlich, Aufmerksamkeit zu bekommen und Ärger zu unterdrücken, um niemanden zu verletzen. Er schien ständig unter Anspannung zu stehen, nur nicht die Anerkennung und mögliche Bewunderung seiner Umgebung zu verlieren.

In einer mittleren Phase der Behandlung setzte er sich mit seinen ärgerlichen und wütenden Gefühlen gegenüber seiner Frau auseinander. Verschiedenste kleine Beispiele aus der Beziehung zu mir und seiner Frau, aber auch aus dem Arbeitsleben ermöglichten es, seine Kränkbarkeit und daraus entstehende Wutgefühle in einen Zusammenhang zu stellen. Hinter den depressiven Gefühlen ebenso wie den Suizidgedanken traten zunehmend starke Affekte von Ärger und Wut zutage. Manchmal hatte er die Befürchtung, seine Wut nicht mehr beherrschen zu können und körperlich gewalttätig zu werden.

In einer dritten Phase folgte die Beschäftigung mit der eigenen Kindheitsgeschichte. Herr T. empfand starke Trauer darüber, dass seine Mutter ihn so früh verlassen hatte. Der Schmerz, ein abgelehntes Kind zu sein, schien ihn förmlich zu erschüttern. Verlassenheitsgefühle in ihrer phantasierten und real erfahrenen Wiederholung in seiner jetzigen Ehe konnten in den psychohistorischen Zusammenhang gestellt werden. In dieser Zeit gelang es dem Patienten auch zunehmend besser, sich trotz Ängsten vor Zurückweisung Unterstützung bei seinen Freunden und Bekannten zu suchen. Die Beziehung zu seinen beiden Kindern wurde sehr viel intensiver. Auch suchte er sich ein kreatives Hobby.

Am Ende der Behandlung konnte Herr T. sehr viel adäquater mit eigenen Affektzuständen sowie seinem Kränkungserleben umgehen. Er akzeptierte den Auszug seiner Frau und wandte sich schließlich selbst auch einer neuen Partnerin zu.

4.6.2 Introspektion, Empathie und Mentalisierung

Menschen mit einer Narzisstischen Persönlichkeitsstörung haben für sich selbst und auch gegenüber Anderen regelmäßig grandiose Ansprüche, jedoch wenig Gespür für eigene Schwächen oder Bedürfnisse. Soref (1995) interpretiert die damit verbundene Perfektionsneigung und das Bedürfnis, etwas Besonderes darstellen zu wollen, als einen lebenslangen Kompensationsversuch für die fehlende, aber ersehnte Anerkennung der eigenen Individualität. Das Streben nach perfektem Verhalten sieht sie im Zusammenhang mit ungenügenden frühen Kompetenzerfahrungen, deren schmerzliche Komponenten mit eigener mangelnder Responsivität auf die Umwelt abgewehrt werden sollen. Ihr Empathiemangel und ihr fehlendes Introspektionsvermögen können bis zu einer mehr oder weniger bewussten Ausbeutung ihrer Mitmenschen reichen. Freundschaften oder auch Liebesbeziehungen gehen sie häufig nur dann ein, wenn sie sich davon einen Vorteil versprechen oder ihr Selbstwertgefühl aufgewertet wird. Ihr Mangel an Einfühlungsvermögen ist Ausdruck ihrer Unfähigkeit, die Bedürfnisse, subjektiven Erfahrungen und Gefühle von Anderen wahrzunehmen. Sie bemerken häufig auch nicht das Interesse, das Andere an ihnen entwickeln. Der Mangel an Einfühlungsvermögen kann auf die ständige Beschäftigung mit sich selbst zurückgeführt werden und/oder auf eine Geringschätzung ihrer Umwelt. Im Umgang wirken sie im Allgemeinen unemotional und kalt. Im zwischenmenschlichen Kontakt verhalten sie sich häufig angeberisch, anmaßend, wenig einfühlsam und auch ausbeuterisch, wenn eigene Interessen betroffen sind.

Werden sie mit den Bedürfnissen, Wünschen oder Gefühlen Anderer konfrontiert, wehren sie diese ab, geringschätzig werden die Bedürfnisse von Anderen entwertet oder banalisiert. Zeichen von Schwäche und Verletzlichkeit zuzugeben löst nur Verachtung aus. Manchmal beschämen sie andere Menschen, die Schwäche zeigen, so wie sie vielleicht früher beschämt worden sind. Gleichzeitig neiden sie Anderen deren Erfolge oder Besitztümer. Häufig gehen sie von der Überzeugung aus, dass ihnen selbst die eigentliche Bewunderung und Privilege zustehen

In seinem Kapitel über Persönlichkeitsstörung und Gewalt führt Fonagy (Kap. 1.9) anschaulich aus, wie Bindung, Reflexionsfähigkeit und Gewalt zusammenhängen. Besonders Brutalisierungen im Bindungskontext führen zu intensiver Scham. Bei schwach entwickelter Mentalisierungsfähigkeit kann die Scham nach einer Demütigung nicht abgemildert werden und wird als Zerstörung des Selbst erlebt. Der Akt der Gewalt (auch der autodestruktiven) wird mit dem Versuch begründet, die externalisierten Selbstanteile im Anderen zu zerstören und dadurch die Kohärenz (das Überleben) des Selbst zu sichern. Sicher gebundene Menschen können ihre Bindungsstrategie nutzen, um auch schwere psychische Krisen zu bewältigen (Milch & Sahhar 2012).

4.6.3 Hass und Selbsthass

In Therapien berichten Patienten mit Narzisstischer Persönlichkeitsstörung regelmäßig über schmerzliche und psychisch verletzende Erfahrungen in ihrer Kindheit, wenn sie ihren Schutzmantel der Abwehr lockern. Die Erfahrung extremer Frustrierung in den entwicklungsnotwendigen Reaktionen der Bezugspersonen, die Erfahrung körperlicher oder seelischer Gewalt und psychischer oder physischer Missbrauch führten zu erheblichen Traumatisierungen, so dass sie später in auffälliger Weise in Stresssituationen reagieren. Ein zu beobachtendes Verhalten ist ein fixiertes Widerspruchs- und Rückzugsverhalten verbunden mit Ängstlichkeit, Scham- und Schuldgefühlen. Stereotyp reagieren sie so, als ob die Umwelt ihnen feindlich und potentiell missbräuchlich gegenüberstände. Bei Kränkungen und psychischen Verletzungen, z. B. Übergriffen oder Missbrauch, kann die Stabilität des Selbst soweit bedroht werden, dass Symptome entstehen wie z. B. suizidales Verhalten. Eine nach außen hin trivial wirkende Äußerung wird von dem Betreffenden dann als schwere Kränkung aufgefasst und löst innerlich gleichsam eine Lawine aus, weil nicht integrierte traumatische Erfahrungen aufgerührt werden. Daraus wird auch verständlich, dass sich diese Patienten mit Rationalisierungen und Intellektualisierungen schützen müssen. Besonders suizidale Patienten fallen später durch ihr pseudoerwachsenes Verhalten auf, weil sie die kindlichen und spielerischen Anteile in sich ständig unterdrücken müssen. Damit fehlt ihnen eine Quelle vitalisierender Erfahrungen, die ihnen in Krisenzeiten helfen könnte. Aufgabe einer Behandlung ist es dann, diese Anteile als wichtige Selbstobjekterfahrungen Patienten wieder verfügbar zu machen.

Eine weitere Folge traumatisierender Erfahrungen sind Hass und Selbsthass, deren Grundlagen bereits in den ersten Lebensmonaten gelegt werden, aber die als solche häufig erst später empfunden werden. Lichtenberg et al. (2000 [1992]) verstehen Selbsthass als eine frühe pathologische Organisation der für das aggressive Verhalten verantwortlichen Motivationssysteme. Ein Bedürfnis nach *Exploration* und *Selbstbehauptung* wird schon bei der Beobachtung von Säuglingen erkennbar, wenn sie affektives Interesse und lebendige Neugier an ihrer Umgebung zeigen. Sie besitzen eine Neigung, Zusammenhänge auszuprobieren und gerade solche Erfahrungen lustvoll zu machen, bei denen sie sich als Urheber ihrer eigenen Handlungen erleben. An der Erfahrung eigener Kompetenz, Dinge zu verändern und zu beeinflussen und bei den Mitmenschen eine Reaktion hervorzurufen, zeigen Kinder deutlich Vergnügen und Gefallen. Das explorative Verhalten braucht aber die Unterstützung der Umwelt, um sich ausbilden und entwickeln zu können.

Die Selbstbehauptung ist eine von der Exploration zu unterscheidende Qualität desselben Motivationssystems, in dem sich beide Anteile parallel entwickeln. Wenn ein Kind neugierig ein Spielzeug ausprobiert und es tastend begreifen will, zeigt sich der explorative Antrieb. Zugleich ist damit aber auch das Vergnügen verknüpft, es zu verändern, es in Bewegung zu setzen oder zu stoppen. Darin zeigt sich der explorative Antrieb, der mit dem Vergnügen verknüpft ist, den eigenen Einfluss zu spüren, das heißt die eigene Effektanz wahrzunehmen, wie man mit einer Sache umgehen und sie verändern kann, womit der Aspekt der eigenen Selbstbehauptung angesprochen wird. Die Selbstbehauptung kommt noch deutlicher zum Ausdruck, wenn es um das gemeinsame und konkurrierende Spiel mit einem anderen Kind geht, in dem jeder möglichst viel Einfluss auf das Spiel gewinnen will. Ein Teilsystem der Selbstbehauptung ermöglicht die Regulation des Selbstwertes, der u. a. von der Freude an geistigen und körperlichen Aktivitäten sowie der Fähigkeit, realistische Ziele zu verfolgen, abhängig ist. Kann sich die Selbstbehauptung hinreichend gut ausbilden, so ist auch der Selbstwert realistisch. Da Selbstwertkrisen unumgänglich sind, ist die Fähigkeit für die innere Stabilisierung entscheidend, sich innerlich wieder aufzurichten (»self-righting« Lichtenberg et al. 2000 [1992]) oder stabilisierende Selbstobjekterfahrungen zu suchen. Wird die Entwicklung zu einem gesunden Selbstwertgefühl allerdings gestört, wie das durch wiederholte Demütigungen und Verletzungen in der Kindheit geschehen kann, so führen Kränkungen im späteren Leben zu einem Einbruch des Selbstwertgefühls, einhergehend mit der Unfähigkeit, sich Anderen gegenüber zu behaupten. Neben Kränkungen können Störungen in diesem Motivationssystem auch durch unsensibles-, übergriffiges- oder aufdringliches Verhalten der Bezugsperson sowie durch Unterstimulation und mangelnde Responsivität entstehen.

Im Unterschied zu der Motivation nach Exploration und Selbstbehauptung ist das aversive Motivationssystem nicht permanent aktiviert, sondern wird nur dann benötigt, wenn der Selbsterhalt bedroht wird, etwa durch Gewalterfahrungen. Aversives Erleben und Verhalten kann seinen Ausdruck in »negativen« Affekten wie Zorn, Wut, Ärger, Kummer, Verzweiflung, Furcht, Ekel, Angst, Schrecken, Scham und Schuld finden. Erst wenn der spannungsreiche aversive Zustand beendet wird, treten Erleichterung, Entspannung und Beruhigung auf, so dass das Selbstempfinden wieder kräftiger wird. Eine triebmäßige Kraft, die aus einer physiologischen Quelle regelmäßig nach Wiederholung drängt, entsprechend dem traditionellen Konzept eines Aggressions-*Triebes*, ist für das Verständnis dieses Motivationssystems, das reaktiv vor Gefahren schützt, nicht notwendig.

Da aggressives Verhalten in der Regel gesellschaftlich sanktioniert wird, brauchen Kinder bei der Entwicklung und Reifung des aversiven Motivationssystems besondere regulierende Hilfen durch ihre Bezugspersonen, damit sie ihren Ärger als instrumentelle Kraft benutzen können, um ihren Handlungen Nachdruck zu verleihen. Bei geglückter Entwicklung verhilft dieses Motivationssystem zu energischem zielgerichteten Verhalten im explorativen und selbstbehauptenden Umgang mit der Umwelt. Ärger und Wut helfen bei der Umsetzung eigener Ziele und Handlungen und tragen dazu bei, sich selbst in bedrohlichen Situationen zu stabilisieren. Wird die aversive Reaktion des Kindes traumatisch gebrochen, indem der Erwachsenen es kränkt, lächerlich macht oder mit physischer Gewalt gegen das Kind vorgeht, so können Angst, Rückzug nach innen oder selbstzerstörerisches Verhalten die Folge sein, besonders dann, wenn weder Kampf noch Flucht möglich ist und der innere Zustand förmlich »einfriert«, so dass man im eigenen Erleben wie versteinert reagiert. Die Störung in dem aversiven Motivationssystem kann dazu führen, dass jegliches Verhalten aversiv überformt und die Entwicklung der anderen Motivationssysteme blockiert wird. Die aversiven Reaktionen dienen dann nicht mehr als Alarmzeichen, um sich selbst zu schützen und eine notwendige Veränderung der Situation und der Selbstregulation vorzunehmen bzw. dazu zu ermutigen, sich in Kontroversen zu verwickeln, sich aus ihnen zu lösen, sich zur Wehr zu setzen oder durch Rückzug von Anderen abzugrenzen, um die eigene Position behaupten zu können. Aversion, Hass und Destruktivität werden zu dem vorherrschenden Verhalten, um den erniedrigenden und beschämenden Verletzungen des Selbst eine kompensatorische Vitalisierung im Erleben von eigener Macht entgegenzusetzen, wobei auch destruktive und autodestruktive Mittel nicht gescheut werden. Die durch Kränkungen eingeleitete narzisstische Krise kann dann in einen Suizid münden.

4.6.4 Therapeutische Überlegungen

Bei suizidalen Patienten mit Narzisstischer Persönlichkeitsstörung führte die mangelnde Responsivität der Bezugspersonen in der Kindheit zu unsicheren Bindungen und einem schwachen Selbst, das bei psychischen Verletzungen gefährdet ist zu fragmentieren. Das suizidale Verhalten lässt sich als ein defensives Muster verstehen, indem die Wut aufrechterhalten wird, um Verletzungen nicht zu spüren. Häufig darf die Wut nicht bewusst werden, da das Ziel der Wut die prekäre Verbindung zu der einstmals ablehnenden oder missbrauchenden Bezugsperson offenlegen würde. Wegen ihrer narzisstischen Verletzlichkeit müssen sie ihre Affekte isolieren, und die eigenen Gefühle erscheinen ihnen unbegründet, nicht verbalisierbar oder von Anderen nicht nachvollziehbar. Dass Bindungspersonen für das Überleben entscheidend wichtig sind, zeigt sich bei Patienten, die einen Suizidversuch überlebt haben und weiterhin suizidal sind, wenn sie gefragt werden, was gewesen wäre, wenn sie nun tot wären. Konkrete Phantasien darüber, wie wer auf die Nachricht reagiert hätte, Vorstellungen von der Beerdigung und Spekulationen über andere Folgen des Suizides zeigen regelmäßig, dass Patienten lebhafte wut- oder angsterfüllte oder von Vergeltungswünschen geprägte Phantasien mit den Reaktionen ihrer Bindungspersonen verbinden. Solche Vorstellungen verraten eindeutig, dass sie mit ihrem Leben noch nicht abgeschlossen hatten.

Ärger und Wut sind Symptome einer früheren Verletzung und können in Behandlungen als Form einer Mitteilung genutzt werden, die den Weg zu dem Kernproblem bahnt. Therapeutisch ist nicht vorrangig, die narzisstische Wut zu behandeln, sondern die zugrundeliegende Verletzung, die zur mangelnden Kohärenz des Selbst führte. Die Verletzungen wurden in Form von »pathologischen Anpassungen« (Brandchaft et al. 2015 [2014]) verarbeitet, indem wichtige Sektoren des Selbsterlebens weitgehend aufgegeben wurden, um die lebenswichtigen Objektbindungen zu erhalten. Diese sind in den Wahrnehmungen des Patienten immanent als ein eigener Satz präformierter, invarianter »organisierender Prinzipien« aktiv, die in der wechselseitigen Erfahrung von Patient und Therapeut bewusst werden können, besonders durch das Durcharbeiten von Unterbrechungen der therapeutischen Beziehung.[15]

Langfristig lässt sich die Konsolidierung des Selbst durch die Herstellung einer Selbstobjektübertragung erreichen, die bei einem empathischen Vorgehen in der Regel spontan auftritt. Die Übertragungsbeziehung stellt darüber hinaus einen wirksamen Schutz vor Suizidalität dar (Milch 1994, 2010), besonders das stabilisierende Band einer Selbstobjektübertragung (Reiser 1986). Ein schwieriges Behandlungsproblem liegt in der Abwehr von Selbstobjektübertragungen, die z. B. als starke Entwertung (negative Idealisierung) oder Banalisierung der therapeutischen Beziehung auftreten kann. Die Abwehr wird vom Therapeuten als untergründig aggressive Note in dem Übertragungsangebot des Suizidalen empfunden. Das Aggressive kann auch aus Angriffen bestehen, die vordergründig harmlos wirken, aber das narzisstische Gleichgewicht des Therapeuten, seine Selbstobjektgegenübertragung, beeinträchtigen. Diese Angriffe auf den Therapeuten unterscheiden sich von den Wutausbrüchen als Reaktionen auf Kränkungen, die zwar auch ein Ausdruck für eine Störung der Selbstbehauptung sind, aber offen gegen den Therapeuten gerichtet werden (Milch 1990; Hartmann & Milch 1995). Können die verdeckten Angriffe in ihrem Appellcharakter und dem hintergründigen Übertragungswunsch verstanden werden, so dienen sie als ein Indikator für die Suizidgefahr. Manchmal finden sich die ersten Hinweise für verdeckte Angriffe zunächst in der Gegenübertragung, die dann ein wesentliches diagnostisches Kriterium bei Patienten darstellt, die ihre Suizidalität abgespalten haben. Auch bei diesen Patienten gilt, dass eine stabile Selbstobjektübertragung die Selbstkohäsion verbessert, so dass die Übertragungsbeziehung zur weiteren Suizidprophylaxe beiträgt.

4.6.5 Schluss

In Konfliktsituationen, Situationen extremer Kränkung oder Beschämung sind Narzisstische Persönlichkeiten wegen ihrer starken Affekte nur ungenügend in der Lage, sich selbst zu beruhigen. Wegen der mangelnden affektiven Kontrolle und Regulation bei einer erheblichen Labilität des Selbstwertgefühls sind sie in besonderem Maße suizidgefährdet. Sie bleiben ohne eine Behandlung zeitlebens anfällig für psychische Dekompensationen in Folge von Kränkungen, psychischen Verletzungen oder Verlusten von Selbstobjekten. Sie reagieren mit narzisstischer Wut, weil sie nicht über ausreichende Mechanismen verfügen, um das unzureichende Regulationsvermögen als einen Strukturdefekt ihres Selbst auch nur zeitweise auszugleichen. Ausgleichende Mechanismen sind defensive oder kompensatorische Mechanismen, die in Behandlungen entwickelt werden können. Diese dienen dem defensiven Schutz vor dem Wiederaufleben alter Traumatisierungen oder dem kompensatorischen Erwerb kreativer Fähigkeiten, die vor Fragmentierung schützen.

15 In einer Verbindung von tiefenpsychologischem und verhaltenstherapeutischem Vorgehen werden in der Schema-Therapie zunächst die »Lebensfallen« mit gestalttherapeutischen Mitteln erarbeitet und dann in übender Weise behandelt (s. z. B. »Schematherapie Suizid« bei YouTube).

Literatur

Ansell, E. B., A. G. C. Wright, J. C. Markowitz et al. (2015). Personality disorder risk factors for suicide attempts over 10 years of follow-up. Personal Disord 6(2): 161–167.

Blasco-Fontecilla, H., E.Baca-Garcia, M. M. Perez-Rodriguez et al. (2009). Specific features of suicidal behavior in patients with narcissistic personality disorder. J Clin Psychiatry 70(11):1583–7.

Brandchaft B., S. Doctors & D. Sorter (2015 [2014]). Emanzipatorische Psychoanalyse. Systeme pathologischer Anpassung – Brandschafts Konzept der Intersubjektivität. Übers. von G. Pawlowsky & A. Vodopiutz. Frankfurt/M. (Brandes & Apsel).

Falkai P., & H.-U. Wittchen (2015) Diagnostisches und statistisches Manual psychischer Störungen. DSM-5. Göttingen (Hogrefe).

Hartmann, H.-P., & W. Milch (1995). Narzisstische Krisen. Zur Behandlung suizidaler Patienten. Suizidprophylaxe 3: 131–139.

Hartmann H.-P., & W. Milch (2000). The need for efficacy in the treatment of suicidal patients: transference and countertransference issues. In: A. Goldberg (Hg.). Progress in Self Psychology. Hillsdale, NJ (The Analytic Press) 16: 87–101.

Henseler, H. (1974). Narzisstische Krisen – zur Psychodynamik des Selbstmordes. Hamburg (Rowohlt).

Lichtenberg, J. D., F. M. Lachmann und J. L. Fosshage (2000 [1992]). Das Selbst und die motivationalen Systeme. Übers. von H. Fehlhaber. Frankfurt/M. (Brandes & Apsel).

Milch, W. (1990). Suicidal patients. Psychological attacks on the therapist. Bull Menninger Clin 54(3): 384–391.

Milch, W. (1994). Gegenübertragungsprobleme bei suizidalen Patienten unter stationärer psychiatrischer Behandlung. Psychiatr Prax 21: 221–225.

Milch, W. (1999). Selbstpsychologische Konzepte zum Verständnis suizidalen Verhaltens. In: G. Fiedler & R. Lindner (Hg.). So hab ich doch was in mir, das Gefahr bringt. Perspektiven suizidalen Erlebens. Göttingen (Vandenhoeck und Ruprecht), S. 138–159.

Milch, W. (2001a). Narzisstische Persönlichkeitsstörungen und narzisstische Verhaltensstörungen. In: ders., Lehrbuch der Selbstpsychologie. Stuttgart (Kohlhammer), S. 158–174.

Milch, W. (2001b). Suizid und Suizidversuch. In: ders., Lehrbuch der Selbstpsychologie. Stuttgart (Kohlhammer), S. 237–246.

Milch, W. (2002). Narzisstische Krisen. In: T. Bronisch, P. Götze, A. Schmidtke et al. (Hg.). Suizidalität. Ursachen, Warnsignale, therapeutische Ansätze. Stuttgart (Schattauer), S. 129–142.

Milch, W. (2007). Narzisstische Persönlichkeitsstörungen. In: Lehrbuch der Psychotherapie. Hg. von B. Strauss, F. Hohagen & F. Caspar. Göttingen (Hogrefe), S. 465–492.

Milch, W. (2010). Der Umgang mit der Aggressivität bei narzisstischen Persönlichkeitsstörungen. In: Psychotherapie der Aggression – keine Angst vor Wut. Hg. von T. Bronisch & S. K. D. Sulz. München (CIP-Medien), S. 112–131.

Milch, W., & N. Sahhar (2012). Zur Bedeutung der Bindungstheorie für die Psychotherapie Erwachsener. In: Mentalisierungs- und Bindungsentwicklung in psychodynamischen und behavioralen Therapien – die Essenz wirksamer Psychotherapie. Hg. von S. K. D. Sulz & W. Milch. München (CIP-Medien), S. 43–62.

Reiser, D. E. (1986). Self psychology and the problem of suicide. In: A. Goldberg (Hg.). Progress in Self Psychology. New York (Guilford Press), S. 227–241.

Soref, A. R. (1995). Narcissism: a view from infant research. Ann Psychoanal 23: 49–77.

Westen, D., S. Muderrisoglu, C. Fowler et al. (1997). Affect regulation and affective experience: Individual differences. J Consult Clin Psychol 65(3): 429–439.

4.7 Narzissmus und Borderline-Persönlichkeitsstörungen[16]

Hans-Peter Hartmann

4.7.1 Einleitung

Die enge Verbindung zwischen Narzissmus und Borderline-Persönlichkeitsstörungen wird bereits deutlich, wenn man die Systematik der Persönlichkeitsstörungen, wie sie Kernberg (1996a) darstellt, betrachtet.

Die narzisstische Persönlichkeitsstörung wird hier in den Bereich der höher strukturierten Borderline-Persönlichkeitsorganisation eingeordnet. Nun ist Narzissmus nicht gleich narzisstische Persönlichkeitsstörung, doch finden sich Ähnlichkeiten und Übergänge. Narzissmus kann auf einem Kontinuum betrachtet werden (Hartkamp, Wöller et al. 2002), so wie das DSM-V (Falkai & Wittchen 2015) ihn heute einordnet und sich damit von der früheren kategorialen Einordnung abgewendet hat. Ausgehend vom gesunden Narzissmus als Persönlichkeitsvariable gesunder Menschen kann sich Narzissmus als Persönlichkeitsakzentuierung darstellen und schließlich als narzisstische Persönlichkeitsstörung erscheinen.

Die nähere Beschreibung der Zusammenhänge zwischen Narzissmus und Borderline-Persönlichkeitsstörung kann unter unterschiedlichen Blickwinkeln geschehen.

4.7.2 Die strukturell-objektbeziehungstheoretische Sicht von Otto Kernberg

Kernberg (2006) legte eine Theorie der Persönlichkeitsorganisation und des pathologischen Narzissmus vor, die für das Verständnis der Zusammenhänge von Narzissmus und Borderline-Persönlichkeitsstörungen wesentlich ist. In einer Übersicht dieser Zusammenhänge (Kernberg 1996; s. auch Abb. 4.7-1) wird

16 Dieses Kapitel ist die umgearbeitete, gekürzte und aktualisierte Fassung des gleichnamigen Kapitels im *Handbuch der Borderline-Störungen* (Dulz et al. 2011).

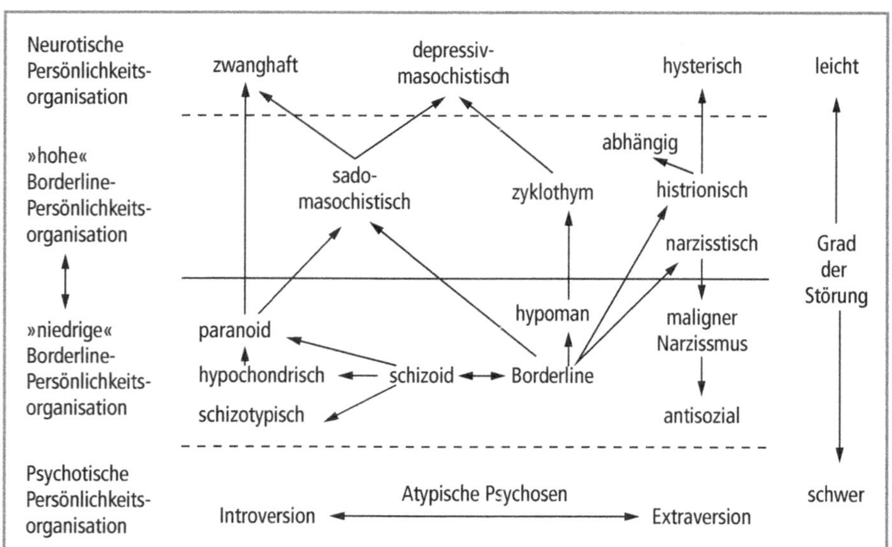

Abb. 4.7-1 Wechselseitige Beziehungen bei Persönlichkeitsstörungen (modifiziert nach Kernberg 1996).

deutlich, dass nach seiner Auffassung Narzisstische und Antisoziale Persönlichkeitsstörungen in unterschiedlichem Schweregrad Ausformungen der Borderline-Persönlichkeitsorganisation darstellen. Auf der Grundlage des gegenseitigen Ausschlusses narzisstischer und objektaler Besetzung hat er vier Organisationsniveaus von Persönlichkeitsstörungen herausgearbeitet. Es handelt sich hier also um ein hierarchisches Struktur- und Objektbeziehungsmodell der Borderline-Persönlichkeit. Auf der untersten Ebene liegt ein psychotisches Organisationsniveau vor, dem strukturell stabiler ein niedriges und dann ein hohes Borderline-Niveau folgen und schließlich die neurotische Strukturierung als höchstes psychisches Organisationsniveau. Die narzisstische Persönlichkeitsstörung wird nach Kernberg (2006) auf einem Kontinuum, ausgehend von einem neurotisch anmutenden Niveau, betrachtet, das zum typischen pathologischen Narzissmus auf dem höher strukturierten Borderline-Niveau führt und als maligner Narzissmus und antisoziale Persönlichkeit auf dem niedrigeren Borderline-Niveau endet. Letztere Störungsbilder sind nach Kernberg Folgen des Mangels an bedeutsamen Bezugspersonen, mit einem pathologischen grandiosen Selbst, ausgeprägter Aggression, paranoiden Tendenzen und bei antisozialen Persönlichkeiten mit einem völligen Verlust des Über-Ichs. Für Kernberg (1978 [1975]) ist der Narzissmus bei Borderline-Persönlichkeitsstörungen sowohl eine Selbstwertstörung als auch verknüpft mit spezifischen Störungen der Objektbeziehungen. Nach seiner Hypothese (vgl. Kap. 7.1 in diesem Band) gibt es eine grundlegende Beziehung zwischen Narzissmus und Aggression, die ausgehend von Freuds dualer Triebtheorie und dem Verbleiben in der schizoid-paranoiden Position zu einem Vorherrschen von Aggression führt. Diese Aggression kann sich dann in Form primitiver Abwehr und damit verbundener Identitätsdiffusion oder strukturell sich in einem defensiven, pathologischen Größenselbst äußern. Bei schweren Ausprägungen narzisstischer Persönlichkeitsstörungen kann dieses Größenselbst dominant von Aggression infiltriert sein, die sich dann nicht nur gegen internalisierte Objektbeziehungen, sondern auch unmittelbar gegen das Selbst richtet.

Unter pathologischem Narzissmus versteht Kernberg eine Symptomkombination aus ausgeprägtem Ehrgeiz, grandiosen Phantasien, Unterlegenheitsgefühlen, übersteigerter Abhängigkeit von äußerer Bewunderung, chronischen Gefühlen von Langeweile und Leere, ständiger Suche nach Macht, Reichtum und Schönheit, deutlichen Defiziten der Liebesfähigkeit, stark eingeschränkter Empathie, ständiger Unsicherheit und Unzufriedenheit, Ausbeutung und Rücksichtslosigkeit gegenüber anderen, andauernder intensiver Ansprüchlichkeit und Selbstbezogenheit sowie Misstrauen.

Beim malignen Narzissmus als Sonderform des pathologischen Narzissmus handelt es sich nach Kernberg (1988 [1984]) um die Kombination einer narzisstischen Persönlichkeitsstörung mit antisozialem Verhalten, Ich-syntonem Sadismus gegen andere oder sich selbst sowie eine ausgeprägt paranoide Haltung.

Entwicklungspsychologisch fußt der pathologische Narzissmus bei Borderline-Persönlichkeitsstörungen nach Auffassung von Kernberg auf einer pathologischen Selbststruktur. Dieser pathologische Narzissmus entwickelt sich völlig getrennt vom normalen Narzissmus bei gesunder Selbststruktur. Er ist eine Abwehrstruktur gegen übermäßige konstitutionelle oder frustrationsbedingte orale Aggression und damit zusammenhängende, nachfolgende frühe Spaltungen (Kernberg 1978 [1975]). Diese Abwehrstruktur geht zurück auf eine pathologische Selbststruktur, in der Selbst- und Objektrepräsentanzen nicht integriert sind. Vielmehr fallen Real-Selbst, Ideal-Selbst und Ideal-Objekt als Kompensation des strukturellen Defektes zusammen. Der pathologische Narzissmus entsteht somit aus der libidinösen Besetzung einer pathologischen Selbststruktur und stellt eine strukturelle Regression auf ein frühes Entwicklungsstadium mit noch unscharf geschiedenen Selbst- und Objektrepräsentanzen dar. Kernberg spricht bewusst von pathologischem Narzissmus, um ihn von einer Fixierung an oder Regression auf den infantilen Narzissmus zu unterscheiden. Bedeutsame Auswirkungen hat der pathologische Narzissmus auch auf die Objektbeziehungen. Aufgrund des Verlusts der liebevollen Seiten der Elternrepräsentanzen durch den Verlust des Ideal-Selbst und Ideal-Objekts wegen deren Verschmelzung mit dem Real-Selbst sind nur die strafenden Anteile der elterlichen Repräsentanz ins Über-Ich gelangt. Vor einem solchen strafenden Über-Ich (welches letztendlich auf oral-aggressive Fixierungen zurückgeht) schützt sich der narzisstisch gestörte Patient durch libidinöse Besetzung des (strukturell gestörten) Selbst und hat wenig libidinöse Kapazität zur Objektbesetzung übrig.

Da Kernberg (2006) die narzisstischen Persönlichkeitsstörungen zur Borderline-Persönlichkeitsorganisation rechnet, sind diese letztendlich nur im Hinblick auf ihre »Schwere« bzw. ihren Grad der Strukturierung von Borderline-Persönlichkeitsstörungen unterschieden. Das ursprüngliche Spaltungsmodell ist dabei für beide Störungsbilder dasselbe.

Nach Kernberg (1976) geht die narzisstische Persönlichkeitsstörung entwicklungspsychologisch auf das vierte (von fünf) Entwicklungsstadien zurück. Das erste Stadium nennt er undifferenziertes Primärstadium (1.–2. Monat), das zweite ist das Stadium der primären, undifferenzierten Selbst-Objekt-Vorstellungen (2. bis 6.–8. Monat), im dritten Stadium geht es um die Differenzierung von Selbst- und Objektvorstellungen (6.–9. bis 18.–36. Monat), Stadium vier beschäftigt sich mit der Integration von Selbst- und Objektvorstellungen und der Entwicklung reiferer intrapsychischer, aus Objektbeziehungen abgeleiteter Strukturen (letzter Teil des 3. Lebensjahres bis über die gesamte ödipale Periode). Im Stadium fünf kommt es schließlich zur Konsolidierung der Über-Ich- und der Ich-Integration.

Kernbergs Behandlungskonzeption im Hinblick auf den Narzissmus bei Borderline-

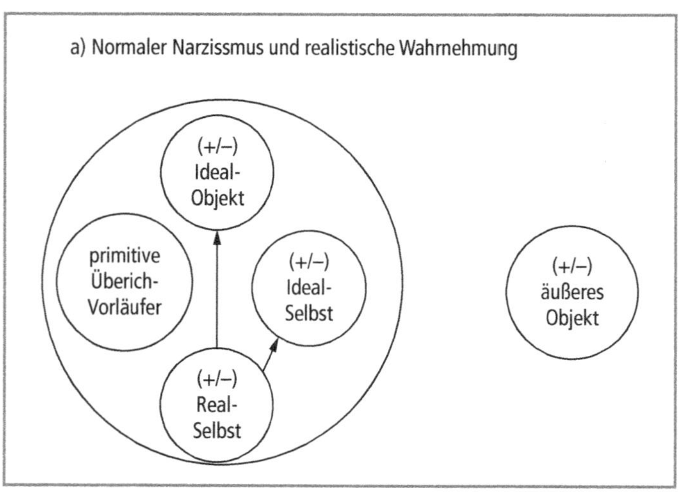

Abb. 4.7-2 Normaler Narzissmus (modifiziert nach P. F. Kernberg, Kap. 4.12 in diesem Band, Abb. 4.12-1).

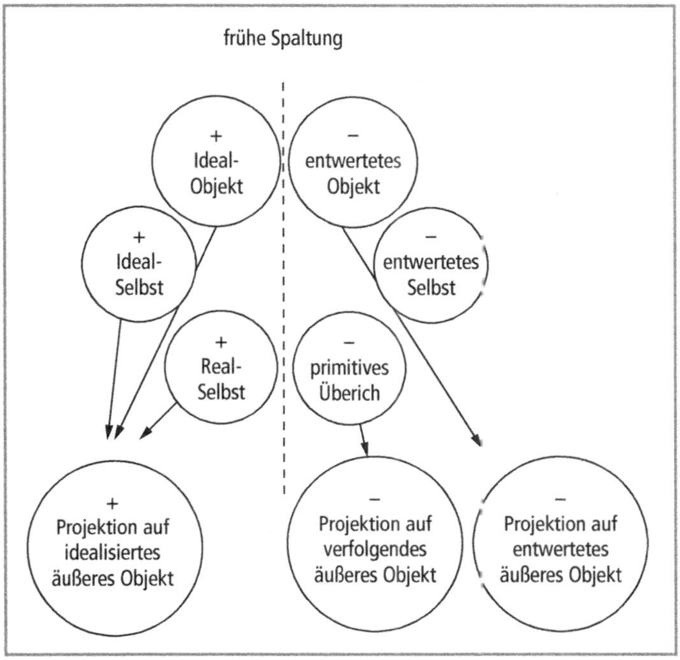

Abb. 4.7-3 Pathologischer Narzissmus (modifiziert nach P. F. Kernberg, Kap. 4.12 in diesem Band, Abb. 4.12-2).

Persönlichkeitsstörungen ist aktuell im Rahmen der Übertragungsfokussierten Psychotherapie (transference-focused psychotherapy, TFP) (Yeomans, Clarkin & Kernberg 2017 [2015]; s. Kap. 7.3) nachvollziehbar. Im Vordergrund steht dabei die Bearbeitung der gestörten Objektbeziehungen, die ähnlich wie bei M. Klein (1996 [1935]) und Rosenfeld (1981 [1966]) in der Behandlung früh angesprochen werden. Dadurch soll das therapeutische Bündnis gefördert werden. Das narzisstische Verhalten wird als Abwehr im Hier und Jetzt interpretiert, insbesondere als Abwehr des pathologischen grandiosen Selbst. Der pathologische Narzissmus stellt eine Abwehrstruktur gegen Konflikte dar, die durch Deutung und Einsicht im Laufe des therapeutischen Prozesses allmählich abnimmt und zu einer Weiterentwicklung des Organisationsniveaus des Selbst führt. Weil der narzisstisch gestörte Patient weder Abhängigkeit ertragen noch Dankbarkeit empfinden und insofern den hilfreichen Therapeuten nur mit Neid und Hass zerstören kann, fordert diese Behandlungstechnik strikte technische Neutralität als Voraussetzung von Übertragungsdeutungen, besonders der Aggression des Patienten. Dies soll über die Entwicklung von Gefühlen der Schuld und Dankbarkeit zu einem Rückgang an Spaltungen sowie insgesamt der negativen Übertragung, zu vermehrter Integration von Selbst- und Objektrepräsentanzen und damit reiferer Selbststruktur und reiferen Beziehungen führen (Kernberg 1996 [1989]). Der Patient kann den Therapeuten, anstatt sein ideales Selbst auf ihn zu projizieren, mehr und mehr als Elternfigur wahrnehmen, die seine Aggressivität toleriert, ohne zerstört zu werden oder Vergeltung zu üben. Die Zunahme der Wertschätzung für den eigenen inneren Reichtum reduziert den Neid.

Die primitiven Abwehrmechanismen sind während der gesamten Behandlungsdauer zu finden und müssen nach Kernberg (1996

[1989]) systematisch durchgearbeitet werden. Auf Unterstützung und Verständnis des Therapeuten reagiert der Patient ebenso wütend wie auf die Deutungen seiner Grandiosität, wobei die Wut im ersteren Fall durch die Wahrnehmung des Therapeuten als autonome Person zustande kommt. Leeregefühle des Patienten stehen nach Kernberg oft in Zusammenhang mit dessen aktiver unbewusster Zerstörung der Leistungen und Angebote des Therapeuten.

Die idealisierende Übertragung versteht Kernberg als Pseudoabhängigkeit, der Feindseligkeit und Misstrauen zugrunde liegen. Deshalb müssen die Idealisierungen als Widerstand gedeutet werden. Die Benennung der Feindseligkeit führt nach seiner Auffassung zu einem mutativen Einfluss auf das Über-Ich des Patienten. narzisstische Persönlichkeitsstörungen auf Borderline-Niveau (mit fehlender Angsttoleranz und Impulskontrolle) sollen mit expressiver Psychotherapie (entspricht zweistündiger analytischer Psychotherapie im Sitzen) behandelt werden. Betont werden dabei mehr die Klarifikation, Konfrontation und Deutung im Hier und Jetzt. Bei narzisstischen Persönlichkeitsstörungen mit antisozialen Merkmalen (dauerhaftes gefährliches Agieren oder schwerer Mangel an Impulskontrolle und Angsttoleranz) ist supportive Psychotherapie indiziert (Kernberg 1996 [1989]).

In ähnlicher Weise wie Kernberg versteht auch die Operationalisierte Psychodynamische Diagnostik (OPD) den Begriff Struktur. Dieser bezieht sich gemäß OPD auf das Selbst und seine Beziehungen zu den Objekten, vor allem im Hinblick auf die Verfügbarkeit seelischer Funktionen zur Selbst- und Objektbeziehungsregulation nach innen und außen (Arbeitskreis OPD 2006). Allerdings gibt es gute Gründe für die Annahme, dass die vier Strukturniveaus der OPD (gut, mäßig, gering, desintegriert) einschließlich ihrer Zwischenstufen eine präzisere Beschreibung der »hohen« Borderline-Persönlichkeitsorganisation ermöglichen als Kernbergs Modell (zur ausführlichen Begründung s. Thobaben & Soldt 2007). Die OPD erlaubt damit auch eine genauere Beschreibung der Narzisstischen Persönlichkeitsorganisation und kann somit zu einem besseren Verständnis narzisstischer Phänomene bei Menschen mit Borderline-Persönlichkeitsstörung beitragen. Schließlich ist auch zu berücksichtigen, dass massive und insbesondere andauernde Traumatisierungen in der Kindheit ebenfalls strukturschwächende Folgen haben, die eine Integration positiver und negativer Selbst- und Objektaspekte erschweren. Insofern liegen hier nachvollziehbare Verbindungen zu einem Mentalisierungsdefizit vor.

4.7.3 Die entwicklungspsychologisch orientierte Sichtweise in der Mentalisierungstheorie von Bateman, Fonagy und anderen

Eine eher dimensionale Sichtweise des Narzissmus, die grundsätzlich auch vorteilhafter als ein kategorialer Ansatz scheint, weil alle unterschiedlichen Ausprägungen des Narzissmus auf einer Dimension enthalten sind, ergibt sich bei Berücksichtigung der entwicklungspsychologischen Beschränkungen des Mentalisierens, die bei narzisstischen Persönlichkeitsstörungen im Allgemeinen geringere Auswirkungen als bei Borderline-Persönlichkeitsstörungen haben. Hier spielt vor allem die Entwicklung der Empathie eine Rolle. Nicht oder kaum vorhandenes Mentalisieren (s. Kap. 7.6) ermöglicht keine Einfühlung in die Perspektive eines Anderen im Sinne eines Mitgefühls mit nachfolgender prosozialer Handlung (Bischof-Köhler 2009) und behindert auch die Entwicklung von Schuldgefühlen (Hoffman 1982). Dies bedeutet, dass Empathie auch bei eingeschränkter Mentalisierung entwickelt werden kann, allerdings eher zum Zweck des Selbstschutzes und zum Zweck aggressiver Attacken gegen den anderen. Solche Handlungen setzen zwar ebenfalls Empathie voraus, scheinen aber nur dann in eine prosoziale Richtung zu münden, wenn die frühe Sozialisationserfahrung mit empathischen Bezugspersonen gemacht wurde. Daher können wir umgekehrt davon ausgehen, dass das Mentalisieren aus der Erfahrung des Kindes hervorgeht, dass seine Eltern sich in seine vermuteten seelischen Zustände hineinversetzen und diese Einfühlung in körperliche Handlungen umsetzen können, die das Kind versteht. Das Ausmaß dieser elterlichen Feinfühligkeit bestimmt die Mentalisierungsfähigkeit und damit auch deren Defizit. Diese ist also keine Reifungsfolge, sondern entwickelt sich abhängig von Bindungs- und Beziehungserfahrungen. Mittlerweile ist bekannt, dass alleine das Ausmaß an Mentalisierungsfähigkeit der Eltern voraussagen kann, ob das Kind eine sichere, unsichere oder desorganisierte Bindung aufweisen wird (Meins et al. 2001). Eingeschränktes Mentalisieren geht zugleich einher mit eingeschränkter Selbststeuerung (Affektregulation; s. Dornes 2004) und Stressreaktivität sowie reduzierter Aufmerksamkeitssteuerung mit der Folge, sich dem Anderen nicht zuzuwenden und dessen Perspektive auch nicht übernehmen zu können (Empathiemangel). Hinzu kommt ein Mangel an Selbstempathie (vertikale Spaltung), wie aus selbstpsychologischer Sicht (s. Kap. 1.4) verständlich wird.

Vorstufen des Mentalisierens sind die (kontingente und markierte) Affektspiegelung und in deren Fortsetzung die Denkmodi der Als-ob-Realität und der Äquivalenz. Nun modifizieren die Kommentare der Eltern zu den Spielhandlungen die Affekte des Kindes und nicht mehr ihr Gesichtsausdruck (Dornes 2004; Fonagy, Gergely et al. 2004 [2002]). Im Als-ob-Modus ist die Realität suspendiert und die elterlichen Kommentare nehmen den Zustand des Kindes auf, verändern ihn und spiegeln ihn zurück. Im Äquivalenzmodus erlebt das Kind eigene Gedanken wie Realität, ohne sie zu verwechseln, d. h., ein Gedanke gilt als Abbild der Realität, und die angemessene Reaktion der Eltern besteht in der Anerkennung der Realität des ängstigenden Gedankens, ohne selbst Angst zu zeigen. Der nachfolgende reflexive Modus ist Folge der Integration von Als-ob- und Äquivalenzmodus. Das Kind erkennt, dass eigene Gedanken und Gefühle Einstellungen (Perspektiven) auf die Realität sind, aber nicht deren Abbilder. Es erkennt, dass es auch andere Gedanken und Einstellungen zur Realität gibt (z. B.: meine Mutter ist zwar böse auf mich, aber ich glaube und denke etwas anderes als sie). Das Kind kann jetzt mit der Realität spielen, weil es eigene Gedanken und Gefühle nicht mehr durch die Realität hervorgerufen sieht, sondern als subjektive Reaktion darauf versteht. Es geht also darum zu lernen, die eigene Vernunft zu perspektivieren, d. h., sie vom Standpunkt der fremden Vernunft aus wahrzunehmen.

Nach Busch (2008) deutet Mentalisierung auf vier sich wiederholende Themen, die auch in der Genese von Borderline-Persönlichkeitsstörungen eine wesentliche Rolle spielen:

- Frühes Trauma und Vernachlässigung, besonders wenn primäre Objektbeziehungen betroffen sind: Überleben angesichts von fast unerträglichem seelischem Schmerz und seelischem Tod ist ein entscheidender motivationaler Faktor für ein verarmtes Mentalisieren.
- Unabhängig von wichtigen konzeptuellen Differenzen benutzen viele Theorien ein Konzept mentaler Zurückweisung (durch das Kind) als vitalen, adaptiven und defensiven Mechanismus des Kindes bis ins Erwachsenenalter. Man spricht dann unter

Umständen von Sich-Abschließen, primitiver Dissoziation, Spaltung oder Verleugnung oder dissoziativen Modi. Immer geht es um die Aufhebung von Verbindungen (attacks on linking), d. h. Entkopplung und aktivem Rückzug als Reaktion auf ein frühes interpersonelles Trauma, unerträglichen psychischen Schmerz bis hin zu verschiedenen Formen der schützenden Selbstdeaktivierung (Sich-Entobjektalisieren, Dichtmachen, Dissoziation usw.). Ähnliche Mechanismen werden in der Intersubjektivitätstheorie (Brandchaft et al. 2010) als Angst, nicht zu wiederholen, beschrieben.
- Fortbestehen primitiver Denkweisen (Als-ob-/Äquivalenzmodus).
- Affektdysregulation.

Ergänzend spricht Fonagy davon, dass im Vordergrund des psychischen Erlebens bei Menschen mit Borderline-Persönlichkeitsstörungen andauernde Stresserfahrung steht (Kirby 2019). Er hält es schon allein aus Gründen, einen Menschen durch die Diagnose nicht zu entwerten oder zu beschämen, für besser, von »andauernden Stresszuständen« (»persistent Distress«) als von einer Borderline-Persönlichkeitsstörung zu sprechen. Solche andauernden Stresszustände ohne hilfreiche Regulation durch einen bedeutsamen Anderen zwingen das Kind und später auch den Erwachsenen u. a. in ein automatisches Mentalisieren, um sich vor der überwältigend erlebten Stresserfahrung zu retten. Daher sind Sicherheit, Verlässlichkeit und Achtsamkeit wesentliche Elemente des therapeutischen Milieus.

Typische Folgen mangelnder Mentalisierung sind die Unfähigkeit, über eigene emotionale Zustände und diejenigen Anderer nachdenken zu können, die Unfähigkeit zur Selbstregulation oder zur Tolerierung der Unbequemlichkeit, innere und äußere Realität von unterschiedlichen Perspektiven zu betrachten, und die Unfähigkeit zur Erfahrung echter intersubjektiver Bezogenheit. Im Grunde ist ein eingeschränktes Mentalisieren auch die Grundlage für unsichere Grenzerfahrungen zwischen dem Selbst und der anderen Person und damit einhergehend für die Schwierigkeit, im Moment des Kontakts zur anderen Person sich selbst nicht zu verlieren. Die besondere Beschäftigung mit sich selbst dient unter diesen Umständen der Reduktion der Befürchtung, sich selbst verloren zu gehen. Damit sind wir beim Narzissmus von Borderline-Persönlichkeitsstörungen angelangt – es geht nicht nur um den Verlust bedeutsamer anderer Personen, sondern auch um die Angst, sich selbst zu verlieren.

Die Grundlagen narzisstischer Verletzbarkeit entstehen sowohl bei narzisstischen als auch bei Borderline-Persönlichkeitsstörungen z. B. in pathologischer Affektspiegelung und/oder sprachlichen Fehlzuschreibungen der Bezugspersonen des Kindes an dessen Äußerungen und/oder Verhaltensweisen im Als-ob- und Äquivalenzmodus. Gerade die sprachlichen Fehldarstellungen und Verzerrungen, die Eltern gegenüber innerseelischen Zuständen ihrer Kinder zum Ausdruck bringen können, sind nicht selten Grundlage für eine zwiegespaltene affektive Erlebniswelt des Kindes, in der es äußere Zuschreibung und inneres Erleben nicht zusammenbringen kann. Köhler (2004) geht davon aus, dass sich »solche Vorgeschichten [...] bei vielen narzisstisch gestörten und Borderlinepatienten [...] finden« (S. 168). Fonagy, Gergely et al. (2004 [2002]) sprechen im Extremfall von einem entfremdeten Selbst, welches in dissoziativer Weise eigenen Schmerz abspaltet und sich mit dem Aggressor identifiziert. Dissoziation wird hier also wie eine Umkehrung von Mentalisierung verstanden. Dies ist eine der Voraussetzungen für die vertikale Spaltung bei Kohut (1973 [1971]), die ebenfalls ein Mentalisierungsdefizit zur Grundlage hat. Als vielleicht entscheidendste Konsequenz aus der Entwicklung des Mentalisierens kann man die Folgerung ansehen, dass nur das, was mit den wesentlichen Bezugspersonen geteilt wurde, tatsächliche seelische Realität gewinnen kann.

Der Narzissmus bei Borderline-Persönlichkeitsstörungen, sowohl auf hohem als auch niederem Niveau nach Kernberg, ist in der Mentalisierungstheorie von Fonagy, Gergely et al. (2004 [2002]) mit der Bindungsorganisation verbunden. Daher haben Menschen mit narzisstischer und Borderline-Persönlichkeitsstörung sowohl eine Bindungs- als auch eine Mentalisierungsproblematik. Wie oben erwähnt ist die Entwicklung des Mentalisierens von Bindungs- und Beziehungserfahrungen abhängig. Eine sichere Bindungsorganisation ist die beste Voraussetzung dafür, um gehaltvoll über erlebte, wichtige Beziehungen nachdenken zu können. Ein Trauma genauso wie anhaltender Distress mindern diese Fähigkeit – die sogenannte reflexive oder mentalisierende Funktion – erheblich. Minderung der reflexiven Funktion und damit des Mentalisierens entsteht aber auch bei unsicher-vermeidenden und unsicher-ambivalenten Bindungsmustern. Im Erwachsenenbindungsinterview (Gloger-Tippelt 2001) ergeben sich vor allem bei zwei Untertypen der genannten Bindungsmuster, nämlich Ds 2 (dismissive; unsicher-distanziert) und E 2 (enmeshed; unsicher-präokkupiert) Verbindungen zur narzisstischen Symptomatik. Der Untertypus Ds 2 ist durch Abwertung von Bindungsbeziehungen charakterisiert. Man kann ihn nach Fonagy (2003) in Verbindung mit dem philobatischen Typus bei Balint (2000 [1959]) sehen und auch in der Beschreibung von Argelanders »Flieger« (Argelander 1977) wiedererkennen. Menschen mit narzisstischen Störungen und diesem Bindungsmuster entwickeln eine kompensatorische Selbststruktur und umgehen damit ein Hauptproblem, nämlich auf inadäquate Pflegepersonen angewiesen zu sein (Motto: »Ich brauche niemanden.«). Sie leugnen ihr Bedürfnis nach Abhängigkeit, weil frühere wesentliche Bezugspersonen unfähig zur Entwicklungsförderung waren. Ihr Auftreten hat einen illusionären und defensiven Charakter von Selbstgenügsamkeit, ihre Autonomie ist nicht echt. Es handelt sich um einen offenen oder dickhäutigen (Rosenfeld 1981 [1966]) Narzissmus mit grandios-exhibitionistischem Verhalten und Übergängen zu antisozialem Verhalten wegen der Tendenz zu beachtlicher Fremdaggression.

Der Untertypus E 2 beruht auf einem wütend-widerstrebenden bzw. ärgerlich-konflikthaften Umgang mit Bindungsbeziehungen. Es werden durchgehend die Schwierigkeiten und Konflikte mit den Bindungspersonen betont. Die Angst wird durch eine Verstärkung der Abhängigkeit von neu auftauchenden Objekten abgewehrt. Es kommt zu einer Intensivierung der Ambivalenz. Nach Fonagy (2003 [2001]) kann man diesen Untertypus in Verbindung mit Balints Beschreibung der Oknophilie sehen (Balint 2000 [1959]). Es handelt sich um einen verdeckten oder dünnhäutigen (Rosenfeld 1981 [1966]) Narzissmus mit Hypervigilanz, fragilem Selbstwertgefühl und narzisstischer Wut, der vor allem bei Borderline-Patienten im Vordergrund steht. Passend hierzu findet sich in den meisten Untersuchungen zu Bindungsmustern bei Borderline-Persönlichkeitsstörungen ein verwickeltes, präokkupiertes Bindungsmuster in Verbindung mit Anteilen eines desorganisierten Musters als Folge erlebter Traumata (Dozier et al. 2008).

Die eingeschränkte Mentalisierungsfähigkeit zeigt sich vor allem in Form defensiver Verzerrungen des Selbstkonzepts, z. B. in Form von Idealisierung und Entwertung anderer. Die Verzerrungen des Selbstkonzepts sind

Folge, wie oben erwähnt, uneinfühlsamer Begleitung und psychischer Vernachlässigung durch wichtige Bezugspersonen bei der Mentalisierungsentwicklung. In den Zwischenschritten zum Erwerb der Mentalisierungsfähigkeit (Affektspiegelung in Verbindung mit Kontingenz- und Markierungserfahrungen, teleologisches Denken, Als-ob- und Äquivalenzmodus, reflexiver Modus) haben kumulativ emotional belastete Austauschprozesse stattgefunden, die zu einer Regression auf nicht-mentalisierendes Denken führen. Kinder haben bei solchen frühen Erfahrungen Schwierigkeiten, sich selbst als intentionale Personen (aufgrund ihrer unsicheren Selbstgrenzen) wahrzunehmen, weil auch sie nicht als abgegrenzte Personen wahrgenommen wurden. Sie sind dann oft verwirrt und ziehen sich zurück.

Ebenso wenig können sie die äußere Realität mithilfe intentionaler (psychischer) anstatt teleologischer (physikalisch-zweckgerichteter) Konzepte begreifen (Daudert 2007). Eigene innere emotionale Spannungen, die von der Bezugsperson nicht angemessen reguliert werden konnten, z. B. durch kontingente und markierte Affektspiegelung, werden als Gefahr von Nähe erlebt. Das Nachdenken darüber wird defensiv vermieden, um sich vor weiteren Kränkungen und vor dem Schmerz durch eine Wiederholung der unangemessenen Regulation zu schützen. Wenn die Bezugsperson sehr unsensibel ist, kommt es zur völligen Anpassung an deren Bedürfnisse und Verleugnung eigener Intentionen (kein Zentrum eigener Initiative). Die Folge ist das oben erwähnte falsche, entfremdete Selbst.

Mittels angemessener und einfühlsam begleitender Reaktion der relevanten Bezugspersonen im Alter zwischen zwei bis fünf Jahren kann das Kind erfahren, dass seine innere Realität nicht zwingend der Wirklichkeit und damit der äußeren Realität entspricht (Äquivalenzmodus) bzw. seine Annahmen im Phantasiespiel (Als-ob-Modus) reine Phantasie sind und sich nicht in die Realität umsetzen. In der Folge entwickelt sich eine Integration beider Modi zum reflexiven Modus, wodurch das Kind in die Lage versetzt wird, gehaltvoll über sich selbst und andere nachzudenken, sich selbst und den anderen als geistig-seelische Wesen zu repräsentieren und sich dadurch mit anderen verbunden zu fühlen. Die Unfähigkeit, seinen Selbstzustand zu spüren – eine Folge unzureichend erlebter kontingenter Reaktionen, damit verbundener Selbstkalibrierung sowie mangelhafter reflexiver Funktion der Bindungspersonen (Fonagy et al. 2004 [2002]) – führt zur Notwendigkeit, das Selbst über Handeln von außen zu erleben. Dabei wird Selbstverwirklichung, besonders bei dickhäutigen Narzissten, auf grausame Art in den Vordergrund gerückt und ist doch nichts anderes als ein Versuch, sich abzugrenzen und sich selbst spüren zu können. Menschen mit dünnhäutigem Narzissmus sind dagegen bemüht, ständig die Anforderungen der Eltern und ihrer Repräsentanten nahezu vorauszuahnen und diese zu erfüllen, um damit Scham- und Mangelerleben weitgehend zu vermeiden. Die gestörte Entwicklung der Mentalisierungsfähigkeit bzw. das nicht ausreichende Ausmaß reflexiver Funktionsfähigkeit der relevanten Bindungspersonen hat bei ihnen dazu geführt, dass sie sich selbst für ihr vermeintliches Versagen verantwortlich machen und aufgrund unzureichender Abgrenzungsmöglichkeiten den Unterschied zwischen eigener Verantwortung und derjenigen ihrer Bezugspersonen nicht wahrnehmen können.

Die Behandlungsmöglichkeiten narzisstischer Symptomatik bei Menschen mit Borderline-Persönlichkeitsstörungen unter dem Blickwinkel der Mentalisierungs- und Bindungstheorie bestehen wie generell bei Borderline-Persönlichkeitsstörungen in Folgendem (s. Bateman & Fonagy 2006; Fonagy & Bateman 2006):

- Eine neugierige, nicht wissende Haltung einzunehmen;
- eine sichere Basis bereitzustellen, wodurch der Patient seine mentalen Zustände besser explorieren kann;
- weder zu intensives noch zu flaches emotionale Engagement zu fördern;
- mit kontingenter Responsivität in den Spiegelungsprozess einzusteigen;
- den Patienten auf unterschiedliche Sichtweisen von Interaktion und Selbsterfahrung aufmerksam zu machen;
- anzuerkennen, wenn der Therapeut nicht weiß, was er sagen soll, und den Patienten einzubeziehen, um den Prozess voranzubringen;
- zuerst die Perspektive des Patienten zu validieren, bevor andere Perspektiven angeboten werden;
- dem Patienten zu sagen, was der Therapeut denkt, so dass er Gelegenheit hat, die verzerrte Mentalisierung des Therapeuten zu korrigieren;
- therapeutische Fehler anzuerkennen und den Beitrag des Therapeuten zu zurückweisenden Reaktionen des Patienten aktiv zu untersuchen;
- der Therapeut erkennt seine eigenen falschen Mentalisierungen an und versucht, die Missverständnisse zu begreifen.

Bedeutsam für das Verständnis schwerer narzisstischer Wutzustände auf der Grundlage der Mentalisierungstheorie ist, vor allem zu begreifen, dass Aggressionen defensive Hintergründe haben und dazu dienen, eine drohende Destabilisierung des Selbst abzuwehren (Fonagy 2006). Meist geht es dabei um befürchtete Demütigungen, z. B. wenn sich extrem selbstkritische Patienten von ihrer eigenen Selbstkritik überwältigt fühlen und diese aus Angst vor sich selbst auf den Therapeuten projizieren, den sie dann aggressiv angreifen. Aufgrund der beeinträchtigten Mentalisierungsfähigkeit wird Beschämung als real drohende Vernichtung empfunden und mit physischer Vernichtung gleichgesetzt. Scham ist auf diese Weise keine Als-ob-Erfahrung, sondern faktisch ich-destruktiv. Es fehlt die Fähigkeit zu erkennen, dass die eigenen Reaktionen und diejenigen anderer von Gedanken, Gefühlen, Überzeugungen, Bedürfnissen und Wünschen geleitet werden. Die Forderung narzisstisch-aggressiver Persönlichkeiten ist daher, das eigene Selbst in Beziehungen zu schützen und die Partner dazu zu bringen, eine bestimmte Rolle zu übernehmen, in der sie nicht gefährlich werden können. Auf diese Weise entstehen dann typische Opfer-Täter-Dyaden.

Die Verleugnung von Bindungserfahrungen gerade bei narzisstisch schwer gestörten Gewalttätern hängt vermutlich mit schweren Kindheitstraumata und deren Wiedererinnerung (anhaltender Distress) zusammen. Über diese katastrophalen Erfahrungen möchten sie nicht nachdenken, und als Kind war es höchst angstvoll, sich in den Geist einer erwachsenen Bezugsperson einzufühlen, von der man selbst misshandelt wurde. Diese Angst hängt damit zusammen, dass befürchtet wird, in der geistig-seelischen Welt der relevanten Bezugsperson nicht nur Ablehnung, sondern ein sadistisches Bedürfnis, das Kind zu schädigen, zu entdecken und infolge dessen auf eigene Wertlosigkeit schließen zu müssen. Mittels Dissoziation kann der mit diesen Entdeckungen verbundene psychische Schmerz des Kindes isoliert werden; es braucht nicht mehr darüber nachgedacht zu werden. Zugleich geht aber die Fähigkeit verloren, generell in emotional bedeutsamen Situationen über Gedanken und Gefühle nachzudenken, und damit auch die Fähigkeit zum Dialog. Die Beeinträchtigung der Mentalisierungsfähigkeit und folglich auch der Einfühlung in andere führt zu einem Abbau von Hemmungen gegenüber Gewalt und zu Fehlinterpretationen des Verhaltens des Gegenübers. Letztendlich kann dann gesunde Aggression im Sinne von Selbstbehauptung nicht erfolgreich und zielführend eingesetzt werden. Stattdessen werden Alternativstrategien benutzt, wie z. B. Affektexternalisierung und Denken im Äquivalenzmodus, mit der Folge, dass das Selbst sich nicht als Urheber erleben kann. In der Sichtweise des betroffenen Patienten bedeutet das: Wenn er sich bedroht fühlt und Angst hat, dann ist das die Realität und nicht seine persönliche Perspektive darauf, die auch anders sein könnte, und es hat keinen Zweck, mit ihm darüber einen sokratischen Dialog zu führen. Ebenso sinnlos ist es, mit dem Patienten darüber zu diskutieren, dass er das, was im Kopf des Therapeuten vorgeht, besser kennt als der Therapeut selbst (Fonagy & Bateman 2008). Der Patient sollte auch nicht dazu ermutigt werden, sich mit Fantasien über den Therapeuten zu beschäftigen, da dies lediglich den Als-ob-Modus aktiviert. Letztendlich schaffen sichere Bindungserfahrungen die strukturelle Grundlage für eine optimale Mentalisierungsfähigkeit, womit allerdings nicht gesichert ist, dass diese nicht durch situative und dynamische Einflüsse ganz oder teilweise außer Kraft gesetzt werden kann.

Das Mentalisierungskonzept hat nicht nur eine inhaltliche Nähe zum Konzept der Empathie, deren Betonung mehr auf der emotionalen Antwort liegt, es ermöglicht auch eine Erweiterung der Empathie für den Patienten. Nicht nur hier liegt eine konzeptuelle Nähe zur psychoanalytischen Selbstpsychologie vor, sondern auch beim Verständnis der Aggression. In der mentalisierungsbasierten Behandlung wird Aggression gegen sich selbst oder andere immer als Attacke auf das entfremdete Selbst, das böse Introjekt, über das nicht nachgedacht werden kann, verstanden. Man spricht dann von Desintegrationstendenzen ähnlich der Fragmentierung bei Kohut (Verheugt-Pleiter & Deben-Mager 2006). Aggression ist ein Zeichen unerträglicher innerer Leere und Einsamkeit und des allmählichen Gewahrwerdens des Patienten, dass seine Eltern ihn nicht wirklich gesehen, vielleicht sogar gehasst haben. Eine solche »Aggressivierung« führt nach selbstpsychologischer Auffassung genauso wie eine »Sexualisierung« zu einer vorübergehenden Selbststabilisierung (s. Kap. 1.4).

4.7.4 Die selbstpsychologische Sichtweise (Kohut und Nachfolger)

Kohut hat sich zu seiner Zeit nicht intensiver mit den Borderline-Persönlichkeitsstörungen beschäftigt.[17] Er hat sie von psychotischen Störungen unterschieden, wenngleich bei den sogenannten Mini-Psychosen von Menschen mit Borderline-Persönlichkeitsstörungen kurzfristig ein psychotischer Kern der Persönlichkeit zum Vorschein kommt. Es handelt sich nach Kohut um archaische Selbststörungen auf der Grundlage fragiler primärer Selbststrukturen. Eine Konsolidierung des Selbst hat in diesem Fall noch gar nicht stattgefunden. Nach Kohuts Vorstellung entsteht die typische Borderline-Symptomatik durch Oszillation zwischen einer Fragmentierung des Selbst und wiedererlangter, narzisstisch aber schnell verletzlicher Selbststruktur, die dann einen defensiven Charakter trägt. Narzisstische Wutzustände haben nach Kohut eine besondere Bedeutung bei Borderline-Persönlichkeitsstörungen, auch wenn sie grundsätzlich bei allen Störungen des Selbst auftreten. Ein besonderes Problem stellen die mit heftigen Wutzuständen verbundenen Brüche in den

---

17 Siehe auch Kap. 1.4 in diesem Band.

Selbstobjektbeziehungen bei Borderline-Persönlichkeitsstörungen dar. Deren hierdurch bedingte ausgeprägte Neigung zur Fragmentierung ist in selbstpsychologischer Sicht ein wesentliches differenzialdiagnostisches Kriterium gegenüber narzisstischen Persönlichkeitsstörungen.

Kohut (1979 [1977], 1987 [1984]) beschrieb somit relativ unspezifische Voraussetzungen für die Entwicklung von Borderline-Persönlichkeitsstörungen. Er nimmt ein frühes Defizit, etwa in den ersten beiden Lebensjahren, als Ursache an, mit der Folge einer chronischen Anfälligkeit für den Verlust der Selbstkohäsion. Diese Anfälligkeit entsteht dadurch, dass die Erfahrungen in der Zeit vor der Entstehung eines kohäsiven Selbst Bestandteil der Selbststruktur werden, d.h., eine verzerrte Sicht des Selbst wird strukturell niedergelegt. Nach Kohut sind narzisstische Wutzustände, wie sie auch bei Borderline-Persönlichkeitsstörungen (Impulsivität, Selbstverletzungen) auftreten können, immer Produkte des Zusammenbruchs des Selbst und nicht dessen Ursache. Diese »Aggressivierung« dient ebenso wie die »Sexualisierung« (z.B. promikuöses Verhalten vieler Borderline-Patienten) immer einer vorübergehenden und unechten Selbststabilisierung.

Der Narzissmus bei Borderline-Persönlichkeitsstörungen ist unter selbstpsychologischen Annahmen vor allem dadurch gekennzeichnet, dass ein Bedürfnis nach archaischen Selbstobjekterfahrungen besteht, die aufgrund der Instabilität der Selbststruktur fast ständig verlangt werden. Aus demselben Grund ist die Suche nach vorübergehenden stabilisierenden anderen Erfahrungen durch Sucht, Kriminalität, Perversion usw. besonders ausgeprägt.

Selbstpsychologisch-intersubjektive Sichtweisen (Stolorow et al. 1996 [1987]) betonen die intersubjektive Entstehung der Borderline-Persönlichkeitsstörung, weniger deren inneres Defizit. Gemeint ist damit, dass der unsichere Selbstzustand von einer mangelhaften frühen Selbstobjektumgebung begleitet wird. So bleibt die für Borderline-Patienten notwendige empathische Antwort aus, wodurch der intrapsychische Spannungszustand noch verstärkt wird. Hinsichtlich des Verständnisses von Narzissmus unterscheidet sich diese Sichtweise nicht wesentlich von derjenigen Kohuts.

Wesentliche Unterschiede zwischen Kohut und Kernberg bestehen in den therapeutischen Haltungen der Empathie (Kohut) versus Neutralität (Kernberg) (Näheres dazu in Kap. 1.4).

4.7.5 Fazit

Die heute gängige Beschreibung narzisstischer Persönlichkeitszüge, wie sie deskriptiv bei der narzisstischen Persönlichkeitsstörung im DSM-5 und in der ICD-10 verwendet wird, ist zwar dimensional (im DSM-5), berücksichtigt jedoch immer noch nicht ausreichend die Subtypen narzisstischer Persönlichkeitsstörungen (s. Kap. 3.4). Gerade die Mentalisierungstheorie und der daraus abgeleitete therapeutische Ansatz berücksichtigt auf einer allgemeineren Ebene nicht nur die Hintergründe von Borderline-Persönlichkeitsstörungen, sondern auch von narzisstischen Phänomen bei Borderline-Persönlichkeitsstörungen. Insofern könnte die Mentalisierungstheorie in vielen Aspekten als Basis für ein objektbeziehungstheoretisches wie auch selbstpsychologisches Verständnis dieser Störungen dienen und erlaubt außerdem die Integration eines Modells persistierenden Distresses als Ursache von Mentalisierungsstörungen. In allen drei Auffassungen zum Narzissmus bei Borderline-Persönlichkeitsstörungen wird die entscheidende Bedeutung eines abgegrenzten Selbsterlebens – beginnend von Geburt an (Selbstkalibrierung) – und dessen weitere Stabilisierung durch Sicherheit in Bindungsbeziehungen sowie in Form der Entwicklung eines gehaltvollen Nachdenkens über sich selbst und Andere auf der Grundlage erlebter Mentalisierung des Kindes durch seine wesentlichen Bezugspersonen deutlich.

Die hier beschriebenen unterschiedlichen Ansätze zum Verständnis narzisstischer Symptomatik im Rahmen von Borderline-Persönlichkeitsstörungen ermöglichen eine an den Bedürfnissen und Möglichkeiten des Patienten und des Therapeuten angepasste Verstehens- und Umgangsweise, die bei aller Orientierung an therapeutischen Techniken immer eine Folge des individuellen Patient-Therapeut-Paares ist und deren Erfolg, wie uns die empirische Psychotherapieforschung deutlich gezeigt hat, weit mehr von Kontextfaktoren als von störungsspezifischen Vorgehensweisen abhängt (Wampold 2001).

Literatur

Arbeitskreis OPD (Hg.) (2006). Operationalisierte Psychodynamische Diagnostik – OPD-2. Bern (Huber).

Argelander, H. (1977). Der Flieger. Frankfurt/M. (Suhrkamp).

Bateman, A. W., & P. Fonagy (2006). Mentalization Based Treatment for Borderline Personality Disorder: A Practical Guide. Oxford (Oxford University Press).

Balint, M (2000 [1959]). Angstlust und Regression. Stuttgart (Klett-Cotta).

Bischof-Köhler, D. (2009). Empathie, Mitgefühl und Grausamkeit und wie sie zusammenhängen. Psychotherapie 14: 52–57.

Brandchaft, B., S. Doctors & D. Sorter (2015 [2010]). Emanzipatorische Psychoanalyse. Frankfurt/M. (Brandes & Apsel).

Busch, F. N. (Hg.) (2008). Mentalization. New York, London (Analytic Press).

Daudert, E. (2007). Selbstreflexivität, Bindung und Psychopathologie. Psychodynamische Psychotherapie 6: 3–15.

Dornes, M. (2004). Über Mentalisierung, Affektregulierung und die Entwicklung des Selbst. Forum Psychoanal 20: 175–199.

Dozier, M., K. Chase Stovall-McClough & K. E. Albus (2008). Attachment and Psychopathology in Adulthood. In: J. Cassidy & P. R. Shaver (Hg.). Handbook of Attachment. New York, London (Guilford), S. 718–744.

Dulz, B., S. C. Herpertz, O. F. Kernberg et al. (2011). Handbuch der Borderline-Störungen. Stuttgart (Schattauer). 2. Aufl.

Falkai, P., & H.-U. Wittchen (2015). Diagnostisches und Statistisches Manual Psychischer Störungen DSM-5®. Göttingen (Hogrefe).

Fonagy, P. (2003 [2001]). Bindungstheorie und Psychoanalyse. Stuttgart (Klett-Cotta).

Fonagy, P. (2006). Persönlichkeitsstörung und Gewalt – ein psychoanalytisch-bindungstheoretischer Ansatz. In: O. F. Kernberg & H.-P. Hartmann (Hg.). Narzissmus. Stuttgart (Schattauer), S. 486–540.

Fonagy, P., & A. Bateman (2006). Progress in the treatment of borderline personality disorder. British Journal of Psychiatry 188: 1–3.

Fonagy, P., & A. Bateman (2008). The Development of Borderline Personality Disorder – A Mentalizing Model. J Pers Disord 22: 4–21.

Fonagy, P., G. Gergely, E. L. Jurist & M. Target (2004 [2002]). Affektregulierung, Mentalisierung und die Entwicklung des Selbst. Stuttgart (Klett-Cotta).

Fonagy, P., M. Target & G. Gergely (2000). Attachment and borderline personality disorder. A theory and some evidence. Psychiatr Clin N Am 23: 103–122.

Gergely, G. (2001). The obscure object of desire: »nearly, but clearly not, like me.« Contingency preference in normal children versus children with autism. In: Contingency Perception and Attachment in Infancy. Special Issue of the Bulletin of the Menninger Clinic. Hg. von J. Allen et al. New York (Guilford), S. 411–426.

Gloger-Tippelt, G. (Hg.) (2012). Bindung im Erwachsenenalter. Bern (Huber).

Hartkamp, N., W. Wöller, M. Langenbach et al. (2002). Narzisstische Persönlichkeitsstörung. In: W. Tress et al. (Hg.) Persönlichkeitsstörungen. Leitlinie der AWMF und Quellentext. Stuttgart (Schattauer), S. 213–233.

Hoffman, M. L. (1982). Development of prosocial motivation: empathy, and guilt. In: N. Eisenberg (Hg.). The Development of Prosocial Behavior. New York (Elsevier), S. 281–338.

Kernberg, O. F. (1978 [1975]). Borderline-Störungen und pathologischer Narzissmus. Frankfurt/M. (Suhrkamp).

Kernberg, O. F. (1981 [1976]). Objektbeziehungen und Praxis der Psychoanalyse. Stuttgart (Klett-Cotta).
Kernberg, O. F. (1988 [1984]) Schwere Persönlichkeitsstörungen. Stuttgart (Klett-Cotta).
Kernberg, O. F. (1996 [1989]). Eine ich-psychologische Objektbeziehungstheorie der Struktur und Behandlung des pathologischen Narzissmus – ein Überblick. In: ders. (Hg.). Narzisstische Persönlichkeitsstörungen. Stuttgart/New York (Schattauer), S. 248–254.
Kernberg, O. F. (1996). A Psychoanalytic Theory of Personality Disorders. In: J. F. Clarkin & M. F. Lenzenweger (Hg.). Major Theories of Personality Disorder. New York, London (Guilford), S. 106–140.
Kernberg, O. F. (2006). Die narzisstische Persönlichkeit und ihre Beziehung zu antisozialem Verhalten und Perversionen – pathologischer Narzissmus und narzisstische Persönlichkeit. In: O. F. Kernberg, H.-P. Hartmann (Hg.). Narzissmus. Stuttgart (Schattauer), S. 263–307.
Kirby, T. (2019). Peter Fonagy – battling the enemy of loneliness. Lancet Psychiatry 6: 987.
Klein, M. (1996 [1935]). Beitrag zur Psychogenese der manisch-depressiven Zustände. In: dies., Gesammelte Schriften. Bd. I 2. Hg. von R. Cycon unter Mitarbeit von H. Erb. Stuttgart-Bad Cannstatt (frommann-holzboog), S. 29–75.
Köhler, L. (2004). Frühe Störungen aus der Sicht zunehmender Mentalisierung. Forum Psychoanal 20: 158–174.
Kohut, H. (1973 [1971}). Narzissmus. Frankfurt/M. (Suhrkamp).
Kohut, H. (1973). Überlegungen zum Narzissmus und zur narzisstischen Wut. Psyche – Z Psychoanal 27: 513–554.
Kohut, H. (1979 [1977]). Die Heilung des Selbst. Frankfurt/M. (Suhrkamp).
Kohut, H. (1984). Wie heilt die Psychoanalyse? Frankfurt/M. (Suhrkamp).
Meins, E., C. Fernyhough, E. Fradley et al. (2001). Rethinking maternal sensitivity: Mothers' comments on infants' mental processes predict security of attachment at 12 months. J Child Psychol Psychiatry 42: 637–648.
Rosenfeld, H. A. (1981 [1966]). Zur Psychoanalyse psychotischer Zustände. Frankfurt/M. (Suhrkamp).
Stolorow, R. D., B. Brandchaft & G. E. Atwood (1996 [1987]). Psychoanalytische Behandlung. Ein intersubjektiver Ansatz. Frankfurt/M. (Fischer).
Thobaben, A., & P. Soldt (2007). Charakterpathologie – Persönlichkeitsorganisationen – Strukturniveaus. Forum Psychoanal 23: 330–342.
Verheugt-Pleiter, A., & M. Deben-Mager (2006). Transference-focused psychotherapy and mentalization-based treatment: brother and sister? Psychoanal Psychother 20: 297–315.
Wampold (2001). The Great Psychotherapy Debate. New York (Routledge).
Yeomans, F. E., J. F. Clarkin & O. F. Kernberg (2002). Psychotherapie der Borderline-Persönlichkeit: Manual zur psychodynamischen Therapie. Stuttgart (Schattauer) 2008.

4.8 Narzissmus, Schmerz und somatoforme Störungen

Joram Ronel und Peter Henningsen

Fallbeispiel
Vier junge Auszubildende in einem metallverarbeitenden Betrieb überlegen sich, ihren Meister, den sie als Kollegen und Lehrer sehr schätzen, obwohl er als »anstrengend« gilt, aufs Korn zu nehmen. Sie legen ein als Hupe präpariertes Metallrohr auf die Seite. Während der Meister, der schon seit sehr vielen Jahren eine ganze Reihe junger Mitarbeiter ausgebildet hat, über die Biegsamkeit von unterschiedlichen Metallen referiert, blasen sie ihm völlig unerwartet einen sehr lauten Ton direkt ins Ohr. Der Meister erschrickt enorm, ist wütend und gekränkt, wird schwindelig und fällt hin. Dabei verletzt er sich am Rücken und kann zunächst nicht aufstehen. Der herbeigerufene Notarzt veranlasst eine Krankenhauseinweisung des 49-Jährigen. In der Klinik werden die Schmerzen stärker. Der Patient gibt an, auf der linken Seite nichts mehr zu hören und auch Sehstörungen zu haben. Der Patient wird HNO-ärztlich, neurologisch, augenärztlich, unfallchirurgisch und internistisch untersucht. Dabei ergeben sich keine weiterführenden Befunde; auch MRT-Aufnahmen der betroffenen Regionen zeigen keine Auffälligkeiten.

In der Ätiologie, Aufrechterhaltung und Prognose somatoformer Körperbeschwerden wird narzisstischen Dynamiken oft eine sehr entscheidende Rolle zugesprochen. Die narzisstische Kränkung als zentrales Motiv der Schmerzkrankheit (»Was kränkt, macht krank«[18]) hängt mit charakteristischen biographischen Prädilektionsstellen zusammen, die oft auslösend für eine nicht selten langjährige Krankheitsphase stehen können: Trennungen, Konfrontation mit Krankheit und Tod, einschneidende und enttäuschende Veränderungen im Berufs- und Beziehungsleben (Schors 2003) und nicht zuletzt die nur unzureichend stattfindende Integration des Verletzlichen als Selbstanteil (Scheidt 2003), der – wie später gezeigt wird – in Bezug auf die therapeutische Haltung besonderes Gewicht zukommt.

Dieses Kapitel untersucht den Zusammenhang von schmerzhaften Körperbeschwerden und Narzissmus und beschäftigt sich aus klinisch-psychosomatischer wie auch theoretischer Perspektive mit der großen Zahl von Patienten, die unter solchen organisch nicht ausreichend erklärbaren Körperbeschwerden leiden. Dabei soll gezeigt werden, dass es besonders wichtig ist, nicht allein die intrapsychischen Prozesse zu untersuchen, sondern auch die interpersonellen Funktionen abzuklären, die der Körperschmerz z.B. in der Arzt-Patient-Beziehung erfüllt, um seine Bedeutung im Kontext von Persönlichkeit im Allgemeinen und Narzissmus im Besonderen besser zu verstehen. Um dies zu illustrieren, werden zunächst die Zusammenhänge von Schmerz, somatoformer Störung sowie Beziehungs- und Persönlichkeitsstörung ausführlicher dargestellt. Aus diesen Überlegungen ergeben sich, wie zu zeigen sein wird, auch Konsequenzen für die psychosomatische Modellbildung und Therapie.

18 Das Zitat wird dem von Platon beeinflussten lateinischen Kirchenlehrer und Philosophen Augustinus von Hippo (354 bis 430, im heutigen Algerien) zugeschrieben.

4.8.1 Schmerz und somatoforme Störungen

Das Erleben körperlicher Schmerzen gehört zum normalen menschlichen Dasein. Bis zu 80 % aller Menschen nehmen im Laufe einer durchschnittlichen Woche mehr oder weniger schmerzhafte Körperbeschwerden wahr (Hiller et al. 2006). Für die allgemeine Epidemiologie gilt, dass 4–10 % der Gesamtbevölkerung, mindestens 20 % bis 60 % der hausärztlichen und bis zu 50 % der fachärztlichen Praxis sowie mehr als 70 % der fachpsychosomatischen oder -psychiatrischen Versorgung unter nicht-spezifischen funktionellen und somatoformen Körperbeschwerden leiden (Hausteiner-Wiehle et al. 2013; Haller et al. 2015). Definitionsgemäß sind derartige Schmerzbeschwerden nicht eindeutig auf eine organpathologische Veränderung zurückzuführen. Das Spektrum ist im Hinblick auf Gesundheitsverhalten und ärztliche Kontakte groß und reicht von keinerlei Anlass zum Hilfesuchverhalten im Gesundheitssystem bis hin zu ausgesprochen dysfunktionalen repetitiven Vorstellungen trotz fehlender hinreichender organischer Erklärbarkeit. In der Folge bilden sich die Beschwerden entweder zurück oder werden, vor allem im höheren Lebensalter, erduldet. In einem gewissen Teil der Fälle werden Schmerzen und andere Körperbeschwerden, obwohl sie nicht klar auf oganpathologische Veränderungen zurückgeführt werden können, anhaltend zum Aufmerksamkeitsfokus der Betroffenen und zum Anlass von lebensbestimmendem Leidensdruck.

Somatoforme Störungen werden in der Internationalen Klassifikation von Krankheiten

(ICD-10, F45) wie folgt definiert (Deutsches Institut für Medizinische Dokumentation und Information 2017):

> *»Das Charakteristikum der somatoformen Störungen ist die wiederholte Darbietung körperlicher Symptome in Verbindung mit hartnäckigen Forderungen nach medizinischen Untersuchungen trotz wiederholter negativer Ergebnisse und Versicherung der Ärzte, dass die Symptome nicht körperlich begründbar sind.«*

Des Weiteren fasst die zitierte Definition sehr prägnant auch die interaktionellen Schwierigkeiten im Umgang mit derartigen Patienten zusammen:

> *»Auch wenn Beginn und Fortdauer der Symptome eine enge Beziehung zu unangenehmen Lebensereignissen, Schwierigkeiten oder Konflikten aufweisen, widersetzt sich der Patient gewöhnlich den Versuchen, die Möglichkeit einer psychischen Ursache zu diskutieren; sogar bei offensichtlichen depressiven oder Angstsymptomen kann es sich so verhalten. Das zu erreichende Verständnis für die körperliche oder psychische Verursachung der Symptome ist häufig für Patienten und Arzt enttäuschend.«*

Patienten mit somatoformen Störungen sind somit nicht nur durch anhaltende Körperbeschwerden charakterisiert, für die sich keine angemessene organische Erklärung finden lässt, sondern auch durch die daran geknüpfte mehr oder weniger rigide Ursachenüberzeugung, das dysfunktionale, für alle Beteiligten typischerweise unbefriedigende Krankheitsverhalten (Sauer & Eich 2007; Hausteiner-Wiehle et al. 2013) und die gleichermaßen frustrierende Beziehungsgestaltung, auf die wir weiter unten näher eingehen werden.

Es ist wichtig, die weitreichenden Überlappungen zwischen unterschiedlichen Beschwerdearten anzuerkennen: Wer über somatoforme Schmerzen klagt, ist häufig auch erschöpft, hat zusätzlich oft weitere funktionelle Beschwerden, ist depressiv und/oder ängstlich etc. (de Waal et al. 2004; Leiknes et al. 2008). *Der* Schmerz- oder *der* Fibromyalgie-Patient ist angesichts dieser Überlappungen ein Artefakt der spezialisierten medizinischen Disziplinen, die oftmals eigene ätiologische Entstehungsmodelle postulieren – in der Regel, ohne dass ein angemessener gemeinsamer Diskurs hierüber entsteht. Aufgrund dieser Überlappungen zeichnet sich ab, dass ein dimensionales Beschreibungsmodell auch auf dem Feld der ehemaligen neurotischen Störungen, ähnlich wie schon seit langem für die Persönlichkeitsstörungen diskutiert, angemessener ist als die kategoriale Trennung in scheinbar unterschiedliche »Morbi« (Henningsen et al. 2005). Ein derartiges mehrdimensionales Modell (»Common Ground«-Modell) müsste neben den Basisdimensionen somatoforme Körperbeschwerden, Angst und Depressivität als Sekundärdimension auch die klinisch bedeutsame Art der Beschwerdepräsentation, die Ursachenüberzeugung und das Krankheitsverhalten des Patienten berücksichtigen: Präsentiert der Patient primär körperliche oder psychische Beschwerden, attribuiert er sie in erster Linie einer organischen oder aber einer psychischen Ursache? Ausblickend wäre auch eine interdisziplinäre Betrachtungsweise hilfreich, die neben medizinischen, psychologischen, soziokulturellen auch philosophische Narrative zu integrieren vermag (López-Rolon 2010).

4.8.2 Somatoforme Störungen als (re-)inszenatorische Beziehungsstörung im Gesundheitswesen

Inzwischen gehen wir für eine Vielzahl der Patienten davon aus, dass die Qualität der Beziehungsgestaltung in der Arzt-/Therapeut-Patient-Beziehung für sich genommen bereits als pathognomonischer interaktioneller Hinweis für die Diagnosestellung einer somatoformen Störung genutzt werden kann. Der spezifische und fast immer enttäuschende Beziehungsmoment, in dem ein Patient mit der ärztlich-/therapeutischen Mitteilung – »Sie haben nichts« – konfrontiert ist, reaktiviert frühe, durch Vernachlässigung oder Traumatisierung geprägte Objektbeziehungserfahrungen, die Einsamkeits- und Delegitimationsgefühle hervorrufen können. Das narzisstische Defizit der primären Bindungserfahrungen (Waller et al. 2004) wird wiedererlebt und führt zu neuen Spiralen des Hilfesucheverhaltens und oftmals zu etlichen Wiederholungen dieser Inszenierungen mit stets neuen Akteuren (»Ärztehopping«; de Zwaan and Müller 2006).

Klischeehaft gestaltet sich in der folgenden Vignette eine Aneinanderkettung von dysfunktionalen Interaktionsepisoden, die in der Regel nicht in eine Verbesserung der Beschwerden münden und wiederkehrenden Hoffnungs-/Idealisierungs-/Enttäuschungs-/Kränkungs-Zirkeln entsprechen (Rudolf 2013).

Vom erstmalig aufgesuchten Arzt wird erwartet, dass er eine (organische) Erklärung und eine entsprechend hilfreiche Therapie finden wird. Je größer die Hoffnung des Patienten, desto größer die Enttäuschung, wenn er die Erfahrung macht, dass auch der idealisierte neue Arzt hilflos ist (in der Re-Inszinierung: »Hilflos wie damals die überforderte Bindungsperson«). Werden trotz Drängens des Patienten keine zusätzlichen Untersuchungen in die Wege geleitet, setzt die Entwertung des Arztes ein. Der Patient fühlt sich schlecht behandelt und (»wie immer«) nicht ernstgenommen. Die Beziehung fortzuführen ist daraufhin unmöglich. Nicht selten entschließt sich der Arzt zu einer (unbewusst hilflos-sadistisch motivierten) Überweisung.

Es ist einleuchtend, dass diese Patienten mit anhaltenden Körperbeschwerden und anhaltender organischer Ursachenüberzeugung auch von ihren ohnmächtig gemachten Behandlern als »schwierig« wahrgenommen werden und die Behandlung als »unbefriedigend« bezeichnet wird. In Untersuchungen zeigt sich, dass von Hausärzten eine deutlich unbefriedigendere Einschätzung erfolgt als bei Behandlungen von Patienten mit offenkundigen psychischen Störungen (Hartz et al. 2000; Nettleton 2006). Aber natürlich sind diese Patienten auch für Psychotherapeuten und Psychosomatiker »schwierig«, weil sie sich in der Regel nicht motiviert für die Aufnahme einer Psychotherapie zeigen und oft keinen Anlass sehen, eine nicht-körperliche Behandlung auf sich zu nehmen. Stattdessen beharren sie auf ihren Körperbeschwerden und lassen Fragen nach Lebensumständen und psychosozialen Belastungen mit oft alexithym-normativen Antworten ins Leere laufen. Vor dem Hintergrund dieser Schwierigkeiten sind somatoforme Störungen, ganz unabhängig von einer Betrachtung der beteiligten Persönlichkeitsstrukturen, auch als »Beziehungsstörungen im Gesundheitswesen« bezeichnet worden (Ronel et al. 2007; Scheidt & Henningsen 2009).

Warum beharren Patienten mit somatoformen (Schmerz-)Störungen häufig so hartnäckig auf einer organischen Ursache ihrer Beschwerden? Hier spielen neben den genannten Delegitimierungserfahrungen vor allem soziokulturelle Faktoren eine Rolle. Edward Shorter, der vor bald zwanzig Jahren eine

Geschichte der Psychosomatik vorgelegt hat (Shorter 1993), skizziert die Mechanismen des »Legitimierungswunsches des Unbewussten«, die er in Abhängigkeit zu den gesellschaftlich akzeptierten Modellen und Theorien der aktuell gültigen Krankheitslehre, aber auch als Variable historischer, sozialer, politischer und kultureller Entwicklungen versteht. Der von Shorter geprägte Begriff der »Pathoplastizität« ist zum Verständnis der Modulation und Veränderbarkeit der medizinischen Semantik hilfreich: Was ist in der Medizin resp. der Gesellschaft »modern« – also legitim? Warum werden Patienten mit Symptomen des Fin de Siècle wie dem »großen hysterischen Bogen« (*Arc de cercle*) praktisch nicht mehr diagnostiziert, und wie entstand das von Shorter (1993) so bezeichnete »Zeitalter der Fatigue« – wobei wir heute wahrscheinlich eher vom »Zeitalter des Burnout« sprechen würden. Warum gibt es in Entwicklungsländern andere Symptome als in europäischen Ländern mit hohen Bildungsraten? In Südostasien kennt man das Syndrom »Koro«, das von der Angst geprägt ist, dass sich der Penis in den Körper zurückziehe (Rief 2015). Würde ein gewissenhafter Jungassistent einen Patienten mit »Koro« in einer deutschen urologischen Nothilfe um 2.30 Uhr morgens ernst nehmen? Er sollte es wohl, denn nur dann gäbe es eine (therapeutische) Chance, die von funktionaleren und mentalisierenden Beziehungserfahrungen geprägt sein könnte. Die Realität sieht allerdings anders aus. Wer den narzisstisch verstehbaren Kampf ums Ernst-genommen-Werden führt, sollte sich ärztlich vermutlich eher mit Rückenschmerzen oder Nahrungsmittelintoleranzen vorstellen. Das Unbewusste will ernst genommen werden, vor allem dann, wenn Menschen in ihrer frühen Entwicklung an ebendieser narzisstischen Schwachstelle vernachlässigt wurden.

Neben persönlichkeitsimmanenten Faktoren spielen somit vor allem Stigmatisierungsaspekte beim »Kampf um Legitimität« der Beschwerden eine wichtige Rolle (Looper & Kirmayer 2004): Nur organisch erklärbare werden als legitime Krankheiten angesehen (Freidl et al. 2007). Psychogene Erkrankungen sind dagegen nach wie vor stigmatisiert, vor allem wegen des unausgesprochenen, anklagend-moralisierenden und leistungsorientierten Vorwurfs des »Nicht-Wollens«, der vermeintlichen Unfähigkeit, sich »zusammenzureißen« (die von den Patienten oftmals auch selbst schuldhaft empfunden wird). Als Eskalationsvorwurf wird dann nicht selten eine Nähe zur Simulation unterstellt, was auf die endgültige Delegitimierung hinausläuft.

Kirmayer et al. (1994) charakterisieren somatoforme Störungen auch als Störungen, die unauflöslich an eine soziale Situation gebunden sind, in der Betroffene die Validität ihres Leidens infrage gestellt sehen. Es spricht einiges dafür, dass ein großer Teil der vermeintlich alexithymen Züge somatoformer Patienten, also ihrer Unfähigkeit, eigene Affekte bewusst wahrzunehmen und in Worte zu fassen, situativ-interpersonell durch die Infragestellung der Legitimität verursacht ist und kein überdauerndes, geschweige denn für somatoforme Patienten spezifisches Charakteristikum darstellt: Solange der Betroffene auf dem Boden einer unsicheren therapeutischen Arbeitsbeziehung Fragen nach psychosozialen Umständen und Gefühlen als Zeichen dafür interpretiert, dass seine Körperbeschwerden nicht ernst genommen werden, wird er sie in oben beschriebener Weise ins Leere laufen lassen. Eine qualitative Studie (Pfrengle 2004) zeigte, dass Patienten mit somatoformen Störungen im Verlauf einer gelingenden Behandlung sehr wohl mannigfaltige (meist negative) Affekte erkennen und in Worte fassen können, die allerdings zunächst stark an die Schilderung der Beziehungserfahrungen im Gesundheitswesen gebunden sind.

4.8.3 Somatoforme Störungen, Schmerz und Persönlichkeit

Gerade wenn man somatoforme Störungen als Beziehungsstörungen im Gesundheitswesen betrachtet, wird die hohe deskriptive Komorbidität verständlich, die wiederholt zwischen schweren somatoformen Störungen und unterschiedlichen Persönlichkeitsstörungen festgestellt wurde (Bass & Murphy 1995; van Dijke 2012; van Dijke & Ford 2015): Insofern Persönlichkeitsstörungen letztlich habituelle, generalisierte Beziehungsstörungen sind, ist zu erwarten, dass sie sich auch auf einem Feld manifestieren, das aufgrund der besonderen Beziehungskonstellation mit Aspekten der Abhängigkeit und kalkulierter Abtretung autonomer Kompetenzen (an einen projektiv sorgenden Arzt) hochvulnerabel scheint. Die oben skizzierte Beziehungsstruktur, in die Schmerz und somatoforme Störungen eingebettet sind, wird im Einzelfall durch die persönlichkeitsgebundenen Eigenschaften der Beteiligten ausgeformt und gestaltet, und zwar sowohl im Erleben und in der Konfiguration der Symptomatik selbst als auch im Umgang mit den negativen Affekten, die mit den Beziehungserfahrungen im Gesundheitswesen verknüpft sind. Es ist also wichtig anzuerkennen, dass persönlichkeitsgebundene Einflüsse, z. B. eine bestimmte Form oder Ausprägung einer narzisstischen Störung, relevant für die Ausprägung des dysfunktionalen Umgangs mit den Beschwerden sind und zudem auch einen konstitutiven Teil dessen bilden, was eine somatoforme Störung ausmacht.

Wie von Bass und Murphy (1995) ausgeführt, gehen Persönlichkeitsstörung wie auch somatoforme Störung entwicklungspsychologisch auf eine persönlichkeitsgebundene Vulnerabilität zurück, die die Herstellung tragfähiger und befriedigender Beziehungen erschwert oder verhindert.

Betrachtet man die wenigen empirischen Daten zur Häufigkeit von Persönlichkeitsstörungen einschließlich der narzisstischen bei Patienten mit somatoformen Störungen (vgl. Kealy et al. 2016), so stellt man allerdings fest, dass die Häufung von Persönlichkeitsstörungs-Diagnosen unspezifisch ist (Fischer-Kern et al. 2011; Carlier et al. 2014). Das heißt infolgedessen auch, dass die historische Annahme einer speziellen Beziehung der Histrionischen oder auch der Antisozialen Persönlichkeitsstörung zur schwersten Form somatoformer Störungen, der Somatisierungsstörung, bislang nicht bestätigt werden konnte (was möglicherweise vor allem der methodologischen Komplexität eines entsprechenden Studiendesigns geschuldet ist). Stattdessen lässt sich am ehesten eine Häufung von Persönlichkeitsstörungen aus dem ängstlichen Cluster (selbstunsichere, abhängige, zwanghafte, passiv-aggressive) feststellen; die Narzisstische Persönlichkeitsstörung wird in einer entsprechenden Übersichtsarbeit gar nicht erwähnt (Ebel & Podoll 1998; Koelen et al. 2014).

In einer aufschlussreichen Arbeit haben Noyes et al. (2001) mit strukturierten diagnostischen Interviews die Persönlichkeitszüge von psychosomatischen Ambulanz-Patienten mit primär körperlichen Beschwerden untersucht, und zwar unabhängig davon, ob sie diagnostisch einer somatoformen Störung, einer depressiven Störung und/oder einer Angststörung zuzuordnen waren. Dabei fanden sie bei diesen Patienten im Vergleich zu Kontrollen eine signifikante Häufung zahlreicher Persönlichkeitszüge, auch der narzisstischen. Am stärksten ausgeprägt waren bei diesen Patienten aber selbstabwertende, also masochistische, sowie zwanghafte Persönlichkeitszüge. Ca. 50 % der Probanden erfüllten die Kriterien mindestens einer Persönlichkeitsstörung. Patienten, die die Kriterien einer somatoformen Schmerzstörung erfüllten, hatten unabhängig vom Typ bzw. Cluster tendenziell weniger auffällige Persönlichkeitszüge als solche, die eine Somatisierungsstörung im engeren Sinne – mit oder ohne begleitende Hypochondrie – präsentierten. Ähnliche Befunde, die keine spezifische Häufung narzisstischer Persönlichkeitsakzentuierungen oder -störungen bei Patienten mit somatoformen Syndromen aufzeigten, wurden auch durch andere, oftmals länger zurückliegende Untersuchungen belegt (Rost et al. 1992; Weisberg & Vaillancourt 1999; Birket-Smith & Mortensen 2002).

Trotz der Häufung von Persönlichkeitsstörungen lässt die – zweifellos noch lückenhafte – Literatur insgesamt nicht auf eine herausragende Bedeutung narzisstischer Persönlichkeitszüge oder -störungen schließen. Auch das spezielle Thema des somatoformen Schmerzes scheint, auch wenn die verfügbare Datenbasis sehr schmal ist, nicht gehäuft mit auffälligen Persönlichkeitsmerkmalen eines bestimmten Typs einherzugehen. Wie wir i. F. sehen werden, finden sich in der Literatur und in der klinischen Erfahrung trotzdem immer wieder die Beobachtung und das Konzept einer speziellen Bedeutung des Zusammenhangs von pathologischem Narzissmus und Schmerz. Angesichts der genannten Befunde kann man jedoch nur folgern, dass dieser Zusammenhang, sofern er denn tatsächlich relevant ist, an der deskriptiven Oberfläche der symptomorientierten diagnostischen Klassifikationen von DSM und ICD offenkundig nicht erkennbar wird.

4.8.4 Narzissmus, Schmerz und somatoforme Störung: psychodynamische Konzepte und Befunde

Aus der obigen Skizzierung somatoformer Störungen als Prozess mit sowohl intrapsychischen als auch interpersonellen Charakteristika lässt sich ableiten, an welchen Stellen sich die Psychodynamik narzisstischer Störungen mit der Dynamik der somatoformen Störungen mischt. Da wäre zunächst die Funktion des erlebten Symptoms, das nicht wie bei alltäglichen Körperbeschwerden vorübergeht, sondern anhaltend im Zentrum der Aufmerksamkeit steht und zu mehr oder weniger starken Beeinträchtigungen der sozialen Funktionsfähigkeit führt. Ebenfalls zentral sind negative Affekte wie Kränkungen und Enttäuschungen, die sich aus der Beziehungsstruktur somatoformer Störungen und dem mehr oder weniger deutlichen »Kampf um Legitimität« ergeben. Vor allem im Hinblick auf die Legitimitätsbemühungen kann man von einem »narzisstischen Entgegenkommen« der somatoformen Beziehungsstruktur sprechen: Mit der charakteristischen Infragestellung des Betroffenen als legitimer Kranker erleichtert diese Beziehungsstruktur ein besonderes Ansprechen narzisstisch vulnerabler Personen oder fordert es bei diesbezüglich sonst weniger vulnerablen Personen sogar heraus.

»Die Kränkungen für den Schmerzpatienten liegen zunächst in der Tatsache, dass ihm der Körper seinen Dienst versagt« (Schors 1993). Schors kategorisiert sechs Kränkungen, die für Schmerzpatienten typisch sind (S. 376):

- Eingeständnis des Verlusts der körperlichen Integrität;
- Eingeständnis körperlicher Schwächen;
- Eingeständnis psychischer Schwächen und Störungen;
- Wahrnehmung des Bruchs zwischen Wünschen und Realität;
- Beschäftigung mit Defiziten und Einschränkungen;
- Erkennen von Hilfsbedürftigkeit und Abhängigkeit.

Die Integration dieser spezifischen narzisstischen Verwundungen in den therapeutischen

Prozess wird unabhängig von der somatoformen Ätiologie (also der ausreichenden organischen Erklärbarkeit) ex- oder implizit von Bedeutung sein und kann helfen, die unbewussten Legitimierungsbedürfnisse zu erreichen und mentalisierend-reparativ zu stärken.

Der intrapsychischen Funktion eines anhaltend im Zentrum der Aufmerksamkeit stehenden körperlichen Schmerzerlebens ist bislang in der Literatur allerdings die größere Aufmerksamkeit zuteil geworden. In seiner klassischen Arbeit über psychogenen Schmerz charakterisiert George Engel (1959) den »zu Schmerz neigenden Patienten« (pain-prone patient) durch einen vorherrschenden Schuldaffekt, der durch das Schmerzerleben abgebüßt werde. Hintergrund sei eine masochistische Charakterstruktur auf dem Boden schmerzhaft-belastender Kindheitserfahrungen mit drohenden oder realen Verlusten und Traumata im engeren Sinne. Engel konzeptualisiert also den Schmerz, ausgehend von seiner Funktion als Schutzmechanismus, als in sich komplexen Teil eines psychischen Selbsterhaltungssystems des Menschen. Andere Autoren postulieren bei somatoformen Patienten neben den beschriebenen masochistischen Mechanismen auch aggressiv-destruktive Bedürfnisse, die sich vor allem im projektiv-identifikatorischen Gegenübertragungsagieren entwerteter und hilfloser Ärzte erkennen lässt (Rudolf 1998). In besonders deutlicher Form zeigen dies verstärkte iatrogene Schädigungen durch invasive Maßnahmen; eine Extremform ist hier sicherlich bei artifiziellen Störungen zu finden (Kapfhammer 2005).

Ausgehend von Engels Arbeit unterscheiden Hoffmann und Egle (2003) einen narzisstischen Mechanismus und einen Konversionsmechanismus der Schmerzentstehung. Im narzisstischen Modus erfülle der Schmerz eine »psychoprothetische« Funktion, d. h., das Schmerzsymptom dient der »Aufrechterhaltung des psychischen Funktionierens überhaupt«, der »Vermeidung oder Begrenzung einer subjektiv existentiellen Krise des Selbstgefühls (›narzisstische Krise‹)« (S. 79). Die Autoren führen aus, dass dieser narzisstische Mechanismus mit seiner allgemeinen psychoökonomischen Funktion eine Rolle bei verschiedenen Schmerzhintergründen spielt, so etwa beim halluzinatorischen Schmerz des Psychotikers, bei schwerer gestörten Borderline-Persönlichkeiten und bei narzisstischen Persönlichkeiten. Auch die von Engel (1959) beschriebene Schmerzentstehung im Kontext realer oder befürchteter Trennungen zählt zu diesem Mechanismus: »[…] als narzisstische Abwehr schützt er – um den Preis andauernder Pein – vor der befürchteten Trennung« (Hoffmann & Egle 2003, S. 81). Zwei wichtige klinische Aspekte der Schmerzentstehung nach dem narzisstischen Mechanismus werden hervorgehoben: die Tendenz der Patienten zur Überarbeitung und Überforderung im Vorfeld ihrer Erkrankung und, damit zusammenhängend, die häufige Bindung von Schmerzentstehung und raschem Zusammenbruch der Leistungsfähigkeit an relativ banale Unfälle und andere kleinere Traumata.

Rudolf (2007) hat ähnliche klinische Phänomene unter dem Stichwort der »unfallreaktiven Somatisierungsstörung« beschrieben. Er schildert anschaulich die prämorbid fragile, Selbstwertzweifel kompensierende Überarbeitung der Patienten sowie das ausgeprägte Gefühl von Hilflosigkeit und Schwäche, das später mit der unfallausgelösten Schmerz- bzw. somatoformen Symptomatik einhergeht. Rudolf schließt auf eine mit der Erkrankung zusammenbrechende Abwehrstruktur mit narzisstischen, zwanghaften und altruistischen Zügen, die der Kompensation eines depressiven Grundkonflikts dient. Empirisch gestützt werden diese klinischen Konzepte durch den Befund, dass in der Vorgeschichte von Patienten mit chronischen Schmerzen tatsächlich gehäuft ein selbstkritischer Perfektionismus (Kempke et al. 2013) und im direkten Vergleich mit anderen chronisch Erkrankten eine Überarbeitung im Sinne einer »Ergomanie« zu finden ist (Van Houdenhove et al. 2001). Ein weiteres Argument für diese These begründet sich durch die gut belegbare Tatsache, dass Patienten mit chronischen, organisch nicht ausreichend erklärbaren Schmerzen biographisch signifikant höhere Raten an Missbrauchserfahrungen im Sinne sexueller und körperlicher Gewalt, aber auch im Sinne emotionalen Missbrauchs und Vernachlässigung aufweisen als die übrige Bevölkerung (Schilling et al. 2007; Paras et al. 2009). Erste Befunde hierzu postulieren auch eine Vermittlung über genetische Zusammenhänge (Landa et al. 2012).

Ahrens und Lamparter (1989) heben in ihrer Beschreibung der objektalen Funktion von Schmerz, die sie im Rahmen einer empirischen Pilotstudie verfasst haben, innerhalb des entsprechenden Prozesses weniger auf die prämorbiden Vulnerabilitätsfaktoren ab als auf Bedingungen, die den Schmerz aufrechterhalten: Wenn dieser im Sinne eines Partnerschaftssubstituts zum Selbstobjekt geworden ist – was sich sprachlich z. B. in Wendungen wie: »Der Schmerz weiß, was gut für mich ist«, ausdrücken kann –, ist der Symptomverlauf entsprechend länger als bei Patienten, für die der Schmerz diese Funktion nicht erfüllt. Sandler und Sandler (1999 [1998]) benennen in diesem Zusammenhang die Funktion des Objekts als »Quelle der Sicherheit und der Vergewisserung gegen die drohende Gefahr des ›Im-Stich-gelassen-Werdens‹« (S. 49).

In einer kleineren Fallkontrolluntersuchung aus dem Jahr 1980 wurden anhand einer Stichprobe von lediglich 13 Patienten einer Schmerzklinik nicht nur die zur Schmerzvulnerabilität führenden narzisstischen Charakterzüge, sondern auch die narzisstische Neuorganisation, die durch die Identität als schmerzleidendes Opfer ermöglicht wird, beschrieben (Blazer 1980). Konsequenterweise kommt auch die Integration des »narzisstischen Krankheitsgewinns« bei körperlichen Beschwerden als Konstrukt im Narzissmusinventar von Deneke und Hilgenstock (1988) vor, nämlich mit Items wie: »So manches Vorhaben ist gescheitert, weil ich plötzlich krank wurde und überhaupt nichts mehr machen konnte«, oder: »Ich kann oft nicht zeigen, was in mir steckt, weil ich körperlich nicht auf der Höhe bin.«

Insofern diese Neuorganisation immer auch auf einem beschwerdebezogenen interpersonellen Feld stattfindet, ergeben sich hier fließende Übergänge zum zweiten, dem beziehungsstrukturellen Aspekt, bei dem narzisstische Persönlichkeitszüge und Mechanismen im somatoformen (Schmerz-)Prozess eine Rolle spielen. Gestützt auf Befunde zum Selbsterleben von Patienten mit funktionellen, schmerzhaften Oberbauchbeschwerden stellt Deneke (1994) einen Bezug zwischen der dort festgestellten »Supernormalität« und der oben diskutierten Tendenz »psychosomatischer« Patienten fest, normative Antworten auf die Fragen nach Lebensbelastungen etc. zu geben. Mit diesem Festhalten an einer »Normalitätsideologie« bewahrten sich diese Patienten einen gewissen narzisstischen Glanz; das im Vordergrund präsentierte Körpersymptom steht hier auch interpersonell im Dienste der Abwehr gegen das Erleben des bedrohten Selbst. Ahrens und Lamparter (1989) beschreiben, wie die narzisstische Gratifikation durch das Körpersymptom als Selbstobjekt ergänzt wird durch die initiale Hoffnung auf potente (ärztliche) Helfer als idealisierte mächtige Objekte und den anschließenden narzisstisch-destruktiven Triumph des »Koryphäenkillers« (Beck 1977). Eine Untersuchung aus dem Jahr 2005 konnte zeigen, dass eine Form der (narzisstisch anmutenden) objektalen Unabhängigkeit als Persönlichkeitsvariable häufiger bei Patienten mit Extremitäten- oder Rückenschmerzen als bei anderen Patientengruppen vorkam. Hingegen wurden Alexithymie, somatosensorische Verstärkung, unsicheres Bindungsmuster und ein hohes Maß an emotionalem Stress bei der Gruppe mit eher viszeralen somatoformen Beschwerden festgestellt (Gregory et al. 2005). Unabhängig davon erinnern diese Befunde auch daran, dass in der somatoformen Beziehungsstruktur tatsächlich neben (im weiteren Sinne) narzisstischen Themen des Selbstwerts auch solche der Versorgung eine besondere Rolle spielen – ein Zusammenhang, den Rudolfs Konzept der labilisierten, gemischt narzisstisch-altruistischen Bewältigung eines depressiven Grundkonflikts auf Patientenseite berücksichtigt (Rudolf & Henningsen 2013), wobei stets auf die Heterogenität der bislang vorliegenden Befunde hinzuweisen ist.

Zu erwähnen ist in diesem Zusammenhang auch, dass die Hypochondrie, bei der weniger das Schmerzerleben an sich als vielmehr die dadurch ausgelöste ängstliche Ursachenüberzeugung, an einer bedrohlichen körperlichen Krankheit zu leiden, im Vordergrund steht, in der psychodynamischen Tradition häufig auch mit pathologischem Narzissmus in Verbindung gebracht wird. Ausgehend von Freuds Annahme, dass Hypochondrie durch eine libidinös-narzisstische Überbesetzung des Ichs zustande komme, reichen die diesbezüglichen Konzepte von einem Verständnis der Hypochondrie als Ausdruck einer bedrohten narzisstischen Persönlichkeitsorganisation (Kernberg 1985 [1975]) bis hin zur Unterscheidung zwischen narzisstischen Persönlichkeitszügen, die zur Entwicklung einer Hypochondrie, und solchen, die zur narzisstischen Anpassung an primäre hypochondrische Erfahrungen beitragen (Starcevic 1989).

4.8.5 Konsequenzen für die Modellbildung und die Therapie somatoformer Störungen

Bislang wurden Bezüge herausgearbeitet, die zwischen den Besonderheiten somatoformer Störungen und mehr oder weniger ausgeprägten klinischen Manifestationen narzisstischer Störungen im weiteren Sinne bestehen. Freilich gibt es darüber hinaus, v. a. aus den 1970er und 1980er Jahren, eine Reihe von Arbeiten, die die Entstehung und Aufrechterhaltung somatoformer (Schmerz-)Symptome generell unter narzissmustheoretischer Perspektive betrachten und diese z. B. mit triebdynamischen oder ich-psychologischen Gesichtspunkten kontrastieren (vgl. z. B. Diederichs 1987; Ermann 1987). Anstatt nun auf diese generelle Bedeutung narzissmustheoretischer Perspektiven für die heutige psychodynamische Diskussion näher einzugehen, soll i. F. untersucht werden, wie die Verbindung zwischen Modellen zur Entstehung somatoformer Beschwerden einerseits und psychodynamischen Modellen bzw. Theorieperspektiven andererseits aussehen könnte. Dabei wird sich zeigen, dass neuere Modellbildungen zu somatoformen Störungen einen einheitlicheren, direkteren Anschluss an psychodynamische Überlegungen (z. B. zur Bedeutung narzisstisch geprägter Objektbeziehungen) erlauben als frühere Modellannahmen aus dem historischen Kontext der Organneurose.

Mit dem Konzept der vegetativen Neurose oder Organneurose (Fenichel 2014 [1945]), das in den 1950er Jahren von Franz Alexander maßgeblich beeinflusst und später vielfach abgewandelt wurde, war die psychophysiologische Annahme verbunden, dass bestimmte unbewusste Handlungsblockaden zu einer Überaktivierung des autonomen Nervensystems führten, die wiederum eine Funktionsstörung bestimmter Organsysteme nach sich zöge. Die Wahrnehmung dieser Funktionsstörung, so die These, bilde die Grundlage der »funktionellen Beschwerden« (des Darms, Herzens, Kreislaufs etc.) der Patienten (Alexander 1977 [1951]). Dieses Konzept, das bis heute von vielen Autoren implizit zur Erklärung funktioneller bzw. somatoformer Störungen herangezogen wird, entkoppelt den Mechanismus der Symptombildung und -aufrechterhaltung von den quasi sekundären, zum Beispiel narzisstisch geprägten psychischen Verarbeitungen des Symptoms: Ersterer ist wesentlich peripher-physiologisch durch Organfunktionsstörungen bestimmt, letztere sind eindeutig »zentral« zu verorten.

Eine Ausnahme bildet in der Theoriebildung seit jeher der sogenannte »psychogene Schmerz«, der im Unterschied zu funktionellen Störungen schon früh als »zentrales« Phänomen interpretiert wurde (Engel 1959; Hoffmann & Egle 2003). Vielleicht stand er deshalb traditionell im Mittelpunkt der Theorien über die Beziehung zwischen Narzissmus und Körperbeschwerden – um den Preis einer epistemologischen Vernachlässigung anderer Beschwerden, z. B. Erschöpfung, Darmfunktionsstörungen, Schwindel und Schlaflosigkeit.

Inzwischen ist, wie oben ausgeführt, klinisch-epidemiologisch klar, dass somatoforme Schmerzen und funktionelle Nicht-Schmerz-Beschwerden gemeinsam und nicht getrennt auftreten. Dies spricht für die Angemessenheit eines gemeinsamen ätiologischen Modells. Überdies konnte das Alexandersche Modell der vegetativen Neurose für die funktionellen Beschwerden empirisch nie gesichert werden, denn die Patienten haben keine konstant messbaren peripher-physiologischen Veränderungen; auch andere Faktoren, etwa die starke kulturelle Gebundenheit und regionale Unterschiedlichkeit der einzelnen funktionellen Syndrome, sprechen gegen die Relevanz einer peripher-physiologischen Erklärungskomponente. Stattdessen zeichnet sich ein Modell ab, in dem somatoforme Störungen sozialpsychologisch, entwicklungspsychologisch, aber auch neurobiologisch primär als ein zentral determiniertes Phänomen angesehen werden (Rief & Broadbent 2007; Schneider et al. 2012) – und zwar als Störungen im Körperbild, allgemein formuliert: als Störungen der Kombination aus Körperwahrnehmung, begleitenden Affekten und Kognitionen. Auch neuere neurowissenschaftliche Konzipierungen der sogenannten Als-ob-Schleife der Emotionen (die dann nicht über peripher-physiologische Stimulationen als solche wahrgenommen werden, sondern über zentrale »Kurzschlüsse« zwischen fronto-limbischem System und sensorischen Körperrepräsentanzen (Damasio 2004 [1994]), unterstützen diese Art von »Repräsentanzenmodell«. Das Modell ist zwar nicht spezifisch für somatoforme Störungen, akzentuiert aber die Bedeutung, die »zentralen« Prozessen bei diesen Störungen zukommt. Die organische Ursachenannahme, die in Verbindung mit den Beschwerden eine gleichermaßen wichtige Rolle spielt, lässt sich in diesem Rahmen als Ausgliederung des betreffenden Körperbereichs aus dem Bereich der Selbstrepräsentanzen verstehen. Der schmerzende bzw. funktionsgestörte Körper wird zum inneren Objekt, das von mächtigen äußeren Objekten (z. B. Ärzten) abhängig ist (Henningsen 1998). Diese auf klinisch-wissenschaftlichen Schlussbildungen basierende Modellformulierung entstand unabhängig von narzissmustheoretischen Konzepten für alle Arten somatoformer Störungen, kommt aber dem, was frühere, z. T. oben zitierte narzissmustheoretisch orientierte Arbeiten speziell zum psychogenen Schmerz postulieren, durchaus nahe.

Im Ergebnis heißt dies, dass eine moderne Modellbildung, die von der Einbettung somatoformer Störungen in eine spezifische, affektiv aufgeladene Beziehungsstruktur ausgeht und entwicklungspsychologische Defizite als

Grundlage postuliert, aus sich heraus die für Selbstwert und -bild relevanten und insofern auch narzisstischen Aspekte im Erleben und im Umgang mit derartigen Körpersymptomen allgemein betont. Hierbei wird von einer Narzissmuskonstruktion ausgegangen, die primär auf defizitären Bindungserfahrungen (Schur 1955) beruht – ohne damit eine individuell durchaus bedeutsame konfliktneurotische Ätiologie auszuschließen.

Diese Sichtweise knüpft direkt an entsprechende bindungs- und objekttheoretisch fundierte Narzissmuskonzepte an und ist für die therapeutische Technik von unmittelbarer Relevanz. Konsequenzen ergeben sich v. a. für die initiale Phase der psychotherapeutischen Behandlung von Patienten mit somatoformen Störungen. Das Konzept der vegetativen Neurose enthielt die implizite Aussage, dass sich im körperlichen Symptom etwas Psychisches ausdrücke – im Sinne eines Zeichens, z. B. für einen unbewussten psychischen Konflikt oder eine strukturelle Schwäche. Dies begünstigte die Einstellung des Therapeuten, möglichst »hinter« die Körperbeschwerden blicken zu wollen, um am »Eigentlichen«, also den sich in der Beziehung manifestierenden psychischen Problemen, arbeiten zu können. Aus der Sicht des Patienten kann ein damit einhergehender unspezifischer therapeutischer Interaktionsstil, z. B. das frühzeitige behandlungstechnische Einsetzen von Konfrontation und Deutungen, zu den hier beschriebenen re-inszenierten interaktionellen Irritationen führen. Je nach Empathievermögen des Therapeuten und der Ausformung der somatischer Ursachenüberzeugung entsteht dann im Patienten das Gefühl, abgelehnt und nicht ernst genommen zu werden – eine weitere, letztlich narzisstische Delegitimierung, die einer neuerlichen situativen Aktualisierung von Selbstwertkonflikten und Vulnerabilitäten in der Selbstwertregulation Vorschub leistet.

Im Unterschied dazu erleichtert das hier favorisierte, eher entwicklungspsychologisch basierte und strukturbezogene Modell einen therapeutischen Ansatz, der zunächst in der Tradition von korrigierenden Beziehungserfahrungen einer Nachreifung von Desomatisierungsfähigkeit (Schur 1955) sowie der Entwicklung besser integrierter Selbstobjekt-Repräsentanzen Raum gibt. Ein empirisch evaluiertes Therapiemanual hierzu wurde von uns vorgelegt (Arbeitskreis PISO 2012).

Die Kernhypothese des psychodynamischen Modells besagt, dass eine der zentralen Ursachen in der Entwicklung von somatoformen Syndromen Störungen im Körperbild sind, die insbesondere die Relation von Körper- zu Selbstrepräsentanzen betreffen. Damit liegen Störungen in der Affektwahrnehmung zugrunde, woraus folgt, dass der behandlungstechnische Ansatz als primäres therapeutisches Material die Berichte über die Körperbeschwerden und die an diese gebundenen Beziehungserfahrungen im Gesundheitswesen in den Fokus nimmt. Eine explizite Symptomzentrierung, ein interrelational authentisches Angebot eines spürbaren Gegenübers und ein zumindest initialer Verzicht auf ein konfrontatives und deutendes Vorgehen hat sich hier als sehr hilfreich erwiesen (Gündel et al. 2012).

Somatoforme Patienten sind meist Patienten, die sich definitionsgemäß nicht als psychische Patienten erleben. Sie sind narzisstisch »zu kurz« gekommen und müssen deshalb unbewusst lebenslang um Anerkennung und verlässliche Beziehungsstrukturen kämpfen (bzw. diese in der Re-Inszenierung auch zerstören). Die Therapie sollte daher dieser spezifischen Psychodynamik folgen, um nicht zu scheitern, was in der klinisch-therapeutischen Routine leider immer wieder vorkommt – und zu einer Verlängerung des Leidens auch durch die oben geschilderten destruktiven Zirkel mit immer wiederkehrenden Neuvorstellungen bei anderen Ärzten/Therapeuten führt.

Erst im Zuge eines längeren Prozesses kann sich im Durchgang durch therapeutische Techniken wie Mentalisieren, tangentiale Gesprächsführung, Anreichern von Affekten, Strukturieren der Erfahrungen ggf. eine Psychotherapie im engeren, klassischen Sinn – also eine auch deutende Arbeit von Patient und Therapeut an eindeutig psychischem Material – entwickeln (Rudolf & Henningsen 2003; Hausteiner-Wiehle et al. 2013). Dieses Vorgehen, das explizit »den Patient dort abholt, wo er initial steht«, nämlich bei der körperlichen Beschwerdeklage, lässt sich auch als Legitimierungstherapie, als Arbeit an den im Umgang mit somatoformen Beschwerden aktualisierten Selbstwert- und Selbstbildstörungen beschreiben.

Wie also umgehen mit unserem in der Fallvignette beschriebenen Patienten? Wir würden den narzisstisch so tief gekränkten Meister der Metallverarbeitung als Patienten verlieren, wenn wir ihn damit konfrontierten, dass er stets um seine »Grandiosität« bemüht war. Wir würden seine körperlichen Beschwerden aus seiner Perspektive überhaupt nicht ernst nehmen, wenn wir ihm mitteilten, dass sämtliche Untersuchungen keine weiterführenden Befunde erbracht hätten und es deshalb keinen Grund zur Besorgnis gebe. Wir würden ihn verwirren und sogar verletzen, wenn wir die in der Anamnese festgestellten biographischen Fakten – dass er in einer vernachlässigenden bis missbräuchlichen elterlichen Umgebung aufgewachsen ist – zum (initialen) Thema der Therapie machten. Wir würden ihn unbewusst an seine defizitären frühen, prägenden Bindungserfahrungen und an die Hilflosigkeit erinnern, mit der seine Mutter auf seine kindliche Versorgungsbedürftigkeit reagierte, wenn wir ihm mit unserer für ihn nicht-spürbaren, pseudo-abstinenten Haltung begegneten und ihn unausgesprochen aufforderten, Zusammenhänge zu reflektieren und selbst zu interpretieren. Wenn wir ihn damit konfrontierten, dass der Scherz der Lehrlinge offenbar tiefe Kränkungserfahrungen reaktualisiert hat, wären Unverständnis bzw. Beschämung das Resultat. In uns selbst wiederum würde der endlos über seine Symptome und unsere professionelle Unfähigkeit klagende und entwertende Patient vermutlich früher oder später unangenehme, ablehnende oder gar sadistische Gegenübertragungsgefühle bzw. -impulse auslösen, die wir möglicherweise nur im Rahmen einer Supervisionsarbeit als wertvolles Material identifizieren könnten. Dies würde es uns ermöglichen, dem Patienten eine Erfahrung anzubieten, die eine Beziehung durch negative Affekte eben nicht destruktiv gefährdet.

So wie eine »hinreichend gute Mutter« (Winnicott) eben auch, so gut es geht, geduldig zu sein vermag, sich immer und immer wieder zur Verfügung stellt, wenn ihr zwei Monate altes Kind mit existentiellem Schreien aufwacht, so sollten wir, wenn der Meister mit massiven Rückenschmerzen darniederliegt und keine Sprache außer der Körpersprache findet, die Stabilisierung der Beziehung im Blick behalten, mentalisierende, authentisch validierende und integrierende Funktionen übernehmen und uns nicht aufgrund von Entwertungen zurückziehen, sondern darauf vertrauen, dass es dem Patienten irgendwann vielleicht möglich sein wird, selbst zu spüren, in welch hohem Maß Trauer und Wut sein Leben bedrohen.

4.8.6 Zusammenfassendes Fazit

Schmerz, der organisch nicht ausreichend erklärt werden kann, ist häufigstes Symptom somatoformer Störungen und tritt in der Regel kombiniert mit anderen körperlichen und psychischen Beschwerden auf. Somatoforme Störungen sind aber nicht nur durch die Beschwerden, sondern auch durch kognitive Faktoren und vor allem durch Beziehungsmerkmale charakterisiert, die die Patienten typischerweise als »schwierig« sowohl für den somatisch tätigen Arzt als auch für den Psychotherapeuten erscheinen lassen. Aus diesem Aspekt ergeben sich auch konzeptuell Bezüge zu den bei Patienten mit somatoformen Störungen gehäuft nachweisbaren Persönlichkeitsstörungen – wobei sich empirisch allerdings keine Häufung speziell Narzisstischer Persönlichkeitsstörungen oder -züge zeigt. Trotzdem gibt es zumindest partiell empirische Belege für jene psychodynamischen Konzepte, die eine narzisstische Störung für die Erklärung des Auftretens und der Persistenz somatoformer (Schmerz-)Symptome als relevant erachten.

Darüber hinaus muss allerdings grundsätzlich beachtet werden, dass somatoforme Störungen strukturell und persönlichkeitsunabhängig zu einer narzisstischen Labilisierung führen können, weil sie geradezu definiert sind über eine Infragestellung der Selbstkonzepte des Betroffenen. Dieses Moment muss berücksichtigt werden, weil andernfalls die Gefahr droht, dass Auffälligkeiten in der Selbstregulation nach Auftreten somatoformer Beschwerden vorschnell der prämorbiden Persönlichkeit des Betroffenen zugeschrieben werden. Die inzwischen empirisch gut begründbare »zentrale« Modellierung somatoformer Störungen insgesamt als Störungen im Körperbild ermöglicht eine Kontinuität zwischen Erklärungen der Symptomentstehung und Erklärungen der psychischen, auch narzisstischen Verarbeitung. Dadurch erleichtert sie auch die Beachtung des narzisstischen Risikos, das übereilt psychologisierende Therapieansätze mit sich bringen, und betont im Umkehrschluss die Notwendigkeit der narzisstischen Stabilisierung als Basis einer weitergehenden Psychotherapie im engeren Sinne.

Literatur

Ahrens, S., & U. Lamparter (1989). »Objektale Funktion des Schmerzes und Depressivität.« Psychother Psychosom Med Psychol 39(6): 219–222.

Alexander, F. (1951). Psychosomatische Medizin. 3. Aufl. Berlin (De Gruyter) 1977.

Arbeitskreis PISO (2012). Somatoforme Störungen. Psychodynamisch-Interpersonelle Therapie (PISO). Göttingen (Hogrefe).

Bass, C., & M. Murphy (1995). Somatoform and personality disorders: syndromal comorbidity and overlapping developmental pathways. J Psychosom Res 39(4): 403–427.

Beck, D. (1977). Das »Koryphäen-Killer-Syndrom«. Dtsch Med Wochenschr 102(9): 303–307.

Birket-Smith, M., & E. L. Mortensen (2002). Pain in somatoform disorders: is somatoform pain disorder a valid diagnosis? Acta Psychiatr Scand 106(2): 103–108.

Blazer, D. G. (1980). Narcissism and the development of chronic pain. Int J Psychiatry Med 10(1): 69–77.

Carlier, I. V., S. Colijn, Y. R. van Rood et al. (2014). A comparative analysis of personality pathology profiles among patients with pure depressive-, pure anxiety-, and pure somatoform disorders. J Affect Disord 168: 322–330.

Damasio, A. (2004 [1994]). Descartes' Irrtum. Übers. von H. Kober. Berlin (Ullstein).

de Waal, M. W., I. A. Arnold, J. A. Eekhof et al. (2004). Somatoform disorders in general practice: prevalence, functional impairment and comorbidity with anxiety and depressive disorders. Br J Psychiatry 184: 470–476.

de Zwaan, M., & A. Müller (2006). Doctor Shopping: Über den Umgang mit schwierigen Patientinnen und Patienten. Wien Med Wochenschr 156(15–16): 431–434.

Deneke, F. W. (1994). Die Regulation des Selbsterlebens bei Gesunden, psychosomatischen, psychoneurotischen und alkoholkranken Patienten – ein taxonomischer Forschungsansatz. Psychother Psychosom Med Psychol 44(8): 260–266.

Deneke, F. W., & B. Hilgenstock (1988). Organisationsformen und Regulationsweisen des Selbstsystems. Z Psychosom Med Psychoanal 34(2): 178–195.

Deutsches Institut für Medizinische Dokumentation und Information (2017). ICD-10-GM 2017 Systematisches Verzeichnis. Internationale statistische Klassifikationen der Krankheiten und verwandter

Gesundheitsprobleme. 10. Revision – German Modification Version 2017. Köln, Deutscher Ärzte-Verlag.

Diederichs, P. (1987). Zur Relevanz narzissmustheoretischer Aspekte in der Psychosomatischen Medizin. In: Psychoanalyse der Gegenwart. Hg. von G. Rudolf, U. Rüger and H. Studt. Göttingen (Vandenhoeck & Ruprecht), S. 223–234.

Ebel, H., & K. Podoll (1998). Komorbidität von somatoformen Störungen mit anderen psychischen Störungen. In: Somatoforme Störungen: Theoretisches Verständnis und therapeutische Praxis. Hg. von G. Rudolf & P. Henningsen. Stuttgart (Schattauer), S. 25–38.

Engel, G. L. (1959). Psychogenic pain and pain-prone patient. Am J Med 26(6): 899–918.

Ermann, M. (1987). Die Persönlichkeit bei psychovegetativen Störungen. Berlin (Springer).

Fenichel, O. (2014 [1945]). Psychoanalytische Neurosenlehre. Band 2: Spezielle Neurosenlehre, Angst- und Konversionsneurosen, Organneurosen. Übers. und hg. von K. Laermann. Gießen (Psychosozial-Verlag).

Fischer-Kern, M., N. D. Kapusta, S. Doering et al. (2011). The relationship between personality organization and psychiatric classification in chronic pain patients. Psychopathology 44(1): 21–26.

Freidl, M., S. P. Spitzl, W. Prause et al. (2007). The stigma of mental illness: anticipation and attitudes among patients with epileptic, dissociative or somatoform pain disorder. Int Rev Psychiatry 19(2): 123–129.

Gregory, R. J., J. Manring & M. J. Wade (2005). Personality traits related to chronic pain location. Ann Clin Psychiatry 17(2): 59–64.

Gündel, H., H. Kruse, C. Lahmann, et al. (2012). Allgemeine Therapieprinzipien und Phasen der PISO-Intervention. Somatoforme Störungen. In: Psychodynamisch-Interpersonelle Therapie (PISO). A. PISO. Göttingen (Hogrefe), S. 38–62.

Haller, H., H. Cramer, R. Lauche et al. (2015). Somatoform disorders and medically unexplained symptoms in primary care. Dtsch Arztebl Int 112(16): 279–287.

Hartz, A. J., R. Noyes, S. E. Bentler et al. (2000). Unexplained symptoms in primary care: perspectives of doctors and patients. Gen Hosp Psychiatry 22(3): 144–152.

Hausteiner-Wiehle, C., P. Henningsen, W. Häuser et al. (2013). Umgang mit Patienten mit nicht-spezifischen, funktionellen und somatoformen Körperbeschwerden. Stuttgart (Schattauer).

Henningsen, P. (1998). Schmerz und somatoforme Störungen: Somatisierung als Risikofaktor. In: Die Behandlung chronischer Rückenschmerzen: Grundlagen – Therapiekonzepte – offene Fragen. Hg. von H. Riedel & P. Henningsen. Bliekastel (Stiftung »Psychosomatik der Wirbelsäule«), S. 35–56.

Henningsen, P., T. Jakobsen, M. Schiltenwolf et al. (2005). Somatization revisited: diagnosis and perceived causes of common mental disorders. J Nerv Ment Dis 193(2): 85–92.

Hiller, W., W. Rief & E. Brahler (2006). Somatization in the population: from mild bodily misperceptions to disabling symptoms. Soc Psychiatry Psychiatr Epidemiol 41(9): 704–712.

Hoffmann, S., & U. Egle (2003). Psychodynamisches Verständnis von Schmerz. In: Handbuch chronischer Schmerz. Hg. von U. Egle, S. Hoffmann, K. Lehmann et al. Stuttgart (Schattauer), S. 77–88.

Kapfhammer, H. P. (2005). Somatoforme und artifizielle Störungen in der klinischen Medizin. Wien Med Wochenschr 155(23–24): 524–536.

Kealy, D., M. Tsai & J. S. Ogrodniczuk (2016). Pathological narcissism and somatic symptoms among men and women attending an outpatient mental health clinic. Int J Psychiatry Clin Pract 20(3): 175–178.

Kempke, S., P. Luyten, S. Claes et al. (2013). Self-critical perfectionism and its relationship to fatigue and pain in the daily flow of life in patients with chronic fatigue syndrome. Psychol Med 43(5): 995–1002.

Kernberg, O. (1985 [1975]). Borderline-Störungen und pathologischer Narzißmus. Übers. von H. Schultz. Frankfurt/M. (Suhrkamp).

Kirmayer, L. J., J. M. Robbins & J. Paris (1994). Somatoform disorders: personality and the social matrix of somatic distress. J Abnorm Psychol 103(1): 125–136.

Koelen, J. A., E. H. Eurelings-Bontekoe, S. A. van Broeckhuysen-Kloth et al. (2014). Social cognition and levels of personality organization in patients with somatoform disorders: a case-control study. J Nerv Ment Dis 202(3): 217–223.

Landa, A., B. S. Peterson & B. A. Fallon (2012). Somatoform pain: a developmental theory and translational research review. Psychosom Med 74(7): 717–727.

Leiknes, K. A., A. Finset, T. Moum et al. (2008). Overlap, comorbidity, and stability of somatoform disorders and the use of current versus lifetime criteria. Psychosomatics 49(2): 152–162.

Looper, K. J., & L. J. Kirmayer (2004). Perceived stigma in functional somatic syndromes and comparable medical conditions. J Psychosom Res 57(4): 373–378.

López-Rolon, A. (2010). Comment: Disorders of the Self – Multi- or Interdisciplinarity? In: The Embodied Self. Hg. Von T. Fuchs, H. Sattel & P. Henningsen. Stuttgart (Schattauer), S. 299–302.

Nettleton, S. (2006). ›I just want permission to be ill‹: towards a sociology of medically unexplained symptoms. Soc Sci Med 62(5): 1167–1178.

Noyes, R., Jr., D. R. Langbehn, R. L. Happel et al. (2001). Personality dysfunction among somatizing patients. Psychosomatics 42(4): 320–329.

Paras, M. L., M. H. Murad, L. P. Chen et al. (2009). Sexual abuse and lifetime diagnosis of somatic disorders: a systematic review and meta-analysis. JAMA 302(5): 550–561.

Pfrengle, A. (2004). Affektausdruck und Beziehungsregulation. Eine qualitativ empirische Studie über Patienten mit somatoformen Störungen. Bern (Peter Lang Verlag).

Rief, W. (2015). Kulturelle Aspekte in Psychosomatik und Psychotherapie. In: Psychosomatik und Verhaltensmedizin. Hg. von W. Rief & P. Henningsen. Stuttgart (Schattauer), S. 33–37.

Rief, W., & E. Broadbent (2007). Explaining medically unexplained symptoms-models and mechanisms. Clin Psychol Rev 27(7): 821–841.

Ronel, J., H. Kruse & H. Gündel (2007). Somatoforme Störungen. Psychosomatik und Konsiliarpsychiatrie 1(2): 130–138.

Rost, K. M., R. N. Akins, F. W. Brown et al. (1992). The comorbidity of DSM-III-R personality disorders in somatization disorder. Gen Hosp Psychiatry 14(5): 322–326.

Rudolf, G. (1998). Der Prozess der depressiven Somatisierung. In: Somatoforme Störungen. Theoretisches Verständnis und therapeutische Praxis. Hg. von G. Rudolf & P. Henningsen. Stuttgart (Schattauer), S. 171–184.

Rudolf, G. (2007). Unfallreaktive Somatisierungsstörungen. In: Psychotherapeutische Medizin und Psychosomatik. Hg. von G. Rudolf & P. Henningsen. 6. Aufl. Stuttgart (Thieme), S. 258–260.

Rudolf, G. (2013). Strukturbezogene Psychotherapie. Leitfaden zur psychodynamischen Therapie struktureller Störungen. Stuttgart (Schattauer).

Rudolf, G., & P. Henningsen (2003). Die psychotherapeutische Behandlung somatoformer Störungen. Z Psychosom Med Psychother 49(1): 3–19.

Rudolf, G., & P. Henningsen (2013). Psychotherapeutische Medizin und Psychosomatik: Ein einführendes Lehrbuch auf psychodynamischer Grundlage. Stuttgart (Thieme).

Sandler, J., & A. Sandler (1999 [1998]). Innere Objektbeziehungen: Entstehung und Struktur. Übers. von U. Stopfel. Stuttgart (Klett-Cotta).

Sauer, N., & W. Eich (2007). Somatoforme Störungen und Funktionsstörungen. Deutsches Ärzteblatt 104(1–2): A45–53.

Scheidt, C. E. (2003). Psychoanalytische Einzeltherapie somatoformer Schmerzen. In: Handbuch chronischer Schmerz. Grundlagen, Pathogenese, Klinik und Therapie aus bio-psycho-sozialer Sicht. Hg. von U. Egle, S. Hoffmann, K. Lehmann et al. Stuttgart (Schattauer), S. 405–411.

Scheidt, C. E., & P. Henningsen (2009). Somatoforme Störungen. In: Leitfaden Psychosomatischer Medizin und Psychotherapie. Hg. von P. L. Janssen, P. Joraschky and W. Tress. 2. überarbeitete und erweiterte Auflage. Köln (Deutscher Ärzte-Verlag), S. 185–213.

Schilling, E. A., R. H. Aseltine, Jr., & S. Gore (2007). Adverse childhood experiences and mental health in young adults: a longitudinal survey. BMC Public Health 7: 30.

Schneider, G., H. Sattel, J. Ronel et al. (2012). Störungstheorien und -modelle. In: Somatoforme Störungen. Psychodynamisch-Interpersonelle Therapie (PISO). Hg. vom Arbeitskreis PISO. Göttingen (Hogrefe), S. 11–28.

Schors, R. (1993). Psychoanalytische Einzeltherapie bei Schmerz. In: Der Schmerzkranke: Grundlagen, Pathogenese, Klinik und Therapie chronischer Schmerzsyndrome aus bio-psycho-sozialer Sicht. Hg. von U. Egle & S. Hoffmann. Stuttgart (Schattauer), S. 369–379.

Schors, R. (2003). Differentialdiagnose aus der Sicht des analytischen Psychotherapeuten. In: Handbuch chronischer Schmerz. Grundlagen, Pathogenese, Klinik und Therapie aus bio-psycho-sozialer Sicht. Hg. von U. Egle, S. Hoffmann, K. Lehmann et al. Stuttgart (Schattauer), S. 282–293.

Schur, M. (1955). Comments on the Metapsychology

of Somatization. Psychoanal Study Child 10(1): 119–164.

Shorter, E. (1993). From Paralysis to Fatigue. New York (Free Press).

Starcevic, V. (1989). Contrasting patterns in the relationship between hypochondriasis and narcissism. Br J Med Psychol 62 (Pt 4): 311–323.

van Dijke, A. (2012). Dysfunctional affect regulation in borderline personality disorder and in somatoform disorder. Eur J Psychotraumatol 3.

van Dijke, A., & J. D. Ford (2015). Adult attachment and emotion dysregulation in borderline personality and somatoform disorders. Borderline Personal Disord Emot Dysregul 2: 6.

Van Houdenhove, B., E. Neerinckx, P. Onghena et al. (2001). Premorbid »overactive« lifestyle in chronic fatigue syndrome and fibromyalgia. An etiological factor or proof of good citizenship? J Psychosom Res 51(4): 571–576.

Waller, E., C. E. Scheidt & A. Hartmann (2004). Attachment representation and illness behavior in somatoform disorders. J Nerv Ment Dis 192(3): 200–209.

Weisberg, J. N., & P. D. Vaillancourt (1999). Personality factors and disorders in chronic pain. Semin Clin Neuropsychiatry 4(3): 155–166.

4.9 Narzissmus und Sucht

Elliot Jurist

Übersetzung: Elisabeth Vorspohl

Suchterkrankungen treten gewöhnlich zusammen mit mannigfaltigen anderen psychiatrischen Störungen auf. So schreibt Szalavitz (2017 [2016]): »Mindestens die Hälfte der Suchtkranken leidet auch an einer anderen Krankheit, zum Beispiel Depression, Angststörungen, bipolare Störung, ADHS und Schizophrenie. Manche Studien haben bei bis zu 98 Prozent der Patienten weitere Erkrankungen festgestellt« (S. 60).[19] Eine gründliche, auf 22 Einzelstudien gestützte Metaanalyse von Lai et al. (2015) kam zu dem Schluss, dass Komorbidität die Regel und nicht die Ausnahme ist. Bemerkenswerterweise konzentrieren sich die Untersuchungen mehrheitlich auf die Komorbidität von Sucht und Angst, Depression sowie Stimmungsstörungen. Das heißt, die Persönlichkeitsstörungen kommen oft gar nicht ins Bild. Wir müssen mehr über Sucht und Persönlichkeitsstörungen in Erfahrung bringen, zumal letztere gewöhnlich in Suchtbehandlungen nicht genügend Aufmerksamkeit finden (s. S. 376).

Die Erforschung der Doppeldiagnose Sucht und Persönlichkeitsstörung befindet sich in der Anfangsphase. Laut Kokkevi et al. (1998) wurde bei 75 % der Patienten mit Substanzmissbrauch [substance abuse disorder, SUD] auch eine (Antisoziale, Paranoide oder Vermeidende) Persönlichkeitsstörung diagnostiziert. Die Autoren betonen, dass Behandlungsabbrüche bei diesen Patienten häufig sind. Skodol et al. (1999) stellten fest, dass 60 % der Patienten mit Substanzmissbrauch auch unter einer Persönlichkeitsstörung litten. Diese Autoren unterstrichen insbesondere die Prävalenz der Borderline-Persönlichkeitsstörung (BPS). Verheul et al. (2000) schätzen die Komorbidität von Substanzmissbrauch und Persönlichkeitsstörung auf 30 % bis 75 %. Preti et al. (2015) bestätigen das Problem der hohen Abbruchraten bei Patienten mit der Doppeldiagnose Sucht- und Per-

19 Laut dem von der Substance Abuse and Mental Health Services Adminstration (SAMHSA) veröffentlichten 2014 National Survey on Drug Use and Health (NSDUH) (PDF | 3.4 MB) wiesen 7,9 Millionen Erwachsene in den USA Mehrfachstörungen auf. Bei den erwachsenen Befragten, die im Vorjahr sowohl eine Substanzkonsumstörung als auch eine psychische Erkrankung aufwiesen, waren die Zahlen in der Altersgruppe zwischen 26 und 49 am höchsten (42,7 %). Bei Erwachsenen mit schwerer psychischer Erkrankung im Vorjahr und mitlaufender Substanzkonsumstörung waren die Zahlen in der Altersgruppe zwischen 18 und 25 am höchsten (35,3 %) (Seite zuletzt aufgerufen am 11. 2. 2019).

sönlichkeitsstörung und betonen, dass v. a. Patienten mit Narzisstischer Persönlichkeitsstörung (NPS) betroffen sind. Sie erläutern, dass die Patienten, die die Behandlung abbrechen, eine fragilere Identität und eine Persönlichkeitsorganisation auf Borderline-Niveau haben.

Di Pierro et al. (2014) haben Doppeldiagnose-Patienten mit Patienten ohne Suchtstörung und mit einem Bevölkerungssample verglichen. Auf der Grundlage des Structured Interview of Personality Organization (STIPO) stellten sie bei Doppeldiagnose-Patienten eine stärkere Identitätsdiffusion, höhere Aggression, höhere Pathologisierung moralischer Werte sowie stärkere Beeinträchtigungen der Realitätsprüfung fest. Das STIPO ist ein vielversprechendes Messinstrument, dem Kernbergs Objektbeziehungstheorie zugrunde liegt (Clarkin et al. 2019 [2004]). Es erlaubt uns, eine Brücke zwischen Forschung und Praxis zu schlagen, strukturelle Persönlichkeitsaspekte zu erfassen und die Ebenen der Persönlichkeitsorganisation zu spezifizieren. Ein tiefreichendes Verständnis der Persönlichkeit, so meine These, ist ein maßgeblicher Aspekt einer erfolgreichen Suchtbehandlung.

Die Persönlichkeitsstörung, die mit Suchtstörungen häufig assoziiert ist, ist die Antisoziale Persönlichkeitsstörung (ASPS) – was nicht überrascht, da Drogenbeschaffung und -konsum zwangsläufig mit illegalen Aktivitäten einhergehen. In der Studie von Preti et al. (2015) hatten 45 der insgesamt 47 Patienten in Dialektisch-Behavioraler Therapie (DBT) die Diagnose einer oder mehrerer Persönlichkeitsstörungen. 40 % der Patienten hatten die Diagnose Antisoziale Persönlichkeitsstörung gegenüber 21 % mit Borderline- und 19 % mit Narzisstischer Persönlichkeitsstörung. Zu berücksichtigen sind auch die Überschneidungen zwischen den verschiedenen Persönlichkeitsstörungen – z. B. verbinden sich im »malignen Narzissmus« Elemente der ASPS mit solchen der NPS. Allerdings lassen derartige Überschneidungen nicht zwangsläufig auf eine höhere Psychopathologie schließen: In einer von Hörz-Sagstetter et al. (2017) durchgeführten Studie kamen die Patienten mit BPS und NPS im Vorjahr der Untersuchung auf weniger stationäre Behandlungen als die Patienten, die lediglich eine BPS hatten.

Die BPS wurde als zweithäufigste der zusammen mit Suchtstörungen auftretenden Persönlichkeitsstörungen beschrieben (Cacciola et al. 2001). Komorbität von BPS und Sucht wurde mit höheren Rückfallraten, Noncompliance und schlechteren Behandlungsergebnissen in Verbindung gebracht. Laut Sansone & Sansone (2011) liegen die Lebenszeitraten für die Komorbidität von BPS und Sucht bei 64,5 %. Diese Autoren weisen auch darauf hin, dass die Borderline-Persönlichkeitsstörung häufig mit einem Missbrauch verschreibungspflichtiger Medikamente einhergeht. BPS und Sucht können einander aufgrund der Impulsivität, die beiden Störungen zugrunde liegt, beträchtlich verstärken. Ungeachtet der Fortschritte, die in der BPS-Behandlung erzielt wurden, muss das gleichzeitige Auftreten von BPS und Suchterkrankung künftig noch gründlicher erforscht werden.

Die Unterscheidung zwischen primären und sekundären Störungen erleichtert es, die komplizierte Beziehung zwischen Sucht- und Persönlichkeitsstörungen zu erhellen. So kann man sich unschwer vorstellen, dass ein Patient mit einer primären Antisozialen Persönlichkeitsstörung als sekundäre Störung womöglich eine Sucht entwickelt. Unschwer vorstellbar ist auch, dass die Sucht wiederum dem antisozialen Verhalten Vorschub leistet, dass dann infolge der Sucht noch pathologischer wird. Szalavitz, eine ehemals heroinabhängige Journalistin, räumt aufgrund ihrer persönlichen Erfahrung freimütig ein, im Griff ihrer Sucht Dinge getan zu haben, auf die sie nicht stolz ist, weil sie ihren eigenen Werten zuwiderliefen. Sie erinnert sich aber auch daran, dass sie ihre Integrität aufrechterhalten konnte, indem sie beim Spritzen z. B. auf saubere Nadeln achtete. Szalavitz warnt vor der Annahme, dass Sucht und antisoziale Persönlichkeit grundsätzlich Hand in Hand gehen. Sie betont, dass lediglich 18 % der Personen mit Suchterkrankungen auch eine ASPS-Diagnose erhalten und dass die Gefahr besteht, einen Schatten auf die 82 % der übrigen Suchtkranken zu werfen, zumal Süchte in der Vergangenheit dazu gedient haben, negative Klischees über Minderheiten zu bestätigen. Szalavitz appelliert an uns, die grundlegend unterschiedliche Natur dieser Störungen anzuerkennen.

Es wäre falsch, davon auszugehen, dass man im Fall der Doppeldiagnosen stets säuberlich bestimmen kann, welche Störung primär und welche sekundär ist. So schreiben Philips, Kahn und Bateman (2012), dass es bei dem gleichzeitigen Auftreten von negativer Emotionalität und Impulsivität häufig schwierig sei, klar zwischen ihnen zu unterscheiden. Psychoanalytische Theoretiker machen darüber hinaus geltend, dass Persönlichkeit und Persönlichkeitsstörungen in Objektbeziehungen, in der Bindung und in Traumata gründen und die ersten Lebensjahre grundsätzlich eine entscheidende Rolle spielen. Suchterkrankungen können einen starken genetischen Faktor haben und eine Persönlichkeitsstörung verschlimmern, während Persönlichkeitsstörungen in der Regel in frühen Bindungsbeziehungen wurzeln. Umgekehrt besagt dies freilich nicht, dass die Quelle der Sucht niemals umweltbedingt sei oder dass genetische Aspekte für Persönlichkeitsstörungen keinerlei Rolle spielten.

Zwischen sekundärer und primärer Störung zu unterscheiden kann in diagnostischer Hinsicht hilfreich sein, ist jedoch im Falle der Persönlichkeitsstörungen häufig kompliziert. Ein Hauptgrund hängt damit zusammen, dass unsere Persönlichkeitstendenzen und -züge auf einem Kontinuum zwischen gesund und nicht gesund liegen. Mithin kann jemand durchaus narzisstische Schwierigkeiten haben, ohne doch die Kriterien einer Narzisstischen Persönlichkeitsstörung zu erfüllen. Darüber hinaus stellt die Kombinierbarkeit der NPS mit anderen Persönlichkeitsstörungen eine diagnostische Herausforderung dar, der die Logik primäre versus sekundäre Störungen nicht gerecht wird.

Interessanterweise ist bislang jeder Versuch, einen spezifischen Persönlichkeitsstil zu identifizieren, der Menschen zu einer Sucht prädisponiert, gescheitert (Szalavitz 2017 [2016]; DiClemente 2018). Im Allgemeinen aber geht man davon aus, dass sich Menschen bei fortschreitender Erkrankung zunehmend mit ihren eigenen Bedürfnissen (mit sich selbst) beschäftigen und immer weniger auf Andere eingehen oder sie sogar vernachlässigen oder ausnutzen. Diesbezüglich ist die von Szalavitz (2016) zitierte Terminologie der Anonymen Alkoholiker aufschlussreich:

> *»In den Meetings höre ich Menschen davon berichten, dass sie zwischen Grandiosität und Selbstverachtung hin- und herschwanken oder, in der derben Sprache der AAs ausgedrückt: Man fühlt sich ›wie ein Haufen Scheiße im Zentrum des Universums‹ oder ist ›ein Egomane mit einem Minderwertigkeitskomplex‹.« (S. 211; Passage in der deutschen Ausgabe nicht enthalten.)*

Diese Sätze illustrieren, dass die Sucht einer narzisstischen Präokkupiertheit Vorschub leistet. Die fehlende Integration unterschiedlicher Selbstzustände, das ständige Ringen um Selbstregulation und der Kampf um die Anerkennung Anderer sind sowohl für Suchtstörungen als auch für die NPS typische

Schwierigkeiten, und deshalb müssen wir Möglichkeiten finden, sie in die Behandlung einzubeziehen.

Zusammenfassend bleibt festzuhalten, dass es mitunter, aber nicht immer, möglich ist, eine primäre von einer sekundären Störung zu unterscheiden. Bevor wir uns eingehender mit der Behandlung der Doppeldiagnose Sucht und NPS beschäftigen, möchte ich detaillierter aufzeigen, was wir über Sucht bzw. Narzissmus wissen. Im vierten Teil des Kapitels soll die Behandlung von Patienten mit narzisstischer Persönlichkeits- und Suchtstörung anhand klinischer Beispiele illustriert werden, bevor ich mich im fünften Teil meinen abschließenden Überlegungen zuwende.

4.9.1 Sucht

Das Thema Sucht ist umfangreich, und auch wenn wir die Störung mittlerweile wesentlich besser verstehen, können wir sie nicht gleichermaßen erfolgreich behandeln. 2013 waren schätzungsweise 22,7 Mio Amerikaner (8,6 %) wegen eines mit Drogen oder Alkohol zusammenhängenden Problems behandlungsbedürftig, doch lediglich 2,5 Mio Menschen (0,9 %) wurden in einer Spezialeinrichtung therapiert (National Institute of Drug Abuse, NIDA, National Trends 2015). Es gibt zahlreiche Möglichkeiten, zu definieren, was Sucht bedeutet. NIDA zufolge ist eine Sucht »eine chronische wiederkehrende Hirnerkrankung, die dadurch charakterisiert ist, dass eine Droge trotz schädlicher Konsequenzen zwanghaft gesucht und konsumiert wird« (NIDA Media Guide 2016). Das DSM-5 enthält sich des Begriffs Sucht und spricht stattdessen von leicht-, mittel- und schwergradigen »substance use disorders« bzw. »Substanzkonsumstörungen«. Die im DSM-4 noch gebräuchliche Unterscheidung zwischen Missbrauch und Abhängigkeit entfällt.

Die Sucht als eine Erkrankung des Gehirns zu betrachten ist ein vielversprechender Ansatz. So legen Volkow et al. (2016) dar, dass sich eine solche Definition nicht nur auf die wissenschaftliche Evidenz stützen kann, sondern dass sie auch dem Stigma der moralischen Verurteilung entgegenwirkt und damit einen Beitrag zur öffentlichen Gesundheit leistet. Die Autoren betonen, dass Suchtstörungen oft während der Adoleszenz auftreten, mithin in einer Phase, die für die Gehirnentwicklung entscheidend ist. Sie konzentrieren sich nicht nur auf die unmittelbaren schädlichen Auswirkungen von Drogen auf das Gehirn, sondern auch auf die Konsequenzen des Konsums, beispielsweise die Desensibilisierung der Belohnungsschaltkreise, die eine Befriedigung durch andersartige Aktivitäten erschwert, sowie auf die steigende Stressreaktivität und die Intensivierung negativer Emotionen. Ungemein treffend ist Insels Formulierung, dass Drogen ebenjenes Nervensystem kidnappen, das sich zur Unterstützung der Bindung und Fortpflanzung entwickelt hat (Insel 2003). Das Verständnis der Sucht als Erkrankung des Gehirns hat ein bedeutendes Potential, doch um seine Relevanz und seinen Nutzen für Behandler und Patienten zu verbessern, ist eine Übersetzung erforderlich.

Gleichwohl ist dieser Ansatz nicht unumstritten. Szalavitz (2017 [2016]) befürchtet, dass eine solche Sichtweise auf vage und stigmatisierende Weise eingesetzt werden kann. Natürlich wird das Gehirn durch eine Sucht verändert, aber wie informativ ist diese Erkenntnis? Was besagt sie letztlich? Und werden nicht Psyche und Körper als zweitrangig betrachtet, wenn man die Betonung auf das Gehirn und seine Veränderungen legt? Eine solche Sichtweise ist stigmatisierend, weil sie leicht dazu führen kann, dass man die Bedeutung der Urheberschaft und der Persönlichkeitsfaktoren bagatellisiert. Szalavitz zufolge verstellt das Verständnis der Sucht als Gehirnerkrankung den Blick auf das Ausmaß, zu dem die Sucht eine Lern- und Entwicklungsstörung ist. Ihr Fokus richtet sich auf die Entstehung von Süchten, und hier beschreibt sie drei Pfade: 1. Impulsivität, Kühnheit und das Verlangen nach neuen Erfahrungen (Eigenschaften, die eher für Männer charakteristisch sind); 2. Traurigkeit, Gehemmtheit und/oder Ängstlichkeit (eher für Frauen charakteristisch) sowie 3. eine Kombination von 1 und 2 mit alternierenden Gemütszuständen. Schließlich identifiziert Szalavitz Schwierigkeiten mit der Selbstregulation als Element, das allen drei Pfaden zugrunde liegt.

Bedauerlicherweise versucht Szalavitz nicht, eindeutig zu klären, was sie meint, wenn sie Süchte als Lern- und Entwicklungsstörung beschreibt. Einerseits stimmt sie der Überlegung zu, dass sich eine Sucht gewöhnlich in der Adoleszenz abzuzeichnen beginnt. Andererseits erläutert sie sehr ausführlich, inwiefern ihr eigenes frühes Familienleben – die Entstehung ihres Selbstbildes, böse und »ungesellig« zu sein, wie ihre Großmutter es ausdrückte – sie für das Experimentieren mit Drogen anfällig machte. Sie betont zudem, dass Dreiviertel der Süchtigen als Kinder traumatisiert wurden.

Szalavitz' Narrativ zeichnet nach, wie ihre Erfahrungen als Außenseiterin, die auch mit ihren Schulkameradinnen nicht zurechtkam (rückblickend vermutet sie eine Autismus-Spektrum-Störung), sie veranlassten, mit Drogen zu experimentieren. Süchtig wurde sie, als sie den Herausforderungen eines Studiums an einem Ivy League College gerecht zu werden versuchte. Ihr Bericht bestätigt, wie wichtig es ist, der subjektiven Erfahrung des Drogenkonsums Beachtung zu schenken – der Anziehungskraft der Drogen, ihrer berauschenden Wirkung und ihren Nachwirkungen. Er steht im Einklang mit einem psychoanalytischen Verständnis, das den Drogenkonsum als Selbstmedikation begreift und davon ausgeht, dass negative frühe Lebenserfahrungen eine entsprechende Anfälligkeit begünstigen können und dass sich die Erforschung der verschiedenen Bedürfnisse, die durch den Konsum befriedigt werden, als bedeutungsstiftend erweist.

Doch auch das Konzept der Selbstmedikation ist aus mehreren Gründen umstritten. Erstens ist die Frage ungeklärt, wie sich jemand selbst behandelt: Ein Patient mit ADHS, der Kokain, also ein Stimulanz, konsumiert, behandelt sich u. U. in der richtigen Richtung, während ein depressiver Patient, der exzessiv trinkt, seine Depression auf gefährliche Weise verschlimmern kann. Zweitens könnte es zwar aufschlussreich sein, einige Suchtstörungen als Selbstmedikation zu verstehen, doch wird das Konzept nicht allen Süchten gerecht. Damit zusammenhängend ist es drittens ein Irrtum, anzunehmen, dass sämtliche Süchte als Bemühungen, sich besser zu fühlen, zu verstehen seien und nicht etwa als Ausdruck von Selbstdestruktivität oder Masochismus. Die Selbstmedikationshypothese ist insofern nützlich, als sie uns zwingt, die Beziehung, die sich zwischen der Person und der Droge herausbildet, ernst zu nehmen.

Es kann tatsächlich von Nutzen sein, die »Droge der Wahl« im Sinne von Übertragungsaspekten zu verstehen. Ich habe mit einem Patienten gearbeitet, dem klar wurde, auf welche Weise seine Droge der Wahl, das Kokain, Aspekte seiner Beziehung zu seiner bipolaren Mutter widerspiegelte, insbesondere die Erfahrung, aus dem Hochgefühl in untröstliche Verzweiflung abzustürzen. Von Flores (2011) stammt die faszinierende, wenngleich spekulative Überlegung, dass man sich die Sucht als eine »Bindungsstörung« vorstellen könne. Der Ansatz unterstreicht, dass die Erforschung der Beziehung, die jemand zur Droge seiner Wahl hat, Rückschlüsse auf die tatsächlichen zwischenmenschlichen Beziehungen zulässt.

Es lohnt sich zu fragen, welches der optimale Zeitpunkt ist, um Patienten mit einer Sucht anzuregen, ihre subjektive Beziehung zur Sucht zu erforschen. In einer Phase, in der Patienten die Vorstellung, überhaupt ein Problem zu haben, von sich weisen oder in der medizinische Maßnahmen (Entgiftung) Priorität haben, wäre dies wahrscheinlich kontraproduktiv. Dies lenkt unsere Aufmerksamkeit auf DiClementes (2018) Theorie der »Veränderungsstadien«, die uns dazu anhält, differenziert abzuklären, wo sich der drogenabhängige Patient gerade befindet – im Stadium der Absichtslosigkeit, der Absichtsbildung, der Vorbereitung, des Handelns, der Aufrechterhaltung oder der Andauernden Aufrechterhaltung. Diese Abklärung bildet Teil eines umfassenden Ansatzes zu einer erfolgreichen Behandlung. Der Veränderungsschritt von der Absichtslosigkeit zur Bewusstwerdung des Suchtproblems ist besonders relevant, weil er voraussetzt, dass der Patient neugierig wird und sein Suchtverhalten verstehen will (und sich eine Veränderung vorzustellen beginnt). In der Phase der Bewusstwerdung betreibt er eine Selbsteinschätzung, indem er aktiv darüber nachdenkt, welche Risiken und Vorteile mit der Fortsetzung bzw. Einschränkung des Drogenkonsums verbunden sind. Dies ist ein Moment, in dem sich die »Entscheidungsbalance« in Richtung Veränderung verlagert. Um einen Patienten zur Fortsetzung der Therapie zu motivieren, ist es deshalb entscheidend zu untersuchen, wie die Sucht sein Leben beeinflusst, und die Möglichkeit, der schmerzvollen Wiederholung zu entkommen, in Erwägung zu ziehen. Wir werden sehen, dass die Phase der Bewusstwerdung oder Absichtsbildung mit dem Mentalisieren zusammenhängt, dem Konzept, dem ich für die Behandlung sowohl der Suchtstörungen als auch der NPS ausschlaggebende Bedeutung beimesse.

Die Theorie der »Veränderungsstadien« ist insofern hilfreich, als sie uns nötigt, klar zu bestimmen, in welcher Phase sich der Patient befindet, und dies bei unserem therapeutischen Vorgehen zu berücksichtigen. Unnötige Konflikte lassen sich auf diese Weise vermeiden: Solange sich der Patient im Stadium der Absichtslosigkeit befindet, ist es kontraproduktiv, ihn allzu sehr zu drängen. Die Theorie hilft uns auch, die Tatsache anzuerkennen, dass sich die Phase der Absichtsbildung, wie DiClemente (2018, S. 180) betont, über einen langen Zeitraum hinziehen kann. Darüber hinaus stellt sie Ansätze infrage, die sich ausschließlich auf die Ursprünge und das Verstehen der Sucht konzentrieren – im Gegensatz zu der Praxis, die sich einstellt, wenn der Veränderungswunsch in konkretes Handeln umgesetzt wird. DiClemente betont die Gefahr des »chronischen Überlegens«, d. h. eines endlosen, kein Weiterkommen zulassenden Abwägens der Vor- und Nachteile einer Veränderung. Allerdings räumt er selbst ein, dass weitere Studien erforderlich sind, bevor die Theorie auf Patienten mit Doppeldiagnose Anwendung finden kann (DiClemente 2018, S. 287). Er hält es für möglich, dass sich ein Patient bezüglich seiner Sucht in einem anderen Veränderungsstadium befindet als bezüglich seiner psychischen Störung. DiClemente vertritt auch die Ansicht, dass die Persönlichkeitsdynamik v. a. bei Patienten mit multiplen Süchten relevant ist. Dies unterscheidet sich von meinen eigenen Erfahrungen, die mich davon überzeugt haben, dass die Persönlichkeitsdynamik für die große Mehrheit der Patienten mit Suchtproblemen von Belang ist.

Das Verständnis von Suchterkrankungen unter ein einziges Schlagwort zu stellen bedeutet oft, dass bestimmte Aspekte auf Kosten anderer übergewichtet werden. Die Erforschung der Auswirkungen von Süchten auf das Gehirn sollte den Weg in die Zukunft weisen, doch sie ist ergänzungsbedürftig. Das heißt, wir müssen die Erkenntnisse dieser

Forschungen übersetzen, und zwar so, dass die gelebte Erfahrung Suchtkranker ebenso Berücksichtigung findet wie das Wissen der Behandler, die Möglichkeiten gefunden haben, in der Arbeit mit Suchtpatienten einen Ton anzuschlagen, der das Potential, auf die Behandlung anzusprechen, maximieren kann.

4.9.2 Narzisstische Persönlichkeitsstörung

Ebenso wie die Suchterkrankung ist auch die Narzisstische Persönlichkeitsstörung (NPS) ein weitläufiges Thema, das sich nicht in wenige Worte fassen lässt. Und ebenso wie die Sucht manifestiert sich auch die NPS gewöhnlich erstmals in der Adoleszenz. Gleichwohl weisen Yeomans (2011) sowie Diamond et al. (im Druck) darauf hin, dass sich NPS-Patienten häufig erst im mittleren Alter in Behandlung begeben, wenn sie nicht länger umhin können, die Diskrepanz zwischen ihren Erwartungen und ihrer Lebensrealität anzuerkennen. Mithin spielt die NPS in zwei Lebensphasen eine besonders wichtige Rolle: in der Adoleszenz sowie im mittleren Alter. Laut Stinson et al. (2008) betrug die Prävalenz der Lebenszeit-NPS in den USA 6,2 % (mit höheren Raten für Männer, nämlich 7,7 %, als für Frauen, bei denen sie 4,8 % betrug).

Vier unterschiedliche, aber miteinander zusammenhängende Gründe sind dafür verantwortlich, dass die NPS als Diagnose mittlerweile umstritten ist: 1) Es fehlt an Studien, auf die sie sich stützen könnte; 2) es mangelt an konzeptueller Eindeutigkeit; 3) die alltagssprachliche Begriffsverwendung sorgt für Konfusion und 4) die Behandlung ist bekanntermaßen schwierig. Ich werde diese Punkte der Reihe nach erörtern und mich daran anschließend auf die Behandlung von NPS-Patienten konzentrieren.

Die NPS wissenschaftlich zu erforschen ist unumgänglich, weil Persönlichkeitsstörungen im Allgemeinen nicht mit den neurobiologischen Befunden einhergehen, die im Falle anderer Störungen bekannt sind. Aus ebendiesem Grund ist die Diagnose manchen Autoren (insbesondere Wissenschaftlern) suspekt. Es drohte sogar die Möglichkeit, dass das DSM-5 sie nicht länger aufführen würde. Caligor, Levy und Yeomans (2015) haben detailliert über die Kontroverse berichtet, in deren Verlauf Kliniker erfolgreich geltend machten, dass die NPS-Diagnose zu wertvoll sei, als dass man sie verwerfen dürfe. Caligor et al. (2015) erkennen die Notwendigkeit weiterer Studien über die Störung an und identifizieren als gravierendste Herausforderung die Tatsache, dass die NPS unter den Persönlichkeitsstörungen das breiteste Spektrum schwerer Symptome abdeckt. Herpertz et al. (2017) diskutieren die mögliche Streichung spezifischer Persönlichkeitsstörungen aus dem ICD-11 und betonen die Notwendigkeit weiterer Forschung, erkennen aber auch den Fortschritt an, der sowohl in unserem Verständnis als auch in der Behandlung dieser Störungen erzielt wurde.

Ein mit der NPS zusammenhängendes Problem ist die Unklarheit des Narzissmus-Begriffs. Auerbach (1993) hat die unterschiedlichen Auffassungen, die Freud zum Narzissmus vertrat, in einer exzellenten, gründlichen Untersuchung dargestellt und auf dieser Grundlage die These vertreten, dass die Annahme eines primären Narzissmus als undifferenziertes Entwicklungsstadium im Lichte der Erkenntnisse der Entwicklungsforschung zu verwerfen sei und infolgedessen auch in unserem Verständnis der NPS keinen Platz mehr habe. Darüber hinaus sorgt die Tatsache, dass mit dem Begriff Narzissmus sowohl gesundes als auch pathologisches Funktionieren bezeichnet wird, weiterhin für Konfusion.

In der Literatur werden zudem unterschiedliche Organisationsebenen des Narzissmus und mehrere unterschiedliche klinische Bilder beschrieben. Kernberg (1988 [1984], 2007) betont unter objektbeziehungstheoretischem Blickwinkel die Notwendigkeit, zwischen neurotischen, Borderline- und psychotischen Organisationsebenen zu unterscheiden. Die Differenzierung zwischen der neurotischen und der Borderline-Organisationsebene ist für die Wahl des Behandlungsverfahrens von zentraler Bedeutung, denn die Borderline-Organisation ist nicht nur durch den Einsatz primitiverer Abwehrmechanismen charakterisiert, sondern auch durch weniger integrierte und/oder verzerrte Selbst- und Objektrepräsentationen sowie durch Beeinträchtigungen des moralischen Werteempfindens und der Realitätsprüfung.

Für die NPS sind i. W. zwei klinische Bilder typisch. Eines davon – Grandiosität, Dominanzverhalten und Rücksichtslosigkeit – stimmt in hohem Maß mit der Beschreibung im DSM-5 überein; typisch für das zweite sind Vulnerabilität und Hypersensibilität. So gegensätzlich diese Eigenschaften auf den ersten Blick wirken, betonen Diamond et al. (im Druck) sowie Gabbard und Crisp (2018) doch gerade die Variabilität des klinischen Bildes, die zur Folge hat, dass der vulnerable Typ in den grandiosen umschlagen kann und umgekehrt. Mehrere Theoretiker möchten Raum für stärkere Extreme öffnen – zum Beispiel für einen Typus mit hohem Funktionsniveau und einen malignen Typ: Den ersten charakterisieren Anerkennung und Erfolg, der zweite weist Überschneidungen mit antisozialem Verhalten auf. Caligor et al. (2015) haben die Auffassung vertreten, dass die Selbstverliebtheit [self-absorption] sowohl den grandiosen als auch den vulnerablen Typus der NPS kennzeichnet. Dem stimme ich zu, weise aber darauf hin, dass Selbstverliebtheit auch für andere Störungen charakteristisch ist. Gabbard und Crisp (2018) fokussieren auf die zugrunde liegenden Schwierigkeiten der Selbstregulation und des Selbstwertgefühls – eben hier könnte sich eine Übereinstimmung zwischen den verschiedenen theoretischen Orientierungen abzeichnen. Bouizegarene und Lecours (2017) sowie Ronningstam (2014) führen auch die Emotionsregulation (und das Thema Alexithymie) an, eine wertvolle, aufschlussreiche Spezifizierung. Mit dem Begriff der Emotionsregulation finden insbesondere die Schwierigkeiten Berücksichtigung, die viele NPS-Patienten mit dem Schamgefühl haben. Die Sprache der Emotionsregulation ist auch eine Möglichkeit, zu illustrieren, dass der Mangel an Empathie, der mit NPS-Patienten häufig in Verbindung gebracht wird, eine größere Dimension betrifft, nämlich nicht allein die Reaktion auf andere Menschen, sondern auch das »Lesen« der eigenen inneren Zustände. Zwar ist die Beziehung zwischen Emotionsregulation und Selbstregulation weiterhin klärungsbedürftig, doch scheint sie für die Beurteilung des Verhältnisses von Doppeldiagnosepatienten zu ihren eigenen Emotionen von entscheidender Bedeutung zu sein.

Alle psychoanalytischen Denker stimmen darin überein, dass frühe Lebenserfahrungen, der Bindungsstatus und das Mentalisieren bei der Konzeptualisierung der Ursachen von kombinierter Sucht- und Persönlichkeitsstörung Berücksichtigung finden müssen. Einen erschöpfenden entwicklungspsychologische Beitrag verfassten Diamond et al. (im Druck): Grundlage ihrer Darstellung ist die Objektbeziehungstheorie, die sie um mannigfaltige Überlegungen und Konzepte aus der Bindungstheorie, der Theorie des Mentalisierens und der neo-kleinianischen Theorie erweitern. Sie bestätigen die objektbeziehungstheoretische Annahme, dass die Grandiosität der NPS-Patienten defensiv sei und als Schutz vor Enttäuschungen in wichtigen Bindungsbeziehungen diene. Die zugrundeliegende Verletztheit der Narzissten, die beim grandiosen Subtypus leicht zu übersehen ist, erzeugt ein

Gefühl innerer Lehre. Im Einklang mit dem neo-kleinianischen Denken nehmen Diamond und ihre Co-Autoren an, dass NPS-Patienten sich von schmerzhaften, als unerträglich empfundenen Emotionen befreien müssen und dass sie unfähig sind, die depressive Position auszuhalten. Allerdings ist ihre TFP-Behandlung für narzisstische Störungen detaillierter und präziser als der neo-kleinianische Ansatz.

Die Beurteilung der NPS wurde zusätzlich erschwert durch die Aufmerksamkeit, die dem Narzissmus in der Öffentlichkeit zuteil wird. Spätestens seit Laschs Buchveröffentlichung *Das Zeitalter des Narzissmus* befürchtet man, dass die Menschen in unserer Gesellschaft immer narzisstischer werden (Lasch 1980 [1978]). Weiterhin dokumentieren Sozialpsychologen eine Zunahme narzisstischer Persönlichkeitseigenschaften wie Ichbezogenheit und fehlende Anteilnahme unter jungen Menschen (Twenge et al. 2008), und auch der Narzissmus unserer Führungspersönlichkeiten ist ständig in aller Munde. Gleichwohl zeigt Dombek (2016 [2016]), dass der Begriff Narzissmus als eine schwammige Kategorie benutzt wird, um Andere zu kritisieren, ihnen Schuld zuzuweisen und alle guten Eigenschaften für sich selbst zu beanspruchen. Ich verzichte in diesem Zusammenhang auf eine gründliche Erörterung der sozialen und kulturellen Aspekte des Narzissmus und betone lediglich, dass die klinischen Manifestationen der NPS durch fluktuierende Selbstzustände und nicht – wie in der Öffentlichkeit zumeist angenommen – durch übertriebene Selbstbezogenheit definiert sind. Die gegensätzlichen klinischen und gesellschaftlichen Auffassungen des Narzissmus werden sowohl von Gabbard und Crisp (2018) als auch von Diamond et al. (im Druck) untersucht.

Ein letzter Umstand, der die Narzissmus-Diagnose erschwert, hängt damit zusammen, dass die NPS zu den am schwierigsten zu behandelnden Störungen zählt. Kernberg (2007) schildert in seiner Abhandlung über den »fast unbehandelbaren narzisstischen Patienten« auf eindrückliche, subtile Weise, wie bestimmte NPS-Patienten die besten Absichten, ihnen zu helfen, zunichtemachen. Ihre Behandlung erweist sich in der Regel, so auch Gabbard und Crisp (2018), als »langwierigste, mühsamste und scheinbar unendliche« Aufgabe. Darüber hinaus ist sie oft frustrierend, zumal der Behandler persönlichen Attacken ausgesetzt ist und mit intensiven Gegenübertragungsreaktionen kämpfen muss (Diamond et al., im Druck).

Kein Wunder also, dass es bislang nicht gelungen ist, eine allgemein akzeptable Definition der NPS zu formulieren. Ein signifikanter Unterschied bleibt zwischen der DSM-5-Diagnose, die auf die Grandiosität abhebt und die Vulnerabilität vernachlässigt, und den psychoanalytisch orientierten Sichtweisen bestehen, die seit jeher das schwankende Funktionieren – das Oszillieren zwischen Selbsterhöhung und Selbsterniedrigung (Kernberg 1988 [1984], 2007) – betonen. Mehrere Autoren machen geltend, dass das DSM-5-Verständnis der NPS zu kurz greife, und bringen die Hoffnung zum Ausdruck, dass das Feld dies künftig anerkennen werde (Diamond et al., im Druck; Gabbard & Crisp 2018; Caligor et al. 2015; Ronningstam 2015; mit Fokus auf DSM-4 siehe Russ et al. 2008). Diamond et al. (im Druck) diskutieren die unterschiedlichen Beurteilungsinstrumente und halten fest, dass der Narcissistic Personality Index (NPI) die vulnerable Form des Narzissmus vernachlässigt, während das Pathological Narcissism Inventory (PNI) sowohl Grandiosität als auch Vulnerabilität misst. Beide Instrumente stützen sich auf Selbstberichte. Das STIPO, mit dem sich, wie schon erwähnt, eine Strukturdiagnose der Ebenen der Persönlichkeitsorganisation erstellen lässt, vermeidet die Einseitigkeit der auf Selbstberichten beruhenden

Messungen, indem es sich auf Interviews stützt.

Im Psychodynamic Diagnostic Manual (PDM2) gelangen McWilliams und Shedler (2017) zu dem Schluss, dass das DSM-5 die NPS einseitig darstellt. Die Autoren diskutieren das Konzept eines narzisstischen Persönlichkeitsstils, der sich von den Diagnosekriterien der NPS unterscheidet und diese nicht erfüllt. Festzuhalten bleibt, dass es unbedingt erforderlich ist, die mannigfaltigen Aspekte der NPS gründlicher zu erforschen und dabei im besten Fall auch die klinischen und theoretischen Überlegungen, die zur Diskussion gestellt wurden, zu berücksichtigen.

Wenden wir die Aufmerksamkeit nun den Bemühungen zu, die Diamond et al. (im Druck) unternommen haben, um die TFP auf NPS-Patienten zuzuschneiden. Die Übertragungsfokussierte Psychotherapie ist ein evidenzgestütztes, manualisiertes Behandlungsverfahren. Die Therapie erfolgt 12 Monate lang mit zwei Sitzungen pro Woche. Der erste Schritt besteht darin, dass Therapeut und Patient einen Behandlungsvertrag schließen. NPS-Patienten fällt dies u. U. schwer, doch dem Behandler hilft ein solcher Vertrag dabei, sich nicht durch Kontroll- und Machtkämpfe ablenken zu lassen. Stattdessen gibt der Vertrag ausdrücklich vor, wie sich die Zusammenarbeit gestalten soll.

Um die Geschichte des Patienten besser kennenzulernen, ermuntert der TFP-Therapeut ihn, seine Übertragungsreaktionen in Worte zu fassen. Gleichzeitig wird der Patient dadurch angeregt, die Interaktion zwischen seinem eigenen psychischen Zustand und der inneren Verfassung eines anderen Menschen zu verbalisieren. Der TFP-Therapeut bietet aktiv Deutungen an, im optimalen Fall allerdings nur schrittweise, d. h., er baut jede Intervention auf den vorangegangenen Deutungen auf und beobachtet ihre Wirkung aufmerksam, weil narzisstische Patienten leicht verletzbar sind. Das Ziel der Deutungen besteht darin, die Integration der Selbstrepräsentationen des Patienten zu unterstützen, Zugang zu einer größeren Palette an Emotionen zu finden und neuartige Objektrepräsentationen zu begrüßen. Diamond et al. (im Druck) zitieren die Arbeit Greens (1999), der die Aufmerksamkeit auf die leeren Kommunikationen bestimmter Patienten lenkte: Diese benutzen Wörter, die ihre tatsächlichen Gefühle nicht wiedergeben, so dass sich ihrem Gegenüber ein Eindruck von Leblosigkeit oder innerer Armut vermittelt. Bedenkt man das Potential der TFP, die Mentalisierungsfähigkeiten zu verbessern (Levy et al. 2006; Fischer-Kern et al. 2015), so ist es von größter Bedeutung, die Implikationen für das Erreichen des Behandlungsziels herauszuarbeiten.

Auch NPS-Patienten verfügen über individuell unterschiedliche Mentalisierungsfähigkeiten. Patienten mit einer Borderline-Organisationsebene weisen erhebliche Mentalisierungsdefizite auf und verlassen sich auf Strategien wie den »Modus der psychischen Äquivalenz«, der eigentlich für eine frühe Entwicklungsphase charakteristisch und durch die Annahme definiert ist, dass das, was man selbst denkt, fühlt und empfindet, genauso auch von Anderen gedacht, gefühlt, empfunden wird. Manche NPS-Patienten können eingeschränkt mentalisieren, d. h. sie neigen in hohem Maß zu einem »Pseudo-Mentalisieren«. Dies entspricht ihrem falschen Selbst, das sie durch vermeintlich selbstbewusstes Gebaren zu verstecken suchen. Möglich ist auch ein »Hypermentalisieren«, d. h. die Betroffenen sind reflexionsfähig, bringen ihre Gedanken aber nicht mit ihrem Handeln in Verbindung und gehen auf Reaktionen anderer Menschen nicht ein. Wahrscheinlich können NPS-Patienten mit höherem Funktionsniveau das Mentalisieren durchaus wertschätzen, v. a. wenn es ihnen einen Wettbewerbsvorteil verschafft.

Die Übertragungsfokussierte Psychotherapie unterscheidet sich von der Mentalisierungsbasierten Therapie (MBT) insofern, als sie nachdrücklicher versucht, innere, strukturelle Persönlichkeitsveränderungen herbeizuführen. Gleichwohl weisen die Techniken, mittels deren die TFP dies zu erreichen versucht, erhebliche Überschneidungen mit denen der MBT auf. NPS-Patienten mangelt es an der Fähigkeit, sich auf respektvolle und einfühlsame Weise klar zu machen, was in anderen Menschen vorgeht. Ebenso wenig gelingt es ihnen, sich selbst realistisch zu sehen und zu beurteilen. Ihnen widerstrebt es, von Anderen abhängig zu sein, was wiederum bedeutet, dass sie sich selbst um die Chance bringen, von Anderen nützliche soziale Informationen zu erhalten. Stattdessen sind sie damit beschäftigt, ihre Distanz und ihr Überlegenheitsgefühl aufrechtzuerhalten. Dass diese Patienten im Therapeuten schwerlich jemanden sehen, der sie wirklich verstehen möchte und ihnen darüber hinaus nützliche Hilfe anbieten könnte, hat selbstverständlich Konsequenzen für das therapeutische Bündnis und den Behandlungserfolg.

Eine einzige Arbeit über die MBT für die Doppeldiagnose Sucht und BPS lässt auf eine geringere Anzahl von Suizidversuchen bei MBT-Patienten schließen, dokumentiert aber keine Überlegenheit der MBT gegenüber einer Suchtbehandlung (Philips et al. 2018). Zu verzeichnen ist allerdings ein wachsendes Interesse an der Anwendung der MBT bei Patienten mit Doppeldiagnose. Als Behandlung ist die MBT eine manualisierte, evidenzgestützte Therapie, die für die Behandlung schwerer Persönlichkeitsstörungen, insbesondere der BPS, entwickelt wurde. Sie besteht aus einer Gruppentherapie mit einer Wochensitzung sowie einer wöchentlichen Einzelsitzung und erstreckt sich über insgesamt 18 Monate.

Die Theorie des Mentalisierens ist weiterhin in Entwicklung begriffen. Derzeit bewegt sie sich in Richtung eines Kommunikationsparadigmas, in dem das epistemische Vertrauen die Grundlage der Kultivierung des Mentalisierens bildet. Epistemisches Vertrauen ist eine früh erworbene Fähigkeit, die Hand in Hand geht mit der von der Evolution geprägten »natürlichen Pädagogik« der Eltern, d.h. deren Fähigkeit, ihren Kindern die Informationen zu vermitteln, die nötig sind, damit sie zu kompetenten Mitgliedern der Kultur heranwachsen können (Gergely 2013; Gergely et al. 2007; Gergely & Jacob 2012; Fonagy & Allison 2014; Fonagy et al. 2015; Jurist 2018). Genauso wichtig für die Förderung des Mentalisierens ist jedoch die epistemische Vigilanz (ich ziehe es vor, von »epistemischer Umsicht« zu sprechen), die mit der Fähigkeit zusammenhängt, zu beurteilen, ob Informationen von Anderen verlässlich sind oder nicht (Jurist 2018). NPS-Patienten schneiden auffallend schlecht ab, wenn es darum geht, die Vertrauenswürdigkeit ihrer Mitmenschen einzuschätzen. Sie neigen sowohl zur Überschätzung Anderer (die sie dann beneiden oder auch als ihren Zwilling betrachten) als auch zur Unterschätzung Anderer (die dann respektlos behandelt werden).

Wie kann ein Therapeut einen NPS-Patienten zum Mentalisieren anregen, wenn dieser Patient mit hoher Wahrscheinlichkeit nicht bereit ist, die Ansichten anderer Menschen überhaupt ernst zu nehmen – zumal wenn diese Ansichten ihn selbst betreffen? Meine Antwort auf diese Frage lautet, dass wir dem Patienten helfen können, sich auf seine eigenen inneren Zustände einzustimmen und zu versuchen, seine Gefühle zu verstehen – ebendies bezeichne ich als »mentalisierte Affektivität«. Die mentalisierte Affektivität beruht auf dem Verstehen und der Neubewertung von Emotionen im Licht der eigenen Lebensgeschichte und Identität (Jurist 2018, 2005; Fonagy et al. 2002 [2004]). Die eigene Affektivität zu mentalisieren bedeutet, Emotionen effektiv – d.h. flexibel und in Anerkennung ihrer Komplexität – benutzen zu können. Mentalisierte Affektivität leitet sich aus dem autobiographischen Gedächtnis her und bahnt so den Weg, um Emotionen aus der Vergangenheit erneut erleben und sie für die Zukunft antizipieren zu können, sie also nicht lediglich in der Gegenwart wahrzunehmen. Man kann die mentalisierte Affektivität als eine Form der Emotionsregulation verstehen; von der Emotionsregulation im üblichen Sinn unterscheidet sie sich dadurch, dass sie kein Online-Reiz-Reaktionssystem darstellt, sondern ein System, in dem sich die in der frühen Lebensgeschichte herausgebildete Konstellation Selbst-Objekt-Affekt in der Gegenwart manifestiert.

Unsere Erforschung der mentalisierten Affektivität hat gezeigt, dass man zwischen der Identifizierung, der Modulation und der Äußerung von Emotionen verlässlich unterscheiden kann, so dass der erste Schritt darin besteht, die Beziehung des Patienten zu seinen eigenen Emotionen abzuklären (Greenberg et al. 2017). NPS-Patienten brauchen eine Weile, bis sie sich für ihre Emotionen zu interessieren beginnen, ihr emotionales Erleben wertschätzen können, selbst wenn es sich um schmerzhafte Gefühle handelt, und anzuerkennen vermögen, dass die verbale Mitteilung von Emotionen in Beziehungen eine positive Feedbackschleife unterstützen kann. Insofern NPS-Patienten zur Alexithymie neigen, könnte man erwarten, dass es für sie schwierig ist, Emotionen zu identifizieren. Unsere vorläufigen Ergebnisse zeigten jedoch für die Mehrzahl der Störungen einschließlich der Persönlichkeitsstörungen, dass der schwierigste Teil dabei der Umgang mit Emotionen und deren Modulation ist. Im letzten Abschnitt dieses Kapitels werde ich anhand von zwei Beispielen illustrieren, wie ich Patienten unter dem Blickwinkel der mentalisierten Affektivität zu vermitteln versuche, ihre Emotionen zu mentalisieren.

Wenngleich sowohl die Übertragungsfokussierte Psychotherapie als auch die Mentalisierungsbasierte Therapie der Prävalenz der Doppeldiagnose Sucht und Persönlichkeitsstörung Rechnung tragen und Falldiskussionen der NPS häufig auf eine Suchtkomponente eingehen, richtet sich das Augenmerk in beiden Behandlungen auf die Persönlichkeitsstörung und nicht auf die Sucht. In keinem der Berichte über die Anwendung der TFP bei Doppeldiagnose Sucht und NPS, die ich gelesen habe, wird erwähnt, ob und wie die Sucht in der Therapie aktiv berücksichtigt wurde. Zum Teil liegt dies sozusagen in der Natur der Sache, denn das TFP-Praxismanual für die Behandlung der Borderline-Persönlichkeitsstörung weist ausdrücklich darauf hin, dass Substanzmissbrauch in den Zuständigkeitsbereich der Suchtspezialisten fällt und die vollständige Abstinenz der Patienten eine Grundvoraussetzung der Behandlung ist (Yeomans et al. 2017 [2015]). Diamond et al. (im Druck) erwähnen einen Fall, in dem unregelmäßige Tests auf Drogenkonsum im Behandlungsvertrag vorgesehen waren. Freilich gibt es triftige Gründe, die Suchtbehandlung bei gefährlichem Drogen- oder Alkoholkonsum eines Patienten getrennt und mit Vorrang durchzuführen. Mir geht es hier lediglich darum, die Behandlung der Doppeldiagnose NPS und Sucht besser zu koordinieren und vor allem die für beide Störungen relevante Schwierigkeit zu bewältigen, den Patienten zu helfen, (Emotionen) zu mentalisieren und dadurch ihre Selbstregulation sowie die Qualität ihrer Beziehungen zu verbessern.

Nach meiner Erfahrung mit der Suchtbehandlung ambulanter wie auch stationärer Patienten werden Persönlichkeitsstörungen häufig nicht anerkannt oder in die Behandlung einbezogen. Bedenkt man die Chronizität der Suchtstörung, bei der Rückfälle die

Norm sind, so mag es außerordentlich schwierig erscheinen, die Suchttherapie deutlich erfolgreicher zu gestalten. Trotzdem habe ich den Verdacht, dass es sich lohnen würde, auf die Behandlung der Doppeldiagnose Persönlichkeits- und Suchtstörung zu fokussieren und nach Möglichkeit zu untersuchen, was Patienten brauchen, die von der Suchtbehandlung profitiert bzw. nicht profitiert haben. Mit Blick auf die Zukunft bleibt zu hoffen, dass sich alle evidenzgestützten psychoanalytischen Behandlungen nicht ausschließlich auf die Persönlichkeitsstörungen konzentrieren, sondern sich auch direkter darum kümmern werden, was Patienten brauchen, um ihre Suchtstörung unter Kontrolle zu halten.

4.9.3 Die Behandlung von Sucht und Narzissmus

Im Folgenden stelle ich zwei Fälle mit der Doppeldiagnose Sucht- und Narzisstische Persönlichkeitsstörung vor, um meine Bemühungen zu illustrieren, diese Probleme mithilfe der von der TFP und der MBT hergeleiteten Techniken gleichzeitig zu behandeln und den Patienten zu helfen, das Mentalisieren ihrer Affektivität sowie eine bessere Selbstregulation und bessere Beziehungen zu kultivieren. Die Suchtkomponente des Problems erfordert eine Betonung der über Verständnis und Einsicht hinausgehenden Praxis. Gleichwohl wird allein die Auseinandersetzung mit dem Anteil, den die Sucht zu dem Problem liefert, nicht ausreichen, damit sich Betroffene weiterentwickeln können, solange man nicht auch den Beitrag der Persönlichkeit miteinbezieht. Einer der folgenden Fälle muss trotz erfolgreicher Momente (die für die Zukunft hoffen lassen) als gescheitert betrachtet werden. Der zweite Fall entwickelte sich besser.

Barbara

Barbara, Anfang 40, war in Schottland aufgewachsen und in die USA gekommen, weil ihrem Ehemann hier ein Traumjob angeboten worden war. Sie selbst hatte in London eine beachtliche Karriere in der Wirtschaft gemacht, ihre Berufstätigkeit in den USA aber nicht wieder aufgenommen. Im Laufe eines Jahrzehnts, innerhalb dessen sie sich zuhause um den geliebten Hund kümmerte (die Ehe war kinderlos), verschlimmerte sich ihr Trinken immer mehr.

Barbaras Doppeldiagnose lautete auf schweren Alkoholabusus in Verbindung mit einer Narzisstischen Persönlichkeitsstörung. Weil das Trinken das drängendste Problem und dafür ausschlaggebend war, dass ihr Mann auf einer Therapie bestand, konzentrierten wir uns darauf. Gleichwohl arbeitete ihre Narzisstische Persönlichkeitsstörung mit dem Alkoholproblem sozusagen Hand in Hand: Barbara war geselliger und einnehmender, wenn sie trank, aber sie trank exzessiv, wenn ihr Mann auf Geschäftsreise ging und sie allein war und die Zeit damit verbrachte, von einem Juweliergeschäft zu phantasieren, das sie eröffnen wollte. Über die Phase reiner Phantastereien aber kam sie nie hinaus. Barbaras Narzissmus war verdeckt und zeigte sich nur, wenn sie ihre Scheu verlor, ihre Verachtung für andere Menschen offen zu äußern – beispielsweise für gemeinsame alte Freunde, für den Chef ihres Mannes und sogar für ihre eigene Verwandtschaft. Ihre ursprüngliche Reaktion auf mich war eine Mischung aus Skepsis und Amüsement – so als sei es offensichtlich, dass der Therapeutenberuf lächerlich sei.

Bevor Barbara zur Entgiftung in eine Klinik ging, hatte sie täglich bis zu drei oder gar vier Flaschen Wein, ausschließlich Weißwein, konsumiert. Ursprünglich hatte sie sich im Rausch weniger depressiv und einsam gefühlt, doch letztlich verschlimmerte das Trinken ihre Depressivität und Einsamkeit. Barbara wurde im Anschluss an die Entgiftung an mich als Spezialisten für Substanzmissbrauch überwiesen. Wie schon erwähnt, hielt sie die Psychotherapie für eine fragwürdige Angelegenheit – wenn auch nicht ganz so fragwürdig wie ein 12-Schritte-Programm (das sie in der Vergangenheit ausprobiert hatte und verachtete). Als ich mich näher nach ihrem Alkoholkonsum erkundigte und sie auch fragte, ob sie noch andere Drogen konsumiert hätte, blickte sie mich an, als sei ich verrückt geworden. Barbara war eine scheue, dezente Frau, die – sofern sie nicht betrunken war – praktisch mit niemandem über ihr inneres Leid sprach, auch nicht mit ihrem Mann. Ihre Eltern hatten sie streng erzogen; vor allem die Mutter, deren Vater – Barbaras Großvater – Gastwirt gewesen war, hatte den Alkohol verabscheut. Barbaras Vater hatte ein freundlicheres Wesen als ihre Mutter, war aber eher reserviert. Im Laufe unserer Zusammenarbeit gab Barbara in der Übertragung Hinweise auf Vermeidungsverhalten zu erkennen. Bestätigt wurden diese durch die Geschichten, die sie über die kalte Atmosphäre, in der sie aufgewachsen war, erzählte. Für Gefühlsäußerungen gab es keinen Platz. Von früh an hatte Barbara sich ihre Gratifikationen durch schulischen Erfolg gesichert. Sie war stolz darauf, eine hervorragende Schülerin gewesen zu sein. Da sie einen anspruchsvollen Beruf ausgeübt hatte, bevor sie in die USA kam, wunderte ich mich zunächst darüber, dass sie hier nie gearbeitet hatte, doch im Laufe der Zeit stellte sich heraus, dass Barbara schon vor ihrem Umzug ein ernsthaftes Alkoholproblem gehabt und Vorkehrungen getroffen hatte, um es zu verheimlichen. Sie hatte sich ihre pseudo-unabhängige Haltung als Jugendliche und junge Erwachsene bewahren können, indem sie ihre Probleme durch Überkontrolle maskierte und kaum je Affekte zeigte.

Die Behandlung entwickelte sich zunächst befriedigend. Barbara blieb sieben Monate lang nüchtern, bis sie ihren Mann auf einer Geschäftsreise nach London begleitete. Dort hatte sie einen Ausrutscher, der fast zu einem Rückfall geworden wäre. Sie kehrte in die USA zurück und schaffte es, für eine kurze Zeit, etwa einen Monat lang, nüchtern zu bleiben. Auf den Rückfall folgte eine erneute Entgiftung. Danach nahmen wir unsere Arbeit wieder auf, bis sie nach weiteren fünf Monaten abermals rückfällig wurde. Als ihr Mann drohte, sich wegen ihres Alkoholproblems von ihr scheiden zu lassen, willigte sie in eine stationäre Behandlung ein. Meines Wissens hat sie keine weitere Psychotherapie aufgenommen.

Das Auf und Ab in Barbaras Psychotherapie war für eine schwerstabhängige Patientin nicht ungewöhnlich. In gewisser Hinsicht war die Sucht stärker als ihre Fähigkeit und ihre Bereitschaft, Hilfe anzunehmen. Dies bestätigt die Alltagsweisheit, dass Psychotherapien effektiver sind, nachdem das Drogen- und/oder Alkoholproblem unter Kontrolle gebracht wurde. In einer weiteren, wichtigen Hinsicht aber übte die Psychotherapie Einfluss auf Barbaras Leben aus. Was unser Verständnis ihres Bedürfnisses, Alkohol zu trinken, anlangte, so erzielten wir in den letzten fünf Monaten der Behandlung beachtliche Fortschritte. Dies lässt mich für Barbaras Zukunft hoffen.

Dank der Psychotherapie erkannte Barbara sehr viel klarer, welchen Preis ihr Bindungs- und Affektregulationsstil sie kostete. Sie begriff, dass ihr vermeidendes Bindungsverhalten und ihre narzisstischen Tendenzen es ihr erschwerten, genuine Verbindungen mit Anderen – und seien es ihre Angehörigen und ihr Ehemann – einzugehen, und dass sie ihr Trinkverhalten auslösten und verstärkten. Barbara benutzte den Alkohol, um schmerzvolle Gefühle zu lindern, und lernte zu verstehen, dass solche Gefühle nicht verschwinden, indem man sie zu kaschieren versucht. Sie bemühte sich, ihre Affekte zu identifizieren, sobald sie auftauchten; ihr fiel es auch schwer, sie zu äußern, und es war Teil meiner Arbeit, ihr zu helfen, Gefühle auszuhalten und zu versuchen, sie zu verstehen, statt sie aus Angst zu verbergen.

Eine entscheidende Interaktion zwischen Barbara und mir fand statt, nachdem sie zunächst in London und später, nach ihrer Rückkehr in die USA, abermals rückfällig geworden war. Sie beschrieb ihren Rückfall in New York wie folgt: Sie kam aus dem Fitness-Studio und wies den Taxifahrer an, statt über den Broadway zu fahren, einen Umweg über die Amsterdam Avenue zu nehmen, wo sie rein zufällig an ihrem Lieblings-Weinladen vorbeikamen. Was nun geschah, war absehbar gewesen. Barbara ließ den Wagen anhalten, stieg aus und kaufte mehrere Flaschen Wein. Dann ließ sie sich auf direktem Weg nach Hause fahren, wo sie eine Flasche nach der anderen austrank. In unserem Gespräch behauptete sie zunächst, impulsiv gehandelt zu haben, ohne jede Überlegung. Sie wies meinen Vermutung, dass sie durch irgendetwas zu ihrem Tun veranlasst worden sei, sogar vehement von sich: »So denken auch nur *Sie*.« Ich blieb bei meiner Ansicht, und schließlich erkannte sie, dass sie sich selbst etwas vorgemacht hatte. Unter Tränen berichtete sie, dass sie während des Trainings durch den Anblick eines Mannes abgelenkt worden sei, der sie an einen Exfreund erinnerte, einen Mann, den sie geliebt und der sich nach einer Weile von ihr distanziert hatte. Die Erinnerung daran stimmte sie verletzlich und mutlos. Sie versuchte, die Gedanken zu vertreiben, wurde immer verzweifelter und musste sich irgendwie trösten.

Dies war ein Schlüsselmoment unserer Zusammenarbeit. Wir hatten eingehend über die Auslöser früherer Rückfälle gesprochen, doch diesmal war es anders – zum Teil, weil der Rückfall erst kurze Zeit zurücklag, vor allem aber, weil Barbara die Komplexität ihres inneren Lebens zu erahnen begann, verletzlicher wurde und ihre Gefühle anerkennen konnte, präziser formuliert: Sie erkannte, dass sich ihre Bemühungen, die eigenen Gefühle – im Fitnessstudio und in ihrer Beziehung zu dem Exfreund – auszuschalten, als Bumerang erwiesen und sie verletzlich machten. Wir konnten auch untersuchen, wie sehr sie in ihrer Herkunftsfamilie darunter gelitten hatte, dass ihre Eltern auf ihre Bedürfnisse nicht eingingen und sie nicht ermunterten, bei ihnen Hilfe zu suchen, sondern – ganz im Gegenteil – von ihr erwarteten, dass sie sich selbst zu helfen wusste. Die Formulierung »die *Amsterdam* Avenue rauffahren« wurde zu einer gleichermaßen amüsanten wie todernsten Metapher für ihr reflexhafte Verlangen nach Selbstmedikation. Ganz langsam näherte sich Barbara einer mentalisierten Affektivität an, indem sie es zuließ, anzuerkennen, dass die Art und Weise, wie man in ihrer Familie miteinander umging, sie denkbar schlecht ausgestattet hatte, um mit schmerzvollen Gefühlen fertigzuwerden, und dass der Alkohol ihr als Möglichkeit diente, diese Art, in der Welt zu sein, fortzusetzen, auch wenn sie einen hohen Preis dafür zahlte.

Barbara war schwerstalkoholabhängig. Die zwei Psychotherapiesitzungen pro Woche reichten nicht aus, um ihr dabei zu helfen, die Sucht zu überwinden. Trotzdem bedeutet dies keineswegs, dass Barbara von ihrer Psychotherapie nicht profitiert hätte. Sie entwickelte eine Bindung an mich, und in der Übertragung wurde eine verhaltene Warmherzigkeit mir gegenüber spürbar, als sie ganz ruhig bemerkte, sie wisse es zu schätzen, dass ich ihren Alkoholismus nie auf moralisierende Weise thematisiert hätte.

Nach ihrer zweiten Entgiftung, mit der unsere Beziehung – vorläufig – endete, erfuhr ich zu meiner Freude von dem behandelnden Psychiater, dass er über die Veränderung, die er an Barbara beobachtete, beeindruckt sei, vor allem von ihrer Entschlossenheit, ihre Gefühle auszudrücken und zu vermitteln. Dies bestätigt, dass unsere Arbeit ihr dabei geholfen hatte, Gefühle als Kommunikationsform schätzen zu lernen. Barbara war auf die intensive Erfahrung einer stationären Behandlung angewiesen, aber die Psychotherapie hatte es ihr erleichtert, diese Entscheidung, die sie in der Vergangenheit weit von sich gewiesen hatte, nun eigenständig zu treffen. Wenn ich an Barbara zurückdenke, empfinde ich tiefe Traurigkeit – weil die Behandlung abgebrochen wurde, weil wir keine Gelegenheit hatten, sie wiederaufzunehmen, und weil derart starke, unmodulierte Gefühle meiner Ansicht nach Verschiebungen aus ihrer eigenen, übertrieben regulierten Affektwelt darstellen könnten.

Im Laufe unserer Zusammenarbeit wich Barbaras Skepsis gegenüber der Psychotherapie einer gewissen Aufgeschlossenheit, und dies lässt mich hoffen, dass sie ihre Therapie irgendwann in der Zukunft fortsetzen wird. Unsere Arbeit hat ihr dabei geholfen, anzuerkennen, dass Emotionen komplex und reichhaltig sind und dass es sich lohnt, sie zu verstehen, statt ihnen reflexhaft auszuweichen. Wir befanden uns nach wie vor in einem frühen Stadium der Kultivierung mentalisierter Affektivität, doch Barbara hatte zweifellos bereits einige Schritte in dieser Richtung zurückgelegt.

Mark

Mark, ein junger Mann Anfang 20, begab sich in Psychotherapie, nachdem er ein Jahr zuvor eine Opioidsucht überwunden hatte (er hatte einen Suchtpsychiater, der zahlreiche Medikamente verschrieb, u. a. Buprenorphin und Naloxon (Suboxon)). Theoretisch hätte man Mark als erfolgreich betrachten können: Er besuchte eine renommierte Kunsthochschule und hatte soeben ein Studium an einer Ivy League University für Betriebswirtschaftslehre abgeschlossen. Seine Oxycodonabhängigkeit entwickelte sich, nachdem er sich bei einem Softballspiel das Knie verletzt hatte. Zu diesem Zeitpunkt hatte er allerdings schon seit vielen Jahren Alkohol und Drogen (Marihuana und Kokain) konsumiert. Angefangen hatte er damit in der Highschool, und auf dem College hatte er den Konsum gesteigert. Mark war in einer New Yorker Vorstadt aufgewachsen und an seinem abgelegenen College zum Drogendealer geworden. Er war das dritte von insgesamt vier Kindern. Seine beiden älteren Geschwister waren in die Fußstapfen des Vaters getreten und arbeiteten im Familiengeschäft, sein jüngerer Bruder war ein erstklassiger Leichtathlet. Die Familie gehörte zur gehobenen Mittelschicht: Marks Vater hatte das Familienunternehmen erfolgreich ausgebaut und verbrachte nun viel Zeit auf dem Golfplatz. Über seine Mutter, die nicht berufstätig war, sprach Mark weniger. Deren Vater war Alkoholiker, hatte seine Arbeit und dann auch seine Familie verloren. Marks Vater war jüdisch, die Mutter protestantisch. Er selbst war nicht religiös erzogen worden und sprach nie über religiöse oder spirituelle Angelegenheiten.

Seine Diagnose lautete auf Opioidabhängigkeit (in recovery) und NPS. Er gab sich aufgeräumt, war als Student eine große Nummer auf dem Campus gewesen und hatte bei ehrgeizigen, erfolgreich durchgeführten Projekten auf der Universität für Betriebswirtschaft stets die Leitung innegehabt. Er pflegte verächtlich über Andere zu sprechen, war völlig abgeneigt, Enttäuschungen zu thematisieren – z. B. darüber, dass man ihm in der Firma, in der er während des Sommers als Praktikant gearbeitet hatte, keinen Job angeboten hatte, oder darüber, dass seine Freundin mit ihm Schluss gemacht hatte. Es fiel ihm schwer, mir zu erklären, was in der Beziehung schiefgelaufen war. Angeblich, aber wenig glaubwürdig, hatte die Trennung nichts mit seinem Drogenkonsum zu tun. In den ersten sechs Monaten der Behandlung präsentierte er mir seine öffentliche, ausgesprochen gesellschaftsfähige Seite – vor meinem geistigen Auge sah ich uns beide in den ausladenden Ledersesseln eines angesagten Herrenclubs sitzen und mit einem Glas Cognac in der Hand ein gepflegtes Gespräch führen. Ich versuchte, ihn zu ermuntern, eine aufrichtigere Version seiner selbst zu zeigen, und auch wenn er darauf nicht direkt oder unverzüglich einging, bemerkte ich doch, dass er eine verborgene Seite zu offenbaren begann, die einsam und durchaus selbstkritisch war. Niemand, der ihn kannte, hätte geahnt, dass es Wochenenden gab, an denen Mark sich verkroch, unfähig war, seine Wohnung zu verlassen, und sich mit Drogen zudröhnte. Ich versuchte, nachzufühlen, wie schmerzhaft es für ihn sein musste, derart radikal unterschiedliche Selbstzustände zu erleiden, von denen niemand etwas erfahren sollte. Daraufhin erzählte er mir mehr über seine Familie, in der man vorgab, sich miteinander zu amüsieren, während in Wirklichkeit jeder aggressiv mit jedem rivalisierte. Mark hatte das Gefühl, keinerlei Möglichkeit zu haben, sich dieser Art, das Leben zu meistern, zu entziehen, auch wenn er dafür einen Preis zu zahlen hatte – vielleicht sogar einen höheren als die übrigen Familienmitglieder. Er erwärmte sich für die Idee, dass er sich irgendwie als Opfer der Art und Weise fühlte, wie man in seiner Familie mit sich selbst und den Anderen umging, aber es fiel ihm leichter, Andere zu kritisieren, als sich mit dem Beitrag auseinanderzusetzen, den er selbst zu der Dynamik leistete. Mark scheute davor zurück, seinen Neid auf seine Geschwister und die feindseligen Gefühle anzuerkennen, die er insbesondere gegenüber seinem talentierteren jüngeren Bruder hegte. Im Laufe der Zeit bekannte er, dass er in der Familie als selbstsüchtig galt und in Situationen, in denen die Anderen das Zusammensein genießen wollte, häufig Konflikte anzettelte.

Nach knapp einjähriger Behandlung hatte ich den Eindruck, dass es Mark besser ging: Seine Sucht blieb unter Kontrolle, wenngleich er in seiner Freizeit weiterhin Drogen nahm und unentwegt mit seinen verschriebenen Medikamenten experimentierte (und seinen Psychiater drängte, ihm zusätzlich neue Medikamente zu verschreiben). Wir fanden heraus, dass das Medikament seiner Wahl (Oxycontin) für ihn so attraktiv war, weil es ihn in einen Zustand der Entspannung und Gelöstheit versetzte, den er normalerweise nicht erreichte. Mir fiel auf, dass Mark Zugang zu einer großen Bandbreite an Emotionen hatte. Er ertrug es sogar, mit mir über die Zustände zu sprechen, in denen er sich besonders verletzlich fühlte. Seine Grandiosität trat in den Hintergrund, wenngleich zu befürchten war, dass sie sich nach wie vor in seiner großspurigen Behauptung manifestierte, Medikamente und Drogen nicht zu missbrauchen, sondern sie souverän zu nutzen wisse.

Als weiteres positives Zeichen wertete ich, dass man ihm einen neuen Job anbot. Die Firma war zwar nicht ganz so renommiert wie das Unternehmen, in dem er sein Sommerpraktikum absolviert hatte, aber es war trotzdem eine großartige Chance. Etwa um dieselbe Zeit veränderte sich seine Wohnsituation, weil ein Mitbewohner, den er mochte, zu seiner Freundin zog und ein Bekannter einzog, der – wie sich herausstellte – auf Drogen und Partys stand. Mark begann, mit ihm abzuhängen. Zuerst blieb er einfach nur abends länger auf, doch nach und nach steigerte er seinen Marihuanakonsum und nahm gelegentlich auch Kokain. Er ließ Sitzungen ausfallen. Als er einen Rückfall mit Oxycontin hatte, veranlassten sein Psychiater und ich einen stationären Aufenthalt in einer Entzugsklinik. Mark machte dort eine gute Erfahrung, und wir setzten unsere Arbeit nach seiner Entlassung fort. Es ist bezeichnend, dass die Narzisstische Persönlichkeitsstörung in den Entlassungsunterlagen mit keinem Wort erwähnt wurde, obwohl ich mit dem Sozialarbeiter und dem Psychiater über Marks Doppeldiagnose gesprochen hatte.

Mark und ich haben insgesamt vier Jahre miteinander gearbeitet. Als wir die Therapie beendeten, hatte er eine neue Beziehung und war beruflich befördert worden. Sein neuer Job war eine Herausforderung. Man übertrug Mark die Verantwortung für eine interne Umstrukturierung – ein Vertrauensbeweis, der ihn besonders stolz machte. Er konnte sein Konkurrenzdenken kontrollieren und angemessen kanalisieren und war nun weit besser in der Lage, sich mir gegenüber in seiner Verletzlichkeit zu zeigen. Er wusste z. B., dass er darauf achten musste, seine Grandiosität zu zügeln. Er musste sich zurückhalten, um Menschen, die für ihn arbeiteten, nicht herablassend zu behandeln, musste lernen, sich bei seiner Freundin zu entschuldigen, nachdem er sie abscheulich behandelt hatte, und er musste anerkennen, dass seine Zuflucht zu den Drogen ihm das Fortkommen im Leben erschwert hatte. Um ehrlich zu sein: Ganz und gar konnte Mark den Drogen noch immer nicht widerstehen, aber immerhin benutzte er sie nicht mehr auf eine Weise, die seine Persönlichkeitsstörung verschlimmerte und verschärfte. Seine Fähigkeit, seine Affekte zu mentalisieren, bedeutete, dass er verstand, was er fühlte, und begriff, wie dies mit seiner Familiengeschichte zusammenhing. Diese Einsichten erleichterten es ihm, anzuerkennen, dass er durch seine Familie definiert wurde, weckten aber auch den Wunsch in ihm, sich von seinen Angehörigen zu differenzieren.

4.9.4 Abschließende Überlegungen

In beiden Fallgeschichten, die ich hier geschildert habe, kommt es zu einer Unterbrechung der Behandlung – ein Zeichen für den chronischen Charakter der Sucht, doch gleichzeitig wurde dadurch die Bühne für die Bearbeitung der Doppeldiagnose bereitet. Unterbrechungen infolge des Rückfalls in eine Sucht sind in der Psychotherapie nicht ungewöhnlich. Die Wiederaufnahme der Behandlung aber war insofern entscheidend dafür, dass sich der Fokus nicht allzu stark auf die Sucht konzentrierte und die Persönlichkeitsstörung vernachlässigt wurde. Babara war ein schlechter Mentalisierer, begann das Mentalisieren aber zu erlernen: Zumindest rückblickend erkannte sie, dass ihr Verlangen nach Alkohol kein spontanes Bedürfnis war, sondern eine Reaktion auf Gefühle, die weder identifiziert noch verarbeitet wurden. Unsere Arbeit konzentrierte sich darauf, der Patientin zu helfen, negative Emotionen wahrzunehmen, statt vor ihnen zu fliehen. Mark konnte mentalisieren – manchmal sogar sehr geschickt –, hatte aber nicht gelernt, das Mentalisieren einzusetzen, um die Qualität seiner Beziehungen zu verändern. So war er zwar in der Lage, Emotionen zu identifizieren, hatte aber Mühe, sie zu modulieren. Bei Barbara lag ein verdeckter Narzissmus vor, so dass ihre Persönlichkeitsstörung leicht zu übersehen war. Bis ins mittlere Alter hinein hatte sie es vermieden, sich Hilfe zu suchen. Ihr Narzissmus operierte auf einem Borderline-Niveau, und ihre Tendenz zur Alexithymie machte die Behandlung zu einer Herausforderung. Marks Narzissmus war offensichtlicher, und sein Selbstwertgefühl wies erhebliche Schwankungen auf. Die Psychotherapie half ihm, seinen Narzissmus konstruktiv zu nutzen und sich einer neurotischen Funktionsebene anzunähern.

Wenn wir die beiden Fälle miteinander vergleichen, dürfen wir die Suchtstörung gleichwohl nicht vernachlässigen. In gewisser Weise könnte man Barbaras Alkoholismus für weniger schädlich halten als Marks Mehrfachabhängigkeit und seine Opioidsucht (auch wenn mir das Ausmaß der Verheerung, die der Alkohol in Barbaras Leben anrichtete, bewusst ist). Mark hatte Angst, als Heroinabhängiger zu enden. Unsere Arbeit half ihm, sich eine realistische alternative Zukunft vorzustellen. Barbara hatte keine Angst vor einer Abwärtsspirale, sie war in der Gegenwart gefangen und vermied jeden Gedanken an die Vergangenheit oder die Zukunft. Trotz der Unterschiede, was die erarbeiteten Veränderungen und die Behandlungsergebnisse betrifft, strebte ich in beiden Therapien nicht danach, das Problem als Ganzes zu lösen, sondern verfolgte das Ziel, die Sucht und die Persönlichkeitsstörung unter Kontrolle zu bringen.

Meiner Erfahrung nach setzt die erfolgreiche psychotherapeutische Arbeit mit Doppeldiagnose-Patienten eine Verbesserung ihrer Mentalisierungsfähigkeiten voraus. Dennoch betrachte ich das Mentalisieren nicht als Ziel der Behandlung. Das Mentalisieren, insbesondere das Mentalisieren der Emotionen, bahnt den Weg zu einer besseren Selbstregulation, zu weniger krassen Schwankungen der Selbstzustände und zu einer präziseren Wahrnehmung des Einflusses, den das Selbst auf andere Menschen ausübt. Zudem hilft es dabei, sich Anderen und dem, was sie zu geben haben, zu öffnen. Ich habe zu betonen versucht, dass die der Sucht und der NPS zugrunde liegenden Probleme beträchtliche Überschneidungen aufweisen. Darüber dürfen wir aber keinesfalls die Unterschiede zwischen ihnen verkennen. Beide Störungen können getrennt voneinander auftreten. So würden wir beispielsweise nicht erwarten, dass ein Narzisst mit hohem Funktionsniveau die Impulsivität aufweist, die für Suchtstörungen typisch ist. Es gibt Grund zu der Annahme, dass sich die evidenzbasierten psychodynamischen Therapien in die Richtung einer Konzeptualisierung der Behandlung der Doppeldiagnose Sucht und Persönlichkeitsstörungen entwickeln. Diese Ansätze müssen die Arbeit, die auf dem Gebiet der Suchtstörungen geleistet wurde (neurobiologische Forschung und die Theorie der Zustandsveränderungen) integrieren und untersuchen, inwieweit es möglich ist, Sucht und Persönlichkeitsstörung gleichzeitig zu behandeln. In entsprechender Weise können evidenzbasierte psychodynamische Therapien schwerer Persönlichkeitsstörungen einen wesentlichen Beitrag zur Behandlung der Sucht leisten.

Literatur

Auerbach, J. (1993). The origins of narcissism and narcissistic personality disorder: A theoretical and empirical reformulation. In: Psychoanalytic Perspectives on Psychopathology. Hg. von J. Masling, & R. Bornstein. Washington, DC (American Psychological Association), S. 43–68.

Bach S. (1985). Narcissistic States and the Therapeutic Process. New York (Jason Aronson).

Bouizegarene, N. & S. Lecours (2017). Verbal elaboration of distinct affect categories and narcissistic personality disorder features. Psychoanal Psychol 34(3): 279–289.

Cacciola, J., A. Alterman, M. McKay et al. (2001). Psychiatric comorbidity in patients with substance use disorder: Do not forget Axis II disorders. Psychiatr Ann 31(5): 321–331.

Caligor, E. K. Levy & F. Yeomans (2015). Narcissistic Personality Disorder: Diagnostic and clinical challenges. Am J Psychiatry 172(5): 415–22.

Clarkin JF, Caligor E, Stern B, Kernberg OF. Structured Interview of Personality Organization (STIPO). New York: Weill Medical College of Cornell University 2004. [Deutsche Übersetzung von Doering S 2004. https://www.meduniwien.ac.at/hp/psychoanalyse/forschung/diagnostik-downloads/diagnostik-der-persoenlichkeitsorganisation/ (09. August 2019).]

Di Pierro R, Preti E, Vurro N, Madeddu F. (2014). Dimensions of personality structure among patients with substance use disorders and co-occurring personality disorders: a comparison with psychiatric outpatients and healthy controls. Compr Psychiatry 2014; 55(6): 1398–1404.

Diamond, D., F. Yeomans, B. Stern et al. (im Druck). A Clinical Guide for Treating Narcissistic Disorders: A Transference Focused Psychotherapy. New York (Guilford).

DiClemente, C. (2018). Addiction and Change: How Addictions Develop and Addicted People Recover. 2. Aufl. New York (Guilford).

Dombek, K. (2016 [2016]). Die Selbstsucht der anderen: Ein Essay über Narzissmus. Übers. von K. Riesselmann. Berlin (Suhrkamp).

Fischer-Kern, M., S. Doering, S. Taubner et al. (2015). Transference-focused psychotherapy for borderline personality disorder: Change in reflective function. Br J Psychiatry 207(2): 173–174.

Flores, P. (2011). Addiction as an Attachment Disorder. Northvale, NJ (Jason Aronson).

Fonagy, P., G. Gergely, E. L. Jurist et al. (2004 [2002]). Affektregulierung, Mentalisierung und die Entwicklung des Selbst. Übers. von E. Vorspohl. Stuttgart (Klett-Cotta).

Fonagy, P., & E. Allison (2014). The role of mentalizing and epistemic trust in the therapeutic relationship. Psychotherapy (Chic) 51(3): 372–380.

Fonagy, P., P. Luyten & E. Allison (2015). Epistemic petrification and the restoration of epistemic trust: A new conceptualization of borderline personality disorder and its psychosocial treatment. J Pers Disord 29(5): 575–609.

Gabbard, G., & H. Crisp (2018). Narcissism and Its Discontents. Diagnostic Dilemmas and Treatment Strategies with Narcissistic Patients. Washington, DC (American Psychiatric Ass. Publ.).

Gergely, G. (2013). Ostensive communication and cultural learning: The natural pedagogy hypothesis. In: J. Metcalfe & H. S. Terrace (Hg.). Agency and Joint Attention. Oxford (Oxford University Press).

Gergely, G., K. Egyed & I. Király (2007). On pedagogy. Dev Sci 10(1): 139–146.

Gergely, G., & P. Jacob (2012). Reasoning about instrumental and communicative agency in human infancy. In: F. Xu, T. Kushnir & J. B. Benson (Hg.). Advances in Child Development and Behavior, Vol 43: Rational Constructivism in Cognitive Development. San Diego, CA (Elsevier Academic Press), S. 59–94.

Green, A. (1999). The Work of the Negative. London/New York (Free Association Books).

Greenberg, D., J. Kolasi, C. Hegsted et al. (2017). Mentalized affectivity: A new model and assessment of emotion regulation. PLOS ONE, October 18.

Herpertz, S., S. Huprich, M. Bohus et al. (2017). The challenge of transforming the diagnostic system of personality disorders. J Pers Disord 31(5): 577–589.

Hörz-Sagstetter, S., D. Diamond, J. Clarkin et al. (2017). Clinical characteristics of comorbid narcissistic personality disorder in patients with borderline personality disorder. J Pers Disord 31: 1–14.

Hörz-Sagstetter, S. E. Caligor, E. Preti et al. (2018) Clinician-guided assessment of personality using the Structural Interview and the Structured Interview of Personality Organization (STIPO), J Pers Assess 100:1, 30–42, DOI: 10.1080/00223891.2017.1298115

Insel, T. (2003). Is social attachment an addiction disorder? Physiol Behav 79: 351–357.

Jurist, E. (2005). Mentalized affectivity. Psychoanal Psychol 22: 426–444.

Jurist, E. (2008). Minds and yours: New directions for mentalization theory. In: E. Jurist, A. Slade, & S. Bergner (Hg.). Mind to Mind: Infant Research, Neuroscience and Psychoanalysis. New York (Other Press), S. 88–114.

Jurist, E. (2018). Minding Emotions: Cultivating Mentalization in Psychotherapy. New York (Guilford).

Kernberg, O. (1988 [1984]). Schwere Persönlichkeitsstörungen. Übers. von H. Steinmetz-Schünemann. Stuttgart (Klett-Cotta).

Kernberg, O. (2007). The almost untreatable narcissistic patient. J Am Psychoanal Ass 55: 503–539.

Kokkevi, A., N. Stefanis, E. Anastasopoulou et al. (1998). Personality disorders in drug abusers: Prevalence and their association with Axis I disorders as predictors of treatment retention. Addictive Behviors 23(6): 841–853.

Lai, H. M., M. Cleary , T. Sitharthan et al. (2015). Prevalence of comorbid substance use, anxiety and mood disorders in epidemiological surveys, 1990–2014: A systematic review and meta-analysis. Drug Alcohol Depend 154: 1–13.

Lasch, C. (1980 [1978]). Das Zeitalter des Narzissmus. Übers. von G. Burmundt. München (Steinhausen).

Levy, K. N., K. B. Meehan, K. M. Kelly et al. (2006). Change in attachment patterns and reflective function in a randomized control trial of transference-

focused psychotherapy for borderline personality disorder. J Consult Clin Psychol 74(6): 1027–1040
McWilliams, N. & J. Shedler (2017). Chapter 1: Personality Syndromes, P Axis. Psychodynamic Diagnostic Manual. New York (Guilford).
National Institute of Drug Abuse (NIDA). Media Guide. https://d14rmgtrwzf5a.cloudfront.net/sites/default/files/media_guide.pdf
Philips, B., Kahn, U., and Bateman, A. (2012). Drug Addiction. Handbook of Mentalizing in Mental Health Practice. Washington, DC (American Psychiatric Publishing).
Philips, B., P. Wennberg, P. Konradsson et al. (2018). Mentalization-based treatment for concurrent borderline personality disorder and substance use disorder: A randomized controlled feasibility study. Europ Addic Res 24: 1–8.
Preti, E., C. Rottoli, S. Dainese et al. (2015). Personality structure features associated with early dropout in patients with substance-related disorders and comorbid personality disorders. Int J Ment Health Addiction13: 536–547. DOI 10.1007/s11469-015-9540-7
Ronningstam, E. (2014). Introduction to the special series on »Narcissistic personality disorder – New perspectives on diagnosis and treatment.« Personal Disord 5(4): 419–421.
Ronningstam, E. (2011). Narcissistic personality disorder in DSM V–In support of retaining a significant diagnosis. J Pers Disord 25(2): 248–259.
Ronningstam, E. (1996). Pathological narcissism and narcissistic personality disorder in Axis I disorders. Harv Rev Psychiatry 6: 323–340.
Russ, E., J. Shedler, R. Bradley et al. (2008). Refining the construct of narcissistic personality disorder: Diagnostic criteria and subtypes. Am J Psychiatry 165: 1473–1481.
Sansone, R. A., & L. A. Sansone (2011). Personality pathology and its influence on eating disorders. Innov Clin Neurosci 8(3): 14.
Skodol, A., J. Oldham & P. Gallaher (1999). Axis II comorbidity of substance use disorders among patients referred for treatment of personality disorders. Am J Psychiatry 156: 733–738.
Stinson, F., D. Dawson, R. Goldstein et al. (2008). Prevalence, correlates, disability, and comorbidity of DSM-IV narcissistic personality disorder: Results from the wave 2 natiuonal epidemiologic survey on alcohol and related conditions. J Clin Psychiatry Juli: 1033–1045.
Szalavitz, M. (2017 [2016]) Clean. Sucht verstehen und überwinden. Übers. von M. Rometsch. München (mvg). (2016) Unbroken Brain. New York (Picador St. Martin's Press).
Twenge, J., S. Konrath, J. Foster et al. (2008). Egos inflating over time: A cross-temporal meta-analysis of the narcissistic personality inventory. J Pers 76(4): 875–902.
Verheul, R., H. Kranzler, J. Poling et al. (2000). Co-occurrence of Axis I and Axis II disorders in substance abusers. Acta Psychiatr Scand 101: 110–118.
Volkow, N., G. Koob & T. McLellan (2016). Neurobiologic advances from the brain disease model of addiction. N Engl J Med 374(4): 363–371.
Yeomans, F. (2011). Commentary on Elsa Ronningstam's ›Narcissistic Personality Disorder.‹ Personal Ment Health 5: 238–242.
Yeomans, F., J. Clarkin & O. F. Kernberg (2017 [2015]). Übertragungsfokussierte Psychotherapie für Borderline-Patienten. Das TFP-Praxismanual. Übers. von E. Vorspohl. Stuttgart (Schattauer).

4.10 Narzissmus und Psychose

Michael Dümpelmann

4.10.1 Einleitung

Paul Federn (1978 [1956]) bezeichnete Psychosen umstandslos als »narzißtische Geisteskrankheit« (S. 108). Diese Gleichsetzung geht weit. Dennoch gibt es bedeutsame Verbindungen zwischen Narzissmus und Psychosen, insbesondere in Form von Störungen der Selbstentwicklung, die der Hauptgegenstand dieser Abhandlung sind. Sie tragen essenziell zur Entstehung von Psychosen bei und kommen in ihren Symptomen zum Ausdruck. Zum Einstieg in die Thematik wird der Narkissos-Mythos als Fall untersucht. Die in ihm schon enthaltenen Schnittstellen zu Psychosen werden zu einem »Programm« formuliert. Anhand einer Fallgeschichte werden diesem Programm Interpretationen mit aktuellen psychodynamischen Konzepten zu Psychosen gegenübergestellt und diskutiert. Abschließend werden die Beziehungen zwischen einigen narzisstisch geprägten klinischen Typologien und psychotischen Störungen beschrieben.

4.10.2 Der Mythos

Narkissos verliebt sich in sein Bild im Wasser einer Quelle. Will er es ergreifen, verschwimmt es. Als ihm klar wird, dass er kein Objekt, sondern sein Spiegelbild und somit sich selbst begehrt, martert er sich verzweifelt und verschwindet. Soweit der Kern der antiken Legende aus Ovids Metamorphosen (Fink 2005). Eine andere Version spricht direkt vom Suizid (Marneros 2013).

Schon diese fragmentarischen Inhalte zeigen Verbindungen zu Psychosen. Die Abwendung von der äußeren Welt und die Hinwendung zur eigenen Person bilden in Freuds Arbeit über den Gerichtspräsidenten Schreber (Freud 1911c) und in seiner Abhandlung »Zur Einführung des Narzißmus« (1914c) Grundlinien eines frühen triebdynamischen Psychosenkonzepts: Abzug der Libido von der Außenwelt und deren Ersetzung durch Projektion. Die Ersetzung äußerer durch innere Wirklichkeit wird als Rekonstruktion und Ich-Leistung verstanden und auch als Abwehr von Beziehungswünschen interpretiert. Darüber hinaus wird aber auch Fusion metaphorisiert, der Verlust eines abgrenzbaren Selbst, *das* Kernphänomen von Psychosen. Auch fehlgeschlagene Beziehungen zu äußeren Objekten, die der Selbstspiegelung vorangingen, sind Thema des Mythos. Die Beziehung zur Nymphe Echo fällt darunter besonders auf: Echo ist in Narkissos verliebt, kann aber nicht sprechen, sondern »echot« nur, wiederholt stets die letzten seiner eigenen, an sie gerichteten Worte und kann nichts von sich sagen. Diese frühen Ansätze zu einem Psychosenkonzept unterscheiden sich markant von damals üblichen Sichtweisen, die in psychotischen Symptomen meist biologisch bedingte Fehlfunktionen sahen (Schott & Tölle 2006). Auch das Thema »Suizid« führt zu Psychosen. Der französische Dichter Antonin Artaud beschreibt seine Psychose als »vorweggenommenen Suizid« (zit. nach Benedetti 1991, S. 131). Welches Suizidmotiv kann sich ergeben, wenn das eigene Spiegelbild zum Objekt des Begehrens wird? Im Mythos fällt Sich-Begehren mit Sich-Verzehren zusammen, denn jeder Versuch, sich sein Selbstbild im Spiegel zu eigen zu machen (Lacan 1991 [1949]), führt zugleich zu dessen Verlust. Somit berichtet auch schon der Mythos von Störungen des intersubjektiven Austauschs und von negativen zwischenmenschlichen »Spiegelbildern«.

Fasst man zusammen, was sich bereits im Narkissos-Mythos zu Psychosen finden lässt, zeigen sich Problemfelder, die auch für die aktuelle Betrachtung von Zusammenhängen zwischen Narzissmus und Psychosen wesentlich sind, nämlich

- die Entstehung und die Funktion psychotischer Symptome,
- das Problem mit der Realität bzw. der Realitätskonstruktion,
- die Entwicklung der Grenzen zwischen Selbst und Objekt und schließlich
- die Einflüsse von Beziehungen und Traumatisierungen.

4.10.3 Eine Fallgeschichte

Herr B. war ein großgewachsener junger Mann mit Bart, langem Mantel und schweren Stiefeln – eine imposante Erscheinung, zu der ein Kollege »wie ein Gutsherr« assoziierte. Er war Student der Medizin. Nach kurzer Vorbehandlung in einer psychiatrischen Klinik wegen einer schizophrenen Psychose war er zur stationären Psychotherapie in unsere Klinik verlegt worden. Als er zum ersten Termin mit mir als zuständigem Abteilungsleiter kam, rannte er förmlich in mein Zimmer und warf sich in den Sessel. Ohne dass ich zu Wort kam, eröffnete er das Gespräch damit, dass er nicht wegen einer Krankheit komme, sondern »Opfer einer mystischen Attacke« sei. Man habe ihm sein »Ich gestohlen«. Ich fühlte mich geradezu explosiv überrannt und ohnmächtig, war aber auch sehr besorgt um ihn und spürte Mitleid wegen der schlimmen Erkrankung dieses jungen Kollegen. Ich hörte ihm eine Weile zu und erfuhr, dass ein Bekannter dämonische Macht über ihn ausüben würde. Nach einiger Zeit übernahm ich aktiv die Steuerung des Gesprächs und erkundigte mich nach seiner aktuellen Lebenssituation, nach der Zeit in der Psychiatrie und den ersten Eindrücken hier bei uns. Herr B. stammte aus einer ländlichen Kleinstadt und war der ganze Stolz seiner Familie, weil er unverzüglich zum Medizinstudium zugelassen worden war. Seine Eltern waren »kleine Leute«, die es mit Fleiß und Sparsamkeit zu einem eigenen Haus gebracht hatten. Sein Vater hielt sich meist passiv und konfliktvermeidend im Hintergrund, während die Mutter fürsorglich dominierend Regie führte. In der Adoleszenz war für ihn der Kontakt zu einem Bekannten wichtig geworden. Der Mann war etwa im Alter der Eltern des Patienten, aber im Unterschied zu ihnen weltoffen, beruflich sehr erfolgreich und wohlhabend. Die beiden trafen sich oft und sprachen über »Gott und die Welt«. Der Patient idealisierte den Älteren und wollte ihm ähnlich sein. Im Studium, weit entfernt vom Heimatort, fand er kaum Kontakt. Dass er nicht an seine schulischen Glanzleistungen anzuschließen vermochte, was für ihn erschreckend. Er zog sich für längere Zeit nach Hause zurück und offenbarte sich seinem Bekannten, obwohl ihm das sehr schwer fiel. In dieser Situation entwickelten sich erste psychotische Symptome, die schließlich im Erleben einer machtvollen Beeinflussung und magischer Eingriffe in sein Inneres gipfelten. Die stationäre Behandlung bei uns – Einzel- und Gruppenpsychotherapie in Kombination mit maßvoller Neurolepsie – verlief erfolgreich und konnte nach vier Monaten ambulant fortgesetzt werden. Herr B. berichtete während seines Aufenthalts bei uns ausführlich über sein psychotisches Erleben und seine Beziehungen. Zwei seiner Schilderungen sind hier von besonderem Interesse: Er hätte sich extrem geschämt, seinem Bekannten seine Probleme mit dem Studium zu offenbaren; auch die Scham, mir als »fertigem« Arzt so krank unter die Augen zu treten, sei unerträglich gewesen. Und seine Mutter hätte ihm öfters Neuroleptika ins Essen gemischt, wenn er gezögert hätte, sie einzunehmen. Gemerkt habe er dies an muskulären Spannungen, Nebenwirkungen der Medikamente. Die Mutter sei schon immer so gewesen: Sie bestimme, was zu geschehen habe, und handele, ohne auf seine Gefühle und Befürchtungen Rücksicht zu nehmen. Zu ergänzen ist hier, dass die heimliche Medikamentenverabreichung von seinen Eltern bestätigt wurde und es sich also nicht um eine Wahnvorstellung handelte.

4.10.4 Zur Entstehung und zur Funktion psychotischer Symptome

Bei Herrn B. kommt es zur Psychose, wie er in ein Dilemma gerät, in dem selbst- und objektbezogene Strebungen nicht nur konfligieren, sondern schroffe Gegensätze bilden (Mentzos 2011): Je mehr er die Schamgefühle, die ihm seine Studienprobleme bereiten, zulässt, desto größer wird der Wunsch, sich jemandem hilfesuchend anzuvertrauen. Dem stehen jedoch seine Ängste vor Auslieferung und Bemächtigung entgegen. Bei seinem Bekannten und bei mir sucht der Patient Rat und Hilfe. Genau dadurch aber wird er mit Objekten konfrontiert, die sein Ideal verkörpern – der Bekannte ist erfolgreich, ich selbst bin als Arzt »in Amt und Würden«. Seine Spiegelbilder zeigen Herrn B. also zugleich, wie weit er selbst von seinem Ideal entfernt ist – eine narzisstische Katastrophe. Burnham (1969) fand für diese interpersonelle Konstellation mit Wünschen nach Nähe und Zuwendung auf der einen und Neid, Hass und Angst auf der anderen Seite den Begriff des Need-Fear-Dilemmas [object need-fear dilemma]. Im Erleben dieses Dilemmas setzt der Wahn ein: Nicht Herr B. kollabiert in diesem hochemotionalen Patt, sondern sein Ich wird durch eine mystische Attacke gestohlen. Dieser Wahninhalt korreliert präzise mit der Auflösung gewohnter Grenzen zwischen Selbst und Objekt bzw. Innen und Außen im fusionären Modus der Psychose. Der subjektiv empfundene Selbstverlust fällt mit dem Verlust der Grenzen des Selbst zusammen. So entsteht ein Zustand extremer Hilflosigkeit, in dem bedrohliche äußere Objekte das ungeschützte Ich zwar nicht stehlen, es aber beeinflussen und sich seiner bemächtigen.

Lässt sich all dies als Besetzungsrückzug von der Außenwelt verstehen? Ist der Wahn lediglich als projizierte Rekonstruktion einer verleugneten Objektwelt anzusehen und entwickelt der Patient keine Übertragung (vgl. Freud 1914c)? Die Wahninhalte, die Interaktion im Gespräch und die klar identifizierbaren Funktionen der psychotischen Symptomatik sprechen dagegen. Im Wahn taucht verzerrt, aber erkennbar eine gleichermaßen gesuchte wie ängstigende Beziehung zu einem Objekt auf, die sein Selbst bedroht – zunächst die Mutter, dann der Bekannte und schließlich ich als Therapeut. Die Interaktion mit mir startet mit einem schrillen Appell, bis ich vorsichtig, aber wirksam die Kontrolle übernehme. Das heißt, ich »stehle« sein Ich nicht, sondern schütze es mit meinen Mitteln – eine handelnde und von meiner Gegenübertragung geleitete Antwort. Auch die Symptome selbst bewirken schützende Distanz, indem sie wichtige Erlebnisse verrätseln und meinem verbalen »Zugriff« vorerst entziehen. So werden labile Grenzen abgedichtet und »das Grauen vor der Vernichtung« (Kernberg 1997 [1992], S. 244) im Identitätsverlust vermieden. Die frühen Annahmen zum Narzissmus bei Psychosen sind jedoch nicht obsolet. Sie unterstreichen insbesondere den Rückzug vieler Patienten aus sozialen Kontakten (vgl. Küchenhoff 2012). Die Interpretation psychotischer Phänomene mit einem triebdynamischen Deutungsprogramm stößt jedoch bei den Inhalten von Wahn und Halluzinationen an ihre Grenzen. Ein »gestohlenes Ich« bildet nicht nur ein Triebgeschehen ab, sondern ist insbesondere ein Ausdruck von Störungen in der Regulation von Selbst, Affektivität und Beziehungen, denen spätere Psychosekonzepte zentrale Bedeutung beimessen (Sullivan 1962; Benedetti 1983 [1980]; Mentzos 1991; Kernberg 1997 [1992]).

4.10.5 Realität und Realitätskonstruktion

Ist von einem »gestohlenen Ich« und einer »mystischen Attacke« die Rede, ist das zunächst als Ausdruck konkretistischen und magischen Denkens zu verstehen, als ›E. T. A. Hoffmann pur‹. Das heißt, hier manifestiert sich eine offensichtliche Störung der Realitätsprüfung. Der Kontext dieser Worte zeigt indes, dass Herr B. äußerst präzise den Moment antizipiert, in dem ich dazu ansetze, ihn nach seinen Symptomen zu fragen – und damit ihn als Kranken und mich als Arzt zu definieren. Und noch vor der Mitteilung seines Wahns sagt er explizit, es handle sich bei ihm nicht um eine »Krankheit«. Die sprichwörtliche »doppelte Buchführung« lässt sich hier förmlich greifen. Der Widerspruch zwischen Magie hier und Präzision dort lässt sich auflösen, wenn man von unterschiedlichen

Realitätskonstruktionen ausgeht, die jeweils unterschiedliche Bereiche von Wahrnehmung und Erleben wiedergeben. Wahnhaft und damit nicht figural-trennscharf, sondern medial-anspielend (Bischof 1996) abgebildet wird hier die brisante Beschämung in der Spiegelung durch mich als mächtigem Arzt, seinem Ideal (Lacan 1991 [1949]). Auch die psychotische Identifizierung (Kernberg 1997 [1992]) in den Wahninhalten zeigt auf den zweiten Blick Realität: Objektaspekte der »fürsorglich« bemächtigenden und übergriffigen Mutter, seines ähnlich erlebten Bekannten sowie seine Affekte in diesen für sein Selbstgefühl wichtigen Beziehungen. Mit der gleichen Beziehungsstruktur ist er dann auch bei mir konfrontiert und antizipiert, einmal mehr massiv beschämt und ohnmächtig dazustehen. Eine narzisstische Katastrophe droht und mobilisiert unerträgliche Affekte. Genau hier wird der Modus der Symbolisierung verändert, nämlich fiktionalisiert und dem Erleben des äußeren Kontexts entzogen. Noch ein weiterer Realitätsaspekt ist zu erkennen. Psychische Realität zeigt sich auch in Übertragung und Gegenübertragung. Die Hilflosigkeit bei der Suche nach Behandlung wird negativiert (Benedetti 1983 [1980]): Nicht Ambivalenz der Therapie gegenüber wird ausgesprochen, sondern der gleichermaßen erwünschte wie gefürchtete Kontakt wird wahnhaft als Attacke und Einbruch ins Selbst erlebt. Die Vorstellung »Kontakt« bleibt erhalten, wird aber zu einem Eingriff negativiert. Mein Verhalten, eher ›aus dem Bauch‹ denn reflektiert, antwortet aber auf den Kontaktwunsch, indem ich spürbar die Kontrolle übernehme und doch auch – ein wenig – eingreife. Psychotische Symptome sind keine Neuschöpfungen, sondern repräsentieren auch reale Erfahrungen, wenngleich oft stark verzerrt, dekontextualisiert und negativiert bis hin zu katastrophischer Grandiosität, mit der die Auflösung der Grenzen als Tod des Selbst metaphorisiert wird (Benedetti 1983 [1980]). Freuds Annahme des Verlusts der Sachvorstellung bei Psychosen (Freud 1915e) lässt sich so nicht bestätigen und ist zu modifizieren: Es geht um die Art und Weise, wie »Sachen« symbolisiert werden.

4.10.6 Grenzen und Grenzstörungen

Die Fähigkeit, Grenzen zu den Objekten erleben zu können, ist für das Erleben des Selbst fundamental, weil allein schon dessen Abgegrenztheit eine frühe Form von Autonomie und Identität bewirkt, deren Verlust in psychotischen »Todeslandschaften« gleichsam dokumentiert wird (Benedetti 1983 [1980]). Die Entstehung entdifferenzierter »Aggregate« (Federn 1978 [1956], S. 108) wird zumeist mit Projektion und Introjektion über Grenzen hinweg erklärt. Eine Alternative dazu ist das Konzept von Störungen der Grenzen an sich, das einen ich-funktionalen Akzent setzt.

Ihre Entstehung ist in der Nachfolge Federns (1978) zum Forschungsgegenstand geworden. Dornes (1993) beschreibt drei Entwicklungsfaktoren, die für die Bildung psychischer Grenzen wesentlich sind: Gute frühe Erfahrungen mit dem Willensgefühl, der Propriozeption und mit differenziellen Kontingenzen. Kontingenzen sind Ursache-Wirkungs- bzw. Funktionsschemata von Beziehungen. Bei Herrn B. lässt sich erfassen, dass es an guten Erfahrungen mit dem Willensgefühl mangelte und es viele Kontingenzen massiver Fremdbestimmung gab – beides Erfahrungen, die das Erleben von Autonomie und Urheberschaft massiv beeinträchtigen.

Störungen der Grenzen lassen sich auch mit funktioneller Magnetresonanztomografie darstellen. Bei Psychosen wurden dabei gestörte Reizdifferenzierung und -verortung, intrinsische Übererregung des Gehirns und Entdifferenzierung von selbst- und fremdreferenziellen Stimuli gefunden, allesamt neurobiolgische Korrelate der psychischen Funktion »Grenzen« (Northoff & Dümpelmann 2015).

In der Zeit, in der psychische Grenzen entstehen, ist der affektive Austausch zwischen Kind und Bezugsperson – das »Präludium der Mentalisierung« (Fonagy et al. 2004 [2002], S. 12) – von höchster Bedeutung für die Entwicklung des Selbst. Störungen der Regulierung und Mentalisierung von Affekten sind eng mit der Entstehung labiler Grenzen verknüpft (Dümpelmann 2010). Können Affekte wahrgenommen und verortet, von der eigenen Person ausgehend toleriert und auch als sozial wirkmächtig integriert werden? Wurden kindliche Affekte vom Objekt adäquat beantwortet? Liefen sie ins Leere? Reagierte das Objekt überschwemmend oder mit seinen Affekten ansteckend? Bei Herrn B. lässt sich sehen, dass er bei der Suche nach Nähe ebenso wie in seinem Expansionsstreben und seiner Aggressivität stark gehemmt war und entsprechende Affekte kaum wahrnehmen und wirkmächtig äußern konnte. Im Wahn tauchen dann alte Verhältnisse auf: vitale und wuchtige Affekte stammen nicht von ihm, sondern vom Objekt, das Nähe bemächtigend herstellt.

4.10.7 Beziehungserfahrungen und Traumatisierungen

Solche Kontingenzen, die sich auch im Wahn erkennen lassen, enthalten Erfahrungen mit der von Gergely (2002) so genannten »markierten Affektspiegelung«. Durch die Prozedur des Spiegelns gibt die Bezugsperson dem Kind seine Affekte zurück, jedoch in »markierter« Form, was dem Kind ermöglicht, zwischen »Sender« und »Empfänger« zu unterscheiden und die Regulierung des Affekts durch die Bezugsperson zu erkennen. Emotionale Verbindung durch gemeinsam geteilte Affekte ist dann ohne Grenzverwischung und ohne Fusion möglich, weil die markierten Affektantworten die Signatur des Objekts tragen: Das kommt vom Du und nicht vom Ich. Markierte Affektspiegelungen sind für Entwicklung wie Störungen von Identität und Grenzen bedeutsam, weil sie Referenzen, d. h. Bezugswerte des affektiven Austauschs, verankern (vgl. Dornes 2000). Im Wahn von Herrn B. wird z. B. die Suche nach Hilfe als mit drastischer Bemächtigung legiert erlebt. Befunde aus der Entwicklungspsychologie sind sehr hilfreich, um die Entstehung von Psychosen zu verstehen (Hartmann 2003). Analoges gilt für Erkenntnisse aus der Forschung zur Rolle psychischer Traumatisierungen für spätere Psychosen (Dümpelmann 2003; Schäfer et al. 2008; Reich u. Klütsch 2014). Beziehungstraumata durch das Verletzen von Grenzen oder deren Entzug sind hier die Regel. Aspekte der traumatischen Erlebnisse können in psychotischen Symptomen auftauchen; ein Beispiel wäre im Falle von Herrn B. der attackierende Zugriff anstelle empathischen Kontakts. Klinisch bedeutsamer dürften aber Störungen der Entwicklung von Ich-Funktionen durch Traumatisierungen sein. Herr B. hatte nicht »gelernt«, sich in eigener Regie anderen zuzuwenden, sich zu öffnen, dabei seine Grenzen zu wahren und sie notfalls auch zu verteidigen.

4.10.8 Nosologische Überlegungen und Fazit

Zumindest akute psychotische Syndrome unterscheiden sich meist prägnant von anderen, die »narzisstisch« genannt werden, aber keine produktiven Symptome entfalten. Wenn diese fehlen oder nur gering ausgeprägt sind, wie dies bei einigen psychosenahen Störungsbildern vorkommt, kann die deskriptive Unterscheidung schwierig sein. Während Menschen mit narzisstischen Störungen oft abgeschottet und unerreichbar sind und in Beziehungen die Bestätigung dafür suchen, sich in ihrer Macht und Einzigartigkeit von anderen abzuheben, sind psychotische Menschen im Kontakt eher unsicher und distanziert, um sich angesichts ihrer extremen Erreichbarkeit und Beeinflussbarkeit, die sie vulnerabel macht, zu schützen. Gelingt das nicht, wozu es i. Ü. häufig bei Verliebtheit kommt, werden leicht die Grenzen zwischen Selbst und Objekt labilisiert. Gemeinsamkeiten gibt es aber zwischen dem Typus des »hypervigilanten Narzissten« (Gabbard 2005, S. 487) und der prämorbiden Persönlichkeit beim sensitiven Beziehungswahn (Kretschmer 1927; Schödelbauer 2016). Psychodynamisch wie strukturell betrachtet finden sich bei Psychosen wie bei narzisstischen Störungen aber erhebliche Ähnlichkeiten in Form von Störungen des Selbst und der Selbstregulierung, so dass sich Federns anfangs erwähnte Gleichsetzung von Psychosen mit Narzissmus partiell nachvollziehen lässt. Unübersehbar sind jedoch unterschiedliche, manchmal fast gegensätzlich wirkende Modi der Verarbeitung. Kommt es bei narzisstischen Störungen zur Bildung eines pathologischen Selbst bis hin zum Größenselbst (Kernberg 2009), liegt der Akzent bei Psychosen auf der Labilität der Grenzen zwischen Selbst und Objekt. Zwei Seiten einer Medaille? Das bleibt offen. Die Störungen der Grenzen bei Psychosen bilden jedoch ein markantes Differenzialkriterium und liefern wichtige Ansatzpunkte für eine entsprechend modifizierte Behandlung (Küchenhoff 2012; Dümpelmann 2018), auch wenn sie zusammen mit narzisstischen Symptomen auftreten. Psychosen stellen keine homogene Störungsgruppe dar. Ihre Symptome treten breit verteilt und in subklinischer Ausprägung sogar bei relativ Gesunden auf (Rössler et al. 2007). Auch eine spezielle Affinität von Cluster-B-Persönlichkeitsstörungen zu Psychosen ließ sich bei Untersuchung der Übergänge von Persönlichkeitsstörung zu Psychose empirisch nicht bestätigen. Zwanghafte und ängstlich-selbstunsichere Störungsbilder zeigten dabei ähnlich hohe bzw. etwas höhere Übergangsraten (Klosterkötter et al. 1997). Cluster-B- und damit auch Narzisstische Persönlichkeitsstörungen wurden früher häufig als »Grenzfälle« bezeichnet, weil man annahm, dass nach ihnen als »worst case« der Strukturpathologie der Bereich der Psychosen käme. Klinik und Empirie bestätigen dies nicht. Man könnte spekulieren, was passiert wäre, wenn Anders Breivik die Möglichkeit gehabt hätte, psychotisch zu werden. Psychodynamische Konzepte zu Psychosen unterstreichen den Begriff »Grenzfall« – allerdings in dem Sinn, dass Störungen der Grenzen zwischen Selbst und Objekt den Akzent setzen, ein narzisstisch hoch relevanter, aber auch eigenständiger Störungsaspekt. Das lässt an Griesingers (1861) historisches Konzept der Einheitspsychose denken. Ins Psychodynamische übertragen, wären demnach psychotische Symptome Zeichen einer besonderen strukturellen Prädisposition, die unterschiedlich ausgeprägt und in Kombination mit vielen anderen Symptomen manifest werden kann, bei Schizophrenien und deren Negativsymptomen etwa gravierender als bei Persönlichkeits- und anderen Störungen, bei denen es eher zu zeitlich begrenzten und weniger das Gesamtbild bestimmenden psychotischen Symptomen kommt. Anders formuliert, würden damit dimensionale Störungsaspekte des Psychotischen betont.

Literatur

Benedetti, G. (1983 [1980]). Todeslandschaften der Seele. Übers. von P. Rychner. 2. Aufl. Göttingen (Vandenhoeck & Ruprecht) 1991.

Bischof, N. (1996). Das Kraftfeld der Mythen: München (Piper).

Burnham, D. L. (1969). Schizophrenia and the Need-Fear-Dilemma. New York (International Universities Press).

Dornes, M. (1993). Der kompetente Säugling: Frankfurt/M. (Fischer).

Dornes, M. (2000). Affektspiegelung – Zur symbol- und identitätsbildenden Funktion früher Interaktion. In: U. Streeck (Hg.). Erinnern, Agieren und Inszenieren. Göttingen (Vandenhoeck & Ruprecht), S. 59–85.

Dümpelmann, M. (2003). Traumatogene Aspekte bei psychotischen Krankheitsbildern. Selbstpsychologie 2: 184–206.

Dümpelmann, M. (2018). Psychodynamische Behandlung psychotischer Störungen. Wenn die Grenze der Fall ist. Stuttgart (Kohlhammer).

Federn, P. (1978 [1956]). Ichpsychologie und die Psychosen: Frankfurt/M. (Suhrkamp).

Fink, G. (2004). Ovids Metamorphosen. München (Piper).

Fonagy, P., G. Gergely, E. L. Jurist et al. (2004 [2002]). Affektregulierung, Mentalisierung und die Entwicklung des Selbst. Übers. von E. Vorspohl. Stuttgart (Klett-Cotta).

Freud, S. (1911c). Psychoanalytische Bemerkungen über einen autobiographisch beschriebenen Fall von Paranoia (Dementia paranoides). G. W. VIII, S. 239–316.

Freud S. (1914c). Zur Einführung des Narzißmus. G. W. X, S. 137–170.

Freud S. (1915e). Das Unbewußte. G. W. X, S. 264–303.

Gabbard, G. (2005). Psychodynamic Psychiatry in Clinical Practice. Arlington (American Psychiatric Publishing).

Gergely, G. (2002). Ein neuer Zugang zu Margaret Mahler; normaler Autismus, Symbiose, Spaltung und libidinöse Objektkonstanz aus der Perspektive der kognitiven Bindungstheorie. Psyche – Z Psychoanal 56: 809–838.

Griesinger, W. (1861). Die Pathologie und Therapie der psychischen Krankheiten. Stuttgart (Krabbe).

Hartmann, H-P. (2003). Der Beitrag der Säuglingsforschung zur Ätiopathogenese psychotischer Erkrankungen. Selbstpsychologie 2: 207–270.

Kernberg, O. F. (1997 [1992]). Wut und Hass. Übers. von C. Trunk. Stuttgart (Klett-Cotta).

Kernberg, O. F. (2009). Eine zeitgenössische Interpretation von »Zur Einführung des Narzissmus«. In: ders. & H.-P. Hartmann. Narzissmus. Stuttgart (Schattauer), S. 115–131.

Klosterkötter, J., G. Gross, G. Huber et al. (1997). Sind selbst wahrnehmbare neuropsychologische Defizite bei Patienten mit Neurose- oder Persönlichkeitsstörungen für spätere schizophrene Erkrankungen prädiktiv? Nervenarzt 68: 196–204.

Kretschmer, E. (1927). Der sensitive Beziehungswahn. Berlin (Springer).

Küchenhoff, J. (2012). Psychose. Gießen (Psychosozial-Verlag).

Lacan, J. (1991 [1949]). Das Spiegelstadium als Bildner der Ichfunktion. In: ders., Schriften I. Weinheim (Quadriga), S. 61–70.

Marneros, A. (2013). Irrsal! Wirrsal! Wahnsinn! Stuttgart (Schattauer).

Mentzos, S. (1991). Psychodynamische Modelle in der Psychiatrie. Göttingen (Vandenhoeck & Ruprecht).

Mentzos, S. (2011). Lehrbuch der Psychodynamik. Göttingen (Vandenhoeck & Ruprecht).

Northoff, G., & M. Dümpelmann (2015). Schizophrenie – neuro-psychoanalytische Aspekte eines Dilemmas. In: M. Leuzinger-Bohleber, H. Böker, T. Fischmann et al. (Hg.). Psychoanalyse und Neurowissenschaften. Stuttgart (Kohlhammer), S. 109–128.

Reich, G., & V. Klütsch (2014). Familiendynamik und juvenile Psychose. In: B. Graf von Schimmelmann & F. Resch (Hg.). Psychosen in der Adoleszenz. Stuttgart (Kohlhammer), S. 103–118.

Rössler, W., A. Riecher-Rössler, J. Angst et al. (2007). Psychotic experiences in the general population: A twenty-year prospective community study. Schizophr Res 92: 1–14.

Schäfer, I., C. A. Ross & J. Read (2008). Childhood trauma in psychotic and dissociative disorders. In: A. Moskowitz, I. Schäfer & M. J. Dorahy (Hg.). Psychosis, Trauma and Dissociation. Chichester (John Wiley & Sons), S. 135–150.

Schott, H., & R. Tölle (2006). Geschichte der Psychiatrie. München (C. H. Beck).

Schödelbauer, M. (2016). Wahnbegegnungen. Köln (Psychiatrie Verlag).

Sullivan, H. S. (1962). Schizophrenia as a Human Process. New York (Norton).

4.11 Körper und Narzissmus

Joachim Küchenhoff

4.11.1 Einleitung

Es ist die Aufgabe des gesamten Buchs und nicht die eines einzelnen Kapitels, den komplexen und vieldeutigen Begriff des Narzissmus zu definieren. Dennoch ist es, wenn das Verhältnis des Körpers zum Narzissmus behandelt wird, notwendig zu bestimmen, was den Narzissmus in seinen Grundzügen kennzeichnet. Ohne weitere theoretische Herleitung lassen sich folgende Merkmale benennen. Immer spielt im Narzissmus die verstärkte Beachtung oder Besetzung des Selbst eine Rolle, wobei die Qualität dieser Selbst-Besetzung erst einmal offen bleibt; sie ist nicht nur auf die Selbstliebe zu beschränken; sie kann sich auch affektneutral in einer vermehrten kognitiven Aufmerksamkeit auf sich selbst oder aber negativ in einer selbstdestruktiven Weise äußern. Die Besetzung kann primär sein oder sekundär, d.h. die Hinwendung (auf das Selbst) kann entweder voraussetzungslos, unabgeleitet und unmittelbar erfolgen, oder sie kann sich einer Rückwendung (von der Objektbeziehung) verdanken.

Die narzisstische Dimension des Körpers lässt sich nur erschließen, wenn vorab das Verhältnis von Körper und Selbst geklärt wird. Dafür lohnt ein Blick auf die Entwicklung von Körper und Selbst, also eine entwicklungspsychologische Perspektive. Insofern der Körper bzw. die seelische Repräsentation des Körpers, das Körperbild, Teil des Selbstbildes ist, schließen sich Fragen an, welche Funktion die vermehrte Besetzung des Körperselbst (so war eben der Narzissmus definiert worden) übernimmt. Trägt sie zum Gefühl der Lebendigkeit bei und stärkt so das Selbstgefühl? Oder dient sie dem Zweck, ein unsicheres Selbstgefühl oder Selbstwerterleben zu kompensieren? Die Antworten auf diese Fragen sind normalpsychologisch ebenso relevant wie klinisch. Es wird also i.E. nicht allein um klinisches Leiden, sondern auch um sozialpsychologische Phänomene gehen.

4.11.2 Entwicklungspsychologie: Körperbild, Körpererleben, Selbstbild

Das Körperbild ist Teil des Selbstbildes, es steht sogar an dessen Ursprung, wie Freud zu Recht feststellt, wenn er sagt, dass das Selbst (bei ihm noch das Ich) uranfänglich ein körperliches sei:

> *»Das Ich ist vor allem ein körperliches, es ist nicht nur ein Oberflächenwesen, sondern selbst die Projektion einer Oberfläche.« (Freud 1923b, S. 253)*

Wenn die Selbstvorstellung aus einer mentalen Projektion der Körperoberfläche entsteht, dann folgt daraus, dass Grenzerfahrungen am Körper für die Ausbildung einer Selbstvorstellung zentral sind, denn über Oberflächen wird der Kontakt zur, aber auch die Begrenzung von der Umwelt festgelegt. Am anschaulichsten wird dieser Zusammenhang dann, wenn wir reflektieren, wie sehr die Haut als Grenzorgan wirkt (Anzieu 1991 [1985]). Didier Anzieu nennt das aus der taktilen Erfahrung der Hautoberfläche abgeleitete und seelisch ausgearbeitete Selbstbild das »Haut-Ich«. Dieses Haut-Ich fungiert als der psychische Erbe frühester taktiler Erfahrungen und übernimmt wichtige Funktionen in der Herausbildung des Selbst. Es stiftet beispielsweise die Erfahrung des Zusammenhalts: nur wenn Mutter und Kind sich in einer »inclusion mutuelle« begegnen, sich in ihrem Erleben wechselseitig einschließen können, wenn dieses Umgeben-Sein durch den mütterlichen Körper spürbar ist und aufgenommen, verinnerlicht werden kann, kann es auch ein Gefühl von Selbstkohärenz geben. Das Haut-Ich vermittelt ferner die Erfahrung der Abgrenzung vom Anderen. Anzieu benutzt die Metapher einer doppelblättrigen Oberfläche, die aus dem Ineinander der mütterlichen und der kindlichen Haut resultiert. Keines der Blätter darf dabei zu dick sein, weil das andere dann nicht mehr seinen Anteil an der Schutzfunktion hätte. Das Haut-Ich, also das primordiale Körperselbst, das durch die taktilen Erfahrungen der Haut entsteht, trägt zudem zum Bewusstsein der eigenen Individualität bei: taktile Erfahrungen sind unmittelbar, und sie sind nicht verallgemeinerbar. Wenn ich berührt werde oder wenn ich selbst berühre, spüre ich mich als Individuum.

Natürlich entwickelt sich das Körperselbst und in seiner Folge das Selbstbild nicht nur über die Introjektion von Hauterfahrungen. Freud (1915c) hat die gesamte psychosexuelle Entwicklung des Kindes, seine Selbstwerdung, als geprägt durch die erotisch besetzten Grenzorgane der Übergangsschleimhäute von Mund, After, Genitale beschrieben. Andere körperliche Grenzerfahrungen hat Daniel Stern (1992 [1986]) betont. Insbesondere die Motorik spielt für Abgrenzung eine leicht übersehene, aber gleichwohl eminente Rolle. Die Wahrnehmung, dass die Bewegung des eigenen Körpers repetitiv möglich ist, nicht aber die Manipulation von fremden Objekten, fördert die Selbstkohärenz, also die Erfahrung von Grenzen zwischen Selbst und Anderem. Auch die übrigen Dimensionen des emergenten, des sich entwickelnden Selbst sind auf ihre körperlichen Grunderfahrungen zurückzuführen. Stern spricht von der Selbstwirksamkeit, dem Erleben also, etwas bewirken zu können, von der Selbstaffektivität, also der Erfahrung, dass Gefühle zur eigenen Person gehören, und der Selbstgeschichtlichkeit, also der Vorstellung einer Selbstkonstanz über die Zeit hin.

Das Körperselbst entsteht also aus der Abgrenzung von der Umgebung, vor allem aus der Differenzierung zwischen Selbst und Anderem: Das Körperselbst bildet sich dementsprechend aus einer primordialen Intersubjektivität. V. a. für die emotionale Färbung des Körpererlebens spielt die frühe Beziehung eine nicht zu unterschätzende Rolle. Der Körper ist primär nicht ein Körper-Selbst, sondern ein Körper in Interaktion oder sogar in Ungetrenntheit. Winnicotts berühmte Formel »There is no such thing as a baby« (Winnicott 1960, S. 39) ließe sich variieren: »Es gibt keinen individuellen Körper, sondern nur die Verbindung zwischen Körpern.« Die Abgrenzung vom Anderen aber prägt die Qualität des Körpererlebens tiefgreifend und dauerhaft. Das Erleben des eigenen Körpers trägt die Spuren intersubjektiver Einschreibungen. Das Erleben des eigenen Körpers baut auf der geteilten Körpererfahrung auf, der »Zwischenleiblichkeit« (Merleau-Ponty 1966 [1945]).

Die vielfältigen und zunächst inkongruenten Körpererfahrungen müssen integriert werden. Bald schon, d. h. in den ersten Lebensmonaten, bilden sich Kerne einer Selbstvorstellung (Stern 1992 [1986]). Eindrücke müssen koordiniert werden können, um überhaupt eine Einheit bilden zu können. Die erste Organisation der Selbsterfahrung hängt ab vom Körper und den Zusammenhängen zwischen Körper- und Gefühlszuständen und Handlungen. Dabei sind diese ersten, körpergebundenen Erlebnisformen noch nicht so geordnet wie spätere Erfahrungen. Die einzelnen Sinnesbereiche werden nach anderen Gesichtspunkten, z. B. nach Rhythmus und Intensität, miteinander verbunden (Transmodalität). Aber das ist nicht entscheidend; wichtig ist vielmehr, dass anhand des Körperelebens erste Einheitserfahrungen möglich sind, die keimhaft ein Selbsterleben gestatten.

Wodurch aber ist die Einheitserfahrung des Körperselbst garantiert? Wie stabil ist das Körperselbst? Nach dem Konzept des Spiegelstadiums von J. Lacan geht der Konstituierung eines als einheitlich vorgestellten Selbst zunächst die frühkindliche Selbsterfahrung als »zerstückelter Körper« voraus. Im Spiegelstadium sieht das Kleinkind, dessen motorische Koordinationsfähigkeit zu diesem Zeitpunkt noch nicht ausgereift ist, sein Spiegelbild erstmals als kohärentes Ganzes (»Gestalt«), nicht »zerstückelt« wie zuvor aus der Perspektive des Körpererlebens. Die libidinöse Besetzung des Körperbildes im Spiegel fördert die Identifizierung mit dem Spiegelbild, durch die sich das Selbst formt. Demnach führt erst die Wahrnehmung der imaginären Einheit des Körpers im Spiegel zu einer einheitlichen Körperwahrnehmung. Unter Spiegel freilich ist nicht allein das optische Gerät zu verstehen, sondern auch die Spiegelung des eigenen Selbst in der Begegnung mit Anderen. Diesen Moment der Identifizierung, in dem das Subjekt sein Bild als sein eigenes annimmt, beschreibt Lacan als einen Moment des Jubels in dem das Kleinkind seine spätere Autonomie und körperliche Koordination vorwegnimmt. Das Selbstbild aber bleibt kontinuierlich durch die Erinnerung an diesen Eindruck der Zerstückelung und durch Ängste vor Auflösung bedroht (Sell & Küchenhoff 2015). Die Imagines des »zerstückelten Körpers« sind das Gegenstück zum einheitlichen Bild des Körpers. Es besteht jederzeit die Gefahr, dass dieses einheitliche Bild fragmentiert und das Körperbild sich desintegriert.

Das Körperbild ist eine reflexive Größe, eine mentale Bezugnahme auf den eigenen Körper, sei diese nun bewusst oder unbewusst (vgl. Gallagher & Cole 2013). Küchenhoff und Agarwalla haben folgende Definition vorgeschlagen:

> *»Wir verstehen unter dem Körperbild eine integrative psychische Struktur, die sich inhaltlich wandelt, aber in jeder Entwicklungsperiode die Aufgabe hat, die Erfahrungsebenen körperlicher Reifung, körperlicher Interaktion und emotionaler Zustände zu integrieren und mit Phantasien und Wünschen und Gedanken zu verbinden. Das Körperbild ist also eine dynamische psychische Struktur, die die Teilaspekte des Körpererlebens immer neu zu einer Struktur des Erlebens verdichtet. Das Körperbild hat diese Funktion nicht nur auf der Stufe der sprachlichen und kognitiven Entwicklung, sondern auf jeder Stufe.« (Küchenhoff & Agarwalla 2013, S. 8f.)*

Das Körperbild ist indes kein Bild mit einem festen Rahmen, sondern muss immer neu stabilisiert und bestätigt werden. Denn es wird durch das körperliche Erleben selbst ständig in Frage gestellt. Der große französische Leibphilosoph Merleau-Ponty schreibt: »Es ist das mit einem Leib ausgestattete Ich, das beständig von diesem Leib überschritten wird.« (Merleau-Ponty 1984 [1969], S. 41). Körperliches Erleben – so übersetze ich – geht aller Reflexion, aller Selbstvorstellung (im Zitat: dem Ich), auch der im Körperbild aufgehobenen Selbstvorstellung voraus, körperliches Erleben unterwandert stetig die Selbstvorstellungen – Maurice Merleau-Ponty benutzt gern die Formulierung »überschreiten«.

Auf die reflexive Integration im Körperbild aber ist das Körpererleben kontinuierlich angewiesen. Das Körperbild schafft aus den vielen Einflussfaktoren, die es konstituieren, eine Ganzheit im Erleben, das Gefühl von der Einheit des eigenen Körpers eben. Gisela Pankow (1968) sprach von einer der Grundfunktionen des Körperbildes, aus den Erfahrungsbruchstücken eine Einheit und Ganzheit zu bilden. Lacan hat, wie soeben dargestellt, in seiner Theorie des zerstückelten Körpers betont, dass diese Einheitserfahrung prekär ist, eine mentale Leistung, die sich immerfort gegen die Gefahr der Desintegration des körperlichen Erlebens behaupten muss.

4.11.3 Schlussfolgerungen

Nun soll kurz zusammengefasst werden, welche Erkenntnisse die Entwicklungspsychologie des Körperselbst oder des Körperbildes für die Frage nach dem Zusammenhang zwischen Narzissmus und Körper bereitstellt:

- Am Ursprung der Selbsterfahrung steht die Erfahrung des Körperselbst, das von einem »psychischen Selbst« noch nicht getrennt ist. Jederzeit in der lebensgeschichtlichen Entwicklung kann auf diese primordiale, das Selbstbild aufbauende Funktion von Körpererfahrung zurückgegriffen werden.
- Das Körperbild als integrierte und strukturierte psychische Repräsentanz des Körperselbst ermöglicht ein ganzheitliches und abgegrenztes, aber niemals statisches Erleben des eigenen Körpers. Das Körperbild ist gegen desintegratives Körpererleben durch funktionelle oder gravierende somatische Störungen nicht abgesichert. Es muss darüber hinaus in der Interaktion mit Anderen immer neu stabilisiert werden.
- Das Körperbild verdankt sich der Abgrenzung von den vital wichtigen Bezugspersonen. Es wird durch vorausgehende Erfahrungen der Zwischenleiblichkeit affektiv geprägt. Die Dynamik des Körperbildes bleibt lebenslang abhängig von Beziehungserfahrungen.

4.11.4 Körperbild und Selbstbild und ihre narzisstische Balance in seelischer Krankheit

Weil das Körperbild eine dynamische Struktur ist, dessen Einheit ständig infrage gestellt ist und das mit dem Selbstbild ausbalanciert werden muss, sind diese empfindlichen Gleichgewichte störanfällig. Klinisches Leiden kann daraus entstehen:

- Das Körperbild springt als Teil des Selbstbildes gleichsam dann ein, wenn das Selbstbild fragil geworden ist. Der Körper wird gebraucht, um das Selbstbild zu stabilisieren. Wir kennen das aus der Alltagserfahrung: Wenn unser Selbstbild ins Wanken gerät, betreiben wir unter Umständen eine besonders sorgfältige Körperpflege oder sorgen für ein ansprechendes äußeres Erscheinungsbild. Das Selbstbild kann aber auch dadurch stabilisiert werden, dass destruktive Impulse in den Körper abgeleitet und an ihm ausgelebt werden, beispielsweise durch Selbstverletzungen in irgendeiner Form (unsicheres Selbstbild und die kompensatorische Überbesetzung des Körperbildes).
- Das Körperbild verliert seine integrative Funktion und ist nicht mehr in der Lage, die Vielfalt des Körpererlebens und der damit assoziierten Erfahrungen zusammenzuführen. Wenn das Körperbild auf diese Weise seine Spiegelungsfunktion verliert, kann gedankliche Reflexivität versuchen, das auszugleichen, was das Körperbild nicht mehr vermag. Dann kann der kognitive Apparat gleichsam heißlaufen, um die verlorengehende Einheit des Selbsterlebens wieder zu gewinnen (unsicheres Körperbild und verstärkte Mentalisierung).

Unsicheres Selbstbild und die kompensatorische Überbesetzung des Körperbildes

Es lohnt, psychiatrisch-psychosomatisch relevante Krankheitsbilder mit einer starken körperbezogenen Störung daraufhin zu untersuchen, ob sich in dem Kampf mit dem eigenen Körper ein Ringen um das eigene Selbst widerspiegelt. Als wichtiges Beispiel können die Essstörungen dienen: Der zwanghaft kontrollierte Umgang mit Essen und Gewicht in der Anorexie und die besondere Aufmerksamkeit auf den schlanken Körper zeugen davon, wie existentiell wichtig den Patientinnen die Absicherung der brüchig gewordenen Selbstvorstellungen durch den Körper ist. Der eigene Körper wird zum Garanten der Integrität des Selbst, stellvertretend schottet die Patientin ihren Körper ganz von bedrohlich erlebten intrusiven Einflüssen ab. Der Körper soll am Austausch mit der Umgebung nicht mehr teilnehmen. Einzig durch diese Abgrenzung mittels des Körpers lässt sich die Gefahr der Selbstauflösung bannen, allerdings nur für kurze Momente. Die Freiheitsgrade im Umgang mit dem eigenen Körper nehmen massiv ab: Für den Körper, der das Selbst garantiert, das sonst zerfällt, kann es keine Spielräume geben. Die Folge ist das, was wir im Ratingverfahren der Körperbild-Liste, einem empirischen Verfahren zur Bestimmung des Körperbilds, das ich zusammen mit Puspa Agarwalla entwickelt habe, unter der Überschrift »Inanspruchnahme des Körpers zur psychischen Regulation« als »Selbstwertregulation durch den Körper« beschrieben haben. Das geringe Funktionsniveau dieser Dimension ist in der Körperbild-Liste gekennzeichnet durch die Formulierung: »Der Körper wird im Interesse der Selbstwertregulation dauerhaft manipuliert« (Küchenhoff & Agarwalla 2013, S. 137 f). Der eigene Körper wird nach dem Bild eines idealen Selbst modelliert, und nur wenn dieses Ideal erfüllt ist, kann die magersüchtige Frau sich beruhigen, wenngleich nur für kurze Momente.

Im Erleben vor allem junger Frauen, die an einer Bulimie leiden, finden wir sehr oft das vergleichbar hohe Selbstideal wieder wie in der Anorexia nervosa. Um dieses Ideal entwickelt sich in der Bulimie ein verzweifelter Kampf. Dem Hungern als Unterwerfung unter eine den eigenen Bedürfnissen so sehr widersprechende Norm folgt daher in der Bulimie die Unersättlichkeit des Fressanfalls als Revolte, die ihrerseits gleich wieder durch strikte Aushungerungsmaßnahmen zurückgenommen wird. In der Symptomatik wird also nicht allein das Ideal eigener körperlicher Identität, sondern zugleich der Kampf mit ihr dargestellt. In der Anorexie hingegen wird nicht gegen die Macht des Ideals angekämpft, dieses wird mit allen Mitteln zu erreichen gesucht, indem die Patientin so lange hungert, bis sie u. U. stirbt. Dass der Tod in Kauf genommen wird, bevor die Sucht, dünn zu sein, aufgegeben werden kann, verweist auf die absolute Dringlichkeit, die das Hungern erhält. Sie ist bedingt durch die erlebte Gewissheit, dass die eigene Identität nur so gewahrt werden kann, dass eine Abgrenzung gegen Andere, die als eindringend erlebt werden, nur auf diesem konkreten oder konkretistischen Weg möglich ist. Das Ideal, dünn zu sein, ist zugleich die Rettung der eigenen Identität gegen die als übermächtig erlebten oder befürchtete Fremdeinflüsse. Nur dem Körper wird die Identitätsbildung noch zugetraut.

Unsicheres Körperbild und verstärkte Mentalisierung

Das charakteristische Beispiel für die zweite komplementäre Konstellation, wo das bewusste Selbst für den Körper einspringt, ist das hypochondrische Syndrom, das – wie wir wissen – bei unterschiedlichen Grundkrankheiten auftritt. Offenbar sind viele Menschen, die hypochondrisch reagieren, zutiefst verunsichert in ihrem körperlichen Erleben. Sie finden sich in ihrem Körperbild nicht wieder, und diese starke Unsicherheit bringt sie dazu, in einem regelrechten »Reflexionskrampf«, wie einer der Pioniere der Hypochondrieforschung dies einmal formuliert hat (Ladee 1966), immerfort über den Körper nachzudenken und das unsicher gewordene Körpererleben durch forciertes Denken auszugleichen. (Wie weit diese Verunsicherung reicht, hängt von dem bei hypochondrischen Patienten sehr unterschiedlichen Strukturniveau ab, das sich mit Hilfe der Körperbild-Liste, die sich an das OPD anlehnt, beschreiben lässt.) Den Kompensationsversuch anzuhalten und das überbordende und unfruchtbar erscheinende Reflektieren über den Körper zu unterbinden kann nicht gelingen, da es als Schutz dringend gebraucht wird. Der »Reflexionskrampf« steht stellvertretend für ein Gegenüber, das fehlt und das unterschiedlich bezeichnet werden kann: als »transformationelles Objekt« (Bollas 1997 [1987]) oder als mütterliche Alpha- oder Containing-Funktion (Bion 1990 [1962]). Hier kommt die Beziehungsgeschichte später hypochondrisch reagierender Menschen ins Spiel. In der frühen Kindheit jedes Menschen und immer neu in der Entwicklung muss es die Bezugsperson geben, die körperliches Erleben benennt und so widerspiegelt, dass es sich zu Erfahrungen umbilden und Kerne der Selbsterfahrung bilden kann. Diese Übersetzungsarbeit hat dem hypochondrisch reagierenden Menschen u. U. gefehlt, und so versucht er, gleichsam den Anderen zu ersetzen und ständig die Leiberfahrungen sich selbst zu übersetzen, was nicht gelingen kann: es braucht dazu den Anderen, der die miteinander geteilten Erfahrungen benennt und – wörtlich genommen – zur Sprache bringt. Es wird dann zur therapeutischen Aufgabe, eine solche Übersetzungsarbeit für den Patienten zu übernehmen.

4.11.5 Die Besetzung des Körpers zur Stabilisierung des Selbstgefühls – die Ergänzungsreihe von sozialpsychologischen und klinischen Perspektiven

Bislang wurde die narzisstische Balance von Körperbild und Selbstbild beschrieben, die ein empfindliches Gleichgewicht darstellt und störanfällig ist, so dass klinisch relevantes Leiden daraus entsteht. Dieses Gleichgewicht spielt aber nicht nur in der Klinik, sondern auch im Alltag eine Rolle. Zunächst soll nun die Ergänzungsreihe klinischer und normalpsychologischer Phänomene beschrieben werden.

Fauth und Küchenhoff (2016) konnten im Hinblick auf einen kosmetisch-gesichtschirurgischen Eingriff zeigen, dass der Entschluss zu einem operativen Eingriff am Gesicht unterschiedlichen Motiven folgt. Immer geht es um die Verbesserung des Selbsterlebens, das Motiv ist – so gesehen – immer narzisstisch. Aber die Dringlichkeit oder Unabweisbarkeit einer Operation schwankt mit dem Ausmaß der narzisstischen Bedürftigkeit. Am geringsten ist sie (1.) bei einem Motivationskomplex, der als »Wunsch, sich zu verbessern und zu schmücken«, umschrieben werden kann. Der kosmetische Eingriff wird wie ein »Konsumgut« in Anspruch genommen und in Analogie zum Make-up oder zur Faltenreduktion mittels Botulinumtoxin-Injektionen behandelt und auch erlebt. Was die operationswilligen Patienten anstreben, ist »eine Optimierung der Passung zwischen Gesicht und Selbstempfinden.« In den Forschungs-Interviews betonten sie, dass sie den Eingriff »für sich« machen und nicht um Anderen zu gefallen. Der Eingriff erscheint als Akt der Selbstfürsorge oder wird im Sinne einer »ästhetischen Selbstverpflichtung« legitimiert. Der Wunsch nach Selbstoptimierung macht vor dem Körper nicht Halt, vielmehr ist umgekehrt der Körper der wichtigste Adressat von Maßnahmen, die zum Ziel haben, das Selbst zu vervollkommnen. Existentiell notwendig aber ist er ebenso wenig wie der Kauf des immer gleichen teuren Parfüms.

Der Eingriff wird dringlicher für die Selbstwertregulation in denjenigen Konstellationen, bei denen (2.) narzisstische Kränkungen durchaus vorhanden sind, mit denen aber steuernd umgegangen werden kann. Die Patienten beschreiben Ereignisse, die mit einem Kontrollverlust verbunden gewesen sind und die u.a. das Gesicht betreffen, das sich verändert hat, so dass die Betroffenen den Eindruck haben, dass der Blick der Anderen sich verändert – sei es, dass sie nun mehr negativ beachtet werden, sei es, dass die (anerkennenden) Blicke der Anderen ausbleiben. Der Eingriff dient der Wiederherstellung der Selbstwirksamkeit; mit dem selbst getroffenen Entschluss zur Operation setzt der sich beeinträchtigt Fühlende dem Blick der Anderen eine selbstbestimmte Gestaltung entgegen (Borkenhagen 2003). Die Gesichtsoperation soll Autonomie wiederherstellen und das aus der Balance geratene Selbstwertgefühl aufrichten. Oft genug steht die Perfektionierung des Körperbildes im Zentrum. So wird die »eigentlich« vorhandene Zufriedenheit mit dem eigenen Körper, dem eigenen Aussehen betont. Nur wird der eingetretene Mangel, die kosmetische Beeinträchtigung, doch als inakzeptabel und schwerwiegend erlebt und als narzisstisch verletzend.

In der dritten Gruppe ist das seelische Leid, das mit der kosmetischen Gesichtschirurgie bewältigt werden soll (3.), ungleich stärker. Der Eingriff in den Körper dient – so jedenfalls lassen sich das Verhalten und die Einstellungen dieser Menschen am stimmigsten interpretieren – nicht primär der Korrektur körperlicher Auffälligkeiten, sondern der Lösung der auf die Ebene des Körpers verschobenen seelischen Konflikte (vgl. Küchenhoff 2005, S. 166). Die Beschäftigung mit den (vermeintlichen oder realen) Unstimmigkeiten am Körper – hier im Gesicht – wird überwertig: Dem operativen Eingriff wird eine das Leben und das Selbstgefühl rettende Funktion zugeschrieben. Die Operation soll ein Lebensgefühl korrigieren, das über lange Zeit bestimmt war durch die leidvolle Überzeugung, »anders« und »falsch« zu sein. Die Operation soll entsprechend »Normalität« wiederherstellen. Die dieser dritten Gruppe zugehörigen Menschen waren belastenden und negativen biografischen Ereignissen ausgeliefert; oft handelt es sich um narzisstische Kränkungen und Stigmatisierungen. Dabei geht es häufig insbesondere um das Gefühl, kritisch angeschaut zu werden. Das Gesicht wird als dünne, durchlässige Grenze zwischen dem eigenen Selbst und den Anderen beschrieben: Fremde Blicke erscheinen intrusiv, ihnen wird die Macht zugeschrieben, das gesamte Selbstbild infrage zu stellen.

Die von Schäfer-Fauth und Küchenhoff (2016) erhobenen empirischen Befunde zur kosmetischen Gesichtschirurgie sind nicht spezifisch, sondern lassen sich vermutlich verallgemeinern. Sie machen deutlich, dass wir eine Ergänzungsreihe annehmen müssen, deren einer Pol gebildet wird von den selbstbestimmten kosmetischen Wünschen nach Körpermanipulation. Das »unternehmerische Selbst« (Bröckling 2007) klammert den Körper nicht aus, sondern nutzt ihn zur Selbstmodellierung. Der andere Pol aber verweist auf tiefgreifendes seelisches Leiden, das dadurch kompensiert werden soll, dass der Körper und seine Modifikation zur seelischen Stabilisierung in Anspruch genommen werden.

4.11.6 Die Besetzung des Körpers zur Stabilisierung des Selbstgefühls – sozialpsychologische Perspektiven

Dass der Körper zur Selbstfindung und Identitätsstützung genutzt wird, ist freilich auch ganz losgelöst von klinischen Leiden als kulturelles Phänomen wichtig. In diesem Zusammenhang ist es aufschlussreich, kulturell verbreitete Körperpraktiken, v.a. moderne Sportformen, auf ihre psychodynamische Funktion hin zu analysieren. Die Fitness-Bewegung ist ein erstes Beispiel. Sie kommt etwa in den 70er Jahren des vorigen Jahrhunderts aus den USA nach Mitteleuropa, v.a. nach Deutschland, zurück. Die Nazi-Zeit hatte das Erbe des »Volkssports« pervertiert, der daher nach 1945 erst einmal nicht mehr gepflegt wurde. Dabei hatten Sportvereine eine wichtige, auch politisch bedeutsame Funktion übernommen, nachdem Johann Friedrich Ludwig Christoph Jahn, der »Turnvater Jahn«, 1811 in Berlin auf der Hasenheide den ersten Sportplatz begründet, das Geräteturnen an Barren und Reck entwickelt und eingeführt hatte. Die »Turnerbewegung« war von Anfang an mit nationalen Bewegungen verbunden. Sie durchlief schon im 19. Jahrhundert eine wechselvolle Geschichte. Erst in der zweiten Hälfte des 19. Jahrhunderts entwickelte sie sich zum Breitensport.

1970 wurde die »Trimm-dich-Bewegung« in der BRD eingeführt, ab 1980 kann man von einem regelrechten Fitness-Boom in Deutschland sprechen. Angetreten zur Vitalisierung des Körpers (»Vita-Parcours«), führt die Fitness-Bewegung zunächst dazu, die Körper zu »medikalisieren« (O'Neill 1990), d. h. die Körpererfahrungen auf diejenigen zu zentrieren und schließlich zu reduzieren, die der physischen Gesundung dienen. Aber die Fitness-Bewegung macht beim medikalisierten Körper nicht Halt, sondern entwirft auch einen idealen Körper, ohne den sich der Betroffene unvollständig und selbstunsicher fühlt. Volker Rittner (1990) hat treffend davon gesprochen, dass Fitness zur Seelenarbeit und Jogging zum Identitätstraining geworden sind. Patienten, die z. B. unter dem klinischen Phänomen des »compulsive jogging« leiden, sind nur Extrembeispiele durchaus alltäglicher Erfahrungen: Aus der Freude am körperlichen Training wird eine erlebte Notwendigkeit, den Körper und mit ihm die eigene Selbstvorstellung immer neu zu modellieren und herzustellen.

Ein weiteres Beispiel aus dem Bereich des Sports ist das Bodybuilding als eigenständige, freilich recht merkwürdig ausgetragene sportliche Wettkampfform: Der Wettkampf erfolgt nicht mehr als körperliches Kräftemessen, sondern in Konkurrenz um die Blicke der Zuschauer und Juroren in der Exposition des auf Makellosigkeit mühsam hochtrainierten Muskelkörpers, der zu einer lebendigen Statue stilisiert wird (Küchenhoff 2012). In der Behandlung eines Bodybuilders ist mir klar geworden, dass der Patient eine generalisierte Angststörung mit einem Bodybuilding kompensierte. Er konnte seine schwerwiegenden sozialen und dann generalisierenden Ängste durch das Bodybuilding überwinden. Allerdings wurde ihm selber deutlich, dass er diesen Sport nicht freiwillig ausübte, die »Identitätsarbeit am eigenen Körper« war Zwang. Sobald er nicht trainieren konnte, kamen die Angstattacke wieder und die Ängste, im Kontakt mit den Anderen alles Ansehen zu verlieren.

Die normativen Vorstellungen vom Körperbild, von dem, was einen schönen oder intakten Körper ausmacht, verändern sich im Laufe der Geschichte: Seit den Diskursanalysen Michel Foucaults ist es uns möglich, die Einschreibungen von Macht und Gewalt in den Körper im Fortgang der europäischen Neuzeit besser zu verstehen. Das kulturell bestimmte Verhältnis von Körperbild und Selbstbild wandelt sich in der Geschichte, und zwar so, dass das Körperbild nicht mehr durch die normative Beschwörung des sogenannten »natürlichen Körpers« (den es nie gab) stabilisiert, sondern vielmehr in eine biotechnische Verfügung eingeschlossen wird, die es ermöglicht, den Körper gezielt zu formen und auszubilden. Paul Schilder (1950) bereits hatte betont, dass das Körperbild nicht an den Grenzen des physiologischen Körpers endet. Sein Beispiel ist der Hut, der selbstverständlich ins Körperbild integriert wird; heute gilt dies auch für Zahnimplantate, künstliche Knie oder Piercing-Materialien. Die bewusste steuernde Verfügung über den Körper und die Modellierung des Körperbildes nehmen ohne Zweifel zu.

Piercing und Tattooing sind sehr häufig geworden (vgl. i. F. Hofmeister et al. 2012). Gemäß wiederholten repräsentativen Erhebungen der Abteilung Medizinische Psychologie der Universität Leipzig 2003 und 2009 nimmt der Anteil der Tätowierten an der deutschen Bevölkerung zu. So stieg der Anteil der tätowierten Männer im Alter zwischen 25 und 34 Jahren von 22,4 % (2003) auf 26 % (2009), der der tätowierten Frauen zwischen 25 und 34 Jahren verdoppelte sich sogar beinahe von 13,7 % (2003) auf 25,5 % (2009). Die beliebtesten Stellen waren dabei die Arme und der Rücken. 9 % aller Frauen und 3 % aller Männer tragen diesen Körperschmuck. Vor allem bei jüngeren Frauen sind Piercings nach wie vor sehr beliebt: 35,1 % der 14 bis bis 24-Jährigen und 22,5 % der 25 bis 34-Jährigen sind gepierct. Bei Männern trägt die Altersgruppe von 25 bis 34 Jahren (9,3 %) am häufigsten Piercings. Besonders beliebt sind bei Frauen der Kopfbereich, wobei Ohrringe nicht berücksichtigt wurden, und der Bauchnabel. Männer piercen sich am häufigsten im Kopfbereich (ohne Ohrringe). Körperhaarentfernung ist vor allem bei jungen Frauen sehr verbreitet (bis 81,6 % der 18 bis 25-Jährigen). Bei den Männern enthaaren sich bis zu ein Drittel (35,5 % der 26 bis 30-Jährigen). Als Gründe werden vor allem hygienische und Schönheitsaspekte benannt. Haare entfernt werden in der Altersgruppe 18 bis 25 Jahre vor allem in den Achselhöhlen (90 % der Frauen und 78 % der Männer) sowie im Genitalbereich (67,7 % bzw. 69,7 %). Frauen dieser Altersgruppe enthaaren sich zudem zu mehr als 80 % die Beine.

Offenbar wird der Körper immer mehr zum Objekt, das es zu modellieren und zu gestalten gilt. Der Körper wird dem »gesellschaftlichen Imperativ zur Selbstoptimierung« (Beerbom et al. 2015, S. 44) unterworfen. Es wäre indes ganz einseitig, nur Gefahren in der zunehmenden Manipulation des Körpers zu sehen und allein die Risiken zu beschwören, die zweifelsohne durch die Indienstnahme des Körpers und den Verlust unverfügbarer Körperlichkeit entstehen. Eine solche kulturkritische, ja kulturpessimistische Sicht ließe die andere Seite übersehen, nämlich dass auch der vielseitig manipulierte Körper, der sich auf alle möglichen externen Prothesen abstützt, in ein ganzheitliches Körperbild eingeschlossen werden kann. In der klinischen Arbeit gerade mit älteren Menschen, die Ersatzgelenke und Herzschrittmacher als Teile des Körperbildes sich aneignen, können wir dessen dynamische Kraft bewundern. Wir erleben im Gespräch mit jungen Erwachsenen, wie Tattoos und Piercings oder andere Manipulationen des Körpers dem Körperbild dienen, anstatt es zu zersetzen. Aglaia Stirn, die grundlegende Forschungen zu Körpermodifikationen vorgelegt hat, ist sicher zuzustimmen, wenn sie betont, dass »in der heutigen Gesellschaft, in der sich Piercings und Tätowierungen über das gesamte soziale Spektrum verteilt finden, die Anwendung diskriminierender und ausschließlich pathologisierender Interpretationen nicht länger angebracht« (Stirn 2003, S. 23) sei. So sehr sich auch eine diffamierende pauschale Pseudo-Diagnostik verbietet, so angebracht ist es, die Perspektive einer historischen Anthropologie ernst zu nehmen, die von einer zunehmenden Instrumentalisierung des Körpers zur Selbstdefinition und Selbstfindung spricht. Über die gezielte Modellierung des eigenen Körpers wird ein Selbstbild beglaubigt oder überhaupt erst entworfen. Damit wird möglicherweise das Spektrum des Leiblichen, das sich narzisstischen, also selbststabilisierenden Aufgaben entziehen kann, schmaler.

Literatur

Anzieu, D. (1991 [1985]). Das Haut-Ich. Übers. von M. Korte et al. Frankfurt/M. (Suhrkamp).

Beerbom, C., K. Busch, B. Salfeld-Nebgen et al. (2015). Körperoptimierung im Kontext zeitgenössischer Muster der Selbstoptimierung. Psychosozial 141: 43–56.

Bion, W. R. (1990 [1962]. Lernen durch Erfahrung. Übers. von E. Krejci. Frankfurt/M. (Suhrkamp).

Bollas, C. (1997 [1987]). Der Schatten des Objekts. Übers. von C. Trunk. Stuttgart (Klett-Cotta).

Borkenhagen, A. (2003). Pygmalions Töchter: Weibliche Selbstinszenierung mittels Schönheitschirurgie – Eine Studie mit dem Digitalen Körperfoto-Test und qualitativen Interviewsequenzen an Brustreduktionspatientinnen. Psychosozial 26: 45–53.

Bröckling, U. (2007). Das unternehmerische Selbst – Soziologie einer Subjektivierungsform. Frankfurt/M. (Suhrkamp).

De Coverley Veale, D. M. (1987). Exercise dependence. Br J Addict. 82:735–740.

Freud, S. (1923b). Das Ich und das Es. G. W. XIII, S. 237–289.

Freud, S. (1915c). Triebe und Triebschicksale. G. W. X, S. 210–232.

Gallagher, S., & J. Cole (2013). Körperbild und Körperschema bei einem deafferenten Patienten. In: J. Fingerhut, R. Hufendiek & M. Wild (Hg.). Philosophie der Verkörperung. Berlin (Suhrkamp), S. 174–204.

Hofmeister, D., L. Spangenberg, A. Borkenhagen et al. (2012). Weniger Haare – mehr Körperschmuck. Verbreitung von Tätowierungen und Piercings und Körperhaarentfernung in Deutschland – Ergebnisse einer Repräsentativbefragung. In: A. Borkenhagen & E. Brähler (Hg.). Die Selbstverbesserung des Menschen. Wunschmedizin und Enhancement aus medizinpsychologischer Perspektive. Gießen (Psychosozial-Verlag), S. 199–222.

Küchenhoff, J. (2005). Die Achtung vor dem Anderen. Weilerswist (Velbrück).

Küchenhoff, J. (2012). Körper und Sprache. Gießen (Psychosozial-Verlag).

Küchenhoff, J., & P. Agarwalla (2013). Körperbild und Persönlichkeit. Heidelberg/New York (Springer Verlag).

Ladee, G. (1966). Hypochondriacal Syndromes. Amsterdam/London/New York (Elsevier).

Merleau-Ponty, M. (1966 [1945]). Phänomenologie der Wahrnehmung. Übers. von R. Boehm. Berlin (Walter de Gruyter).

Merleau-Ponty, M. (1984 [1969]). Die Prosa der Welt. Übers. von R. Giuliani. München (Fink).

Pankow, G. (1968). Gesprengte Fesseln der Psychose. München (Ernst Reinhardt).

Schäfer-Fauth, L., & J. Küchenhoff (2016). Wie weit soll die Veränderung gehen? 65 Selbstdarstellungen von Menschen mit dem Wunsch nach kosmetisch-chirurgischen Eingriffen im Gesicht. In: Ada Borkenhagen, Eva Brinkschulte, Jörg Frommer, Elmar Brähler (Hrsg.). Schönheitsmedizin. Gießen (Psychosozial-Verlag), S. 65–86.

O'Neill, J. (1990). Die fünf Körper. Übers. von H. Lübbe & R. Grathoff. München (Fink).

Rittner, V. (1990). Psychosomatik und Zivilisierung. In: G. Jüttemann et al. (Hg.). Die Seele. Weinheim (Psychologische Verlagsunion), S. 512–552.

Schilder, P. (1950). The image and appearance of the human body. New York (International Universities Press).

Sell, M., & J. Küchenhoff (2015). »In Stücke zerrissen«: Der fragmentierte Körper. Phantasma, Lustobjekt und Erkenntnistheorie. Psyche – Z Psychoanal: 1007–1032.

Stern, D. (1992 [1986]). Die Lebenserfahrung des Säuglings. Übers. von W. Krege, bearb. von E. Vorspohl. Stuttgart (Klett-Cotta).

Stirn, A. (2003). Piercing – Psychosoziale Perspektiven eines gesellschaftlichen Phänomens. Paediatrica 14(4): 28–32.

Winnicott, D. H. (1965). The theory of the parent-infant relationship. In: ders., The Maturational Processes and the Facilitating Environment. New York (International Universities Press), S. 37–55; deutsch (1985): Die Entwicklung der Fähigkeit zur Besorgnis. In: ders. Reifungsprozesse und fördernde Umwelt. Übers. von G. Theusner-Stampa. Frankfurt/M. (Fischer), S. 93–105.

4.12 Narzisstische Persönlichkeitsstörungen in der Kindheit

Paulina F. Kernberg
Übersetzung: Petra Holler

Ist die Diagnose »Narzisstische Persönlichkeitsstörung« für die Kindheit überhaupt relevant? Das DSM-IV (American Psychiatric Association 1994) definiert Persönlichkeitsstörungen im Sinne von Persönlichkeitseigenschaften, die sich, wenig flexibel und maladaptiv, in einer Vielzahl wichtiger sozialer Bezüge manifestieren und ein beträchtliches Maß an funktionellen Beeinträchtigungen bzw. subjektivem Leiden verursachen. Was die nachfolgenden Ausführungen angeht, so möchte ich vor allem das diagnostische Kriterium im Blick behalten, dem zufolge Persönlichkeitsstörungen »oftmals bereits in der Jugend oder sogar früher erkennbar sind und über den größten Teil des Erwachsenenlebens Bestand haben«.

Das DSM-IV nennt mehrere Beispiele möglicher entwicklungspsychologischer Kontinuitäten: So könne eine schizoide Störung im Kindes- und Jugendalter in eine Schizoide Persönlichkeitsstörung oder Identitätsstörung münden bzw. bis hin zur Borderline-Persönlichkeitsstörung führen. Die Narzisstische Persönlichkeitsstörung des Kindes- und Jugendalters wird zwar nicht erwähnt, doch räumt das DSM-IV die Möglichkeit anderer Persönlichkeitsstörungsdiagnosen ein, sollten die maladaptiven Persönlichkeitseigenschaften eine gewisse Stabilität aufweisen und unverändert mindestens zwölf Monate andauern.

In diesem Zusammenhang mögen einige Ausführungen zu den DSM-IV-Kriterien für Erwachsene hilfreich sein. Ein wesentliches Kennzeichen ist beispielsweise das grandiose Selbstgefühl. Bei Kindern kann sich dies in ihren schulischen Leistungen widerspiegeln, etwa in einem völligen Versagen, wenn sie nicht sofort Erfolg haben, was wiederum auf einen Mangel an Durchhaltevermögen und Zielstrebigkeit zurückgeführt werden kann. Typischerweise gilt für diese Kinder ein Alles-oder-nichts-Gesetz, das heißt, dass sie entweder sehr gute oder sehr schlechte Zensuren haben.

Ein weiteres Merkmal ist die Beeinträchtigung von Über-Ich-Funktionen, die für das Auftreten antisozialer Eigenschaften verantwortlich sind. Persönliche Defizite, Niederlagen oder verantwortungsloses Verhalten können in diesem Zusammenhang durch Rationalisierungen, Ausflüchte oder Lügen gerechtfertigt werden. Dazu können sich paranoide Ängste – als Folge mangelnder Integration von Über-Ich-Komponenten bzw. der Projektion verfolgender Über-Ich-Vorläufer – in somatischen oder hypochondrischen Symptomen ausdrücken. Auch extremes Misstrauen kann zutage treten, da sich die Wahrnehmung anderer nur auf den Aspekt des »Duplikats des eigenen Selbst« beschränkt. Ein unbändiger Neid auf andere – ein weiteres narzisstisches Symptom – beeinträchtigt die Fähigkeit, abhängig zu sein, sowie die Möglichkeiten, ein Gefühl der Erfüllung und Befriedigung zu erfahren.

Chronischer und intensiver Neid, Entwertung, primitive Idealisierung, omnipotente Kontrolle und narzisstischer Rückzug stellen allesamt Abwehrmechanismen dar, die darauf abzielen, das grandiose Selbst zu schützen. Hier könnte man Volkans (1973; 1979) Diskussion defensiver Manöver anführen, die eingesetzt werden, um das grandiose Selbst vor den Angriffen der Realität zu schützen: die typische Externalisierung des Konflikts, die Restrukturierung der Realität, die »Glasblasen-Phantasie« und der Gebrauch von Übergangsphantasien.

Um besser nachvollziehen zu können, inwiefern die Kriterien der Narzisstischen Persönlichkeitsstörung auch für Kinder zutreffend sein können, soll im Folgenden zunächst zwischen dem normalen und dem pathologischen Narzissmus unterschieden werden.

4.12.1 Normaler und pathologischer Narzissmus

Otto Kernberg (1978), Heinz Kohut (1972), Moore und Fine (1967) sowie Van der Waals (1965) haben den normalen und den pathologischen Narzissmus definiert.

Im Allgemeinen versteht man in der psychoanalytischen Theorie unter **normalem Narzissmus** die libidinöse Besetzung des normalen integrierten Selbst.

Diese Besetzung setzt als Bedingung eine Integration libidinös und aggressiv determinierter Selbst- und Objektrepräsentanzen in einem kohäsiven Selbstkonzept voraus. Mit anderen Worten: Die normale Selbststruktur beinhaltet sowohl libidinös als auch aggressiv besetzte Komponenten.

Demgegenüber stellt der **pathologische Narzissmus** die libidinöse Besetzung einer pathologischen Selbststruktur dar, in der sich ein grandioses Selbst als Abwehr gegen intensive präödipale und ödipale Konflikte im Zusammenhang mit Liebe und Aggression herausgebildet hat.

Beim normalen Narzissmus lassen sich Selbst- und Objektrepräsentanzen strukturell differenzieren (vgl. Abb. 4.12-1). Eine Spannung zwischen realen und idealen Repräsentanzen führt zu einer realistischen Einschätzung des äußeren Objekts und ermöglicht somit die progressive Integration des idealen Objekts, des idealen Selbst und der Über-Ich-Vorläufer in das, was wir als Über-Ich bezeichnen (Egan u. Kernberg 1985). Die **reale** Selbstrepräsentanz unterscheidet sich wiederum von der **idealen** Selbst- und idealen Objektrepräsentanz. Demgegenüber kann beim pathologischen Narzissmus die reale Selbstrepräsentanz mit der idealen Selbst- und idealen Objektrepräsentanz verschmolzen sein (Abb. 4.12-2).

Diese Konfiguration wurde zum Beispiel im Falle des kleinen Matt (s. Bleiberg 2004) sichtbar, einem 8 ½-jährigen Jungen, der sich

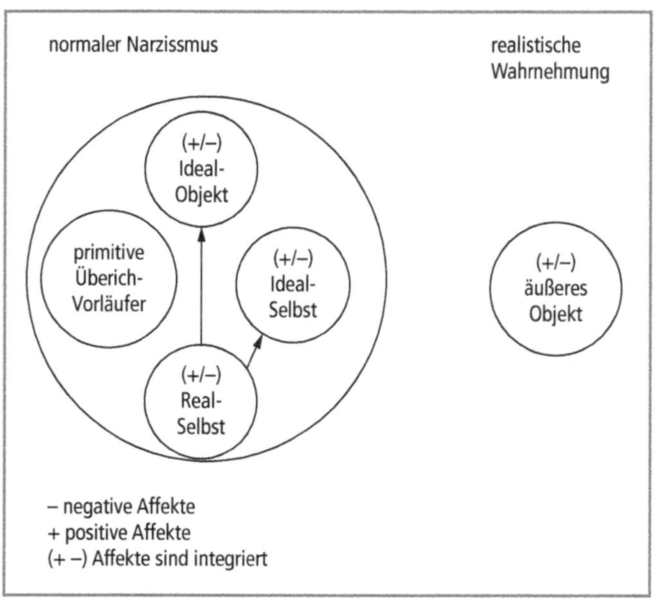

Abb. 4.12-1 Normale Selbstwertregulation.

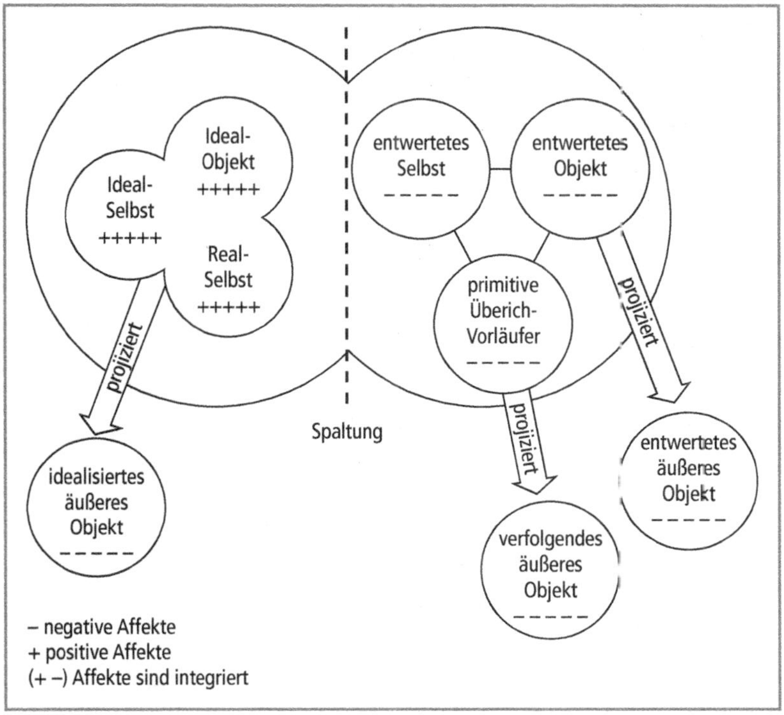

Abb. 4.12-2 Pathologischer Narzissmus.

selbst als »großartigen, allmächtigen, alles kontrollierenden Führer« phantasierte, was dem Bild entsprach, das seine Mutter von ihm hatte (und die übrigens die beruflichen Aktivitäten ihres Mannes vollständig kontrollierte). Matts Grandiosität war sehr eng mit seinem Bedürfnis verwoben, andere zu entwerten – die Analytikerin, seine Freunde –, da er um jeden Preis verhindern musste, dass man ihn selbst als schwach, wehrlos und verletzbar wahrnahm. Dieses gefürchtete Selbstbild resultierte aus nicht integrierten Über-Ich-Vorläufern, nicht integrierten negativen Objektrepräsentanzen (eine invasive und dominante Mutter) sowie negativen Selbstrepräsentanzen (seine eigene orale und anale Aggression).

Aus entwicklungspsychologischer Perspektive könnte man sagen, dass die künftige narzisstische Persönlichkeit durch die Eltern emotional ungesättigt geblieben ist. Das Kind projiziert seine reaktive Wut und sein Gefühl der Schlechtigkeit auf die Eltern, die dadurch wiederum noch sadistischer und einschränkender erlebt werden. Das Kind flüchtet sich in jene Aspekte des Selbst, die von den Eltern geschätzt werden, was der Entwicklung eines grandiosen Selbst Vorschub leistet. Dieser »bewundernswerte« Selbstaspekt wird von den Eltern wie das vollständige Selbst behandelt, was wiederum die Verschmelzung des idealen Selbst mit den positiven Aspekten des realen Selbst fördert. Die Phantasieversion des idealen Selbst, dessen Aufgabe es ist, Gefühle der Frustration, der Wut und des Neides zu kompensieren, verbindet sich mit dem Phantasiebild einer liebenden Mutter (dem idealen Objekt), was letztlich das grandiose Selbst ausmacht. Das nicht akzeptierbare Selbstbild eines hungrigen, neidischen, entwerteten Kindes, wird dissoziiert und auf andere projiziert. Auf die gleiche Weise wird das nicht akzeptierbare Bild einer inadäquaten, unnahbaren und selbstzentrierten Mutter ebenfalls dissoziiert und auf andere projiziert.

Aus einer anderen Perspektive heraus betrachtet, könnte man sagen, dass echte Sublimierung beim pathologischen Narzissmus nicht auftritt. Alle Leistungen sind darauf ausgerichtet, ein sehr gefährdetes Gleichgewicht der Selbstwertregulation aufrechtzuerhalten, sie erfolgen nicht um der Aktivität oder der Fähigkeit willen. Demgegenüber stellt beim normalen Narzissmus ein Erfolg eine Belohnung dar, die eine auftretende Spannung zwischen dem idealen und dem realen Selbst verringert. Die narzisstische Pathologie ist noch besser verständlich, wenn man den pathologischen Narzissmus im Erwachsenenalter mit dem normalen infantilen Narzissmus vergleicht. Kernberg (1978) hat die subjektive Erfahrung eines schweren pathologischen Narzissmus bei Erwachsenen beschrieben. Wenngleich bei diesen Patienten, oberflächlich betrachtet, die soziale Anpassung unauffällig und gelungen scheint, zeigt eine genauere Prüfung doch eine ausgeprägte Beschäftigung mit dem Selbst und schwere Störungen der internalisierten Objektbeziehungen. Die Patienten legen in unterschiedlichen Kombinationen einen ausgeprägten Ehrgeiz, Größenphantasien, Gefühle der Unterlegenheit und eine übersteigerte Abhängigkeit von äußerer Bewunderung und Zuspruch an den Tag. Sie leiden unter dem chronischen Gefühl der Langeweile und Leere und sind ständig auf der Suche nach Glanz, Reichtum, Macht und Schönheit. Sie haben deutliche Defizite in ihrer Fähigkeit zu lieben, sich um andere zu sorgen bzw. sich in andere einzufühlen. Dazu kommt eine dauerhafte Unsicherheit und Unzufriedenheit mit dem Leben sowie eine bewusste oder unbewusste Ausbeutung und Rücksichtslosigkeit gegenüber anderen. Von besonderer Bedeutung bei diesen Patienten ist die anhaltende und intensive Anspruchlichkeit und Selbstbezogenheit. Weil sie andere als Verkörperung abgelehnter Selbstaspekte wahrnehmen, also als ausbeutend, rücksichtlos, selbstbezogen und anspruchlich, sind sie selbst nicht in der Lage, anderen zu trauen (s. auch Hartkamp et al. 2002).

Dieses Bild steht im krassen Gegensatz zum normalen infantilen Narzissmus, der sich in altersgemäßen Phantasien, Wünschen und Bindungen ausdrückt. So haben kleine Kinder normalerweise Größenphantasien und sind zornig bemüht, die Mutter zu kontrollieren und deren Aufmerksamkeit auf sich zu lenken. Phantasien von großer Macht, Reichtum und Schönheit sind für die prädipale Zeit sehr typisch. Anders als der pathologische Narzisst hat es das normale Kind nicht nötig, als alleiniger Repräsentant all dessen bewundert zu werden, was erstrebens- und bewundernswert ist. Beim normalen Kind stellen die Phantasien und die selbstzentrierten Aktivitäten vielmehr altersadäquate Entwicklungsbedürfnisse dar. Sie dienen also einer Weiterbildung psychischer Strukturen. Bei Kindern mit pathologischem Narzissmus hingegen dienen Größenphantasien sowie die Beschäftigung mit sich selbst dazu, ein pathologisches Gleichgewicht aufrechtzuerhalten, das mit einer Differenzierung und Integration in Konflikt steht.

In diesem Zusammenhang ist ein wichtiger Unterschied, dass der normale infantile Narzissmus Wünsche mit sich bringt, die sich auf durchaus reale (und realistische) Bedürfnisse und Mängel beziehen. Im Gegensatz dazu sind die Wünsche beim pathologischen Narzissmus exzessiv, sie können letztlich nicht erfüllt werden. Tatsächlich sind sie gegenüber einer beginnenden Verleugnung oder sogar Vernichtung jedweder erhaltenen Unterstützung, die ihre Ursache im Neid haben, nachrangig. Kleine Kinder zeigen sich oft dankbar, wenn ihre Bedürfnisse erfüllt werden, narzisstische Kinder dagegen bleiben kühl und unnahbar. Sie begegnen anderen Menschen mit völliger Missachtung, es sei denn, sie idealisierten sie zeitweise, solange sie der potenziellen Zufuhr narzisstischer Energie dienen. Beim normalen kindlichen Narzissmus stärken erbrachte Leistungen das Selbstwertgefühl und die Selbstachtung und sind somit unter Umständen ein Katalysator dafür, dass sich das Kind realistische neue Ziele setzt. Beim Kind mit pathologischem Narzissmus sind Erfolge oder Leistungen sehr flüchtige Befriedigungen und nur so lang wirksam, als dadurch die Aufmerksamkeit von anderen erreicht wird. Wenn diese Aufmerksamkeit verschwindet, hinterlässt der Erfolg keine oder nur sehr geringe Spuren, und es gibt keine Garantie dafür, dass sich das Kind neue Ziele setzt, im Gegenteil: Seine Aktivität kann vollständig verschwinden. Wenn das Kind nicht »Weltmeister« oder das Zentrum jeglicher Aufmerksamkeit oder beides ist, dann ist die Aktivität an sich völlig wertlos. Man muss sich vor Augen halten, dass das normale Kleinkind – zumindest, wenn es nicht frustriert ist – echte Bindungen an andere bzw. Interesse für diese zeigt. Dadurch entwickelt es die Fähigkeit, wichtigen Bezugsobjekten zu vertrauen und sich auf diese zu verlassen. Die Fähigkeit eines 2 1/2-jährigen normalen Kindes, libidinös mit einer Mutter, die zeitweise abwesend ist, verbunden zu bleiben, steht deutlich im Kontrast zu der Unfähigkeit des narzisstischen Kindes, sich auf andere Menschen (einschließlich Therapeuten) einzulassen, es sei denn zu dem Zweck, kurzfristige Befriedigung zu erhalten. Beim normalen infantilen Narzissmus finden wir mit anderen Worten einen verhaltensorientierten Ausdruck positiver Bindung, während beim pathologischen Narzissmus Anzeichen hierfür gänzlich fehlen.

4.12.2 Klinische Manifestationen narzisstischer Störungen bei Kindern

Grundlegende Merkmale

Man kann die Merkmale des pathologischen Narzissmus erwachsener Patienten durchaus auch bei Kindern wahrnehmen. Ich habe bereits den Fall des kleinen Matt erwähnt, mit seinen Größenphantasien vom »Super-Matt«, exzessiven Wünschen, intensiver Beschäftigung mit sich selbst und schweren Beziehungsstörungen, zu denen Gewalt, Besitzansprüche und ein totaler Mangel an Empathie gehörten (Bleiberg 2004; Friedrich u. Wheeler 1982). Im Fall von Matt hatte sich seine Selbsterhöhung defensiv aus überwältigenden Gefühlen der Minderwertigkeit und Hilflosigkeit entwickelt.

Ein häufiges und charakteristisches Symptom, das auf eine Narzisstische Persönlichkeitsstörung hindeutet, ist das Vorliegen einer schweren **Lernstörung**. Trotz ihrer oft überdurchschnittlichen Intelligenz können die betroffenen Kinder in der Schule durchaus versagen. Ihre schulischen Leistungen können sehr mangelhaft sein, selten machen sie ihre Hausaufgaben zu Ende, ein typischer Ausdruck eines grandiosen Selbst bei Kindern. Lehrer beschreiben sie oft als arrogant und hochmütig, und tatsächlich sind sie überzeugt, dass sie sich von niemanden etwas sagen lassen müssen. Bei unserem Patienten Matt zeigte sich eine deutliche Selbstidealisierung mit gleichzeitiger Entwertung anderer, wobei Matt sich als »Kollege« seiner Lehrer erlebte. Sein Verlangen, ständig im Mittelpunkt zu stehen, ließ ihn permanent frustriert zurück (vgl. Ornstein 1981, wo ein ähnlicher Fall beschrieben wird).

Narzisstische Patienten ziehen aus der Bewunderung durch andere keine echte Befriedigung, lediglich eine illusorische oder **Pseudo-Identität**. Die Bewunderung berührt nicht das Kern-Selbst, lediglich akzeptierbare Teile davon, was zu einem dauerhaften Gefühl des Unbefriedigtseins und zu einer Verstärkung des Bedürfnisses nach Bewunderung führt. Man kann oft beobachten, dass die Eltern narzisstischer Kinder diese nicht so recht als ganze und getrennte Individuen wahrnehmen, die auch verletzbar und wütend sein können.

Hohe Erwartungen vonseiten des grandiosen Selbst und vonseiten der Eltern begünstigen das **Lügen**. Tatsächlich sind diese Kinder voller großartiger Geschichten, um damit ihre Grandiosität zu schützen. Auf der anderen Seite bedroht intensiver **Neid** die Grandiosität des narzisstischen Kindes ebenso wie positive, belohnende Reaktion gegenüber Mitschülern. Gleichaltrige werden entwertet, ihre Werke im wahrsten Sinn des Wortes zerstört. Paradoxerweise verniedlichen sie ihre eigenen Leistungen, wenn diese nicht mehr als Quelle dauerhafter Bewunderung dienen können. Hier sieht man wiederum einen Mangel an echter Erfüllung bzw. eines echten Gefühls für die Leistung. Somatische Beschwerden können der konkrete Ausdruck ihrer Angst vor dem eigenen, auf andere projizierten Neid sein.

Zusammenfassend kann man sagen, dass diese Kinder keine Freude an ihren Lernerfahrungen haben. Alle Aktivitäten sind von einer getriebenen Art, es mangelt ihnen an jeglicher wirklich sublimierender Aufmerksamkeit, die mit dem intrinsischen Wert einer Aktivität verbunden ist.

Beeinträchtigte soziale Interaktion

Zur Abklärung der Diagnose einer Narzisstischen Persönlichkeitsstörung bei Kindern ist es besonders wichtig, deren Interaktion mit Gleichaltrigen zu berücksichtigen. Es kann beispielsweise sein, dass sich die Kinder mit dem chronischen Empathiemangel der Eltern identifizieren und somit auch gegenüber Gleichaltrigen nicht zu empathischen Reaktionen fähig sind. So kommt es, dass sie andere bestenfalls als Mittel zum Zweck der Befriedigung eigener Bedürfnisse sehen oder noch häufiger als Echo oder eigene Ebenbilder. Sie verleugnen den schmerzlichen Unterschied zwischen sich selbst und anderen, um nicht mit dem eigenen Neid konfrontiert zu werden, was wiederum zu Kälte und Überheblichkeit führt, was sie von Gleichaltrigen entfremdet. Mit Zurückweisung konfrontiert, werden diese Kinder leicht gewalttätig und machen Besitzansprüche geltend, was oft zu weiterer Entfremdung beiträgt. Interessanterweise kann die narzisstische Persönlichkeit im Jugendalter und noch später durchaus anziehend und charismatisch erscheinen. Dieses Charisma, dem sich oftmals eine Gruppe verpflichtet fühlt, ist ein Phänomen, das man als Nebenprodukt des grandiosen Selbst sehen könnte. Eine spezifische Funktion des grandiosen Selbst ist die Aktualisierung des Wunsches, dass die Welt so ist, wie sie das grandiose Selbst haben möchte, und nicht anders. Eine Zeit lang kann durch das Charisma die grandiose Phantasie von Perfektion, Schönheit und Macht eine ganz reale Qualität bekommen, die durch die Gruppe gestützt wird. Dadurch ist es dem narzisstischen Jugendlichen möglich, jedes Gefühl der Zurückweisung und Entwertung zu vermeiden. Trotzdem kann es passieren, dass ein Ereignis die »Seifenblase zum Platzen« bringt und das Gleichgewicht völlig zerstört. Ein weiterer wichtiger Aspekt der sozialen Interaktion besteht in einer speziellen Art und Weise der Paarbildung, die man von Jugend an beobachten kann. Nicht selten werden angesehene, hübsche oder umgängliche Partner gesucht, nicht selten aber auch »Freaks« oder Freundinnen (bzw. Freunde), die eher hässlich sind. Es scheint so, als würde der narzisstische Jugendliche durch den Kontrast mit dem hässlichen, scheinbar wertlosen Partner sein eigenes Wertgefühl erhöhen, insbesondere durch die Kontrolle dieses wertlosen Objekts. Der Narzisst braucht einen psychischen Sklaven, der letztlich dankbar ist, als Objekt der Aufmerksamkeit auserwählt worden zu sein, auch wenn die Beziehung von Zurückweisung und Entwertung geprägt ist.

Aversion gegen Blickkontakt

Ein weiterer wichtiger diagnostischer Aspekt bei Kindern ist die Aversion gegen Blickkontakt. Ich habe diese Erscheinung relativ häufig bei narzisstisch gestörten Kindern angetroffen. Während sie in der allgemeinen Bevölkerung eher selten ist, kann man sie auch als typisches Zeichen bei autistischen Kindern und manchmal auch bei Jugendlichen mit antisozialen Eigenschaften beobachten. Letztere vermeiden es, Erwachsenen ins Gesicht zu sehen, damit man sie nicht beim Lügen ertappt. Bei Kindern mit Narzisstischen Persönlichkeitsstörungen ist die Vermeidung des Augenkontakts ein Mittel zur Vermeidung der traumatischen Erfahrung, von den Eltern nicht anerkannt zu werden (z. B. aufgrund des mütterlichen Narzissmus), als jemand anderes gesehen zu werden (Depersonifizierung) oder nur partiell anerkannt zu werden (mütterliches Ideal-Objekt). Diese Vermeidung hilft auch, der Konfrontation einer eigenen Grandiosität mit der diskrepanten Rückmeldung durch andere Erwachsene aus dem Wege zu gehen, die die Kinder durchaus als verletzbar und sich selbst täuschend erleben. Schließlich wird durch die Vermeidung des Blickkontakts auch die Erkenntnis umgangen, von einem Objekt abhängig zu sein; sie ist also letztlich Ausdruck der großen Schwierigkeit, unabhängig zu funktionieren.

Spielpathologie

Im Alter zwischen 3 ½ und 11 Jahren langweilen sich narzisstische Kinder sehr schnell mit neuen Spielsachen und zeigen eine ausgeprägte Spielhemmung, die oft mit Langeweile rationalisiert wird. Dies trifft insbesondere für Phantasiespiele zu, wohingegen zu Beginn einer Therapie strukturierte Spiele oftmals bevorzugt werden. Aber selbst bei strukturierten Spielen sind Schwierigkeiten zu beobachten. Jede Niederlage unterbricht das Spiel und geht mit heftiger Angst oder Wutanfällen einher. Mit fortschreitender Behandlung lassen sich narzisstische Kinder dann zwar auf Phantasiespiele ein, diese sind aber durch blanke Aggression charakterisiert: Puppen werden dabei zerstückelt und in makabren Szenen zu Tode gequält; die »ganze Welt« wird durch einen bewaffneten Mörder ohne Gnade massakriert. Anfangs ist dieses Spiel ohne jegliche Freude, im Laufe der Zeit kann dabei allerdings sadistisches Vergnügen beobachtet werden.

Trennungsangst

Die Forderung nach konstanter Aufmerksamkeit und Bewunderung kann auch dazu dienen, die Unfähigkeit, allein zu sein, zu verbergen. Bei Kindern wird diese Unfähigkeit durch das Syndrom der Trennungsangst zum Ausdruck gebracht. Bei diesem Bild ist aber eine besondere Färbung notwendig: Bei jüngeren Kindern lenken Wutausbrüche – die großen Schwierigkeiten im Umgang mit Gleichaltrigen und die überhebliche und entwertende Art und Weise, wie sie mit ihrer Familie und anderen umgehen – die Aufmerksamkeit der Erwachsenen von den Schwierigkeiten ab, die die Kinder dabei haben, autonom zu bestehen. Das grandiose Selbst kann durchaus den Anschein erwecken, als würde das Kind sich selbst genügen –

es kann das Kind gewissermaßen tragen, sodass Trennungen, um zum Beispiel in den Kindergarten zu gehen oder Freunde zu besuchen, nur von sehr wenig Angst begleitet werden, die ihrerseits von den Eltern gar nicht wahrgenommen wird. Die Eltern sind aber dennoch ständig in Sorge, wie es dem Kind wohl gehen wird, wenn es von ihnen getrennt ist. Wenn sich in der Behandlung familiäre Interaktionen entwickeln, dann habe ich oftmals mit Überraschung festgestellt, dass ein Elternteil, meistens die Mutter, sich oft nicht in der Lage sieht, den Raum zu verlassen, so als wäre sie durch eine subtil verbindende Kraft zum Bleiben gezwungen.

Wie kommt es, dass sich ein »allwissendes« (so die Selbstbeschreibung eines narzisstischen Kindes) und allmächtiges Kind so zerbrechlich zeigt, wenn es mit Trennung konfrontiert wird? Wahrscheinlich sind es mehrere Faktoren, die dazu beitragen. Eine von Rinsley (1980) gemachte Erklärung besagt, dass die Eltern dieser Kinder eine Individuation auf spezifischen Gebieten fördern, die gewissermaßen in ihr persönliches Konzept des Kindes passen. Beispielsweise kann eine Mutter, die ihr eigenes Ich-Ideal zu erfüllen sucht, indem sie das musikalische Talent der Tochter fördert, die Individuation – im Sinne von Verbesserung und Fortschritten – dieses Kindes auf dem Weg zur Musikerin fördern, sie wird aber nicht seine Trennungswünsche unterstützen. Die Fertigkeiten des Kindes dienen dem Selbstwertgefühl der Mutter und existieren nicht als unabhängige Eigenschaften des Kindes.

Ein weiterer Faktor kann der Einsatz der projektiven Identifizierung als primitiver Abwehrmechanismus sein, der bevorzugt mit dem grandiosen Selbst einhergeht und das Empfinden fördert, durch eine andere Person (die Mutter) zu funktionieren. Dazu kommt, dass die Unfähigkeit des Kindes und der Eltern, Belastungen, Angst und Aggression auszuhalten, diese gewissermaßen in einen gemeinsamen Schutzkäfig sperrt. Die andere Person dient dem grandiosen Selbst als Hilfs-Ich, das aber niemals als solches anerkannt werden wird.

Fixierung auf das Selbstbild

Hier geht es um die narzisstische Wahrnehmung des Selbst. Bach (1977) spricht davon, dass zur Wahrnehmung des Selbst das Körper-Selbst als eine Art Double gehört. Hamilton (1982) erwähnt in diesem Zusammenhang die interessante Beobachtung, dass die Fixierung auf das eigene Bild im Kontext ausgeprägter interpersonaler Unsicherheit sozusagen ein Markenzeichen des Narzissmus darstellt. Das Bild im Spiegel kann gewissermaßen als Gegenmittel für Gefühle der Fragmentierung und Bedeutungslosigkeit benutzt werden. Wenn das Spiegelbild eine Quelle von Lust darstellt, dann wird die Person, die es betrachtet, sich der lebenswichtigen Kraft des Bildes womöglich gar nicht bewusst sein. In dem Video »Justin's Reflection« zeigt Broussard einen 4½-jährigen Jungen, den er als Risikokind für eine »narzisstische Störung« beschreibt. Justin zeigte sich von seinem Spiegelbild derart fasziniert, dass er alle Menschen von sich fern hielt, um sich darauf konzentrieren zu können. So beantwortete er zum Beispiel eine ganze Therapiesitzung lang die Fragen des Interviewers, während er ununterbrochen auf sein Spiegelbild blickte.

4.12.3 Risikokinder

Wir haben gesehen, dass einige deskriptive Kriterien für Narzisstische Persönlichkeitsstörungen bei Erwachsenen durchaus auch für Kinder zutreffen, so zum Beispiel die ständige Suche nach Macht und Glanz sowie der Mangel an echten Sublimierungen. Beeinträchtigungen in der Interaktion mit Gleichaltrigen, die Aversion gegen Blickkontakt, Spielhemmungen oder Spiele, die von Aggressivität durchdrungen sind, sowie Trennungsangst sind narzisstische Merkmale, die speziell bei Kindern hervorstechen. Hier mag es nun nützlich sein, über deskriptive Kriterien hinauszugehen und einige mögliche Risikofaktoren für die Entwicklung einer narzisstischen Störung im Kindesalter zu betrachten.

Das Kind narzisstischer Eltern

Allen voran sind Kinder narzisstischer Eltern dem Risiko ausgesetzt, selbst eine Narzisstische Persönlichkeitsstörung zu entwickeln. Im Fall von Matt (Bleiberg 2004; Friedrich u. Wheeler 1982) war der Vater eine sehr blasse Figur. Ähnlich wie die Väter, die von Lasch (1982) und Bleiberg (1984) beschrieben wurden, schien er seine Autorität als Elternteil ganz und gar an seine Frau delegiert zu haben. Ein Kind braucht auf Dauer eine Autorität, die es sowohl konfrontiert als auch diszipliniert, die eine Veränderung phantastischer Ich-Ideal-Vorläufer ermöglicht und die Individuation und Integration positiver und negativer Aspekte des Selbst und der Objekte unterstützt. Da er kein echtes Gefühl für richtige Grenzsetzung hatte entwickeln können, war Matt nicht in der Lage, zwischen Phantasie und Handlung zu unterscheiden. Man half ihm nicht dabei, seine kindliche Omnipotenz dem Realitätsprinzip zu unterstellen. Von seiner Mutter wurde Matt idealisiert; sie betrachtete ihren Sohn als ihren Besitz und verhinderte somit auch engere Beziehungen zu Gleichaltrigen. Ihr kontrollierendes Verhalten wiederum provozierte Matts Bedürfnis, sie zu kontrollieren. Sowohl die narzisstische Fokussierung der Mutter auf den Sohn als Erweiterung ihres Selbst als auch Matts Erfahrung, ein wichtiges Agens für das Wohlbefinden und Selbstwertgefühl der Mutter zu sein, trugen zu seinem pathologischen Narzissmus bei.

Zusammengefasst könnte man sagen, dass es Matts Identifikation mit seinen beiden narzisstischen Eltern war, die dazu führte, dass seine eigenen narzisstischen Eigenschaften als absolut Ich-synton empfunden wurden.

Eine andere Sichtweise auf die potenzielle Bedeutung der narzisstischen Besetzung eines Kindes durch die Eltern wird von Rinsley (1980) vertreten. Er beschreibt, wie das Kind vom Elternteil als Ersatzfigur wahrgenommen wird: das »verelterlichte« Kind (das man oft bei geschiedenen Müttern mit infantilen Persönlichkeiten sieht), das Kind als Partner, das Kind als Geschwister oder das Kind als unendlich infantiles oder abhängiges Baby. Rinsley sieht in diesen Wahrnehmungen bestimmte Muster von Depersonifizierung, bei denen ein Elternteil das Kind nicht als Person mit eigenen Rechten achtet, sondern als Vertreter der eigenen Welt.

Ein typischer Aspekt narzisstischer Beziehungen ist nach Hamilton (1982) eine ausschließliche und von Besitzansprüchen geprägte Nähe zu einem Elternteil, meist der Mutter, und eine sehr abgegrenzte und entfernte Beziehung zum anderen Elternteil.

Hier gibt es oft keine echte Dyade, von der das Kind ausgeschlossen oder auf die es neugierig sein kann, weil in vielen Fällen der Vater entweder körperlich abwesend, ständig beschäftigt oder sehr passiv ist. Somit gibt es keinen Übergang vom versorgenden zum sexuellen Paar, der eigentlich die Toleranz des Kindes für das Ausgeschlossensein erforderlich machen würde. Eine ähnlich narzisstische Beziehung besteht, wenn das Kind mit jedem Elternteil eine (dyadische) Beziehung unterhält, aber nicht mit beiden zusammen.

Hier sollte man erwähnen, dass Narzisstische Persönlichkeitsstörungen oftmals bei einigen Fällen von Anorexia nervosa zu beobachten sind. Junge Anorektikerinnen sind typischerweise auf sich selbst fixiert, versuchen ein Kultur-ideal extremer Kontrolle zu erreichen, das mit einem dysfunktionalen Bedürfnis nach Bewunderung verknüpft ist. Diese Kinder werden oftmals von den narzisstischen Bedürfnissen der Mutter eingehüllt. Die Mutter erlaubt ihnen keine Separation und ermöglicht Individuation lediglich in den Bereichen, die für sie selbst wichtig sind. Die Suche des Kindes nach Perfektion erfüllt dann die stellvertretenden Bedürfnisse der Mutter nach einem Kind, das ihrem eigenen Ich-Ideal entspricht. Das dauerhafte Fehlen echter Befriedigungen der Mutter-Kind-Beziehung ist die Folge. Wut und Aggression, die daraus resultieren, werden gegen den eigenen Körper gelenkt, der als Eigentum der Mutter erlebt wird, während die Patientin das Selbst gewissermaßen »freihält«.

Sours (1980) vermutet, dass diese anorektischen Patienten über eine narzisstische Charakterstruktur mit grandiosen und omnipotenten Aspekten verfügen, mit der sie Gefühle der Hilflosigkeit kompensieren. Die Selbstzentriertheit um körperliche Befürchtungen geht mit narzisstischen Eigenschaften einher. Hinzu kommt, dass hinter dem Bedürfnis nach Zuspruch und Bewunderung bei diesen Patienten oftmals ein tiefes Gefühl der Leere, Anhedonie und Langeweile zu finden ist. Ein weiterer Hinweis auf narzisstische Schwierigkeiten kann man im »Peter Pan«-ähnlichen Ideal sehen, für die Mutter eine geschlechtslose, aber ewig aktive, phallisch-narzisstische Erweiterung zu sein.

Das Adoptivkind

Weitere Quellen von Vulnerabilität bzw. Risiken für die Entwicklung Narzisstischer Persönlichkeitsstörungen sind im Prozess der Adoption zu suchen. Der kleine Ed ist ein Fall, der sich hier anführen lässt. Die Adoptiveltern beschrieben den 13-Jährigen als einen Jungen, der Freunde brauchte, die waren, wie er selbst, um angeben zu können. Er war der Auffassung, besser als jeder andere zu sein, insbesondere besser als sein Bruder (ein leiblicher Sohn der Eltern). Tatsächlich hatten ihm seine Adoptiveltern erzählt, ihn genommen zu haben, weil er »das allerschönste Baby« gewesen sei. Dieses Gefühl der Besonderheit in Verbindung mit der grundlegenden Angst, nicht genommen zu werden, trug zum typisch narzisstischen Verhalten bei. Wenn Ed beispielsweise auf dem Rücksitz des Autos sitzen sollte, geriet er sofort in Wut. Er bestahl seine Mutter in dem Glauben, dass nur eine kurze Bemerkung wie »Tut mir leid« sein »böses Verhalten« aufwiegen würde.

Einerseits wirkte Ed sehr begabt, andererseits ließ er beim ersten Versagen sofort von einer Sache ab. Als er beim Schwimmen erstmalig unterlag, verließ er sofort das Team. Der Auskunft der Adoptiveltern zufolge zeigte Ed seinem Bruder gegenüber, der sich wirklich rührend um ihn sorgte, keinerlei Dank. Er war schlicht und einfach der Auffassung, dass sein jüngerer Bruder genau wie er selbst sein sollte. Auch wenn er damit prahlte, viele Freunde und Freundinnen zu haben, hob er doch immer mehr auf seine eigene Popularität als auf die Anzahl seiner Kontakte ab (die im Übrigen primär mit dem Austausch von Drogen in Verbindung zu stehen schienen).

Sherick (1983) hat sich ausführlich mit dem Problem des »gestörten Narzissmus« bei Adoptivkindern beschäftigt. Diese Kinder haben von Anfang an mit einer schweren narzisstischen Kränkung zu kämpfen, nämlich von ihren biologischen Eltern abgelehnt worden zu sein. Andererseits wurden sie von ihren Adoptiveltern »auserwählt«, was ihr grandioses Selbst fördert. Ein 11-jähriges Adoptivkind mit antisozialen Eigenschaften sagte mir einmal, dass es davon überzeugt sei, von *anderen* auserwählt worden zu sein, wenn dies seine Adoptiveltern nicht getan hätten. Es wusste sehr wohl, dass es eine lange Warteliste potenzieller Adoptiveltern gab und dass

Adoptivkinder tatsächlich »Mangelware« sind.

Auf der anderen Seite könnte die Fähigkeit von Adoptiveltern, empathisch auf ihre Kinder einzugehen und ein Gefühl von Gegenseitigkeit herzustellen, durch die Schwierigkeit beeinträchtigt sein, eine Bindung mit dem Kind eines anderen herzustellen. Nicht selten zeigen die Eltern eine eher geschäftsmäßige Einstellung dem Kind gegenüber. Hinzu kommt eine mögliche Depression aufgrund der Tatsache, dass es nicht möglich war, selbst ein Kind zu bekommen. Wenn Adoptiveltern nicht adäquat mit der Trauer über ihre Sterilität fertig geworden sind, werden sie womöglich auch dem Kind gegenüber weniger empathisch sein. Das Kind spürt dann sicherlich die Enttäuschung seiner Eltern, möglicherweise gekoppelt mit seiner Angst, wieder weggeschickt zu werden. Um sich gegen diese von vielen Seiten drohenden Verletzungen zu schützen, entwickelt das Kind nicht selten eine Narzisstische Persönlichkeitsstörung, verbunden mit Impulsivität, Delinquenz und Lernstörungen.

Brett, ein Adoptivkind, das von Sherick (1983) beschrieben wurde, erfüllte exakt die diagnostischen Kriterien für eine Narzisstische Persönlichkeitsstörung, die ich weiter oben dargestellt habe. Er erzählte Heldengeschichten, zeigte eine Pseudostärke und ärgerte jüngere Kinder. In der Behandlung war er nicht bereit, irgendwelche Informationen zu geben, er sprach selten freiwillig über seine Eltern und hörte dem Therapeuten nicht zu. Zu verschiedenen Zeiten der Behandlung schlüpfte er in unterschiedliche Charaktere: Mal war er ein verschmitzter Affe, mal ein starker Mann, ein Boxweltmeister oder Evil Knievel, der kühne Motorradfahrer. Brett wies damit ein Selbstbild, dem zufolge er dumm und schlecht war, weit von sich und projizierte es stattdessen auf den Analytiker, der sich dadurch selbst dumm und schlecht vorkam. Insgesamt gesehen wurden die Überheblichkeit, Entwertung und phantasierte Grandiosität dieses Kindes im Therapieverlauf ganz deutlich.

Das missbrauchte Kind

Ein weiterer potenzieller Weg zur Narzisstischen Persönlichkeitsstörung kann über den Missbrauch durch die Eltern führen. Das grandiose Selbst kann dabei das Produkt des Bedürfnisses sein, mit dem idealisierten Elternbild zu verschmelzen, um sich vor einem realen elterlichen Missbrauch zu schützen. Friedrich und Wheeler (1982) fanden interessanterweise in einer Untersuchung von missbrauchenden Eltern, dass diese ihre eigenen Eltern als hart, zurückweisend, autoritär und gewalttätig beschrieben. Wenn die Eltern wütend waren, dann tendierten sie dazu, auch das Schreien ihres Babys als wütend, fordernd und irritierend zu empfinden. Sie waren also nur sehr selten in der Lage, wirklich empathisch auf ihre Kinder zu reagieren. Es ist zu vermuten, dass viele von ihnen selbst Erfahrungen früher Deprivation und frustrierter Abhängigkeitsbedürfnisse gemacht hatten. Dieses elterliche Profil macht das Risiko für die Entwicklung einer Narzisstischen Persönlichkeitsstörung bei missbrauchten Kindern deutlich. Meiner Meinung nach werden diese Kinder quasi zu ihren eigenen Eltern und zeigen eine Grandiosität unter dem Deckmantel von Pseudoreife und extremem Altruismus.

Das verwöhnte Kind

Einige Eltern, insbesondere solche, die ihre Kinder erst relativ spät bekommen, zeigen oft das ausgeprägte Bedürfnis, diese Kinder zu schützen und ihre Wünsche zu erfüllen. Eine derartige Einstellung ermöglicht es dem Kind nicht, Frustrationen zu erleben und damit fertig zu werden, Toleranz zu üben und sich realer Grenzen bewusst zu werden. Die Folge kann eine Fortdauer des infantilen Narzissmus und dessen Umwandlung in einen pathologischen Narzissmus sein, falls tatsächliche Frustrationen im Kontakt mit Gleichaltrigen oder anderen Erwachsenen die Ausbildung eines grandiosen Selbst stimulieren.

Reichtum kann das Bild noch komplizieren. Er bietet eine andauernde Bestätigung der omnipotenten Kontrolle, die in die Grandiosität als Charaktereigenschaft übergehen kann. Diese Grandiosität kann sich dann durchaus halten, auch wenn sich die äußeren Umstände längst geändert haben.

Scheidungskinder

Eine fünfte Risikosituation für die Entwicklung Narzisstischer Persönlichkeitsstörungen betrifft Kinder geschiedener Eltern. Hier ist beispielsweise das »verelterlichte« Kind zu erwähnen, das den geschiedenen Partner ersetzen soll. Diese Konstellation trifft sich mit bestimmten Aspekten des kindlichen Narzissmus. Allen voran mit dem omnipotenten ödipalen Wunsch, den anderen Elternteil zu ersetzen und dem verbliebenen Elternteil Befriedigung zu geben, was in gewisser Weise durch eine Auflösung der normalen, generationsgebundenen Rollenkonstellationen realisiert wird. Das daraus resultierende Gefühl, groß und mächtig zu sein, verwandelt den Status des kleinen, abhängigen Kindes in Beziehung zu diesem Elternteil.

Ein weniger deutlicher, nichtsdestotrotz traumatischer Aspekt der Scheidung bezieht sich auf die Motivation der Eltern, das Sorgerecht für ihre Kinder zu erhalten. Dabei kann es vorkommen, dass ein Elternteil alle Spuren der Identifikation des Kindes mit dem geschiedenen Partner auslöschen will, um das Kind vor dem Zugriff des anderen zu »retten« (wobei der andere als negatives Rollenmodell wahrgenommen wird). In einer solchen Situation werden Kinder um ihre Rechte gebracht und auf eine ganz bestimmte Art und Weise depersonifiziert. Oftmals verschlimmert sich die Situation dadurch, dass das Kind gezwungen wird, zum anderen Elternteil eine Beziehung einzugehen, die der der Eltern vor der Scheidung gleicht. Es gibt dann keine Möglichkeit mehr, zum Elternteil ohne das Sorgerecht eine eigene Beziehung zu entwickeln und diese zu entfalten. Der sorgeberechtigte Elternteil versucht dann oft, das Kind von seiner früheren, aber auch zukünftigen Identifikation mit dem anderen Elternteil zu trennen, und will kein Kind aufziehen, das dem geschiedenen Partner irgendwie gleicht. Obwohl sie nichts dafür können, werden solche Kinder oft nicht akzeptiert, weil sie eben auch das genetische Produkt des geschiedenen Partners sind. Daraus kann eine paradoxe Reaktion entstehen, bei der das Kind ein grandioses Selbst als Abwehrmaßnahme gegen Depersonifizierungen aufbaut und gleichzeitig den sorgeberechtigten Elternteil entwertet, der nun als Feind bzw. Wurzel allen Übels erlebt wird. Das Kind kann dann generell auf eine sehr selbstzentrierte Art und Weise über sich bestimmen, es fühlt sich mit dem abgewiesenen Elternteil vereint und zeigt ein deutliches Defizit an Fürsorge und Empathie für andere.

Ein mir bekannter Fall bezieht sich auf einen 14-jährigen Jungen, dessen Vater einen sehr langen Prozess um das Sorgerecht führte. Solange sich der Vater um den Transport des Sohnes zu irgendwelchen Sportereignissen kümmern konnte, blieb der Sohn bei ihm. Nachdem der Vater einen schweren Herzanfall erlitten hatte und diesen »Fahrdienst« nicht länger bieten konnte, wechselte der Sohn unverzüglich zur Mutter, da diese im Moment besser für seine Bedürfnisse sorgen konnte. Der Vater war über die Gefühllosigkeit seines Kindes schockiert, kämpfte darum, ihn zu behalten und vor dem Einfluss seiner geschiedenen Frau zu schützen, die er rachsüchtig und selbstzentriert erlebte.

In diesem Fall entstand eine schwerere Form der Narzisstischen Persönlichkeitsstörung, die über die Fixierung an ödipale Wünsche und infantile Omnipotenz hinausging. Der Junge hatte ein grandioses Selbst aufgebaut, um sich selbst vor seiner Wut gegen den Vater (den sorgeberechtigten Elternteil) zu schützen. Diese Wut wiederum stand mit dem Versuch des Vaters in Verbindung, einen Teil des Jungen zu »töten« oder auszulöschen, nämlich dessen Identifikation mit der Mutter (dem abgelehnten Elternteil). Hier war die Beziehung zum sorgenden Elternteil sicher eine Pseudobeziehung, die darauf basierte, dass das Kind vom Vater »gerettet« wurde. Sicherlich war der Vater der Überzeugung, dass das Kind ihm dafür dankbar sein würde. Tatsächlich aber schützte sich das zutiefst verletzte Kind durch seine Grandiosität, versuchte die bedrohte Identifikation mit dem abgewiesenen Elternteil um jeden Preis am Leben zu erhalten und entwertete bzw. verleugnete jegliche Bindung an den sorgeberechtigten Elternteil (der im besten Fall als deprivierend und selbstzentriert, im schlechtesten Falle als gefährlich erlebt wurde).

Kinder, die einen Elternteil durch Tod verlieren

Schließlich muss man noch auf das Risiko blicken, dem Kinder ausgesetzt sind, die einen Elternteil durch Tod verlieren. Eine glänzende Illustration dieser Dynamik findet man in einer Kurzgeschichte von Yukio Mishima mit dem Titel »Der Schiffer, der bei der See in Ungnade fiel«. Das Kind in dieser Erzählung versucht mit dem Verlust des Vaters durch die Entwicklung eines grandiosen Selbst fertig zu werden. Dieses grandiose Selbst wird dann durch die Realität herausgefordert, als die Mutter eine Beziehung zu einem anderen Mann eingeht. Das Kind ist durchaus in der Lage, seine Mutter durch braves Verhalten zu manipulieren, wenngleich es überzeugt ist, dass die Mutter im Grunde genommen bösartig ist und der Vater gerächt werden muss. Die Geschichte macht deutlich, wie die kontrollierenden und sadistischen Seiten dieses Kindes in seinen Interaktionen mit Gleichaltrigen und im mörderischen Verhalten gegenüber dem Liebhaber der Mutter zum Vorschein kommen.

4.12.4 Ein Blick auf die Bedeutung der Eltern

Die Interaktion zwischen den Eltern und ihrem Kind spielt, wie wir gerade gesehen haben, eine bedeutende Rolle bei der Entwicklung einer Narzisstischen Persönlichkeitsstörung. An dieser Stelle meines Beitrags möchte ich gerne etwas genauer auf einige elterliche Erziehungsstile eingehen und zeigen, wie sie bei Kindern und Jugendlichen auf die Entwicklung der Persönlichkeitsstörung Einfluss nehmen können. So können inflexible und rigide elterliche Einstellungen zum Problem werden, obwohl sich der Charakter des Kindes auf dem Weg vom Säugling zum Kleinkind, Latenzkind, Jugendlichen und jungen Erwachsenen durchaus wandelt. Coleman et al. (1953) haben darauf hingewiesen, dass das Ausmaß der Anpassungsfähigkeit der Eltern einige vernachlässigte Aspekte der Eltern-Kind-Beziehung klären könnte, das heißt die genaue Erfassung einer beeinträchtigten Anpassungsfähigkeit aufseiten der Eltern könnte die frühe Diagnose potenzieller Schwierigkeiten erleichtern. Bleiberg (2001) hat sich in diesem Zusammenhang eingehender mit der defizitären selbstreflexiven Funktion der Eltern beschäftigt, die die Integration des kindlichen Selbst beeinträchtigt und stattdessen ein instabiles Pseudo-Selbst und/oder Größen-Selbst entstehen lässt. Ein weiterer Aspekt betrifft die Art und Weise, in der die Eltern-Kind-Interaktion dazu dient, intrapsychische Strukturen aufrechtzuerhalten und zu verstärken. Zinner und Shapiro (1972) haben gezeigt, dass Familienmitglieder zueinander als Teile der inneren Welt von Repräsentanzen in Beziehung treten. Internalisierte Konflikte eines Individuums werden somit in der Interaktion zwischen den Familienmitgliedern aktualisiert. Primitive Formen der Projektion mit den entsprechenden Rollenzuschreibungen an die einzelnen Familienmitglieder dienen dann als machtvolle Verstärker eines grandiosen Selbst. Im Falle der narzisstischen Pathologie aktivieren unbewusste Phantasien eines Familienmitglieds diese Zuschreibungen bei anderen Mitgliedern, was jedoch in Konflikt steht mit der Aufgabe innerhalb der Familie, Autonomie-Entwicklung und Differenzierung zu ermöglichen.

In diesem Zusammenhang sollte man allerdings darauf hinweisen, dass die Kinder einer narzisstischen Mutter nicht unbedingt selbst narzisstisch werden müssen, sondern durchaus andere neurotische Störungen entwickeln können, etwa Depressionen, masochistische oder konversionsneurotische Symptome, ohne irgendeinen Hinweis auf eine Narzisstische Persönlichkeitsstörung. Es scheint, als würde die Unnahbarkeit der Mutter das Kind vor der ganzen Wucht narzisstischer Pathologie schützen. Solange das Kind außerhalb der inneren Welt der Repräsentanzen des Elternteils bleibt, besteht ein bedeutend geringeres Risiko für die Entwicklung einer Narzisstischen Persönlichkeitsstörung. Wenn allerdings die primitiven projektiven Mechanismen der Eltern das Kind sehr stark in ihre eigene narzisstische Pathologie involvieren, dann wird auch das Kind mit einer gewissen Wahrscheinlichkeit eine narzisstistische Störung entwickeln.

Im Allgemeinen glaube ich, dass eine genaue Untersuchung spezifischer Eltern-Kind-Interaktionen dabei helfen kann, ein auffälliges Paradoxon zu erklären, das narzisstische Kinder und Jugendliche bieten: offenkundige Selbstgenügsamkeit in Verbindung mit großer narzisstischer Kränkbarkeit. Die folgenden, sehr selektiv ausgewählten Fallvignetten beschreiben Kinder und Jugendliche mit typischen Narzisstischen Persönlichkeitsstörungen, wobei jeweils einige Charakteristika ihrer Eltern hervorgehoben werden.

Fallbeispiel

Fallvignette 1

Danny, ein hübscher 4-jähriger Junge, gleichzeitig der jüngste meiner Patienten, kam in Behandlung wegen unkontrollierbarer Wutausbrüche. Wurden seine Wünsche nicht erfüllt, biss Danny andere Kinder, ohne sich dafür zu schämen. Seiner 12 Monate alten Schwester gegenüber legte er sadistische Züge an den Tag: Er zog ihr an den Haaren, nannte sie »dumm und doof«, stieß sie aus dem Bett und sogar Treppen hinunter.

Trotz seiner außergewöhnlichen fein- und grobmotorischen Geschicklichkeit war Danny beim Spielen immer frustriert, erlebte dabei keinerlei Freude. Diese Freudlosigkeit war auffällig im Vergleich zu den altersgemäßen, normal kreativen Phantasiespielen. Anfangs verfolgte er sein Tun mit großer Hartnäckigkeit – komplizierte Automodelle zusammenbauen, beim Darts immer ins Schwarze treffen oder komplexe Legostrukturen bauen. Jede Anspielung auf sein Alter oder seine Größe wurde von ihm als Angriff erlebt. Stattdessen bestand er darauf, von seinen Eltern oder vom Therapeuten auch für ganz gewöhnliche Dinge gelobt zu werden. Danny konnte keine Frustration oder Störung seines grandiosen Selbstgefühls ertragen. Er ging direktem Blickkontakt mit Erwachsenen aus dem Weg, so als erinnerte ihn deren Gegenwart schmerzlich an seine Abhängigkeit und Kleinheit. Wenn ein Spielzeug, zum Beispiel ein Dartspfeil, herunterfiel, etwa unter die Couch, machte er keine Anstalten, es zu holen, sondern tat so, als würde das Spielzeug nicht mehr

existieren. Wenn sich die Therapeutin bei der Lösung eines Problems, bei der Reparatur eines Spielzeugs oder bei der Suche danach Zeit ließ, dann nannte Danny sie »dumm« oder drohte: »Ich werde weggehen und nicht wiederkommen.«
Dannys narzisstische Schwierigkeiten wurden auch in Beziehungen zu anderen Kindern deutlich. Im Kindergarten fand er keine Freunde, weil er potenzielle Spielkameraden mit seiner Herrschsucht und unberechenbaren Aggressivität erschreckte. Auf die Geburt seiner Schwester reagierte er zuerst völlig indifferent und ignorierte ihre Gegenwart. Erst als die Schwester zu laufen begann, wurde er ihr gegenüber aggressiv. Letztlich war es aber die Interaktion mit der Mutter, die wohl am meisten zur narzisstischen Problematik beizutragen schien. Die Mutter schrieb Danny all die »monsterhafte« Schlechtigkeit und Aggressivität zu, die sie selbst als kleines Mädchen nicht zum Ausdruck hatte bringen dürfen. Sie hatte keinerlei Vertrauen, dass Danny sich von allein richtig verhalten könnte. Stattdessen war sie der Meinung, man müsse ihm ständig sagen, wie er sich kontrollieren sollte. Dannys Mutter unterwarf sich ihrem Sohn fast masochistisch und erlaubte ihm, zu darüber zu entscheiden, was er essen, was er tun, wann er zu Bett gehen oder wann er baden wollte. Gleichzeitig kochte sie vor Wut, weil sie selbst in ihrem Leben keine Wahlmöglichkeit hatte. Ihr Verhalten Danny gegenüber war aufgesetzt, durchsetzt von offener Feindseligkeit hinter einer zuckersüßen Fassade.
Weil der Vater oft tatsächlich oder psychisch abwesend war, bot er der Mutter kaum Unterstützung. Diese übertrug auch ihren Ärger gegenüber dem Mann auf das Kind. Unwillig übernahm sie die Erziehung ihres tyrannischen Kindes, dem kaum beizukommen war. Als er dies einmal spürte, sagte Danny zu seiner Mutter: »Ich mag mich nicht; ich werde mich selbst töten. Ich werde mich mit Pfeil und Bogen erschießen!« Wenn er tot sei, so die Mutter, könne er niemals Fußballweltmeister werden. Sie versuchte ihn also zu bändigen, indem sie ihm für die Zukunft Erfolg versprach.

Das intrusive mütterliche Verhalten manifestierte sich jedoch noch auf andere Art und Weise. Fürsorge und Empathie für den Sohn bedeuteten für Dannys Mutter, seine Erlebnisse bis ins kleinste Detail zu durchdringen: Wie er bei einer Geburtstagsparty gekleidet war, was er aß, mit wem er sprach, was er fühlte, mochte und nicht mochte. Auf ganz subtile Art und Weise nahm sie ihrem Sohn dadurch den Raum, zu wählen, was er – wenn überhaupt – mitteilen wollte.
In diesem speziellen Fall war das Kind zu einem Teil des mütterlichen Selbst geworden: Noch spezifischer repräsentierte Danny jene Aspekte seiner Mutter, die sie nicht zum Ausdruck bringen durfte (es sei denn, stellvertretend durch ihn). Die Mutter benutzte das Kind auf narzisstische Weise, um ihre unbewussten Phantasien zu befriedigen. Danny wurde nicht im Hinblick auf sein eigenes Verhalten und seine Individualität gemocht, sondern als Teil der inneren Welt seiner Mutter.

Fallbeispiel

Fallvignette 2

Robert, ein 5 ½-jähriger Junge, wurde von seinen Eltern zur Therapie gebracht. Diese beklagten sich darüber, dass er ein »schwieriges Temperament« habe. Laut Beschreibung der Eltern schreckte Robert vor allen körperlichen Aktivitäten, wie zum Beispiel Schwimmen, Gymnastik oder Tennis, zurück und wollte noch nicht einmal einen Versuch unternehmen. Auf ähnliche Weise hatte er Angst vor der Sauberkeitserziehung, da er auch hier fürchtete zu versagen. Tatsächlich war Robert bei jeder Unternehmung, die die Möglichkeit eines Scheiterns in sich barg, sehr leicht zu frustrieren. So fürchtete er sich, eine Schere zu benutzen, und war nicht bereit, etwas auszuprobieren, was er nicht richtig beherrschte. »Von Geburt an«, so die Eltern, habe Robert alles sofort schaffen wollen, was man ihm auch nicht habe ausreden können. Sie beschrieben eine Situation, in der Robert seinen 2 Jahre alten und nach einem Löffel verlangenden Bruder beobachtet und er selbst immer lauter gerufen hatte, jemand möge dem Bruder doch einen Löffel bringen – während es ihm ein Leichtes gewesen wäre, selbst danach zu suchen. Im Laufe der Zeit kam es auch zu Schulschwierigkeiten. Im Gegensatz zu seinen Freunden weigerte er sich, im Unterricht aufzupassen oder mitzumachen. Wenn er keine Lust hatte, gab er einfach an, er tue sich schwer, den Anweisungen des Lehrers zu folgen. Robert spielte selten allein und galt angeblich als sehr sozial und beliebt. Die Lehrer jedoch beklagten sich über sein aggressives Verhalten Gleichaltrigen gegenüber, wenn diese nicht taten, was er wollte. So drohte er beispielsweise einem anderen Jungen damit, ihm Nägel in die Augen zu stechen, wenn dieser nicht auf die gewünschte Weise mit ihm spielen würde.

Roberts Mutter war Schriftstellerin, sein Vater ein erfolgreicher Geschäftsmann. Robert sei eine sehr schwere Geburt gewesen, und die Mutter beklagte deutliche berufliche Nachteile, als sie für ihn, ihr erstes Baby, hatte sorgen müssen. Sie fühle sich isoliert und benötige eine Therapie, um ihre Depression zu überwinden. Sie spornte ihren Sohn niemals zu etwas an. »Ich hatte keine Eile«, erklärte sie. »Ich dachte, wenn er zum Beispiel sauber werden wollte, würde er mir schon ein Zeichen geben.« So trug Robert mit 3 ½ Jahren noch Windeln.

In einer Diskussionsgruppe mit anderen Müttern fühlte sich Roberts Mutter ausreichend unterstützt und schlug ihrem Sohn vor, dass er sein »Geschäft doch im Busch verrichten« könne. Daraufhin entwickelte er selbst ein Interesse für seine Sauberkeitserziehung und übertrug seine neuen Fähigkeiten gewissermaßen nach Hause, sprich: auf die Toilette. Seufzend rief die Mutter aus: »Ich weiß nicht, was ich mit diesem Kind tun soll. Es klammert sich so an mich, hasst es, von mir wegzugehen, beim Zubettgehen die Augen zuzumachen, sich zu verabschieden. Mit dem Essen ist er so wählerisch. Er mag nur Hamburger, und wenn es einmal etwas anderes gibt, Hühnchen beispielsweise, dann bekommt er einen Tobsuchtsanfall.«

Auch in diesem Fall schien sich die Mutter vom Kind vorschreiben zu lassen, wie sie sich zu verhalten hatte. Man könnte das sich bei diesem Kind entwickelnde Omnipotenzgefühl und die von ihm erlebte Deprivation im Zusammenhang mit Emdes (1983) Überlegungen zur Bedeutung des sozialen Rahmens sehen. Die Mutter – berufstätig – teilte ihre Erschöpfung dadurch mit, dass sie auf den Mangel an Befriedigung hinwies, den sie bei ihrem Sohn erlebte. Sie klagte darüber, dass dieser Sohn nie zufrieden zu stellen sei, nie genug bekommen würde. Dies traf aber natürlich besonders für sie selbst zu, zumal ihr zweites Kind augenscheinlich ein zufriedenes und glückliches Baby war. Sie war der Überzeugung, dass sie immer schon eine Versagerin gewesen sei. Robert vermittelte ihr die Einstellung, dass »er besser wüsste, was er braucht«, als ob er der Schöpfer einer idealisierten Mutter wäre, die immer besser zu sein drohte als die reale, entwertete Mutter. Obwohl der Vater durchaus besorgt war, behielt er die Position des distanzierten Beobachters, der mit dem eigentlichen Problem nicht so recht etwas zu tun hatte.

Fallbeispiel

Fallvignette 3

Carla, ein 14-jähriges Mädchen, war förmlich ein Ausbund an Aufgesetztheit. Sie hatte keine Freunde, weil »jeder nur etwas zurückbekommen wollte«. Dennoch war sie recht selbstbewusst. In dem, was sie sagte, wie sie sich bewegte, wie sie sich kleidete, wusste sie sehr wohl, wie sie sich verhalten musste, um andere zu beeindrucken. Im ersten Jahr der Therapie gab es nur sehr flüchtige Episoden wirklich spontaner Bemerkungen oder Verhaltensweisen. Ihr über weite Strecken vorherrschendes Gehabe bestand darin, sich zu beschweren. Sie beschuldigte ihre Mutter, diese lasse es an Taschengeld oder am Essen mangeln. Sie verhungere buchstäblich zu Hause. Ihre Mutter missgönne ihr alles und sei überhaupt hässlich zu ihr. Insbesondere machte Carla deutlich, dass sie nach der Scheidung der Mutter entsetzlich neidisch war auf deren berufliche Erfolge; außerdem beschimpfte und entwertete sie den Partner der Mutter.

Carlas Mutter erlaubte ihren Kindern, zu ihr zu kommen, wann immer sie es wollten, Tag und

Nacht. Von der Tochter erwartete sie im Gegenzug perfekte Leistungen. Einerseits benutzte Carla mit deren Erlaubnis Unterwäsche und Nachthemden der Mutter, andererseits beklagte sich die Mutter, dass die Tochter an ihre Sachen ging. Carla hatte auch freien Zugang zur mütterlichen Geldbörse, und es war zwischen den beiden immer scherzhaft die Rede vom »Geld stehlen«; wenn es aber darum ging, der Tochter zu erlauben, direkt Geld zu nehmen, weigerte sich die Mutter. Aufseiten Carlas gab es ein Ziehen und Zerren an der Mutter, auch bedingt durch deren inkonsequentes Verhalten. Sie weigerte sich hartnäckig, mit der Tochter einkaufen zu gehen, und sagte dann: »Ich schick sie einfach mit dem Vater, wenn ich zu beschäftigt bin.« Was immer Carla dann aber kaufte, wurde von der Mutter kritisiert.
Einerseits war Carlas Mutter ständig mit ihr unzufrieden, weil sie so viele Ähnlichkeiten mit ihrem geschiedenen Mann hatte, andererseits versuchte sie, die Tochter sehr früh in ihre Geschäfte zu integrieren. Während der Sommermonate stellte sie sie sogar als »Juniorchefin« in ihrem Büro an. Nichtsdestotrotz fühlte sie sich in ihrem Privatleben von der Tochter permanent gestört. Immer wenn sie eine neue Beziehung zu einem Mann eingehen wollte, musste sie sich ihrer Tochter »opfern«, die dann als Über-Ich fungieren musste. Wollte Carla keine Freunde der Mutter im Haus haben, weil sie sie beim Lernen störten, erhielten diese Hausverbot.
Carla repräsentierte die innere Welt der Mutter, deren verleugnete Abhängigkeitswünsche, ihre gehassten Objekte (den geschiedenen Mann), auch ihr verinnerlichtes Verbot, Beziehungen mit Männern einzugehen. Wie auch in einigen anderen Fällen fiel es der Mutter sehr schwer, ihr Kind als eigenständige Person zu sehen. Sie war sich anscheinend der Probleme des Mädchens mit Gleichaltrigen und in der Schule nicht bewusst, ebensowenig ihrer schweren Zwangssymptomatik. Auf der anderen Seite neigte sie dazu, der Tochter jeden Wunsch zu erfüllen, was es Carla praktisch unmöglich machte, Aggressionen gegen die Mutter offen zum Ausdruck zu bringen.

Fallbeispiel

Fallvignette 4

Der Fall des 14-jährigen Bill illustriert eine andere Facette narzisstischer Psychopathologie. Bills Mutter beklagte das andauernde Bedürfnis ihres Sohnes nach Aufmerksamkeit. Jeder Versuch, mit ihrem Mann, der ca. 20 Jahre älter war, auszugehen, löste bei Bill einen Tobsuchtsanfall aus. Jeweils allein mit Mutter oder Vater kam Bill gut zurecht, wurde aber wütend, wenn die Eltern gemeinsam ausgingen oder Großeltern zu Besuch kamen. Für ihn war es, als würden sie sein privates Reich betreten und ihm damit auch die Aufmerksamkeit der Mutter nehmen, die ausschließlich für ihn da zu sein hatte. Bill gab offen zu, dass er seine Mutter über alles auf der Welt liebte und er sich weigere, sie mit jemand anderem zu teilen. Er hatte sie so weit unter Kontrolle, dass sie ihm spezielle Gerichte zubereitete, und er bestand darauf, dass sie ihm jeden Tag als Zeichen ihrer Fürsorge ein Sandwich fertig machte, das er jedoch, kaum in der Schule angekommen, in die Mülltonne warf. Trotz seiner Grandiosität war Bill nicht in der Lage, mit Freunden in ein Ferienlager zu fahren und dort über Nacht zu bleiben.
In diesem Fall haben wir es mit einer Vermischung von ödipaler Rivalität und infantilem Narzissmus zu tun, was Bills infantile Grandiosität in einen pathologischen Narzissmus münden ließ. Das relativ hohe Alter des Vaters und dessen Unsicherheit trugen mit Sicherheit zu dieser Entwicklung bei.

4.12.5 Weitere Überlegungen zur Psychodynamik

Das wahrscheinlich augenfälligste Merkmal Narzisstischer Persönlichkeitsstörungen bei Kindern und Jugendlichen ist die Koexistenz von Überheblichkeit, Selbstzentriertheit und einer ausgeprägten Vulnerabilität für narzisstische Kränkungen. Berkowitz et al. (1974) haben ausführlich beschrieben, wie diese jungen Menschen auf der einen Seite ein anmaßendes, grandioses und kontrollierendes Verhalten mit einem aufgeblasenen Selbstkonzept an den Tag legen, während auf der anderen Seite eine sehr geringe Selbstachtung, Gefühle der Schwäche, Macht-, Wert- und Hilflosigkeit, die Überzeugung, nicht zu genügen, und Unsicherheit dominieren. Diese Konstellation hat verschiedene Ursachen. Die Kinder fühlen sich nicht als eigenständige Wesen, sondern als Erweiterung ihrer Eltern, die sie auch so behandeln. Die Eltern andererseits sind sich der objektiven Existenz ihrer Kinder oft gar nicht bewusst, ein Phänomen, das Rinsley (1988) die **Depersonifizierung** des Kindes genannt hat. Somit sind die Eltern unfähig, emotional verfügbar zu sein und wirklich mit den Kindern zu kommunizieren. Auch wenn einzelne Familienmitglieder durchaus ähnliche Schwankungen des Selbstwertgefühls an den Tag legen können, werden sie doch als eindimensional und im Hinblick auf ihr eigenes narzisstisches Gleichgewicht unbeeinträchtigt wahrgenommen. Irgendwann wird dann das Gefühl der Unverwundbarkeit, das einem grandiosen Selbst entstammt, auf das Kind attribuiert. Dies führt zu Vernachlässigung bzw. einem Mangel an Fürsorge, selbst im Falle gefährlichen oder selbstdestruktiven Verhaltens. Zeichen von Unabhängigkeit oder Indifferenz aufseiten des Kindes können wiederum von den Eltern als totale Zurückweisung erlebt werden.

Ein alles bestimmendes Thema im Rahmen dieser Eltern-Kind-Interaktion besteht darin, dass es sich bei jeder Verhaltensstörung des Kindes tatsächlich um eine Widerspiegelung elterlichen Verhaltens handelt, was Vorrang haben muss vor der Exploration der Bedeutung des Verhaltens für das Kind. Der Versuch eines Jugendlichen, unabhängig zu werden, wird von der Familie als Verlust einer wichtigen Quelle für die Regulation des eigenen Selbstwertgefühls und entsprechend als Krise im psychischen Gleichgewicht der Eltern aufgefasst. Dies zeigt sich sehr gut am Fall einer Mutter (Mitte fünfzig), die eine Agoraphobie entwickelte, weil sie nicht tolerieren konnte, dass ihre Tochter, unabhängig von ihr, in einer anderen Stadt lebte. Selbst ans Haus gebunden, konnte sie vermeiden, ihre Tochter unabhängig leben zu sehen. Da keine Besuche bei der Tochter möglich waren, konnte die Mutter von der Zeit träumen, in der sie zusammen waren, und hoffen, dass es zu einer erneuten Vereinigung mit dem verlorenen Objekt kommen würde.

Es ist aber auch möglich, dass der Jugendliche Unabhängigkeit als Bedrohung für das elterliche Selbstwertgefühl erlebt und deswegen den Verlust der Eltern fürchtet. Er kann dann versuchen, die Eltern durch neuerliches Agieren auf sich aufmerksam zu machen, um dadurch die pathologisch bindende Interaktion wiederherzustellen. Bills Forderungen, täglich von der Mutter ein Sandwich zubereitet zu bekommen, illustriert diesen Mechanismus.

Berkowitz et al. (1974) haben zusammengefasst, wie intrapsychische Konflikte um das Selbstwertgefühl in diesen Familien externalisiert werden. Die Konflikte des Kindes werden von den Eltern als Widerspiegelung ihrer eigenen Unzulänglichkeit erlebt, was narzisstische Wut und eine Entwertung des Kindes zur Folge hat, falls die Bedürfnisse des Selbstwertgefühls nicht erfüllt werden. Hier gilt es, etwas genauer auf die Wurzeln des Selbstwertgefühls und die Bedeutung der Eltern bei dessen Regulation zu blicken, insbesondere auf den Input des Über-Ichs und die Effekte integrierter Objektrepräsentanzen, der Triebbefriedigung sowie interpersonaler Beziehungen.

Zunächst zu den **Über-Ich-Quellen** des **Selbstwertgefühls**: Bei der Narzisstischen Persönlichkeitsstörung ist das Über-Ich nicht integriert, es gibt also kein benignes Über-Ich, welches eine Billigung des Selbst ermöglichen könnte. Stattdessen sind die Über-Ich-Vorläufer strafend und hart. Sie werden ebenfalls externalisiert und geraten dadurch mit der Fähigkeit in Konflikt, echte Billigung von anderen zu erhalten, die stattdessen als neidisch, ausbeuterisch und sadistisch erlebt werden. Carla beispielweise sagte, dass sie keine Freunde haben könne, weil »diese immer etwas von einem wollen«; ähnlich sah sie ihre Mutter als eine sie einschränkende Person, die sie »knacken« wolle. Den Eltern kommt in dieser Situation oft eine komplementäre Rolle zu, da sie inkonsequent sind und sich abwenden, wenn das Kind nicht mit den starren Partialbildern korrespondiert, die sie von ihm haben. Dies geht so weit, dass sie das Kind psychologisch (oder sogar buchstäblich) verleugnen.

Eine zweite Zufuhr erhält das Selbstwertgefühl von **integrierten Objektrepräsentanzen**. Im Falle narzisstischer Pathologie sind innere Objektrepräsentanzen nicht integriert, zudem existiert keine echte Objekt- und Selbstkonstanz. Beziehungen zu anderen sind nicht tief gehend, da das narzisstische Kind diese Beziehungen überwiegend durch Gewalt, Kontrolle und Entwertung eingeht, was keine Befriedigung oder Belohnung bietet. Verschärft wird die Situation dadurch, dass sich keine Freundschaften entwickeln, weil niemand diese Kinder über einen längeren Zeitraum aushalten kann. Unglücklicherweise führt die Interaktion zwischen dem narzisstischen Kind und seinen Eltern, die sich unzulänglich fühlen, zu einer Erosion ihrer Beziehung. Womöglich unterwerfen sich die Eltern der Grandiosität des Kindes oder schwören ihrer Autorität ab, was bedeutet, dass sie sich psychisch dem Kind entziehen und es verlassen. Dies war der Fall bei den Eltern von Carla, Don und Danny. In diesem Zusammenhang fühle ich mich auch an die Eltern des Protagonisten in Stanley Kubricks Film »Clockwork Orange« erinnert, die ihren Sohn im Teenageralter durch einen anderen jungen Mann ersetzen, der ihren Vorstellungen besser entspricht.

Eine dritte Quelle des Selbstwertgefühls ist die **Triebbefriedigung**. Auch wenn gegen die Eltern gerichtete aggressive Verhaltensweisen sadistischer Art für narzisstische Jugendliche kurzfristig befriedigend sein mögen, entfremden sie die Eltern auf lange Sicht. Echte libidinöse Bindungen werden durch die Empfindungen des Kindes gestört, sodass die Eltern es nicht als ganze Person anerkennen oder sie das negative Selbstgefühl bestätigen. Dazu kommt, dass die Eltern oftmals sehr zwiespältige sexuelle Rollenvorbilder abgeben und dadurch die Triebimpulse ihrer Kinder nicht anerkennen, was sich an den Fällen von Carla und Bill zeigen lässt. Beide wurden durch ihre Eltern infantilisiert. Das Fehlen einer konsistenten Autorität trug dazu bei, dass die Kinder ihre Triebe nicht modulieren und keine angemessenen, adaptiven Befriedigungen erhalten konnten.

Im libidinösen Verhalten dieser Kinder zeigt sich auch ein Mangel an notwendiger Tiefe ihrer Objektbeziehungen. **Interpersonale Beziehungen** werden oberflächlich, sie wiederholen sich und werden langweilig, da andere Menschen nicht zählen, es sei denn als Requisiten. Subjektiv können diese Beziehungen in symbolisierter Weise als exzessive Masturbation zum Ausdruck kommen, so als charakterisiere sexuelle Befriedigung den Mangel an Beziehung zu Partialobjekten, bei denen der andere immer der Gebende, das Kind immer der Empfangende ist. Reziprozität fehlt dabei vollständig. Die Eltern fördern diese Konstellation durch eine stereotype und konventionelle Art und Weise der Fürsorge. Sie investieren sie womöglich in einer versteckt feindseligen Weise in das Kind, um die narzisstische Wut zu zähmen. Dies führt dazu, dass die Eltern sehr flach und zweidimensional erscheinen; andererseits ist das Kind dadurch sehr schnell in einer parasitären Beziehung zu seinen Eltern gefangen, der es an Wärme und Dankbarkeit mangelt.

4.12.6 Überlegungen zur Behandlung

Hält man sich die strukturellen Charakteristika dieser Patienten vor Augen, fragt man sich, welche Art psychoanalytischer Psychotherapie für sie ideal wäre. Meiner Meinung nach sollte – beim Versuch, mit den unterschiedlichen Charaktereigenschaften, insbesondere mit dem vorherrschenden grandiosen Selbst zurechtzukommen – die Behandlung entweder eine Psychoanalyse oder eine intensive expressiv-supportive Psychotherapie zwei- bis dreimal wöchentlich sein. Bei Patienten mit geringer Depressions- und Angsttoleranz muss der Therapeut in der Lage sein, das Getrenntsein des Kindes ohne Angst anzuerkennen und die Aggression und deren Sinn zu verbalisieren. Hauptziel der Behandlung ist die Aufdeckung primitiver unbewusster Phantasien in Verbindung mit der Bildung des grandiosen Selbst. Das pathologisch grandiose Selbst sollte dabei durch einen normalen infantilen Narzissmus ersetzt werden bzw. bei Jugendlichen durch einen normalen Narzissmus. Dies fordert natürlich die systematische Deutung narzisstischer Abwehr in der Beziehung zwischen dem Patienten und dem Therapeuten sowie eine empathische Handhabung der libidinösen Bemühungen des Patienten und dessen neidischer Destruktivität (Bleiberg 2004).

Durch Deutung und Explikation der ödipalen und präödipalen Phantasien, die im grandiosen Selbst enthalten sind, durch Deutung der typisch narzisstischen Abwehr omnipotenter Kontrolle, Entwertung, Idealisierung und Verleugnung kann sich das grandiose Selbst, sofern es sich in der Übertragung entfaltet, unter Umständen in seine einzelnen Komponenten auflösen. Im Fall von Matt (ebd.) machte das grandiose Selbst Platz für den realen Matt, den idealen Matt und sein ideales Objekt. Durch das Akzeptieren seiner eigenen aggressiven Seiten und der aggressiven Seiten des idealen Objekts konnte er diese in seine Selbst- und Objektrepräsentanzen integrieren.

Ein Therapeut muss höchst vorsichtig sein bei der Durcharbeitung der Abwehr des grandiosen Selbst gegen Kränkbarkeit. Narzisstische Wut kann unter Umständen die Form heftigster Wutausbrüche oder einer Beendigung der Behandlung annehmen – mit der Weigerung, den Therapeuten jemals wiederzusehen. Diese Stürme können durchaus die Objektivität des Therapeuten im Behandlungsverlauf bedrohen. Zu leicht kann es passieren, dass man durch die Verzweiflung des Patienten dazu gezwungen wird, eine ausschließlich supportive Haltung einzunehmen, die dann der Grandiosität Vorschub leistet. Auf diese Art und Weise würde der Therapeut die Grandiosität beschwichtigen und nicht auflösen.

Über eine lange Zeit der Behandlung sollte die Arbeit an der Übertragung zentral sein und auf taktvolle Art und Weise im »Hier und Jetzt« erfolgen. Der Therapeut muss sehr aufpassen, dass das Kind nicht dessen Werte und Vorstellungen annimmt und ihn so überlistet, anstatt sich zu verändern. Das heißt, dass in diesem Fall Imitation statt Identifikation erfolgt.

Bei der Beschreibung narzisstischer Übertragungen hat Kohut auf die idealisierenden Übertragungen (die mit der Identifikation noch verwandter sind) und die archaischen Spiegelübertragungen hingewiesen (die symbioseartigen Erfahrungen mit Verschmelzungs- oder Zwillingsphantasien gleichen können). Diese Übertragungen müssen – anders als bei Erwachsenen – bei Kindern im Hinblick auf ihre adaptive Bedeutung in der Entwicklung berücksichtigt werden, das heißt, dass es bei der Verbalisierung von Regressionen in der

Übertragung wichtig ist, diese auch in ihrer Bedeutung für das Wachstum anzuerkennen.

Bei Übertragungsdeutungen muss der Therapeut das grandiose Selbst des Kindes auf taktvolle Art und Weise herausfordern. Um beispielsweise das Kind in die Lage zu versetzen, sein Bedürfnis zu erkennen, mit der idealisierten Macht des Therapeuten zu verschmelzen, könnte man Folgendes sagen: »Es scheint für dich wichtig zu sein, dich und mich als eins wahrzunehmen. So kannst du von mir wirklich alles bekommen, was du brauchst, um dich selbst zu spüren!« Im Zusammenhang mit der Zwillingsphantasie kann der Therapeut beispielsweise sagen: »Jetzt müssen wir beide dasselbe denken, fühlen, sogar gleich aussehen, weil jeder Unterschied schmerzhaft wäre, würde er doch bedeuten, dass ich etwas habe, was du nicht hast. Es kann sein, dass du dann denkst, dass du mich oder andere Menschen nicht mehr kontrollieren kannst.« Im Zusammenhang mit der eigentlichen narzisstischen Übertragung könnte ein Kommentar lauten: »Du brauchst mich zur Bewunderung und Absicherung, und ich muss dir zeigen, dass ich mit dir und mit dem, was du erreicht hast, richtig glücklich bin. Anscheinend musst du dies tun, weil du glaubst, dass in dir gar nichts Gutes ist, gar nichts, was dir sagen könnte, dass du schon in Ordnung bist.« Mit diesen Deutungen untergräbt der Therapeut auf subtile Art und Weise die Vorherrschaft des grandiosen Selbst und hilft dem Kind dabei, seine eigene Verletzbarkeit wahrzunehmen. Wenn die Kinder einmal merken, dass das Sich-Klammern an das grandiose Selbst gar nicht effektiv ist, dann werden sie auch leichter die damit zuammenhängenden Phantasien aufgeben können.

Ein wichtiger Schwerpunkt in der frühen Phase der Therapie ist die Umwandlung von Teil-Objektbeziehungen in integrierte, ganze Objekt- und Selbstrepräsentanzen mithilfe von Deutungen. Dieser Prozess birgt allerdings einige Schwierigkeiten. Wenn die Regression zu abrupt und zu wenig kontrollierbar erfolgt, können dabei akute Krisensituationen mit narzisstischer Wut, diffuser Angst, Depersonalisationserlebnissen, hypochondrischen Neigungen oder dem Risiko einer Wiederaufrichtung des grandiosen Selbst in Form einer kalten und paranoiden Grandiosität auftreten Meinem Eindruck nach sind diese Krisen bei Kindern, bei denen Regression und Progression viel rascher zustande kommen, falls man sie vorhersehen kann, durchaus handhabbar. Hierbei erleichtern die Aufmerksamkeit für die narzisstische Kränkbarkeit und eine Klärung der überhöhten inneren Erwartungen die schrittweise Auflösung solcher Phasen. Zur therapeutischen Arbeit gehört auch eine Durcharbeitung von Depression und Trauer im Zusammenhang mit verpassten Gelegenheiten, die Anerkennung von Aggression gegenüber anderen und die Auflösung von Neid. Damit eine wirkliche Akzeptanz des realen Selbst erfolgen kann, müssen die dissoziierten Aspekte des Selbst, insbesondere die eigene Aggression des Kindes verdeutlicht werden.

Bezüglich der Beziehungsprobleme der Kinder ist es wichtig zu verstehen, wie die Pseudobindung an den Therapeuten oder an Freunde das Bedürfnis nach einem Objekt verschleiert, das dem Selbst gleicht, oder einem Objekt, das idealisiert und ausgeschimpft werden kann. Dieses Bedürfnis ersetzt die Entwicklung altersentsprechender Interaktionen, die auf Gegenseitigkeit beruhen. Die Akzeptanz der Autonomie des anderen wird somit zum wesentlichen Behandlungsziel. Man muss in diesem Zusammenhang die Schwierigkeiten dieser Kinder klären, triadische oder ödipale Beziehungen zu erkunden bzw. einzugehen, weil sie eigentlich nur dyadische Beziehungen aushalten können. Ein Fortschritt auf diesem Gebiet kann die Fortsetzung der Entwicklung sozialer Fertigkeiten erleichtern. In jedem Fall ist es ein langsamer und gradueller Prozess, die unersättlichen Bedürfnisse des grandiosen Selbst nach Bewunderung mithilfe besserer Beziehungen bzw. unterschiedlicher Aktivitäten durch Liebe und Erfüllung zu ersetzen. Bleiberg (2001; 2004) betont diesbezüglich, wie wichtig es ist, die selbstreflexive Funktion des Patienten zu stärken, das heißt seine Fähigkeiten, sich der psychischen Zustände seiner selbst und anderer bewusst zu werden.

Bislang habe ich mich bei diesen Überlegungen auf sehr allgemeine Aspekte der Behandlung Narzisstischer Persönlichkeitsstörungen bezogen. Man muss sich aber auch die spezifische Dynamik der verschiedenartigen Wege zu narzisstischen Schwierigkeiten vor Augen halten, die ich weiter oben erwähnt habe:

- im Falle narzisstischer Eltern, bei denen das Kind den Eltern als Ideal-Selbst dient
- im Falle einer Anorexie, wenn das Kind als Anhängsel einer nichtperfekten Mutter dienen soll
- im Falle der Adoption, wenn das Kind befürchtet, zurückgewiesen zu werden, und letztlich die kompensatorische Überzeugung von Ansprüchlichkeit entwickelt, die Eltern selbst wählen zu können
- im Fall des missbrauchten Kindes, von dem man erwartet, dass es sich wie ein kleiner Erwachsener verhält
- im Falle der Scheidung, wenn das Kind nicht anders kann, als auch der Nachkömmling des zurückgewiesenen Elternteils zu sein

In all diesen Fällen fördern spezifische Umstände des Kindes das grandiose Selbst, weshalb sie vor diesem Hintergrund untersucht und gedeutet werden müssen.

4.12.7 Beratung der Eltern

Analog zur Einzelarbeit sollten auch die Eltern beraten werden, falls man sich nicht gleich für eine Familientherapie entscheidet. Die Arbeit mit den Eltern sollte darauf abzielen, ihnen die subjektiven Erfahrungen des Kindes vor dem Hintergrund seiner Persönlichkeitsstruktur zu erklären. Das Ziel der Beratung ist eine Steigerung der elterlichen Empathie gegenüber dem Kind. Die Eltern müssen von dem dauerhaften Gefühl der Leere und Einsamkeit bei ihrem Kind wissen, ebenso von dessen Schwierigkeiten, von anderen zu lernen oder ein solches Lernen zu genießen, da es gegenüber allen anderen, die irgendetwas genießen können, extrem neidisch ist. Man sollte darauf hinweisen, dass das intensive Bedürfnis des Kindes nach Stimulation und Bewunderung lediglich ein Versuch ist, das Leeregefühl und das Gefühl der Bedeutungslosigkeit zu mindern. Auch die larvierte Depression des Kindes im Zusammenhang mit einem Versagen im sozialen oder schulischen Bereich sollte den Eltern klar gemacht werden.

Darüber, dass man mit den Eltern deren Schwierigkeiten, die wahren Merkmale und die wahre Persönlichkeit ihres Kindes zu akzeptieren, bespricht, kann man auf empathische, aber dennoch bestimmte Weise erklären, wie die Eltern ihr Kind selbst narzisstisch benutzen. Erlebnisorientierte Übungen und Informationen sollten eingesetzt werden, um triadische Beziehungen in der Familie zu erleichtern. Ein Kind braucht angemessene Erfahrungen des Ausgeschlossenseins, um sich selbst als autonomes Wesen zu erleben. Es muss lernen, die Bindungen zwischen sich und der Mutter, sich und dem Vater, aber auch zwischen den Eltern als sich liebendes Paar zu akzeptieren.

Von spezieller Bedeutung ist es, das partielle Benutzen des Kindes in der narzisstischen Selbstwertregulation der Eltern zu klären und dabei auch die Bedeutung dieses Vorgangs für das Kind im Hinblick auf eine Erfüllung dessen omnipotenter Phantasien und auf die Störung seiner Entwicklungsschritte herauszuarbeiten. Ferner ist es ganz wesentlich, die Rollenzuweisungen und projektiven Identifizierungen unter den Familienmitgliedern, die zu einer Depersonifizierung des Kindes beitragen, klarzustellen. Es kann beispielsweise sein, dass ein Familienmitglied aufgrund der Projektionen des primitiven Über-Ichs eines Elternteils oder aufgrund der Attribution des verletzlichen Eltern-Selbst auf das Kind als »Monster«, das beschwichtigt werden muss, typisiert wird. Sicherlich ist es wichtig, auf die realen Eigenschaften des Kindes und eines jeden Familienmitglieds zu blicken, um eine objektivere Einschätzung der anderen und eine echte Anerkennung fördern. Das über allem stehende Behandlungsziel – so wurde es von Shapiro und seinen Mitarbeitern beschrieben (1979) – sollte eine Stabilisierung der Quellen für den Selbstwert sein und eine Klärung der Projektionen, wobei der eigene Anteil des Kindes an den elterlichen Projektionen mit eingeschlossen werden sollte.

In Fällen, in denen Eltern aktiv die narzisstische Pathologie eines Kindes oder Jugendlichen unterfüttern, insbesondere was die Aufrechterhaltung des Größen-Selbst, das Anspruchsdenken, die Entwertungsneigung, die omnipotente Kontrolle oder antisoziales Verhalten angeht (wie Lügen und Stehlen), ist es notwendig, eng mit den Eltern zusammenzuarbeiten, um einen konsequenten Zugang zum Kind bzw. Jugendlichen zu erhalten.

Aufgrund der manifesten Grandiosität offenbaren sich nicht selten erst im Therapieverlauf schwerwiegende Pathologien, wie etwa Trennungsangst. Ein Arbeitsbündnis mit den Eltern ermöglicht es diesen, die von ihren Kindern erzwungene Schweigepflicht zu »umgehen« und dem Therapeuten Komplikationen und Probleme mitzuteilen, wie zum Beispiel Schlafstörungen, ohne das dem Kind gemachte Versprechen, es nicht in ein »Ferienlager« zu schicken, »bevor es nicht so weit ist«, brechen zu müssen.

Die Überprüfung gegenseitiger Erwartungen ermöglicht zudem die Aufdeckung gegenseitig verzerrter Wahrnehmung. So berichtet ein 12-Jähriger herablassend über seinen Vater, dass dessen Erwartung an ihn, selbstständig morgens aufzustehen, zu duschen und sich sein Pausenbrot zurecht zu machen, schlicht bedeuten würde, »auf die Dienste des Vaters verzichten zu müssen«, der bestürzt reagierte, seine Hingabe an den Sohn als reine »Dienstleistung« desavouiert zu sehen.

Das Gebot der Schweigepflicht hinsichtlich des therapeutischen Prozesses kann einer Prüfung unterzogen werden. Ein anderer Jugendlicher fing die per E-Mail eingehende Anmeldung zum Ferienlager ab und fühlte sich in seiner Trennungsangst sowie in seiner Sorge, »verrückt zu werden«, bestätigt. Vom Therapeuten damit konfrontiert, dass er ihn in die Rolle eines Komplizen dränge – eine Rolle, die er jedoch nicht anzunehmen bereit war –, erklärte sich der Junge einverstanden, den Eltern seine Tat zu gestehen, um die »Würde des Therapeuten« zu schützen. Die konsequente Haltung des Therapeuten und die Klärung seines unangemessenen Anspruchsdenkens, die Grenzen gegenüber Privatsphäre und Autorität anderer einfach zu übergehen, waren hier von zentraler Bedeutung und konnten sich in den Über-Ich-Funktionen des jugendlichen Patienten niederschlagen.

4.12.8 Zusammenfassung

Narzisstische Persönlichkeitsstörungen können bei Kindern und Jugendlichen anhand der gleichen diagnostischen Kriterien identifiziert werden, die man bei Erwachsenen nutzt. Es gibt allerdings zusätzliche deskriptive Merkmale der Störung, die für Kinder spezifisch sind. Dazu gehören speziell:

- die Qualität von Freundschaften
- die Qualität schulischer Leistungen
- die Vermeidung von Blickkontakt
- Spielpathologie
- Trennungsangst

Verschiedene Entwicklungswege und Lebensumstände können ein spezifisches Risiko für die Bildung einer Narzisstischen Persönlichkeitsstörung darstellen:

- narzisstische Eltern
- Adoptionen
- Missbrauch
- Verwöhnung
- Scheidung der Eltern
- Verlust eines Elternteils durch Tod

Die Diagnose einer Narzisstischen Persönlichkeitsstörung hat bedeutende Implikationen für die Behandlung. Die Ziele der Behandlung (in der intensiven psychoanalytischen Psychotherapie) sind eine Bearbeitung des grandiosen Selbst, der pathologischen, letztlich entwicklungshemmenden Abwehrmechanismen und der Interaktionen mit Eltern und Gleichaltrigen. Eine parallele Beratung der Eltern oder Familientherapie ist sehr zu empfehlen, um die maladaptiven narzisstischen Abwehrvorgänge zu bearbeiten, die auf der Ebene der Familie wirksam werden und dazu beitragen, dass die Störung aufrechterhalten wird.

Literatur

American Psychiatric Association (1994). Diagnostic and Statistical Manual of Mental Disorders. 4th ed. DSM-IV. Washington, DC: American Psychiatric Press.

Bach S (1977). On the narcissistic state of consciousness. Int J Psychoanal; 58: 209–33.

Beck AT, Freeman A (1995). Kognitive Therapie der Persönlichkeitsstörungen. 3. Aufl. Weinheim: Psychologie Verlags Union.

Berkowitz DA, Shapiro RL et al. (1974). Family contributions to narcissistic disturbances in adolescents. Int Rev Psychoanal; 1: 353–62.

Bleiberg E (1984). Narcissistic disorders in children. Bull Menninger Clin; 48(6): 501–17.

Bleiberg E (2001). Treating Personality Disorders in Children and Adolescents. New York: The Guilford Press.

Bleiberg E (2004). Treatment of dramatic Personality Disorders in children and adolescents. In: Magnavita JJ (ed). The Handbook of Personality Disorders. Hoboken, NJ: John Wiley & Sons; 467–97.

Broussard E (1983). Justin's Reflection (videotape). Pittsburgh, PA: University of Pittsburgh, Graduate School of Public Health, Department of Health Services Administration, Infant-Family Resource Program.

Coleman W, Kris E, Provence S (1953). The study of variations of early parental attitude. Psychoanal Stud Child; 8: 20–47.

Egan J, Kernberg P (1984). Pathologic narcissism in childhood. J Am Psychoanal Assoc; 32(1): 39–62.

Emde R (1983). The representational self and its affective core. Psychoanal Stud Child; 38: 165–92.

Fiedler P (1995). Persönlichkeitsstörungen. 2. Aufl. Weinheim: Psychologie Verlags Union.

Friedrich W, Wheeler K (1982). The abusing parent revisited: a decade of psychological research. J Nerv Ment Dis; 170(10): 577–87.

Hamilton V (1982). Narcissus and Oedipus. London, Boston, Henley: Routledge & Kegan Paul.

Hartkamp N, Wöller W, Langenbach M, Ott J (2002). Narzisstische Persönlichkeitsstörung. In: Tress W, Wöller W, Hartkamp N, Langenbach M, Ott J. Persönlichkeitsstörungen. Leitlinie und Quellentext. Stuttgart, New York: Schattauer; 213–33.

Herpertz-Dahlmann B, Herpertz SC (2003). Persönlichkeitsstörungen. In: Herpertz-Dahlmann B, Resch F, Schulte-Markwort M, Warnke A (Hrsg). Entwicklungspsychiatrie. Biopsychologische Grundlagen und die Entwicklung psychischer Störungen. Stuttgart, New York: Schattauer; 791–812.

Jacobson E (1973). Das Selbst und die Welt der Objekte. Frankfurt/M.: Suhrkamp.

Kernberg OF (1978). Borderline-Störungen und

pathologischer Narzissmus. Frankfurt/M.: Suhrkamp.
Kernberg P (1981). The hysterical personality in child and adolescent analysis. In: Anthony EJ (ed). Three Clinical Faces of Childhood. New York: Halsted Press; 27–58.
Kernberg P, Wiener Allan S, Bardenstein K (2001). Persönlichkeitsstörungen bei Kindern und Jugendlichen. Stuttgart: Klett-Cotta.
Kohut H (1972). Thoughts on narcissism and narcissistic rage. Psychoanal Stud Child; 27: 360–400.
Kohut H (1967). Narzißmus. Frankfurt/M.: Suhrkamp.
Lasch C (1982). Das Zeitalter des Narzißmus. München: Bertelsmann.
Moore BE, Fine BD (1967). A Glossary of Psychoanalytic Terms and Concepts. New York: American Psychoanalytic Association.
Ornstein A (1981). Self-pathology in childhood: developmental and clinical considerations. Psychiatr Clin North Am; 4(3): 435–54.
Rinsley DB (1980). Diagnosis and treatment of borderline and narcissistic children and adole-scents. Bull Menninger Clin; 44(2): 147–70.
Rinsley DB (1988). Overview of Borderline and Narcissistic Disorders. Presented at meeting of Association of Adolescent Psychiatry, February 1988, Seattle, Washington.
Shapiro R, Zinner J, Shapiro E (1979). Concurrent family treatment of Narcissistic Personality Disorders in adolescents. In: Howles J (ed). Advances in Family Psychiatry. New York: International Universities Press; 129–46.
Sherick I (1983). Adoption and disturbed narcissism: a case illustration of a latency boy. J Am Psychoanal Assoc; 31(2): 487–514.
Sours JA (1980). Starving to Death in a Sea of Objects: Anorexia Nervosa Syndrome. New York: Jason Aronson.
Tress W, Wöller W, Hartkamp N, Langenbach M, Ott J (2002). Persönlichkeitsstörungen. Leitlinie und Quellentext. Stuttgart, New York: Schattauer.
Van der Waals HG (1965). Problems of narcissism. Bull Menninger Clin; 29: 293–311.
Volkan VD (1973). Transitional phantasies in the analysis of a Narcissistic Personality. J Am Psychoanal Assoc; 21: 351–76.
Volkan VD (1979). The glass bubble of the narcissistic patient in advances. In: Capponi LJ (ed). Psychotherapy of the Borderline Patient. New York: Jason Aronson.
Westen D, Shedler J et al. (2003). Personality diagnosis in adolescence. DSM-IV Axis-II diagnoses and an empirically alternative. Am J Psychiatry; 160: 952–66
Zinner J, Shapiro RL (1972). Projective identification as a mode of perception and behavior in families of adolescents. Int J Psychoanal; 53: 523–30.

4.13 Der ganz normale Narzissmus im Jugendalter und im »emerging adulthood«

Inge Seiffge-Krenke

In Zeiten, in denen sich viele um sich selbst drehen und sich mit Selfies ihrer Existenz versichern, liegt der Verdacht nahe, dass unsere Gesellschaft mehr Narzissten produziert als je zuvor. Geht unser Selbstdarstellungswahn Hand in Hand mit einer ordentlichen Prise Narzissmus? Fördert unsere Konsum-und Leistungsgesellschaft eine solche Ich-Zentriertheit?

Zielsetzung dieses Kapitels ist es, narzisstische Phänomene in einer neu entdeckten Entwicklungsphase zu beschreiben, die zwischen Jugend- und Erwachsenenalter steht, also die Periode zwischen 18 und 30 Jahren umfasst und als »emerging adulthood« (Arnett 2004) bezeichnet wird. Die jungen Leute in dieser Phase sind nicht länger Jugendliche, erleben sich aber auch noch nicht als wirklich erwachsen. Viele Aufgaben, die früher bereits im Jugendalter bearbeitet wurden, beschäftigen junge Leute heute wesentlich länger. Auffallend ist die verlängerte Identitätsentwicklung (Seiffge-Krenke 2012). Hinzu kommen psychologische Merkmale wie ein extremer Selbstfokus, der die Abgrenzung von narzisstischen Störungen schwermachen kann.

Junge Leute brauchen heute länger, um ein kohärentes erwachsenes Selbst zu entwickeln. Paradigmatisch soll anhand von Forschungsbefunden und Kasuistiken aufgezeigt werden, was sich in der Selbst- und Identitätsentwicklung junger Erwachsener in den letzten Jahren geändert hat und welche entwicklungspsychologischen, familienpsychologischen, aber auch gesamtgesellschaftlichen Ursachen dafür zu benennen sind. Dass die Stabilisierung bzw. strukturelle Festigung des Selbst heute länger braucht als noch in vergangenen Dekaden, zeigen Forschungsbefunde in vielen Industrieländern, so auch in Deutschland (Seiffge-Krenke 2015a). Sie verdeutlichen eine gewisse Universalität der Charakteristiken sowie Folgen für die psychische Gesundheit (Seiffge-Krenke & Escher 2015), die sich keineswegs auf eine Zunahme narzisstischer Störungen beschränken, sondern ein breites Spektrum von psychischen Störungen umfassen. Der Belastungsgrad der neuen Entwicklungsphase, in der es um die Revision und Neustrukturierung des Kern-Selbst geht, ist also erheblich, wobei, wie ich aufzeigen möchte, im Sinne der Konzeptualisierung von Stern (1992 [1986]) vor allem die »self-agency« (Urheberschaft des Selbst) und »self-coherence« (Selbstkohärenz) betroffen sind. Ich knüpfe dafür an narzisstische bzw. egozentrische Phänomene in der davorliegenden Phase, der Adoleszenz, an.

4.13.1 Narzisstische Phänomene in der Adoleszenz

In der Entwicklung des Selbst geht die infantile Omnipotenz in zunehmenden Realitätssinn über, während die infantile Grandiosität allmählich einem reifen Selbstwertempfinden Platz macht (vgl. Resch und Möhler, in diesem Band). In der Adoleszenz scheint es insofern einen gewissen Rückschritt in der Selbstentwicklung zu geben, als narzisstische Phänomene und ein phasenspezifischer Egozentrismus auftreten. Auch normale Jugendliche können aufgrund der für diese Entwicklungsphase typischen starken Tendenz zu Projektion, Verleugnung, Grandiosität und extremer Selbstbeschäftigung beinahe psychotisch anmuten (Seiffge-Krenke 2020).

Die psychoanalytische Perspektive: Die Spiegelung des Selbst im Anderen

Vom psychoanalytischen Standpunkt aus liegen die Hauptprobleme für das Auftreten narzisstischer Phänomene in der frühen Adoleszenz in den Besetzungsverschiebungen. Der Entzug der Besetzungen von den Eltern bedingt eine verstärkte Besetzung des Ichs mit narzisstischer Libido, die zu einer Reihe narzisstischer Zustände führt (Überschätzung des Selbst, Selbsterhöhung auf Kosten der Realitätsprüfung, extreme Empfindlichkeit und Selbstbezogenheit, überscharfe, zum Teil an Halluzinationen erinnernde Wahrnehmung).

In der mittleren Adoleszenz beginnt, so Blos (2001 [1973]), nach der Absetzung der elterlichen Liebesobjekte die Suche nach einem neuen Objekt, die zunächst noch einem narzisstischen Schema folgt: Man schließt Freundschaft mit Gleichaltrigen, an denen man ein bestimmtes Charakteristikum besonders liebt, das man selbst gern hätte. Aus diesem Grunde sind Freundschaftsbeziehungen in diesem Altersabschnitt latent oder manifest homosexuell: Der Freund übernimmt Teile des Ich-Ideals als Substruktur des Ichs. Jede Diskrepanz zwischen Ich-Ideal und Selbstrepräsentation empfindet der Jugendliche als Minderung seiner Selbstwertschätzung. Ein Grund für die Beendigung einer solchen idealisierten, narzisstisch getönten und exklusiven Freundschaft sind daher auch unvermeidliche Frustrationen, in denen der Freund auf gewöhnliche Proportionen schrumpft. Auch der Schwarm, eine idealisierte und erotisch getönte Beziehung, die sich auf ältere Männer und Frauen beziehen kann, enthält sehr stark narzisstische Elemente. Klassisches Beispiel ist das Mädchentagebuch von Karen Horney, in dem die Verfasserin gleich starke idealisierende Beziehungen zu einem Lehrer bzw. einer Lehrerin aufnimmt (»[…] es war himmlisch, seinen Mantel zu tragen«; zit. nach Paris 1997, S. 28). Das Objekt einer solchen Schwärmerei wird passiv geliebt mit dem Ziel, ein wenig seiner Aufmerksamkeit und Zuneigung zu erlangen und an seiner Grandiosität zu partizipieren. Dies hat bereits Freud beschrieben:

> *»Er [der Mensch] will die narzißtische Vollkommenheit seiner Kindheit nicht entbehren, und wenn er diese nicht festhalten kann, […] sucht er sie in der neuen Form des Ich-Ideals wiederzugewinnen. Was er als sein Ideal vor sich hin projiziert, ist der Ersatz für den verlorenen Narzißmus seiner Kindheit, in der er sein eigenes Ideal war.« (Freud 1914c, S. 161)*

Auch Kohut (1979 [1977]), der sich besonders um eine Integration von normalen und pathologischen Phänomenen des Narzissmus bemühte, vertrat die Auffassung, dass die narzisstische Libido solche Objekte besetzt, die als Erweiterung des Selbst erfahren werden. Diese wurden von ihm als Selbstobjekte bezeichnet. Kohut hat eine eigene Entwicklungslinie des Narzissmus (bzw. des Selbst und seiner Selbstobjekte) unabhängig von der Trieb- und Objektbeziehungsentwicklung konzipiert und beschrieben, dass die Selbstliebe neben der Objektliebe bestehen bleibt. Im Verlauf der Konsolidierung des Selbst treten Verschmelzungsbedürfnisse in den Hintergrund, es bleiben aber Bedürfnisse nach Spiegelung, Idealisierung sowie Gleichheit recht lange erhalten. In erster Linie, so Kohut, ist der Mensch bestrebt, Selbstkohärenz zu erreichen.

Belege durch die entwicklungspsychologische Forschung: narzisstische Zwillinge und selbstreflexive Aktivitäten

Die entwicklungspsychologische Forschung konnte in der Tat die idealisierenden, narzisstisch getönten Freundschaftsbeziehungen unter Jugendlichen belegen. Ein wichtiger Mechanismus zum Identitätserwerb in der Adoleszenz durch beste Freunde ist die Identifizierung, wobei die Mädchenfreundschaften noch exklusiver, körperlich verschmelzender und narzisstisch spiegelnder sind als die Jungenfreundschaften (Seiffge-Krenke 2015b; Seiffge-Krenke 2016a). Die besitzergreifende Perspektive – das Objekt soll zur Verfügung stehen – ist ausgeprägter. Mädchenfreundschaften sind wegen der hohen Ansprüche an das Ich-Ideal der Freundin und die Ähnlichkeiten zwischen beiden auch brüchiger und trennungsanfälliger: Enttäuschungen werden offener ausgetragen und Abweichungen vom eigenen Selbst schlecht verkraftet (Hart et al. 2015). Sich durch die Freunde gespiegelt zu sehen und zu erleben schafft somit Kohärenz als Abwehr gegen Fragmentierung und hilft bei der Neukonzeptualisierung des Selbst. Die insbesondere in der frühen bis mittleren Adoleszenz zu beobachtende maximale Konformität mit der besten Freundin bzw. dem besten Freund (»Wir sehen alle gleich aus!«) hilft dabei, in einem sich rasant verändernden Körper ein kohärentes Selbst zu finden.

Jugendliche, die keine Freunde haben, schaffen sich Phantasiefreunde, mit denen sie in einem imaginären Austausch treten, um sich in ihnen zu spiegeln (Seiffge-Krenke 2000). Imaginäre Freunde sind dem Schöpfer eher ähnlich, sind also narzisstische Zwillinge (Kohut 1979 [1977]). Sie haben aber auch die Funktion einer »narzisstischen Wache« (Nagera 1969, S. 172), die bei allzu großen Selbstwertkränkungen hilft, die phantasierte Grandiosität aufrechtzuerhalten.

Mangelnde Übereinstimmung zwischen dem realen und idealen Selbst ist oft auch Thema in den Tagebuchaufzeichnungen von Jugendlichen. Selbstkritische Bemerkungen und selbsterzieherische Apelle (»Ich sollte endlich …«, »Ich müsste mal …«) nehmen in diesem Zeitraum stark zu (Seiffge-Krenke 2001). Das Tagebuch ist also ebenfalls ein Objekt, in dem sich der Jugendliche spiegeln und entwickeln kann (Bernfeld 1931). Es wird allerdings auch mit dem erhöhten Egozentrismus und der erlebten Einzigartigkeit in Beziehung gebracht (Elkind 1967).

4.13.2 Narzisstische Phänomene in der Phase des »emerging adulthood«

Die Frage der »self-agency«, d. h. die Frage, inwieweit junge Leute heute noch Agenten ihrer eigenen Selbst-Entwicklung sind, stellt sich bereits in der Adoleszenz (Seiffge-Krenke et al. 2009); in der neu entdeckten Phase des »emerging adulthood« aber wird dies immer offenkundiger und schwieriger zu erreichen. Auch die Frage der Selbstkohärenz stellt sich jetzt drängender und ist dennoch viel schwerer zu realisieren als für junge Erwachsene vor einigen Jahrzehnten.

Paradigmatisch soll i. F. anhand von Forschungsbefunden aufgezeigt werden, was sich in der Selbst- und Identitätsentwicklung junger Erwachsener in den letzten Jahren geändert hat und welche entwicklungspsychologischen, familienpsychologischen, aber auch gesamtgesellschaftlichen Ursachen dafür zu benennen sind. Hinzu kommen Konsequenzen für die berufliche Entwicklung, aber auch die Partnerschaftsentwicklung, auf die ich besonders fokussieren möchte. In der Beziehungsentwicklung in Partnerschaften haben das instabile Selbst und die extreme Selbstfokussierung zu Veränderungen geführt, bei denen eigene narzisstische Bedürfnisse vielfach wichtiger geworden sind als empathische Einfühlung in und Bezogenheit auf den Anderen.

Typische Merkmale: Mehr Exploration der eigenen Identität, Instabilität und eine starke Selbstfokussierung

Charakteristisch für diese erst vor zwei Jahrzehnten entdeckte neue Entwicklungsphase sind zum einen Verschiebungen in objektiven Markern des Erwachsenenalters (z. B. Heirat, Berufseintritt und Familiengründung), die sich bis ins vierte Lebensjahrzehnt hinziehen. Hinzu kommen aber insbesondere psychologische Merkmale, unter denen der extreme Selbstfokus auffällt. Wie auch bei den Befunden an Jugendlichen handelt es sich um Merkmale, die bei der Untersuchung normaler, nicht klinisch auffälliger junger Leute in einer großen Anzahl von Industrieländern, darunter auch Deutschland, gefunden wurden. Es handelt sich um fünf psychologische Merkmale, die die Entwicklungsphase des »emerging adulthood« charakterisieren:

Das zentrale Merkmal des ausgedehnten Erwachsenwerdens ist aus Sicht Arnetts (2004) die *Exploration der eigenen Identität*, besonders im partnerschaftlichen und beruflichen Bereich. Zwar liegt der Beginn dieser Identitätsbildung bereits in der Adoleszenz (Seiffge-Krenke 2020), intensiviert sich jedoch durch die Möglichkeiten und Entwicklungen im jungen Erwachsenenalter (Côté & Schwartz 2002). Da die jungen Erwachsenen noch frei von typischen Verpflichtungen des Erwachsenendaseins sind, beispielsweise Kinderbetreuung und Ehe, bietet ihnen diese Form von Unabhängigkeit eine einzigartige Chance, die eigenen Möglichkeiten und Ziele zu erforschen, kennenzulernen, auszutesten und schließlich das eigene Ich zu formen. Sie suchen Antworten auf die Fragen, wer sie sind, was sie im Leben erreichen wollen.

Ein weiteres charakteristisches Merkmal

ist die *Instabilität.* Die meisten jungen Menschen verfolgen zwar gewisse Ziele, revidieren diese jedoch immer wieder und probieren Verschiedenes aus, bis sie schließlich ihren endgültigen Weg gefunden haben. Diese Experimentierfreudigkeit und Instabilität zeigt sich auch in der beruflichen und Umzugsmobilität. Arnett (2004) fand bei den 20- bis 30-Jährigen die höchsten Prozentraten für einen Umzug innerhalb der letzten zwölf Monate. Das überrascht nicht, da Studium, Distanzierung von den Eltern, feste Partnerschaften und Berufseinstieg zentrale Aufgaben der Transition zum Erwachsensein sind (Seiffge-Krenke & Gelhaar 2006), die häufig einen Wohnortswechsel bedingen. Studienfach- und Ortswechsel sind häufig, und die Mehrheit der Berufseinsteiger gibt ihr Arbeitsverhältnis binnen eines Jahres auf; durchschnittlich sieben Anstellungen erfolgen in den ersten zehn Berufsjahren (Hamilton & Hamilton 2006). Auch im partnerschaftlichen Bereich zeigt sich diese Instabilität. 43 % der jungen Leute hatten innerhalb des letzten Jahres mindestens eine Trennung erlebt, 24 % davon sogar mindestens zwei Trennungen (Shulman et al. 2017a).

Möglicherweise bedingt durch die vielen Veränderungen in den Bereichen Partnerschaft, Beruf und Wohnort, gibt es deutliche Hinweise auf eine *Selbstfokussierung* in dieser neuen Entwicklungsphase des »emerging adulthood«. Größere Autonomie zusammen mit weniger Verantwortung bei finanzieller Unterstützung schaffen jungen Leuten zwischen 20 und 30 einen Freiraum, in dem sie sich auf ihre eigene Entwicklung konzentrieren können. Die intensive Auseinandersetzung mit dem Selbst führt zu einem Anstieg des Selbstwertgefühls; allerdings fehlt öfter auch die Bezugnahme auf andere (Nelson & Barry 2005). Der massive Einbezug der neuen Medien mit sozialem Vergleich (»Me and my 400 facebook friends«; Manago et al. 2012) verstärkt die Selbstfokussierung und die narzisstische Tendenzen. Gleichzeitig finden sich im »emerging adulthood« ebenso wie in der Adoleszenz auch die höchsten Einsamkeitswerte, die das Gefühl des Alleinseins und den Selbstfokus verstärken können.

Das Gefühl des *»Dazwischenseins«* (»age of feeling in-between«; Arnett 2004) ist ein weiteres Bestimmungsmerkmal. Zwar sind die jungen Leute ab dem Alter von 18 Jahren rechtlich gesehen erwachsen, füllen diese Rolle aber nur partiell aus. Berufseinstieg, Heirat, Familiengründung und Familienversorgung, ehemals objektive Marker des Erwachsenseins, weichen der Identitätsbildung, der Exploration beruflicher, partnerschaftlicher und moralischer Vorstellungen sowie einer starken Selbstfokussierung. Gleichzeitig bieten diese Veränderungen den jungen Erwachsenen eine viel größere Wahlfreiheit, welchen Weg sie in ihrem Leben einschlagen möchten. Sie sind in der Lage, autonome Entscheidungen, unabhängig von sozialen Normen und auch weitgehend unabhängig von finanziellen Beschränkungen, zu treffen.

Diese Vielfalt an Möglichkeiten resultiert in einem weiteren zentralen Merkmal: der *Heterogenität der Lebensläufe.* Unterschiede im beruflichen und partnerschaftlichen Status, in der beruflichen Entwicklung, in Wohnsituation und Werteeinstellungen führen zu einer großen Diversität der Entwicklungsverläufe mit deutlichen Unterschieden in Abhängigkeit vom beruflichen und partnerschaftlichen Status, aber auch von der ethnischen Herkunft (Seiffge-Krenke & Haid 2012). Der Weg, den der junge Erwachsene durch diese Phase einschlägt, ist individuell, nonlinear, unvorhersehbar und variabel.

Studierende als Prototypen und der »Master in Narzissmus«

Allerdings muss man bedenken, dass die fünf charakteristischen Merkmale, die Arnett (2004) nennt, in Abhängigkeit vom beruflichen Status unterschiedlich ausgeprägt sind (Seiffge-Krenke et al. 2013). Am deutlichsten sind sie bei Studierenden. Deren Mobilität ist sehr hoch, und die teilweise recht ziellos wirkende Studienwahl bei starker finanzieller Abhängigkeit von den Eltern mit hoher Anspruchshaltung (»Hotel Mama«; »Ich bin dann mal weg auf einer Rundreise durch Südamerika«) auffallend. So ist die Zahl der Studienabbrecher und Studienwechsler in den letzten Jahren stark gestiegen (Chen 2012). Prüfungsängste als Ausdruck einer narzisstischen Krise mit der Angst vor der Auseinandersetzung mit eigenen Mängeln und dem Vergleich mit Anderen sind sehr häufig (Lutz-Kopp et al. 2017).

Der Selbstfokus lässt sich empirisch auch bei Berufstätigen, in der Lehre Befindlichen und Arbeitslosen nachweisen, ist aber bei Studierenden am stärksten ausgeprägt (Seiffge-Krenke 2017). Die gleichaltrigen Berufstätigen sind deutlich weniger selbstfokussiert, explorieren deutlich weniger, fühlen sich eher erwachsen und sind schon wesentlich stärker auf andere bezogen. Dass das Praktikum in Manila, das PJ in Colombo und der BA-Studiengang in Hongkong einem Bedürfnis nach übermäßiger Bewunderung entgegenkommen und der soziale Vergleich in den neuen Medien narzisstische Tendenzen verstärken kann, steht außer Frage.

Das Kreisen um sich selbst hat Serra (2014 [2013]) zu dem ironischen Kommentar eines »Master in Narzissmus« veranlasst, den er der jungen Generation bescheinigt. In seinem Roman *Die Liegenden* (der Titel des Romans bezieht sich darauf, dass der Sohn, umgeben von einer Vielzahl von Medien – TV, Smartphone, Computerspiel etc. –, den ganzen Tag auf dem Sofa liegt) schildert er eindrucksvoll die Selbstfokussierung und die Größengefühle in Bezug auf die eigene Bedeutung. Zugleich wird der Mangel an Einfühlung in andere Menschen offenkundig. Insbesondere fehlt es dem jungen Mann an Empathie für diejenigen, die ihn mit all dem versorgen. Dies betrifft in erster Linie seinen alleinerziehenden Vater, der alles tut, um den Sohn bei Laune zu halten, klaglos Socken aufsammelt und das schmutzige Geschirr aufwäscht. Hier deutet sich schon an, dass narzisstische Phänomene bei der Kindergeneration und elterliche Erziehungshaltungen eng zusammenhängen – ein Aspekt, der später noch detaillierter untersucht werden soll.

4.13.3 Verzögerte Identitätsentwicklung: Verhindert der starke Selbstfokus Intimität und Empathie in Partnerschaften?

Die verlängerte Identitätsentwicklung mit ihren entsprechenden Konsequenzen kann als Paradigma der neu entdeckten Entwicklungsphase angesehen werden (Côté & Schwartz 2002). Hier wird besonders das Ineinandergreifen gesellschaftlicher Veränderungen mit ihrem immer stärkeren Selbstfokus, den vermehrten Möglichkeiten, den (allzu) vielen Wahlmöglichkeiten und der Schwierigkeit, ein kohärentes Selbst, ein Gefühl für die eigene Identität, zu entwickeln, deutlich. Ganz generell ist der Entwicklungsstand in dieser Entwicklungsaufgabe recht niedrig, während die Ziele gleichzeitig so hochgesteckt sind, dass ein erheblicher Entwicklungsdruck entsteht (Seiffge-Krenke 2015a).

Verlängerte und qualitativ veränderte Identitätsentwicklung

Die Entwicklung des Selbst, der Identität als »subjective feeling of sameness and continuity across times and contexts« [zeit- und kontextunabhängiges Gefühl der Gleichheit und Kontinuität des Selbst] ist für Erikson (1959, S. 21) eine lebenslange Aufgabe, die sich am Ende des Lebens noch einmal verstärkt stellt. Dennoch hat er damals die entscheidenden Impulse für die Identitätsentwicklung zentral in der Adoleszenz zwischen den Polen Identitätssynthese (d. h. Integration von früheren Identitätsaspekten und Identifizierungen aus der Kindheit) und Identitätskonfusion (Unfähigkeit, das Ganze zu einer kohärenten Identität zu integrieren) angesiedelt und aus deren Scheitern eine Beeinträchtigung der nachfolgenden Entwicklungsaufgaben (Intimität und Partnerschaft) hergeleitet.

Auf der Basis von Eriksons Identitätstheorie entwickelten sich zahlreiche Verfahren zur empirischen Überprüfung, von denen der Ansatz von James Marcia mit seinem »Identity Exploration Interview« der bekannteste ist. Auf diesem Ansatz bauen heutige Identitätskonzeptionen auf: Sie unterscheiden zwischen Exploration in die Tiefe und Breite – wobei die Exploration in die Breite neu ist – und dem »Commitment«, d. h. der Verpflichtung zu einem Identitätsentwurf in den Bereichen Beruf, Partnerschaft und Werte. Neuere Studien unterscheiden zusätzlich die klinisch besonders bedeutsame ruminative Exploration, d. h. ein Auf-der-Stelle-Treten mit immer neuen, erfolglosen Versuchen, Kohärenz in Bezug auf das Selbst zu gewinnen.

In einer Übersicht über 500 Studien zum Identitätsparadigma, die auf der Konzeption und dem Interview von Marcia beruhen, konnten Jane Kroger et al. (2010) belegen, dass gegenwärtig nur rund 34 % der jungen Erwachsenen im Alter von 22 Jahren eine reife Identität aufweisen (Commitment nach ausreichender Exploration). Bei den über 30-Jährigen weisen nicht mehr als 47 % eine reife Identität auf. Auf der Basis von 124 Längsschnittstudien zeigte sich des Weiteren, dass Progression zweimal so wahrscheinlich war wie Regression. Aus den Stadien des Moratoriums bzw. der Diffusion entwickelten sich also in den Folgejahren reifere Formen der Identität. Zugleich nahmen im Vergleich zu früheren Jahrzehnten die Prozentsätze von jungen Leuten ab, die gegenwärtig noch eine »foreclosure identity«, also eine ohne Exploration von den Eltern übernommene Identität (z. B. im beruflichen Bereich: »Mein Vater war Schreiner, und ich werde das auch«), aufweisen.

Dies belegt, dass die Identitätsentwicklung heute später erfolgt und sich qualitativ gewandelt hat und dass man analytische Konzeptionen im Sinne einer pathologisch prolongierten Adoleszenz, die für frühere Jahrzehnte galten (Blos 1954), überdenken muss: Eine verlängerte, qualitativ veränderte Identitätsentwicklung ist heute zur normativen Entwicklung geworden.

In Studien zur Identitätsentwicklung fand man des Weiteren – gegenüber früheren Kohorten – eine Abnahme am Commitment und eine sehr starke Zunahme in der Exploration in die Breite bis hin zur ruminativen Exploration, die in enger Verbindung mit Depression steht.

Große Diversität in Partnerbeziehungen bei starkem Selbstfokus

Junge Leute erreichen einen reifen Identitätsstatus heute wesentlich später als zu früheren Zeiten, u. a. weil die Exploration in den Bereichen Beruf und Partnerschaft sehr lange andauert und eine Verpflichtung erst sehr spät einsetzt. Vergleichende Analysen der beruflichen und partnerschaftlichen Identität zeigten nämlich, dass nur ein kleiner Prozentsatz der Mittzwanziger in Deutschland eine erarbeitete Identität in Bezug auf Beruf bzw. Partnerschaft aufweisen (Luyckx et al. 2014).

Die Abnahme im beruflichen ebenso wie im partnerschaftlichen Commitment belegen auch Studien, die die enorme Mobilität und Fluktuation im beruflichen Bereich (Krahn et al. 2013) sowie die Instabilität und fehlende Verpflichtung in Partnerschaften bestätigen (Halpern-Meekin et al. 2013). Insbesondere in Bezug auf Partnerschaften ist eine große Diversität von Partnerbeziehungen in dieser Altersspanne zu beobachten, die sich relativ einheitlich dadurch auszeichnen, dass stark auf das Selbst fokussiert wird, eigene narzisstische Bedürfnisse im Vordergrund stehen und die Bezogenheit auf den Partner deutlich geringer ausgeprägt ist als noch vor einigen Dekaden. In der entwicklungspsychologischen Forschung wurden Konstellationen wie »friends with benefits«, »sex with the ex«, »relationship churning« und »on-off-relationships« gefunden (Shulman et al. 2017a). In Deutschland ist dies selten untersucht worden, hat allerdings mit Begriffen wie »Freundschaft +« und »polyamorös« Eingang in die Massenmedien gefunden.

In diesen Konstellationen, die durchaus eine längere Beziehungsdauer haben können, stehen die sexuellen und narzisstischen Bedürfnisse des Individuums im Vordergrund. Ein Partnerwechsel ist allerdings häufiger, insbesondere dann, wenn der Partner die starken ich-bezogenen Ansprüche an Schönheit, Attraktivität, Bewunderung und Verfügbarkeit nicht erfüllt. Zwar setzen auch heute noch Partnerbeziehungen mit einer reifen Form der Intimität (d. h. einer guten Balance zwischen eigenen und partnerbezogenen Ansprüchen) reife Identität voraus, und insofern hatte Erikson doch recht (Seiffge-Krenke & Beyers 2016). Allerdings weisen nur wenig mehr als 40 % der von uns untersuchten jungen Leute eine solche Partnerqualität auf, während eine fast gleich große Anzahl stereotype, pseudo-intime Beziehungen unterhält, d. h. oberflächliche Beziehungen ohne echte Empathie für den Partner, in denen zwar Sexualität gelebt wird, aber die Orientierung an den eigenen Interessen im Vordergrund steht. Man gewinnt den Eindruck der Ersetzbarkeit und Objektalisierung des Partners. Analysen der Gründe für die häufigen »breakups« in dieser Entwicklungsphase haben zutage gefördert, dass es Subgruppen von jungen Erwachsenen gibt, die aus ihren vorherigen Beziehungen lernen – oder sich innerhalb einer längeren Beziehung mit ihrem Partner gemeinsam verändern –, dass es aber auch andere Entwicklungspfade gibt, die ein repetitives Muster ohne jedes Lernen zeigen. Insbesondere depressive junge Erwachsene sind in ihrer Lernfähigkeit eingeschränkt. Ihnen fehlt die Kapazität, in den neuen Partner emotional zu investieren, was wiederum zu Beziehungsabbrüchen führt (Shulman et al. 2017b). Ein zu geringer Selbstwert mit dem Kreisen um die eigene Befindlichkeit ist also einer tiefen, emotional engagierten Liebesbeziehung genauso abträglich wie ein narzisstisch an den eignen Größenphantasien, der eigenen Besonderheit orientiertes Selbst.

4.13.4 Das »Zeitalter des Narzissmus« und familiendynamische Veränderungen, die zu einer erhöhten Selbstfokussierung, zunehmendem Narzissmus und einer verzögerten Identitätsentwicklung beitragen

Verlängerte Identitätsexploration, fehlendes Commitment, Selbstfokussierung und eine gewisse Portion Narzissmus sind also Merkmale einer neuen Lebensphase, die sich in vielen westlichen Industrienationen nachweisen lassen und somit eher ein kulturell-zeitgeschichtliches als ein nationales Phänomen darstellen. Allerdings sind für die letzten Jahrzehnte auch familiendynamische Veränderungen belegt, die dem Kind einen besonderen Wert für das Selbst der Eltern zuweisen und die narzisstische Entwicklungen bei Jugendlichen und jungen Erwachsene unterstützten.

Gesellschaftliche Veränderungen: Das »narzisstische Zeitalter«

Tatsächlich gibt es schon seit den 1980er Jahren Hinweise auf eine Zunahme des Narzissmus in der jungen Generation (Ziehe 1975); auch von einem »narzisstischen Zeitalter« wurde gesprochen. Die Postmoderne, so der allgemeine Tenor, produziere in erster Linie Egozentriker, Selbstdarsteller, bindungs- und verantwortungslose Individuen. Diese Vorstellung, der durchaus etwas Moralisches anhaftet, wird auch gegenwärtig in den Medien stark vertreten (Zeller 2017).

Man muss jedoch bedenken, das gesamtgesellschaftliche Veränderungen der letzten Jahrzehnte, die eine Ausdehnung des Erwachsenwerdens bis in die späten 20er Jahre und den Beginn der 30er Jahre ermöglichen, grundlegend für die Entstehung dieser Entwicklungsphase mit erhöhtem Narzissmus in westlichen Industrieländern waren. Dazu gehören u. a. emanzipatorische Entwicklungen (z. B. die Loslösung von der klassischen Rollenverteilung zwischen Mann und Frau), sexuelle Revolutionen (z. B. eine tolerantere Sexualmoral und Akzeptanz vorehelicher sexueller Erfahrungen) und die Verbreitung individualistischer Wertesysteme (etwa die erhöhte Bedeutung von Selbstverwirklichung) als Ursachen. Hinzu kommen Faktoren wie verlängerte Schul- und Ausbildungszeiten (Autorengruppe Bildungsberichterstattung 2010), aber auch das Bedürfnis, sich in ökonomisch unsicheren Zeiten durch Mehrfachqualifikation vor Arbeitslosigkeit zu schützen. Es ist also keinesfalls »fun«, wie Arnett (2004) meint, der diese Entwicklungsphase charakterisiert, sondern es sind gewachsene Selbstverwirklichungsmöglichkeiten, aber auch berufliche Unwägbarkeiten in Verbindung mit Arbeits- und Studienbedingungen und Mobilität, die immer neue Anpassungen im Selbst erfordern und einer Intimität in Partnerschaften – oder gar der Generativität – nicht förderlich sind. Dies macht die Entwicklung von Selbstkohärenz nicht einfach für junge Menschen in dieser Entwicklungsphase. Die Unwägbarkeiten ihrer Lebenssituation, die sie nur teilweise selbst beeinflussen können, beeinträchtigen auch die Selbst-Urheberschaft oder »self-agency«.

Eine Analyse gesellschaftlicher Veränderungen (Malkin 2017) belegt in allen westlichen Industrienationen ein Bedürfnis nach übermäßiger Bewunderung, einen Mangel an Empathie, Größengefühle in Bezug auf die eigene Bedeutung, Phantasien über unbegrenzten Erfolg, Macht, Schönheit oder ideale Liebe sowie die Überzeugung, »besonders« und einmalig zu sein. In diesem gesamtgesellschaftlichen Trend zur übermäßigen Befasstheit mit dem eigenen Selbst wachsen junge Leute gegenwärtig heran. Sie sind demnach von Modellen des Selbst umgeben, in denen Egozentrik und die Orientierung an eigenen narzisstischen Interessen quasi gesellschaftliche Norm geworden sind.

Hinzu kommt, dass die meisten jungen Menschen in dieser Phase nicht in der Lage sind, eine vollständige Autonomie zu erreichen, da sie zumindest während der Ausbildungs- und Studienzeit in einem finanziellen Abhängigkeitsverhältnis zu ihren Eltern stehen. Belastungen wie steigende Mietpreise und Lebenshaltungskosten oder auch Studiengebühren sind ohne finanzielle Unterstützung kaum zu bewältigen. Sie übernehmen daher nur partiell Verantwortung für ein eigenständiges Leben und erlangen einen Status der Semiautonomie. In mehreren Ländern sind bis zu 30 % der jungen Menschen im Alter von 26 Jahren – also in der Phase des »emerging adulthood« – aufgrund finanzieller, partnerschaftlicher oder beruflicher Probleme mindestens einmal zu den Eltern zurückgezogen (Seiffge-Krenke 2016b). Das verdeutlicht, dass sie zwar versuchen, die Verantwortung für ihr Leben zu übernehmen (self-agency), diese jedoch bei kritischen Lebensereignissen zum Teil auch wieder abgeben. Sie nehmen damit also sowohl Aspekte der Erwachsenenrolle als auch Aspekte aus der Adoleszenz an, was für ein Verständnis dieser Entwicklungsstufe als Zwischenphase spricht.

Familiendynamische Einflüsse: Narzisstischer »Missbrauch« durch die Eltern, elterliche Separationsängste und ein Übermaß an Unterstützung

Für die Eltern erwachsen daraus neue finanzielle Verpflichtungen, die in dieser Form früher nicht bestanden haben. Es gibt allerdings auch Hinweise darauf, dass bestimmte elterliche Erziehungsstile und Bindungsmuster zu einer Beeinträchtigung der Selbst- und Identitätsentwicklung führen. So zeigen eigene Längsschnittstudien, dass unsichere Bindungsmuster und eine allzu lange Unterstützung durch die Eltern Kinder zu Nesthockern oder Spätausziehern macht (von Irmer & Seiffge-Krenke 2008). Eltern von späteren Nesthockern unterstützen die Kinder über die gesamte Jugendzeit bis ins junge Erwachsenenalter unangemessen lange emotional und praktisch.

Dies wird in Serras Roman *Die Liegenden* karikierend aufgegriffen, wenn etwa ein Bekannter der Familie ausruft: »Das ist die erste Generation, bei der die Alten arbeiten und die Jungen schlafen« (Serra 2014 [2013], S. 58). Er bezieht sich auf die nächtlichen Ausflüge des Sohnes, der dann entsprechend bis zum Mittag schläft, während sein Vater, nachdem er die Wäsche gemacht und die Küche aufgeräumt hat, zur Arbeit geht. In dem Buch beeindruckt auch, wie der Vater um die Aufmerksamkeit seines Sohnes wirbt, der kaum den Blick von den diversen Displays wendet, und welche Strategien der Vater einsetzt, um den Sohn zu etwas in seinem Sinne zu bringen. Von »Ich bezahl Dich auch dafür, wenn Du […]«, »Wieviel willst Du haben? Soll ich es Dir bar geben oder überweisen??« über »Tue es bitte mir zuliebe« (S. 23) bis hin zu kurzen autoritären Ausbrüchen ist die ganze Palette intrusiver und manipulativer elterlicher Strategien enthalten.

Diese Schilderung entspricht recht gut empirischen Befunden, denn in den letzten Jahren haben manipulative Strategien und psychologische Kontrolle als Erziehungsprinzipien stark zugenommen – mit nachteiligen Auswirkungen auf die Identitäts- und Autonomieentwicklung. Diese Eltern üben Druck auf das »Kind« aus, indem sie in ihm Schuldgefühle wecken oder manipulative Strategien anwenden, um es zu einem Verhalten in ihrem Sinne zu bringen. Dies interferiert aber mit der Entwicklung einer eigenständigen Identität und dem autonomen Funktionieren. Wenn nun junge Erwachsene – phasenspezifisch angemessen – verstärkt explorieren, reagieren Eltern mit einer Zunahme psychologischer Kontrolle (Luyckx, Soenens et al. 2007). Dies führt aber zu einer weiteren Abnahme von »commitment«, d. h., die jungen Erwachsenen, die ihre Eltern als psychologisch kontrollierend erleben, werden zunehmend unsicher und explorieren noch stärker, was wiederum die psychologische Kontrolle ihrer Eltern im Sinne eines Circulus vitiosus verstärkt.

Diese Veränderungen gehen damit einher, dass Kinder inzwischen eine große Bedeutung für den narzisstischen Selbstwert der Eltern bekommen haben (Seiffge-Krenke & Schneider 2012), und dieses Selbstobjekt wird nicht gerne aufgegeben. Beide Eltern, Mütter wie Väter, versuchen verstärkt, durch psychologische Kontrolle die Nähe zum »Kind« wiederherstellen. In der Tat waren die elterlichen Trennungsängste (Kins et al. 2011) verantwortlich für die Zunahme von elterlicher psychologischer Kontrolle, um die Exploration des »Kindes« (untersucht wurden Eltern mit ihren jugendlichen bzw. erwachsenen Kindern) in Richtung auf eine eigenständige Identität und zunehmende Autonomie zu verhindern. Diese Ergebnisse unterstreichen, dass es unter den heutigen Bedingungen verlängerter finanzieller Abhängigkeit besonders schwierig für Eltern ist, unangemessen hohe emotionale und praktische Unterstützung zu reduzieren und Bedingungen zu schaffen, die es ihren erwachsenen Kindern erlauben, Selbstkohärenz und Selbstwirksamkeit zu erfahren. Einige »Kinder« wiederum reagieren auf die paradiesischen Zustände des »Hotel Mama« mit teilweise parasitären Verhaltensweisen, die Empathie in die Situation der Eltern, die heutzutage selbst von Brüchigkeit in Bezug auf Partnerbeziehungen und Beruf betroffen sind, vermissen lassen.

Ineinandergreifen von normaler und pathologischer Entwicklung

Die folgenden Fallbeispiele sollen das Ineinandergreifen von normaler und pathologischer Entwicklung verdeutlichten. Ich beginne mit einem Jugendlichen, der relativ viele Merkmale vom normalen Narzissmus bzw. Egozentrismus aufweist:

Fallbeispiel

Emilio hat einen italienischen Vater, er ist 16 Jahre alt und seit 3 Wochen auf der psychosomatischen Station. Seit der 8. Klasse klagt er über Bauchschmerzen, Kopfschmerzen; seit der 10. Klasse fällt dann ein immer mehr zunehmender Schulabsentismus auf. Er hat den Termin für eine Nachprüfung nicht wahrgenommen; seine Mutter hat mit der Schule arrangiert, dass er irgendwann nachschreiben soll, der Termin ist allerdings völlig offen. Sein Verhalten auf Station ist von hoher Ambivalenz gekennzeichnet. Zuerst behauptet er: »Es tut mir so gut hier«, dann will er »nichts wie weg« und äußert wenig später: »Na meinetwegen, ich bleibe für 3 Wochen.«

Emilio hat zwei Brüder, beide sind laut Bezugstherapeutin körperlich krank (der älteste, 21 Jahre, leidet an einer Skoliose, der zweitgeborene, 19 Jahre, an einer rheumatischen Erkrankung). Ob und wie sehr die beiden dadurch in ihrem Alltag, beim Schulbesuch etc. beeinträchtigt sind, hat die Bezugstherapeutin nicht hinterfragt. Beide Brüder haben ihre Ausbildungen vor den Prüfungen abgebrochen und sind nun zu Hause. Auch die Eltern, so die Bezugstherapeutin, seien sehr belastet. Der Vater leide unter Burnout und befinde sich momentan in Reha, die Mutter sei depressiv. Die Mutter habe auch Panikattacken, der Kontakt zu ihrer Herkunftsfamilie sei abgebrochen. Auch der Vater wurde, weil die Familie die Heirat mit einer Deutschen missbilligte, von seiner Familie abgelehnt. Es besteht kein Kontakt mehr.

Auf Station verweigert Emilio jegliche Aktivität und ist sehr stur. Einzig der Sport macht ihm Spaß. Da hält er mit und ist in die Gruppe gut integriert. Wann immer man ihn auf Pflichten und Regeln auf Station oder in den jeweiligen therapeutischen Verfahren festlegen will, verweigert er sich (»Mein Kopf ist leer«, »Dazu brauche ich drei Jahre!«). Er liebt Ironman, scheint einerseits ganz sportlich, dann wieder ganz bedürftig. Es kommen dann Äußerungen wie: »Es muss doch was für außergewöhnliche Kinder mit ungewöhnlichen Kräften geben!« Zugleich wird deutlich, dass er im Dunkeln Angst hat.

In der Musiktherapie ist er sehr festgelegt, will was von den Dr. Who nachspielen. Als er es nicht hinbekommt, muss der Musik-Therapeut

es auf seine Anweisungen hin für ihn übernehmen. Er äußert extravagante Interessen an Jazz, spricht von Spotifying und gaukelt Kreativität und Empathie vor – so erlebt es der Musik-Therapeut. In der Kunsttherapie betont er immer wieder seine besondere Wahrnehmung: Er sehe die Farben intensiver, nicht so wie die anderen. Dann malt er viel Graphisches, wo Augen vorkommen – das innere Auge »watches you«, »hello it's me« –, andererseits matscht er mit dem Ton und kriegt außer einem unförmigen Tonklumpen nichts hin. Auch in der Tanztherapie achtet er wenig auf die anderen, merkt nicht, dass er zu viel Kraft einsetzt.
In der Supervision wird deutlich, dass sich die gesamte Familie in der Krankheit eingerichtet hat. Keiner arbeitet mehr, alle sind krank und zu Hause, und der Anspruch an das Helfersystem der Klinik ist groß: »Sie müssen uns helfen!« Positiv zu werten ist Emilios sportliches Engagement – angesichts des beeinträchtigten Körperkonzepts seiner beiden Brüder (und vermutlich auch seiner Eltern) ein Fortschritt.
Selbst- und Fremdwahrnehmung klaffen enorm auseinander. Viele Ideen der Grandiosität werden geäußert – normale Regeln sind nicht für ihn gemacht, und seine reale Leistung in einigen Bereichen ist sehr gering. Zugleich hat er einige kindliche Anteile, so z. B. eine Dunkelangst, also eine Angst, die normalerweise in der frühen bis mittleren Kindheit überwunden wird. Bei Nachfragen zeigt sich, dass die Mutter ihn anscheinend ähnlich umfangreich versorgt hat wie die beiden Brüder. Unter diesen Bedingungen konnte er kein Kompetenzgefühl oder Gefühl der Selbst-Urheberschaft (self-agency) erwerben.
Ich fühle mich insbesondere bei den vielen Augen-Zeichnungen an den adoleszenten Egozentrismus, genauer die imaginäre Audienz erinnert, die von Elkind (1967) als typisch für 13- bis 15-Jährige beschrieben wurde, mit ihren beiden typischen Äußerungsformen der imaginären Audienz (»Jeder beobachtet und beachtet mich«) und der »persönlichen Fabel« (»Ich bin so einzigartig, ich bin so ungewöhnlich«). Elkind hat dies als ein normales Durchgangsphänomen, ein passageres Phänomen, beschrieben, zu dessen Auflösung allerdings Sozialkontakte notwendig sind.

Es stellt sich dann heraus, dass Emilio schon früh von allen Außenkontakten depriviert wurde. Die Mutter hatte ihn nicht in den Kindergarten gehen lassen, und auch in der Schule fand er kaum Freunde. Die Lernmöglichkeiten zur Auflösung des adoleszenten Egozentrismus – oder erhöhten Narzissmus – durch die Gruppe der Freunde waren ihm als Lernchance nicht gegeben. Stattdessen ist er in einer sanatoriumsähnlichen Atmosphäre aufgewachsen. Als bislang gesündester von allen Familienmitgliedern ist der Patient nun auf dem Weg zu einer gefährlichen Identifizierung mit dem familiären Rollenmodell: Rückzug ins Private bei Verweigerung aller Pflichten und hohen Ansprüchen an die Versorgung durch andere. Zugleich scheint normaler, aber langanhaltender Egozentrismus vorzuliegen, und die empathische Einfühlung in die Objekte fehlt – was besonders auf Station deutlich wird. Teilweise ist es bereits zur Ausbildung eines pathologischen Größenselbst gekommen, gefolgt von Kleinheitsgefühlen.

Im Sinne der OPD-KJ könnte man an einen Selbstwertkonflikt (vorwiegend aktiver Modus) und einen Versorgungskonflikt (passiver Modus) denken. Es ist aber auch deutlich, dass an der Strukturachse (empathische Einfühlung in Andere, Selbsterleben, Objekterleben) gearbeitet werden muss, denn Andere sind in allzu hohem Maß zu Selbstobjekten gemacht worden. Jedenfalls scheint die depressive Mutter – und vermutlich auch der Vater – nicht in der Lage gewesen zu sein, das Selbst des Patienten angemessen zu spiegeln und zur Entwicklung eines kohärenten und kompetenten Selbst beizutragen.

Der auffallende Rückzug vor den Prüfungen bei den Brüdern – und beim Patienten selbst – verweist auch hier auf eine narzisstische Thematik. Gesunder Narzissmus ist nach Kohut (1979 [1977]) damit verknüpft, dass ein Teil der Realität gemeistert und ein gewisser Erfolg hinsichtlich eines an Idealen orientierten Lebens möglich wird. Dazu kommen die erhaltene Bestätigung durch andere Menschen und eine Form von Unabhängigkeit, eine autonome Selbstvorstellung. Dies schließt auch ein, Andere nicht nur in ihrer Funktion als Versorger der eigenen Bedürfnisse zu sehen. Der folgende Fall zeigt diese Merkmale noch deutlicher im Therapieverlauf auf:

Fallbeispiel

Die Mutter von Daniel ruft beim Therapeuten an und berichtet besorgt über ihren 19-jährigen Sohn. Er sei ein guter Schüler, spiele begeistert im Schultheater und nehme Schlagzeugunterricht. Ansonsten lebe er vollkommen zurückgezogen, spreche nur, wenn man ihn anrede, und auch dann nur sehr wenig. Auf einer Klassenfahrt habe er einen Suizidversuch verübt. Er gehe nie mit Freunden aus. Als der Therapeut ihr erklärt, wie der Sohn die Praxis findet, meinte sie, sie könne ihn mit dem Auto bringen, er könne nicht Bus oder Zug fahren. Der Patient kommt wenige Wochen später in Begleitung seines Vaters. Der Patient ist schlank, unauffällig dunkel gekleidet und trägt eine Schirmmütze, die er tief ins Gesicht gezogen hat. Er legt Mütze und Jacke nicht ab. Er spricht ein sehr gewähltes Deutsch, sein Blick ist auf den Tisch gerichtet, so dass man sein Gesicht nicht sehen kann. Als der Therapeut nach dem Grund seines Kommens fragt, sagt er: »Ich weiß nicht, wer ich bin.« Es wird dann deutlich, dass er den Eindruck hat, für seine Eltern gute Noten schreiben zu müssen, und dass er sich als das schwarze Schaf in der Familie erlebt. Begeistert berichtet er dann von seinen Aktivitäten im Schultheater, wo er Hauptrollen spiele und kein Problem habe, in eine vordefinierte Rolle zu schlüpfen. Das Theater sei für ihn einfacher als das normale Leben. Es wird auch deutlich, dass sein Vater, ein Naturwissenschaftler, ebenfalls ein sehr zurückgezogener Mensch ist, mit dem der Patient nicht reden kann und von dem er sich wegen seiner anders gelagerten Interessen abgelehnt fühlt.

Bereits im Erstgespräch hatte der Therapeut das Gefühl, die Vaterfigur zu sein, die sich im Gegensatz zum leiblichen Vater für die Schauspielerei und die Interessen des Patienten interessiert. In der Gegenübertragung störten ihn aber die Mütze und die durch die Haltung hergestellte Distanz. Der Therapeut musste sich verkneifen, den Patienten zu bitten, die Mütze abzulegen. Ihm teilte sich auch der Druck des Vaters mit, dass sein Sohn sein naturwissenschaftliches Interesse und Talent zeigen möge.

Der Patient ist der einzige Sohn, den das Ehepaar nach vier Töchtern bekommen hat. Zwischen ihm und der jüngsten Schwester liegt zudem ein großer zeitlicher Abstand von 15 Jahren. Der Vater ist mit 62 Jahren schon relativ alt. In den Erstgesprächen beklagt die Mutter, dass es oft Streitereien gebe und dass ihr Mann ihr nicht zuhöre. Der Sohn sei allerdings auch schon gegen Ende der Grundschulzeit auffällig geworden und hätte sich sozial isoliert. Im Gymnasium blieb er dann einfach alleine und hätte sich damit abgefunden. Die Anstrengungen der Mutter, ihn mit Spielen und kleinen Unternehmungen aus seinem Loch zu holen, hätten aber nicht gereicht. Er wirke auf andere sehr sonderbar und könne nur beim Theater oder beim Schlagzeugunterricht aus dieser Stimmung herausfinden. Die Mutter sieht mehr als der Vater Daniels Begabung, hält ihn aber für lebensuntüchtig und seltsam. Sie profitiert sehr von der engen Beziehung zum Sohn und erfährt eine Selbstwertbestätigung, indem sie sich als Mutter unentbehrlich macht. Der Patient hat i. Ü. zahlreiche Zwangssymptome und versucht, Situationen, in denen er sich unsicher fühlt, zu kontrollieren. Vor allem Wut, Empörung und das Ausleben von Aggressionen werden durch zwanghafte Rituale ersetzt.

In der ersten Phase der 180 Std. umfassenden Behandlung wird immer wieder deutlich, dass der Patient schweigt und den Therapeuten erwartungsvoll ansieht. Erst sehr viel später verstand der Therapeut dieses Verhalten als Einladung, in die versorgende Mutter-Übertragung zu gehen. So wie der Patient sich im realen Leben von seiner Mutter versorgen ließ, erwartete er immer wieder vom Therapeuten, ein Thema vorzugeben. Es war unverkennbar, dass er es genoss, wenn der Therapeut seiner Selbstabwertung, seiner Kreativitätslosigkeit und seinem unattraktiveren Äußeren widersprach.

In der mittleren Phase der Therapie zeigte sich, dass die Mutter den Patienten zu Beginn der Therapie komplett versorgte, alle Telefonate für ihn erledigte, seine Kleidung kaufte, ihn zum Arzt begleitete oder von Ausflügen der Messdiener abholte, wenn er sich unter Gleichaltrigen nicht wohlfühlte usw. Erst um die 50. Stunde äußerte der Patient leicht aggressiv, in welcher Weise die Mutter sich in sein Leben einmischte und dass er das nicht mehr länger hinnehmen wolle, dass es ihn aufrege – dass er aber andererseits Angst vor allem Neuen habe und sich nichts selbstständig zutraue.

Der Kernkonflikt, der in der mittleren Phase der Therapie thematisiert wurde, ist der von Versorgung vs. Versorgt-Werden im passiven Modus. Es ist jedoch auffällig, dass der Patient auf Klarifikationen und Deutungen stark abwertend reagiert. Es deutet sich an, dass hinter dem Passiv-versorgt-Werden und der Ansprüchlichkeit möglicherweise ein noch weiteres konflikthaftes Thema steht, das in der letzten Phase schließlich klar erkennbar wird.

In der letzten Behandlungsphase kann sich der Patient zwar äußerlich von der Versorgung durch die Mutter unabhängig machen und sich innerlich von der Mutter lösen, ist aber auch in Bezug auf den Therapeuten stark in eine symbiotische Beziehung eingebunden. So erwartet er vom Therapeuten, dass dieser auch selbst die Stimmung spürt, in der sich der Patient gerade befindet, dass er sie benennt u. Ä. Es wird nun deutlicher, dass die Zwangssymptome im Anschluss an Konflikte mit seiner Mutter auftreten – als seien sie ein Versuch, seine Aggression zu zügeln und zu binden. Diese Phase ist von einem raschen Wechsel seines Interesses an Studienfächern – und seiner Angst vor einem Studium – gekennzeichnet. Nach dem Abitur verbringt der Patient seine Zeit überwiegend zuhause. Er ergeht sich in Größenphantasien, was er alles studieren könnte, um wenig später verzweifelt mit Kleinheitsvorstellungen und Zusammenbrüchen seines Selbstwertes zu reagieren.

In der Endphase der Therapie träumt der Patient viel von Autos. Die zunehmende Autonomie scheint bei ihm viele Ängste auszulösen. Es ist auffällig, dass er fast ein Jahr brauchte, um den Führerschein zu machen, und dreimal durchfiel. Die Fahrerlaubnis und das Auto waren wahrscheinlich Symbolik von Selbstständigkeit, die er jedoch nicht ganz besitzen wollte – Auto-nomie. Der Therapeut bemerkt nun, dass der Patient, nachdem er in den ersten beiden Phasen sich selbst stark abgewertet hat, nun auch ihn, den Therapeuten, abwertet. Auf dessen Interventionen reagiert er regelhaft mit geringschätzigen, intellektualisierenden Bemerkungen wie: »Da liegen Sie vielleicht nicht ganz falsch«, oder: »Das trifft es nicht ganz, fällt Ihnen noch etwas Anderes ein?« Oder: »Da liegen Sie richtig, aber Sie übertreiben.« Das Selbstwertthema mit der kaum verborgenen Grandiosität wird immer deutlicher. Es ist extrem schwierig ist, die Aggressionen, die der Patient auch in der Stunde hat (und die er teilweise mit Zwängen kontrolliert), zu benennen. Er hat eine so große Angst vor seinen zerstörerischen Impulsen, dass es nicht einfach ist, dies in der Stunde anzusprechen.

Der Therapeut erlebt eine Übertragung der mütterlichen Überversorgung und in seiner Gegenübertragung den Drang, sich ständig aktiv um den Patienten zu bemühen, aber auch Interesse für die Entwicklung des Patienten, das sich im Spiegeln und in der Freude an den Fortschritten zeigte. In dieser Phase geht es sehr viel um »Normalität«. Es gelingt dem Patienten z. B. äußerst selten, am Bahnhof eine Currywurst zu essen, und diese Schwierigkeit scheint Ausdruck einer Mischung aus Sich-Selbstversorgen und einem Selbstwertkonflikt zu sein – ist er zu so etwas Profanem überhaupt in der Lage?

Die Frage der potentiellen Verlängerung gestaltet sich als schwierig. Der Therapeut hat den Eindruck, dass der Patient die Therapie fortsetzen müsse, da er nur unter großen Schwierigkeiten in der Lage sei, sich für einen Studienplatz zu entscheiden oder die Bahn zu benutzen. Der Therapeut möchte aber andererseits dem Patienten nicht wie der kontrollierende Vater »im Kreuz sitzen« und seine Autonomieentwicklung aggressiv vorantreiben, sondern ihm seine eigene Geschwindigkeit zugestehen. Der Patient erwartet wiederum aufgrund seiner Erwartung an die Überversorgung der Mutter, dass der Therapeut ihm vorschlägt weiterzumachen. Der Therapeut gibt aber den Ball zurück und zeigt an einer Fehlleistung in der letzten Stunde, wo er plötzlich vom Du ins Sie wechselt (»Ich wünsche Ihnen auch alles Gute«), dass er dem Patienten zutraut, seinen weiteren Lebensweg allein zu gehen und dass er ihn für ein Stück weit erwachsen und in seiner Identität gefestigt hält. Damit ist er aus der negativen Vater-Übertragung des abwertenden Vaters, der die Lernfortschritte des Patienten nicht sehen und auch seine Andersartigkeit nicht schätzen kann, herausgetreten.

Diese beiden Fallbeispiele machen die enge Verzahnung von entwicklungspsychologischen Besonderheiten, aber auch schon eine beginnende Entwicklung in Richtung auf ein pathologisches Größenselbst deutlich, wie es Kernberg (1983 [1975]) mit seiner parasitären Objektnutzung beschrieben hat. Leistungsversagen und Angst vor Leistung bzw. Leistungsvergleich, der kränkend ausfallen kann, sind offenkundig. Bei dem i. F. beschriebenen Patienten, Herrn K., sind diese Konstellationen noch klarer erkennbar. Hier ist die narzisstische Persönlichkeitsstörung augenfällig:

Fallbeispiel

Herr K., ein 40-jähriger Angestellter, leidet unter Antriebsminderung, Konzentrations- und Einschlafstörungen, Grübelneigung und Libidoverlust. Er lebt seit 10 Jahren in einer Beziehung, hat aber seit 6 Jahren keinen Geschlechtsverkehr mehr mit seiner Freundin, weil diese, wie er sagt, keine Nähe mehr zulassen. Zuvor hatte er wechselnde Partnerschaften (Freundschaft +). Herr K ist seit seinem 10. Lebensjahr Diabetiker. Er wuchs in einer Familie auf, in der sich niemand um seinen Diabetes kümmerte und er am Anfang Angst hatte, während einer Unterzuckerung zu sterben. Seine Mutter habe sich kaum um ihn gekümmert, stattdessen habe er ihr helfen müssen und sei von dem Stiefvater auch oft geschlagen worden. Seine Freundin, eine pummelige, unattraktive Kindergärtnerin, sei schwierig, psychisch krank und leide unter Panikattacken. Das Paar lebt zurückgezogen.

Herr K. erscheint am Beginn der Behandlung zu den Stunden immer elegant angezogen, sehr gepflegt und stark parfümiert und füllt die Zeit mit grandiosen Schilderungen seines (früheren) Erfolgs bei Frauen und seiner herausragenden Stellung in einem Geschäft für Computerbedarf: Ohne ihn laufe gar nicht, er sei die rechte Hand des Chefs und seine Kunden vergötterten ihn. Sehr lange verbirgt er, dass er von seinem Chef vor einiger Zeit gekündigt wurde, weil er Geld (eine kleine Summe) aus der Kasse genommen hat. Er lebt nun zuhause und gibt sich Tagträumen darüber hin, wie er sein weiteres Leben grandios gestalten könnte, etwa als Teilhaber einer großen Geschäftskette, als Partylöwe. Inzwischen hat seine Freundin Kontakt zu anderen Männern aufgenommen und betrügt ihn offen. Diese Kränkung ist schließlich Anlass, sich verstärkt mit seiner Beziehungsunfähigkeit auseinanderzusetzen.

Im Laufe der Behandlung gelingt es Herrn K., sich von seiner Freundin zu trennen. Er lebt nur kurze Zeit alleine und geht dann eine Beziehung zu einer Lehrerin ein, die an Krebs erkrankt ist und eine 10-jährige Tochter hat, die gesundheitlich ebenfalls sehr beeinträchtigt ist.

Herr K. kann nach einiger Zeit offen darüber sprechen, warum er die Beziehung zu seiner kranken Freundin aufgenommen und sie nach sehr kurzem Kennenlernen auch geheiratet hat. Wenn sie nicht krank wäre, hätte er sie nicht geheiratet. In der Gegenübertragung breitet sich Sorge aus, als er erzählt, dass seine neue Frau einerseits ihre Beerdigung vorbereitet und bezahlt hat, zugleich aber nicht um die Zukunft der Tochter besorgt zu sein scheint.
Ein dreiviertel Jahr lang werden die Beziehung und das Leben der drei von Herrn K. als eitel Sonnenschein geschildert. Der Patient, der nun seit über einem Jahr arbeitslos ist, lebt von Gelegenheitsjobs; seine Frau arbeitet weiterhin voll als Lehrerin. Des Weiteren irritiert, dass die drei (der diabeteskranke Patient, seine schwerkranke Frau und die körperlich beeinträchtigte Tochter) seinen Berichten zufolge vor kurzem einen Urlaub in Kuba verbrachten (Rucksacktouristen), der »sehr schön« gewesen sei. Nun sei ein weiterer Urlaub in Afrika geplant. Die Therapeutin empfindet Angst und Sorge, wie in diesen Ländern für das körperliche Wohl der krebskranken Frau gesorgt sein könnte. Zugleich entstehen Irritation ob der Verleugnung der schweren Beeinträchtigungen und auch ein ungläubiges Staunen darüber, dass die Ehefrau weiterhin in Vollzeit als Lehrerin tätig ist – ist sie nun schwer krank oder nicht? Was stimmt denn nun eigentlich?
In der Gruppen-Supervision werden Unruhe und Sorge immer deutlicher spürbar, als der Patient in den folgenden Stunden von den Reisen, aber auch von den Beerdigungsvorbereitungen spricht. Die vom Patienten verleugneten Gefühle von Ohnmacht, Todesangst, Bedrohung und Sorge machen sich in der Supervision breit: Wir spekulieren, wie die todkranke Frau in Kuba oder Afrika medizinisch versorgt wäre, wer sich in der Endphase und nach ihrem Tod um die beeinträchtigte Tochter kümmern würde und ob die Ehefrau von Herrn K. mit dieser schwerwiegenden Diagnose überhaupt noch in der Lage sei zu arbeiten.

Die deutlich ausgedrückte Sorge der Therapeutin führt in Verbindung mit Klarifikation und Konfrontation allmählich zu einer Veränderung. Der Patient erscheint nun mit ungewaschenen Haaren und einem zerbeulten Trainingsanzug als ein »Häufchen Elend«, nachdem er seine von starken Verlusten und Tod bedrohte Situation zuvor offenkundig mit Verleugnung, Bagatellisierung und Grandiositätsgefühlen zu verarbeiten gesucht hat. Sein brüchiges Selbstwertgefühl und die Tatsache, dass seine Partnerwahl durch die übermäßige Bewunderung seitens beeinträchtigter Frauen bestimmt war, werden jetzt offenkundig. Er beurteilt seine beruflichen Perspektiven nun realistischer und nimmt eine neue Stelle als Verkäufer an. Zugleich kümmert er sich verstärkt um die Tochter seiner Frau, so wie er es sich selbst von seiner Mutter immer gewünscht hat. Bei der Verarbeitung seiner depressiven Gefühle hilft ihm die Therapeutin, die ihm aber auch seine Kompetenzen als »Ersatzmutter« für seine Stieftochter spiegelt.

4.13.5 Abschließende Bemerkungen

Von Erikson stammt das Zitat: »Identität, das ist der Schnittpunkt zwischen dem, was eine Person sein will, und dem, was die Welt ihr zu sein gestattet« (Erikson 1983, S. 31). Ich habe in diesem Beitrag versucht, die zunehmenden narzisstischen Phänomene bei jungen Leuten in einen gesamtgesellschaftlichen und familiendynamischen Zusammenhang zu stellen, der bislang in der Selbst- und Identitätsentwicklung eher ignoriert wurde. Dass die Realisierung eines Identitätsentwurfs nicht nur ein individuelles Problem ist, sondern der Entwicklungskontext hier Möglichkeiten oder Risiken bereithält, wurde herausgearbeitet. Es ist also aus meiner Sicht erforderlich, diese Entwicklung zu entpathologisieren. Frühere analytische Konzeptionen wie die pathologisch prolongierte Adoleszenz (Blos 1954) sind heute nicht mehr länger gültig. Vielmehr gilt für eine sehr breite Schicht junger Leute, dass gesellschaftliche und familiendynamische Entwicklungen zu einem erhöhten Narzissmus und einer deutlich veränderten und verlängerten Identitätsentwicklung geführt haben.

Selbstkohärenz und das Erreichen einer Selbstwirksamkeit (self-efficacy in Bezug auf die eigene Entwicklung) sind für sie zunehmend schwieriger geworden. Arbeit und Beruf als Orte der Selbstverwirklichung sind wegen des Wegfalls traditioneller Berufsbiographien kaum noch gegeben. Konkurrenz- und Leistungsideologien schlagen beruflich und im Freizeitbereich subtil oder direkt durch: Man will sich mit anderen messen, sucht unterschwellig oder direkt narzisstische Bestätigung. Auch Partnerbeziehungen sind von dem größeren Selbstfokus, der Suche nach narzisstischer Bestätigung, betroffen und haben sich sehr gewandelt. Auf dem Boden einer Erfahrung als narzisstisch besetztes Selbstobjekt der Eltern, das kaum gespiegelt, dem vieles abgenommen wird und das selten Gelegenheit hat, Selbstwirksamkeit zu erfahren, kann sich nur schwer ein gesundes, kohärentes Selbst entwickeln.

Damit wird die Abgrenzung von pathologischen Phänomenen des Narzissmus immer schwieriger. Übersehen wird dabei vielfach, dass für viele junge Leute dennoch ein starker Entwicklungsdruck entstanden ist, ein kohärentes Selbst zu erreichen und ihre Identitätsentwicklung voranzutreiben. Es sind diese jungen Erwachsenen, die den Weg in die Therapie finden. In Therapien muss man daher immer auf eine Balance zwischen innerem Konflikt und äußeren Bedingungen achten. Klinisch bedeutsam ist die ruminative Exploration. Hier muss der Therapeut eine gesunde Exploration zulassen, aber auch behilflich sein, aus dem Kreis der negativen Gedanken, des Auf-der-Stelle-Tretens, herauszufinden.

Literatur

Autorengruppe Bildungsberichterstattung (2010): Bildung in Deutschland 2010. Bielefeld (Bertelsmann-Verlag).

Arnett, J. J. (2004). Emerging adulthood: The winding road from the late teens through the twenties. New York (Oxford University Press).

Bernfeld, S. (1931). Trieb und Tradition im Jugendalter: Kulturpsychologische Studie an Tagebüchern. Zeitschrift für Angewandte Psychologie 54: 1–89.

Blos, P. (1954). Prolonged adolescence: the formulation of a syndrome and its therapeutic implications. Am J Orthopsychiatry 24: 733.

Blos, P. (2001 [1973]). Adoleszenz. Eine psychoanalytische Interpretation. Übers. von G. Kallner Stuttgart (Klett-Cotta).

Chen, R. (2012). Institutional characteristics and college student drop out risks. Res High Educ 53: 487–505.

Côté, J. E. & S. J. Schwartz (2002). Comparing psychological and sociological approaches to identity: Identity status, identity capital, and the individualization process. J Adolesc 25: 571–586.

Elkind, D. (1967). Egocentrism in adolescence Child Development 38: 1025–1034.

Erikson, E. H. (1959). Identity and the life cycle. New York (W. W. Norton).

Erikson, E. H. (1983). Der Lebenszyklus und die neue Identität der Menschheit. Erik H. Erikson im Gespräch. Psychologie Heute 12: 28–41.

Freud, S., (1914c). Zur Einführung des Narzissmus. G. W. X, S. 137–170.

Freud S (1920 g). Jenseits des Lustprinzips. G. W. XIII, S. 3–69.

Halpern-Meekin, S., W. D. Manning, P. Giordano et al. (2013). Relationship churning in emerging adulthood: On/off relationships and sex with the ex. J Adolesc Res 28: 166–188.

Hamilton, S. F., & M. A. Hamilton (2006). School, work, and emerging adulthood. In: J. J. Arnett & J. L. Tanner (Hg.), Emerging adults in America: Coming of Age in the 21th century. Washington, D. C. (American Psychological Association), S. 257–277.

Hart, A. C., et al. (2015). A survival analysis of adolescent friendship: The downside of dissimilarity. Psychol Sci 26: 1–12.

Jacobi, F., M. Höfler, J. Strehle et al. (2014). Psychische Störungen in der Allgemeinbevölkerung: Studie zur Gesundheit Erwachsener in Deutschland und ihr Zusatzmodul Psychische Gesundheit (DEGS1-MH). Nervenarzt 85: 77–87.

Kernberg, O. F. (1983 [1975]).Borderline-Störungen und pathologischer Narzissmus. Übers. von H. Schultz. Frankfurt/M. (Suhrkamp).

Kohut, Heinz (1979 [1977]): Die Heilung des Selbst. Übers. von E. vom Scheidt. Frankfurt/M. (Suhrkamp).

Krahn, H. J., A. L. Howard & N. L. Galambos (2013). Exploring or floundering? The meaning of employment and educational fluctuation in emerging adulthood. Youth Soc 5: 1–22

Kroger, J., M. Martinussen & J. E. Marcia (2010). Identity status change during adolescence and young adulthood: A meta-analysis. J Adolesc 33: 683–698.

Luyckx, K., B. Soenens, M. Vansteenkiste et al. (2007). Parental psychological control and dimensions of identity formation in emerging adulthood. JFP 21: 546–550.

Luyckx, K., I. Seiffge-Krenke, S. Schwartz et al. (2014). Identity configurations across love and work in emerging adults in romantic relationships. J Appl Dev Psychol 35: 192–203.

Lutz-Kopp, C., U. Luka-Krausgrill & B. Einig (2017). Psychische Störungen Studierender: Beispiel einer Psychotherapeutischen Beratungsstelle. Psychotherapeutenjournal 1: 43–50.

Manago, A. M., Taylor, T., & Greenfield, P. M. (2012, January 30). Me and my 400 facebook friends: The anatomy of college students' facebook networks, their communication patterns, and well-being. Dev Psychol. Advance online publication. doi: 10.1037/a0026338

Nagera, H. (1969): The imaginary companion. Its significance for ego development and conflict solution. Psychoanal Study Child 24: 165–196.

Nelson, L. J., & C. M. Barry (2005). Distinguishing features of emerging adulthood. The role of self-classification as an adult. J Adolesc Res 20: 242–262.

Paris, B. J. (1997). Karen Horney. Leben und Werk. Freiburg (Kore).

Seiffge-Krenke, I. (2000). Ein sehr spezieller Freund: Der imaginäre Gefährte. Prax Kinderpsychol Kinderpsychiatr 49: 689–702.

Seiffge-Krenke, I. (2001). Die Bedeutung von Phantasieproduktionen für die Psychotherapie bei Kindern und Jugendlichen. AKJP 109: 113–130.

Seiffge-Krenke, I. (2013). »She's leaving home ...«. Antecedents, consequences, and cultural patterns in the leaving home process. Emerg Adulthood 1: 4–24.

Seiffge-Krenke, I. (2012). Therapieziel Identität: Veränderte Beziehungen, Krankheitsbilder und Therapie. Stuttgart (Klett-Cotta).

Seiffge-Krenke, I. (2015a). »Emerging Adulthood«: Forschungsbefunde zu objektiven Markern, Entwicklungsaufgaben und Entwicklungsrisiken. ZPPP 63: 165–173.

Seiffge-Krenke, I. (2015b). Identität, Körper und Weiblichkeit in Jugendtagebüchern unter spezieller Berücksichtigung der Tagebücher Karen Horneys. AKJP 165: 29–48.

Seiffge-Krenke, I. (2016a): Männliche Jugendliche: Körper, Identität und Beziehungen. In: B. Grimmer et al. (Hg). Psychoanadrologie. Stuttgart (Kohlhammer), S. 32–51.

Seiffge-Krenke, I. (2016b). Leaving home: Antecedents, consequences and cultural patterns. In: J. J. Arnett (Ed). The Oxford Handbook of Emerging Adulthood. New York (Oxford University Press), S. 177–190.

Seiffge-Krenke, I. (2017). Studierende als Prototyp der »emerging adults«: Verzögerte Identitätsentwicklung, Entwicklungsdruck und hohe Symptombelastung. Psychotherapeut 62: 403–409.

Seiffge-Krenke (2020). Auf der Suche nach dem neuen Ich. Identitätsentwicklung um Jugendalter. Stuttgart (Kohlhammer).

Seiffge-Krenke, I., & T. Gelhaar (2006). Entwicklungsregulation im jungen Erwachsenenalter: Zwischen Partnerschaft, Berufseinstieg und der Gründung eines eigenen Haushalts. Z Entwicklungspsychol Pädagog Psychol 38: 18–31.

Seiffge-Krenke, I., N. Kiuru & J.-E. Nurmi (2009). Adolescents as »producers of their own development«: Correlates and consequences of the importance and attainment of developmental tasks. Europ J Dev Psychol 7: 479–510.

Seiffge-Krenke, I. & M.-L. Haid (2012). Identity development in German emerging adults: Not an easy task. In: S. J. Schwartz (Ed.). Identity Around the World. New Dir Child Adolesc Dev 138: 35–59.

Seiffge-Krenke, I. & Luyckx, K. (2014). Competent in love and work? Emerging adults' trajectories in dealing with work-partnership conflicts and links to health functioning. Emerg Adulthood 2: 48–58.

Seiffge-Krenke, I., M. Persike & K. Luyckx (2013). Factors contributing to different agency in work and study: A view on the »forgotten half«. Emerg Adulthood 1: 293–294.

Seiffge-Krenke, I,. & W. Beyers (2016). Hatte Erikson doch recht? Identität, Bindung und Intimität bei Paaren im jungen Erwachsenenalter. Psychotherapeut 1: 16–22.

Seiffge-Krenke, I. & F. J. Escher (2015). Die neue Entwicklungsphase des »Emerging Adulthood«: Typische Störungen und Entwicklungsrisiken sowie Ansätze zur Versorgung. In: J. Heilmann, A. Eggert-Schmid Noerr & U. Pforr (Hg). Neue Störungsbilder- Mythos oder Realität. Giessen (Psychosozial-Verlag), S. 63–84.

Seiffge-Krenke, I. & N. F. Schneider (2012). Familie – nein danke?! Familienglück zwischen neuen Freiheiten und alten Pflichten. Stuttgart (Vandenhoeck & Ruprecht).

Serra, M. (2014 [2013]). Die Liegenden. Übers. von J. Brandestini. Zürich (Diogenes).

Shulman, S., I. Seiffge-Krenke, M. Scharf et al. (2017a). Adolescent depressive Symptoms and breakup distress during early emerging adulthood: Associations with the quality of romantic interactions. Emerg Adulthood 5: 1–8.

Shulman, S., I. Seiffge-Krenke, M. Scharf et al. (2017b). The diversity of romantic pathways during emerging adulthood and their developmental antecedents. Int J Behav Dev 26: 1–8.

Stern D. N. (1992 [1986]). Die Lebenserfahrung des Säuglings. Übers. von W. Krege, bearb. von E. Vorspohl. Stuttgart (Klett-Cotta). 11. Aufl. 2016.

Zeller, N.(2017) Zeitalter der Narzissten. Süddeutsche Zeitung, 20.5.

Ziehe, T. (1975). Pubertät und Narzissmus. Frankfurt/M. (DVA).

5 Narzisstische Beziehungsgestaltung

5.1 Liebe, Sexualität und Ehe im Rahmen des pathologischen Narzissmus

Salman Akhtar
Übersetzung: Petra Holler

Reife Liebe setzt eine stabile Beziehung zu einem romantisch attraktiven, nicht-inzestuösen Objekt voraus, gegenüber dem ein gewisses Maß an Ambivalenz toleriert werden kann und mit dem es zum gegenseitigen Austausch von Zuneigung und Sinnlichkeit kommt. Dies erfordert eine tiefgreifende Synthese libidinöser und aggressiver Triebregungen unter dem Primat der libidinösbesetzten. Es unterstreicht zudem die Notwendigkeit, dass die ödipalen Realitäten der Kindheit (z. B. Gefühle der Kleinheit, der Rivalität und des Ausgeschlossen-Seins) gemeistert wurden und dass ein Liebesobjekt gefunden wurde, bei dem es sich weder um eine bloße Neuauflage des primären ödipalen Objekts handelt noch um eines, dem es andererseits an sämtlichen Qualitäten des primären ödipalen Objekts fehlt. Darüber hinaus geht es um die Fähigkeit zu Getrenntheit, um Respekt für die Autonomie des Liebespartners, sowie um Gefühle von Zärtlichkeit und Fürsorge, welche allesamt unter das weite Erfahrungsspektrum fallen, das wir gemeinhin als »Liebe« bezeichnen.

Menschen mit einer narzisstischen Persönlichkeit haben diese Entwicklungsaufgaben nicht gemeistert. Das Gefühl, seit frühester Kindheit zu kurz gekommen zu sein, führt zu anhaltender Wut. Diese Wut wiederum erschwert es der narzisstischen Persönlichkeit, jene Grenzen anzuerkennen, wie sie ödipalen Realitäten inhärent sind. Zärtlichkeit und kontrollierte Sexualität werden ersetzt durch orale Gier, Großspurigkeit und Respektlosigkeit. Wie wir uns unschwer vorstellen können, hat dies wiederum weitreichende Auswirkungen auf die Entwicklung und Aufrechterhaltung romantischer Liebesbeziehung und Sexualität im Erwachsenenalter.

Im Folgenden soll vor allem der letzte Punkt mit seinen klinischen Merkmalen näher beleuchtet werden, wobei ich die Folgen des pathologischen Narzissmus für Liebesbeziehungen unter drei Stichworten diskutieren möchte:

- Narzissmus und romantische Liebe,
- Narzissmus und Sexualität,
- Narzissmus und Ehe.

Unter Berücksichtigung der Geschlechterdifferenz sollen dabei sowohl objektiv beobachtbare Problemfelder als auch subjektive Auslöser für Leid zur Sprache kommen und unter deskriptiven und dynamischen Gesichtspunkten diskutiert werden.

5.1.1 Narzissmus und romantische Liebe

»Es sind hier zwei Strömungen nicht zusammengetroffen, deren Vereinigung erst ein völlig normales Liebesverhalten sichert, zwei Strömungen, die wir als die *zärtliche* und die *sinnliche* voneinander unterscheiden können« (Freud 1912d, S. 79). Dieser bedeutende Kommentar von Sigmund Freud aus dem Jahr 1912 ist noch immer ein Eckpfeiler psychoanalytischen Verständnisses von Liebe. Die zärtliche Strömung, so Freud, ist ontogenetisch früher anzusiedeln und entspringt der frühen Körperpflege und emotionalen Zuwendung durch die Mutter. Die zweite, sexuell getönte Strömung wird während der ödipalen Phase manifest, um während der Pubertät ihre volle Kraft zu entfalten. Beide Strömungen müssen miteinander in Einklang gebracht werden, damit romantische Liebesgefühle fremden (außerhalb der Familie stehenden) Objekten entgegengebracht werden können, mit denen eine sexuelle Vereinigung möglich und erlaubt ist.

In seinem Aufsatz »Zur Einführung des Narzißmus« (1914c) näherte sich Freud dem Thema der Liebe von einer anderen Perspektive aus an, indem er zwischen dem narzisstischen Typus der Objektwahl (dem »Egoismus des Selbsterhaltungstriebes« entspringend) und dem Anlehnungstypus der Objektwahl (dem Wunsch nach den pflegerisch-nährenden Qualitäten des Objekts entspringend) unterscheidet. Die höchste Entwicklungsphase, zu der Objektlibido fähig ist, ist nach Freud der Zustand der Verliebtheit.

> *»Wer liebt, hat sozusagen ein Stück seines Narzißmus eingebüßt und kann es erst durch das Geliebtwerden ersetzt erhalten. […] Das Lieben an sich, als Sehnen und Entbehren, setzt das Selbstgefühl herab, das Geliebtwerden, Gegenliebe finden, Besitzen des geliebten Objekts hebt es wieder.« (Ebd., S. 166f.)*

In »Triebe und Triebschicksale« (1915c) spricht Freud auch von der Notwendigkeit einer Synthese zwischen libidinösen und aggressiven Strebungen, um den Zustand wahrer Liebe zu erreichen. Wieder einige Jahre später erkennt er in der Idealisierung des Liebesobjekts, »daß das Objekt so behandelt wird wie das eigene Ich, daß also in der Verliebtheit ein größeres Maß an narzisstischer Libido auf das Objekt überfließt« (1921c, S. 124). Obschon Freud das mit der Liebe einhergehende Glücksempfinden anerkennt, betont er doch auch die darin enthaltene Möglichkeit des Schmerzes: »Niemals sind wir ungeschützter gegen das Leiden, als wenn wir lieben« (1930a, S. 441). Um sich vor der Möglichkeit des Leidens zu schützen, so Freud weiter, richten viele Individuen ihre Liebe nicht auf einen einzigen Menschen, sondern auf die Menschheit und kulturelle Institutionen allgemein.

Viele psychoanalytische Autoren haben nach Freud zum Thema Liebe geschrieben und unser Verständnis dafür erweitert (für eine Übersicht s. Akhtar 1999a). An dieser Stelle möchte ich lediglich auf Chasseguet-Smirgels (1975) luzide Darstellung des Ich-Ideals im Kontext reifer Liebe sowie auf Kernbergs (1995) umfassende psychoanalytische Definition der Liebe verweisen. Vier Elemente charakterisieren nach Chasseguet-Smirgel die gesunde Verbindung von Narzissmus und Liebe: (1) Das nostalgische Streben nach Vereinigung mit dem Primärobjekt wird nicht aufgegeben, doch die Wege, es zu erreichen, verändern sich; (2) Die sexuelle Befriedigung innerhalb des Paares sowie ihre autonomen Sublimierungen erhöhen den sekundären Narzissmus des Ichs und verringern die Lücke zwischen Ich und Ich-Ideal; (3) Jene Aspekte innerer und äußerer Realität, die diese sexuelle und narzisstische Befriedigung ermöglichen, werden positiv besetzt, und das Ich-Ideal wird, bis zu einem gewissen Grad, auf genau diese Zugangswege zu diesen Realitäten projiziert; (4) Die narzisstische Kränkung angesichts nach wie vor unerfüllten Sehnens nach Einheit mit den Primärobjekten und inzestuöser Gratifikation wird kompensiert durch die Bindung an das Liebesobjekt und seine anhaltende Verfügbarkeit.

Gleichermaßen als Synthese seiner tief greifenden Überlegungen und beeindruckenden Anzahl an Veröffentlichungen zum Thema Liebe (1974a; 1974b; 1980; 1991a; 1991b; 1995) liefert uns Kernberg (1998 [1995]) eine ausführliche Definition von Liebe als komplexer emotionaler Disposition, die folgende Aspekte in sich vereinigt:

> *»(1) sexuelle Erregung, die in ein auf einen anderen Menschen gerichtetes erotisches Begehren umgewandelt ist; (2) Zärtlichkeit, die auf der Integration libidinös und aggressiv besetzter Selbst- und Objektrepräsentanzen beruht, wobei die Liebe die Aggression überwiegt und die normale Ambivalenz, die allen zwischenmenschlichen Beziehungen eigen ist, toleriert wird; (3) eine Identifizierung mit dem anderen, die sowohl eine wechselseitige genitale Identifizierung als auch eine tiefe Einfühlung in die Geschlechtsidentität des anderen umfasst; (4) eine reife Form der Idealisierung, verbunden mit einer tiefgehenden Bindung an den anderen und an die Beziehung; und (5) die Leidenschaftlichkeit der Liebesbeziehung in allen ihren drei Aspekten: der sexuellen Beziehung, der Objektbeziehung und der Über-Ich-Besetzung des Paares.« (S. 57)*

Eine solche Liebe führt zur Wiedererlangung verlorener Selbstanteile, zur Auflösung sexueller Hemmungen und gibt dem Leben einen Sinn. Die anfängliche Leidenschaft mag von kurzer Dauer sein, doch die Fähigkeit beider Partner, eine tiefe Beziehung einzugehen, hilft ihnen, die heiße Flamme der Leidenschaft in ein sanftes Glimmen der Partnerschaft umzuwandeln.

Vor dem Hintergrund dieser Beobachtungen möchte ich nun auf die schädlichen Folgen eines übermäßigen Narzissmus für die *zärtliche* und *sinnliche* Dimension der Liebe zu sprechen kommen. Bislang wurde Freuds »zärtliche Strömung« (1912c, S. 79) nicht explizit in ihren Einzelaspekten betrachtet, die meiner Ansicht die Fähigkeit zu Besorgnis, Neugier, empathischem Zuhören, optimaler Distanz, Versöhnlichkeit und Dankbarkeit umfassen, was wiederum in die Fähigkeit zu Gegenseitigkeit und Wiedergutmachung mündet. Menschen mit einer narzisstischen Persönlichkeit haben Schwierigkeiten in all diesen Bereichen. Sie vergessen wichtige Daten und Termine im Leben ihrer Liebespartner, fragen nicht nach deren Familienangehörigen, werden seltsam wortkarg, wenn es darum geht, sie in einer Auseinandersetzung mit anderen zu schützen, und können ihre Bedürfnisse nicht mit den sich verändernden psychophysiologischen Zuständen des anderen abstimmen. Die Fähigkeit zur Neugier und zu aufmerksamem Zuhören ist ebenso beeinträchtigt. So zeigt etwa ein Mann, der angeblich »verliebt« ist, kein Interesse am Fotoalbum, das die Kinder- und Familienfotos seiner Angebeteten enthält. Oder aber er unterbricht sie immer wieder, um mit eigenen Anekdoten auf sich aufmerksam zu machen, anstatt sich dafür zu interessieren, was sie im Moment zu sagen hat.

Narzisstische Persönlichkeiten haben Schwierigkeiten mit der Einhaltung optimaler Distanz, die i. W. auf einem Paradoxon basiert (Mahler et al. 1975; Akhtar 1992; Escoll 1992). Auf der einen Seite geht es um den relativen Verlust von Autonomie und Autarkie. Auf der anderen Seite müssen beide Partner die grundlegende Getrenntheit des jeweils anderen akzeptieren. Beide Partner wurden von verschiedenen Eltern großgezogen und wuchsen unter psychosozialen Bedingungen auf, die sich vom Hintergrund des jeweils anderen unterscheiden. Die narzisstische Persönlichkeit hat Schwierigkeiten, beide Seiten dieser Beziehungsgleichung zu tolerieren. Weder will sie auf den Zustand vollkommener Autonomie verzichten noch dem anderen eine eigene innere Getrenntheit zugestehen. Unter dem Druck von Triebwünschen kommt die narzisstische Persönlichkeit dem anderen zu nahe. Die Aggression, die durch diese Intimität unweigerlich mobilisiert wird, muss abgewehrt werden, und sie zieht sich zurück, wird kalt und unnahbar. Im Gegensatz zur reifen Bezogenheit in der Liebe, die allmählich tiefer wird, zeichnet sich die narzisstische Bezogenheit durch Zyklen bedürfnisorientierter Intimität mit abwechselnd defensivem Rückzug aus. Oder aber es entwickelt sich ein Muster intensiver Idealisierung, des Zwangs und der Kontrolle über den anderen, in dem kein Platz ist für ein sich vertiefendes Kennenlernen.

Die Ich-Funktion der Versöhnlichkeit ist ebenfalls beeinträchtigt. Narzisstische Persönlichkeiten neigen zu nachtragendem und rachsüchtigem Verhalten. Zuweilen verbirgt sich diese Rachsucht hinter einer Fassade von Gelassenheit und »Pseudo-Versöhnlichkeit« (Akhtar 2002, S. 191). Die zugrunde liegende Wut bricht sich jedoch Bahn in sarkastischen Bemerkungen oder einem Sich-Verweigern, dem anderen zuliebe etwas zu tun. Exzessiver Narzissmus beeinträchtigt auch die Fähigkeit zur Dankbarkeit, denn Dankbarkeit impliziert Demut und das Verlangen nach Gegenseitigkeit. Eine Fähigkeit, die schwer zu erlangen ist für jemanden, dessen überragende Motive die des Selbsterhalts, des gesellschaftlichen Erfolgs und des Exhibitionismus sind und der sich fürchtet, in der Beziehung der Unterlegene zu sein.

Im Wesentlichen ist es die zärtliche Strömung der Liebe (Sorge, Neugier, Empathie, optimale Distanz, Versöhnlichkeit und Dankbarkeit), die Voraussetzung dafür ist, dass jemand unser Herz erobern kann. Metapsychologisch gesprochen handelt es sich dabei um die grundlegende libidinöse Besetzung eines Objekts. Mit anderen Worten, Zuneigung schafft den inneren Raum für einen gemeinsamen und affektiv positiv besetzten Beziehungsdialog. Unabhängig von der jeweiligen Terminologie ist eine derartige Entwicklung nur möglich, wenn die Kern-Selbst-Repräsentanz des Betreffenden nicht permanenter Bestätigung und Aufmerksamkeit bedarf. In Anlehnung an Winnicotts (1958) Konzept der »ausreichend guten Bemutterung« spreche ich von einem *ausreichend guten Liebespartner*, wozu die narzisstische Persönlichkeit mit Sicherheit nicht gehört.

5.1.2 Narzissmus und Sexualität

Die Literatur zum Thema »Narzissmus und Sexualität« behandelt größtenteils die Frage der sexuellen Objektwahl. Zu den dargestellten Szenarien gehören die Suche nach einem »heterosexuellen Zwilling« (Kernberg 1998 [1995], S. 223), das Don-Juan-Syndrom, die anhaltende Dichotomie zwischen Hure und Madonna, frühe sexuelle Promiskuität der herkömmlichen narzisstischen Persönlichkeit und die späte Promiskuität des »schüchternen Narzissten« (Akthar 2000a), narzisstisch determinierte männliche Homosexualität, das Kreisen narzisstischer Frauen um berühmte Männer sowie die völlige Abkehr einiger narzisstischer Frauen von Heterosexualität und Hinwendung zum Zölibat oder zu einem lesbischen Lebensstil. Im Falle regredierter narzisstischer Männer, insbesondere jener, die ein sozial isoliertes oder religiös-zölibatäres Leben führen, ist das heimliche, suchtartige Masturbieren ebenso verbreitet wie eine deutliche Anfälligkeit für Pädophilie. Während solche Phänomene und die zugrunde liegende Psychodynamik von großer Bedeutung sind, möchte ich mich i. F. darauf konzentrieren, welche Auswirkungen der exzessive Narzissmus de facto auf den heterosexuellen Geschlechtsakt hat, da dies bislang in der Literatur keine ausreichende Würdigung erfahren haben.

Um zu illustrieren, wie sich der pathologische Narzissmus auf die sexuelle Begegnung auswirkt, kann es sinnvoll sein, uns zunächst die daran geknüpfte Ereignisabfolge zu vergegenwärtigen:

- subtile Hinweise des Liebespartners, die seine sexuelle Bereitschaft signalisieren,
- Beginn des Vorspiels, solange beide Partner noch bekleidet sind,
- Entkleiden und »eigentliches Vorspiel«,
- Penetration und Geschlechtsverkehr,
- Orgasmus,
- Austausch von Zärtlichkeiten in der Nach-Orgasmus-Phase,
- Rückkehr zu konventioneller Moral, nichtsexuellem Verhalten durch Wiederanlegen der Kleider und Sprechen über andere Themen (evtl. unterbrochen von Schlaf).

Auf jeder Stufe (die zugegebenermaßen aus didaktischen Gründen sehr nüchtern und wenig innovativ anmuten) kommt es zu Schwierigkeiten infolge des pathologischen Narzissmus.

Aufgrund einer nur mangelhaft ausgebildeten Fähigkeit zur empathischen Einstimmung verkennt die narzisstische Persönlichkeit allzu häufig die Signale sexueller Bereitschaft seitens des Liebespartners. Womöglich verspürt sie selbst keine Notwendigkeit, die eigene Bereitschaft zu signalisieren, da sie automatisch von der Befriedigung ihrer Bedürfnisse ausgeht. Oder aber, was noch schlimmer wäre, es kommt zur absichtlichen Missachtung, um Zeichen der Zuneigung sadistisch zurückzuhalten. In solchen Momenten zeigt sich unmissverständlich die Identifizierung des Narzissten mit der versagenden Mutter der frühen Kindheit.

Ähnliche Probleme treten in der Anfangsphase des Vorspiels auf. Narzisstische Persönlichkeiten neigen dazu, die Bedürfnisse des Partners zu missachten, es mangelt ihnen an Zärtlichkeit, und sie gehen schnell zum nächsten Abschnitt über. Zum »eigentlichen Vorspiel« gehören das Entkleiden, das Sich-gegenseitig-Betrachten sowie der allmähliche Übergang von nichtgenitaler zu genitaler Stimulierung. Zu den zentralen Aufgaben zählt hier das Überwinden der eigenen Scham und der des Partners (Kernberg 1991a). Ängste angesichts realer oder phantasierter körperlicher Makel müssen beiseitegeschoben werden, was echte Rücksichtnahme und Vertrauen in das Wohlwollen des Partners voraussetzt. Narzisstischen Menschen mangelt es an beidem, so dass ihnen das Vorspiel Unbehagen bereitet, was manche narzisstische Männer jedoch verbergen, indem sie »bescheiden« die Bedürfnisse des Partners erfüllen – ähnlich dem »Vagina-Mann«, wie ihn Limentani (1984) beschreibt – oder indem sie das Vorspiel in die Länge ziehen und dadurch kontraphobisch ihre sexuellen Potenz zur Schau stellen.

Zum Vorspiel gehört auch, dass prägenitale Triebabkömmlinge (z. B. Saugen, Beißen, Lecken, Herzeigen, Schauen, Drücken, Riechen, Zufügen leichten Schmerzes) ins Bewusstsein gelangen. Narzisstische Persönlichkeiten, die sowohl ihren riesigen oralen Hunger als auch ihre analen Impulse gut hinter ihrer schillernden Fassade versteckt halten, schwanken nun zwischen nachsichtig-gierigem und ängstlichem Rückzug, was den Partner wiederum verwirrt und frustriert zurücklässt. Darüber hinaus löst die Nacktheit des anderen Geschlechts in der narzisstischen Persönlichkeit noch andere Empfindungen aus:

> *»Unbewusster Neid auf den anderen verwandelt die Idealisierung seines Körpers in Entwertung, fördert die Umformung sexueller Befriedigung in das Gefühl, daß es einem gelungen ist, in den anderen einzubrechen und ihn sich einzuverleiben, und bringt den Reichtum der primitiven Objektbeziehungen, die in der normalen polymorph-perversen Sexualität aktiviert werden, zum Verschwinden, so daß sich Langeweile breitmacht.« (Kernberg 1998 [1995], S. 212)*

Langeweile kann sich darin äußern, dass es immer seltener zum Geschlechtsverkehr kommt. Oder aber zwanghaftes Wechseln der Stellung bzw. verschiedenste Versuche zu penetrieren sollen die Langeweile bekämpfen. Auf dem Hintergrund physiologisch plausibler Allgemeinplätze und Rationalisierungen ziehen es narzisstische Männer vor, von hinten in eine Frau einzudringen, während narzisstische Frauen beim Geschlechtsakt die Stellung oben bevorzugen. Beide vermeiden es, dem Gesicht des anderen mit dem eigenen Gesicht nahe zu kommen, und suchen nach größerer Kontrollmöglichkeit über ihre eigenen Bewegungen. Angetrieben wird dieses Streben durch das größere Orgasmuspotenzial dieser Stellungen sowie durch ihre narzisstisch stabilisierenden Eigenschaften. Je größer die Kontrolle, desto größer der sexuelle Lustgewinn für die narzisstische Persönlichkeit.

Da die Fähigkeit, einen Orgasmus zu erreichen, mit einem Loslassen der Kontrolle und einem zeitweiligen Selbstverlust einhergeht, ist dies für narzisstische Persönlichkeiten nicht selten mit Schwierigkeiten verbunden. Narzisstische Frauen täuschen womöglich einen Orgasmus vor, vor allem, wenn dieser für ihren Partner eine sexuelle Trophäe bedeutet. Narzisstische Männer wiederum können ihre Orgasmus- und Ejakulationsschwierigkeiten – basierend auf der Identifizierung ihres Penis mit einer versagenden mütterlichen Brust – in eine Manifestation ihrer ruhmreichen Männlichkeit umwandeln, indem sie ihre Fähigkeit zu lang andauerndem Geschlechtsverkehr unter Beweis stellen.

Die Nach-Orgasmus-Phase ist eine wundervolle Gelegenheit, in Anwesenheit eines anderen »still zu liegen« (Khan 1983). Winnicott (1958) schreibt hierzu in seinem Aufsatz über die Fähigkeit zu reifem Alleinsein:

»Man kann vielleicht mit Recht sagen, dass nach erfolgreichem Geschlechtsverkehr jeder der Partner allein ist und damit zufrieden ist. Wenn man es genießen kann, mit einem anderen Menschen zusammen allein zu sein, der auch allein ist, ist dies an sich schon eine gesunde Erfahrung. Ein Mangel an Es-Spannung kann Angst hervorrufen, aber Zeit-Integration der Persönlichkeit befähigt das Individuum zu warten, bis die Es-Spannung von selbst wiederkommt, und das Teilen der Einsamkeit zu genießen, das heißt, eine Einsamkeit, die relativ frei ist von der Eigenschaft, die wir ›Zurückgezogenheit‹ nennen.« (Winnicott 1974 [1958], S. 38 f.)

Der Austausch von Zärtlichkeiten, das Sich-Halten und Streicheln kennzeichnen diese Phase ebenso wie das Bedürfnis, sich in die Augen zu sehen, sich verschlafen anzulächeln oder in kindisches Gelächter auszubrechen – Verhaltensweisen, die auf die zärtliche Strömung der Liebe angewiesen sind und daher der narzisstischen Persönlichkeit Probleme bereiten. Dies gilt ganz allgemein für das Beenden des sexuellen Zwischenspiels und die Rückkehr zu konventioneller Moral bzw. den Übergang zu nichtsexuellen Aktivitäten. Entweder es kommt zum abrupten Ende oder aber zu einem Hinauszögern dieses Übergangs.

Für die narzisstische Persönlichkeit ist im Grunde jede einzelne dieser Phasen problematisch. Es gelingt ihr nicht, eine normale Sexualität zu leben, die »die Fähigkeit voraussetzt, sich als Subjekt und als Objekt gleichermaßen zu genießen, indem man sich mit dem Objekt identifiziert; sie setzt die Fähigkeit voraus anzuerkennen, dass Objekte sich von einem selbst unterscheiden« (Bach 1994, S. 51). Und weiter:

> *»Narzisstische Persönlichkeiten haben in der Regel ihren Frieden mit der Realität geschlossen, vorausgesetzt, sie müssen nicht immer in ihr leben. Sie stehen in der Welt, ohne wirklich in sie eingebunden zu sein. Das gegenseitige Betreten und Bereichern der inneren und äußeren Realität stellt ein Problem für sie dar, das seinen konkreten Ausdruck findet in der Schwierigkeit, Selbstliebe und Objektliebe miteinander in Einklang zu bringen. […] Sie sind entweder ›ganz sie selbst‹ oder aber ›ganz der Geliebte‹, aber es gelingt ihnen nur schwer oder gar nicht, diese offenkundig komplementären Sichtweisen des Selbst zu integrieren und zum Ausdruck zu bringen.« (Ebd., S. 51 f.)*

Die normale Homöostase, in der Selbsterleben und Sorge um andere als Mischzustand existiert, ist der narzisstischen Persönlichkeit nicht zugänglich. Dies stellt sowohl die genussvolle Sexualität als auch das Führen einer Ehe vor große Probleme – beides Bereiche, in denen es vorrangig um die Entwicklung und Aufrechterhaltung von Gegenseitigkeit, »Wir-Uns-Erleben« (Bergman 1980, S. 202), geht.

5.1.3 Narzissmus und Ehe

Die Entscheidung zu heiraten und die Aufrechterhaltung einer Ehegemeinschaft – beides stellt die Beteiligten vor neue Herausforderungen, schafft aber auch neue Befriedigungsmöglichkeiten. Die wohl zentralste Aufgabe besteht darin, auf die »Repräsentanz des idealen Partners« (Colarusso 1997) zu verzichten, ein überzogenes inneres Bild, das sich aus den wünschenswertesten Attributen all jener vollkommenen und unerwiderten Liebeserfahrungen der Adoleszenz und des jungen Erwachsenenalters (auf vorbewusster Ebene) sowie den besten Eigenschaften beider Eltern (auf unbewusster Ebene) zusammensetzt. Die Folge sind Frustration, *psychischer Schmerz* (Akhtar 2000c) und Aggression, die jedoch unter günstigen Bedingungen erträgliche Ausmaße annehmen. Die intrapsychische Arbeit entlang dieser Entwicklungslinien bedeutet Trauer angesichts des Verlusts von Autonomie, Verzicht auf homosexuelle Optionen, Verzicht auf andere romantische und sexuelle Erfahrungen sowie die Anerkenntnis der Tatsache, von einer wertgeschätzten Person abhängig zu sein.

Die Notwendigkeit, schwierige psychologische Aufgaben zu bewältigen, endet nicht mit der Eheschließung. Der Bestand einer Ehe ist davon abhängig, wie intrapsychische und interpersonelle Herausforderungen, die permanent auftauchen, bewältigt werden. Sie kann nur »überleben und gedeihen, wenn sich beide Partner der jeweils auftauchenden Schwierigkeiten bewusst sind, sich ihre Gefühle mitteilen und ihre unterschiedlichen Auffassungen lösen. Sie müssen sich auf ihre Beziehung *einlassen*, um *kompromissfähig* zu sein« (Madow 1982, S. 135).

Desillusionierung über sich selbst und den Partner, unterschiedliche Auffassungen zur Kindererziehung, die Notwendigkeit, dem Partner zuliebe Opfer zu bringen, die unmissverständliche Wahrung der sozialen und finanziellen Privatsphäre sowie der Verzicht auf außereheliche erotische Versuchungen sind Teil dieses Szenarios. Auch der häufige Rückgang sexueller Erregung im Laufe einer Ehe stellt ein Problem dar. Freud (1918a, 1931b), der sich gegenüber Zweitehen optimistischer zeigte, hielt an seiner Überzeugung fest, dass die Ehe die Intensität erotischer Lust verringere. Es sei leicht festzustellen, »daß der psychische Wert des Liebesbedürfnisses sofort sinkt, sobald ihm die Befriedigung bequem gemacht wird« (1912d, S. 88). Freuds Nachfolger haben auf weitere psychodynamische Punkte in diesem Zusammenhang hingewiesen. So spricht Colarusso (1990) von einer potenziell schwierigen ödipalen Wiederaufladung der Sexualität bei verheirateten Paaren nach der Geburt von Kindern. Ross (1996) unterstreicht den schädlichen Einfluss früher Eltern-Imagines – insbesondere homosexueller Art – auf die Sexualität der Ehepartner. Und schließlich hat bereits Horney vor sehr langer Zeit die Elternübertragungen in der Ehe als das »grundlegende Problem für die Monogamie« bezeichnet (1928, S. 323). Alles in allem: Eine Ehe zu schließen und über die Zeit hinweg aufrechtzuerhalten ist nicht einfach.

Auf der anderen Seite kann die Erfahrung zutiefst befriedigend sein, wenn beide Partner über eine stabile Psyche verfügen, sich wohlüberlegt füreinander entschieden haben und über die notwendige Nachsicht verfügen, den oben beschriebenen Herausforderungen zu begegnen. Unter diesen Umständen kann die illusorische Suche nach Vollkommenheit Platz schaffen für die bereichernde Erfahrung psychischer Stabilität und Tiefe. Dem Partner einen Gefallen zu tun ist nicht länger ein Opfer, sondern wird zum moralischen Fundament der Ehegemeinschaft selbst. Die Wertsysteme beider Partner verstärken sich gegenseitig, und das gemeinsame Aufziehen von Kindern eröffnet die Möglichkeit, bleibende innere Konflikte neuerlich durchzuarbeiten und dabei die Geschichte zu transzendieren und den existenziellen Optimismus des Paars zu fördern. Narzisstische und anaklitische Liebe wechseln einander ab (Chasseguet-Smirgel 1975). Den Partner zu lieben wird letztlich zum Synonym dafür, sich selbst zu lieben, so wie eine fürsorgliche Haltung sich selbst gegenüber zum Geschenk an den Partner wird. Auch die Sexualität, wenngleich sie etwas von ihrem anfänglichen Zauber verliert, wird zu einem tiefer gehenden emotionalen Halt, während der Körper des Ehepartners der Ort ist, an dem die eigenen inneren Objekte und ihre »Geographie persönlicher Bedeutungen« ihren Platz finden (Kernberg 1991a).

Es ist deutlich geworden, dass Trauer und Desillusionierung auf der einen Seite sowie die Vertiefung der seelischen und interpersonellen Begegnung und Verbundenheit auf der anderen Seite zu viel sind für das Ich der narzisstischen Persönlichkeit. Heirat und Ehe werden so zu kaum bewältigbaren Aufgaben, die häufig pathologische Ausmaße annehmen. Häufig zu beobachten sind vier verschiedenartige pathologische Entwicklungen.

Als Erstes ist hier eine schwere Hemmung gegenüber Heirat und Ehe zu nennen. Während diese größtenteils auf einem vorbewusst wahrgenommenen Unvermögen basiert, aggressive Anteile innerhalb der Dyade zu integrieren, können hier auch geschlechtsspezifische Ursachen zum Tragen kommen. Die Unfähigkeit zu heiraten kann bei narzisstischen Männern einem unvermindert starken Bedürfnis nach sexuellen Kontakten entspringen, das mit angeblich biologischen Zwängen oder schlicht der Suche nach der perfekten Partnerin rationalisiert wird. Narzisstische Frauen wiederum können hinter ihren starken Autarkiewünschen, die sie am Eingehen einer Ehe hindern, Angst vor Bindung und Abhängigkeit verbergen. Diese Dynamik kann bei beiden Geschlechtern nach dem Scheitern einer ersten Ehe ungebrochen zutage treten und das Finden eines geeigneten neuen Partners verzögern, wenn nicht gar ganz zunichtemachen.

Zweitens neigen narzisstische Persönlichkeiten dazu, sich Partner zu suchen, die nicht etwa zur Linderung ihrer Pathologie beitragen, sondern vielmehr dafür sorgen, dass das überhöhte Selbstbild aufrechterhalten bleibt. Eine gesellschaftlich herausragende Persönlichkeit zu heiraten hilft der narzisstischen Persönlichkeit, indem sie großspurig an den Talenten und Leistungen des Partners teilhaben kann (sie im Grunde jedoch stiehlt). Auch die Heirat eines Partners, dessen Herkunft weit unterhalb des eigenen sozioökonomischen Status liegt, kann paradoxerweise für die Stabilisierung narzisstischer Größenphantasien sorgen, indem man sich und dem anderen permanent die eigene Überlegenheit demonstrieren kann. Auch die nicht selten mit Narzissmus einhergehenden verdeckten masochistischen Tendenzen können so befriedigt werden (Cooper 1989). Es handelt sich um narzisstische Ehen, »wo der Partner in Wirklichkeit nur ein Diener oder ein bequemer Fixpunkt ist und wo Verachtung und Ressentiment in einem chronisch aggressiven Verhalten institutionalisiert werden« (Kernberg 1988 [1980], S. 164). Masochistische Tendenzen aufseiten des Partners tragen natürlich in einer heimlichen Kollusion zur Stabilität derart pathologischer Ehen bei.

Drittens tritt mit der Heirat nicht nur der Ehepartner, sondern auch dessen Familie in das eigene Leben. Die Schwiegerfamilie anzunehmen und diese Haltung über die Zeit hinweg zu bewahren erfordert Takt, Durchhaltevermögen und schließlich ein tiefes Verständnis für die inneren Objekte des Ehepartners – Qualitäten, die der narzisstischen Persönlichkeit fehlen, sodass es schließlich zu einem Entfremden des Partners von seiner Familie kommt.

Viertens fügen narzisstische Persönlichkeiten durch außereheliche Affären ihrer Ehe nicht selten großen Schaden zu. Wenn es sich um ein einmaliges Vorkommnis handelt, wenn der Ehepartner Grund hat und fähig ist zu verzeihen und wenn die narzisstische Persönlichkeit selbst Reue zu zeigen vermag, muss die Ehe nicht daran zerbrechen. Ist der Schaden jedoch zu groß, ist Scheidung die Folge. Dies ist insbesondere der Fall bei notorischen Schürzenjägern, deren Ehefrauen sich psychisch weiterentwickelt haben und mit der Zeit selbstbewusster geworden sind. Gelegentlich aber begegnet man narzisstischen Männern, die im Laufe einer langen Ehe zu schätzen lernen, wie wertvoll ihre Frau für sie ist. Sie bemühen sich um Wiedergutmachung und können der Partnerin dann u. U. tatsächlich aufrichtige Anteilnahme und sogar Liebe entgegenbringen.

Der Eintritt ins mittlere Lebensalter birgt für narzisstische Persönlichkeiten und deren Ehen besondere Risiken. Für den unverheirateten Schürzenjäger ist seine verminderte sexuelle Potenz extrem verstörend. Sie droht ihn der psychischen Möglichkeiten zu berauben, die ihn zuvor in die Lage versetzten, Verbindungen zu Frauen (Mutterersatzfiguren) aufzunehmen und bei ihnen aufzutanken. Ihre stets präsente unterschwellige Trostlosigkeit tritt nun zutage. Auch für den verheirateten Narzissten ist die Situation nicht einfach. Im Allgemeinen wird der unvermeidliche Rückgang sexueller Aktivität im mittleren Lebensalter durch eine Vertiefung des gegenseitigen Respekts und der Zuneigung füreinander kompensiert. Narzisstische Persönlichkeiten, vor allem die Männer unter ihnen, beantworten den Rückgang sexueller Erregung jedoch damit, dass sie das Interesse an ihrer Partnerin verlieren. »Es werden zwanghaft jugendliche Körper benötigt; ungeachtet des Gesichts, der Person und der Einstellungen, die solche Körper dem Patienten gegenüber einnehmen« (Kernberg 1988 [1980], S. 164). Hunger und Gier diesen Ausmaßes machen das emotionale Gute und Wertvolle, das in der Ehe vorhanden ist, am Ende zunichte. Zusätzliche Destruktivität resultiert aus dem unbewältigten unbewussten Neid auf das ödipale Paar, und insofern die eigene Ehe des Narzissten »unbewußt zu einem Abbild des ödipalen Paares« wird, muss sie »vernichtet werden« (Kernberg 1998 [1995], S. 230). Das Ergebnis sind Scheidung und ein Leben in sexueller und geistiger Trostlosigkeit, das in den Suizid führen kann. Louis Begleys (1998 [1993]) düsterer Roman *Der Mann, der zu spät kam* ist eine eindrückliche Schilderung dieses Zustands. In anderen Fällen wiederum wird das Bild des einsamen und abgewiesenen Mannes ein »neuer Kern, um den sich, gleich einem alten Muster, die subjektive Erfahrung von Grandiosität neu organisiert« (Svrakic 1986, S. 269). Die Ausschweifung wird zum tragischen Heldenepos.

5.1.4 Schlussfolgerung

Übermäßiger Narzissmus hat einen immens schädigenden Einfluss auf das Liebesleben einer Person. Ich habe die sich daraus ergebenden Phänomene unter dem Aspekt romantischer Liebe, Sexualität und Ehe diskutiert. Narzisstische Persönlichkeiten legen in allen drei Bereichen eine besondere Heftigkeit im Verhalten und subjektiven Schmerz an den Tag. Ihre Fähigkeit, Zuneigung und Sinnlichkeit aufrechtzuerhalten, ist beeinträchtigt, und nicht selten wählen sie sich Partner, die ihre abwehrbedingte Grandiosität und Selbstzentriertheit noch verstärken. Der gewöhnliche, nach Bewunderung heischende Narzisst zeigt die größten Probleme während des jungen Erwachsenenalters, der schüchterne Narzisst während der mittleren Lebensphase. Das Liebesleben der *malignen narzisstischen Persönlichkeit* (Rosenfeld 1971; Kernberg 1984) wiederum ist durch einen ausgeprägteren Sadomasochismus gekennzeichnet. So überrascht es nicht, dass die Not dieser Menschen auch von ihren Liebespartnern Besitz ergreift, die aufgrund depressiver Symptomatik und ohnmächtiger Wut therapeutische Hilfe suchen.

Narzisstische Männer und Frauen unterscheiden sich in der Art und Weise, wie sie ihr gestörtes Liebesleben der Umwelt präsentieren. Bei narzisstischen Männern ist es sexuelle Promiskuität, gepaart mit einem Mangel an Zärtlichkeit, Gegenseitigkeit und Zuneigung im Bereich der Sexualität. Narzisstische Frauen wiederum tun sich schwer, auf ihre Autonomie zu verzichten, um zu heiraten. Manche unter ihnen fühlen sich »zu einem imponierenden Mann nach dem anderen hingezogen« (Kernberg 1998 [1995], S. 227), da ihr Verlangen nach einem idealen Partner gepaart ist mit einer gleichermaßen starken Neigung, mit ihrem eigenen Partner zu rivalisieren und ihn zu entwerten. Sowohl narzisstische Männer als auch narzisstische Frauen scheitern daran, Selbstfürsorge und Objektbezogenheit (Bach 1994) in den Bereichen Zuneigung und Sinnlichkeit gleichzeitig aufrechtzuerhalten.

Kulturelle Faktoren können in diesem Zusammenhang zum Auslöser pathologischer Entwicklungen werden. So sind Ehen narzisstisch dominanter und sadistischer Männer in triebfeindlichen Gesellschaften, in denen Frauen über wenig eigene Recht verfügen, relativ »stabil«. Außerehelicher Sex, gewöhnlich mit Partnerinnen, die gesellschaftlich unter ihnen stehen, wird toleriert. Wenn solche Paare in Länder auswandern, in denen die sexuellen Sitten freier sind und Frauen über Möglichkeiten des Selbstausdrucks verfügen, kommt es zur Scheidung. Ein Aufbrechen unterdrückter homosexueller Neigungen bei diesen Männern ist dann nicht selten die Folge (Akhtar 1999b). Auf der anderen Seite kann es in Kulturen, in denen arrangierte Ehen die Norm sind, einer narzisstischen Persönlichkeit gelingen, einen sehr viel gesünderen Partner zu finden, mit dessen Hilfe es ihr über die Zeit hinweg gelingt, ihre Psychopathologie aufzufangen. Im Gegensatz dazu verstärken die sexuell freizügigen westlichen Gesellschaften ungewollt das Aufschieben von Heirat und Ehe narzisstischer Persönlichkeiten, da das Ausleben nichtehelicher Sexualität weithin möglich ist und es keinen familiären Druck gibt.

Zusammenfassend können wir festhalten, dass die klinische Einschätzung des Einflusses pathologischen Narzissmus auf das Liebesleben abhängig ist

- vom Grad allgemeiner psychopathologischer Symptome,
- vom Geschlecht der narzisstischen Persönlichkeit, und
- von dem kulturellen Kontext, in dem diese Liebesbeziehungen eingegangen und aufrechterhalten werden.

Natürlich gibt es immer noch die unbekannte Variable des glücklichen Zufalls. Unvorhergesehene äußere Ereignisse können zuweilen die innere Entwicklung in eine unerwartet positive, aber auch in eine negative Richtung beeinflussen. Die narzisstische Persönlichkeit, ungeachtet ihrer Überzeugung vom Gegenteil, ist hier sicherlich keine Ausnahme von der Regel.

Literatur

Akhtar, S (1989). Narcissistic Personality Disorder. Psychiatr Clin North Am 12: 505–29.

Akhtar, S (1992). Tethers, orbits, and invisible fences: Clinical, developmental, sociocultural, and technical aspects of optimal distance. In: Kramer S & S. Akhtar (Hg.). When the Body Speaks. Psychological meanings in kinetic clues. Northvale, NJ (Jason Aronson), S. 21–57.

Akhtar, S (1999a). Inner Torment. Living between conflict and fragmentation. Northvale, NJ (Jason Aronson).

Akhtar, S (1999b). Immigration and Identity. Turmoil, treatment, and transformation. Northvale, NJ (Jason Aronson).

Akhtar, S (2000a). The shy narcissist. In: Sandler J, R Michaels & P Fonagy (Hg.). Changing Ideas in a Changing World. Essays in honor of Arnold Cooper. London (Karnac Books), S. 111–119.

Akhtar, S (2000b). Narzißtische und Borderline-Persönlichkeitsstörungen: zwei verwandte Bilder. In: OF Kernberg OF, B Dulz & U Sachsse (Hg.). Handbuch der Borderline-Störungen. Stuttgart, New York (Schattauer), S. 371–379.

Akhtar, S (2000c). Mental pain and the cultural ointment of poetry. Int J Psychoanal 81: 229–43.

Akhtar, S (2002). Foregiveness: origins, dynamics, psychopathology, and technical relevance. Psychoanal Q 71: 175–212.

Akhtar, S, Thomson, JA (1982). Overview: narcissistic personality disorder. Am J Psychiatry 139: 256–69.

Bach, S (1994). The Language of Perversion and the Language of Love. Northvale, NJ (Jason Aronson).

Begley, L (1998 [1993]). Der Mann, der zu spät kam. Übers. von C. Krüger. Frankfurt/M. (Suhrkamp).

Bergman, A (1980). Ours, yours, mine. In: R Lax, S Bach & JA Burland (Hg.). Rapprochment. The critical subphase of separation-individuation. New York (Jason Aronson), S. 199–216.

Chasseguet-Smirgel, J (1981 [1975]). Das Ich-Ideal. Psychoanalytischer Essay über die Krankheit der Idealität. Übers. von J. Friedeberg. Frankfurt/M. (Suhrkamp).

Colarusso, C (1990). The third individuation: the effect of biological parenthood on separationindividuation processes in adulthood. Psychoanal Study Child 45: 179–194.

Colarusso, C (1997). Separation-individuation processes in middle adulthood: the fourth individuation. In: S Akhtar & S Kramer (Hg). The Seasons of Life. Separation-individuation perspectives. Northvale, NJ (Jason Aronson), S. 73–94.

Cooper, A (1989). Narcissism and masochism. The narcissistic-masochistic character. Psychiatr Clin North Am 12: 541–52.

Escoll, PJ (1992). Vicissitudes of optimal distance through the life cycle. In: S Kramer & S Akhtar (Hg.). When the Body Speaks. Psychological meanings in kinetic clues. Northvale, NJ (Jason Aronson), S. 59–97.

Freud, S (1912d). Über die allgemeinste Erniedrigung des Liebeslebens (Beiträge zur Psychologie des Liebeslebens II). GW VIII, S. 78–91.

Freud, S (1914c). Zur Einführung des Narzißmus. GW X, S. 137–170.

Freud, S (1915c). Triebe und Triebschicksale. GW X, S. 209–232.

Freud, S (1918a). Das Tabu der Virginität (Beiträge zur Psychologie des Liebeslebens III). GW XII, S. 159–180.

Freud, S (1921c). Massenpsychologie und Ich-Analyse. GW XIII, S. 71–161.

Freud, S (1930a). Das Unbehagen in der Kultur. GW XIV, S. 419–506.

Freud, S (1931b). Über die weibliche Sexualität. GW XIV, S. 515–537.
Horney, K (1928). The problem of monogamous ideal. Int J Psychoanal 9: 318–31.
Kernberg, OF (1981 [1974a]). Störungen in der Entwicklung der Fähigkeit, sich zu verlieben. In: ders., Objektbeziehungen und Praxis der Psychoanalyse. Übers. von H. Steinmetz-Schünemann. Stuttgart (Klett-Cotta).
Kernberg, OF (1981 [1974b]). Reife Liebe. Voraussetzungen und Charakteristika. In: Objektbeziehungen und Praxis der Psychoanalyse. Übers. von H. Steinmetz-Schünemann. Stuttgart (Klett-Cotta).
Kernberg, OF (1988 [1980]). Innere Welt und äußere Realität. Übers. von M. Looser. München, Wien (Verlag Internationale Psychoanalyse).
Kernberg, OF (1985 [1984]). Schwere Persönlichkeitsstörungen. Theorie, Diagnose und Behandlungsstrategien. Übers. von H. Steinmetz-Schünemann. Stuttgart (Klett-Cotta).
Kernberg, OF (1993 [1991a]). Sadomasochismus, sexuelle Erregung und Perversion. Z psychoanal Theor Prax VIII: 319–41).
Kernberg, OF (1992 [1991b]). Aggression und Liebe in Zweierbeziehungen. Psyche – Z Psychoanal 46: 797–820.
Kernberg, OF (1998 [1995]). Liebesbeziehungen. Normalität und Pathologie. Stuttgart (Klett-Cotta).
Khan, MMR (1983). On lying fallow. In: ders., Hidden Selves. Between Theory and Practice in Psychoanalysis. New York (Int. Univ. Press), S. 183–8.
Limentani, A (1999 [1984]). Zwischen Anna Freud und Melanie Klein. Für eine Integration zweier kontroverser Ansätze. Stuttgart (Klett-Cotta).
Madow, L (1982). Love. How to understand and enjoy it. New York (Charles Scribner's Sons).
Mahler, MS, Pine, F, Bergman, A (1975 [1975]). Die psychische Geburt des Menschen. Übers. von H. Weller. Frankfurt/M. (Fischer).
Rosenfeld, H (1971). A clinical approach to the psychoanalytic theory of the life and death instincts. An investigation into the aggressive aspects of narcissism. Int J Psychoanal 52: 169–78.
Ross, JM (1996). Male infidelity in long marriages. Second adolescences and fourth individuations. In: S Akhtar & S Kramer (Hg.). Intimacy and Infidelity. Separation-individuation perspectives. Northvale, NJ (Jason Aronson), S. 107–130.
Svrakic, DM (1985). Emotional features of narcissistic personality disorder. Am J Psychiatry 142: 720–724.
Winnicott, DW (1974 [1958]). Die Fähigkeit zum Alleinsein. In: ders., Reifungsprozesse und fördernde Umwelt. Übers. von G. Theusner-Stampa. München (Kindler).

5.2 Narzisstische Persönlichkeitsstörung – Freundschaften und soziale Interaktionen

Elsa Ronningstam
Übersetzung: Elisabeth Vorspohl

5.2.1 Einleitung

Auf den ersten Blick würde man vermuten, dass Freundschaft und narzisstische Pathologie nicht miteinander vereinbar seien. Die klassische Vorstellung des in sein Spiegelbild vertieften Narkissos legt nahe, dass narzisstische Persönlichkeiten beziehungslos und einsam sind. Vermeidende und ambivalente Bindung (Diamond & Meehan 2013), Rivalitätsverhalten und häufige Kritik an Anderen sowie die Neigung, sich in eine selbsterhöhende und selbstschützende Isolation zurückzuziehen, sind narzisstische Muster, die dem Aufbau von Freundschaften allesamt zuwiderlaufen. Darüber hinaus können Überempfindlichkeit, Unsicherheit, Scham, Neid und Angst vor Demütigung oder Bloßstellung die Bemühungen narzisstischer Menschen, eine Beziehung aufrechtzuerhalten, vereiteln (Ronningstam 2012). So sind gescheiterte Beziehungen und Einsamkeit häufige Konsequenzen des pathologischen Narzissmus (Elrich 1998; Galanaki 2014). Andererseits aber entwickeln Menschen mit narzisstischen Störungen Freundschaften, und zwar sogar dauerhafte (Hymer 1984), was vermuten lässt, dass ihre Beziehungen andere Bedeutungen haben und andere Prozesse in ihnen stattfinden. Wenn wir die Motivationsfaktoren und das Urheberschaftsgefühl sowie die zwischen Annäherung und Vermeidung oder zwischen Engagement und Desengagement schwankenden Verhaltensmuster verstehen, können wir vielleicht auch die Beziehungen und das damit einhergehende emotionale Erleben von Menschen mit narzisstischer Störung besser begreifen (Knox 2011; Foster & Brennan 2011; Baskin-Sumers et al. 2014). Auch die aktuellen Entwicklungen internetgestützter Kontakte und Interaktionen in den sozialen Medien haben neue Blickwinkel auf Beziehungsdimensionen erschlossen, die sich auf diese oder jene Weise mit der Beziehungsmotivation und den Beziehungsfähigkeiten von Menschen mit narzisstischer Störung ergänzen (Buffardi 2011).

Diese Motivation, eine Freundschaft auf- und auszubauen, kann zahlreiche Facetten aufweisen, die sowohl das Selbstwertgefühl als auch das Identitätsgefühl widerspiegeln. Vor allem aber kann die innere Objektbeziehungswelt (Kernberg 1980) die entscheidende Antriebskraft des Wunsches nach Freundschaften bilden. Die Wahl eines Freundes oder einer Freundin und der Aufbau einer Freundschaft können der Entwicklung zuträglich sein, indem sie z. B. Entwicklungsarretierungen auflösen und Veränderungen, Weiterentwicklung und Reifung des Identitäts- und Selbstwertgefühls fördern. Freundschaften können auch dazu dienen, Probleme zu verbergen, die aus Unsicherheit und Verletzlichkeit resultieren. Das Gesamtfunktionieren der narzisstischen Persönlichkeit kann durch die Beziehung stabilisiert werden. Aber Freundschaften bringen bisweilen auch Herausforderungen mit sich, v. a. wenn sie unter spezifischen Umständen zustande kommen oder wenn sie Brüche erfahren und ihre unterstützende Funktion dadurch verlieren.

5.2.2 Fünf Vignetten

Die folgenden fünf Vignetten beschreiben unterschiedliche Aspekte der Freundschaft und der narzisstischen Störung. Sie werfen Licht auf charakteristische Wechselwirkungen zwischen interpersonalen Beziehungen und narzisstischer Pathologie.

Fallbeispiel

Vignette 1

Bob kämpfte mit seinem diffusen Identitätsgefühl und wusste nicht wirklich, wer er war. Von seinen Eltern hatte er sich anerkannt gefühlt, wenn er in der Schule oder beim Sport gute Leistungen erzielte. Hatte er schlechte Noten und wurde sein Team geschlagen, fühlte er sich von ihnen schlecht gemacht und ignoriert. Im College lernte er Luke kennen, der nur ein mittelmäßiger Student war, aber Bobs Ehrgeiz und Kompetenz bewunderte und ihm eine Verbundenheit entgegenbrachte, die mit Bobs Leistungen nichts zu tun hatte. Seiner Therapeutin berichtete Bob, dass er in Lukes Gegenwart zum ersten Mal überhaupt das Gefühl hatte, mit jemandem zusammen zu *sein*, jemandem verbunden zu sein und sich anerkannt zu fühlen als der, der er war. Die Beziehung zu Luke sei frei von Rivalität, sie könnten miteinander abhängen, Filme anschauen, Spiele spielen, sich über die Nachrichten austauschen usw. Gleichwohl hatte er beschlossen, Luke nicht seinen Eltern vorzustellen, weil er voraussah, dass sie die Freundschaft missbilligen und ihn kritisieren würden. Dieses innere Dilemma schuf in ihrer Beziehung eine gewisse Distanz, die er als durchaus notwendig empfand. Andererseits wurde ihm nach und nach, v. a. durch die Arbeit in der Psychotherapie, klar, dass seine Freundschaft zu Luke ihn veränderte: Er war aufgeschlossener, ertrug es, gesehen zu werden, und akzeptierte Aspekte seiner selbst und seiner Identität, die er zuvor nicht hatte wahrhaben wollen und die ihn zutiefst beschämt hatten, weil sie in seinen Augen mit seinem familiären Hintergrund nicht vereinbar waren. Seine

Schamgefühle wandelten sich im Laufe der Zeit in Mitgefühl für sich selbst (Kramer et al. 2018). Die Freundschaft blieb noch viele Jahre erhalten.

Fallbeispiel

Vignette 2

Lillys Mutter hatte ihre erfolgreiche Karriere beendet und nie wieder daran angeknüpft, nachdem sie geheiratet und Kinder bekommen hatte. Lilly wuchs infolgedessen mit einer unzufriedenen, launischen Mutter auf, die erwartete, dass ihre Kinder sie für ihre Verluste entschädigte, und ihnen jedes Misslingen persönlich übelnahm. Lilly war sich ihrer selbst und ihres Selbstwertes nicht sicher. Einerseits glaubte sie, beweisen zu müssen, dass sie ihre »gescheiterte« Mutter übertreffen und sich über alle Vorwürfe hinwegsetzen könne, und tatsächlich wurde sie von Anderen oft als souveräner »Erfolgsmensch« wahrgenommen. Andererseits machten ihr Selbstzweifel, Unsicherheit und Zukunftsängste zu schaffen. Als sie in einem anderen Landesteil mit dem College begann, lernte sie eine junge Frau, Mary, kennen, die zu ihrer ersten engen Freundin wurde. Mary hatte einen ähnlichen subkulturellen familiären Hintergrund wie Lillys Mutter, war aber unter ganz anderen Bedingungen aufgewachsen. Lilly fühlte sich ihr augenblicklich verbunden. Sie schätzte v. a. Marys stabiles, berechenbares Verhalten, ihre natürliche Fähigkeit, sich über Erfahrungen auszutauschen, und die Tatsache, dass sie Lilly Informationen über ihren eigenen kulturellen Hintergrund wie auch über den von Lillys Mutter geben und ihr helfen konnte, ihn besser zu verstehen. Auf diese Weise ermöglichte sie es Lilly, die Persönlichkeit ihrer Mutter zu verstehen – eine Basis, auf der sie selbst sich eigenständig, unabhängig von der Mutter weiterentwickeln konnte. Mit anderen Worten: Lilly integrierte Mary als eine Art Vehikel ihrer eigenen weiblichen Identitätsentwicklung. Die Freundin erhielt eine symbolische innere Rolle, quasi als kompensatorische Mutterfigur, die ein Gegengewicht zu einigen der internalisierten Muster verkörperte, die Lilly in ihrer schwierigen Mutterbeziehung entwickelt hatte. Zwanzig Jahre später konnte Lilly in ihrer Psychotherapie über diese Veränderung, die jene Freundschaft ihr ermöglicht hatte, nachdenken. Dank der Beziehung zu Mary hatte sich ihr Identitätsgefühl stabilisiert. Sie hatte ihren Wunsch nach Beziehungen und nach Zugehörigkeit anerkennen können, so dass ihr Bedürfnis nach defensiver Selbstgenügsamkeit in den Hintergrund trat.

Fallbeispiel

Vignette 3

Simon entwickelte seine erste enge Freundschaft, als er Mitte Dreißig war und in einer mittelgroßen Firma einen Managerposten antrat. Robert, sein neuer Freund, machte Karriere und stieg nach einigen Jahren in den Vorstand der Firma auf. Die beiden arbeiteten als Team eng zusammen. Zum ersten Mal in seinem Leben fühlte Simon sich anerkannt und geschätzt, was seiner professionellen Kompetenz und seinem Einfluss zugutekam. Die Freundschaft zu Robert, dem Vorstandsvorsitzenden, und ihre Kooperation vermittelten ihm das Gefühl, etwas bewirken zu können und wertvoll zu sein – eine Erfahrung, nach der er sich lange gesehnt hatte. Diese Freundschaft hatte viele Jahre Bestand, bis Robert beschloss, sich zur Ruhe zu setzen, und ins Ausland zog. Ein neuer CEO mit neuen Zielen und anderen Richtungsvorstellungen trat an seine Stelle. Nicht lange, und Simon fühlte sich übergangen, ignoriert und herabgewürdigt. Wut staute sich in ihm auf, und er erging sich in Vorstellungen darüber, Rache zu üben und die Karriere seines neuen Chefs zu zerstören. Nachdem er vor dessen Büro einen Suizidversuch unternommen hatte, kam er in Behandlung, und zum ersten Mal in seinem Leben begann er, sich mit seinem zutiefst beeinträchtigten Selbst- und Selbstwertgefühl zu konfrontieren, das ihn nun zu der Überzeugung hatte gelangen lassen, nicht länger funktionsfähig zu sein. Der Verlust der äußeren Verbindung, die ihm sein kompetentes Funktionieren ermöglicht hatte, weckte in ihm das verzweifelte Gefühl, dass man ihn im Stich gelassen hatte. Zudem machten ihn die so ganz anders gearteten Erfahrungen im Umgang mit dem neuen Vorgesetzten dermaßen wütend, dass er Vergeltung üben wollte. Dies war der Hintergrund seines dramatischen, aber sorgfältig geplanten Versuchs, sein Leben aus Rache zu beenden (Davis et al. 2009).

Fallbeispiel

Vignette 4

Susan, Mitte Zwanzig und Single, erzählte ihrer Psychotherapeutin, dass sie Angst davor habe, anderen Menschen, die Interesse an ihr zeigten und Zeit mit ihr verbringen wollten, nahe zu kommen. Dass sie keine engen Freunde hatte, empfand sie als problematisch und als Zeichen von Schwäche. Doch indem sie es vermied, Freundschaften aufzubauen, war sie den Risiken, die sie mit zwischenmenschlicher Nähe in Verbindung brachte, aus dem Weg gegangen. Ihr Perfektionismus, ihr Kontrollbedürfnis und die übertriebene Wachsamkeit, mit der sie den Interaktionsstil anderer Menschen beobachtete, trugen zu ihrem Vermeidungsverhalten bei, doch sie spürte auch, dass es viele Dinge gab, die sie selbst betrafen und die sie nicht offenlegen wollte. Würde sie sich mit jemandem anfreunden, müsste sie unweigerlich lügen und gewisse Dinge verheimlichen. Sie hatte ein freundliches, einladend wirkendes Verhalten entwickelt, das Anderen den Eindruck vermittelte, in ihr eine Freundin finden zu können. Gewöhnlich hatte dies zur Folge, dass sie selbst »dicht machte«: Sie bekam das Gefühl, eigentlich nichts zu sagen zu haben und geistlos und langweilig zu wirken. Dennoch war sie ein beliebtes, geschätztes Mitglied eines Basketballteams und engagierte sich zudem in einem Musikclub, für den sie Veranstaltungen organisierte und selbst auftrat. In diesem Kontext hatte Susan das Gefühl, die Fassade aufrechterhalten zu können. Ihr soziales Engagement und ihre Anpassungsfähigkeit kamen ihr dabei gelegen. Ihr kompetentes Auftreten trug ihr Anerkennung und Erfolg ein. Nach mehrjähriger intensiver psychodynamischer Psychotherapie, die sich vorwiegend auf die Verarbeitung eines frühen emotionalen Traumas konzentrierte, das ihr Selbstwertgefühl und ihre Fähigkeit, Scham und Wut zu verarbeiten, beeinträchtigt hatte, konnte Susan eine enge Beziehung zu einem Partner aufbauen, der ebenfalls musikalisch aktiv war. Zum ersten Mal konnte sie Intimität zulassen und die Nähe zu einem anderen Menschen tolerieren.

Fallbeispiel

Vignette 5

Sam war Ende Zwanzig und verbrachte den Großteil seiner Zeit allein in einer Einliegerwohnung, die sich im Erdgeschoß seines Elternhauses befand. Schon als Grundschüler hatte er gemerkt, dass er keine Freundschaften schließen konnte, und sich mehr und mehr als Außenseiter gefühlt. Gleichzeitig hielt er andere Menschen – einschließlich seiner Eltern und Lehrer – für ahnungslos und unfähig, ihn zu verstehen, seine speziellen Interessen mit ihm zu teilen und seine Standpunkte nachzuvollziehen. Er interessierte sich für Videospiele und für Schach und tauschte sich im Internet mit Leuten aus aller Welt darüber aus. Einige dieser Kontakte entwickelten sich im Laufe der Zeit zu stabilen Internetbeziehungen im Kontext der Spiele und damit zusammenhängenden Interaktionen. Sam beschloss zudem, einen Facebook-Account anzulegen. Schon bald hatte er mehr als 700 Freunde. Darüber hinaus war er in vier Gruppen mit insgesamt mehreren Tausend Mitgliedern aktiv, die regelmäßig Fotos und Neuigkeiten, Eindrücke und Meinungen austauschten. Seine Eltern waren über seine soziale Isolation und Beziehungslosigkeit besorgt und stellten ihm ein Ultimatum. Sie verlangten, dass er einen Psychotherapeuten aufsuchte, um sein Abneigunge gegen Freundschaften und Beziehungen zu bearbeiten. Sam erklärte dem Therapeuten, dass er keinerlei Absicht habe, an seiner Lebensweise etwas zu ändern. Er sei zufrieden mit seinen hochinteressanten Internetkontakten, die er jederzeit ansprechen könne, und freue sich jeden Morgen darauf, sich an den Computer zu setzen. Seine Tage seien ausgesprochen kurzweilig. Dass seine Eltern nun

Druck auf ihn ausübten und ihn drängten, sich einen Job zu suchen und Freundschaften zu schließen, empfand er als Respektlosigkeit, Überforderung und Bedrohung, zumal er Menschen generell überhaupt nicht mochte und sie mehrheitlich für dumm, rücksichtslos und desinteressiert hielt. Bei näherer Untersuchung stellte sich auch heraus, dass Sam in Gegenwart anderer Menschen dermaßen unbehaglich zumute war, dass er sich wie gelähmt fühlte und die Kontrolle über seine Denkprozesse verlor. In der Online-Welt hingegen fand er eine ideale Ausgewogenheit von Verbundenheit und Anonymität, Kontakt und Kontaktvermeidung, Zuversicht und Begrenzungen.

5.2.3 Schluss

Freundschaften können für Menschen mit narzisstischen Störungen verschiedenartige Funktionen erfüllen. Dies ist abhängig von der Lebensphase, in der sie aufgebaut werden, von der Rolle, die die Beziehung in der inneren Objektbeziehungswelt des Menschen spielt, und von dem Einfluss, den sie auf seine Identitätsentwicklung und die Regulation seines Selbstwertgefühls ausübt. Motivation und Ziele sowie die Hindernisse, die soziale Interaktionen und das Eingehen enger Freundschaften erschweren, können ein Gegengewicht zur narzisstischen Pathologie bilden oder sie zusätzlich verstärken. Damit in der Psychotherapie ein Arbeitsbündnis aufgebaut werden kann, müssen die Beziehungsmuster des Patienten und die individuellen Bedingungen, unter denen er Beziehungen überhaupt eingehen kann, untersucht und verstanden werden.

Literatur

Baskin-Sommers, A., E. Krusemark & E. Ronningstam (2014). Empathy in narcissistic personality disorder: From clinical and empirical perspectives. Personal Disord5(3): 323–333.

Buffardi, L. E. (2011). Narcissism and the world wide web. In: W. K. Campbell & J. D. Miller (Hg.) The Handbook of Narcissism and Narcissistic Personality Disorder: Theoretical Approaches, Empirical Findings, and Treatments. Hoboken, NJ (John Wiley & Sons), S. 371–381.

Davis, M. S., V. J. Callanan, D. Lester (2009). An inquiry into relationship suicides and reciprocity. Suicide Life Threat Behav 39(5): 482–498.

Diamond, D., & K. Meehan (2013). Attachment and object relations in patients with narcissisitc personality disorder: Implications for therapeutic process and outcome. J Clin Psychol 69(11): 1148–1159.

Elrich, H. S. (1998). On loneliness, narcissism and intimacy. Am J Psychoanal 58(2): 135–162.

Foster, J. D., & J. C. Brennan (2011). Narcissism, the agency model and approach-avoidance motivation. In: W. K. Campbell & J. D. Miller (Hg.) The Handbook of Narcissism and Narcissistic Personality Disorder: Theoretical Approaches, Empirical Findings, and Treatments. Hoboken, NJ (John Wiley & Sons), S. 89–100.

Galanki, E. (2014). Loneliness: Thoughts on its relation with psychology and psychotherapy. Encephalos 51: 14–23.

Hymer, S. M. (1984). Narcissistic Friendships. Psychoanal Rev 71(3): 423–439.

Kernberg, O. F. (1988 [1980]). Innere Welt und äußere Realität. Übers. von M. Looser. München, Wien (Verlag Intern. Psychoanalyse).

Knox, J. (2011). Self-Agency in Psychotherapy. Attachment, Autonomy and Intimacy. New York (W. W. Norton & Company).

Kramer, U., A. Pascual-Leone, K. B. Rohde et al. (2018). The role of shame and self-compassion in psychotherapy for narcissistic personality disorder: An exploratory study. Clin Psychol Psychother 25: 272–282.

Ronningstam, E. (2012). Alliance building and the diagnosis of Narcissistic Personality Disorder. J Clin Psychol 68(8): 943–953.

5.3 Familiendynamik narzisstischer Entwicklungen

Günter Reich und Antje von Boetticher

5.3.1 Einleitung: Die interpersonelle Dynamik narzisstischer Entwicklungen

Die spezifische Dynamik einer Familie entsteht im vielfältigen, oft unübersichtlichen Übertragungsgeschehen in den dyadischen, triadischen und darüber hinausgehenden polyadischen Beziehungen der Familienmitglieder. Mit Hilfe von psychoanalytischen und familientherapeutischen Konzepten lassen sich narzisstische Entwicklungen und Strukturen besser verstehen. Familien haben ihren Ursprung in der Paarbeziehung der Eltern. Dabei ist die Partnerwahl als »widersprüchlicher Individuationsversuch« (Reich 1993) zu verstehen. Auf die Wiederholungstendenzen von problematischen Konfliktmustern über mehrere Generationen ist ausführlich hingewiesen worden (Reich, Massing et al. 2007). Die Erwartungen, Hoffnungen und »Altlasten«, die bei der Familiengründung eine wesentliche Rolle spielen, beziehen sich u. E. demnach nicht nur auf die individuelle Entwicklung der Elternteile, sondern haben auch mit den jeweilig repräsentierten Familiensystemen der sich findenden Partner zu tun. So tragen die inneren Bilder zu dem sich entwickelnden »Familiengefühl« bei, nach dem eine Sehnsucht besteht und das eine starke Motivation für Partnerwahl und Familiengründung darstellt (Cierpka 2002; Reich 2019).

Freud hat das Geschehen, wenn ein Kind in eine Familie geboren wird, als einen regressiven Prozess beschrieben. Demnach ist die »so kindliche Elternliebe […] nichts anderes als der wiedergeborene Narzißmus der Eltern, der in seiner Umwandlung zur Objektliebe sein einstiges Wesen unverkennbar offenbart« (Freud 1914c, S. 158). Das Kind werde zu »His Majesty the Baby« […] wie man sich einst selbst dünkte« (ebd., S. 157 f.).

Freuds Grundlage für das Konzept des »primären Narzissmus« ist u. a. die Annahme einer quasi monadischen Konstitution des Babys. Diese Hypothese wurde durch die Säuglingsforschung widerlegt: Das Kind steht von Beginn an in intensivem Austausch mit seiner Umwelt, ist insofern »kompetent« (Dornes 1993). Freuds frühe Gegenüberstellung von Selbst- und Objektliebe ist daher nicht haltbar und widerspricht auch klinischer Beobachtung. Mit sich selbst »befreundete« Menschen, die sich selbst zu lieben vermögen, können in aller Regel auch Andere besser lieben (Wirth 2009). Helene Deutsch stellt die »Als-Ob«-Qualität der Selbstliebe des Narziss heraus: Dieser erlebt die Selbstliebe, ALS OB sie die Liebe eines ihn sehenden Anderen sei. Dieser Hinweis auf die Qualität einer Fehlwahrnehmung (Brodey 1965; Deutsch 1934) stellt eine sinnvolle Ergänzung zu Freuds Konzept dar, denn es ist anzunehmen, dass in Familien mit narzisstischer Problematik die Art der von den Eltern vorgelebten und übertragenen (Fehl-)Wahrnehmung eine erhebliche Rolle für die weitere Entwicklung der Kinder spielt.

Für die gesunde Entwicklung des Kindes sowie der gesamten Familie ist es unerlässlich, die unrealistischen Zuschreibungen der frühen Babyzeit durch Konfrontation mit der Realität zurückzunehmen. »Seine Majestät« wird von der Wirklichkeit entthront – und damit kehrt nicht nur das Baby, sondern auch die Familie nach einer Zeit der Überhöhung der Säuglingsphase zu einer realistischeren Betrachtung der gesamten Familie zurück. So wie Freud (1914c) die Partnerwahl mit der »Sexualüberschätzung des Objektes« (S. 161) in Verbindung brachte, erleben vermutlich viele Familien eine Überschätzung der eigenen Potenz und Vollkommenheit, wenn Kinder geboren werden. Dafür spricht, dass beinahe ausnahmslos das Neugeborene als schönstes Kind der Welt erlebt wird und vielfältigen Projektionen der sich durch die Geburt des Kindes aufgewertet fühlenden Eltern ausgesetzt ist. Bei ausreichender Ich-Stärke und einem Ich-Ideal, das zwar angestrebt, dessen Nicht-Erreichbarkeit aber ebenfalls integriert wird, gelingt Familien die Rückkehr aus der Größenphantasie. Sind Familien jedoch narzisstisch besonders vulnerabel, muss der Entzauberung nach der majestätischen Zeit, die auf die gesamte Familie abstrahlt, per massiven Abwehrstrategien entgegengewirkt werden.

Benjamin (2001) beschreibt drei typische interpersonelle Muster von Personen mit einer tiefgreifenden narzisstischen Problematik:

1. Eine unbedingte Selbstliebe und -bewunderung einhergehend mit Insensibilität bis zur Ignoranz Anderen gegenüber, die sich durch Vergötterung und anderen unangemessen Zuschreibungen der Eltern gegenüber dem Kind ausbilden. Diese Kinder können keine Repräsentanz der Eltern mit eigenen, vom Kind unabhängigen Gefühlen und Bedürfnissen ausbilden, sondern erleben die Eltern überwiegend so, dass sie ihren Selbstwert durch den Glanz des Kindes erhalten. Durch diese Dynamik lernen Kinder nicht, dass es in der Regel eigener Anstrengung für Anerkennung bedarf. Stattdessen werden sie »süchtig nach falschem Glanz« (Benjamin 2001, S. 203).
2. Durch »unterwürfige Fürsorge« (ebd., S. 201) entstehen im Kind Erwartungen unbedingter Rücksichtnahme und Fürsorge sowie ein hohes Kontrollbedürfnis; bei Nicht-Erfüllung seiner Erwartungen brechen sich Wut und Unverständnis Bahn, und das Kind reagiert zurückweisend und angreifend.
3. Schließlich entwickelt sich in den Eltern eine Dynamik von impliziter Verachtung und expliziter Enttäuschung bei jedem Aufscheinen kindlicher Unvollkommenheit, die seitens des Kindes zu einer dramatischen Verschlechterung des Selbstkonzepts führt, sobald Bewunderung ausbleibt oder die fehlende Perfektion schmerzhaft spürbar wird. Das Kind entwickelt eine ausgeprägte Empfindlichkeit gegenüber Kritik oder vermeintlicher Missachtung. Es entstehen kaum erfüllbare Wünsche nach Liebe, Unterstützung und Bewunderung. Folge dieses Kreisens um sich selbst und der ständigen Sorge um den eigenen Wert ist häufig eine mangelnde Fähigkeit, sich in andere Menschen einzufühlen.

Die ersten beiden Muster entsprechen dem grandios-exhibitionistischen »offenen« Narzissmus, die dritte Variante eher dem vulnerabel-sensitiven Typus (Pincus & Lukowitsky 2010).

5.3.2 Rollen und Aufträge

Diese Vorgänge können mit dem Rollenkonzept von Richter (1969), der die Mechanismen der »narzisstischen Projektionen« detailliert beschrieb, und Stierlins Konzept der Delegation verstanden werden (Stierlin 1978). Richter überträgt die Vorgänge der narzisstischen Objektwahl auf den Umgang von Eltern mit ihren Kindern. So können Eltern in ihren Kindern das suchen und auf sie projizieren, a) was sie selbst sind, b) sie selbst waren, c) sie selbst sein möchten, d) was einen Teil ihres eigenen Selbst darstellt und es ergänzt und e) was sie selbst nicht sein dürfen (entweder aufgrund elterlicher oder eigener Verbote in Verbindung mit einem rigiden Über-Ich). Dazu ein Fallbeispiel (Reich & von Boetticher 2020).

Fallbeispiel

Familie W. wird durch Herrn W. bei uns angemeldet. In einem ungewöhnlich langen Anmeldetelefonat erleben wir einen unsicher wirkenden, dabei freundlich-bemühten Mann, dem es hörbar unangenehm ist, Hilfe zu benötigen, und der trotz vieler wohlgesetzter Worte nicht deutlich werden lässt, worum es geht. Auf eine möglicherweise längere Wartezeit hingewiesen, besteht er darauf, bei uns, in der Universitätsmedizin, behandelt zu werden – alles Andere komme nicht in Frage.

Zum Erstgespräch erscheinen das Elternpaar, Mitte 50, jünger wirkend, und die 17-jährige Tochter. Alle sind attraktiv, tragen ungewöhnliche, sorgsam aufeinander abgestimmte Kleider, die edel wirken, »understatement«. Bei der Vorstellung beschreiben sie eine Bilderbuchfamilie: Beide Eltern stammen aus akademisch traditionsreichen Familien, Herr W. hat an einer britischen Eliteuniversität Jura studiert, Frau W. leitet als Sozialpädagogin eine große Bildungseinrichtung. Begeistert erzählen beide von ihren vielfältigen kulturellen Interessen, die sie auch mit drei Kindern kontinuierlich verfolgen. Regelmäßige Besuche von Lesungen, Theater und Konzerten »gehören einfach dazu«. In dieser Weise ließe sich die Beschreibung der Familie fortsetzen: schönes Haus, interessante Berufe, vielfältige Weiterbildungen, Sport, Musik. Eine perfekte Familie?

Wie ist nun aber der Anlass für die Familientherapie mit dieser Beschreibung zusammenzubringen? Maja, die jüngste Tochter, »habe aktuell Probleme«. Es dauert eine Weile, bis deutlich wird, dass Maja beim Stehlen – sowohl aus den Geldbörsen der Eltern als auch im Drogeriemarkt – erwischt wurde. Maja, sehr begabt und erfolgreich in der Schule, »hatte nie Probleme«, »alles lief perfekt«, sagt die Mutter. Dass sie das vermisste Geld genommen haben könnte, konnten sich die Eltern zunächst nicht vorstellen. Selbst als klar wurde, dass es keine andere Erklärung gab, verleugneten die Eltern dies vor sich und den anderen. Es passte einfach nicht ins Bild: »Wir können doch über alles reden, die Kinder bekommen doch alles, was sie brauchen.« Maja selbst zog sich auf eine Position der Unwissenheit zurück: Sie könne sich selbst nicht erklären, wie es dazu habe kommen können.

Nach und nach wird deutlich, wie sehr alle drei Kinder die Beziehung der Eltern idealisierten. Majas inneres Bild von ihren Eltern war derart perfekt, dass sie sich schwer vorstellen konnte, jemals eine annähernd vollkommene Partnerschaft zu führen. Als sie sich schließlich in einen Mitschüler verliebte, der ihren Ansprüchen genügte, erfuhr sie von ihm eine Ablehnung. Sie war fassungslos und beschämt darüber und begann in der Folge mit dem Stehlen. Ihren Eltern hatte sie nichts von ihren Gefühlen und der erfahrenen Enttäuschung erzählt: »Da wäre ich mir so klein und unattraktiv vorgekommen, ich hätte mich so geschämt.« Durch das Stehlen konnte sie die Gefühle vergessen/verdrängen; auch beschrieb sie das Gefühl, dass ihr die Dinge doch eigentlich zustünden. Ein Unrechtsbewusstsein hatte sie nicht, dieses wurde durch eine tief verwurzelte Ansprüchlichkeit und das Aufrechterhalten eines perfekten Bildes abgewehrt. Die Realitätsprüfung musste einsetzen, als die Begegnung mit dem Kaufhausdetektiv die weitere Verleugnung unmöglich machte.

Das Fallbeispiel illustriert, wie sehr Kinder narzisstischer Eltern in deren Abwehrstruktur einbezogen werden. Maja tat etwas Unrechtes, empfand dies aber nicht so. Auch sie war bei allen verinnerlichten hohen, auch moralischen Ansprüchen (der Vater ist Jurist, die Mutter im sozialen Beruf) überzeugt, außerhalb dieser Werte zu stehen. Die Scham über die Zurückweisung durch den jungen Mann wehrte sie durch »Schamlosigkeit« beim Stehlen ab.

Narzisstisch vulnerable Personen verleugnen häufig ihr eigenes Ich-Ideal und ihr Über-Ich, indem sie sich der Illusion hingeben, perfekt zu sein. Dies kann mit hohen moralischen Ansprüchen wie auch mit dem Gefühl, eigentlich über oder außerhalb von Recht und Moral zu stehen, einhergehen (der »Entitled«-Subtyp; Pincus & Lukowitzky 2010).

Stierlin (1978) beschreibt die – oft über mehrere Generationen weitergegebenen – Aufträge als Delegationen. Kinder bekommen von Eltern und Großeltern durch entsprechende verbale und nonverbale, häufig unbewusste Zuschreibungen Aufträge für ihr Leben innerhalb und außerhalb der Familie, die sie »abarbeiten«. Bei Delegationen auf der Es-Ebene entwickelt das Kind affektive oder triebhafte Seiten (z. B. »Familien-Clown«, »Drama-Queen«, sexuelle oder aggressive Impulse), bei solchen auf der Ich-Ebene übernimmt es Steuerungs-, Wahrnehmungs- oder Abwehrfunktionen, die z. B. bei der Bewältigung der äußeren Realität oder bei der Impulskontrolle helfen können, und bei der Delegation von Über-Ich- und Ich-Ideal-Anteilen versucht es, Gewissensansprüche oder Idealvorstellungen der Eltern oder Großeltern zu erfüllen, und empfindet eventuell stellvertretend für sie Schuld- oder Schamgefühle. Diese Prozesse können sehr unabgegrenzt verlaufen, indem Kinder als Selbstobjekte der Eltern oder wie deren Abbild (Spiegel- oder Zwillingsübertragung; vgl. Kohut 1973 [1971]) fungieren; möglich ist auch, dass sie bei äußerlich »philobatisch« wirkendem Verhalten (Balint 1973 [1968]) im inneren Geflecht der »Objektrepräsentanzen« an der langen Leine der Ursprungsfamilie existieren und – durchaus auch noch als Erwachsene – z. B. den ungelebten Traum der Eltern von Größe und Weltläufigkeit erfüllen. Stierlin weist darauf hin, dass v. a. ehemals selbst parentifizierte Personen zu der im obigen Beispiel skizzierten Form der Es-Delegation neigen, indem sie ihren Kindern die Aufgabe zuweisen, das fragile Selbstwertgefühl der Eltern zu stützen. Kindern, die mit dieser Delegation aufwachsen, ist es kaum oder nur sehr erschwert möglich, ein Gefühl eigenen Werts zu entwickeln, da es eine starke Verstrickung und ein unbewusst wirkendes Ausschließlichkeitsideal gibt: Das Gleichgewicht besteht solange, wie wir nah beieinander sind. Bei Trennung droht entweder die Desorientierung des parentifizierten Kindes, das eine eigene Position mit eigenem Selbstbild und Selbstwert noch nicht entwickeln konnte; alternativ wird der bedürftige Elternteil aufgrund des Verlustes des Kindes depressiv, was bei diesem in aller Regel schwere Schuldgefühle auslöst. Solche oder ähnliche Dynamiken können schwere Ablösungsprobleme hervorrufen, die wiederum nicht selten zu einer erheblichen Symptomentwicklung eines oder mehrerer Kinder führen.

Fallbeispiel

Eine Familie meldet sich aufgrund der anorektischen Entwicklung der Tochter an. Wir erfahren, dass in der Familie ein hohes Ideal von Sportlichkeit und gesunder Lebensweise gilt. Die Tochter war konstitutionell etwas kräftiger, neigte zu Rundungen und wich damit von der drahtigen Familie äußerlich ab. Die Mutter war eine »taffe« Geschäftsfrau, die »ihr Ding machte« und dies auch stets betonte. Der Vater war ein großspurig auftretender Mann, der seine Selbstunsicherheit hinter teuren Anzügen und einer herablassenden Fassade zu verbergen suchte. Finanzielle Schwierigkeiten der Familie wurden vor der Tochter verborgen. Sie sollte in der Vorstellung aufwachsen, dass keine Probleme bestünden. Beide Eltern hielten durch eiserne Diäten ihr Gewicht. Das jedem Außenstehenden auffallende Anderssein der Tochter wurde negiert. Die Eltern meinten vordergründig, dass sie der Tochter das Gefühl nicht zumuten wollten, anders, d. h. nicht perfekt, zu sein.

Bei der Bearbeitung der Hintergründe stellte sich heraus, dass die Mutter eigene kleine Unvollkommenheiten besser von sich fernhalten konnte, wenn sie die Tochter ansah, und der Vater seine Tendenzen, die Tochter abzuwerten, auf deren vermeintlich unperfekten Körper projizierte. Auf diese Weise konnte er sich von seiner Neigung zu massiver Selbstentwertung entlasten. Das narzisstische Gleichgewicht der Eltern wurde so stabilisiert. Makelbehaftete, schambesetzte Selbstanteile wurden an die Tochter delegiert. All das geschah unausgesprochen und entfaltete eine umso massivere Dynamik, auf die die Tochter schließlich mit einer Anorexie reagierte. Dadurch konnte sie erstmalig die immer schon bestehende Unterschiedlichkeit für alle sichtbar machen, und zwar mit den Mitteln der Eltern: strenge Diät. Jedoch hungerte sie sich in ein gefährliches Untergewicht und erzwang damit eine Rollenumkehr: Nicht sie konnte weiterhin das Selbstwertgefühl der Eltern stabilisieren, sondern diese mussten sich nun aus Sorge um den lebensbedrohlichen Zustand der Tochter um sie kümmern. Dabei sorgte das schwerwiegende Symptom dafür, dass bei aller Abgrenzung der Tochter dem Familiensystem gegenüber dieses zunächst eng zusammen blieb. Eine schließlich notwendige stationäre Behandlung sorgte für räumliche Distanz, die sich als wichtige Erfahrung für die Familie erwies, als die Tochter nach erheblicher Besserung der Magersucht ein Jahr später die Familie verließ, um ein Studium aufzunehmen.

5.3.3 Scham als narzisstischer Leitaffekt und das »entlehnte Schamgefühl«

Ebenso wie ein entlehntes Schuldgefühl können Familienmitglieder auch ein entlehntes Schamgefühl entwickeln, d.h. sich für das schämen, was andere Angehörige taten oder tun, waren oder sind. Durch das Familiengefühl (Cierpka 2002) und die hiermit verbundenen intensiven Identifizierungen werden wesentliche Züge der nahestehenden Personen und damit auch die Scham für diese in die eigene Person hineingenommen und als Teil des Selbst erlebt. »Wegen dem allgegenwärtigen und spezifisch unveränderbaren Charakter von Schamerlebnissen kann die Scham für die Eltern tiefer dringen als die Scham für einen selbst, und ein Gefühl der Kontinuität mit den Eltern ist entsprechend wichtig« (Lynd 1961, S. 53, zit. nach Wurmser 1990, S. 63). In ebendiesem Sinn zitiert Wurmer (ebd.) Euripides: »Denn sei ein Mann auch kühnen Muts, ihn knechtet's, wenn ihm Schande von den Eltern ist bewusst.« Personen werden zudem von der sozialen Umgebung für Beschämendes in ihren Familien verantwortlich gemacht, so dass es dann an ihnen haftet. Sie werden also von außen mit der Scham identifiziert und entsprechend verachtet. Für die Übertragung dieses narzisstischen Leitaffekts in Familien zeigen Tangney und Dearing (2002) drei empirisch untersuchte Wege auf:

- Der *affektive Stil der Eltern* – z. B. eine ausprägte Schamneigung – *als Modell*;
- die generellen Interaktionen in einem *»schambasierten« Familiensystem*, das durch maladaptive Kommunikationsmuster und durch extreme Konflikte und/oder Verstrickung gekennzeichnet ist. Hierzu gehören Familien mit Substanzmissbrauch und coabhängigen Beziehungen.
- *spezielle elterliche Erziehungspraktiken*, die person- und nicht handlungsfokussiert sind: z. B. Abscheu, Ekel, Liebesentzug, Machtausübung, öffentliche Demütigung.

In quantitativen Studien zeigt sich die intergenerationale Übertragung von Schamgefühlen insbesondere über die Väter bzw. Großväter (Tangney & Dearing 2002).

5.3.4 Die mehrgenerationale Dynamik von Verdienst, Vermächtnis und Loyalität – die Weitergabe narzisstischen Erlebens, narzisstischer Missbrauch und narzisstische Korruption im Kontext

Die bereits skizzierten Konzepte der Rollenzuweisung, der Delegation sowie der Weitergabe von Schamgefühlen verweisen auf die mehrgenerationale Dynamik von Verdienst, Vermächtnis und Loyalität (Boszormenyi-Nagy & Spark 2013 [1973]; Boszormenyi-Nagy & Krasner 1986), die für das familiendynamische Verständnis der Genese narzisstischer Entwicklungen zentral ist. Es geht davon aus, dass Familien über die »Verdienste« und »Schulden« der Mitglieder quasi »Buch führen« und diese Buchhaltung durch den ständigen Austausch von Geben und Nehmen in den Interaktionen bestimmt wird. Dabei findet der Austausch zunächst auf einer sehr basalen Interaktionsebene statt. Der auf die Eltern angewiesene Säugling benötigt deren emotionale Resonanz und Pflege. Er gibt ihnen dafür z. B. den Ausdruck der Zufriedenheit zurück, der ihnen signalisiert, dass sie ihre Aufgabe »gut gemacht« haben. Dabei müssen Eltern nicht perfekt sein, sondern lediglich – wie Winnicott es nannte – »hinreichend gut«. Zu einem angemessenen Geben der Eltern gehören auch das Setzen von Grenzen, das Aushalten kindlicher oder adoleszenter Aggression und die Anerkennung der Existenz eigener aggressiver Gefühle und Impulse. Dieses System des Gebens und Nehmens wird im Lauf der Entwicklung differenzierter, wobei auch die Außenwelt immer mehr an Bedeutung gewinnt. Ein Gleichgewicht wird, wenn überhaupt, nur vorübergehend erreicht. Das Beziehungssystem gleicht eher einem Mobile (Stierlin 2005). Wenn die Beteiligten sich um einen Ausgleich von Geben und Nehmen bemühen, entsprechen sie dem Bedürfnis nach Gerechtigkeit und damit nach Loyalität, das – ganz ähnlich wie bei Winnicott (vgl. Davis & Wallbridge 1983 [1981]) – von Stierlin als menschliches Grundbedürfnis angesehen wird. Pfitzer und Hargrave (2005) betrachten das Loyalitätssystem der wechselseitigen Verpflichtungen sogar als ähnlich grundlegend wie das Bindungssystem.

Eltern können die Wechselseitigkeit der Verpflichtung verspielen, indem sie ihre Kinder vernachlässigen, verhätscheln oder überfordern. Konflikthafte Delegationen und Rollenzuschreibungen sind in der Regel mit Loyalitätskonflikten verbunden. Loyalität gegenüber der Familie steht in einem Spannungsverhältnis zur Individuation. Beides muss im Verlauf des Lebens – auch unter Berücksichtigung der Loyalität gegenüber der außerfamiliären Umwelt – immer wieder ausbalanciert werden. Ein andauerndes Ungleichgewicht im wechselseitigen Geben und Empfangen gefährdet das Vertrauen in Beziehungen und entwickelt sich bei schweren Störungen oft schon früh, z. B. indem bei späteren narzisstischen Entwicklungen die Gefühle des Kindes nicht validiert werden. Kohut (1973 [1971]) hat diese – von Huxley und Bizumic (2017) auch empirisch bestätigte – klinische Beobachtung schon früh mitgeteilt. Wird das Bedürfnis nach Zugehörigkeit ausgebeutet, z. B. wenn unter Vortäuschung »höherer Werte« narzisstische, materielle oder sexuelle Bedürfnisse befriedigt werden, entsteht eine »Korruption der Beziehungen« (»relational corruption«). Eine häufige Form ist der narzisstische Missbrauch bzw. die narzisstische Korruption, indem einem Kind vermittelt wird, es sei »etwas Besonderes«, etwa im Vergleich zu Geschwistern oder Ehepartnern, um es in einer engen Beziehung als »Selbstobjekt« zu instrumentalisieren. Dabei werden die kindlichen Bedürfnisse und die kindliche Person missachtet.

Fallbeispiel
Eine Mutter weihte ihren ältesten Sohn darin ein, dass der Vater vor Jahren wegen schwerer Suizidalität mehrfach in psychiatrischen Kliniken behandelt wurde. Dies war ein Familiengeheimnis. Auch die Kinder sollten es nicht wissen. Die Mutter gab dem Sohn u. a. zu verstehen, dass sie ihm »als Einzigem« vertrauen könne, da er »der Vernünftige« sei, »das meiste Verständnis« habe und sicherlich auch gegenüber dem Vater schweige, der ja nicht wolle, dass irgendjemand von diesen Ereignissen erfahre. Dieser Bruch des Familiengeheimnisses durch ein neues Geheimnis und die damit verbundene Verletzung der Generationsgrenzen brachten den Sohn in einen schwerwiegenden Loyalitätskonflikt gegenüber dem Vater und der Mutter.
Der Vater der Mutter war spielsüchtig und lieh sich u. a. von seiner Tochter bereits in deren Adoleszenz häufig Geld, mit dem Hinweis auf ein »besonderes Vertrauensverhältnis« zwischen den beiden, von dem wiederum die Mutter der Mutter nichts wissen solle. Der Großvater des Patienten sah dies als »selbstverständlich« an, fühlte sich hierzu »berechtigt«. Der Vater des Patienten hatte eine bildungsbeflissene, emotional wenig resonante Mutter, für die Leistung zählte. Die Mutter des Vaters hielt das Bild einer moralisch »hochwertigen« Familie hoch, wobei sie über fragwürdige Geschäftspraktiken ihres Mannes, des Großvaters des Patienten, in einem afrikanischen Land hinwegging. Der Patient selbst kam auch dadurch in Loyalitätskonflikte, dass er sich im Studium mit den Folgen des Kolonialismus beschäftigte. Er entwickelte unter anderem eine ausgeprägte Soziale Phobie.

Derartige Doppelbödigkeiten und das dadurch gestörte Vertrauen finden sich bei narzisstischen Entwicklungen häufig. Aus dem Gefühl, selbst ausgebeutet zu sein, und dem verletzten Gerechtigkeitsgefühl folgt das Gefühl der Berechtigung zu narzisstischem und sogar destruktivem Verhalten sowie zum Rückzug aus sozialer Verantwortung (Reich et al. 2007). Kinder sollen durch Aufträge und Rollenzuweisungen, z. B. Parentifizierung, die Defizite wiedergutmachen, die Eltern in ihren eigenen Ursprungsfamilien erfahren haben. Der narzisstische Missbrauch wird tradiert. Das Vertrauen in die Zuverlässigkeit von Beziehungen wird zerstört. »Das Vertrauen, das dem Selbst als Quelle der Stärke dient, wird durch das Maß an Gerechtigkeit reguliert, das ein Mensch in seiner eigenen menschlichen Ordnung kennengelernt hat« (Boszormenyi-Nagy & Krasner 1986, S. 27).

Diese Konzeptionen lassen sich gut mit den Konzepten der intersubjektiven Psychoanalyse verbinden, die den »Kampf um Anerkennung« (Hegel) und dessen Misslingen in den basalen Interaktionen als einen wesentlichen Faktor in der Entwicklung narzisstischer Störungen ansehen (Altmeyer 2000), wobei Anerkennung in dem von uns skizzierten familiendynamischen Ansatz ein zentrales therapeutisches Agens ist.

5.3.5 Familientherapie

In der familientherapeutischen Behandlung bei narzisstischen Entwicklungen gilt es, das hierzu beitragende Familiengefühl besser zu verstehen und die narzisstischen Ansprüche und Wunden der einzelnen Familienmitglieder sowie das dahinter liegende Ungleichgewicht von Geben und Nehmen in seiner mehrgenerationalen Dimension zu explorieren, um fehlgeleitete Loyalitätsbindungen und destruktive Entwicklungen zu korrigieren. Dies setzt fast immer eine Arbeit an den Generationsgrenzen voraus, um die Macht der in den Dienst der Abwehr gestellten Delegationen abzuschwächen. Der mehrgenerationale Blick, der den Familien bei der Arbeit zur Verfügung gestellt wird, schafft häufig unmittelbar Entlastung, da er es vor allem den Kindern erleichtert, den eigenen Auftrag in einem anderen Licht zu sehen.

Literatur

Altmeyer, M. (2000). Narzissmus, Intersubjektivität und Anerkennung. Psyche – Z Psychoanal 54: 142–171.

Balint, M. (1973 [1968]). Therapeutische Aspekte der Regression. Theorie der Grundstörung. Übers. von K. Hügel Reinbek (Rowohlt).

Benjamin, L. S. (2001). Die interpersonelle Diagnose und Behandlung von Persönlichkeitsstörungen. München (CIP-Medien).

Boszormenyi-Nagy, I., & B. R. Krasner (1986). Between Give & Take. A Clinical Guide to Contextual Therapy. New York (Brunner/Mazel).

Boszormenyi-Nagy, I., & G. M. Spark (2013 [1973]). Unsichtbare Loyalitäten. Übers. von S. A. Gangloff. Stuttgart (Klett-Cotta).

Brodey, W. M. (1965). On the Dynamics of Narcissism – I. Externalization and Early Ego Development. Psychoanal Study Child 20: 165–93.

Cierpka, M. (2002). Das Familiengefühl. Psychoanalytische Familientherapie. Zeitschrift für Paar-, Familien- und Soziotherapie 4: 67–82.

Davis, M., & D. Wallbridge (1983 [1981]). Eine Einführung in das Werk von D. W. Winnicott. Stuttgart (Klett-Cotta).

Deutsch, H. (1934). Some forms of emotional disturbance and their relationship to schizophrenia. Psychoanal Q 11: 301–21.

Dornes, M. (1993). Der kompetente Säugling. Frankfurt/M. (Fischer).

Freud, S. (1914c). Zur Einführung des Narzißmus. G. W. X, S. 137–170).

Huxley, E., & B. Bizumic (2017). Parental invalidation and the development of narcissism. J Psychol 151: 130–47.

Kohut, H. (1973 [1971]). Narzissmus. Eine Theorie der psychoanalytischen Behandlung narzisstischer Persönlichkeitsstörungen. Übers. von L. Rosenkötter. Frankfurt/M. (Suhrkamp).

Pfitzer, F., & T. D. Hargrave (2005). Neue Kontextuelle Therapie. Wie die Kräfte des Gebens und Nehmens genutzt werden können. Heidelberg (Carl Auer).

Pincus, A. L., & M. R. Lukowitsky (2010). Pathological narcissism and narcissistic personality disorder. Annu Rev Clin Psychol 6: 421–46.

Reich, G. (1993). Partnerwahl und Ehekrisen. Heidelberg (Asanger).

Reich, G. (2019). Das Familiengefühl – Entwicklungslinien und Probleme. Prax Kinderpsychol Kinderpsychiat 68: 359–375.

Reich, G., & v. Boetticher, A. (2020). Psychodynamische Paar- und Familientherapie. Stuttgart (Kohlhammer).

Reich, G., A. Massing et al. (2007). Praxis der psychoanalytischen Familien- und Paartherapie. Stuttgart (Kohlhammer).

Richter, H. E. (1969). Eltern, Kind und Neurose. Psychoanalyse der kindlichen Rolle. Reinbek (Rowohlt).

Stierlin, H. (1978). Delegation und Familie. Frankfurt/M. (Suhrkamp).

Stierlin, H. (2005). Gerechtigkeit in nahen Beziehungen. Systemisch-therapeutische Perspektiven. Heidelberg (Carl Auer).

Tangney, J. P., & R. L. Dearing (2002). Shame and guilt. New York, London (Guilford Press).

Wirth, H.-J. (2009). Narzissmus, Macht und Paranoia. Zeitgemäßes über Terrorismus, Krieg und Tod. Hypnose-ZHH 4: 13–35.

Wurmser, L. (1990). Die Maske der Scham. Die Psychoanalyse von Schamaffekten und Schamkonflikten. Übers. von J. Dallmeyer. Berlin/Heidelberg/New York (Springer).

5.4 Zum Verständnis der »Empathielosigkeit« von Narzissten

Rosella di Pierro
Übersetzung: Elisabeth Vorspohl

5.4.1 Was ist Empathie?

Sich empathisch in andere Menschen einzufühlen bedeutet, »identifizieren zu können, was ein Anderer denkt oder fühlt, und mit einer angemessenen Emotion auf diese Gedanken und Gefühle zu reagieren« (Baron-Cohen 2012, S. 12).

Nachdem man die Empathie lange Zeit als ein eindimensionales Phänomen betrachtete, haben zahlreiche Autoren in den vergangenen Jahren ihren Facettenreichtum erkannt. Die modernen Theorien und empirischen Funde lassen sogar vermuten, dass an der Empathie je nach konstitutioneller Disposition und abhängig von neurobiologischen, kognitiven und emotionalen Prozessen unterschiedliche Fähigkeiten beteiligt sind.

Decety zufolge sind für die Empathie Fähigkeiten mit unterschiedlichen Reifegraden konstitutiv – von eher automatischen bis hin zu reiferen empathischen Reaktionen (Decety & Jackson 2004). Die emotionale Ansteckung beruht vorwiegend auf neuropsychologischen Mechanismen und ist eine automatische, empathetische Reaktion auf die Emotionen anderer Menschen. Sie ermöglicht uns, deren Gefühle mitzuempfinden und zu spiegeln, ohne zwischen eigenen und fremden Gefühlen zu unterscheiden. Reife empathische Fähigkeiten hingegen beruhen auf drei Prozessen: Selbstgewahrsein, mentale Flexibilität und Emotionsregulation. Das Selbstgewahrsein, so Decety und Moriguchi, ermöglicht es, zwischen sich selbst und Anderen zu differenzieren, auch wenn man sich vorübergehend mit deren mentalem Zustand identifiziert (Decety & Moriguchi 2007). Darüber hinaus ist eine mentale Flexibilität erforderlich, um die subjektive Perspektive Anderer einnehmen zu können; die Emotionsregulation wiederum moduliert das eigene emotionale Erleben, während man sich empathisch in den mentalen Zustand eines Anderen hineinversetzt. Kurzum, reife Empathie beruht auf einer dynamischen Interaktion zwischen kognitiven und emotionalen Prozessen und ermöglicht es, dass man Mitgefühl mit Anderen empfinden, ihre Perspektive einnehmen und auf diese Weise ihre mentalen Zustände erschließen und sich betroffen fühlen kann, ohne von den Emotionen Anderer überwältigt zu werden.

Klassische entwicklungspsychologische Untersuchungen bestätigen, dass die Reifung der empathischen Fähigkeiten von der kognitiven Entwicklung (einschließlich Gedächtnis und Sprache) profitiert (Vreeke & van der Mark 2003). Schon in den ersten Lebenstagen geben Neugeborene emotionale Ansteckungsreaktionen auf das Weinen anderer Neugeborener zu erkennen (Martin & Clark 1982). Die Fähigkeit, die Perspektive anderer Menschen einzunehmen, entwickelt sich erst später. Säuglinge können die Stimme ihrer Mutter im Alter von 6 bis 8 Monaten von anderen Stimmen unterscheiden, was auf frühe Fähigkeiten der Differenzierung zwischen Selbst und Anderen verweist. Mit 18 Monaten sind Kleinkinder imstande, über die Gefühle anderer Menschen auf eine nicht-egozentrische Weise nachzudenken (Repacholi & Gopnik 1997) und die Intentionen Anderer zu erschließen (Meltzoff 1995). Das Verständnis falscher Überzeugungen hingegen entwickelt sich erst im Alter von drei bis vier Jahren (Wellman et al. 2001). Dies lässt vermuten, dass Säuglinge anderen Personen mentale Zustände (d. h. Überzeugungen, Intentionen und Wünsche) zuschreiben und deren Blickwinkel berücksichtigen (ihre Perspektive einnehmen) können.

Und schließlich lösen emotionale Prozesse empathische Reaktionen aus. Empirische Studien zeigen beispielsweise, dass Mütter ihre Kinder zu starken empathischen Reaktionen veranlassen können, indem sie mit ihnen über Gefühle sprechen, sie dazu animieren, ihre emotionalen Zustände in Worte zu fassen und die Ursachen und Konsequenzen ihrer emotionalen Zustände zu erklären (Gardner 2003).

Insgesamt zeigen diese Beobachtungen, dass die Empathie ein facettenreiches Phänomen darstellt, dem neurobiologische, kognitive und emotionale Prozesse zugrunde liegen.

Kognitive und emotionale Empathie

Wie schon erwähnt, können die Empathiefähigkeiten unterschiedliche Reife- und Komplexitätsgrade aufweisen. Experten sprechen gewöhnlich von zwei Hauptkomponenten der Empathie (Decety & Jackson 2004). Emotionale Empathie betrifft die subjektive Reaktion auf die emotionalen Zustände anderer Menschen; als kognitive Empathie bezeichnet man hingegen die Fähigkeit, sich die emotionalen Zustände Anderer vorzustellen. Zur emotionalen Empathie zählen somit nicht nur die stellvertretende Wahrnehmung der Gefühle des Anderen, sondern auch reifere Fähigkeiten wie emotionales Beteiligtsein, empathisches Mitgefühl und persönliche Betroffenheit. Zur kognitiven Empathie zählen wiederum die Perspektivenübernahme und die Theorie des Geistes (theory of mind, d. h. die Fähigkeit, die dem Verhalten Anderer zugrunde liegenden mentale Zustände zu verstehen und zu identifizieren).

Diese beiden Komponenten bilden komplementäre, aber voneinander trennbare Systeme. Empirische Studien (Shamay-Tsoory 2015) lassen vermuten, dass emotionale Empathie auf der Aktivität von Gehirnregionen beruht, die gewöhnlich an der Emotionsverarbeitung beteiligt sind, d. h. auf der Aktivierung des inferioren frontalen Gyrus, des inferioren Scheitellappens, der anterioren Insula und des anterioren Cingulums. Die kognitive Empathie hängt wiederum mit der Aktivierung kortikaler Regionen wie dem ventromesialen präfrontalen Kortex, der temporoparietalen Verbindung und dem medialen Schläfenlappen zusammen. Emotionale Empathie und kognitive Empathie weisen auch unterschiedliche Muster ihrer Verbindung mit psychologischen und behavioralen Korrelaten auf (Blair et al. 2005; Decety & Moriguchi 2007; Zaki 2014) und können je nach klinischem Zustand auf unterschiedliche Weise beeinträchtigt sein. Zum Beispiel wird die emotionale Empathie (nicht aber die kognitive) durch Alkoholismus beeinträchtigt (Maruage et al. 2011); die kognitive Empathie wiederum (nicht aber die emotionale) wird durch das Asperger-Syndrom beeinträchtigt (Dziobek et al. 2008). Gleichwohl wäre es falsch, emotionale und kognitive Empathie als voneinander unabhängige Systeme zu betrachten. Vielmehr kann ein Wechsel der Perspektive als Voraussetzung für emotionale Empathie dienen (Batson & Ahmad 2009); sich emotional empathisch in jemanden einzufühlen kann das Interesse wecken, seine emotionalen Zustände auch zu verstehen. Klar ist daher nun, dass ein reicheres menschliches Empathieerleben durch die Interaktion verschiedener Fähigkeiten gefördert wird und dass daran sowohl kognitive als auch emotionale Prozesse beteiligt sind.

Die Rolle der Empathie im Alltagsleben

Traditionelle Konzeptualisierungen legten die Vermutung nahe, dass die Empathie ein intrapsychisches Phänomen darstelle. Neue Beobachtungen zeigen jedoch, dass sie als ein interpersonaler Prozess zu betrachten ist (Main et al. 2017). Die Entwicklungspsychologie wirft Licht auf die Rolle, die frühe interpersonale Interaktionen für die Entwicklung der Empathie spielen. Sie ermöglichen es dem Kind, eigene und fremde Emotionen zu empfinden, zu verstehen und zu erkennen. Im Laufe der Zeit fördert das Feedback der Bezugspersonen zunehmend adäquate empathische Fähigkeiten und Reaktionen (Zaki et al. 2008).

Doch nicht nur die Entwicklung der Empathie, sondern jede empathische Reaktion hat ihren Ursprung in sozialen Interaktionen. Erstens muss man, um sich empathisch in Andere einfühlen zu können, deren Emotionen beobachten können. Darüber hinaus beruhen empathische Reaktionen nicht allein auf den Fähigkeiten des Einfühlenden, sondern auch auf der emotionalen Expressivität desjenigen, in den man sich einfühlt. Zaki et al. (2008) haben gezeigt, dass Menschen mit guten Empathiefähigkeiten gewisse Schwierigkeiten haben, sich angemessen in die Gefühlslage von Menschen mit niedriger emotionaler Expressivität hineinzuversetzen. Diese Beobachtungen lassen vermuten, dass die Empathie ein Prozess ist, der von den Fähigkeiten des Einfühlenden, den Dispositionen des Einzufühlenden und dem Kontext, in dem Emotionen ausgedrückt werden, abhängig ist.

Der interpersonale Charakter der Empathie erklärt, weshalb sie im sozialen Leben des Menschen so wichtig ist. Angemessene Empathiefähigkeiten kommen, ganz generell, positiven interpersonalen Interaktionen zugute und tragen insbesondere zur Herstellung und Aufrechterhaltung intimer, stabiler Beziehungen bei. Empirische Studien zeigen, dass gute Empathiefähigkeiten offenbar prosoziale Verhaltensweisen fördern (Jolliffe & Farrington 2004) und die Aggression gegenüber anderen hemmen (Hoffman 2000). Umgekehrt sind soziale Missverständnisse oft auf eine mangelhafte Fähigkeit zurückzuführen, die Perspektive des Gegenübers einzunehmen (Decety & Hodges 2006). Menschen, denen es schwer fällt, ihre eigene Sichtweise zu unterdrücken, sind tatsächlich nicht imstande, den Unterschieden zwischen ihrem eigenen emotionalen Erleben und den Emotionen Anderer Rechnung zu tragen.

5.4.2 Empathie und Persönlichkeitspathologie

Empathische Dysfunktionen sind Schlüsselmerkmale der Persönlichkeitspathologie. So illustriert das alternative DSM-5-Modell zur Klassifikation der Persönlichkeitsstörungen (APA 2015 [2013]), dass die Diagnose Persönlichkeitsstörung signifikante Beeinträchtigungen des Funktionsniveaus und des interpersonalen Funktionsniveaus voraussetzt (Kriterium A). Der Grad der Persönlichkeitspathologie wird anhand zweier Dimensionen beurteilt: Identitätsstörungen, die eine Unfähigkeit widerspiegeln, das Selbst als unverwechselbar/einzigartig zu erleben, niedriges Selbstwertgefühl und Defizite der Emotionsregulation sowie Beeinträchtigungen der Selbststeuerung, die eine Unfähigkeit zu erkennen geben, kurz- und langfristige Ziele zu verfolgen; weitere Merkmale sind Schwierigkeiten, innere prosoziale Verhaltensstandards zu zeigen, und eine gravierend eingeschränkte Fähigkeit zur Selbstreflexion. Beeinträchtigungen der Fähigkeit zu Intimität und Empathie wiederum kennzeichnen ein pathologisches interpersonales Funktionsniveau. Störungen der Intimität zeigen sich als Schwierigkeit, positive, intensive, enge und wechselseitige interpersonale Beziehungen herzustellen und aufrechtzuerhalten; Störungen der Empathiefähigkeit äußern sich als Schwierigkeit, die Erfahrungen und Motivationen anderer Menschen zu erfassen, andere Perspektiven zu tolerieren und die Auswirkungen des eigenen Verhaltens auf Andere zu verstehen.

Im Einklang mit der Konzeptualisierung der Empathie als interpersonaler Prozess erkennt das DSM-5 also ausdrücklich an, dass die Beziehungen zu wichtigen Anderen bei Patienten mit Persönlichkeitspathologie durch Beeinträchtigungen der Empathie signifikant in Mitleidenschaft gezogen werden. Aktuelle Studien belegen überdies spezifische Empathiestörungen je nach Persönlichkeitsstörung. So hängt die Borderline-Persönlichkeitsstörung vor allem mit Beeinträchtigungen der kognitiven Empathie zusammen (Wingenfeld et al. 2018), die antisoziale Persönlichkeitsstörung hingegen mit solchen der emotionalen Empathie (Blair et al. 2004).

Allerdings sind Schwierigkeiten, sich emotional in Andere einzufühlen, bei Persönlichkeitsstörungen auch eng mit Beeinträchtigungen des Identitätsgefühls assoziiert. Decety vertritt die Ansicht, dass die Selbstwahrnehmung die Voraussetzung dafür ist, dass die empathische Einfühlung in Andere nicht zu einer emotionalen Überwältigung führt (Decety & Moriguchi 2007). Die beeinträchtigte Unterscheidung zwischen Selbst und Anderem führt tatsächlich zu höherem Persönlichkeitsdistress und verwehrt es dem Einfühlenden, eine angemessene Distanz zu anderen Menschen zu wahren, um deren Perspektive einnehmen zu können und zu verstehen, was sie fühlen. Unter einem klinischen Blickwinkel betrachtet, ist eine fehlende Selbst-Objekt-Differenzierung Teil des Syndroms der Identitätsdiffusion, eines der Schlüsselmerkmale der Persönlichkeitspathologie, und zwar vor allem der Persönlichkeitsstörungen auf einem Borderline-Niveau der Persönlichkeitsorganisation. Kernbergs Modell entsprechend, weisen Patienten mit Borderline-Persönlichkeitsorganisation instabile und inkohärente Selbst-Objekt-Bilder auf; sie können zwischen ihrem eigenen Erleben und dem Anderer nicht klar unterscheiden und neigen dazu, eigene mentale Zustände in andere zu projizieren (Kernberg 2004). Insgesamt gesehen, können diese pathologischen Merkmale angemessene empathische Prozesse bei Patienten mit schwerer Persönlichkeitspathologie verhindern.

Zusammenfassend bleibt festzuhalten, dass Beeinträchtigungen der Empathiefähigkeit im Falle der Persönlichkeitspathologie offenbar auf Identitätsstörungen beruhen und die Qualität interpersonaler Beziehungen erheblich beeinträchtigen.

Empathie und Narzissmus

Auch wenn Patienten mit schweren Persönlichkeitsstörungen oft relevante Empathiebeeinträchtigungen aufweisen, werden traditionell die Narzissten als die unempathischsten Menschen überhaupt angesehen. Das DSM-5 (APA 2015 [2013]) führt den Mangel an Empathie als wesentliches Kriterium der Narzisstischen Persönlichkeitsstörung (NPS) auf. Und obwohl sich psychodynamisch orientierte Theoretiker wie Kernberg (1983), Kohut (1975 [1966]) und Ronningstam (2016) in ihren Erklärungen dieser Beeinträchtigungen voneinander unterscheiden, bezeichnen sie narzisstische Patienten übereinstimmend als unempathische Menschen, die an Anderen kein Interesse zeigen und sich ihnen gegenüber emotional distanziert und kalt verhalten. So vertritt beispielsweise Kohut die Ansicht, dass Unzulänglichkeiten in der mütterlichen Versorgung (d. h. Empathieversagen), die für das Kind verkraftbar sind, »optimale Frustrationserfahrungen« vermitteln und eine gesunde Entwicklung fördern. Bei exzessivem Empathieversagen der Mutter können diese Defizite aber für den Beginn der Entwicklung einer narzisstischen Pathologie ausschlaggebend sein. Das heißt, Kohut führt den Narzissmus und seine Manifestationen (einschließlich des Mangels an Empathie) auf Entwicklungsdefizite zurück, die mit dem unempathischen Verhalten der Mutter in den ersten Lebensjahren des Kindes zusammenhängen. Kernberg (2018) hingegen betont den Konflikt als maßgebliches Merkmal der narzisstischen Pathologie. Seiner Ansicht nach wurzelt die Persönlichkeitspathologie in einer Dominanz aggressiver gegenüber libidinösen Impulsen, die eine angemessene Integration der internalisierten Objektbeziehungsdyaden verhindert. Im Falle der narzisstischen Pathologie verdichtet sich die Aggression demnach in der Struktur eines defensiven, pathologisch grandiosen Selbst, das Narzissten davor schützt, mit entwerteten, minderwertigen und verachteten Selbstaspekten in Kontakt zu kommen. Diese werden vielmehr in Andere projiziert. Ein solches defensives Selbst verwehrt es den

Betroffenen aber auch, intensive Beziehungen zu anderen aufzubauen und aufrechtzuerhalten. Narzisstische Identitätsstörungen gehen demnach mit einer pathologischen Objektliebe einher, die durch Neid auf andere Menschen und deren Entwertung, durch Ausnutzungsverhalten, durch die Unfähigkeit, sich auf Andere zu verlassen, und natürlich durch den Mangel an Empathie charakterisiert ist.

Festzuhalten ist, dass sowohl Psychiater als auch Psychoanalytiker die narzisstische Pathologie mit signifikanten Schwierigkeiten, sich empathisch in Andere einzufühlen, in Verbindung bringen. Bedenkt man die jüngsten Entwicklungen in der empirischen Literatur, die auf die Empathie als facettenreiches Konstrukt verweisen, bleiben ihre Beschreibungen gleichwohl recht vage. Das alternative DSM-5-Modell der Persönlichkeitsstörungen beschreibt die beeinträchtigte Fähigkeit, »die Gefühle und Bedürfnisse Anderer zu erkennen oder sich mit ihnen zu identifizieren«, sowie eine »übertriebene Ausrichtung auf die Reaktionen anderer, jedoch nur, wenn diese als wichtig für die eigene Person betrachtet werden; Über- oder Unterschätzung der eigenen Wirkung auf andere« (APA 2015 [2013], S. 1054). Im Unterschied zu früheren DSM-Beschreibungen versucht das alternative Modell also, die Art der für den Narzissmus typischen empathischen Dysfunktionen zu präzisieren. Es sind jedoch weitere Bemühungen erforderlich, um diese Beeinträchtigungen detailliert zu untersuchen. Zu klären wäre, welche Fähigkeiten bei narzisstischen Menschen beeinträchtigt sind und welche sich gar nicht entwickeln können.

5.4.3 Empirische Evidenz

Neuropsychologische und entwicklungspsychologische Studien haben bedeutsame Weiterentwicklungen im Verständnis der Empathie ermöglicht und unser Verständnis der empathischen Dysfunktionen, die mit Persönlichkeitspathologien wie dem Narzissmus einhergehen, verbessert.

Frühere empirische Untersuchungen der für den Narzissmus typischen Empathiebeeinträchtigungen erbrachten gemischte Resultate: Manche Studien belegten einen Zusammenhang zwischen dem Narzissmus und niedrigen Empathiewerten (Porcerelli & Sandler 1995), andere hingegen zwischen Narzissmus und guten Empathiefähigkeiten (Ronningstam & Gunderson 1991). Entscheidend geschmälert wurde der Aussagewert dieser Studien allerdings dadurch, dass sie die Empathie als eindimensionales Konstrukt maßen.

Um die Ergebnisse aus früheren Studien abzuklären, hat man später detaillierte Untersuchungen der Beziehung zwischen dem Narzissmus und der kognitiven bzw. emotionalen Komponente der Empathie durchgeführt (Jonason & Kroll 2015). Dieser Prozess ist noch nicht abgeschlossen, doch legen die empirischen Funde nahe, dass Empathiebeeinträchtigungen bei narzisstischen Störungen vorwiegend die affektive und nicht die kognitive Komponente betreffen (Baskin-Sommers et al. 2014).

Kognitive Empathie

Empirische Studien zeigen, dass pathologische narzisstische Charakterzüge in nichtklinischen Samples positiv mit selbstberichteten Messungen der dispositionellen kognitiven Empathie assoziiert sind (di Pierro et al. 2017; Turner et al. 2019; Wai & Tiliopoulos 2012). In einem großen Sample erwachsener Probanden fanden Turner et al. (2019), dass die selbstberichtete Fähigkeit, die mentalen Zustände Anderer zu erkennen, umso besser war, je stärker die pathologischen narzisstischen Charakterzüge ausgeprägt waren. De Panfilis et al. (2017) wiederum stellten fest, dass Menschen mit hohen NPS-Werten die

Emotionen Anderer schneller als Menschen mit niedrigen NPS-Werten identifizierten, wenn sie visuelle Stimuli mit niedriger und neutraler Intensität sahen. Zu ähnlichen Ergebnissen gelangten Studien mit klinischen Samples. So fanden Ritter et al. (2019), dass sich die Fähigkeit von NPS-Patienten, die Emotionen Anderer zu identifizieren und deren Blickwinkel einzunehmen, nicht von derjenigen gesunder Kontrollprobanden unterschied. Studien über emotionale Intelligenz ergaben jedoch, dass der Narzissmus mit dispositionellen Eigenschaften der emotionalen Intelligenz positiv, aber negativ mit Performanzfähigkeiten der emotionalen Intelligenz assoziiert war (Lobbestael et al. 2016; Zhang et al. 2015).

Diese Diskrepanzen zwischen den verschiedenen Untersuchungsergebnissen könnten den Schluss nahelegen, dass die kognitive Empathie bei Narzissten weniger durch Beeinträchtigungen als vielmehr durch eine Dysfunktionalität charakterisiert ist. Baskin-Sommers et al. (2014) vertreten die Ansicht, dass Narzissten u. U. durchaus in der Lage sind, sich in Andere einzufühlen, sich aber auf empathische Prozesse bewusst nur dann einlassen, wenn die Empathie ihren eigenen Zielen zugutekommt. Dies steht mit der klinischen Beobachtung im Einklang, dass Narzissten gewöhnlich kein Interesse an Anderen haben, sich aber in sie einfühlen können, wenn eine solche Empathiebekundung ihren eigenen Interessen dient (Ronningstam 2009).

Emotionale Empathie

Im Großen und Ganzen wurde der Beziehung zwischen Narzissmus und emotionaler Empathie wenig empirische Aufmerksamkeit zuteil. Die verfügbaren Studienergebnisse zeigen jedoch einen Zusammenhang zwischen dem Narzissmus und einer beeinträchtigten emotionalen Empathiefähigkeit auf.

NPS-Patienten geben an, sich gut in Andere einfühlen und Mitgefühl empfinden zu können (Marcoux et al. 2014; Ritter et al. 2011). Diese Ergebnisse wurden jedoch durch Studien widerlegt, die die situationsbezogene emotionale Empathie gemessen haben. Menschen mit (dispositionellem wie auch pathologischem) Narzissmus berichten niedrige Grade an empathischem Mitgefühl und emotionaler Spiegelung (Ritter et al. 2011) sowie eine geringe Intensität empathischen Arousals beim Anblick von Menschen in emotional aufgeladenen Situationen (Fossati et al. 2017). Neuropsychologische Untersuchungen fanden zudem heraus, dass Narzissten auffällige Abweichungen der physiologischen Reaktionen auf emotionale Stimuli und funktionelle Anomalien in denjenigen Hirnbereichen aufweisen, die die emotionale Empathie unterstützen. NPS-Patienten weisen beim Anblick von Bildern mit fröhlichen Motiven eine verringerte respiratorische Sinus-Arhythmie und eine kurze kardiale Präejektionsphase auf (Sylvers et al. 2008) und darüber hinaus, verglichen mit nicht-klinischen Kontrollprobanden, weniger graue Substanz in der linken anterioren Insula (Schulze et al. 2013). Dieses Ergebnis ist besonders interessant, weil eine aktuelle Metaanalyse der Studien über Empathie ergab, dass emotionale Empathie vorwiegend mit der Aktivität im anterioren insulären Kortex verbunden ist. Empirische Ergebnisse verweisen also auf Defizite der emotionalen Empathie, auch wenn Narzissten selbst angeben, »Mitgefühl mit Anderen« (empathische Anteilnahme) empfinden zu können.

Insgesamt gesehen, ist die Diskrepanz zwischen der Selbsteinschätzung narzisstischer Menschen, die sich als empathisch bezeichnen, und ihrer mangelhaften Einfühlung in Andere nicht überraschend. Tatsächlich neigen Narzissten gewöhnlich dazu, ihre Fähigkeiten zu überschätzen und ein positives Bild ihrer selbst zu präsentieren. Ihre Schwierigkeiten, die Emotionen Anderer zu teilen und empathische Anteilnahme zu empfinden, hängen möglicherweise mit ihren Identitätskonflikten zusammen. Eine Studie von Johnstone et al. (2015) bestätigt, dass ein stabiles Selbstgefühl die reife emotional-empathische Reaktion auf negative emotionale Zustände Anderer maßgeblich beeinflusst. Ein stabiles, integriertes Selbstgefühl ist sogar die Voraussetzung dafür, dass der Einfühlende seine Selbstkontrolle aufrechterhalten kann, wenn er die negativen Erfahrungen Anderer in sein Selbsterleben inkorporiert. Im Einklang damit zeigte eine weitere Studie, dass eine Instabilität der Selbst- und Fremdbilder für die Erklärung der Zusammenhänge zwischen narzisstischen Charakterzügen und Schwierigkeiten der emotionalen Empathie bei nichtklinischen Probanden eine entscheidende Rolle spielt (di Pierro et al. 2017).

5.4.4 Schlussfolgerungen

In der aktuelleren empirischen Literatur zur Empathie zeichnen sich bessere Chancen ab, empathische Dysfunktionen im Zusammenhang mit Persönlichkeitspathologien, z.B. dem Narzissmus, zu verstehen. Der Verzicht auf die eindimensionale Konzeptualisierung der Empathie zugunsten eines facettenreichen Konstrukts hat dazu beigetragen, verwirrende frühe Beobachtungen über die Empathiebeeinträchtigungen narzisstischer Menschen zu klären. Diese Funde lassen vermuten, dass die narzisstische Pathologie vorwiegend mit Defiziten der emotionalen, nicht jedoch der kognitiven Empathie zusammenhängt. Die klinische Relevanz der neueren empirischen Funde bleibt allerdings vorerst begrenzt. Klinische Beobachtungen unterstreichen die erhebliche Heterogenität narzisstischer Manifestationen (Caligor et al. 2015). Insbesondere hängt die Variabilität des klinischen Erscheinungsbildes der narzisstischen Pathologie von der zugrundeliegenden Persönlichkeitsorganisation ab, die das für den Narzissmus typische Schwanken zwischen grandiosen und vulnerablen Zuständen beeinflusst. In Grandiositätszuständen sind Narzissten selbstfokussiert und arrogant, während sie sich in vulnerablen Zuständen sozial unsicher und defensiv verhalten. Mithin ist es plausibel, dass sich die Empathiebeeinträchtigungen von Narzissten je nach dem narzisstischen Zustand, in dem sie sich gerade befinden, auf unterschiedliche Weise äußern. Vorläufige Ergebnisse bestätigen diese Hypothese und zeigen, dass vulnerable narzisstische Charakterzüge im Gegensatz zu grandiosen narzisstischen Zügen bei nicht-klinischen Probanden mit einem empathischen Hyperarousal zusammenhängen (Dickinson & Pincus 2003; Miller et al. 2010). Diese Ergebnisse müssen jedoch weiter untersucht werden. Die Anzahl der vorliegenden Studien ist, vor allem was klinische Populationen betrifft, nach wie vor begrenzt.

Literatur

American Psychiatric Association (2013). Diagnostisches und Statistisches Manual psychischer Störungen. DSM-5. Dt. Ausgabe hg. von P. Falkai & H.-U. Wittchen. München (Hogrefe).

Baron-Cohen, S. (Hg.) (2012). Zero Degrees of Empathy. 2nd ed. London (Penguin Books).

Baskin-Sommers, A., E. Krusemark & E. Ronningstam (2014). Empathy in Narcissistic Personality Disorder: From clinical and empirical perspectives. Personal Disord 5: 323–333.

Batson, C. D., & N. Y. Ahmad (2009). Using empathy to improve intergroup attitudes and relations. Soc Issues Policy Rev 3: 141–177.

Blair, R. J. R. (2005). Responding to the emotions of others: dissociating forms of empathy through the study of typical and psychiatric populations. Conscious Cogn 14: 698–718.

Caligor, E., K. N. Levy & F. E. Yeomans (2015). Narcissistic personality disorder: diagnostic and clinical challenges. Am J Psychiatry 172: 415–422.

Decety, J., & S. D. Hodges (2006). A social cognitive neuroscience model of human empathy. In: P. A. M. van Lange (Hg.). Bridging Social Psychology: Benefits of Transdisciplinary Approaches. Mahwah, NJ (Lawrence Erlbaum Associates), S. 103–109.

Decety, J., & P. L. Jackson (2004). The functional architecture of human empathy. Behav Cogn Neurosci Rev 3: 71–100.

Decety, J., & Y. Moriguchi (2007). The empathic brain and its dysfunction in psychiatric populations: Implications for intervention across different clinical conditions. Biopsychosoc Med 1: 22.

Di Pierro, R., M. di Sarno, E. Preti et al. (2017). The role of identity instability in the relationship between narcissism and emotional empathy. Psychoanal Psychol 35: 237–243.

Dickinson, K. A., & A. L. Pincus (2003). Interpersonal analysis of grandiose and vulnerable narcissism. J Pers Disord 17: 188–207.

Dziobek, I., K. Rogers, S. Fleck et al. (2008). Dissociation of cognitive and emotional empathy in adults with Asperger syndrome using the Multifaceted Empathy Test (MET). J Autism Dev Disord 38: 464–473.

Eisenberg, N., T. L. Spinrad & S. Sadovsky (2006). Empathy-related responding in children. In: M. Killen & J. G. Smetana (HG.). Handbook of Moral Development. Mahwah, NJ (Lawrence Erlbaum Associates Publ.), S. 517–549.

Fossati, A., A. Somma, A. L. Pincus, S. et al. (2017). Differentiating community dwellers at risk for pathological narcissism from community dwellers at risk for psychopathy using measures of emotion recognition and subjective emotional activation. J Pers Disord 31: 325–345.

Gardner, F., S. Ward, J. Burton et al. (2003). The role of mother–child joint play in the early development of children's conduct problems: A longitudinal observational study. Soc Dev 12: 361–378.

Hoffman, M. L. (2000). Empathy and Moral Development: Implications for Caring and Justice. New York, NY (Cambridge University Press).

Johnstone, B., D. Cohen, K. R. Bryant et al. (2015). Functional and structural indices of empathy: Evidence for self-orientation as a neuropsychological foundation of empathy. Neuropsychology 29: 463–472.

Jolliffe, D., & D. P. Farrington (2004). Empathy and offending: A systematic review and meta-analysis. Aggress Violent Behav 9: 441–476.

Jonason, P. K., & C. H. Kroll (2015). A multidimensional view of the relationship between empathy and the dark triad. J Individ Differ 36: 150–156.

Kernberg, O. F. (1983). Object relations theory and character analysis. J Am Psychoanal Assoc 31: 247–271.

Kernberg, O. F. (2004). Borderline personality disorder and borderline personality organization: Psychopathology and psychotherapy. In: J. J. Magnavita (Hg.). Handbook of Personality Disorders. Theory and Practice. Hoboken, NJ (John Wiley & Sons), S. 92–119.

Kernberg, O. F. (2018). Treatment of Severe Personality Disorders: Resolution of Aggression and Recovery of Eroticism. Washington, DC (American Psychiatric Publ.).

Kohut, H. (1975 [1966]). Formen und Umformungen des Narzißmus. In: ders., Die Zukunft der Psychoanalyse. Frankfurt/M. (Suhrkamp), S. 140–172.

Lobbestael, J., A. de Bruin, E. Kok et al. (2016). Through rose-coloured glasses: An empirical test of narcissistic overestimation. Personal Ment Health 10: 305–316.

Main, A., E. A. Walle, C. Kho et al. (2017). The interpersonal functions of empathy: a relational perspective. Emotion Review 9: 358–366.

Marcoux, L. A., P. E. Michon, S. Lemelin et al. (2014). Feeling but not caring: empathic alteration in narcissistic men with high psychopathic traits. Psychiatry Res 224: 341–8.

Martin, G. B., & R. D. Clark (1982). Distress crying in neonates: Species and peer specificity. Dev Psychol 18: 3–9.

Maurage, P., D. Grynberg, X. Noël et al. (2011). Dissociation between affective and cognitive empathy in alcoholism: a specific deficit for the emotional dimension. Alcohol Clin Exp Res 35: 1662–1668.

Meltzoff, A. N. (1995). Understanding the intentions of others: re-enactment of intended acts by 18-month-old children. Dev Psychol 31: 838–850.

Miller, J. D., A. Dir, B. Gentile et al. (2010). Searching for a vulnerable dark triad: Comparing Factor 2 psychopathy, vulnerable narcissism, and borderline personality disorder. J Pers 78: 1529–1564.

Porcerelli, J. H., & B. A. Sandler (1995). Narcissism and empathy in steroid users. Am J Psychiatry 152: 1672–1674.

Repacholi, B. M., & A. Gopnik (1997). Early reasoning about desires: evidence from 14- and 18-month-olds. Dev Psychol 33: 12–21.

Ritter, K., I. Dziobek, S. Preißler et al. (2011). Lack of empathy in patients with narcissistic personality disorder. Psychiatry Res 187: 241–247.

Ronningstam, E. F. (2009). Narcissistic personality disorder: Facing DSM-V. Psychiatr Ann 39: 111–121.

Ronningstam, E. F. (2016). Pathological narcissism and narcissistic personality disorder: Recent research and clinical implications. Curr Behav Neurosci Rep 3: 34–42.

Ronningstam E. F., & J. Gunderson (1991). Differentiating Borderline Personality Disorder from Narcissistic Personality Disorder. J Pers Disord 5: 225–232.

Schulze, L., I. Dziobek, A. Vater et al. (2013). Gray matter abnormalities in patients with narcissistic personality disorder. J Psychiatr Res 47: 1363–1369.

Shamay-Tsoory, S. (2015). The neuropsychology of empathy: evidence from lesion studies. Rev Neuropsychol 7: 237–243.

Sylvers, P., N. Brubaker, S. A. Alden et al. (2008). Differential endophenotypic markers of narcissistic and antisocial personality features: A psychophysiological investigation. J Res Pers 42:1260–1270.

Turner, I. N., J. D. Foster & G. D. Webster (2019). The Dark Triad's inverse relations with cognitive and emotional empathy: High-powered tests with multiple measures. Pers Individ Dif 139: 1–6.

Vreeke, G. J., & I. L. van der Mark (2003). Empathy, an integrative model. New Ideas Psychol 2.3: 177–207.

Wai, M., & N. Tiliopoulos (2012). The affective and cognitive empathic nature of the dark triad of personality. Pers Individ Dif 52: 794–799.

Wellman, H. M., D. Cross & J. Watson (2001). Meta-analysis of theory-of-mind development: The truth about false belief. Child Dev 72: 655–684.

Wilson, S, C. B. Stroud & C. E. Durbin (2017). Interpersonal dysfunction in personality disorders: A meta-analytic review. Psychol Bull 143: 677–734.

Wingenfeld, K., M. Duesenberg, J. Fleischer et al. (2018). Psychosocial stress differentially affects emotional empathy in women with borderline personality disorder and healthy controls. Acta Psychiatr Scand 137: 206–215.

Zaki, J., N. Bolger & K. Ochsner (2008). It takes two: The interpersonal nature of empathic accuracy. Psychol Sci 19: 399–404.

Zaki, J. (2014). Empathy: a motivated account. Psychol Bull 140: 1608–1647.

6 Narzissmus im kulturellen Kontext

6.1 Narzissmus bei Frauen

Brigitte Boothe

6.1.1 Einleitung

Erscheinungsformen und Ausprägungen des Narzissmus werden in Psychopathologie und Psychoanalyse seit Ende des 19. Jahrhunderts erforscht und beschrieben (Levy, Ellison & Reynoso 2011). Dabei geht es um Eigenschaften und Persönlichkeitsmerkmale, dysfunktionale Strategien der Selbstwertregulierung, Beziehungsregulierung und Beziehungsfähigkeit, benigne und maligne Formen, Behandlungsbedarf und Behandlungsaussichten (Campbell & Miller 2011).

Im Klassifikationssystem der Weltgesundheitsorganisation ICD-10 hat die Narzisstische Persönlichkeitsstörung kein ausformuliertes Profil, sondern wird als F60.8 unter »Sonstige spezifische Persönlichkeitsstörungen« platziert. Im *Diagnostic and Statistical Manual of Mental Disorders* (DSM) der American Psychiatric Association ist sie in den Versionen DSM-3 und DSM-4 erfasst. Gemäß DSM-5 gehört die reformulierte Diagnose der Narzisstischen Persönlichkeitsstörung (NPS, Kennziffer 301.81) zum Cluster B der Persönlichkeitsstörungen sowie zu jenen, deren Identifizierung optimierungsbedürftig ist (Pies 2011). NPS hat teilweise ähnliche Merkmale wie die Antisoziale Persönlichkeitsstörung (ASPS), die Borderline Persönlichkeitsstörung (BPS) und die Histrionische Persönlichkeitsstörung (HPS). Häufig besteht die Notwendigkeit einer zusätzlichen DSM-Diagnose auf Achse I; dabei geht es vor allem um depressive Störungen (45 % bis etwa 60 % nach Ronningstam & Weinberg 2013) – es besteht erhöhte Suizidalität – oder um Angststörungen. Substanzmissbrauch liegt als zusätzliche Diagnose bei 24 % bis etwa 64 % vor (Ronningstam & Weinberg 2013).

Symptomatisch steht bei weitgehendem Empathieverzicht über lange Zeit und situationsübergreifend neben einer stabil ausgeprägten Selbstzentrierung, was die Einschätzung der eigenen Potentiale, Ansprüche und Privilegien angeht, die Indienstnahme von Mitmenschen als bestätigendes und serviceleistendes Publikum im Vordergrund (Ronningstam & Weinberg 2013). Auf Kritik, Zurückweisung oder Desinteresse reagieren Betroffene destruktiv oder selbstdestruktiv mit Verachtung, Entwertung, Attacke nach außen oder – bei vulnerablem Narzissmus oder in einer narzisstischen Krise des Selbstwerterlebens und des Selbstgefühls – nach innen. Souveränität, perfektes Funktionieren, Unangreifbarkeit, Unverletzbarkeit, Unabhängigkeit, Resistenz gegen Verändert-Werden und gegen Verfall gehören zum Ideal einer im Großen und Ganzen unverwüstlichen Imponiergestalt mit feminin, maskulin oder hybrid phallischer Leiblichkeit. Souveränitätsideal, Größenphantasien, selbstzentrierte Anspruchshaltung und maximaler Bestätigungsbedarf sind nicht nur bei einer offen grandiosen Selbstpositionierung gegeben, sondern auch bei einer vulnerablen Haltung, die Imponiergehabe und Siegesposen vermeidet und durch negatives Selbstwerterleben, Scheu, soziale Angst sowie übermäßige Bereitschaft zu Scham, Neid und Kleinheitsphantasien auffällt.

Im DSM-5 kommt ein in Weiterentwicklung befindliches neues Modell der Persönlichkeitsstörungen zur Anwendung. Es geht um den Wechsel von einer kategorialen zur dimensionalen Diagnostik, genauer gesagt um ein Hybridmodell, das beide Ansätze verbindet.

6.1.2 Grandiose und vulnerable Ausprägungen narzisstischer Störungen

Lammers (2014) betont nachdrücklich: »Bei der Konzeptualisierung der NPS im DSM-V findet durch den rein deskriptiven diagnostischen Ansatz nur die grandiose Form der narzisstischen Störung Beachtung (auch wenn die sog. vulnerable Form des Narzissmus zumindest ergänzend erwähnt wird). Diese Konzeptualisierung der narzisstischen Störung ist aber einseitig und irreführend [...]. Wie klinisch tätige Psychiater und Psychotherapeuten wissen, ist der *grandiose Typus* nur die bekanntere Facette der narzisstischen Problematik, die offen zum Vorschein kommt, während es einen anderen, gegensätzlichen Pol gibt, der als *vulnerabler Typus* bezeichnet werden kann« (S. 10). Eine konzeptuelle Klärung trägt unter anderem dazu bei, den unterschätzten subklinischen Bereich besser zu erfassen und der nicht-grandiosen Ausprägung narzisstischer Erscheinungen, die vermehrt bei Frauen auftreten, besser gerecht zu werden (Ritter & Lammers 2007; Lammers, Vater & Röpke 2013).

Mit Lammers sowie in Bezug auf Sachse, Sachse und Fasbender (2011) wird im Folgenden von der grandiosen im Unterschied zur vulnerablen Ausprägung narzisstischer Störungen gesprochen. Es handelt sich um unterschiedliche mentale Verfassungen, die situations- und kontextbezogen bei ein und derselben Person variieren können. Misserfolg und Scheitern, Zurückweisung und Ausgrenzung können zu Krisen des Selbstwertgefühls führen. Auch Misserfolgserwartungen, eine negative Einschätzung der eigenen Chancen und Potentiale, Befürchtungen von Sympathie- und Akzeptanzverlust bei offen gezeigten Ambitionen und Profilierungswünschen, wenig Hoffnung auf Unterstützung und Ermutigung, wie häufig in der Psychotherapie mit Frauen beobachtet, begünstigen eine erhöhte Vulnerabilität.

Epidemiologisch weist die NPS für Männer eine dreifach höhere Prävalenz als für Frauen auf. In der Allgemeinbevölkerung besteht eine Prävalenzrate von weniger als 1 %; in klinischen Populationen schätzt man das Vorkommen der Störung auf 2 % bis 16 % (Campbell, Miller & Widiger 2010). Frauen zeigen, wie bereits erwähnt, häufiger vulnerable Seiten des Narzissmus, also eine ausgeprägte Bescheidenheitshaltung, Selbstzurücknahme, Selbstmarginalisierung und Widerstandslosigkeit gegenüber Manipulation und Ausbeutung. Betroffene Frauen suchen jedoch oft keine psychotherapeutische Hilfe. Sofern dennoch ein psychotherapeutischer Kontakt erfolgt, kommen sie wegen komorbider Störungen wie Depression und Angst – zum Beispiel soziale Phobie –, Essstörungen, Ablehnung der körperlichen Erscheinung oder Dysfunktionen auf der Ebene des körperlichen Befindens und der Sexualität in Behandlung (Wardetzki 2012).

Das Etikett Narzissmus findet nicht nur auf Persönlichkeitsstörungen Anwendung, sondern auch auf Persönlichkeiten mit egozentrischen Zügen oder auf akzentuierte Persönlichkeiten sowie auf Personen mit neurotischen Störungen und narzisstischen Bewältigungs- und Abwehrstrategien (Sachse 2002).

6.1.3 Narzissmus und destruktive Grandiosität

Narzissmus kommt bekanntlich auch bei Personen vor, die gerade keine Anpassungsleistungen erbringen, sondern gesellschaftliche

Verbindlichkeiten verwerfen und sich beispielsweise mit oder in einer politischen oder religiösen Gegenbewegung profilieren. Auch sie beanspruchen Applaus für ein Maximum und Optimum an Imponierpotential, das sie nicht nur durch Verachtung und Entwertung Anderer steigern, sondern auch durch entfesselte Aggression und Destruktion. Dass Risiko, dass Frauen dabei mitunter fasziniert als Co-Narzisstinnen partizipieren, besteht beispielsweise in Schwellensituationen, etwa bei der Ablösung von Familie und Schule, wenn sich junge Frauen trotz wohlwollender und zugewandter Umgebung orientierungs- und steuerungslos erleben, kein Bild von der eigenen Zukunft entwerfen können, kein persönliches Ziel haben, für das sie sich engagieren, und stattdessen in dysphorischen Groll und eine diffuse Vorwurfs- und ungerichtete Anspruchshaltung verfallen.

Eine junge Frau, die sich zunehmend lustlos in einem Ausbildungsgang befand, den sie anfangs interessant gefunden hatte, schloss sich einer rechtsextremen, gewaltorientierten Gruppierung an und verliebte sich in einen der Anführer. Sie lebte im Milieu der destruktiven Grandiosität auf, weil sie das Aggressionspotential, das ihr vormals nur unzureichend für die Entwicklung eigener Behauptung, Abgrenzung und Unternehmungslust verfügbar gewesen war, nun co-narzisstisch mitgenießen und in Identifizierung mit Aggressoren leben konnte.

6.1.4 Zur gesellschaftlichen Situation von Frauen

Der Geschichtlichkeit, Gesellschafts- und Kulturabhängigkeit von Persönlichkeits-, Menschen- und Störungsbildern ist im Kontext psychopathologischer Forschung Rechnung zu tragen. Selbst und Selbstvertrauen, Selbstgefühl und Selbstbewusstsein sind Themen mit kulturellem und gesellschaftlichem Profil. Die Entwicklung des Kindes soll psychische, soziale und moralische Ressourcen und Potentiale fördern und so zur persönlichen Selbstverantwortung im Raum von verbindlichen Rechten und Pflichten führen. Die biografische Selbstverfertigung liegt heute – anders als früher – im Ermessens- und Gestaltungsbereich des Einzelnen. Lebensqualität ist heute ein Wert. Um das eigene Leben als sinnvoll zu erfahren, gilt in den westlich geprägten Wirtschaftsdemokratien den persönlichen Präferenzen und Relevanzen besondere Aufmerksamkeit. Das Selbst mit all seinen Facetten hat daher auch psychologisch zentrale Bedeutung. Die gesellschaftliche Stellung der Frau jedoch ist historisch sowie in traditionell patriarchal geprägten Staaten und religiösen wie politischen Bewegungen der Gegenwart durch männliche Vorherrschaft mit Rechtsungleichheit, einschränkendem Sittenkodex und rigider Geschlechterordnung geprägt. Die Sozialisation von Frauen zielte nicht auf Selbstbewusstsein, Selbstvertrauen, Selbstverständnis als eigenständiges Individuum.

Heute aber ist ambitionierte und flexible Lebens- und Karriereplanung gefordert. Ein Bedarf oder Scheinbedarf an allseitiger technisch und medial gestützter Selbstoptimierung in allen Lebensphasen wird geschaffen und expansiv vermarktet. Über die gesamte Lebensspanne sind gesellschaftliche Normen und kulturelle Bilder des Weiblichen wirksam, was Standards der Attraktivität, der Mode und des Designs sowie kreative Selbstausstattung, Körper- und Gesundheitsbewusstsein, Fitness, Bildung, gesellschaftliche Integration, Kompetenzen und Lebensentwürfe betrifft. Das Angebot freilich erzeugt die Nachfrage. Kunden, vor allem Kundinnen, müssen den Fokus auf Selbstwert und Selbstausstattung richten und sich als optimierungsbedürftig erfahren; das motiviert sie, Konsumofferten oder Training, Beratung, Empowerment, Fortbildung, pharmazeutische Mittel und plastische Chirurgie zu nutzen (von Wyl 2013). Der scheinbare Optimierungsbedarf begünstigt geradezu eine fragile Selbstbezogenheit oder Selbstzentrierung.

6.1.5 Lieblose Partnerschaften

Fallbeispiel
Frau D., 35 Jahre alt, genießt in beruflicher Führungsposition hohes Ansehen und bei den Mitarbeitern ungeteilten Respekt. Auch ihr Lebenspartner ist erfolgreich; beide teilen ambitionierte Interessen. Doch zeigt sich der Mann ihr gegenüber abweisend oder gleichgültig und schikaniert sie bei jeder Gelegenheit. Wütende, verbal demütigende Attacken seinerseits sind nicht aufzuhalten. Gleichwohl stellt Frau D sich eine Trennung nicht als Schritt der Befreiung vor, sondern als beschämende Kapitulation und als Verlust ihrer selbst: Sie begreift die Attacke des Mannes unbewusst als Spiegel ihres negativen Selbst, als äußeren Ausdruck ihres inneren negativen Selbstwertgefühls.

Fallbeispiel
Die junge Frau E. hat nach Überwindung einer schweren depressiven Krise trotz großer Skrupel und ängstlicher Besorgnis ein eigenes kunsthandwerkliches Geschäft aufgebaut, das sich gut anlässt. Sie geht eine Liebesbeziehung mit einem Journalisten ein, einem gewinnenden Mann von, wie es scheint, souveränen Geistesgaben, Esprit und Erfolg in beruflichen und persönlichen Kontakten. Sie idealisiert ihn und nimmt hin, dass sie bald zu einer Randfigur wird, die zwar brauchbar ist, zum Beispiel finanziell – denn so gut verdient der Journalist dann auch wieder nicht –, aber zu spüren bekommt, dass sie als graues Mäuschen froh sein kann, hin und wieder Beachtung zu finden. Frau E. erlebt sich quälend abhängig von den seltenen und flüchtigen Freundlichkeiten des Mannes und ist lange zum emotionalen und materiellen Service bereit. Schließlich kommt es aber zur Wut der Verzweiflung. Sie schickt ihn weg, klagt sich an, sich selbst klein gemacht zu haben, und entwickelt zur Wiederherstellung ihres Selbstgefühls intensive Vergeltungsfantasien. Hier wird eine charakteristische Beziehungsdynamik wirksam: Die Frau fühlt hilflose Abhängigkeit, der Mann sorgt dafür, dass sie sich hilflos und abhängig fühlt. So kann er sich souverän und frei fühlen und eigenes Abhängigkeitserleben verleugnen.

6.1.6 Appellativer Narzissmus bei Frauen

Appellativer weiblicher Narzissmus bei Frauen hat große Ähnlichkeit mit histrionischen Störungsbildern, zeichnet sich aber durch stärkere Selbstzentrierung, Empathiemangel und eine aggressivere Forderungshaltung aus. Er bildet die passiv-regressive Bewältigungsstrategie eines brüchigen Selbstgefühls und fragiler Selbstwertregulierung. Die Betroffene zeigt sich »dependent and demanding« und angewiesen auf Fürsorge einer mütterlichen, schwesterlichen oder männlichen Beziehungsfigur. Zunächst idealisiert sie diese Beziehungsfigur und mobilisiert deren Zuwendungsbereitschaft, u. a. durch Darstellung attraktiver Schwäche und fragiler Anlehnungsbedürftigkeit, mit »mädchenhafter« Naivität und in der Haltung scheuer Bewunderung. Sie bewundert und genießt die Zuwendung einer idealen Figur. Bald jedoch sieht sich die spendende Person derart in Anspruch genommen oder gar belagert und bedrängt, dass sie den Rückzug antritt. Die Alleingelassene ist alarmiert, handelt es sich doch um den Verlust des selbstwertregulierenden Objekts. Es kommt zur narzisstischen Krise mit extremem verfolgendem Kontaktappell bis hin zu selbstgefährdenden und suizidalen Inszenierungsformen. Meist aber wirkt der imperative Anspruch auf das Gegenüber aversiv, auch wenn Schuld- und Verpflichtungsgefühle die Support-Beziehung kitten mögen.

6.1.7 Einschüchterndes Imponieren

Auch exhibitionistischer Narzissmus kommt bei Frauen vor. Einschüchterndes Imponieren kann mit der Darbietung einer betont femininen oder betont kraftvoll gestählten Körperlichkeit einhergehen. Kühles Zielbewusstsein verbindet sich mit eindrucksvoller Freiheit in der Zurückweisung anderer Menschen, findet aber auch Ausdruck in deren zweckbezogener Indienstnahme: Ausgedient heißt abgeschoben. Doch braucht die scheinbar Unabhängige die co-narzisstische Begleitung. Die Psychiaterin und Schriftstellerin Evelina Jecker Lambreva lässt in ihrem Romanmanuskript »Im Namen des Lebens« eine junge Briefschreiberin auftreten, die ihrer Psychotherapeutin auf schriftlichem Weg von ihrer Mutter erzählt. Diese schöne Mutter war rücksichtslos selbstbezogen, »das Zentrum des Geschehens überall«, von hasserfüllten Ressentiments erfüllt gegen alle, die ein Eigenleben führten, also auch gegen die Tochter. Sie war eine »bekannte Medienfrau« und »Partylöwin«, die es verstand, von ihren prominenten Gästen und »von ihren einflussreichen Bekannten zu profitieren, ja sogar sie auszunützen, ohne dass sie es merkten«. Dieses Modell eines exhibitionistischen, tendenziell malignen Narzissmus wirkt auf die Beziehungsumwelt schädigend, insbesondere auf die Tochter: »Manchmal fand ich mich in Ordnung, aber meistens abstoßend. Nach dem Ballettunterricht verbrachte ich den ganzen Tag zu Hause damit, mich in verschiedenen Spiegeln anzuschauen. […] Das Bild, das fremde Augen, Fensterscheiben, Glastüren und gewöhnliche Spiegel mir zeigten, war für mich maßgebend und bestimmte, wie ich mich fühlte. […] Mit der Zeit bekam ich von mir das Bild, wie eine Raupe zu sein. Eine hässliche, graue Raupe, vor der ich mich im Spiegel ekelte und aus der sich nie der prächtige Schmetterling entpuppen würde, den sich meine Mutter so sehr wünschte«. Das Mädchen, von der Mutter als Person in ihrem eigenen Recht nicht wahrgenommen, bedarf der kontinuierlichen Selbstvergewisserung im Spiegel, genauer gesagt: Es bedarf des Blicks in den Spiegel, um gerade nicht sich selbst zu sehen, sondern ein Geschöpf, das vor den mütterlichen Augen bestehen würde. Doch der Blick in den Spiegel zeigt nicht nur Ungenügen, sondern führt zu Selbstekel, einer massiven destruktiven Wendung gegen sich selbst. Im Roman kommt es im Verlauf der Entwicklung von der nach innen gerichteten destruktiven Dynamik zu einer nach außen, gegen die Mutter gerichteten und expandierenden Zerstörungsbewegung.

Schneewittchen soll sterben

Bei dem von Jecker Lambreva entworfenen Mutter-Tochter-Konflikt handelt es sich letztlich um eine Schneewittchen-Dramaturgie (vgl. »Sneewittchen«, KHM 53; Rölleke 1980). Die Stiefmutter im Märchen ist gänzlich auf Sieg in der Konkurrenz eingestellt und fragt den Spiegel, ob sie die Schönste im Lande sei. Eines Tages schließlich erhält sie die Antwort, dass Schneewittchen sie überrundet habe. Die Mutter beschließt: Schneewittchen soll sterben. Die Stiefmutter im Märchen will ebenso wie die Mutter in Jecker Lambrevas Roman unangefochten und auf immer und ewig die Erste und Einzige sein. Beide verweigern sich der Anerkennung von Generativität und Vergänglichkeit. Kinder sind Konkurrenten. Man muss sie ausschalten. Die narzisstische Mutter-Tochter-Beziehung kann ein so großes destruktives Potential entfalten, dass die Entwicklung des Mädchens sozusagen zum tödlichen Stillstand kommt, das Selbstgefühl erstirbt. Dafür ist Schneewittchen im Glassarg ein prominentes Symbol (Wardetzki 2012).

6.1.8 Behandlungsperspektiven

Patientinnen mit narzisstischen Pathologien verfügen über ein offen oder latent fragiles Ich und verwickeln den Therapeuten bereits bei den ersten Kontaktaufnahmen in Konflikte um Bestätigung und Aufmerksamkeit. Viele Patientinnen suchen eine äußere Instanz, die für die Regulierung innerer Zustände zur Quelle von Entlastung, Besänftigung, Resonanz und Komfort werden könnte. Es geht um:

- Interaktive Resonanz und selektive Antwortbereitschaft (Heigl-Evers, Heigl & Ott 1997);
- Vertrauen schaffen durch zuverlässiges, explizit wertschätzendes Engagement für die Anliegen des Patienten (Sachse, Sachse & Fasbender 2011);
- Vertrauen schaffen durch artikuliertes empathisches Verstehen, aktives Mitvollziehen und unterstützendes Reflektieren;
- Vertrauen schaffen durch Toleranz für Kritik und Infragestellung;
- Aktive Nutzung der idealisierenden oder der Größenselbst-Übertragung im Dienst der Stärkung des Selbstwerterlebens beziehungsorientierte Dialogarbeit.

Therapeutische Kommunikation im Kontext weiblich narzisstischer Pathologien verlangt Gendersensibilität. Das bedeutet unter anderem

- Sensibilität für die Perspektive der Patientin auf die Therapeutin oder den Therapeuten in ihrer/seiner/Genderpositionierung;
- Aufmerksamkeit für die eigenen, auch genderbezogenen emotionalen Beziehungsangebote an die Patientin;
- Aufmerksamkeit für erotisch-sexuelle Konflikte, Beziehungswünsche und Sexualfantasien;
- Aufmerksamkeit für Hemmungen und Blockaden, die auf genderbezogene soziale und kulturelle Erwartungen zurückgehen;
- Aufmerksamkeit für »doing identity«: kreative Prozesse der Selbstgestaltung.

Die Therapeutin muss der Patientin Kredit für ihr Anliegen in der Therapie geben. Sie muss vermitteln können, dass die Patientin über Ressourcen verfügt, die ihr eine Entwicklung und Veränderung in der Zukunft ermöglichen (Grimmer 2006). Die Therapeutin begegnet der Patientin als einer potenziell wirkungsmächtigen Akteurin und vermittelt ihr Zutrauen und Zuversicht (Boothe & Grimmer 2004). Eine kreditierende Haltung wirkt der Selbstwahrnehmung und Selbstpräsentation der Patientin als hilflos abhängig, als bloßes Opfer schädigender Beziehungen, aber auch der super-souveränen Selbstdarstellung entgegen und fördert ihre Auseinandersetzung mit den eigenen Ressourcen für die Gestaltung der Beziehungswirklichkeit.

6.1.9 Freud, Phantasie und Körper

Erfolgreiche Profilierung bestätigt den Selbstwert. Man erhält Anerkennung für ein Maximum und Optimum an marktfähigem Imponierpotential. Ambitionierte Frauen erwerben Profilierungsfertigkeiten, stehen aber auch unter dem Einfluss tradierter gesellschaftlicher Normen und sozialer Kontrolle weiblichen Lebens. Sie sind unsicher, was die Legitimität von Konkurrenz und Profilierung angeht. Sie haben Skrupel oder glauben, nicht mithalten zu können; sie fürchten Sanktion und Sympathieverlust oder rechnen mit Nachteilen bei der Partnersuche. Im Geist männlicher Vorherrschaft würden Vorzüge wie anziehend, anpassungsbereit, familienengagiert, friedfertig, fürsorglich, gefügig zum überkommenen Frauenbild gehören. Oder: Fremdbemächtigung statt Selbstermächtigung.

Freud exploriert die Konkurrenzthematik vor allem in Bezug auf die Sexualanatomie, genauer: im Kontext der Untersuchung dessen, wie Kinder mit der anatomischen Differenz umgehen. Kinder stellen sich – besonders im dritten Lebensjahr – engagiert zur Schau, um Eindruck zu machen. Sie erproben das Imponier- und Attraktionspotential der körperlichen Ausstattung. Der Vergleich der männlichen mit der weiblichen Sexualanatomie fällt, so Freud, im Blick des Kindes zugunsten der männlichen Genitalien aus. Entsprechende infantile Körperbilder und Sexualfantasien bewegen lebhaft den kindlichen Geist, und zwar – bezogen auf das weibliche Geschlecht – einerseits als Vorstellung eines weiblichen Konkurrenznachteils (Jungen sind intakt, Mädchen mangelhaft) und andererseits als Nachteil in der ödipalen Rivalität um die Mutter (ich kann, phallisch unzureichend ausgestattet, das männliche Liebesobjekt bei der Mutter nicht ausstechen). Die Konzeption des infantilen Penisneides und des infantilen weiblichen Körperbildes als defizitär mobilisierte von Beginn an kontroverse Debatten. Sie gab Anlass zu zahlreichen Gegenentwürfen der kindlichen Vorstellungen von männlicher und weiblicher Sexualanatomie und ihrer Beziehung zum männlichen und weiblichen Selbstwert (Boothe & Heigl-Evers 1996; Quindeau 2004). Auf dem Weg zu Genderidentität und Selbstwertentwicklung ist der anatomische Vergleich Thema und wird in Vorstellungszusammenhängen entwickelt. Die kulturelle Bildlichkeit maskuliner Senkrechtstarter und weiblicher Feuchtgebiete kreist um die anatomische Sexualdifferenz. Ob aber die Differenzerfahrung, statt primär auf eine Dynamik des Unbewussten zu verweisen, vielmehr Freuds Misogynie offenbart oder ob eine weibliche Defizitfantasie Antwort auf die soziale Privilegierung des Männlichen ist oder ob das phallische Primat als Abwehrbewegung männlicher Angst vor der Weiblichkeit oder auch männlichen Neides auf das weibliche Gebären zu begreifen ist oder ob bereits hier die gesellschaftliche Gender-Normierung als Einengung auf Zweigeschlechtlichkeit wirksam ist (Butler 2009) – all diese Fragen leben weiter. Wie immer man weibliche Genitalfantasien mit ihrem Bezug zu Selbstwert und sexuellem Selbstgefühl wertet, sie bleiben für die Fragen des normalen und des pathologischen weiblichen Narzissmus bedeutsam. Selbstgefühl und Körperlichkeit, Selbstentwurf, Körpervergnügen, Verwandlungslust und Aneignung des Leiblichen gehören zusammen.

Literatur

Boothe, B., & B. Grimmer (2004). Die therapeutische Beziehung aus psychoanalytischer Sicht. In: W. Rössler (Hg.). Die therapeutische Beziehung. Berlin (Springer), S. 37–58.

Boothe, B., & A. Heigl-Evers (2009). Psychoanalyse der frühen weiblichen Entwicklung. München (Ernst Reinhard).

Butler, J. (2009). Die Macht der Geschlechternormen und die Grenzen des Menschlichen. Frankfurt/M. (Suhrkamp).

Campbell, W. K., & J. D. Miller (2011). The Handbook of Narcissism and Narcissistic Personality Disorder: Theoretical Approaches, Empirical Findings, and Treatments. Hoboken, NJ (John Wiley & Sons).

Campbell, W. K., J. Miller & T. Widiger (2010). Narcissistic Personality Disorder and the DSM-V. J Abnorm Psychol 119: 640–649.

Falkai, P., H.-U. Wittchen et al. (Hg.) (2015). Diagnostisches und Statistisches Manual Psychischer Störungen – DSM-5®: Deutsche Ausgabe. Göttingen (Hogrefe). http://www.onleihe.de/static/content/hogrefe/20141208/978-3-8409-2599-3/v978-3-8409-2599-3.pdf

Grimmer, B. (2006). Psychotherapeutisches Handeln zwischen Zumuten und Mut machen: das Beziehungs- und Kommunikationskonzept der Kreditierung. Stuttgart (Kohlhammer).

Heigl-Evers, A., F. Heigl & J. Ott (1997). Lehrbuch der Psychotherapie. Stuttgart (Gustav Fischer).

Internationale statistische Klassifikation der Krankheiten und verwandter Gesundheitsprobleme. 10. Revision, Version 2017. http://www.dimdi.de/static/de/klassi/index.htm

Lambreva, E. Im Namen des Lebens. Unveröffentlichtes Romanmanuskript (2017). Zitate mit ausdrücklicher Genehmigung der Autorin.

Lammers, C.-H. (2014). Psychotherapie narzisstisch gestörter Patienten. Ein verhaltenstherapeutisch orientierter Ansatz. Stuttgart (Schattauer).

Lammers, C.-H., A. Vater & S. Röpke (2013). Die narzisstische Persönlichkeitsstörung. Nervenarzt 84: 879–886.

Levy, K. N., W. D. Ellison & J. S. Reynoso (2011). A historical review of narcissism and narcissistic personality. In: W. K. Campbell, J. D. Miller (Hg.). The Handbook of Narcissism and Narcissistic Personality Disorder: Theoretical Approaches, Empirical Findings, and Treatments. Hoboken, NJ (John Wiley & Sons), S. 3–13.

Pies, R. (2011). How To Eliminate Narcissism Overnight. Innovations in Clinical Neuroscience 8: 23–27. http://www.ncbi.nlm.nih.gov/pmc/articles/PMC3071092/

Quindeau I. (2004). Sexualität. Gießen (Psychosozial-Verlag).

Ritter, K., & C.-H. Lammers (2007). Narzissmus – Persönlichkeitsvariable und Persönlichkeitsstörung. Psychother Psychosom Med Psychol 57: 53–60.

Rölleke, H. (Hg.) (1980). Jakob Grimm und Wilhelm Grimm: Kinder- und Hausmärchen. Mit einem Anhang sämtlicher, nicht in allen Auflagen veröffentlichter Märchen und Herkunftsnachweisen. Stuttgart (Reclam).

Ronningstam, E., & I. Weinberg (2013). Narcissistic Personality Disorder: Progress in Recognition and Treatment. Focus. The Journal of Lifelong Learning in Psychiatry 11: 167–177.

Sachse, R. (2002). Histrionische und Narzisstische Persönlichkeitsstörungen. Göttingen (Hogrefe).

Sachse, R., M. Sachse & J. Fasbender (2011). Klärungsorientierte Psychotherapie der narzisstischen Persönlichkeitsstörung. Göttingen (Hogrefe).

Von Wyl, A. (2013). Neue Sozialisationsformen – neue Bindungsmuster – neue Karrieren. In: B. Boothe & A. Riecher-Rössler (Hg.). Frauen in Psychotherapie. Grundlagen – Störungsbilder – Behandlungskonzepte. Stuttgart (Schattauer), S. 19–26.

Wardetzki, B. (2012). Weiblicher Narzissmus. Der Hunger nach Anerkennung. München (Kösel).

6.2 Narzisstische Persönlichkeiten in Führungspositionen

Gerhard Dammann

»[…] aber der Führer selbst braucht niemand anderen zu lieben, er darf von Herrennatur sein, absolut narzißtisch, aber selbstsicher und selbständig.« S. Freud (1921c, S. 86)

Überlegungen und Untersuchungen, die Verbindungen zwischen Egozentrik und Narzissmus (gemeint ist meist eine pathologisch erscheinende narzisstische Persönlichkeitsakzentuierung) und Führung herstellen, sind seit einigen Jahren sehr verbreitet, finden sich aber bereits bei Freud (1921c).

Besonders die Arbeiten des niederländischen Management-Professors und Psychoanalytikers Manfred Kets de Vries haben pionierhaft seit Mitte der 1980er Jahre aus objektpsychologischer Perspektive auf Zusammenhänge zwischen Führung und pathologischen Narzissmus hingewiesen (Kets de Vries & Miller 1984, 1985). Seit Mitte der 2000er Jahre (Rosenthal & Pittinsky 2006) widmet sich vermehrt auch die empirische Betriebswirtschaftslehre dem Phänomen, bleibt dabei jedoch häufig auf einer deskriptiven und rein individuumsorientierten Ebene, wenngleich auch dyadische, gruppendynamische (Charakteristika der Geführten), genderspezifische (De Hoogh et al. 2015) und soziologische Faktoren (möglicherweise zunehmende gesellschaftliche Tendenz zu Narzissmus) zu beachten wären.

Im Folgenden sollen theoretische Überlegungen, empirische Studien zu negativen oder auch positiven Konsequenzen und methodische Probleme und Zukunftsperspektiven näher beleuchtet werden.

6.2.1 Theoretische Überlegungen

Während in der Vergangenheit in der Wirtschaft und Wirtschaftspsychologie insbesondere Potentiale untersucht wurden, rücken seit einigen Jahren auch kritische Persönlichkeitsaspekte in den Vordergrund, so dass man von einer »klinisch-psychologischen Wende« (Dammann 2016, S. 52) gesprochen hat. Seit einigen Jahren widmen sich auch die Persönlichkeitspsychologie und der Bereich der Personalführung und Organisation innerhalb der Betriebswirtschaftslehre dem an sich psychoanalytisch geprägten Konzept des Narzissmus, was dazu führt, dass seit einigen Jahren die Zahl der Studien, die Leadership (Führung bzw. Führungseigenschaft) mit narzisstischen Zügen in Verbindung bringen, stark angestiegen ist.

Narzisstische Führer verfügen oft über Charisma (Khoo & Burch 2008; Nevicka et al. 2011) und haben gleichzeitig die Tendenz, andere auszunützen und zu beschämen (Campbell et al. 2011). Dieser »Dualismus« bei der Beschäftigung mit dem Phänomen wird in der Literatur immer wieder dargestellt (Hogan & Kaiser 2005; Dammann 2007, 2009). Auch gibt es Arbeiten, die die spezifische Emotionalität von Narzissten herausgearbeitet haben (Twenge & Campbell 2003; Penney & Spector 2002).

Zum einen prädisponieren stärker narzisstische Persönlichkeitszüge dafür, eine größere Karriere zu verfolgen (Ehrgeiz, Wunsch nach Anerkennung, Selbstsicherheit etc.). Narzisstische Individuen sind charakterisiert durch »*ein übersteigertes Gefühl der eigenen Wichtigkeit und Phantasien von grenzenlosem Erfolg und grenzenloser Macht*« (Blair et al. 2008, S. 255) und versuchen daher vermehrt, in Führungspositionen zu gelangen.

Natürlich braucht es dafür nicht nur den »narzisstischen Motor«, sondern es müssen die entsprechende Intelligenz und erforderliche Ausbildung hinzukommen. Es gibt eine ganze Reihe von narzisstischen Personen, deren Narzissmus dazu führt, dass Ausbildungen und Studiengänge immer wieder abgebrochen werden (sobald die Anforderungen an die Frustrationstoleranz steigen), oder solche, die eine Arbeitsstörung oder chronische regressive Schonhaltung aufweisen. Dieser Personenkreis wird nur in Ausnahmefällen beruflich erfolgreich sein.

Häufig wirken narzisstisch akzentuierte Führungspersonen zunächst charismatisch, und die größer werdenden Probleme werden erst nach und nach deutlich (Back et al. 2010; Ong et al. 2016). Allerdings ist die Zeitperspektive in der Leadership-Forschung noch wenig entwickelt (Shamir 2011). Es können Narzissten nur dann wirklich produktiv sein, wenn sie ihre eigenen problematischen Seiten möglichst gut selbst reflektieren können. Außerdem hängen Erfolg oder Misserfolg von Umgebungsvariabeln ab (Robins & Paulhus 2001). Es wurde auch ausgeführt, dass es einen wichtigen Unterschied machen könnte, ob es eher um Stabilisierung oder Neuorientierung (z. B. bei einem Unternehmen) geht. Für Letzteres könnte der Narzissmus positivere Züge haben, als wenn es um Stabilisierung geht: »Die Eigenschaften, die notwendig sind, um eine Gruppe zu bilden, unterscheiden sich u. U. von denjenigen, die notwendig, um die Gruppe aufrechtzuerhalten« (Hogan et al. 1994, S. 499).

Grundsätzlich können sich bei Führern von Unternehmungen und Organisationen alle Arten von Persönlichkeitsakzentuierungen finden (zwanghafte, schizoide, misstrauische, ängstlich-vermeidende etc.). Allerdings führen diese Persönlichkeitsakzentuierungen oder Persönlichkeitsstörungen in der Regel zu Formen des Rückzugs, Unsicherheiten u. ä., die eher nicht dazu prädisponieren, in Leitungsfunktionen zu gelangen.

Dies gilt nicht für die narzisstische Persönlichkeitsstörung, die sogar im Gegenteil dazu führt, dass Menschen mit einer solchen Persönlichkeitsstruktur in besonderem Masse prädisponiert sind, nach höheren Positionen zu streben, und diese z. T. auch erreichen.

Dafür gibt es mehrere Gründe:

- Das nie ganz stillbare Bedürfnis nach Bewunderung und Anerkennung führt dazu, dass die Personen ehrgeizig sind;
- die Personen mit narzisstischen Störungen verfügen oft über nicht wenig Charme und Charisma (den sie z. T. in der Vergangenheit entwickeln mussten, um wenigstens etwas von der Zuwendung zu erhalten, die sie vermisst haben);
- bei stärkerem Narzissmus besteht die Tendenz, andere für sich arbeiten zu lassen und deren Ergebnisse als eigene auszugeben.

In diesem Zusammenhang erscheint es wichtig, dass die narzisstische Führungspersönlichkeit nicht aus sich allein heraus erfolgreich sein kann, sondern spezifische interaktionelle Dynamiken aktiviert. Häufig projizieren zum Beispiel Angestellte in eine narzisstische Persönlichkeit ihre eigenen (zuvor evtl. unterdrückten) grandiosen Phantasien. Es sind also bei narzisstischen Dynamiken meist beide Beteiligten zu beleuchten, der manifeste Narzissmus der Führungsgestalt und der latente Narzissmus der Mitläufer. Dies ergibt eine u. U. erhebliche pathologische Kollusion, wo beispielsweise sehr gute Mitarbeiter gekündigt werden, bloß weil sie sich dieser Dynamik (zu bewundern) entziehen. Rosenthal (2006) schreibt zu Recht, dass »die aktuelle Forschung über Narzissmus und Führung sehr gut mit der Überlegung vereinbar ist, dass der Narzissmus positiv mit dem Erreichen einer Führungsposition, nicht aber zwangsläufig mit einer guten Performanz in dieser Position zusammenhängt« (S. 52). Auf dieses Zeitproblem (»*die Vorteile des Narzissmus schwinden mit der Zeit dahin*« (ebd., S. 52), dass Narzissten zunächst als Führende einen positiven Eindruck machen, der sich längerfristig aber nicht bestätigt, hat auch Paulhus (1998) hingewiesen. Er wurde jüngst von Rosenthal und Pittinsky (2006) sogar empirisch bestätigt.

Auch Kernberg (2000 [1998]) stellt fest: »In vielen Fällen handelt es sich um sehr intelligente, hart arbeitende Männer und Frauen, die auf ihrem Gebiet extrem begabt oder fähig sind; ihre narzißtischen Bedürfnisse aber neutralisieren oder zerstören ihr kreatives Potential in der Organisation« (S. 102).

Nach Maccoby (2003), der die Biographien von 500 Wirtschaftsführern näher untersuchte, sind produktive Narzissten begnadete und kreative Strategen, die das ganze Bild sehen und Sinn finden in (manchmal risikoreichen) Vorschlägen, die Welt zu verändern. Die Gesellschaft benötigt sie insbesondere dafür, kühne und avantgardistische Veränderungen in Politik, Wirtschaft etc. durchzuführen, die periodisch notwendig werden. Auch hätten produktive Narzissten die Fähigkeit, andere Menschen mitzureißen. Allerdings kann der Narzissmus in das Unproduktive oder Destruktive umschlagen, wenn die Narzissten »den Boden unter den Füßen« verlieren und immer mehr »ins Träumen« geraten. Die Achilles-Ferse des Narzissmus seien seine Tendenz zur Grandiosität und das tiefsitzende Misstrauen. Selbst brillante Narzissten können, so Maccoby, z. B. unter erheblichem Druck paranoid-misstrauisch werden.

Die drei Faktoren Narzissmus, Machiavellismus (eine nicht altruistische, sondern auf Eigenmaximierung ausgerichtete Strategie im Umgang mit anderen) und Psychopathie scheinen in engerer Beziehung zueinander zu stehen und werden auch als die »dunkle Triade« bezeichnet (Rauthmann 2012). In Zeiten von Unsicherheit bevorzugen Geführte tendenziell eher stärker narzisstisch akzentuierte Leader (Nevicka et al. 2013). Wie nahe positive und negative Persönlichkeitseigenschaften in der Führung sind, zeigt Tabelle 6.2-1:

Tab. 6.2-1 Die Nähe positiver und negativer Persönlichkeitseigenschaften beim Leadership

Erwünschte Eigenschaft	Unerwünschte Eigenschaft
durchsetzungsfähig	rücksichtslos
risikobereit	Hasardeur
charismatisch	oberflächlich charmant
innovativ	rücksichtslos gegenüber Traditionen
Grenzen auslotend	das Recht beugend
unabhängig	isoliert
flexibel	beziehungslos und ohne feste Werte
Gefühl für Menschen	manipulative soziale Kompetenz
selbstbewusst	arrogant
visionär	ohne Bodenhaftung
ehrgeizig	ruhmsüchtig
rasch handelnd	agierend
fähig, Komplexität zu reduzieren	schwarz-weiss-Sicht
robust	empathielos
setzt hohe Ziele	grandios
energisch	impulsiv-hemmungslos
angstfrei	sensation-seeker
kompetitiv	von Freund-Feind-Denken geprägt
notwendige Aggressivität	Aggression
Stehaufmännchen	frei von Reue und Schuldgefühlen
hohe Ansprüche an sich selbst	unrealistische Forderungen an sich und andere
gesundes Misstrauen	paranoid (als Gegensatz von Naivität)

Es gibt interessante Hinweise (Hansbrough & Jones 2014), die darauf schließen lassen, dass Narzissten ihr spezifisches Führungsverhalten nicht nur an den Tag legen, sondern dass es ihrer impliziten Auffassung von Führung entspricht. Nevicka und Mitarbeiter (Nevicka et al. 2018) vermuten, dass narzisstische Führungskräfte wesentlich schneller als solche von den Mitarbeitern erkannt und in ihrer Effektivität kritisch gesehen werden, je stärker ihre Sichtbarkeit in einer Organisation ist, die entwertendes oder missbräuchliches Verhalten aufzeigen kann.

Insbesondere die wichtigen theoretischen Ansätze von Kets de Vries und Miller (1985), Maccoby (2000) oder Rosenthal und Pittinsky (2006) konnten zwar klare Verbindungen zwischen Leadership (meist als trait konzeptualisiert) und Narzissmus aufzeigen. Diese Arbeiten beantworteten aber nicht die Frage, ob diese Persönlichkeitseigenschaften auch wirklich empirisch nachweisbar Einfluss auf Arbeitsleistung, Produktivität, Gruppenprozesse etc. der Organisationen nehmen. Studien in jüngster Zeit fokussieren zunehmend auf diese Frage und sehen einen individuumszentrierten reinen »trait«-Ansatz von Leadership-Fähigkeit tendenziell als reduktionistisch an (zu einem state-orientierten Modell siehe Giacomin & Jordan 2014, 2016).

Ganz generell könnte man dann von »narzisstischer Führung« sprechen, wenn Führungsentscheidungen weniger im Dienste der Sache selbst (d. h. der Unternehmung oder des Gemeinwesens) stehen, sondern den eigenen Interessen dienen (der »Selbstberauschung«, wie es Max Weber bereits 1919 in seiner berühmten Rede »Politik als Beruf« ausgedrückt hat). Im narzisstischen Führungsstil wird also die Führung letztlich zur Verwirklichung egoistischer Motive (Bewunderung, Bereicherung, persönliche Macht etc.) missbraucht. Mit anderen Worten: Nicht jede Person mit stärkerer narzisstischer Akzentuierung wird auch automatisch narzisstisch führen, und umgekehrt wird man Merkmale »narzisstischer Führung« auch bei weniger narzisstischen Führungspersonen finden. Allerdings wird hier eine weitere definitorische Schwierigkeit deutlich, die sich selbst in der neueren Literatur findet (Braun et al. 2013), dass nämlich von einem digitalen Modell ausgegangen wird, so als seien Führungskräfte (Leaders) entweder nur an sich (»narzisstisch«) oder an Anderen oder der Sache (altruistisch bzw. – psychoanalytisch ausgedrückt – »objektal«) interessiert. (»Narzisstische Individuen erstreben Führungspositionen, um in erster Linie ihre eigenen Macht- und Überlegenheitsbedürfnisse zu befriedigen, und nicht, um andere Menschen in ihrer Entwicklung zu unterstützen«; Braun et al. 2013, S. 773). De facto werden sich diverse Zwischenformen finden lassen.

Folgende Fragen stehen im Mittelpunkt des Interesses: Ist der »leader narcissism«, der in wirtschaftspsychologischen Studien untersucht und gemessen wird, mit dem klinischen Narzissmus bzw. der narzisstischen Persönlichkeitsstörung zu vergleichen? Wenn nein, was misst »leader narcissism«?

Welche negativen, aber auch positiven Auswirkungen könnten stärkere narzisstische Akzentuierungen von Führenden für die Unternehmen haben? Schließlich ist die entscheidende Frage, wie empirische Studien heute das Outcome solcher Führungspersonen auf die Organisation einschätzen. Die Untersuchung ist schwierig, weil mindestens die Persönlichkeit des Führers, dyadische Interaktionen (Chef-Untergebener), gruppendynamische Aspekte (Rolle der Geführten und der Aufsichtsorgane) sowie die wirtschaftliche Situation des Unternehmens interagieren. Braun (2017) fordert daher »multiple Analyseebenen« (S. 773). Die Komplexität der Zusammenhänge wird in Abb. 6.2-1 deutlich.

Grundsätzlich wird die Hypothese, dass es die Macht und herausgehobene Position selbst sind, die den Narzissmus entstehen lassen, weniger vertreten. Narzissten sind an der Macht, weil sie narzisstisch sind; sie sind nicht narzisstisch geworden, weil sie Macht haben.

Der vorliegende Beitrag folgt einem stärker individuumsorientierten Fokus; trotzdem bleibt die Frage relevant, ob nicht auch Organisationen selbst auf einem narzisstischen Funktionsniveau angesiedelt sein können. In einer Übersichtsarbeit zum Einfluss von narzisstischem Führungsstil auf die unternehmerischen Ergebnisse zählt Braun (2017) bereits 45 empirische Arbeiten auf.

6.2.2 Negative Einflussfaktoren

Nach den ersten konzeptuellen Überlegungen über den Zusammenhang entstanden zunächst Arbeiten, die mögliche negative Konsequenzen solcher Führungspersönlichkeiten (insbesondere durch ihre Tendenz, Mitarbeitende zu entwerten etc.) beschrieben (Benson & Campbell 2007; Blair et al. 2008; Khoo & Burch 2008; Resick et al. 2009; Yocum 2006).

Die Theorie legt nahe, dass es die Selbstbezogenheit, die Grandiosität, aber auch die Ansprüchlichkeit und Empfindlichkeit sind, die die Interaktionen narzisstischer Führungs-

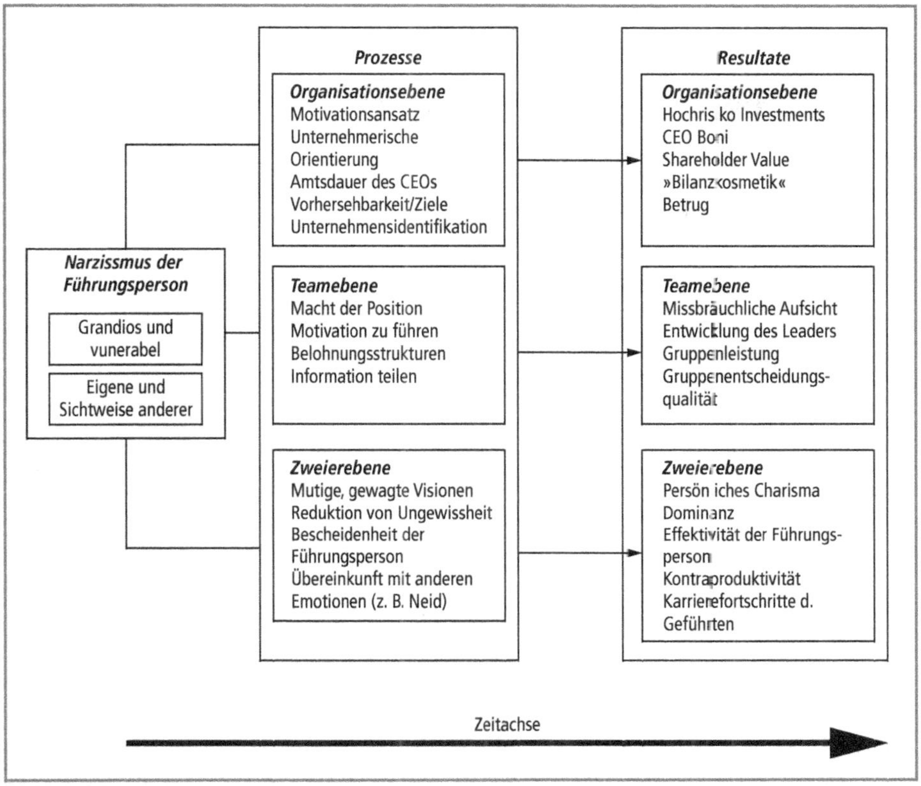

Abb. 6.2-1 Modell möglicher Zusammenhänge modifiziert nach Braun (2016)[20].

personen mit Anderen in Organisationen erheblich belasten können (Rosenthal & Pittinsky 2006).

Narzisstische CEOs haben mehr Wechsel unter ihren Führungskräften (Resick et al. 2009) und größere Schwierigkeiten, altruistisch die Bedürfnisse Anderer anzuerkennen und gelegentlich über die eigenen zu stellen (Galvin et al. 2010). Die Tendenz, sich selbst bezüglich Verträglichkeit und Führungsfähigkeit zu überschätzen, wurde bei narzisstischen Leaders wiederholt beschrieben (Judge et al. 2016, Greaves et al. 2014; Resick et al. 2009; Peterson et al. 2012). Dabei können sowohl die Überheblichkeit bzw. Selbstüberschätzung (Atwater et al. 1998), wie auch das Triggern von negativen Emotionen (Martin et al. 2016; Nevicka et al. 2011b; Reina et al. 2014; Kim et al. 1998) zu interaktionellen Problemen beitragen.

Ferner wurde ihnen die Tendenz zu einer oberflächlichen Staffage vorgeworfen, die aber langfristig nicht tragfähig ist und sogar zu Fehlverhalten führen kann (Petrenko et al. 2016; Rijsenbilt & Commandeur 2013; Olsen & Stekelberg 2016). Einschränkungen zeigten narzisstische Führungspersonen zudem bei der Kommunikation auf Gruppenebene; dies kann sich ebenfalls als problematisch erweisen (Nevicka et al. 2011b).

Auch kommt es bei narzisstischen CEOs häufiger zu Fehlverhalten (fraud), d. h. zu Ver-

20 Vgl. https://www.ncbi.nlm.nih.gov/pmc/articles/PMC5437163/figure/F1/

stößen gegen die Corporate Governance (Richtlinien zu legalem und ethischem Verhalten in Firmen) (Rijsenbilt & Commandeur 2013). In einer psychohistorisch retrospektiven Bewertung waren bei den amerikanischen Präsidenten Formen des Fehlverhaltens und des Machtmissbrauchs im Amt mit stärkerer narzisstischer Akzentuierungen korreliert (Watts et al. 2013).

Nevicka et al. (2011a, 2011b) zeigen eine Diskrepanz auf zwischen der allgemeinen Wahrnehmung als von der Gruppe geachteter Leader und der tatsächlichen Fähigkeit von narzisstischen Führern, produktive Gruppenprozesse zu initiieren.

Narzisstische Führungskräfte induzieren, wie in einer Untersuchung gezeigt werden konnte (Braun et al. 2016), bei ihrer Belegschaft negative Emotionen (wie Neid) und Unterproduktivität bzw. Aktivitäten, die nicht den Bedürfnissen der Unternehmung oder ihrer Angestellten dienen. O'Reilly et al. (2014) zeigten, dass die Höhe der Boni, die an Manager ausbezahlt werden, mit Narzissmus-Score assoziiert ist. Leiter von Geschäftsleitungen (CEOs) mit stärker narzisstischen Zügen erhalten auch signifikant mehr Bonus-Zahlungen als weniger narzisstische (O'Reilly et al. 2014). Allerdings sind diese auch abhängiger von Boni und anderen äußeren Anerkennungsfaktoren (Nevicka et al. 2011).

Empirisch konnte gezeigt werden, dass stärker narzisstisch akzentuierte Führer oft weniger organisatorische Erfahrung haben, wenn sie angestellt werden (Nevicka et al. 2018). Narzissten selbst begeben sich ungern in die Rolle von Geführten und zeigen sich dort im Leistungsbereich weniger gut (Benson et al. 2016).

Verschiedentlich wurde auch die Vermutung angestellt, dass sich unter den Führungspersonen der Wirtschaft vermehrt Persönlichkeiten mit echter Psychopathie und antisozialer Persönlichkeit befinden könnten (Babiak & Hare 2006). Diese Sichtweise wird jedoch auch angezweifelt (zu den Zusammenhängen von antisozialer Persönlichkeit und Leadership siehe Dammann 2016). Unter anderem gibt es Berufskriminelle ohne jede Psychopathie (Craparo et al. 2018) und umgekehrt »psychopathische Persönlichkeiten« (d. h. Personen, die sehr hohe Scores haben), die nie straffällig werden und beruflich in der Arbeitswelt sehr erfolgreich sind (Fallon 2013).

6.2.3 Positive Einflussfaktoren

Judge et al. (2009) sprechen von den »bright sides of dark traits« und beleuchten die positiven Effekte von Charisma, sozialer Dominanz, Offenheit für neue Erfahrung und Hybris. Dennoch haben nur wenige Autoren stringent zwischen destruktiven und produktiven Aspekten bei narzisstischen Führern unterschieden (so Paunonen et al. 2006; Dammann 2007; Sosik et al. 2014).

Die u. U. positiven Aspekte narzisstischer Persönlichkeitszüge für das Leadership wurden in den letzten Jahren von verschiedenen Autoren betont (Chatterjee & Hambrick 2007; Grijalva & Newman 2014; Hogan & Hogan 2001; Judge et al. 2006; O'Boyle et al. 2012; Paulhus & Williams 2002; Penney & Spector 2002; Wu & LeBreton 2011; Dammann 2007).

In ihrer bis heute im Feld einflussreichen Studie konnten Chatterjee und Hambrick (2007) zeigen, dass bei 111 CEOs narzisstische Züge mit strategischer Innovationsfähigkeit, Einsatz neuer Technologie und der Zahl von weiteren Akquisitionen des Unternehmens korreliert war, was auch andere Arbeitsgruppen zeigten (Aktas et al. 2016; Oesterle et al. 2016; Gerstner et al. 2015). Zwar war die Performance der narzisstischen Leader etwas stärker fluktuierend, aber der Firmenerfolg war nicht schlechter als bei Firmen mit weniger narzisstischen Chefs.

Galvin et al. (2010) haben Zusammenhänge zwischen Charisma, Narzissmus und eher visionären Führungsfähigkeiten aufgezeigt. Auch bei Militärkadetten erwiesen sich diejenigen als die besten Führer, die besonders hoch bei der Ich-Bezogenheit und dem Selbstwert punkteten (Paunonen et al. 2006), was sich für spätere Führungsfähigkeiten als prädiktiv erwies (Harm et al. 2011).

Judge et al. (2006) konnten zeigen, dass sich stärker narzisstische Personen generell mehr und bessere Leadership-Eigenschaften zutrauten und dass es zudem positive Korrelationen mit der Fähigkeit zum transformationalen Leadership geben könnte. Dagegen argumentieren Resick und Mitarbeiter, dass der Führungsstil narzisstischer CEOs weniger zu moderneren Formen von Führung beiträgt als etwa die transformationale Führung (Resick et al. 2009).

Es konnte gezeigt werden, dass narzisstische Persönlichkeiten häufiger Führungspositionen einnehmen wollen (Brunell et al. 2008; Nevicka et al. 2011) und sich selbst häufiger gute Führungseigenschaften zuschreiben (Judge et al. 2006); sie werden zunächst auch häufiger positiv wahrgenommen (Back et al. 2010). Peterson et al. (2012) zeigen Unterschiede auf, ob es sich bei dem CEO gleichzeitig um den Gründer des Unternehmens handelt, und der Bereitschaft, für das Unternehmen zu dienen (servant leadership). Das verwandte Konzept der Hybris (vielleicht als gesteigertes Selbstvertrauen zu übersetzen) verwenden Hayward und Mitarbeiter (2006). Auch sie kommen zu einer eher positiven Einschätzung: Als Führungspersonen zeigen diejenigen mit mehr Hybris in schwierigen Situationen mehr Stärke und Autorität, was bei den Geführten Vertrauen weckt. Sie handeln mit mehr Selbstvertrauen und selbstverpflichtetem Einsatz (commitment), gehen rascher innovative Felder an und testen die Grenzen der produktiven Kapazitäten ihres Unternehmens. Sie könnten in stark dynamischen und von Unsicherheit geprägten Situationen Vorteile aufweisen (Dammann 2009; Engelen et al. 2016), aber Mühe haben, später den Führungsstil wieder zu modifizieren (Patel & Cooper 2014). Auch sind sie, anders als oft vermutet, durchaus in der Lage, die Karriere Anderer zu fördern (Volmer et al. 2016). Fehlzeiten bei Mitarbeitern (Absentismus) gehen bei nicht-narzisstischen Leaders mit der Zeit tendenziell zurück (Nevicka et al. 2018).

6.2.4 Metaanalysen und methodische Probleme

Die meisten bisherigen Studien haben ihre Erkenntnisse aus Einzelfallkasuistiken (Jones et al. 2004), *»field data and cross-sectional research designs«* (Braun 2017) gewonnen. Ausnahmen sind die Studien von Nevicka et al. (2011a, 2011b, 2013) und Braun et al. (2016). Die naturalistischen Studien haben den Nachteil, dass die zahllosen Faktoren, die eine Rolle spielen können, zumeist nicht kontrolliert sind.

Bei den Untersuchungen werden zahlreiche methodische Probleme deutlich: Die unterschiedlichen verwendeten Instrumente messen in der Regel auch leicht unterschiedliche Persönlichkeitsaspekte. Der Wert von Selbstbeurteilungsinstrumenten zur Erfassung von narzisstischer Pathologie ist wegen des Antwortverhaltens in Richtung sozialer Erwünschtheit begrenzt. Gemessen wird somit in manchen Fällen eher nur selbsteingeräumtes Dominanzstreben als »Narzissmus«. Die Dimensionen von vulnerablem oder verdecktem Narzissmus (»Grandiosität in der Kleinheit«) werden ebenfalls kaum erfasst. Miller et al. (2017) haben dies kritisiert und die inkonsistenten Ergebnisse dafür verantwortlich gemacht, dass in der Leadership-Forschung zu wenig zwischen grandiosen und vulnerablen Aspekten differenziert wird. Es wurde vermutet, dass die vulnerablen Narzissten, die nicht selber führen wollen oder können, häufiger in der Gruppe der von grandiosen Narzissten Geführten sein könnten (Chan & Drasgow 2001, Kark & van Dijk 2007). Schließlich kann der Narzissmus auch unbewusst sein. Diese Schwierigkeiten gelten in der Regel analog auch für Untersuchungen zur Psychopathie.

In einigen häufig zitierten Studien (Back et al. 2010; Nevicka et al. 2013; Braun et al. 2013) wurden Studentensamples (statt echter Manager) herangezogen, um indirekt Auskunft über das Verhalten von Führungskräften mit narzisstischer Persönlichkeitsstörung in der Wirtschaft zu geben.

Eine Metaanalyse zur dunklen Triade und Arbeitsleistung stammt von O'Boyle und Mitarbeitern (2012). Diese Metaanalyse berücksichtigte Studien aus den Jahren 1951 bis 2011 (von 245 unabhängigen Samples). Die Autoren sprechen sich dafür aus, die drei Persönlichkeitszüge (Machiavellismus, Narzissmus und Psychopathie) weiterhin getrennt zu halten, obwohl sie teilweise korreliert sind und die Differenzierung von Narzissmus, Psychopathie und Machiavellismus theoretisch weitgehend arbiträr zu sein scheint. Auch in dieser Studie konnten keine klaren Zusammenhänge zwischen der »dunklen Triade« und der »job performance« erhoben werden. Die Zusammenhänge mit organisationsschädigendem Verhalten (*counterproductivity*) waren lediglich moderat.

Metaanalysen zu Befunden von Leadership und Narzissmus haben O'Boyle et al. (2012) sowie Grijalva et al. (2015) vorgelegt. Grijalva et al. (2015) zeigten darin unter Berücksichtigung von 54 Studiensamples (was ein N von 1713 Personen bedeutete), dass es für einige zentrale Fragen Hinweise auf Antworten gibt. Generell sollte zwischen dem Auftreten als Führungskraft (leadership emergence) und der tatsächlichen Effektivität der Führungsperson differenziert werden. Narzissmus und Auftreten als Führungskraft sind signifikant korreliert. Diese Zusammenhänge sind in der Selbstbeurteilung deutlicher als in der Fremdbeurteilung. Es sollte in Zukunft vermehrt darauf geachtet werden, ob in einer Studie Selbst- oder Fremdbeurteilung (wobei letztere die interpersonellen Dynamiken möglicherweise zutreffender abbilden kann) verwendet wurden (dazu siehe auch Judge et al. 2006; Vollmer et al. 2016; Braun et al. 2016). Die »leadership emergence« kann jedoch quasi vollständig durch Extraversion erklärt werden und ist somit nur zum Teil direkt an den Narzissmus gekoppelt. Hier zeigen sich auch lineare Zusammenhänge: Je grösser die Extraversion (hingewiesen sei auf den gegenwärtigen amerikanischen Präsidenten Donald Trump), umso klarer das Auftreten als Führungskraft. Wenn man die Extraversion wegrechnet, dann trägt der verbliebene Narzissmus nicht mehr zur Erklärung der »leadership emergence« bei. Oder wenn man keine stark extravertierten Personen als Führungskräfte wählt, sind auch kaum mehr narzisstische darunter.

Die Zusammenhänge zwischen narzisstischen Zügen und Effektivität als Leader wiederum sind komplizierter und nicht linear: Generell trägt Narzissmus mehr zur »emergence« als zur »effectiveness« bei. Zudem bedeutet mehr Narzissmus nicht grundsätzlich eine schlechtere Effektivität. Hier scheint ein mittleres Narzissmusniveau (i. S. einer umgekehrten U-Kurve) am besten zu sein. Optimal sind also nicht etwa sehr niedrige Werte, sondern ein mittleres »level of leader narcissism«. Mit anderen Worten: Auch empirisch gilt – bis zu einem gewissen Grad –, dass mehr Narzissmus besser ist als weniger. Die Effektivität ist bei geringer und sehr hoher Ausprägung schlechter (»Es mag kontraintuitiv klingen, dass fehlender Narzissmus zu schlechter Führung führt, doch wir behaupten hier, dass Narzissmus, sofern er maßvoll Ausdruck findet, ein potentiell positiver Charakterzug ist« (Grijalva et al. 2015, S. 18).

Eine weitere vertiefte Analyse auf verschiedenen Beobachtungsebenen stammt von Braun (2017). Auch diese Autorin trägt sowohl positive und negative Aspekte des Narzissmus zusammen und fordert für die Zukunft die Kombination von quantitativen und qualitativen Studien sowie von Experimenten (Chen 2010; Aguinis & Bradley 2014).

Maßnahmen

Gefordert wird heute bereits, präventiv zu intervenieren, d. h.

- bei Bewerbungsverfahren und der Auswahl von Mitarbeitern bereits auf diese Faktoren zu achten (Lubit 2002; Higgs 2009; Dammann 2009);
- Governance- und Fraud-Richtlinien zu beachten (Ouimet 2010; Hoffman et al. 2013);
- das Bonussystem zu verändern (»Gemeinschaftsbonus« statt individuellem Bonus) (Hentschel et al. 2018);
- Organisationsstrukturen zu schaffen, die möglichst geringe Entfaltungsmöglichkeiten für mangelnde Integrität und toxische Führung ermöglichen (Godkin & Allcorn 2011);
- und ganz grundsätzlich Achtsamkeit und auch Demut im Management fördern (Grijalva & Harms 2014). Möglicherweise kann ein Gefühl von Demut auch kritische Aspekte bei stärker narzisstisch akzentuierten Führern modulieren helfen, wie Owens et al. (2015) postulieren.

Als Gegenmittel fordert man vermehrt »authentische Führung« (Peus et al. 2015; Haas et al. 2017), wobei »authentische Führung« quasi als Gegenbegriff zum Narzissmus verstanden wird. Allerdings ist nicht einfach der Altruismus oder die heute oft beschworene Authentizität das Gegenteil von Narzissmus, sondern die Objektbeziehung selbst, wie es Kohut (1966, S. 563) einmal ausgedrückt hat.

Differenziert in diesem Zusammenhang sind die Überlegungen von Owens et al. (2015), dass sich nämlich eine gewisse Prise Demut als vorteilhaft bei narzisstischen Führungspersonen erweisen kann (*»Ergebnisse von Umfragedaten bei Angestellten und Führungskräften, die für eine große Krankenkasse tätig waren, zeigten, dass die Interaktion des Narzissmus der Führungskraft und die Gabe, Demut empfinden zu können, in Verbindung steht mit der Wahrnehmung der Wirksamkeit von Führungskräften, dem Engagement der Beschäftigten sowie der subjektiven und objektiven Arbeitsleistung der Angestellten. Zusammengefasst legen diese Ergebnisse nahe, dass narzisstische Führer durchaus positive Auswirkungen auf die Geführten haben können, wenn ihr Narzissmus von Demut gemildert wird.«* Owens et al. 2015, S. 1203).

Zukunftsaussichten und Zusammenfassung

»Auf die Frage, ob narzisstische Führer effektive Führer sind, gibt es keine eindeutige Antwort« (Braun 2017, S. 17). Das psychoanalytische Narzissmus-Konzept, das nicht zuletzt von unbewussten Dynamiken ausgeht (Gabriel 1997), kann nicht einfach auf eine deskriptive organisationspsychologische Ebene übertragen werden.

Narzissmus ist ein sehr komplexes Phänomen ohne einheitliche Theorie und Psychodynamik. Neben der pathologisch organisierten Selbststruktur wird ein übersteigertes Selbstwertgefühl beschrieben; gleichzeitig sind auch Gefühle von Inferiorität, die mit Spaltungsprozessen zu tun haben könnten, von Belang (Dammann 2012).

Auch andere theoretische Modelle, etwa das sozialpsychologisch fundierte dynamische Selbstregulationsmodell des Narzissmus von Morf und Rhodewalt (2001, 2006), das eine Reihe von empirischen Studien aufweist, allerdings nur wenig auf die psychodynamische Theoriebildung und Literatur zum Narzissmus rekurriert, stellen mögliche Implikationen auf Führung und Organisation dar. Dabei gibt es aus psychoanalytischer Perspektive vertiefte Ansätze, insbesondere von z. B. Manfred F. R. Kets de Vries (vgl. Kets de Vries & Miller 1984, 1985), Otto F. Kernberg (2000), Mathias Lohmer (2004; Lohmer & Möller 2014). Zwar findet das Konzept im Bereich der Führung vermehrte Aufmerksamkeit, es muss jedoch gefragt werden, ob es angemessen erscheint, lediglich diesen Bereich herauszunehmen, da doch in der westlichen Welt insgesamt von einem globalen Trend auszugehen ist (Twenge & Campbell 2009).

Ein weiteres Problem bei der gesamten Beschäftigung mit diesem Gebiet besteht darin, dass es eine grosse konzeptuelle Überschneidung gibt zwischen bestimmten narzisstischen Charakteristika wie sozialer Dominanz, Extraversion und großem Selbstvertrauen und quasi notwendigen Führungseigenschaften, so dass es schwierig ist, Wechselwirkungen zu untersuchen (Ensari et al. 2011; Judge et al. 2002).

Nach Judge et al. (2002) sind die beiden großen Stoßrichtungen in der theoretischen Beschäftigung (Padill et al. 2007) das Auftreten, aber auch der Aufstieg (leaderhip emergence), d. h. die Frage, »[…] ob *(oder in welchem Maße) jemand von Anderen, die gewöhnlich nur begrenzte Informationen über die Leistung dieses Individuums besitzen, als Führer betrachtet wird«* (S. 767; vgl. auch Lord et al. 1986), sowie die Auswirkungen (»leadership effectivity« oder Outcome), d. h. die Frage, »wie gut es einer Führungskraft gelingt, die Aktivitäten seiner/ihrer Einheit so zu beeinflussen und anzuleiten, dass dies dem Erreichen ihrer Ziele zugutekommt« (ebd.).

Narzissten hinterlassen oft einen zunächst positiven Eindruck (charmant, selbstbewusst), so dass die negativen Züge (Arroganz, Selbstbezogenheit, Tendenz, Andere zu entwerten oder auszunützen) erst später deutlich werden (Back et al. 2010; Paulhus 1998; Robins & Beer 2001).

Vermutlich sind auch nicht alle Facetten des Narzissmus gleichermassen »schädlich« oder »nützlich«. Auch sollte die »task performance« von der »interpersonal performance« unterschieden werden (Blair et al. 2008): was erstere anlangt, sind Narzissten möglicherweise eher überdurchschnittlich. Es wird zumeist nicht genügend zwischen normalem Narzissmus, leichteren Formen von Egoismus und eigentlicher narzisstischer Persönlichkeitsstörung unterschieden.

Insgesamt bleibt es auch in der Perspektive einer psychodynamischen Strukturdiagnostik zu bedauern, dass es keine Studien gibt, die eine strukturelle Narzissmus-Diagnostik vornehmen (mit Berücksichtigung der Schwere von projektiven und Spaltungsphänomenen, der Mentalisierung, der Empathiefähigkeit für Andere, dissozialer Züge und der Qualität der Objektbeziehungen), die zwischen narzisstischer Neurose, Persönlichkeitsstörung und malignem Narzissmus differenziert.

Verbindungen bestehen, wie auch empirisch gezeigt werden kann (Schwarzkopf et al. 2016), auch zwischen Narzissmus und Burnout (Gündel & Dammann 2012) sowie dem Gefühl, in der Arbeitswelt gemobbt zu werden. Personen mit stärker narzisstischen Zügen geraten schneller in eine Gratifikationskrise, d. h. sie haben den Eindruck, dass sie mehr (Energie etc.) für das Unternehmen geben, als sie gratifizierend (in Form von Geld, Anerkennung oder Gestaltungsspielraum) zurückerhalten. Die kausale Zeitdimension des Zusammenhangs von Erschöpfung und Engagement ist noch wenig verstanden (Wirtz et al. 2017), zumal nicht selten auch außerbetriebliche Faktoren hinzukommen (Eheprobleme etc.). Diese Krisen können sich bis zur Suizidalität steigern. So gab es in den letzten Jahren vermehrte Suizide von Top-Managern: Carsten Schloter (Swisscom), Martin Senn (Zürich Versicherungen), Kari Kairamo (Nokia), Adolf Merckle (Ratiopharm). Es gibt wichtige psychodynamische Zusammenhänge zwischen Suizidalität und Narzissmus (Dammann 2008).

Neben einer differenzierteren Sichtweise auf die Zusammenhänge von Narzissmus und Leadership sind weitere Aspekte zu beachten. Der Erfolg bzw. die Erfolglosigkeit eines narzisstisch akzentuierten Führers einer Organisation wird wesentlich auch durch Gruppenprozesse und die Unternehmenskultur (O'Boyle et al. 2012) geprägt. Aus Sicht der psychodynamischen Organisationstheorie können zudem auch Organisationen selbst pathologisch organisiert sein bzw. pathologisch funktionieren, und es könnte somit also – auf der Basis der vorherrschenden Konfliktkultur etc. – durchaus »narzisstische Organisationen« geben (Duchon & Drake 2009; Dammann 2007).

Vermutlich weist das Narzissmus-Spektrum Teilaspekte auf, die positiv sind (Autorität, Leadership) und Teilaspekte, die eher negativ zu bewerten sind (ausbeuterische Tendenz, Ansprüchlichkeit) (Grijalva & Newman, 2014). Für stark negativ agierende (zumeist narzisstische) Führungspersonen finden sich in der Literatur auch die Begriffe »toxic leadership« oder »destructive leadership« (Hansbrough & Schyns 2010).

Zusammenfassend ist festzuhalten, dass es bis heute keine eindeutige oder unbestrittene Sichtweise gibt (»Trotz vermehrter Literatur, die sich auf die Beziehung zwischen Narzissmus und Führung konzentriert, fand man bislang, was den Einfluss des Narzissmus auf die Führung betrifft, keinen Konsens«; Grijalva et al. 2015, S. 3). Beachtet werden sollte außerdem, ob es überhaupt Dominanz, Ehrgeiz, Führungsstärke und Gestaltungswillen gibt, die heute noch als positiv und frei von Narzissmus konzeptuell gedacht werden können.

Der Narzissmus ist also nicht nur Triebfeder. Einige Eigenschaften, die mit Narzissmus assoziiert sind, können ebenfalls positive Aspekte aufweisen, wenn die Person nicht zu rücksichtslos und überdies in der Lage ist, Bindungen und Beziehungen einzugehen. Diese Eigenschaften sind: Charisma, Ungebundenheit (vom Betriebsklima), Kreativität, eine gewisse Härte etc.

Die Frage schließlich, ob eine stärkere narzisstische Akzentuierung auch Vorteile bringt, hängt von der Situation der Abteilung oder des Unternehmens ab. Je mehr sich eine Organisation oder Abteilung in einer Krise befindet und eine fundamentale Neuorientierung benötigt, umso eher kann eine Führungsperson mit produktiv-narzisstischen Zügen unter Umständen positiv wirksam werden. Dies wegen ihrer Tendenz, furchtlos Veränderungsprozesse zu initiieren. Umgekehrt kann es Situationen geben, in denen Umstrukturierungen und allzu viele neue Projekte ungünstig erscheinen und das Unternehmen einen eher bewahrenden Kurs fahren sollte. Hier eignen sich narzisstische Personen wegen ihrer Tendenz, alles verändern zu wollen, möglicherweise weniger. Starke Ungewissheit in den wirtschaftlichen Rahmenbedingungen erhöht bei den Geführten die Vorliebe für narzisstische Leader (Nevicka et al. 2013).

Viele Forscher sehen den Narzissmus weiterhin lediglich als negativ für die Führung und die Unternehmung, so z. B. Campbell et al. (2011): »Narzissmus sagt Outcomes vorher, die gut für den Narzissten sind […], aber schlecht für diejenigen, die dem Narzissten nahestehen« (S. 272). Meines Erachtens sollte jedoch zwischen produktiven und deletären

Formen des pathologischen Narzissmus unterschieden werden (Dammann 2007, 2009).

Literatur

Aguinis H, & Bradley KJ (2014). Best practice recommendations for designing and implementing experimental vignette methodology studies. Organ Res Methods 17: 351–71.

Aktas N, de Bodt E, Bollaert H et al. (2016). CEO Narcissism and the takeover process: from private initiation to deal completion. J Financ Quant Anal 51: 113–37.

Atwater LE, Ostroff C, Yammarino FJ et al. (1998). Self-other agreement: does it really matter? Pers Psychol 51: 577–98.

Babiak P & Hare RD (2006). Snakes in Suits: When Psychopaths Go to Work. New York: Regan Books/ HarperCollins.

Back MD, Schmukle SC, & Egloff B (2010). Why are narcissists so charming at first sight? Decoding the narcissism–popularity link at zero acquaintance. J Person Soc Psychol 98: 132–45.

Benson AJ, Jordan CH & Christie AM (2016). Narcissistic reactions to subordinate role assignment: the case of the narcissistic follower. Person Soc Psychol Bull 42: 985–99.

Benson MJ, Campbell JP (2007). To be, or not to be, linear: An expanded representation of personality and its relationship to leadership performance. Int J Select Assessm 15: 232–49.

Blair CA, Hoffman BJ & Helland KR (2008). Narcissism in organizations: A multisource appraisal reflects different perspectives. Human Performance 21: 254–76.

Braun S. (2017). Leader Narcissism and Outcomes in Organizations: A Review at Multiple Levels of Analysis and Implications for Future Research. Front Psychol 8: 773.

Braun S, Aydin N, Frey D et al. (2016). Leader narcissism predicts malicious envy and supervisor-targeted counterproductive work behavior: evidence from field and experimental research. J Bus Ethics 135: 1–17.

Brunell AB, Gentry WA, Campbell WK et al. (2008). Leader emergence: The case of the narcissistic leader. Person Soc Psychol Bull 34: 1663–76.

Campbell WK, Hoffman BJ, Campbell SM et al. (2011). Narcissism in organizational contexts. Hum Res Manag Rev 21: 268–84.

Chan KY & Drasgow F (2001). Toward a theory of individual differences and leadership: understanding the motivation to lead. J Appl Psychol 86: 481–98.

Chatterjee A & Hambrick DC (2007). It's all about me: Narcissistic chief executive officers and their effects on company strategy and performance. Admin Science Q 52: 351–86.

Chen S (2010). The role of ethical leadership versus institutional constraints: a simulation study of financial misreporting by CEOs. J Bus Ethics 93: 33–52.

Craparo G, David V, Costanzo G et al. (2018). Cosa Nostra and the Camorra: Assessment of personality, alexithymic traits, and attachment styles. Int J Law Psychiatry 58: 17–26.

Dammann G (2016). Führungskräfte und Antisozialität. In: Dulz B, Briken P, Kernberg OF et al. Handbuch der Antisozialen Persönlichkeitsstörung. Stuttgart: Schattauer, S. 52–67.

Dammann G. (2012). Narzissmus – Wichtige psychodynamische Konzepte und ihre Auswirkungen auf die klinische Praxis. In: Dammann G, Grimmer B, Sammet I. Narzissmus: Theorie, Diagnostik, Therapie. Stuttgart: Kohlhammer , S. 15–50.

Dammann G (2009). Narzissmus und Führung. In: Eurich J, Brink A. Leadership in sozialen Organisationen. Wiesbaden: VS Verlag für Sozialwissenschaften, S. 61–89.

Dammann G (2007). Narzissten, Egomanen, Psychopathen in der Führungsetage. Fallbeispiele und Lösungswege für ein wirksames Management. Bern: Haupt.

Dammann G. (2008). Narzisstische Persönlichkeitsstörungen und chronische Suizidalität. In: Wolfersdorf M, Bronisch T, Wedler H. Suizidalität. Verstehen – Vorbeugen – Behandeln. Regensburg: Roderer, S. 219–36.

De Hoogh AHB, Den Hartog DN & Nevicka B (2015). Gender differences in the perceived effectiveness of narcissistic leaders. Appl Psychol 64: 473–98.

Duchon D & Drake B (2009). Organizational narcissism and virtuous behavior. J Business Ethics 85: 301–8.

Engelen A, Neumann C & Schmidt S (2016). Should entrepreneurially oriented firms have narcissistic CEOs? J Manage 42: 698–721.

Ensari N, Riggio RE, Christian J et al. (2011). Who emerges as a leader? Metaanalyses of individual differences as predictors of leadership emergence. Personal Indiv Differences 51: 532–6.

Freud S (1921). Massenpsychologie und Ich-Analyse. GW 13: 71–161.

Gabriel Y (1997). Meeting God: when organizational members come face to face with the supreme leader. Hum Relat 50: 315–42.

Galvin BM, Waldman DA & Balthazard P (2010). Visionary communication qualities as mediators of the relationship between narcissism and attributions of leader charisma. Personnel Psychology 63: 509–37.

Gerstner WC, Konig A, Anders A et al. (2015). CEO narcissism, audience engagement, and organizational adoption of technological discontinuities. Adm Sci Q 60: 749–49.

Giacomin M & Jordan CH (2014). Down-regulating narcissistic tendencies: communal focus reduces state narcissism. Person Soc Psychol Bull 40: 488–500.

Giacomin M & Jordan CH (2016). Self-focused and feeling fine: assessing state narcissism and its relation to well-being. J Res Pers 63: 12–21.

Godkin L & Allcorn S (2011). Organizational resistance to destructive narcissistic behavior. J Business Ethics 104: 559–70.

Greaves CE, Zacher H, McKenna B et al. (2014). Wisdom and narcissism as predictors of transformational leadership. Leadersh Organ Dev J 35: 335–58.

Grijalava E & Newman DA (2015). Narcissism and Counterproductive Work Behavior (CWB): Meta-Analysis and Consideration of Collectivist Culture, Big Five Personality, and Narcissism's Facet Structure. Appl Psychol 64: 93–126.

Grijalva E, Harms PD, Newman DA et al. (2015). Narcissism and Leadership: A Meta-Analytic Review of Linear and Nonlinear Relationships. University of Nebraska – Lincoln: P. D. Harms Publications, Paper 7. http://digitalcommons.unl.edu/pdharms/7 (Zugriff am 28. 7. 2018).

Grijalva E & Harms PD (2014). Narcissism: an integrative synthesis and dominance complementarity model. Acad Manage Perspectives 28: 108–27.

Gündel H & Dammann G (2012). Mögliche Zusammenhänge von arbeitsbezogenen psychischen Erkrankungen (Burnout) und Störungen der Persönlichkeit. PTT 16: 125–33.

Haas K, Fladerer MP & Nieberle K (2017). Authentische Führung – Ein Überblick und aktuelle Entwicklungen. Wirtschaftspsychologie 19: 5–13.

Hansbrough T & Schyns B (Hg) (2010). When leadership goes wrong: Destructive leadership, mistakes, and ethical failures. Charlotte, NC: Information Age Publishing.

Hansbrough TK & Jones GE (2014). Inside the minds of narcissists: How narcissistic leaders' cognitive processes contribute to abusive supervision. Z Psychologie 222: 214–20.

Harms PD, Spain SM & Hannah ST (2011). Leader development and the dark side of personality. Leadership Q 22: 495–509

Hayward MLA, Shepherd DA & Griffin D (2006). A hubris theory of entrepreneurship. Manage Sci 52: 160–172.

Hentschel T, Braun S, Peus C et al. (2018). The communality-bonus effect for male transformational leaders – leadership style, gender, and promotability. Eur J Work Organ Psychol 27: 112–25.

Higgs M (2009). The good, the bad and the ugly: Leadership and narcissism. J Change Manag 9: 165–78.

Hoffman BJ, Strang SE, Kuhnert KW et al. (2013). Leader narcissism and ethical context: effects on ethical leadership and leader effectiveness. J Leadersh Organ Stud 20: 25–37.

Hogan R, Curphy GJ & Hogan J (1994). What we Know about Leadership: Effectiveness and Personality. Am Psychologist 49: 493–504.

Hogan R & Hogan J (2001). Assessing leadership: A view of the dark side. Int J Selection Assess 9: 40–51.

Hogan R & Kaiser RB (2005). What we know about leadership. Rev Gen Psychol 9: 169–80.

Jones R, Lasky B, Russell-Gale H et al. (2004). Leadership and the development of dominant and countercultures: a narcissistic perspective. Leadersh Organ Dev J 25: 216–33.

Judge TA, Bono JE, Ilies R et al. (2002). Personality and leadership: A qualitative and quantitative review. J Appl Psychol 87: 765–80.

Judge TA, LePine JA & Rich BL (2006). Loving yourself abundantly: Relationship of the narcissistic personality to self and other perceptions of workplace deviance, leadership, and task and contextual performance. J Appl Psychol 91: 762–76.

Judge TA, Piccolo RF & Kosalka T (2009). The bright and dark sides of leader traits: A review and theoretical extension of the leader trait paradigm. Leadersh Q 20: 855–75.

Kark R & Van Dijk D (2007). Motivation to lead, motivation to follow: the role of the self-regulatory focus in leadership processes. Acad Manag Rev 32: 500–28.

Kernberg OF (2000). Ideologie, Konflikt und Führung. Psychoanalyse von Gruppenprozessen und Persönlichkeitsstruktur. Stuttgart: Klett-Cotta.
Kets De Vries MFR & Miller D (1985). Narcissism and leadership – an object relations perspective. Hum Relat 38: 583–601.
Kets De Vries MFR & Miller D (1984). Neurotic style and organizational pathology. Strateg Manag J 5: 35–55.
Khoo HS & Burch GSJ (2008). The ›dark side‹ of leadership personality and transformational leadership: An exploratory study. Personal Individ Differ 44: 86–97.
Kim SH, Smith RH & Brigham NL (1998). Effects of power imbalance and the presence of third parties on reactions to harm: upward and downward revenge. Person Soc Psychol Bull 24: 353–61.
Kohut H (1966). Formen und Umformungen des Narzissmus. Psyche – Z Psychoanal 20: 561–87.
Lohmer M (Hg.) (2004). Psychodynamische Organisationsberatung. Krisen und Potentiale in Veränderungsprozessen. 2. Auflage. Stuttgart: Klett-Cotta.
Lohmer M & Möller H (2014). Psychoanalyse in Organisationen. Einführung in die psychodynamische Organisationsberatung, Stuttgart: Kohlhammer.
Lord RG, deVader CL & Alliger GM (1986). A meta-analysis of the relation between personality traits and leadership perceptions: An application of validity generalization procedures. J Appl Psychol 71: 402–10.
Lubit R (2002). The long-term organizational impact of destructively narcissistic managers. Acad Manag Executive 16: 127–38.
Maccoby M (2003). The Productive Narcissist: The Promise and Peril of Visionary Leadership. New York: Broadway Books.
Martin SR, Cote S & Woodruff T (2016). Echoes of our upbringing: how growing up wealthy or poor relates to narcissism, leader behavior, and leader effectiveness. Acad Manag J 59: 2157–77.
Miller JD, Lynam DR, Hyatt CS et al. (2017). Controversies in narcissism. Ann Rev Clin Psychol 13: 291–315.
Morf CC & Rhodewalt F (2006). Die Paradoxa des Narzissmus – ein dynamisches selbstregulatorisches Prozessmodell. In: Kernberg OF, Hartmann HP. Narzissmus: Grundlagen, Störungsbilder, Therapie. Stuttgart: Schattauer, S. 308–347.
Morf CC & Rhodewalt F (2001). Unraveling the paradoxes of narcissism: a dynamic self-regulatory processing model. Psychol Inq 12: 177–96.
Nevicka B, De Hoogh AHB, Van Vianen AEM et al. (2011a). All I need is a stage to shine: Narcissists' leader emergence and performance. Leadersh Q 22: 910–25.
Nevicka B, Ten Velden FS, De Hoogh AHB et al. (2011b). Reality at odds with perceptions: Narcissistic leaders and group performance. Psychol Sci 22: 1259–64.
Nevicka B, De Hoogh AHB, Van Vianen AEM et al. (2013). Uncertainty enhances the preference for narcissistic leaders. Europ J Soc Psychol 43: 370–80.
Nevicka B, Van Vianen AEM, De Hoogh AHB et al. (2018). Narcissistic leaders: An asset or a liability? Leader visibility, follower responses, and group-level absenteeism. J Appl Psychol 103: 703–23.
O'Boyle, EH, Forsyth DR, Banks GC et al. (2012). A meta-analysis of the dark triad and work behavior: A social exchange perspective. J Applied Psychol 97: 557–79.
O'Reilly CA, Doerr B, Caldwell DF et al. (2014). Narcissistic CEOs and executive compensation. Leadersh Q 25: 218–31.
Oesterle MJ, Elosge C & Elosge L (2016). Me, myself and I: the role of CEO narcissism in internationalization decisions. Int Bus Rev 25: 1114–23.
Olsen KJ & Stekelberg J (2016). CEO narcissism and corporate tax sheltering. J Am Taxation Assoc 38: 1–22.
Ong CW, Roberts R, Arthur CA et al. (2016). The leader ship is sinking: A temporal investigation of narcissistic leadership. J Personal 84: 237–47.
Ouimet G (2010). Dynamics of narcissistic leadership in organizations: Towards an integrated research model. J Manage Psychol 25: 713–26.
Owens BP, Wallace AS & Waldman DA (2015). Leader narcissism and follower outcomes: The counterbalancing effect of leader humility. J Appl Psychol 100: 1203–13.
Padilla A, Hogan R & Kaiser RB (2007). The toxic triangle: Destructive leaders, susceptible followers, and conducive environments. Leadership Q 18: 176–94.
Patel PC & Cooper D (2014). The harder they fall, the faster they rise: approach and avoidance focus in narcissistic CEOs. Strateg Manag J 35: 1528–40.
Paulhus DL (1998). Interpersonal and intrapsychic adaptiveness of trait self-enhancement. J Person Soc Psychol 74: 197–208.

Paulhus DL & Williams KM (2002). The Dark Triad of Personality: Narcissism, Machiavellianism, and Psychopathy. J Res Pers 36: 556–63.
Paunonen SV, Lönnqvist JE, Verkasalo M et al. (2006). Narcissism and emergent leadership in military cadets. Leadersh Q 17: 475–86.
Penney LM & Spector PE (2002). Narcissism and counterproductive work behavior: Do bigger egos mean bigger problems? Int J Sel Assess 10: 126–34.
Peterson SJ, Galvin BM, Lange D (2012). CEO servant leadership: exploring executive characteristics and firm performance. Pers Psychol 65: 565–96.
Petrenko OV, Aime F, Ridge J et al. (2016). Corporate social responsibility or CEO narcissism? CSR motivations and organizational performance. Strateg Manag J 37: 262–79.
Peus C, Wesche JS & Braun S (2015). Authentische Führung (Authentic leadership). In: Felfe J. Trends der psychologischen Führungsforschung. Göttingen: Hogrefe, S. 15–26.
Rauthmann JF (2012). The dark triad and interpersonal perception: Similarities and differences in the social consequences of narcissism, Machiavellianism, and psychopathy. Soc Psychol Pers Sci 3: 487–96.
Reina CS, Zhang Z & Peterson SJ (2014). CEO grandiose narcissism and firm performance: the role of organizational identification. Leadersh Q 25: 958–71.
Resick CJ, Whitman DS, Weingarden SM (2009). The bright-side and the dark-side of CEO personality: Examining core self-evaluations, narcissism, transformational leadership, and strategic influence. J Appl Psychol 94: 1365–81.
Rijsenbilt A & Commandeur H (2013). Narcissus enters the courtroom: CEO narcissism and fraud. J Business Ethics 117: 413–29.
Robins RW & Beer JS (2001). Positive illusions about the self: Short-term benefits and long-term costs. J Person Soc Psychol 80: 340–52.
Robins RW & Paulhus DL (2001). The Character of Self-enhancers: Implications for Organizations. In: Roberts BW, Hogan R. Personality Psychology in the Workplace. Washington, DC: American Psychological Association, S. 193–219.
Rosenthal SA & Pittinsky TL (2006). Narcissistic leadership. Leadersh Q 17: 617–33.
Rosenthal SA (2006). Narcissism and Leadership: A Review and Research Agenda. Harvard University, John F. Kennedy School of Government, Center for Public Leadership, Unpublished Working Paper. https://www.researchgate.net/publication/279839204_Narcissism_And_Leadership_A_Review_And_Research_Agenda (Zugriff am 6. 6. 2018).
Schwarzkopf K, Straus D, Porschke H et al. (2016). Empirical evidence for a relationship between narcissistic personality traits and job burnout. Burnout Res 3: 25–33.
Shamir B (2011). Leadership takes time: some implications of (not) taking time seriously in leadership research. Leadersh Q 22: 307–15.
Sosik JJ, Chun JU & Zhu WC (2014). Hang on to your ego: the moderating role of leader narcissism on relationships between leader charisma and follower psychological empowerment and moral identity. J Bus Ethics 120: 65–80.
Twenge JM & Campbell WK (2003). »Isn't it fun to get the respect that we're going to deserve?« Narcissism, social rejection, and aggression. Person Soc Psychol Bull 29: 261–72.
Twenge JM & Campbell WK (2009). The narcissism epidemic: Living in the age of entitlement. New York: Free Press.
Volmer J, Koch IK & Goritz AS (2016). The bright and dark sides of leaders' dark triad traits: effects on subordinates' career success and well-being. Pers Individ Dif 101: 413–18.
Watts AL, Lilienfeld SO, Smith SF et al. (2013). The double-edged sword of grandiose narcissism: Implications for successful and unsuccessful leadership among U. S. presidents. Psychol Sci 24: 2379–89.
Wirtz N, Rigotti T, Otto K et al. (2017). What about the leader? Crossover of emotional exhaustion and work engagement from followers to leaders. J Occup Health Psychol 22: 86–97.
Wu J & LeBreton JM (2011). Reconsidering the dispositional basis of counterproductive work behavior: The role of aberrant personality. Person Psychol 64: 593–626.
Yocum R (2006). The moderating effects of narcissism on the relationship between emotional intelligence and leadership effectiveness, moral reasoning, and managerial trust. Unpublished doctoral dissertation. Seattle, WA: Seattle Pacific University.

6.3 Pathologischer Narzissmus und Machtmissbrauch in der Politik

Hans-Jürgen Wirth

6.3.1 Das schlechte Image von Macht und Narzissmus

»Keine Macht für niemand!«, lautete der Titel eines Albums der Band *Ton Steine Scherben* aus dem Jahr 1972. Und Jacob Burckhardt schrieb schon exakt 100 Jahre früher in seinen »Weltgeschichtlichen Betrachtungen«: »Und nun ist die Macht an sich böse, gleichviel wer sie ausübe« (Burckhardt 1929 [1868], S. 73).

Die Studenten des Pariser Mai '68 forderten hingegen nicht die Abschaffung der Macht, sondern formulierten: »Die Phantasie an die Macht!«, und: »Alle Macht dem Volke!«

Macht ist offenbar ein schillerndes Phänomen, das höchst ambivalente Gefühle, Phantasien und Wertungen auslöst. Macht wird einerseits entwertet, verdammt, gar verteufelt, und andererseits gilt ihr unsere Faszination.

Interessanterweise ergeht es dem Begriff des Narzissmus ähnlich wie dem der Macht: Auch ihm haftet eine höchst ambivalente Tönung an. Sigmund Freud (1914c) stellt dem Narzissmus die Objektliebe diametral gegenüber. Je mehr man seine begrenzte libidinöse Energie an andere Menschen als Liebe und Zuneigung verschenke, umso weniger bleibe sozusagen dafür übrig, sich selbst zu lieben. Wer umgekehrt in erster Linie an sich selbst denke, dem stünden für den Mitmenschen keine Liebesreserven mehr zur Verfügung.

Der Narzissmus scheint mit dem Egoismus assoziiert und ist demnach eine antisoziale Eigenschaft. Wenn wir einen Menschen als narzisstisch bezeichnen, werten wir ihn ab und charakterisieren ihn als egoistisch, ichbezogen und in seinen sozialen Beziehungen beeinträchtigt. Narzisstisch gestörte Persönlichkeiten gelten als psychotherapeutisch schwer behandelbar, und die von manchen Autoren postulierte Zunahme narzisstischer Störungen im »Zeitalter des Narzißmus« (Lasch 1980 [1978]) wird als Zeichen eines tief greifenden sozialen Verfalls gedeutet. Der amerikanische Soziologe Richard Sennett (1983 [1977]) erklärt den Narzissmus gar zur »protestantischen Ethik von heute« und lässt keinen Zweifel daran, dass er den »Terror der Intimität« für ein Grundübel der an narzisstischen Zielen und Werten orientierten Gesellschaft hält.

6.3.2 Macht als Verleugnung von Abhängigkeit

Die moderne Säuglingsforschung hat dem »klassischen« psychoanalytischen Bild vom Säugling als einem autistischen, symbiotischen, passiven und »primärnarzisstischen« Wesen das Bild vom – wie Martin Dornes (1993) es formuliert hat – »kompetenten Säugling« entgegengesetzt, der von Anfang an in einem aktiven Austausch mit seiner Umwelt steht. Wie die Beobachtung der frühen Mutter-Kind-Interaktionen gezeigt hat, suchen Babys bereits direkt nach ihrer Geburt aktiv den Kontakt mit der Mutter. Der von Freud (1914c) postulierte »primäre Narzissmus« beschreibt also nicht den normalen und gesunden seelischen Zustand des Neugeborenen, sondern eine pathologische Fehlentwicklung. Damit ist auch Freuds diametraler Gegenüberstellung von Narzissmus und Objektliebe die Grundlage entzogen. Dies entspricht i. Ü. auch allen klinischen Erfahrungen, die zeigen, dass Patienten, deren Selbstwertgefühl im Laufe der Therapie zunimmt, auch zunehmend fähiger werden, stabile und befriedigende (Liebes-) Beziehungen zu anderen Menschen einzugehen. Man muss geradezu umgekehrt annehmen, dass ein (gesunder)

Narzissmus die inneren Voraussetzungen zur Aufnahme reifer Objektbeziehungen darstellt.

Die amerikanische Psychoanalytikerin Jessica Benjamin (1996 [1988]) hat in ihrem Buch »Die Fesseln der Liebe« den Versuch unternommen, das Problem der Macht mit der existenziellen Abhängigkeit des Menschen einerseits und seinem ebenso existenziellen Bedürfnis nach Souveränität andererseits in Verbindung zu bringen. Sie geht davon aus, dass der Mensch sein ganzes Leben lang auf die Anerkennung durch andere Menschen angewiesen ist, also nicht nur, wenn er als völlig hilfloser Säugling auf die Welt kommt. Schon der Säugling hat ein primäres Interesse am Kontakt zu Anderen, vor allem zur Mutter, das sich nicht auf das Bedürfnis nach Nahrungsaufnahme und orale Bedürfnisse beschränkt. Damit sich ein Gefühl der Identität entwickeln kann, bedarf es eines Gegenübers, das durch Liebe und Anerkennung das Selbst-Gefühl bestätigt – oder genauer: überhaupt erst konstituiert. »Niemand kann sich der Abhängigkeit von anderen oder dem Wunsch nach Anerkennung entziehen«, fasst Benjamin (1996 [1988], S. 53) diesen Gedanken zusammen. Die Erfahrung, auf den Anderen und sein Wohlwollen in fundamentaler Weise angewiesen zu sein, gehört zu den schmerzlichsten und zugleich beglückendsten Erfahrungen, denen jeder Mensch vom Beginn seines Lebens an immer wieder ausgesetzt ist.

Die Ausübung von Macht und der pathologische Narzissmus stellen Strategien dar, um dieser Abhängigkeit zu entgehen. Wenn das Subjekt seine Abhängigkeit von einer anderen Person zu leugnen versucht, kann es danach trachten, diese Person mithilfe der Macht zu unterjochen, zu versklaven oder sich in anderer Form gefügig zu machen. Der andere soll gezwungen werden, seine Anerkennung auszudrücken, ohne selbst Anerkennung zu ernten. Die Anhäufung von noch so viel Macht kann das menschliche »Urbedürfnis« nach Liebe und Anerkennung jedoch nicht ersetzen, sondern nur umformen und zum Schein befriedigen. Wer Macht hat, kann sich Liebe und Anerkennung erzwingen und erkaufen. Er verschleiert damit seine fundamentale Abhängigkeit, ohne sie jedoch wirklich aufheben zu können. Denn erzwungene oder gekaufte Anerkennung ist nicht authentisch und nährt im Mächtigen den Zweifel, ob sie denn echt und ernst gemeint sei. Die daraus entstehenden Zweifel und Selbstzweifel führen zu narzisstischer Bedürftigkeit und zu narzisstischer Wut, die mit einer weiteren Steigerung des Machtgebarens beantwortet werden. Aus dieser Dynamik leitet sich der suchtartige Charakter von Machtprozessen ab, der sich in privaten Beziehungen (Willi 1975), in der Therapeut-Patient-Beziehung (Wirth 2007), aber auch in der Politik (Wirth 2002) beobachten lässt.

Zum Ausbruch narzisstischer Wut kommt es dann, wenn das grandiose Selbst auf seinem omnipotenten Anspruch, das Selbstobjekt völlig zu beherrschen, beharrt. Verleugnet das Ich, dass »die Macht des Selbst ihre natürliche Begrenztheit hat, und schreibt dessen Unvollkommenheit und Schwächen der Böswilligkeit und Verderbtheit des archaischen Objekts zu« (Kohut 1973, S. 551), so kann die ganze Persönlichkeit von einer seelischen Haltung durchsetzt werden, die Kohut als »chronische narzißtische Wut« (ebd.) bezeichnet.

Diese chronische narzisstische Wut kann nicht nur das Seelenleben des Einzelnen vergiften, sondern auch in Gruppen und Großgruppen ihre Wirkung entfalten, beispielsweise wenn das grandiose Gruppen-Selbst durch eine Verletzung des Nationalstolzes, etwa infolge einer militärischen Niederlage, eine Demütigung erfährt (Volkan 1999 [1997]; Wirth 2017). Aber auch die schleichende Zerstörung und Zersetzung von kulturellen und religiösen Wertesystemen – beispielsweise als Folge der Globalisierung – kann als eine Erniedrigung der idealisierten Eltern-Imago erlebt werden, die zur Regression, zur Verschmelzung mit einem archaischen omnipotenten Größen-Selbst und dann zu den verschiedenen Äußerungsformen einer chronischen narzisstischen Wut führt. Kohut (1973) betont ausdrücklich, dass diese Wut, die sich anfänglich als »kurzlebiger Wut-›Anfall‹« (ebd., S. 551) äußern mag, im fortgeschrittenen Stadium in »wohlorganisierten Feldzügen« (ebd., S. 552) und in endloser Rachsucht ausleben kann. Die Psychopathologie und die kollektive Pathologie des islamistischen Terrorismus sind von einer solchen Dynamik der chronischen narzisstischen Wut bestimmt (Wirth 2002; 2016a; Auchter et al. 2003).

6.3.3 Macht und Machtmissbrauch

Auf Anregung der »relationalen Psychoanalyse« (Mitchell 2003 [2000], 2004 [2002]; Potthoff & Wollnik 2014; Altmeyer 2016) betrachten wir den Narzissmus heute nicht mehr als »einsame Beschäftigung des Subjekts mit sich selbst« (Altmeyer 2000, S. 228), sondern als Ausdruck und Medium des Bedürfnisses, von anderen geliebt, anerkannt und angesehen zu werden. Einerseits sind wir bestrebt, uns als Individuen unserer Einzigartigkeit und Individualität zu vergewissern, andererseits sind wir dazu aber – paradoxerweise – auf die spiegelnde Anerkennung (und Liebe) der anderen angewiesen. »Der Narzissmus bildet keinen Gegensatz zur Objektbeziehung, er ist in einem Zwischenbereich angesiedelt, welcher das Selbst mit dem anderen verbindet« (ebd., S. 22).

Auch die Soziologie betont den Beziehungsaspekt von Macht. Macht hat grundsätzlich einen relationalen Charakter; sie existiert nicht schlechthin, sondern man übt sie über etwas oder über jemanden aus (Hösle 1997). Luhmann (1975) versteht Macht als ein »Kommunikationsmedium«, das dazu dient, »auf einen Partner, der in seinen Selektionen dirigiert werden soll« (S. 8), Einfluss zu nehmen.

So wie der Narzissmus ein allgegenwärtiger Aspekt des Seelenlebens ist, stellt die Macht einen unvermeidlichen Bestandteil des sozialen Lebens dar. Der Soziologe Max Weber (1980 [1921], S. 28) definiert Macht als »jede Chance, innerhalb einer sozialen Beziehung den eigenen Willen auch gegen Widerstand durchzusetzen, gleichviel, worauf diese Chance beruht«. In seinem berühmten Essay »Politik als Beruf« richtet Weber im Zusammenhang mit den negativen Wirkungen der Macht seinen soziologischen Blick auf einen »ganz trivialen, allzu menschlichen Feind [...]: die ganz gemeine Eitelkeit« (Weber 1994 [1919], S. 74). Er bezeichnet die Eitelkeit als eine »Berufskrankheit« der Politiker und der Wissenschaftler und vermutet, sie sei eine Eigenschaft, von der sich niemand so ganz frei wähnen könne. Weber gibt auch eine implizite Definition von Machtmissbrauch:

> *»Die Sünde gegen den heiligen Geist seines Berufs aber beginnt da, wo dieses Machtstreben unsachlich und ein Gegenstand rein persönlicher Selbstberauschung wird, anstatt ausschließlich in den Dienst der ›Sache‹ zu treten.« (Ebd., S. 75)*

Interessanterweise thematisiert Weber hier implizit den engen Zusammenhang zwischen Narzissmus und Macht, auch wenn ihm als Soziologen der Begriff des Narzissmus nicht geläufig war.

Die Ausübung von Macht wird dann problematisch, wenn die Leitungsfunktion vom pathologischen Narzissmus der Führungsperson bestimmt wird und der politische Führer seine Macht dazu benutzt, seine unbewussten narzisstischen Konflikte auszuagieren oder abzuwehren. Es ist einer Führungsperson aber durchaus erlaubt, ihre gesunden narzisstischen und auch ihre aggressiven Strebungen in ihre Arbeit einfließen zu lassen:

> *»Die Machtausübung ist ein wesentlicher, unvermeidbarer Teil der Führung und verlangt von der Führungskraft, daß sie sich die aggressiven Aspekte ihrer eigenen Persönlichkeit problemlos zunutze machen kann.« (Kernberg 2000 [1998], S. 139)*

Auch die gesunden narzisstischen Wünsche und Bedürfnisse sind eine wichtige Stimulanz für die Führungsaufgabe. Beispielsweise ist es unproblematisch, wenn ein politischer Führer stolz auf die Arbeit und die Erfolge ist, die er selbst und die von ihm geleitete Gemeinschaft erbracht haben. Sein Selbstwertgefühl sollte durch solche Erfolge wachsen, er sollte sich auch gerne mit seiner Arbeit in der Öffentlichkeit zeigen und sich dafür anerkennen, feiern und gegebenenfalls auch wählen lassen. Das alles sind Ausdrucksformen eines gesunden Narzissmus, die der sachlichen Arbeit und auch der Entwicklung der Persönlichkeit des politischen Führers und der Weiterentwicklung der Gruppen-Identität förderlich sind.

Von Machtmissbrauch können wir dann sprechen, wenn der Mächtige seine Stellung dazu benutzt, Interessen und Bedürfnisse zu befriedigen, die mit der sachlichen Aufgabe, die mit seiner sozialen Rolle verknüpft ist, nichts zu tun haben, sondern primär oder ausschließlich seiner »persönlichen Selbstberauschung«, seiner »Eitelkeit« (Weber 1994 [1919], S. 74), also seinem pathologischen Narzissmus dienen. Entsprechend könnte man den pathologischen Narzissmus (im Unterschied zum gesunden) dadurch kennzeichnen, dass andere Menschen (mithilfe von Macht) funktionalisiert und instrumentalisiert werden, um das eigene Selbstwertgefühl zu stabilisieren.

Besonders problematische Formen nimmt der Machtmissbrauch dann an, wenn sich die Gemeinschaft in einer existenziellen Krise befindet, ein narzisstisch gestörter politischer Führer die Macht erringen kann, ein großer Teil der Gemeinschaft sich subjektiv bedroht und ungerecht behandelt fühlt und ein gemeinsam »gewähltes Trauma« (Volkan 2005 [2003]) dazu dienen soll, die emotionale Krise, in der sich die Gemeinschaft befindet, zu bewältigen. Beispielsweise spielte eine solche psychopolitische Dynamik bei der Entscheidung für den Brexit eine zentrale Rolle (Wirth 2016b).

Aufgrund der Machtstellung, der öffentlichen Beachtung und des gesellschaftlichen Ansehens, welche mit der Stellung eines wichtigen politischen Amtes verbunden sind, ist es politischen Amtsträgern häufig möglich, ihr übersteigertes Geltungsbedürfnis, ihre Großmannssucht und ihren Ehrgeiz funktional so einzusetzen, dass diese narzisstischen Eigenschaften ihnen Gewinn bringen. Ja, ihre ungezügelte Selbstbezogenheit wird für sie zur wichtigsten Voraussetzung des Gewinnens überhaupt (Dammann 2007). Das Siegen wird zu einem Merkmal ihres Charakters. Solche Siegertypen – meist handelt es sich um Männer – phantasieren sich nicht nur als großartig, überdurchschnittlich, erfolgreich und herausragend, sie sind es häufig auch tatsächlich in speziellen Sparten (Wirth 2016c). Die Faktizität ihrer politischen Machtstellung und ihres gesellschaftlichen Erfolgs, das heißt die »Verankerung der psychosozialen Abwehr in der Realität« (Mentzos 1976), nährt ihre Größenphantasien, so wie umgekehrt ihre Karrierebesessenheit und ihre Rücksichtslosigkeit sich selbst und anderen gegenüber ihnen den Weg bahnen, oft bereits in jungen Jahren ein hohes Amt zu erringen. Selbstzweifel, Sensibilität, Empathie, Introspektionsfähigkeit, Zögerlichkeit, Nachdenklichkeit, gar Depressivität und Ängstlichkeit können diese

Menschen nur als Unterhöhlung ihrer Siegermentalität und damit als drohenden Verlust von Geld, Macht und Einfluss erleben.

Das dynamische Wechselspiel zwischen Narzissmus und Macht wird auf der einen Seite durch die Machtgelüste des »Herrschers« geprägt, die auf der anderen Seite durch die Unterwerfungs- und Schutzbedürfnisse der »Beherrschten« ergänzt werden, die dessen Macht überhaupt erst ermöglichen. Es gehört zu den Merkmalen von Machtbeziehungen, dass die Macht so weit wie möglich verleugnet wird, häufig von beiden Seiten. Die Mächtigen verleugnen sie, weil die Herausstellung und Bewusstwerdung der Tatsache, dass es sich um eine von Macht bestimmte Beziehung handelt, die Frage der Legitimität ebendieser Beziehung aufwirft. Aber auch derjenige, der sich der Macht unterwirft oder unterwerfen muss, neigt häufig dazu, diese Tatsache zu verleugnen, da sie seinen Narzissmus kränkt. Wer hingegen in den eigenen Reihen »auf Machtstrukturen […] hinweist, wird in aller Regel diffamiert, er projiziere seinen eigenen Machthunger […], sei paranoid« (Bruder-Bezzel & Bruder 2001, S. 25) oder wolle das friedliche Einvernehmen in der Gruppe stören.

6.3.4 Die narzisstisch gestörte Persönlichkeit und die Macht

Nach Kernberg (2002) ist die narzisstische Persönlichkeit

> *»charakterisiert durch eine abnorme extreme Idealisierung des Selbst, die so weit geht, dass ideale Anteile anderer inkorporiert werden. Mit Hilfe dieser Selbstidealisierung kann jede Abhängigkeit von anderen vermieden werden. Gleichzeitig schützt diese abnorme Selbstidealisierung den Patienten vor einer Wahrnehmung der verfolgenden Anteile seines Erlebens, vor Frustration und Aggression. Klinisch fallen diese Personen durch ein übertriebenes Maß an Grandiosität und Selbstzentriertheit auf, das nur gelegentlich von plötzlichen heftigen Minderwertigkeitsgefühlen durchbrochen wird, wenn das pathologische grandiose Selbst bedroht wird. Das pathologische grandiose Selbst dieser Patienten – Ausdruck einer abnormen Selbstidealisierung – zeigt sich in Exhibitionismus, Anspruchsdenken, Rücksichtslosigkeit, der Inkorporation idealisierter Anteile anderer, der chronischen Neigung zur Entwertung anderer, ausbeuterischem und parasitärem Verhalten sowie in dem chronischen Bedürfnis danach, von anderen bewundert zu werden und im Zentrum des Interesses aller zu stehen, um eben ihre Selbstidealisierung aufrechtzuerhalten.« (S. 132 f.)*

Narzisstisch gestörte Persönlichkeiten finden sich unter sozial unangepassten und verwahrlosten Menschen ebenso wie unter gesellschaftlich höchst erfolgreichen Personen, die es verstehen, ihren Hunger nach Anerkennung und Bewunderung durch außergewöhnliche berufliche Leistungen und das daraus resultierende gesellschaftliche Ansehen zu stillen. Gesellschaftliche Machtpositionen bieten eine geradezu ideale Voraussetzung dafür, diese Seiten auszuleben: Vordergründig fallen zunächst die narzisstischen Gratifikationen ins Auge, die mit Positionen der Macht verknüpft sind. Allerdings ist die Position des Mächtigen auch dadurch gekennzeichnet, dass es eine rückwärtige Seite gibt, die der Ohnmacht. Im Zeitalter der Medien ist der Mächtige einer geradezu totalen öffentlichen Kontrolle ausgesetzt, selbst bis in die privatesten Bereiche seines Lebens. So musste Bill Clinton, der in seiner Zeit mächtigste Mann der Welt, eine verletzende und erniedrigende Kampagne wegen seiner Affäre mit der Praktikantin Monica Lewinsky über sich ergehen lassen. Aber auch in historischen Zeiten waren Positionen der Macht mit einengenden gesellschaftlichen Zwängen, insbesondere solchen der Etikette und der sozialen Rollenvorschriften, verbunden, wie sie Freud (1912–13a) in »Totem und Tabu« analysiert hat. Sowohl die soziale als auch die innerpsychische Bewegungsfreiheit der mit Macht ausgestatteten Persönlichkeit ist in spezifischer Weise eingeschränkt.

Der Narzissmus ist nicht nur eine der zentralen psychischen Voraussetzungen zur Ausübung von Macht, sondern die Ausübung von Macht ist auch ein wirkungsvolles Stimulans für das narzisstische Selbsterleben. Wer erfolgreich seinen Willen durchzusetzen vermag, fühlt sich narzisstisch gestärkt. Menschen, die unter einem gestörten Selbstwertgefühl leiden, entwickeln häufig als Bewältigungsstrategie ein übersteigertes Selbstbild, das durch die Ausübung von Macht eine Stärkung erfährt. Beispielsweise kommt es in Paarbeziehungen häufig vor, dass der eine Partner – von untergründigen Selbstwertzweifeln geplagt – ständig versucht, den anderen zu dominieren. Er zwingt ihm seinen Willen auf, um sich selbst zu beweisen, dass er der Wertvollere, Klügere, Überlegene ist. Bei solchen paardynamischen Machtkämpfen tritt der inhaltliche Aspekt – welche Entscheidungen und Handlungen nun im Einzelnen durchgesetzt werden sollen – mehr und mehr in den Hintergrund, und zwar zugunsten der bloßen Tatsache, den eigenen Willen wieder einmal durchgesetzt zu haben. Die Machtausübung dient der narzisstischen Gratifikation. Ein Mensch, der stark darauf angewiesen ist, sein labiles Selbstwertgefühl laufend durch demonstrative Beweise seiner Großartigkeit zu stabilisieren, wird sich an die einmal erreichten Positionen klammern, die ihm die Ausübung von Macht gestatten.

Konstellationen, die die Ausübung von Macht begünstigen, können u. a. darin bestehen, dass die Partner besonders bereitwillig sind, sich auf die Bedürfnisse eines pathologischen Narzissten einzulassen, weil dies ihren eigenen pathologischen Wünschen nach Anpassung und Unterwerfung entgegenkommt. Schon Wilhelm Reich (1922) hat »zwei narzißtische Typen« unterschieden: Der Typus des phallischen Narzissten zeichnet sich durch eine übersteigerte und demonstrativ zur Schau getragene Selbstsicherheit aus, um damit sein latentes Minderwertigkeitsgefühl zu kompensieren. Ihm könnte man raten: »Mach dich nicht so groß, so klein bist du doch gar nicht.« Beim zweiten Typus des Narzissten ist es genau umgekehrt: Er leidet unter einem manifesten Minderwertigkeitsgefühl, hinter dem sich latente Größenphantasien verbergen. Auf ihn trifft das Motto zu: »Mach dich nicht so klein, so groß bist du doch gar nicht.« In der Terminologie des Paartherapeuten Jürg Willi (1972) würde man vom phallischen Narzissten und vom Komplementär-Narzissten sprechen, die einander in einer Kollusion ergänzen können. Das Modell der Kollusion, also des unbewussten Zusammenspiels zweier sich gegenseitig ergänzender Partner, trifft auch für die Interaktion zwischen politischem Führer und Großgruppe (Freud spricht von »Masse«) zu. Beispielsweise ist der geltungsbedürftige Fanatiker nur dann als politischer Führer erfolgreich, wenn er auf ein Publikum trifft, das bereit ist, sein Spiel mitzumachen. Oder anders formuliert: Der pathologische Narzissmus des politischen Führers verzahnt sich mit der wie auch immer gearteten Pathologie seiner Interaktionspartner.

Pathologische Narzissten sind häufig besonders erfolgreich bei der Durchsetzung ihres eigenen Willens, weil ihnen die Ausübung von Macht innere Stabilität verleiht. Es kommt hinzu, dass die soziale Pathologie, die die narzisstisch gestörte Führerpersönlichkeit auf dem sozialen Feld induziert, von den Spaltungen profitiert, »die innerhalb dieses Feldes bereits vorhanden sind und die Konflikte in der administrativen Struktur der sozialen Organisation widerspiegeln« (Kernberg 2000 [1998], S. 27 f.). Auf diese Weise verstärken der intrapsychische und der soziale Konflikt einander (ebd.). Der Mächtige dominiert und unterdrückt die Gruppe nicht nur, über die er Macht ausübt – er befindet sich auch in einer psychischen Abhängigkeit von den Untergebenen. Wenn er auf die narzisstische Zufuhr, auf die Liebe und Anerkennung durch die Beherrschten angewiesen ist, haben diese eine ganze Menge Möglichkeiten, ihn zu manipulieren und auszunutzen. Das starke Bedürfnis des Mächtigen, geliebt und bewundert zu werden, zwingt ihn, den Wünschen der Gruppe nachzukommen und ihre Erwartungen zu erfüllen. Dies gilt für den Kontakt des Mächtigen mit seinen engsten Mitarbeitern, aber auch für den mit den Mitgliedern seiner Partei, mit den verschiedensten Lobbyisten bis hin zum Kontakt mit den »verehrten Wählerinnen und Wählern«. Eigentlich müsste er überall die Ich-Stärke besitzen, sich abzugrenzen und seine Entscheidungen unter sachlichen Gesichtspunkten zu treffen, also das Wohl des Ganzen im Auge haben – aber seine narzisstische Bedürftigkeit hindert ihn häufig daran.

Stattdessen umgibt sich der narzisstisch gestörte Führer vorzugsweise mit Ja-Sagern, Bewunderern und gewitzten Manipulatoren (vgl. Kernberg 2000 [1998], S. 104). Er verschafft sich damit zwar eine Bestätigung seines Selbstbildes, untergräbt jedoch zugleich seine realistische Selbstwahrnehmung und verfestigt seinen illusionären und von Feindbildern geprägten Weltbezug. Fremdenhass und Gewalt gegen Sündenböcke zu schüren gehört zu den bevorzugten Herrschaftstechniken narzisstischer Führerpersönlichkeiten (Wirth 2001). Geblendet von seinen eigenen Größen- und Allmachtsphantasien und von der Bewunderung, die ihm seine Anhänger entgegenbringen, verliert der Narzisst den Kontakt zur gesellschaftlichen Realität und bewirkt regelmäßig sein eigenes Scheitern, auch wenn er zeitweise noch so grandiose Erfolge feiern kann. Häufig folgt nach glänzenden Siegen ein jäher und unerwarteter Absturz, weil der narzisstische Herrscher einerseits im Vollgefühl seiner Omnipotenz den Bogen überspannt und andererseits seine paranoide Weltsicht stets neue Feinde sucht und hervorbringt, die ihn schließlich zu Fall bringen.

6.3.5 Die psychotherapeutische Behandlung der Reichen und der Mächtigen

In einer Studie über »Die psychoanalytische Behandlung der Reichen und der Mächtigen« hat Johannes Cremerius (1979) eine Antwort auf die Frage gesucht, warum »Patienten in hohen politischen und wirtschaftlichen Machtpositionen sich nur ganz ausnahmsweise einer psychoanalytischen Behandlung unterziehen« (S. 12 f.). Er kommt zu dem Ergebnis, dass es den Reichen und Mächtigen aufgrund ihrer privilegierten Lage und ihres gesellschaftlichen Einflusses möglich ist, »ihre Neurosen derart in gesellschaftlich akzeptierten Formen« unterzubringen, dass sie nicht als krankhafte Störungen bemerkt werden, so dass sie nicht an ihnen leiden müssen. Der Mächtige lebt seine neurotischen Bedürfnisse ungehindert in der Realität aus – anstatt Leidensdruck zu entwickeln, agiert er.

Als Paradebeispiel für diese Patientengruppe gilt die von Herrmann Argelander (1972) publizierte Fallstudie »Der Flieger«. Der Patient stammt aus wohlhabenden Kreisen und ist auch beruflich sehr erfolgreich. Er sucht psychotherapeutische Hilfe, weil er unter Kontaktstörungen leidet. In der psychoanalytischen Behandlung, die Argelander durchführt, zeigt sich die Narzisstische Persönlichkeitsstörung des Patienten, aufgrund deren er versucht, sich von menschlichen Beziehungen unabhängig zu machen. »Anstatt Liebe verschafft er sich Bewunderung und Erfolg bei anderen Menschen«, schreibt Cremerius (1979, S. 26) mit Bezug auf den »Flieger«. Symbolisch für dessen narzisstische Form der Lebensbewältigung ist das Fliegen, das er als passionierter Sportflieger extensiv betreibt. Über den Wolken, fern vom direkten Kontakt mit anderen Menschen und als Alleinherrscher über seine Maschine, muss das Gefühl der Freiheit für diesen Patienten wohl grenzenlos sein. Er phantasiert sich unabhängig und allen anderen überlegen. Trotz anfänglicher Fortschritte scheitert die Analyse dieses Mannes schließlich, da – wie Argelander schreibt – der Patient eine kontraphobische Reaktionsbildung entwickelt, die es ihm erlaubt, mit seinen Mitmenschen direkter und angstärmer umzugehen, allerdings um den Preis, dass diese nun vor ihm Angst haben, weil er sie einschüchtert. Cremerius (1979) kommentiert den Ausgang dieser Behandlung mit folgenden Worten:

> *»Der ›Flieger‹ jedoch hat aufgrund der sozioökonomischen Sonderstellung die Möglichkeit, seine Neurose funktional so unterzubringen, dass sie ihm Gewinn bringt, ja, dass sie eine der wichtigen Voraussetzungen des Gewinns überhaupt wird – und zwar nicht im Sinne des sekundären Krankheitsgewinnes, der ja in der Regel nur noch ein Surrogat ist, sondern eines echten primären Gewinnes. Ihm kann die Analyse keine unmittelbaren Vorteile versprechen – für ihn ist sie zunächst einmal mit Verlusten verbunden, und zwar mit realen Verlusten an Geld, Besitz, Macht. Was sie ihm für die Zukunft in Aussicht stellt, nämlich ein Mehr an menschlichen Kontakten, Liebesfähigkeit und Vertrauen, kann deshalb nicht als verlockend erlebt werden.« (S. 29)*

Kernberg (1988 [1984]) berichtet von einem ähnlich gelagerten Fall:

> *»Der 17-jährige Sohn eines mächtigen Politikers bekämpfte zu Hause den konservativen arroganten Stil seines Vaters mit chronischen Wutausbrüchen, identifizierte sich jedoch mit der autoritären Haltung seines Vaters, indem er dessen Einfluss in der Stadt ausnutzte. Er versuchte, Lehrer, Geschäftsleute und andere Erwachsene zu terrorisieren, indem er sich auf die Macht seines Vaters berief, es ihnen heimzuzahlen drohte, falls seine Forderungen nicht erfüllt würden.« (S. 97 f.)*

Auch Kernberg betont, dass die Behandlung eines solchen Patienten große behandlungstechnische Schwierigkeiten aufwirft, da die narzisstische Störung mit real existierenden Macht- und Abhängigkeitsverhältnissen verzahnt sei und von diesen unterstützt werde. Allerdings ist Kernbergs Auffassung von den therapeutischen Chancen nicht so fatalistisch wie die von Cremerius. Das hängt damit zusammen, dass sich unsere Möglichkeiten, in solchen Fällen psychotherapeutisch hilfreich zu sein, dank der Weiterentwicklung der psychoanalytischen Behandlungstechniken der narzisstischen Störungen enorm verbessert haben. Diese Fallgeschichte zeigt, wie die Ausübung von Macht destruktiv und zugleich selbstschädigend werden kann, wenn sie in den Dienst pathologischer narzisstischer Bedürfnisse gestellt wird. Überall im Alltag lassen sich andere Beispiele finden, die strukturell ähnlich gelagert sind. Immer dort, wo ein starkes Machtgefälle auftritt – also zwischen Eltern und Kindern, zwischen Arzt und Patient, zwischen Pfleger und Hilfsbedürftigem, zwischen Wärter und Gefangenem, zwischen

Bürokrat und Antragsteller –, existiert für denjenigen, der in diesem Moment die Macht innehat, die Versuchung, seine verdrängten und unbewältigten Erfahrungen von Ohnmacht und Hilflosigkeit dadurch zu lindern und abzuwehren, dass er sie dem unterlegenen Partner zufügt. Es ist deshalb von zentraler Bedeutung, uns als Psychotherapeuten bewusst zu machen, dass wir auch die Machtposition in der Therapeut-Patient-Beziehung missbrauchen können, um unser unsicheres narzisstisches Gleichgewicht zu stabilisieren.

6.3.6 Narzissmus, Macht und Destruktivität

Der Historiker Ludwig Quidde (1858–1941) veröffentlichte 1894 eine kleine Schrift (»Caligula. Eine Studie über römischen Cäsarenwahnsinn«), die im kaiserlichen Deutschland zu einer politischen Sensation wurde und in kurzer Zeit 30 Auflagen erlebte (Quidde 1977 [1894]). Quidde zeichnete »im Gewande einer seriösen, durch Verweise auf die lateinischen Historiker gestützten Abhandlung über den römischen Kaiser« das Bild der Macht, das die physiognomischen Züge Wilhelms II. trug, »der im Laufe seiner Regierungszeit gleichermaßen zum Gespött und zur Bedrohung ganz Europas wurde« (S. 3). Das Porträt, das Quidde von Caligula malte, erlaubt tiefe Einblicke in die Psychologie des Machtrausches: »Größenwahn, gesteigert bis zur Selbstvergötterung, Missachtung jeder gesetzlichen Schranke und aller Rechte fremder Individualitäten, ziel- und sinnlose Grausamkeit« (S. 67) nennt er als die auffälligsten Symptome. Des Weiteren registriert er die »unangemessene Prunk- und Verschwendungssucht, ein Charakterzug fast aller Fürsten, die das gesunde Urteil über die Grenzen ihrer eigenen Stellung verlieren« (S. 68), was sich »bei Festen, Mahlzeiten, und Geschenken, in Kleidung und Wohnung, […] der Einrichtung seiner Paläste und Villen und der mit unsinnigem Luxus ausgestatteten Jachten, […] in riesenhaften Bauten und Bauprojekten« (S. 69) zeige. Quidde sieht aber auch die Wechselwirkung zwischen der individuellen Pathologie des Herrschers, seiner »Ruhmessucht«, seiner »Zerstörungssucht« (ebd.), seinem »Heißhunger nach militärischen Triumphen« (S. 70) einerseits und dem Entgegenkommen der sozialen Situation andererseits, die in der Position der Macht und der Unterwürfigkeit der Untertanen begründet sei. Das Besondere des Cäsarenwahnsinns liege darin,

> *»daß die Herrscherstellung den Keimen solcher Anlagen einen besonders fruchtbaren Boden bereitet und sie zu einer sonst kaum möglichen ungehinderten Entwicklung kommen läßt, die sich zugleich in einem Umfange, der sonst ganz ausgeschlossen ist, in grausige Taten umsetzen kann. […] Der Eindruck einer scheinbar unbegrenzten Macht lässt den Monarchen alle Schranken der Rechtsordnung vergessen. […] Die unterwürfige Verehrung aller derer, die sich an den Herrscher herandrängen, bringen ihm vollends die Vorstellung bei, ein über alle Menschen durch die Natur selbst erhobenes Wesen zu sein.« (S. 67)*

Der bis zur Selbstvergötterung gesteigerte Narzissmus, die Vorstellung, gottgleich Herrscher über Leben und Tod zu sein, lieferte die psychische Grundlage für die »Mißachtung jeder gesetzlichen Schranke und aller Rechte fremder Individualitäten«. Der Eindruck, göttliche Macht über Leben und Tod auszuüben, ließ die Vorstellung entstehen, »ein über alle Menschen durch die Natur selbst erhobenes Wesen zu sein« – eine Allmachtsphantasie, die Richter (1979) und vor ihm schon Jones (1913) als »Gotteskomplex« beschrieben haben. Der mörderische Sadismus entspringt nicht einer sexuellen Lust, sondern dem Bedürfnis, absolute Kontrolle über ein anderes lebendes Wesen zu erhalten.

Eng verknüpft mit dem Realitätsverlust der narzisstisch gestörten Führungspersönlichkeit ist ihre Abkehr von den Normen, Werten und Idealen, denen sie selbst und ihre Institution eigentlich verpflichtet sind. Der Verrat der kommunistischen Ideale durch die inzwischen gestürzten Despoten des real existierenden Sozialismus ist ein eindrucksvolles Beispiel. Beim Typus des paranoiden Führers steigern sich Skrupellosigkeit, Zynismus und Menschenverachtung in einem Ausmaß, dass sich eine Verfolgungsmentalität und ein Terrorsystem herausbilden. Dem paranoiden politischen Führer geht es im Gegensatz zum narzisstischen politischen Führer nicht darum, geliebt zu werden, »sondern er ist vielmehr sehr misstrauisch gegenüber denjenigen, die ihn zu mögen vorgeben, und er fühlt sich nur dann sicher, wenn er mit Hilfe von Angst die anderen omnipotent kontrollieren und unterwerfen kann« (Kernberg 2002, S. 153). Werden große gesellschaftliche, politische oder nationale Gruppierungen von einem paranoiden Anführer geleitet, entwickelt sich häufig eine politische Konstellation, in der reale Gefahren zum Beweis dafür werden, dass die paranoiden Feindbilder wirklich gerechtfertigt sind.

Literatur

Altmeyer, M. (2000). Narzißmus und Objekt. Ein intersubjektives Verständnis der Selbstbezogenheit. Göttingen (Vandenhoeck & Ruprecht).

Altmeyer, M. (2016). Auf der Suche nach Resonanz. Wie sich das Seelenleben in der digitalen Moderne verändert. Göttingen (Vandenhoeck & Ruprecht).

Argelander, H. (1972). Der Flieger. Eine charakteranalytische Fallstudie. Frankfurt/M. (Suhrkamp).

Auchter, T., C. Büttner, U. Schultz-Venrath et al. (Hg) (2003). Terror und Trauma vor und nach dem 11. September 2001. Psychoanalytische, psychosoziale und psychohistorische Aspekte. Gießen (Psychosozial-Verlag).

Benjamin, J. (1996 [1988]). Die Fesseln der Liebe. Psychoanalyse, Feminismus und das Problem der Macht. Übers. von N. T. Lindquist & D. Müller. Frankfurt/M. (Fischer).

Bruder-Bezzel, A., & K.-J. Bruder (2001). Auf einem Auge blind: Die Verleugnung der Macht in der Psychoanalyse. Z Individualpsychol 26: 24–31.

Burckhardt, J. (1929 [1868]). Weltgeschichtliche Betrachtungen. In: Gesamtausgabe, Bd. VII. Basel (Schwabe), S. 1–208.

Cremerius, J. (1979). Die psychoanalytische Behandlung der Reichen und Mächtigen. In: J. Cremerius, S. O. Hoffmann & W. Trimborn, Psychoanalyse, Über-Ich und soziale Schicht. München (Kindler), S. 11–54.

Dammann, G. (2007). Narzissten, Egomanan, Psychopathen in der Führungsetage. Fallbeispiele und Lösungswege für ein wirksames Management. Bern (Haupt).

Dornes, M. (1993). Der kompetente Säugling. Die präverbale Entwicklung des Menschen. Frankfurt/M. (Fischer).

Freud, S. (1912–13a). Totem und Tabu. GW IX.

Freud, S. (1914c). Zur Einführung des Narzißmus. GW X, S 137–70.

Hösle, V. (1997). Moral und Politik. Grundlagen einer politischen Ethik für das 21. Jahrhundert. München (C. H. Beck).

Jones, E (1913). The God Complex. In: ders. (Hg.). Essays in Applied Psychoanalysis. Vol. 2. New York (International Universities Press) 1964, S. 244–65.

Kernberg, O. F. (1978 [1975]). Borderline-Störungen und pathologischer Narzißmus. Übers. von H. Schultz. Frankfurt/M. (Suhrkamp).

Kernberg, O. F. (1995 [1984]). Schwere Persönlichkeitsstörungen. Theorie, Diagnose und Behandlungsstrategie. Übers. von H. Steinmetz-Schünemann. Stuttgart (Klett-Cotta).

Kernberg, O. F. (2000 [1998]). Ideologie, Konflikt und Führung. Psychoanalyse von Gruppenprozessen und Persönlichkeitsstruktur. Übers. von E. Vorspohl. Stuttgart (Klett-Cotta).

Kernberg O. F. (2002). Affekt, Objekt und Übertragung. Aktuelle Entwicklungen der psychoanalytischen Theorie und Technik. Gießen (Psychosozial-Verlag).

Kohut, H. (1973). Überlegungen zum Narzißmus und zur narzisstischen Wut. Psyche – Z Psychoanal 27: 513–54. Lasch, C. (1980 [1978]). Das Zeitalter des

Narzißmus. Übers. von G. Burmundt. München (Steinhausen).
Luhmann, N. (1975). Macht. Stuttgart (Enke).
Mentzos, S. (1976). Interpersonale und institutionalisierte Abwehr. Frankfurt/M. (Suhrkamp).
Mitchell, S. (2003 [2000]). Bindung und Beziehung. Auf dem Weg zu einer relationalen Psychoanalyse. Übers. von M. Altmeyer Gießen (Psychosozial-Verlag).
Mitchell S (2004 (2002]). Kann denn Liebe ewig sein? Psychoanalytische Erkundungen über Liebe, Begehren und Beständigkeit. Gießen (Psychosozial-Verlag).
Potthoff, P., & S. Wollnik (Hg.) (2014). Die Begegnung der Subjekte. Die intersubjektiv-relationale Perspektive in Psychoanalyse und Psychotherapie. Gießen (Psychosozial-Verlag).
Quidde, L (1977 [1894]). Caligula. Schriften über Militarismus und Pazifismus. Frankfurt/M. (Syndikat).
Reich, W. (1922). Zwei narzißtische Typen. In: Frühe Schriften I. Aus den Jahren 1920 bis 1925. Frankfurt/M. (Fischer) 1977, S. 144–52.
Richter, H.-E. (2005 [1979]). Der Gotteskomplex. Die Geburt und die Krise des Glaubens an die Allmacht des Menschen. Gießen (Psychosozial-Verlag).
Sennett, R. (1983 [1977]). Verfall und Ende des öffentlichen Lebens. Die Tyrannei der Intimität. Übers. von R. Kaiser. Frankfurt/M. (Fischer).
Volkan, V. D. (1999 [1997]). Das Versagen der Diplomatie. Zur Psychoanalyse nationaler, ethnischer und religiöser Konflikte. Übers. von A. Pott. Gießen (Psychosozial-Verlag).
Volkan, V. D. (2005 [2004]). Blindes Vertrauen. Großgruppen und ihre Führer in Krisenzeiten. Gießen (Psychosozial-Verlag).
Weber, M. (1919). Politik als Beruf. Tübingen (Mohr) 1994.
Weber, M. (1921). Wirtschaft und Gesellschaft. Grundriss der verstehenden Soziologie. Tübingen (Mohr) 1980.
Willi, J. (1975). Die Zweierbeziehung. Reinbek (Rowohlt).
Wirth, H.-J. (2001). Fremdenhaß und Gewalt als psychosoziale Krankheit. Psyche – Z Psychoanal 55: 1217–44.
Wirth, H.-J. (2002). Narzissmus und Macht: Zur Psychoanalyse seelischer Störungen in der Politik. Gießen (Psychosozial-Verlag).
Wirth, H.-J. (2007). Narzissmus und Machtmissbrauch in der Psychotherapie. In: Psychoanalytische Familientherapie. Zeitschrift für Paar-, Familien- und Sozialtherapie 8: 85–98.
Wirth, H.-J. (2016a). Kriminalität und antisoziales Verhalten der Mächtigen. In: B. Dulz, P. Briken, O. F. Kernberg et al. (Hg.) (2016). Handbuch der Antisozialen Persönlichkeitsstörung. Stuttgart (Schattauer), S. 42–51.
Wirth, H.-J. (2016b). Brexit – Ergebnis einer Politik des Machtmissbrauchs und des Ressentiments. Ein aktueller Kommentar aus der Sicht der Politischen Psychologie. In: psychosozial 39: S. 139–146.
Wirth, H.-J. (2016c). Männer und Macht – Frauen und Macht. In: Psychoanalytische Familientherapie 17: S. 53–66.
Wirth, H.-J. (2017). Der Krieg im Kosovo und die Familiengeschichte des Slobodan Milosevic. In: R. Stachowske (Hg.). Leben ist Begegnung. Systemische Therapie und Beratung. Kröning (Asanger), S. 83–94.

6.4 Großgruppen und ihre politischen Führer mit narzisstischer Persönlichkeitsorganisation

Vamik D. Volkan
Übersetzung: Petra Holler

In der Regel interessieren sich Menschen für die Persönlichkeit ihrer politischen Führer, ihr Verhalten, ihre Denk- und Gefühlsmuster, ihre Art zu sprechen oder ihr Auftreten. So richtet sich zum Beispiel während der langwierigen Auswahlverfahren im Vorfeld amerikanischer Präsidentschaftswahlen der Fokus der Öffentlichkeit – was auch einen entsprechenden medialen Niederschlag findet – auf die Beurteilung beobachtbarer oder phantasierter positiver oder negativer Persönlickeitsmerkmale eines Kandidaten oder einer Kandidatin, welche seine oder ihre Belastbarkeit und Befähigung kennzeichnen, Wirtschafts- und Sicherheitsinteressen der Bevölkerung zu schützen sowie deren gesellschaftliche und religiöse Traditionen zu bewahren.

In Zeiten gesellschaftlicher Krisen oder nationaler Katastrophen nimmt dieses Interesse innerhalb und außerhalb der jeweiligen Anhängerschaft zu. Dennoch spielen Historiker, Politologen und Wissenschaftler allgemein die Bedeutung der Persönlichkeitsmerkmale eines politischen Führers für historische Ereignisse oder Prozesse politischer Entscheidungsfindung gerne herunter. Oft sind es die Politiker selbst, die die Möglichkeit leugnen, ihr Verhalten, Denken oder Fühlen könne gewichtige psychosoziale Entwicklungen in Gang setzen. David Ben Gurion, der gemeinhin als der »Vater« des Staates Israel gilt, stellte in einem Interview dem israelischen Historiker Yehoshua Arieli die Frage, ob denn die Persönlichkeit eines Politikers für die Geschichte tatsächlich von Bedeutung sei. Die Antwort auf diese Frage, so der Historiker, sei ein bedingtes »Ja« und hänge von mehreren Faktoren ab, wie etwa davon, in welchen Zeiten und unter welchen historischen Gegebenheiten man lebe, welches gesellschaftliche und politische System vorherrsche und natürlich davon, welche Stellung man innerhalb der Regierung einnehme. Doch Ben Gurion unterbrach Arieli und erklärte, dass Geschichte von der Nation, nicht von ihren Führern gemacht werde (Malkin & Zhahor 1992). Ich persönlich hätte in dieser denkwürdigen Begegnung mit dem legendären israelischen Führer die Position Arielis eingenommen.

Ein Grund, warum in Geschichts- und Politikwissenschaften die Persönlichkeitsmerkmale eines politischen Führers in ihrer Bedeutung unterschätzt wird – während es innerhalb der Bevölkerung durchaus ein Interesse dafür gibt –, mag an der Dominanz sogenannter »rationaler Handlungsmodelle« in der Innen- und Außenpolitik liegen (siehe die Übersicht von Barner-Barry & Rosenwein 1985; Volkan et al. 1998), die die Entscheidungsfindung eines Politikers nur von logischen Überlegungen und unabhängig von psychologischen Faktoren geleitet sehen. Ursprünglich geht diese Vorstellung auf August L. von Rochaus (1853) Konzept der *Realpolitik* zurück. Es waren immer rationale Handlungsmodelle, die unter den verschiedensten Bezeichnungen das politische Denken des 20. Jahrhunderts, insbesondere jedoch die heiße Phase des Kalten Krieges, geprägt haben und die nach wie vor darüber entscheiden, wie wir das Verhältnis verfeindeter Gruppen sowie die Beziehung zwischen Großgruppen und ihren Führern analysieren. Neben einer Reihe von Arbeitshypothesen basieren diese Modelle auf einer rationalen Kosten-Nutzen-Rechnung.

Politische Entscheidungsfindung und Propaganda in Innen- und Außenpolitik gehen natürlich mit der rationalen Verarbeitung einer Fülle an Daten und Informationen einher – dazu zählt auch, was auf Seiten eines politischen Führers als nationales Interesse oder Wille des Volkes gilt, wie das Bild äußerer Feinde gezeichnet wird, mit welcher innenpolitischen Opposition er es zu tun hat, und, ganz aktuell, wie groß die Angst vor terroristischen Anschlägen ist. In der Tat mag es zahlreiche Situationen geben, in denen sich angesichts kaum vorhandener Alternativen und einer genau umrissenen Datenlage die vorhandenen Probleme ohne störenden Einfluss psychologischer Faktoren lösen lassen. Die innere Ausgeglichenheit des Entscheidungsträgers kann rationale Handlungsmodelle als Erklärung für die jeweils getroffenen Entscheidungen als ausreichend erscheinen lassen, so dass wenig Anlass besteht, nach verborgenen psychologischen Variablen zu suchen. Müssen politische Entscheidungen jedoch unter besonders komplexen und stressreichen Bedingungen für den Führer oder seine (d.h. nationale, ethnische) Großgruppe getroffen werden, greifen rationale Handlungsmodelle als befriedigende Erklärungskonzepte oftmals zu kurz. In diesen Fällen kann die Persönlichkeits*organisation* des politischen Führers ausschlaggebend dafür sein, inwieweit bestimmte politische oder diplomatische Entwicklungen in Gang gesetzt oder aber gestoppt werden.

Die »innerpsychische Persönlichkeitsorganisation« eines Menschen bildet die Grundlage seiner Identität. Sigmund Freund und die frühen Psychoanalytiker verwendeten den Begriff der »Identität« nur selten. Es war Erik Erikson (1973 [1956]), der das Konzept der »Identität« in die Psychoanalyse einführte. Bezogen auf Einzelpersonen beschrieb er »Identität« als »ein dauerndes inneres Sich-Selbst-Gleichsein« und »ein dauerndes Teilhaben an bestimmten gruppenspezifischen Charakterzügen« (S. 124). In der Psychoanalyse besteht Konsens darüber, dass sich die Identität eines Menschen auf sein subjektives Erleben bezieht. Sie wird unterschieden von verwandten Konzepten wie »Charakter« oder »Persönlichkeit«, die für gewöhnlich synonym gebraucht werden. Diese beiden zuletzt genannten Begriffe beschreiben, welchen Eindruck ein Mensch mit seiner Emotionalität, Sprache, typischen Handlungsmustern sowie seiner Art und Weise zu denken, zu sprechen und sich zu verhalten bei anderen hinterlässt. Wenn wir jemanden als sauber, ordentlich oder gierig erleben, wenn dieser Jemand darüber hinaus übermäßig intellektualisiert, ein hohes Maß an Ambivalenz an den Tag legt und seinen emotionalen Ausdruck kontrolliert, dann würden wir von einem zwanghaften Charakter sprechen. Wenn wir auf einen Menschen treffen, der von seiner eigenen Einzigartigkeit überzeugt ist, sich selbst als »Nummer Eins« oder »unglaublich« in vielen Bereichen des Lebens bezeichnet, wenn dieser Mensch Bewunderung einfordert und wie selbstverständlich davon ausgeht, dass seine Wünsche erfüllt werden, während er andere abwertet, dann sprechen wir von einer narzisstischen Persönlichkeit. Im Unterschied zu den Begriffen »Charakter« und »Persönlichkeit« bezieht sich »Identität« auf ein inneres Arbeitsmodell – die Person selbst, und nicht ein Außenstehender, empfindet und erlebt dieses.

Mit Hilfe bestimmter theoretischer Konzepte haben Psychoanalytiker versucht, solche inneren Arbeitsmodelle zu beschreiben. So spricht Kernberg (1975) von der Existenz eines »Größen-Selbst« in einer Person mit narzisstischen Persönlichkeitsmerkmalen. Dieses »Größen-Selbst« sensu Kernberg entsteht aus der Verschmelzung dreier Elemente: Realselbst, Idealselbst und Idealobjekt. Das »Realselbst« ist die Besonderheit des Kindes, wie sie durch Erfahrungen mit der frühen Mutter und anderen wichtigen Bezugspersonen mit entsprechenden mütterlichen Funktionen im Umfeld des Kindes verstärkt wurde. Das »Idealselbst« ist das mit Macht, Schönheit oder Reichtum ausgestattete Selbstbild, das die unausweichlichen Frustrationen im Umfeld des Kindes kompensieren soll; das Idealselbst hilft dem Kind außerdem bei der Wahrnehmung und Bewältigung schwieriger früher Emotionen wie Wut und Neid. Das »Idealobjekt« schließlich ist das phantasierte Bild einer grenzenlos versorgenden Mutter. In der inneren Welt existieren zeitgleich ein (nach psychischer Versorgung) »hungriger« Teil, der verschmolzen ist mit unannehmbaren Aspekten des Realselbst einerseits sowie entwerteten Objektimagines andererseits. Durch Spaltung wird das hungrige Selbst vom Größen-Selbst getrennt gehalten. Bei einer typischen narzisstischen Persönlichkeitsorganisation zeigt sich der mit völlig überzogenem Narzissmus besetzte Anteil ganz unverstellt, während der »hungrige« Anteil im Verborgenen existiert. Da dieser hungrige Selbstanteil auf ein verletzbar-abhängiges, wütendes, neidvolles und/oder enttäuschtes Selbsterleben hinweist, wird im Laufe der Entwicklung immer wieder unbewusst versucht, genau diesen Aspekt zu verleugnen oder zu externalisieren.

Wenn die persönlichen Wahrnehmungen eines politischen Führers seine innere Welt in Aufruhr versetzen, kann dies eine »Personalisierung« makropolitischer Entscheidungen zur Folge haben, d. h. politische oder diplomatische Gegebenheiten werden unbewusst mit ungelösten persönlichen Konflikten gleichgesetzt oder unterliegen dem Einfluss persönlicher Wünsche, starker Gefühle, unbewusster Phantasien, psychischer Abwehr oder Hemmung. In der Tat kann in kritischen Momenten die innerpsychische Verfasstheit (Identität) eines einzelnen Menschen Entscheidungen historischen Ausmaßes mit weitreichenden Konsequenzen nach sich ziehen – selbst in einem Land wie den Vereinigten Staaten, in dem ein Regierungssystem von »Checks and Balances« die Politik substanziell vor dem Einfluss der Identität eines einzelnen politischen Führers schützen soll, die in solchen Augenblicken, um mit den Worten des bekannten Politologen Robert Tucker zu sprechen, zur »entscheidenden Kleinigkeit« werden kann (Tucker 1973, S. xi).

Im Allgemeinen ist die »Passung« zwischen einer Großgruppe und einem politischen Führer mit übermäßiger Selbstliebe (Narzissmus) dann am größten, wenn sich die ethnische, nationale, religiöse oder ideologische Großgruppe in einem Zustand der *Regression* befindet. In der psychoanalytischen Literatur bezieht sich der Begriff »Großgruppe« auf 30 bis 150 Personen, die sich treffen, um ein bestimmtes Thema zu behandeln. In diesem Kapitel verwende ich den Begriff »Großgruppe« für Zehntausende oder Millionen Menschen, von denen sich die meisten niemals begegnen oder kennenlernen werden, die aber ein Gefühl des Gleich-Seins bzw. eine Großgruppenidentität teilen. Eine Großgruppenidentität ist das Endergebnis von Mythen und Realitäten gemeinsamer Ursprünge, von historischen Kontinuitäten, geographischen Realitäten sowie anderen gemeinsamen sprachlichen, gesellschaftlichen, religiösen, kulturellen und politischen Faktoren. Im Alltag verleihen wir solchen Identitäten Ausdruck über den Hinweis auf Gemeinsamkeit, so z. B. »wir sind Apachen; wir sind litauische Juden; wir sind Polen; wir sind Kurden; wir sind Sunniten; wir sind Kommunisten«. In einer Ansprache an die Mitglieder des Vereins B'nai B'rith wunderte sich Sigmund Freud über sein Gefühl der Verbundenheit mit dem Judentum, da man ihn, der sich immer als Ungläubiger sah, ohne nationalen Stolz und ohne Religion erzogen hatte. Nichtsdestotrotz bemerkte Freud (1926d) an sich »die klare Bewusstheit der inneren Identität, die Heimlichkeit der gleichen seelischen Konstruktion« als Jude (S. 52). Freud verknüpfte seine individuelle Identität mit seiner Großgruppenidentität. Auch andere Psychoanalytiker beschreiben diese enge Verbindung zwischen individueller innerer Identität und der jeweiligen Großgruppenidentität (Akhtar 1999; Volkan 2006, 2013, 2014).

Der Glaube des narzisstischen Führers an die eigene Machtüberlegenheit, Intelligenz und Omnipotenz sorgt für Trost und wiegt die Großgruppe in illusionärer Sicherheit. Die Anhänger nutzen die Persönlichkeit des narzisstischen Führers als »Antidot«, um sich vor gemeinsamen Ängsten zu schützen. Der narzisstische Führer wiederum macht sich die Abhängigkeit und Bewunderung der regredierten Anhängerschaft als eine Möglichkeit zunutze, seine Grandiosität zu schützen und aufrechtzuerhalten und seine eigenen Abhängigkeitsbedürfnisse zu verbergen. Dies lässt in ihm die Tendenz entstehen, die gesellschaftlichen und politischen Anzeichen einer Großgruppenregression bewusst, noch häufiger jedoch unbewusst (Volkan 2001) auf übertriebene Art und Weise zu manipulieren. Die psychologischen Mechanismen auf Seiten der Mitglieder einer regredierten Großgruppe passen somit zur Psychodynamik eines narzisstischen Führers, der die Regression der Großgruppe auslösen oder zum Stillstand bringen kann. Zuweilen umgeht ein narzisstischer Führer aber auch die »Wünsche« der Großgruppe und fällt Entscheidungen, die den Beginn einer einschneidenden historischen Wende markieren. Was in diesem Fall zählt, ist nicht so sehr die »Passung« zwischen Führer und Anhängern, sondern sein Versuch, eigene innere Konflikte auf historischer Bühne zu lösen. Das Verhältnis eines politischen Führers zu seiner Anhängerschaft hat etwas von einer belebten Straße: In der Regel herrscht ruhiger Verkehrsfluss in beide Richtungen – d.h. Informationsaustausch, politische Entscheidungsfindung und andere Wege der Einflussnahme zwischen Führer und öffentlichen Bewusstsein fallen naturgemäß mal in die eine, mal in die andere Richtung stärker aus, ähnlich den Hauptverkehrszeiten auf einer vielbefahrenen Autobahn. Es gibt aber auch Zeiten, in denen die Straße aus unterschiedlichen Gründen von offizieller Seite zur »Einbahnstraße« erklärt wird – wie im Falle totalitärer Regime und ihrer politischen Propaganda. Selbst in demokratischen Ländern konzentriert sich im Falle nationaler Krisen und Terroranschläge, wie etwa nach dem 11. September 2001 in den Vereinigten Staaten oder aktueller Flüchtlingskrisen und damit verbundener neuartiger Erscheinungsformen von Terrorismus in den USA, Europa und anderswo auf der Welt, der »Verkehrsfluss« stärker auf die Richtung Führer/Regierung-Öffentlichkeit, da viele Menschen in verschiedenen Gesellschaften nach einem »Retter« Ausschau halten, der sie beschützen soll.

Im Folgenden möchte ich erläutern, was ich unter einer »Großgruppe« und ihrer Regression verstehe, um anschließend darzulegen, wie es zur »Passung« zwischen einem Führer mit narzisstischer Persönlichkeitsorganisation und seinen regredierten Anhängern kommen kann und wie ein Führer die Merkmale einer Großgruppenregression dergestalt manipuliert, dass es letztlich »reparative« oder »destruktive« Auswirkungen hat.

6.4.1 Was ist eine Großgruppe?

Beginnend mit Sigmund Freud (1921c) haben sich zahlreiche Psychoanalytiker mit der Frage der Massenpsychologie, mit politischer Propaganda, Kriegen und Nachkriegsbedingungen beschäftigt. Auf dieses weite Feld möchte ich an dieser Stelle nicht näher eingehen (siehe zur Übersicht Volkan 2004, 2013, 2014). Aufgrund des klinischen Interesses war der psychoanalytische Fokus stärker auf die Betrachtung von Kleingruppen – sieben bis fünfzehn Einzelpersonen finden sich zu einer Reihe von Treffen zusammen – und der damit verbundenen Psychodynamik gerichtet. Wilfred Bions (1971 [1961]) Arbeiten zählen hier zu den bekanntesten. Eine »Kleingruppe« mit einem definierten Leiter, einer strukturierten Aufgabenstellung und im Bewusstsein umschriebener Zeit, die zur Verfügung steht, wird so zur »Arbeitsgruppe«, die die gestellten Aufgaben realitätsangepasst erfüllt. Ist die Sicherheit einer solchen Gruppe bedroht oder fehlt es an einer realistischen und strukturierten Aufgabenstellung, beginnt sie nach bestimmten »Grundannahmen« zu funktionieren, die Bion im Detail beschrieben hat.

Psychoanalytiker beobachteten auch Großgruppen von 30 bis 150 Mitgliedern, die regelmäßig zusammenkommen, um sich einer bestimmten Aufgabe zu widmen. Ist die Aufgabenstellung unstrukturiert und vage, kommt es zur Regression der »Großgruppe«, die mit einem erhöhten Ausmaß an Angst, Chaos und Panik unter den Mitgliedern einhergeht (Turquet 1975; Rice 1965, 1969). Um der panischen Atmosphäre zu entkommen, so Otto Kernberg (2003a, b), reagieren regredierte »Großgruppen« narzisstisch oder paranoid und restrukturieren sich durch den Einsatz primitiver psychischer Mechanismen. Ob es zu narzisstischen oder paranoiden Restitutionsversuchen einer panischen Großgruppe kommt, die sich aus einer begrenzten Anzahl von Menschen zusammensetzt, die in einen großen Raum Platz fänden, ist laut Kernberg vom jeweiligen soziokulturellen Umfeld, von realem äußeren Druck und von ökonomischen, gesellschaftlichen oder politischen Zwängen abhängig, denen die Gruppenmitglieder unterliegen. Kernbergs Beschreibung einer narzisstischen Reorganisation chaotisch regredierter »Großgruppen« entspricht Bions (1971 [1961]) Beobachtungen einer »Grundannahme der Abhängigkeit« in Kleingruppen. Im Bemühen um narzisstische Reorganisation halten »Großgruppen« Ausschau nach einem allmächtigen narzisstischen Anführer, den sie idealisieren können, während sie eine »parasitäre Abhängigkeit« ausagieren (Kernberg 2003a, S. 685). Kernbergs Beschreibung einer paranoiden Reorganisation chaotisch regredierter »Großgruppen« auf der anderen Seite entspricht Bions (1971 [1961]) »Kampf-Flucht-Grundannahme« in Kleingruppen. In diesem Fall wird ein besonders misstrauischer Anführer gesucht, der bereit ist, gegen Feinde vorzugehen, die er selbst oder seine Anhänger als solche definieren.

Kernberg verwendet den Begriff der »Großgruppe« für Zusammenkünfte von 30 bis 150 Menschen, während er die Bezeichnung »Menschenansammlung« für Zuschauer großer Sportereignisse oder Theateraufführungen vorbehält. Er erinnert uns, dass es keine »empirischen Studien« zur Regression in »unstrukturierten Menschenansammlungen« gibt (Kernberg 2003a, S. 687), beschreibt aber, wie es anlässlich von Großveranstaltungen zur Desintegration und Panik von unstrukturierten Massen kommen kann. Er erwähnt zudem die Desintegration von Menschenmengen nach Naturkatastrophen und spricht von Massenbewegungen, gesellschaftlichen und kulturellen Prozessen. Er illustriert in erster Linie die Manifestation von Aggression in Kleingruppen, »Großgruppen«, Menschenansammlungen und Gesellschaften, wenn Regression und Desintegration einsetzen. »Die Furcht vor den Folgen einer derartigen Aggression mobilisiert narzisstische oder paranoide Abwehrmechanismen« (S. 687).

Ich möchte in diesem Kapitel den Fokus auf ethnische, nationale, religiöse oder ideologische Gruppen richten und verwende den Begriff der *Großgruppe* nur für die Größenordnung von zehntausenden, hunderttausenden oder Millionen von Menschen. In Anlehnung an das Konzept der persönlichen Identität von Erik Erikson (1966 [1956]) verwende ich den Begriff der *Großgruppenidentität*, um damit ein überdauerndes Gefühl von Gleichheit der Gruppenmitglieder untereinander zu beschreiben, während bestimmte Wesenszüge der Gruppe Ähnlichkeit mit anderen Großgruppen aufweisen. Die Psychodynamik von ethnischen, nationalen, religiösen oder ideologischen Großgruppen unterscheidet sich von jener in Kleingruppen, herkömmlichen »Großgruppen« (30 bis 150 Mitgliedern) oder Menschenansammlungen. Eine Menschenmenge in einem Fußballstadion wird kurz vor dem Spiel zur Gruppe und bleibt eine Gruppe während des Spiels und womöglich noch kurz danach. Betrachten wir auf der anderen Seite eine ethnische Großgruppe. Die Mitgliedschaft in einer solchen Gruppe oder anderen Formierungen einer Großgruppenidentität beginnt in der Kindheit. Dies trifft auch für Mitglieder einer politischen Gruppe zu, deren Eltern und Bezugspersonen aus dem jeweiligen kindlichen Umfeld an die jeweilige Ideologie glauben. Aus praktischen Gründen wird die Identität der Gruppe für jedes Mitglied zur »zweiten Haut«, wobei die meisten

Angehörigen der Großgruppe sich Zeit ihres Lebens weder begegnen noch am selben Ort aufhalten werden. Die Kernidentität jedes einzelnen Gruppenmitglieds ist mit der Großgruppenidentität verwoben, und die inneren Bilder zur Geschichte der Großgruppe, zu Mythen, Liedern, Essgewohnheiten, Tänzen, Helden und Märtyrern verbinden die Gruppenmitglieder über die Zeit hinweg. Über gemeinsame Projektionen werden die »Anderen«, d. h. Feinde oder Verbündete, identifiziert (siehe auch Volkan 1988, 1999, 2004, 2014).

Unter bestimmten äußeren Bedingungen kommt es auch in ethnischen, nationalen, religiösen oder ideologischen Großgruppen zu Regressionen, die dazu dienen, die jeweilige Identität aufrechtzuerhalten, zu schützen oder wiederherzustellen. Was Kernberg über die Mobilisierung narzisstischer oder paranoider Abwehrmechanismen und die Suche nach narzisstischen oder paranoiden Anführern in Gruppen, Menschenansammlungen und Menschenmassen geschrieben hat, gilt auch für die Regression von ethnischen, nationalen, religiösen oder ideologischen Gruppen. Da solche Großgruppen ganz spezifische Charakteristika aufweisen, die sich oft über Jahrhunderte hinweg herausgebildet haben, sollte die Untersuchung der Merkmale ihrer Regression auch psychologische Prozesse miteinschließen, die *spezifisch* für diese Großgruppen sind. Politische Führer werden bewusst oder unbewusst genau diese spezifischen Merkmale manipulieren, um – sei es friedlich oder auf destruktive Weise – die Identität der Großgruppe zu wahren.

Religiöse Sekten und terroristische Vereinigungen wie der sogenannte Islamische Staat in Irak und Syrien (ISIS) oder Islamische Staat (IS) belegen darüber hinaus, wie sich Menschen im *Erwachsenenalter* davon angezogen fühlen können, Teil einer *anders gearteten* beständigen Großgruppe zu werden, die regrediert ist. Solche Großgruppen existieren, solange sie eine Mission haben – religiöser, ideologischer oder terroristischer Natur –, die es zu erfüllen gilt. Erwachsene auf der Suche nach Bestätigung oder Steigerung ihres Selbstwerts schließen sich solchen Gruppen und ihrer jeweiligen Mission an. Im Falle terroristischer Großgruppen scheint nichts anziehender oder erfolgversprechender als die Möglichkeit, Teil des »Erfolgs« selbst zu sein, auch wenn dies eine soziale Matrix impliziert, in der Scham, Schuld und Empathie nicht mehr existieren (Suistola & Volkan 2017).

6.4.2 Großgruppenregression

Vorübergehende oder anhaltende *individuelle Regressionen* nach traumatischen äußeren Ereignissen sind oft eindeutig beobachtbar. Eine Patientin, die außerhalb New York Citys lebt, nahm über Wochen nach dem 11. September 2001 nur noch Nudeln mit Käsesoße zu sich – ein Essverhalten, das einer persönlichen Regression gleichkam. Nudeln mit Käsesoße sind ein typisch amerikanisches Kindergericht, das auch die Mutter der Patientin zubereitet hatte, wann immer ihre Tochter Angst hatte. Die Mutter der Patientin lebt in New York City. Rein kognitiv wusste die Tochter nach dem 11. September, dass die Mutter den Angriff auf das World Trade Center überlebt hatte, fürchtete aber unbewusst ihren Tod. Ausschließlich Nudeln mit Käsesoße zu sich nehmen kam einer individuellen Regression gleich, die die Mutter »am Leben« hielt und die erst aufgegeben werden konnte, als diese einige Wochen später zu Besuch kam. Jetzt »wusste« Patientin, dass die Mutter am Leben war. Weniger drastische Regressionen und Progressionen gehören normalerweise zu unserem Alltag. Erst wenn es sich um eine hartnäckige und anhaltende Regression handelt, würde man von psychischen Schwierigkeiten sprechen.

Ich möchte nun den Fokus meiner Aufmerksamkeit auf die *Regression in Großgruppen* richten, wenn die Mehrzahl der Gruppenmitglieder einem Trauma ausgesetzt ist, das die Großgruppenidentität bedroht und Ängste, Erwartungen, Denk- und Handlungsmuster hervorruft, die allen Angehörigen der Gruppe gemeinsam sind. Auf einige Anzeichen von Großgruppenregression wies bereits Freud (1921c) hin, dessen Theorien, so Robert Waelder (1971), zum großen Teil auf regredierte Gruppen anwendbar sind, deren Mitglieder ihre Individualität verlieren und sich blind um ihre Führer scharen. Wir wissen außerdem, dass es innerhalb regredierter Gruppen zu *schweren* Spaltungen kommt zwischen jenen, die dem Anführer folgen, und jenen, die sich ihm (wenn sie ihn insgeheim fürchten) widersetzen. So wurde während der Großgruppenregression unter dem Diktator Enver Hoxha die albanische Bevölkerung in »gute« Familien und Familien mit »schwarzen Flecken« aufgeteilt (Volkan 2004). Die regredierten Anhänger grenzen sich zudem scharf von anderen (verfeindeten) Gruppierungen ab, verfallen magischem Denken und betonen minimale Unterschiede zwischen sich und den »anderen« (Volkan 2001).

Manche Anzeichen einer Gruppenregression münden in gesellschaftliche Prozesse, die sehr *spezifisch* für die jeweilige Großgruppe sind. Ich möchte mich an dieser Stelle nur auf Schlüsselsymptome beziehen: die übertriebene Reaktivierung von »gewählten Ruhmesblättern«, »gewählten Traumata« und »Reinigung« innerhalb der Großgruppe.

Gewählte Ruhmesblätter (chosen glories) sind gemeinsame psychische Repräsentationen von Ereignissen und Helden, die, wenn sie aktiviert werden, den Selbstwert unter den Gruppenmitgliedern steigern. Mit gewählten Ruhmesblättern in Verbindung gebrachte Ereignisse und Personen unterliegen einer starken Mythologisierung und werden dadurch zu typischen Markern von Großgruppen. Über Elternhaus und Schule sowie über die Teilnahme an rituellen Zeremonien, in denen an vergangene glorreiche Ereignisse erinnert wird, werden gewählte Ruhmesblätter von einer Generation an die nächste weitergegeben. Durch sie werden die Kinder einer Großgruppe aneinander und an die Gruppe selbst gebunden, während die Assoziation mit einer glorreichen Vergangenheit sie in ihrem Selbstwert bestärkt.

In Zeiten großer Anspannung, in Kriegen oder kriegsähnlichen Zuständen, wenn die Großgruppe regrediert, kann es auf Seiten politischer Führer zur überzogenen Reaktivierung von gewählten Ruhmesblättern kommen, mit denen die Massen mobilisiert werden sollen. Während des Golfkrieges war Saddam Hussein ganz massiv von gewählten Ruhmesblättern abhängig und brachte seine eigene Person mit Sultan Saladin in Verbindung, der im 12. Jahrhundert die christlichen Kreuzfahrer bezwungen hatte. Die Reaktivierung eines Ereignisses und eines Helden der Vergangenheit sollte die Illusion schaffen, dem irakischen Volk stünde ein ähnlich triumphales Schicksal bevor, das ihn, Saddam, zum Helden machte. Da spielte es keine Rolle, dass Saladin weder Araber war noch vom Irak aus herrschte, sondern kurdischer Abstammung mit Herrschaftssitz in Ägypten. Beide waren sie jedoch in Tikrit geboren, was für Saddam ausreichte, sich mit Saladins Ruhm zu schmücken. Alles, was zählte, war der Sieg über die fremden Eindringlinge und die Überzeugung, sie auch dieses Mal zu bezwingen.

Ein *gewähltes Trauma* bezieht sich auf die psychische Repräsentanz eines Ereignisses, das für eine Großgruppe mit dramatischen Verlusten, dem Gefühl der Hilflosigkeit, Demütigung, Kränkung und Viktimisierung durch eine andere Gruppe sowie der Unfähigkeit verbunden ist, Verluste (von Familienmitgliedern, des Zuhauses oder von Ansehen und

Ehre) zu betrauern (Volkan 1992, 1997 2013, 2014; Volkan & Itzkowitz 1994). Obschon jedes einzelne Mitglied einer traumatisierten Großgruppe eine eigene Kernidentität besitzt und individuell auf das Trauma reagiert, teilen doch alle die psychische Repräsentanz der Tragödien, die die Gruppe zu erdulden hatte. Die an die Repräsentanzen des gemeinsamen Traumas geknüpften Selbstbilder werden in die sich entwickelnde Selbstrepräsentanz der Kinder »deponiert«, so als könnten diese den Verlust, der an das schlimme Trauma der Elterngeneration gebunden ist, abtrauern, die Demütigung rückgängig machen und Passivität in Aktivität umwandeln. Diese Form des »Deponierens« ist eng geknüpft an das Konzept der »Identifikation« in der Kindheit, unterscheidet sich aber in mancherlei Hinsicht signifikant davon. Im Zuge von Identifizierungsprozessen übernimmt und assimiliert das Kind aktiv die Bilder eines Erwachsenen und eignet sich dessen Ich- und Überich-Funktionen an. Demgegenüber »deponiert« die erwachsene Person aktiv ihre spezifischen Bilder in die sich entwickelnde Selbstrepräsentanz des Kindes (Volkan 2012). Gelingt es den Kindern nicht, mit dieser Hinterlassenschaft fertig zu werden und die daran geknüpften Aufgaben zu bewältigen, werden sie sie als Erwachsene wiederum an die nächste Generation weitergeben. Das gewählte Trauma manifestiert sich als zentraler Marker einer Großgruppe, da die gemeinsamen Repräsentanzen des traumatischen Ereignisses und der damit verbundenen Aufgaben ein unsichtbares Band unter den Gruppenmitgliedern knüpfen, das von einer Generation an die nächste weitergegeben wird.

Da sie das Bemühen implizieren, unbewussten Delegationen gerecht zu werden, üben gewählte Traumata einen nachhaltigeren Einfluss auf die Identität der Großgruppe aus als gewählte Ruhmesblätter. Sie gehen mit einem starken Verlusterleben einher, mit einem Gefühl der Demütigung, der Rache und des Hasses, das unter den Gruppenmitgliedern eine Reihe von Abwehrbewegungen in Gang setzt, die ebendiese Empfindungen umkehren sollen. Es besteht somit ein signifikanter Unterschied zu gewählten Ruhmesblättern, die der Beschönigung und Mythologisierung von Ereignissen dienen, die es aber nicht notwendig erscheinen lassen, die von den Vorfahren weitergebenen emotionalen Bilder umzukehren.

In Zeiten großer Anspannung, wenn die ethnische, nationale, religiöse oder ideologische Gruppenidentität bedroht ist, werden gewählte Traumata reaktiviert und können dazu genutzt werden, die Empfindungen der Gruppe hinsichtlich des eigenen Selbstbildes und des Feindes anzuheizen. Es kommt zum *Zeitkollaps* und das gewählte Trauma wird erlebt, als habe es sich erst gestern zugetragen: Gefühle, Wahrnehmungen und Erwartungen, die ein Ereignis oder einen Feind aus der Vergangenheit betreffen, vergiften die Gefühle, die sich auf aktuelle Geschehnisse und Gegner beziehen; und führen zu fehlangepasstem Gruppenverhalten, irrationalen Entscheidungen und Veränderungswiderständen. In einer früheren Arbeit habe ich (Volkan 1997, dt. 1999) eingehend beschrieben, wie Slobodan Milosevic und seine Schergen eine Propaganda-Maschinerie in Gang setzten, die das gewählte Trauma der Serben (die Schlacht auf dem Amselfeld im Jahr 1389) reaktivierte und aufblähte, was zu einem Zeitkollaps führte, der wiederum die emotionale Grundlage für Greueltaten gegen Bosnier und Kosovo-Albaner schuf.

Schließen sich Menschen im Erwachsenenalter einer terroristischen Großgruppe an, geraten sie ebenfalls in den Einflussbereich ausgewählter Traumata und Ruhmesblätter. Al Qaidas Suche nach dem Kalifat und die Ausrufung desselben durch ISIS waren in erster Linie auf die nostalgische Wiederbelebung einer gemeinsamen ruhmreichen islamischen Vergangenheit zurückzuführen sowie auf das zum gewählten Trauma erhobene Ende des Kalifats am 3. März 1924, bald nachdem das Osmanische Reich zusammengebrochen war (Suistola & Volkan 2017).

Oft kommt es in einer regredierten Gruppe, wie etwa unter Milosevics Anhängern oder unter Mitgliedern einer terroristischen Großgruppe, zu einem Ritual, das ich als »Reinigung« bezeichne (Volkan 2001, 2004, 2013, 2014). Im Zuge dieser »Reinigung« verhält sich die regredierte Gruppe wie eine Schlange, die sich häutet: Sie entledigt sich ungewollter und potentiell vergiftender Anteile, um mit der Angst fertig zu werden, die der Bedrohung der Großgruppenidentität erwächst. Wie diese jeweilige »Reinigung« aussieht, ist ein höchst individueller und spezifischer Prozess innerhalb der Großgruppe. Er kann einen gutartigen Verlauf nehmen, z. B. wenn überholte Symbole sozusagen ausgemustert werden, oder aber maligne enden wie im Falle ethnischer Säuberungen. Es handelt sich um ein typisches Übergangsszenario einer Großgruppe auf der Suche nach einer »neuen« oder modifizierten Identität, während die bestehende Identität von Regression bedroht ist oder aber die Großgruppe versucht, sich aus der Regression herauszubewegen.

Ein Beispiel gutartiger »Reinigung« ist der nach dem griechischen Unabhängigkeitskrieg in den 30er Jahren des 19. Jahrhunderts angeordnete Ausschluss türkischer Begriffe aus der griechischen Sprache, die über Jahrhunderte, in denen Griechenland zum Osmanischen Reich gehörte, in Gebrauch gewesen waren. Zu einer malignen »Reinigung« kam es hingegen im ehemaligen Jugoslawien in den 90er Jahren des 20. Jahrhunderts, als im Zuge kultureller und ethnischer »Säuberungen« Moscheen und jahrhundertealte Bibliotheken zerstört und Angehörige der bosnischen Volksgruppe aus bestimmten Gebieten vertrieben wurden. Zum gegenwärtigen Zeitpunkt sind es die grauenvollen Säuberungsaktionen von ISIS, deren Zeugen wir werden.

Narzisstische Führer machen sich ihre Persönlichkeitsorganisation zunutze, um ihre regredierten Anhänger zu manipulieren, indem sie gewählte Ruhmesblätter und Traumata der Gruppe reaktivieren und die Reinigungsrituale in eine eher harmlose oder aber höchst destruktive Richtung lenken. Da sie auf Gefühle der Demütigung, Scham, Minderwertigkeit oder des Neides schnell mit Angst und nicht selten mit Aggression reagieren, lässt sich ihre Art der Entscheidungsfindung nicht einfach nur anhand eines irrationalen Handlungsmodells erklären, im Zuge dessen politische, diplomatische oder gar militärische Aktionen in die Wege geleitet werden. Vor allem in Zeiten großer Anspannung für die Gruppe und/oder sie selbst greifen narzisstische Führer auf gewählte Ruhmesblätter und Traumata zurück, um damit auf ihre eigene innerpsychische Verfasstheit zu reagieren. So wie gewählte Ruhmesblätter nicht selten personalisiert werden, um dadurch die eigene Grandiosität zu unterstreichen, sollen gewählte Traumata dem eigenen gedemütigten und hilflosen Selbstbild Ausdruck verleihen. Der Führer kann versuchen, persönliche Gefühle dieser Art ungeschehen zu machen, indem er sich um eine »Umkehr« der gewählten Traumata auf historischer Bühne bemüht. Auch der Prozess der »Reinigung« kann personalisiert werden, und der Führer kann Menschen oder Dinge in der äußeren Welt verändern oder zerstören, um die Bedrohung seiner Grandiosität aufzuheben.

6.4.3 »Reparative« oder »destruktive« narzisstische Führer

»Narzissmus« ist natürlich kein »Unwort«, sondern gehört ebenso zur menschlichen Psychologie wie sexuelle oder aggressive Wünsche oder die natürliche Angst angesichts innerer Konflikte. In der Tat ist gesunder Narzissmus (Weigert 1967) notwendig, um zu überleben, zu arbeiten und eine stabile Identität aufrechtzuerhalten. Doch unterliegt der menschliche Narzissmus auch Frustrationen, die zu einer ungesunden, geschwächten oder aufgeblähten Selbstliebe führen können. Im Falle *überzogener* Selbstliebe kommt es zu den typischen Denk-, Verhaltens- und Gefühlsmustern, wie wir sie von der *narzisstischen Persönlichkeit* kennen. Überzeugt von der eigenen Einzigartigkeit und Größe fühlen sich diese Menschen allmächtig und handeln, als ob sie besser als alle anderen wären. Sie leben jedoch in einem Paradoxon: Die Schattenseite ihrer übertriebenen Selbstliebe, Grandiosität und Omnipotenz ist das Gefühl der Wertlosigkeit und des »Hungers« nach Liebe. Von Zeit zu Zeit gelangt dieser Hunger ins Bewusstsein und löst ein Gefühl der Angst, Beschämung oder Demütigung aus. Entsprechend gespalten ist, wie oben ausgeführt, die Persönlichkeitsorganisation in ein *grandioses Selbst* und ein *hungriges Selbst*, was auf eine defizitäre Kohäsion der Identität hinweist (Kernberg 1978 [1975]; Akhtar 1992; Volkan & Ast 1994).

Da im vorliegenden Band die Frage der narzisstischen Persönlichkeitsorganisation, das Wie und Warum ihrer Entwicklung, ihre Merkmale und Symptome, etc. ausführlich behandelt werden, möchte ich mich an dieser Stelle *nicht* mit psychodynamischen Überlegungen aufhalten. In einer früheren Arbeit (Volkan & Ast 1994) habe ich politische Führer mit einer narzisstischen Persönlichkeitsorganisation beschrieben, die man als »erfolgreiche Narzissten« bezeichnen könnte: Es gelingt ihnen, ihre Umwelt zu manipulieren und eine »Passung« zwischen eigenen inneren Anforderungen und äußeren Realitäten herzustellen. Diese Manipulation der Außenwelt, inkl. Anhänger und Gegner, dient dem Schutz und der Aufrechterhaltung ihres grandiosen Selbst. Manchen politischen Führern gelingt es unter bestimmten historischen Bedingungen, für Jahrzehnte oder gar Zeit ihres Lebens »erfolgreich« zu bleiben. Bei anderen ist diese Zeitspanne kürzer. Eine derartige Manipulation der Außenwelt mündet in politische Führerschaft, deren überzogener Narzissmus entweder »reparative« oder »destruktive« Züge trägt.

Mit »reparativ« meine ich narzisstische Führer, die sich der Aufgabe verschreiben, die eigenen Anhänger aus dem Zustand der Regression heraus zu führen und deren innere und äußere Welt dergestalt zu verändern, dass ihr Selbstwertgefühl gestärkt und ihre Großgruppenidentität modifiziert werden – ein Ziel, das ohne Massentötung irgendeiner Gruppe von Menschen erreicht wird bzw. erreicht werden soll. Als »destruktiv« bezeichne ich narzisstische Führer, die auf die Massenzerstörung einer »äußeren« Gruppe abzielen und ihre Anhänger, die sie bei solchen Vernichtungstaten unterstützen, so zu beeinflussen, dass sie in ihrem regredierten Zustand verbleiben. Auch diesen Führern ist an einer Stärkung und Modifizierung des Selbstwertempfindens und der Großgruppenidentität gelegen, jedoch nur im Vergleich mit der der Zerstörung preisgegeben Gruppe.

Beide Führertypen bedienen sich »gewählter Ruhmesblätter« und »gewählter Traumata«, um die jeweilige Großgruppenidentität anzufeuern, und beide machen extensiven Gebrauch von »Reinigungsritualen«, um die bestehende Großgruppenidentität zu modifizieren. In beiden Fällen kann es zur Zerstörung von alten Gruppensymbolen bzw. Protosymbolen (Werner & Kaplan 1963) und zur Veränderung kultureller Werte und Sitten kommen. Was jedoch auf lange Sicht einen narzisstischen Führer reparativ oder destruktiv werden lässt, hängt davon ab, auf welche Art und Weise er eine bestimmte »äußere«

Zielgruppe (die sich durchaus innerhalb der eigenen legalen Grenzen bewegen kann) der Zerstörung anheim gibt. Es mag zuweilen schwierig sein, zwischen beiden narzisstischen Typen zu unterscheiden. So kann auch aus einem reparativen ein destruktiver Führer werden.

Um »erfolgreich« zu sein – ob reparativ, destruktiv oder beides, ist nicht von Belang –, müssen narzisstische Führer nicht nur über die nötige Intelligenz, sondern auch über entsprechende Ich-Funktionen verfügen, um bestehende äußere Realitäten prüfen und manipulieren zu können. Manche narzisstische Menschen werden zu Führungspersönlichkeiten, weil ihr Größen-Selbst sie dazu antreibt, sich hervorzutun und »Nummer Eins« zu sein. Anderen mag anfangs an einer typisch narzisstischen Persönlichkeitsorganisation mangeln, doch können historische Umstände (die äußere Welt) sie verändern. Es kann zur Bildung narzisstischer Merkmale kommen, die mit zunehmender Liebe zur »Macht« und dem Gefühl, »Nummer Eins« zu sein, verinnerlicht und assimiliert werden. Führer, die über Jahrzehnte an der Macht bleiben – Fidel Castro auf Kuba, Muammar al Ghaddafi in Libyen oder Rauf Denktas auf Zypern –, unabhängig davon, ob sie ursprünglich eine *typisch* narzisstische Persönlichkeitsorganisation hatten oder nicht, enden alle mehr oder weniger als »erfolgreiche Narzissten«. Studien über narzisstische politische Führer sollten Beispiele dieser Art auf jeden Fall berücksichtigen.

Im folgenden Kapitel möchte ich anhand der Metapher eines »Apfelkuchens« die innere Landkarte der Persönlichkeitsorganisation narzisstischer Führer illustrieren und aufzeigen, welche psychodynamischen Prozesse diese Persönlichkeiten zu reparativen, destruktiven oder beiderlei Führern werden lassen.

6.4.4 Der Einfluss auf Großgruppenprozesse unter einer »Glaskugel«

Lassen Sie mich die innere Welt einer narzisstischen Persönlichkeit folgendermaßen illustrieren: Wir servieren frischen Apfelkuchen aus dem Ofen. Während des Anrichtens auf dem Abendbrottisch kippt eine Flasche mit Salatsauce um und läuft über den Kuchen. Um das Gebäck zu retten, schneiden wir das verdorbene kleine Stück ab und legen es an den Rand des Tellers. Das verbliebene größere Stück symbolisiert den Anteil des Selbstbildes des narzisstischen Führers, das mit übertriebener Selbstliebe (Größen-Selbst) besetzt ist; das kleinere Stück steht für die entwerteten Anteile (hungriges Selbst). Da narzisstische Menschen nicht in der Lage sind, den aufgeblähten grandiosen Teil ihres Selbst mit den entwerteten und gedemütigten Aspekten zu integrieren, ist es von wesentlicher Bedeutung für sie, den »guten« Anteil nicht mit dem »verdorbenen« in Berührung kommen zu lassen (Spaltung).

Das große und gute Stück Kuchen muss unter allen Umständen geschützt werden. Menschen mit narzisstischen Persönlichkeitszügen haben oft die bewusste oder unbewusste Phantasie, wunderbar autonom wie unter einer »Glaskugel« leben zu können (Volkan 1979). Sie beobachten Andere durch das metaphorische Glas, um herauszufinden, ob diese Anderen draußen sie bewundern oder entwerten werden. Auf einer tieferen Ebene bezieht sich diese Phantasie auf den unbewussten Wunsch, das einzige Kind in Mutters Bauch zu sein und all ihre Liebe zu bekommen (Volkan 1979, 2012). Wenn man das größere Kuchenstück – das Größen-Selbst – mit einer durchsichtigen Schutzhaube bedeckt, wird das verdorbene Kuchenstück allerdings noch weiter an den Rand geschoben. Man trifft dann auf Selbstbeschreibungen wie »schöne Blume unter Glas« oder begegnet dem Bild »Glaskugel« als Metapher für einen bestimmten inneren Zustand, etwa im Falle eines Patienten, der sich als allmächtiger Robinson Crusoe *ohne* Freitag phantasierte. Das Meer, das die Insel Juan Fernandez umgab, war seine Glaskugel.

Narzisstische politische Führer sind oft angewiesen auf »Getreue«, die mit der unausgesprochenen Aufgabe betraut sind, den Führer als »Glaskugel« zu umgeben. Sie achten auf die Unversehrtheit und Undurchdringlichkeit des Größen-Selbst ihres Führers. In unserer Psychobiographie über den 37. Präsidenten der Vereinigten Staaten, Richard Nixon, haben Norman Itzkowitz, Andrew Dod und ich dessen narzisstische Persönlichkeitsorganisation illustriert (Volkan, Itzkowitz & Dod 1997). Was als die »Nixon-Methode« seiner Präsidentschaft in die Geschichte einging, war Ausdruck eines »Glaskugel«-Syndroms. Manche Menschen in Nixons Umgebung, wie z. B. seine Berater Robert Haldeman und John Ehrlichman, entwickelten Funktionen, die über ihre eigentlichen politischen Pflichten hinausgingen, um Nixons Bedürfnis nach *splendid isolation* (wunderbare Einsamkeit) zu erfüllen. Von daher verwundert es nicht, dass sie den Spitznamen »Berlin Wall« (Berliner Mauer) trugen, mit der sie das einsame innere Königreich des Präsidenten umgaben. In seinem Buch *Der Präsident wird gemacht* beschreibt Theodore White, wie er Nixon eines Tages schmunzelnd die Fifth Avenue hinunterspazieren sah, mit nach innen gewandtem Blick, aus dessen Konzentriertheit einem der innere Dialog förmlich entgegensprang (White 1968).

Allerdings reicht es nicht aus, das verdorbene Stück Apfelkuchen an den Rand des Tellers zu schieben und das gute mit einer »Glaskugel« zu überziehen. Ein Mensch mit einer narzisstischen Persönlichkeitsorganisation ist sich seines »hungrigen Selbst«, das unter Kontrolle gehalten werden muss, um Angst, Scham, Demütigung und/oder Hilflosigkeit zu vermeiden, immer bewusst. Die Hauptabwehr des Ichs besteht in diesem Fall darin, die innere Beziehung zwischen grandiosem und hungrigem Selbst in Schach zu halten. Ein politischer Führer mit einer narzisstischen Persönlichkeitsorganisation bedient sich verschiedener Ich-Funktionen, um mit einem verdorbenen Stück Kuchen umzugehen, was sich in seiner Art der politischen Entscheidungsfindung, seinem Verhältnis zu Anhängern und »Gegnern« und in historischen Entwicklungen widerspiegelt. Um bei unserer Metapher zu bleiben, ein »reparativer« Umgang mit dem verdorbenen Stück Kuchen würde bedeuten, die Salatsauce abzuwischen oder das entsprechende Stück nachzusüßen, um es nicht wegschmeißen zu müssen, sondern für den Verzehr womöglich noch zu retten. Ein solcher Führer phantasiert und erhofft sich für seine Anhänger ein hohes Funktionsniveau, in dem sich sein eigenes strahlendes Selbstbild widerspiegelt; sie sollen als Erweiterung seiner Überlegenheit dienen. Eines der besten Beispiele für einen reparativen narzisstischen Führer ist Kemal Atatürk, der Begründer der modernen Türkei.

In Zusammenarbeit mit Norman Itzkowitz habe ich eine ausführliche Psychobiographie über Kemal Atatürk verfasst (Volkan & Itzkowitz 1984), dessen Lebensgeschichte sich in der konventionellen Geschichtsschreibung wie folgt liest: 1881 als Sohn eines Zollbeamten und kleinen Geschäftsmannes in Selanik (dem heutigen griechischen Thessaloniki, damals Teil des Osmanischen Reiches) geboren. Der Vater stirbt, als Mustafa sieben Jahre alt ist. Auf der Militärakademie, in die er als Jugendlicher eintritt, gibt ihm ein Lehrer den Zweitnamen Kemal (»perfekt«). Er verlässt die Schule als einer der Besten seines Jahrgangs. Trotz Offizierslaufbahn in der Osmanischen Armee engagiert er sich in oppositionellen Gruppen als Kritiker des Sultans. Nach seinem herausragenden Einsatz im Ersten Weltkrieg, der im heldenhaften Kampf um die Dardanellen (Schlacht von Gallipoli) und gegen die Alliierten seinen Höhepunkt findet, wird er im Alter von 35 Jahren in den Rang eines Generals erhoben. Als die Alliierten Kräfte das, was vom Osmanischen Reich nach dem Ersten Weltkrieg übrig geblieben war, zu überrollen drohen und sich der Sultan als machtlos erweist, den Einfall der Italiener, Franzosen, Briten und Griechen abzuwehren, versucht Kemal, die türkische Unabhängigkeit zu retten. Er verlässt Istanbul und geht nach Anatolien, dem »Herzland« des türkischen Volkes, um von dort aus eine Armee gegen die griechischen Invasoren anzuführen. Aus Furcht vor Kemals wachsendem Einfluss und unter Druck der Alliierten ordnet der Sultan seine Entlassung an und drängt ihn zur Gründung einer provisorischen nationalistischen Regierung in Ankara, zu deren Führer er gewählt wird. Von Ankara aus, damals noch ein Provinznest, organisiert Kemal seinen Kampf gegen die Griechen, die in Anatolien eingefallen waren. Sein Sieg im Jahr 1922 führt zum Friedensabkommen mit den Alliierten. Der Sultan geht ins Exil, und 1923 kommt es unter der Führung von Kemal zur Gründung der modernen Türkei. Nach der Machtübernahme nimmt er den Namen »Atatürk« (»Vater der Türken«) an. Als erster Präsident der Türkischen Republik veranlasst er tiefgreifende politische und kulturelle Veränderungen, die die Türkei modernisieren und säkularisieren sollen: Abschaffung des Kalifats, Aufhebung des islamischen Rechts und Beschneidung des religiösen Einflusses auf den Staat, Installierung eines Rechtssystems nach europäischem Vorbild, Emanzipation der Frauen, Einführung des lateinischen Alphabets, das die arabische Schrift ersetzt, und schließlich Etablierung moderner ökonomischer Prinzipien. Entsprechend einer unter Türken weit verbreiteten Auffassung hat es Atatürk nahezu im Alleingang geschafft, sein vom Krieg gezeichnetes Land in die Unabhängigkeit zu führen und mit Hilfe einer Kulturrevolution eine neue türkische Identität zu schaffen. Obwohl er 1938 stirbt, lässt die außergewöhnliche Verehrung, die ihm in der Türkei zuteilwird, den Eindruck entstehen, als lebte er noch. Noch heute sprechen die meisten von ihm als Ata (Vater) oder Atam (mein Vater) und sein Titel »der ewige Führer« hat ihn unsterblich werden lassen.

Ohne weiter auf geschichtliche Details einzugehen, möchte ich Atatürk in eigenen Worten beschreiben lassen, wie er während seiner Kindheit eine narzisstische Persönlichkeitsorganisation entwickelte und wie er seinen Wunsch, »reparativ« zu sein, erlebte. Er wurde in ein Haus des Todes geboren (drei seiner Geschwister vor ihm waren gestorben), und er hatte eine trauernde Mutter. Von zwei weiteren Geschwistern nach ihm starb wiederum eines früh. Dazu kam der Tod des Vaters. Die folgende Aussage, gemacht als Erwachsener, bezeugt seine Frühreife bzw. abwehrbedingte Aufblähung seines Größen-Selbst:

> *»Seit meiner Kindheit, als ich noch zu Hause lebte, habe ich es nicht gemocht, mit meiner Mutter, meiner Schwester oder einem Freund zusammen zu sein. Ich habe es immer vorgezogen, allein und unabhängig zu sein, und ich habe immer auf diese Art gelebt. […] Denn wenn man einen Rat erteilt bekommt, muss man ihn entweder befolgen – oder ihn rundweg ablehnen. Keine dieser Antworten scheint mir richtig. Käme es nicht einem regressiven Rückzug in die Vergangenheit gleich, einer Warnung meiner Mutter, die mehr als 20 oder 25 Jahre älter ist als ich, Beachtung zu schenken? Würde ich jedoch dagegen rebellieren, würde ich meiner Mutter das Herz brechen, an deren Tugend und Erhabenheit als Frau ich fest glaube« (zitiert nach Aydemir 1969, S. 482).*

Atatürk erlebte sich über den anderen stehend – und wurde von seinen Anhängern auch so wahrgenommen. Allerdings war er nicht bestrebt, phantasierte Gegner oder Gruppierungen zu entwerten oder zu vernichten, um seine Überlegenheit sicherzustellen. Sein Narzissmus verschaffte sich auf ganz andere Art und Weise Ausdruck:

> *»Warum sollte ich mich – nach der jahrelangen Ausbildung, nach dem Studium der Zivilisation und des Prozesses der Sozialisierung, und nachdem ich Zeit meines Lebens an der Freiheit Freude empfunden habe – warum sollte ich auf die Ebene der gemeinen Leute herabsteigen? Ich werde sie auf meine Ebene ansteigen lassen, Nicht ich sollte ihnen gleichen; sollen sie mir gleichen« (ebd., Hervorhebung V. V.).*

Die moderne Türkei wurde 1923 auf den Trümmern des Osmanischen Reiches errichtet, das im Laufe des 19. Jahrhunderts zunehmend Territorium an seine Feinde, vornehmlich westliche Nationen, verloren hatte. Als Atatürk die Macht übernahm, war ihm nicht, wie etwa einem Slobodan Milosevic in jüngerer Zeit, daran gelegen, gewählte Traumata wiederzubeleben oder einen Zeitkollaps zu provozieren, um Rache zu üben. Das »gewählte Trauma«, das er im Blick hatte, war die Regression seines eigenen Volkes unter dem Osmanischen Reich. Anstatt auf Vergeltung zu sinnen, propagierte er die Werte der »Feinde« (der westlichen Nationen) als Lösung für die Weiterentwicklung seines Volkes. Es würde an dieser Stelle zu weit führen, darüber zu spekulieren, inwieweit es Atatürk gelungen ist, die Türkei dem Westen anzupassen. Meine Betonung liegt auf seinem Bemühen, das Selbstbewusstsein seiner Anhänger zu stärken, deren »Hunger« nach einem besseren Leben er wahrnahm. Er süßte sozusagen das verdorbene Stück Apfelkuchen nach.

Manche mögen Einwände gegen meine Charakterisierung von Atatürks Handlungen als reparativ erheben und ihn eher als eine Art Verhaltenstrainer seiner Anhänger sehen oder gar als »Verwestlicher« um der »Verwestlichung« willen. Auch er initiierte »Reinigungsbewegungen«, indem er zahlreiche gesellschaftliche, kulturelle und religiöse Traditionen, Sitten und Gebräuche aufhob. Man könnte sogar behaupten, Atatürks Säkularisierungsprogramm habe einen Bruch für bestehende Familienpraktiken und Eltern-Kind-Interaktionen dargestellt und damit einen anderen Typus gesellschaftlicher Regression hervorgerufen. Auf der anderen Seite war das islamische Ehe-, Scheidungs- und Erbrecht während der Osmanischen Herrschaft von großem Nachteil für Frauen und Atatürk war der Überzeugung, dass ein »schlechtes Familienleben unweigerlich eine Schwächung von Gesellschaft, Wirtschaft und Politik nach sich zieht. Die männlichen und weiblichen Elemente, die die Familie bilden, müssen im Vollbesitz ihrer natürlichen Rechte sein und die Möglichkeit haben, familiäre Verpflichtungen abzugeben« (Atatürk 1952, S. 183). Atatürk war an einer psychischen Entlastung seiner Anhänger gelegen, um ihnen mehr Freiraum für Kreativität und Produktivität zu eröffnen. Wenngleich seine Neuerungen mitunter gesetzlich erzwungen werden mussten, so war ihre Intention und Konsequenz doch stets die Steigerung der persönlichen Autonomie seiner Anhänger, um die bestehende gesellschaftliche Regression in Progression umzuwandeln. Obschon innerlich in der Tat ein einsamer Mann, entwickelte Atatürk doch keine paranoiden Züge, sondern setzte sich und seine »Glaskugel« freiwillig der Öffentlichkeit aus.

Bevor wir zur destruktiven Führerschaft kommen, möchte ich daran erinnern, dass die aktuelle islamische Führung in der Türkei seit einer geraumen Weile sehr aktiv auf eine Veränderung der türkischen Großgruppenidentität hinarbeitet. Atatürks Revolution wird von ihr als gewähltes Trauma präsentiert, während die Zeit der Osmanen und der Islam nach ruhmreichen Begebenheiten durchforstet werden. Belege dafür, was derzeit in der Türkei passiert, sind die 8985 Moscheen, die zwischen 2005 und 2015 von der türkischen Regierung errichtet wurden. Es existiert eine deutlich wahrnehmbare Spaltung zwischen jenen, die den aktuellen islamischen politischen Führern folgen, und jenen, die das Prinzip des Säkularismus, demokratische Werte, Freiheit, die Gleichheit zwischen Mann und Frau sowie andere Aspekte der Modernisierung wirklich verinnerlicht haben. Der fehlgeschlagene Putschversuch vom 15. Juli 2016 ließ auch eine tiefe Kluft zwischen islamistischen Regierungsbehörden und ihren Anhängern einerseits und einer oppositionellen islamistischen Großgruppe unter der Führung eines in den USA lebenden Imams zutage treten. Die gegenwärtige gesellschafliche/religiöse Aufspaltung in der Türkei, zusätzlich belastet durch das sogenannte ethnische »Kurdenproblem«, ist demzufolge außerordentlich kompliziert, schwerwiegend und von Gewalt geprägt. Die Gruppe, welche nach wie vor an den Idealen festhält, die mit der Revolution Atatürks ihren Anfang nahmen, erlebt mittlerweile einen »Seelenmord«.

Leonard Shengold (1991) benutzte den Begriff »Seelenmord« ursprünglich, um zu beschreiben, wie der Missbrauch oder die Vernachlässigung von Kindern sie ihrer Identität und ihrer Fähigkeit beraubt, Freude im Leben zu empfinden. Ich verwende den Begriff hier, um zu illustrieren, wie ein autoritärer Führer oder ein autoritäres Regime das Leben zahlreicher Bürger mit Hilflosigkeit und Angst durchzieht und ihre Freude an alltäglichen Aktivitäten zunichtemacht. Die Möglichkeit dieser Menschen zur Selbstbehauptung wurde dadurch ganz erheblich eingeschränkt.

Im Gegensatz zum reparativen Typus ist der destruktive narzisstische Führer entschlossen, das verdorbene Stück Kuchen zu zerstören. Wegschieben oder gar »Externalisierung« auf einen anderen Teller sind nicht ausreichend. Es muss vernichtet werden. Das Größen-Selbst des hier vorliegenden »malignen Narzissmus« (Kernberg 1978 [1975]; Volkan & Ast 1994) geht mit paranoiden Erwartungen und psychopathischen Zügen einher.

Viele Versuche wurden unternommen, die Psyche jenes Mannes zu verstehen, der an der Spitze des Holocaust stand. Auf wissenschaftlicher Seite wurden die verschiedensten potentiellen Einflussfaktoren auf die Persönlichkeitsentwicklung Adolf Hitlers untersucht. Da wir so viel über Hitler und das Dritte Reich wissen, werde ich keine Psychobiographie dieses Mannes vorlegen, sondern mich lediglich auf die Persönlichkeitsmuster beziehen, die sich in seinen Schriften, z. B. *Mein Kampf* (1925), widerspiegeln. Wir wissen, dass seine Ideologie, Propaganda und Aktivitäten auf die Schaffung zweier Kollektive abzielten: Auf der einen Seite die Nationalsozialisten, die als zäh, großartig, überlegen und mächtig zu gelten hatten. Auf der anderen Seite die Juden, »Zigeuner«, Homosexuellen und andere Unter- oder gar Un-Menschen. Die Vorstellung, dass letztere – das kleine Stück Kuchen – vernichtet werden müssten, lässt den Schluss zu, dass Hitlers Persönlichkeitsorganisation der des malignen Narzissmus entspricht. Wie auch immer die korrekte »Diagnose« seiner Persönlichkeit lauten mag, für die Zwecke dieses Kapitels ist sie nicht von Belang. Vielmehr möchte ich aufzeigen, wie sich eine maligne narzisstische Persönlichkeitsorganisation auf historischer Bühne widerspiegelt.

In Joseph Goebbels, den er 1928 zum Kopf der nationalsozialistischen Propaganda macht und der als Minister für Propaganda und

Volksaufklärung mit der Schaffung des »Führermythos« betraut ist (Bramsted 1965), hat Hitler einen außerordentlich begabten Verbündeten. Der österreichische Historiker Viktor Reimann – 1940 von den Nazis verhaftet und bis 1945 im Gefängnis – bezeichnet die Kombination Hitler-Goebbels als »wahrscheinlich einzigartig in der Weltgeschichte« (Reimann 1976, S. 2). Goebbels war der Architekt der »Glaskugel«, in der Hitler sein Größen-Selbst, von den Grausamkeiten der Nazis unberührt und unkontaminiert, aufrechterhalten und verbergen konnte, so dass jede Greueltat, die ans Tageslicht kam, anderen zur Last gelegt werden konnte. »›Wenn das der Führer wüsste …‹ wurde zum geflügelten Wort im Dritten Reich« (Reimann 1976, S. 6). Goebbels verbot Witze über den Führer und versuchte dessen persönliche Schwächen zu verbergen: Ein Gott hat keine Schwächen. Hitlers Zeichnungen und Aquarelle aus seiner Zeit als hungerleidender Künstler wurden gesammelt, so dass niemand seine künstlerischen Fähigkeiten kritisieren konnte. Goebbels verbot sogar, ohne Erlaubnis des Propaganda-Ministeriums aus *Mein Kampf* zu zitieren.

Es war Goebbels, der letztlich für Hitlers öffentliches Bild und viele seiner typischen Handbewegungen verantwortlich war, der den Titel »Führer« und den Gruß »Heil Hitler« verpflichtend einführte. Den Deutschen, die durch den Versailler Vertrag von 1919 materiell und emotional gedemütigt worden waren, wurde Hitler in seiner »Glaskugel« als »Gott« präsentiert. Das Bild in dieser »Glaskugel« war das eines wohlwollenden Gottes, eines kinder- und tierlieben Menschen, eines Naturliebhabers, einer makellos reinen Person.

Es gab jedoch noch weitere explizite Versuche, Hitler mit dem Bild Gottes zu assoziieren. Walter C. Langer (1973 [1972]) zitiert deutsche Zeitungsberichte, die so weit gingen, »den Mantel Gottes durch den Raum schweben« zu hören, wenn Hitler sprach. Eine deutsche Christengemeinde verabschiedete sogar eine Resolution, die Hitlers Wort als »Gottes Gesetz« ansah – »seine Verordnungen und Gesetze sind von göttlicher Autorität« (S. 71). Die Loyalitätserklärung der NSDAP ließ ganz offenkundig ein christliches Glaubensbekenntnis anklingen: »Wir alle glauben auf dieser Erde an Adolf Hitler, unsern Führer, und wir bekennen, dass der Nationalsozialismus der alleinseligmachende Glaube für unser Volk ist« (ebd.). Auf dem Nürnberger Parteitag im September 1937 lautete die Inschrift unter einer riesigen Photographie von Hitler: »Am Anfang war das Wort« – die ersten Zeilen des Johannes-Evangeliums. Ein anderes Mal hatte eine der großen Berliner Galerien »Unter den Linden« ein Hitler-Porträt in die Mitte der Schaufensterauslage gestellt und es mit einem Heiligenschein umgeben (ebd.).

Somit wird deutlich, dass auch maligne narzisstische Führer einen bestimmten Personenkreis um sich scharen müssen, der ihre »Glaskugel« bildet und als Erweiterung des mächtigen Führers das eigene Selbstwertgefühl stützt. Auf der anderen Seite hilft dieser Personenkreis dem Führer, die Illusion eines sicheren und undurchdringlichen Größen-Selbst aufrechtzuerhalten. Die Forderungen, die der maligne destruktive Narzissmus stellt, werden von den Anhängern ausgeführt, was es dem politischen Führer, wie in Hitlers Fall, erspart, sich für diese Akte der Zerstörung verantwortlich zu fühlen. Der maligne politische Führer vereinigt in sich einen überzogenen Narzissmus, angereichert mit paranoiden und psychopathischen Zügen. Er fürchtet, die »Glaskugel« könne durchlässig werden und von ihm entwerteten »gefährlichen« *Anderen* Zugang zu seinem einsamen Königreich gewähren. Doch sollte auch diese Aussage nicht unhinterfragt bleiben, da sogar ein Adolf Hitler »reparative« Qualitäten an den Tag legte.

In ihrer Imitation des Führers, so Judith Stern, wurden die Nazis selbst zu »kleinen Göttern« (Stern 2001). In gewisser Weise versuchte Hitler das Selbstwertgefühl seiner Anhänger zu stärken, wenngleich dieser reparative Akt nur auf Kosten anderer Gruppen stattfinden konnte, die entmenschlicht und vernichtet werden mussten. Die »kleinen Götter« unter den Anhängern wurden nicht mit persönlicher »Freiheit« belohnt, sondern sie wurden dazu benutzt, die Glaskugel des Führers zu schützen.

6.4.5 Scham und Demütigung

Die Persönlichkeitsorganisation eines politischen Führers gibt uns Aufschluss darüber, wie er auf ein äußeres Ereignis reagieren wird, das für ihn mit Angst verbunden ist und deshalb ein inneres Gefahrensignal auslöst. Freuds (1926a) Überlegungen zu den verschiedenen Konstellationen, die das Ich des heranwachsenden Kindes gefährden, sind hinlänglich bekannt. An erster Stelle steht die Angst vor einem tatsächlichen Verlust der »Mutter«, gefolgt von der Angst, ihre Liebe zu verlieren. Drittens die ödipale Angst vor dem Verlust des Penis (Kastrationsangst). An vierter Stelle erwähnt Freud die Furcht, den Erwartungen des eigenen Über-Ichs nicht zu entsprechen und so an Selbstwert einzubüßen. Wir können eine fünfte Angst für jene Menschen mit unintegrierter Selbstrepräsentanz hinzufügen: Der Verlust des »guten« oder idealisierten Anteils der Selbstrepräsentanz, wenn sich dieser mit dem »schlechten« oder entwerteten Anteil vermischt. Oder im Fall einer destruktiven narzisstischen Persönlichkeitsorganisation der Verlust der Allmacht des Größen-Selbst, wenn es sich mit den entwerteten Selbst- und Objektbildern, die das »hungrige Selbst« ausmachen, verbindet.

Wenn ein politischer Führer ein äußeres Ereignis personalisiert und es als *Derivat* der genannten Gefahrensignale erlebt, kann dies zu einer Variablen der politischen Entscheidungsfindung oder des politischen Handelns werden, die eigentlich der Persönlichkeitsorganisation des politischen Führers entspringt. Für einen politischen Führer mit ausgeprägtem Zwangscharakter ist drohender Kontrollverlust, sei es in emotionaler Hinsicht oder aber im Sinne eines Verlusts von Ausgewogenheit, mit Angst verbunden. Seine Energie ist auf Ordnung und Vorhersagbarkeit ausgerichtet. In Entscheidungssituationen, insbesondere unter Stress, wird die zwanghafte Persönlichkeit typischerweise nach einer Lösung suchen, die von Regeln, Prinzipien, »moralischen« Erwägungen oder äußeren Notwendigkeiten bestimmt ist, die »richtige Antwort« bereithält und die Kontrolle über frustrierende äußere Faktoren wiederherstellt.

Für einen politischen Führer mit einer narzisstischen Persönlichkeitsorganisation liegt die Gefahr im drohenden Verlust des Größen-Selbst, in dem auch die Angst vor dem Verlust der Mutter, ihrer Liebe, von Körperteilen oder dem des Selbstwerts enthalten ist. Diese Angst ist mit Gefühlen der Scham und Demütigung, des Neides und der Hilflosigkeit verbunden, die für das psychische Gleichgewicht destruktiver narzisstischer Führungspersönlichkeiten die größte Bedrohung darstellen und unter allen Umständen vermieden werden müssen, wenn sie nicht in einen Angriff auf Personen oder Gewalten münden sollen, die ihre Überlegenheit direkt oder symbolisch gefährdet. Es kommt zu einem noch tieferen defensiven Rückzug in die Glaskugel, der das Eindringen als gefährlich wahrgenommener Menschen oder Bilder unter das Schutzdach verhindern soll.

Eines der eindrücklichsten Beispiele dafür, wie Entscheidungsfindung und politisches Handeln eines narzisstischen politischen Führers an Empfindungen von Scham und Demütigung geknüpft sind, wurde von der Politikwissenschaftlerin und Psychoanalytikerin Blema Steinberg (1996) beschrieben. Sie hat akribisch dokumentiert, wie unterschiedlichste äußere Ereignisse (die in diesem Kapitel nicht zusammengefasst sind) eine Demütigung für den damaligen amerikanischen Präsidenten Richard Nixon bedeuteten, die zur Bombardierung nordvietnamesischer Stellungen in Kambodscha Mitte März 1969 und letztlich zur Invasion der Amerikaner in Kambodscha im Jahr 1970 führte. Es gibt eindeutige Hinweise dafür, dass Nixons Entscheidung, Kambodscha zu bombardieren, im »einsamen Königreich« seiner »Glaskugel« gefällt wurde – nach Auskunft von Henry Kissinger während eines Flugs von Washington D. C. nach Brüssel, ohne Hinzuziehung seiner Berater und »ohne einen genauen Plan« (Kissinger 1979, S. 242).

Nixon war damals auf dem Weg zu einem zehntägigen Staatsbesuch in Europa. Einen Tag vor Abflug, am 22. Februar 1969, hatten die Nordvietnamesen eine neue Offensive gestartet. Aus *realpolitischer* Perspektive lässt sich Nixons Entscheidung zum Bombenangriff problemlos als Reaktion auf die neuerliche nordvietnamesische Offensive interpretieren. Kambodscha – eine Monarchie mit sieben Millionen Einwohnern – war zwar zum damaligen Zeitpunkt auf seinen neutralen Status bedacht, doch hatten die Nordvietnamesen Stellungen im Grenzgebiet zwischen beiden Ländern errichtet. Die Prüfung nachrichtendienstlicher Erkenntnisse hatte ergeben, dass die Bombardierung dieser Stellungen die Nordvietnamesen weiter nach Westen und tiefer ins kambodschanische Binnenland drängen und Kambodscha womöglich in die Hände der Kommunisten treiben würde, so dass sich Nixon gegen einen Angriff entschieden hatte (Hersh 1983). Woher also dieser plötzliche Sinneswandel, ohne seinen Beraterstab hinzuzuziehen? Ein Teil der Antwort auf diese Frage entspringt Nixons narzisstischer Persönlichkeitsorganisation (Volkan, Itzkowitz & Dod 1977). Die Offensive der Nordvietnamesen war für ihn ein »vorsätzlicher Test, um mich und meine Regierung schon zu Beginn meiner Amtszeit auf die Probe zu stellen. Mein erster Gedanke war, Vergeltung zu üben« (Nixon 1978, S. 250). Auf die Bitte Kissingers hin erklärte sich Nixon einverstanden, seine Entscheidung um 48 Stunden aufzuschieben, um anschließend den ursprünglichen Bombardierungsplan ganz fallen zu lassen. Er gab neuerlich Befehl zum Angriff für den 9. März und zog auch diesen wieder zurück. Die erste B-52-Angriffswelle auf nordvietnamesische Stellungen in Kambodscha begann schließlich am Morgen des 18. März. Vor der amerikanischen Öffentlichkeit hielt Nixon die Bombardierung geheim und sagte zu Kissinger, das Außenministerium solle »erst in Kenntnis gesetzt werden, wenn es keine Möglichkeit zur Umkehr mehr« gebe (Ambrose 1989, S. 258). Erst nachdem er den Vergeltungsschlag auf die Nordvietnamesen in Kambodscha befohlen hatte, setzte sich Nixon mit einigen seiner Berater zusammen, wobei er ihnen durchaus den Eindruck vermittelte, ihre Meinung sei von Belang, obwohl der Angriff längst ein *fait accompli* war.

Ich möchte an dieser Stelle das Interesse auf die jeweiligen Decknamen für die Bombardements in Kambodscha lenken. Die erste Angriffswelle wurde unter dem Codewort Unternehmen »Breakfast« (»Frühstück«) geflogen. Die zweite Mitte April unter dem Decknamen »Lunch« (»Mittagessen«), was laut Kissinger auf eine Demütigung durch Nordkorea zurückzuführen war, das kurz zuvor ein US-Spionageflugzeug abgeschossen hatte und gegen das nun ein Vergeltungsschlag geflogen werden sollte: »Aber wie jedes Mal, wenn er seinen spontanen Impuls nach Vergeltung unterdrückte, suchte Nixon an anderer Stelle zu demonstrieren, mit wem man es zu tun hatte. Er fürchtete nichts mehr, als dass man ihn für schwach halten könnte« (Kissinger 1979, S. 247). Ich weiß nicht, wer für diese Decknamen verantwortlich ist. Womöglich stehen sie für Nixons »hungriges Selbst«. Wird der »Hunger« dieses Selbst gestillt, ist das »Größen-Selbst« nicht gefährdet. Wir wissen auch, dass unter dem Decknamen »Dinner« (»Abendessen«) Angriffe geflogen wurden, die schließlich in einem ganzen »Menu« (»Menü«) endeten. Es würde an dieser Stelle zu weit führen, die historischen Details nach diesen symbolisch als »Mahlzeiten« verschlüsselten Angriffswellen zu untersuchen. Steinberg erinnert uns an den Schneeballeffekt, den Nixons Handlungen auslösten: Die US-Invasion in Kambodscha am 1. Mai 1970 markiert den Beginn eines ausgewachsenen Bürgerkrieges, der Kambodscha zerstörte und mehr als eine Million Menschen das Leben kostete (Steinberg 1996, S. 206).

6.4.6 Schlussbemerkung

Die Intensität des Denkens, Fühlens und Verhaltens von Menschen mit narzisstischer Persönlichkeitsorganisation verändert sich entsprechend ihrem Erleben eigener Grandiosität. Manche haben chronische Schwierigkeiten, sich auf andere zu beziehen, und leiden unter einer verzerrten Realitätssicht. Diejenigen, deren Identität in Teilen integriert ist und die über eine bessere Realitätswahrnehmung verfügen – die also trotz ihrer Überzeugung von der eigenen Überlegenheit ihre Grenzen kennen und wissen, welches Ziel sie verfolgen –, sind besser an das Leben angepasst und können in den Augen der Welt sehr erfolgreich werden. Einige Narzissten, die tatsächlich durch ihre Klugheit, Attraktivität und Macht bestechen und mit Erfolg ihre manipulativen Strategien einsetzen, werden durch ihr inneres Verlangen nach Erfolg und Applaus buchstäblich in Führungspositionen getrieben, ob in Bereichen des Erziehungswesens, der Wirtschaft, in sozialen Organisationen oder der Politik. In diesem Fall würden wir von einem »erfolgreichen Narzissten« sprechen, der gerne zur »Nummer Eins« in Gruppen avanciert. Richard Nixons »Bedürfnis«, »Nummer Eins« zu sein, blieb während seines gesamten Erwachsenenlebens unverändert. Noch als junger Mann in seinen Zwanzigern wurde er zum Vorsitzenden der *Whittier Alumni Association*, der *Duke University Alumni Association of California*, der *Orange County Association of Cities* und des *20–30 Clubs* gewählt. Im Alter von 33 Jahren wurde er in den Kongress, mit 37 Jahren in den Senat und 1952, im Alter von 39 Jahren, zum zweitjüngsten Vizepräsidenten in der Geschichte der Vereinigten Staaten gewählt. Nixon sammelte außerdem »Premieren«, die von bedeutsamen Ereignissen wie dem ersten Besuch eines amerikanischen Präsidenten in der Volksrepublik China bis hin zum Abstecher in eine besonders unbedeutende Kleinstadt auf dem Land während des Präsidentschaftswahlkampfs reichten. Sein Berater John Ehrlichman sprach von einem »immer wiederkehrenden Scherz im Nixon-Wahlkampf. Alles, was passierte, war eine ›historische Premiere‹« (Volkan, Itzkowitz & Dod 1997, S. 94). Das Sammeln solcher »Premieren« war ein Zeichen für Nixons Bedürfnis, sein Größen-Selbst emotional zu unterfüttern, so dass niemand, nicht einmal er selbst merken würde, dass seine Angst den verdorbenen, ungewollten Teil des Kuchens in seiner Psyche betraf.

Wenn ich von »erfolgreichen« politischen Führern spreche, so beziehe ich mich dabei nicht auf den moralischen Wert ihrer individuellen Handlungen, sondern auf die Tatsache, dass es ihnen gelungen ist, mit ihrer Persönlichkeit in der äußeren Welt ein Echo zu erzeugen, das ihnen in den Augen anderer den ersten Platz sichert. Im Falle erfolgreicher narzisstischer Führer kommt es zu einer »Passung« zwischen eigenen inneren Bedürfnissen und den Reaktionen ihrer Anhänger, insbesondere wenn diese sich in einem Zustand der Regression befinden. Manchen dieser politischen Führer gelingt es, diese Passung über einen längeren Zeitraum aufrechtzuerhalten, manchen nicht. Darüber hinaus ist es schwierig zu beurteilen, ob die Entscheidung eines narzisstischen politischen Führers, die er unter einer »Glaskugel« getroffen hat, letztlich reparativer oder destruktiver Art sein wird. Der ehemalige ägyptische Präsident Anwar Sadat – auch er ein politischer Führer mit narzisstischer Persönlichkeitsorganisation – ließ sich in seinen Entscheidungen ebenfalls von der »Nixon-Methode« leiten: Überzeugt davon, es besser zu wissen als alle anderen, wollte er sich nicht von Beratern abhängig machen, sondern traf einsame Entscheidungen. In seinem Heimatort, 40 Meilen vor Kairo, schuf er sich seine eigene »Glaskugel«: Im traditionellen Männergewand der *galibia* und bei einer Wasserpfeife entschied er über alle wichtigen politischen Fragen allein, so auch über seinen Besuch in Israel und seine Rede vor der Knesset im Jahr 1979 (Volkan 2004). In diesem Sinne bedeutet die Tatsache, dass eine Entscheidung unter der »Glaskugel« getroffen wird, noch nicht, dass sie destruktiver Natur sein muss. Im Gegenteil, es kann sich auch um eine Entscheidung handeln, die zu einer Art Versöhnung zwischen Feinden führt.

Eine ausreichende Portion Narzissmus, ja selbst übertriebener Narzissmus, ist meines Erachtens notwendig, um als politischer Führer etwas bewirken zu können. Es ist sein Narzissmus, der ihn sich wohlfühlen lässt in seiner Haut als »Nummer Eins«. Narzissmus, ich wiederhole es noch einmal, ist kein Unwort. Er kann jedoch auch Schreckliches in Gang setzen, insbesondere, wenn sich die Großgruppe, der der politische Führer angehört, in einem Zustand der Regression befindet und Vergeltung als rechtmäßige Reaktion auf aktuell erlittene Traumata und/oder gewählte Traumata ansieht. Wenn ein narzisstischer Führer ein gewähltes Trauma reaktiviert und schürt und eine Atmosphäre von Viktimisierung schafft, in der es zum Zeitkollaps kommt, sollte die Möglichkeit einer destruktiven Entwicklung in Betracht gezogen werden. Wenn sich innerhalb einer Großgruppe ein allgemeines Gefühl von Opfertum breit macht, kann der Wunsch nach Vergeltung entstehen. Es ist sehr zweifelhaft, dass ein zukünftiger politischer Führer eine Psychoanalyse machen wird, bevor er an die Macht kommt. Auf der anderen Seite sollten Psychoanalytiker, die politische Prozesse und die Interaktionen zwischen Führern und ihren Anhängern ernsthaft beobachten und untersuchen, auf die Gefahrensignale hinweisen, die destruktive narzisstische Führer erkennen lassen.

Literatur

Akhtar, S. (1992). Broken Struktures. Severe Personality Disorders and Their Treatment. Northvale/NJ (Jason Aronson).

Akthar, S. (1999). Immigration and Identity. Turmoil, Treatment, Transformation. Northvale/NJ (Jason Aronson).

Ambrose, S. E. (1989) Nixon. The Triumph of a Politician. 1962–1972. New York (Simon & Schuster).

Atatürk, K (1952) Atatürk'ün Söylev ve Demecleri [Speeches and Statesments of Atatürk]. In: S. S. Aydemir (1969). Tek Adam [The Singular Man]. Bd. 2. Istanbul (Remzi Kitabevi).

Aydemir, S. S. (1969). Tek Adam [The Singular Man]. Bd. 3. Istanbul (Remzi Kitabevi).

Barne-Barry, C., & R. Rosenwein (1985). Psychological Perspectives on Politics. Englewood Cliffs/NJ (Prentice-Hall).

Bion, W. R. (1971 [1961]) Erfahrungen in Gruppen und andere Schriften. Übers. von H. O. Rieble. Stuttgart (Klett-Cotta).

Bramsted, E. K. (1965). Goebbels and National Socialist Propaganda. East Lansing/MI (Michigan State University Press).

Erikson, E.H. (1966 [1956]). Das Problem der Ich-Identität. In: ders., Identität und Lebenszyklus. Übers. von K. Hügel. Frankfurt/M. (Suhrkamp).
Freud, S. (1921c). Massenpsychologie und Ich-Analyse. GW XIII.
Freud, S. (1926d). Hemmung, Symptom und Angst. GW XIV.
Freud, S. (1926j). Ansprache an die Mitglieder des Vereins B'nai B'rith. GW XVII.
Hersh, S.M. (1983). The Price of Power. Kissinger in the Nixon White House. New York (Summit Books).
Hitler, A. (1925). Mein Kampf. München (Zentralverlag der NSDAP) 1938.
Kernberg, O.F. (1978 [1975]). Borderline-Störungen und pathologischer Narzissmus. Übers. von H. Schultz. Frankfurt/M. (Suhrkamp).
Kernberg, O.F. (2004a). Sanctioned social violence. A psychoanalytic view. Part I. Int J Psychoanal 84: 953–968.
Kernberg, O.F. (2004b). Sanctioned social violence. A psychoanlytic view. Part II. Int J Psychoanal 84: 953–968.
Kissinger, H.A. (1979). The White House Years. Boston (Little & Brown).
Langer, W.C. (1972 [1943]). Das Adolf Hitler-Psychogramm. München (Molden Verlag).
Malkin, E., & Z. Zhanor (1992). Leaders and Leadership. Collected Essays. Jerusalem (Zlaman Shezar Center and Israeli Historical Society).
Nixon, R.M. (1978). Memoiren. Übers. von A. Munthe. Köln (Ellenberg Verlag).
Reimann, V. (1976). Goebbels. The Man who created Hitler. New York (Doubleday).
Rice, A.K. (1965). Learning for Leadership. London (Tavistock).
Rice, A.K. (1969). Individual, group and intergroup processes. Human Relations 22: 565–584.
Rochau, A.L. von (1972 [1853]). Grundsätze der Realpolitik. Frankfurt/M. (Ullstein).
Shengold, L. (1991). Soul Murder. The Effects of Childhood Abuse and Deprivation. New York (Ballantine).
Steinberg, B. (1996). Shame and Humiliation. Presidential decision-making on Vietnam. A psychoanalytical Interpretation. Montreal (McGill-Queen's University Press).
Stern, J. (2001). Deviance in the Nazi Society. Mind and Human Interaction 12: 218–237.
Tucker, R.C. (1973). Stalin as a Revolutionary, 1879–1929. A Study in History and Personality. New York (Norton).
Turquet, P. (1975). Threats to identity in the large group. In: The Large Group. Dynamics and Therapy. Hg. von L. Kreeger). London (Constable), S.87–144.
Volkan, V.D. (1979). The glass bubble of a narcissistic patient. In: J. Le Boit & A. Capponi (Hg.). Advances in Psychotherapy of the Borderline Patient. New York (Jason Aronson), S.405–431.
Volkan, V.D (1988). The Need to have Enemies and Allies. Form Clinical Practice to International Relationships. Northvale/NJ (Jason Aronson).
Volkan, V.D (1991). On »chosen trauma«. Mind and Human Interaction 3: 13.
Volkan, V.D. (1999 [1997]). Blutsgrenzen. Die historischen Wurzeln und die psychologischen Mechanismen ethnischer Konflikte und ihre Bedeutung bei Friedensverhandlungen. Übers. von K. Kochmann. München (Scherz Verlag).
Volkan, V.D. (1999). Das Versagen der Diplomatie. Zur Psychoanalyse nationaler, ethnischer und religiöser Konflikte. Übers. von A. Pott. Gießen (Psychosozial-Verlag).
Volkan, V.D. (2001). September 11 and social regression. Mind and Human Interaction 12: 196–216.
Volkan, V.D. (2004). Blind Trust. Large Groups and Their Leaders in Times of Crisis and Terror. Charlottesville/VA (Pitchstone Publ.).
Volkan, V.D. (2006). Killing in the Name of Identity. A Study of Bloody Conflicts. Charlottesville/VA (Pitchstone Publ.).
Volkan, V.D. (2012). Die Erweiterung der psychoanalytischen Behandlungstechnik bei neurotischer, traumatisierter, narzisstischer und Borderline-Persönlichkeitsorganisaiton. Übers. von G. Ast. Gießen (Psychosozial-Verlag).
Volkan, V.D. (2013). Enemies on the Couch. A Psychopolitical Journey Through War and Peace. Durham/NC (Pitchstone Publ.).
Volkan, V.D. (2014). Psychoanalysis, International Relations and Diplomacy. A Sourcebook on Large-Group Psychology. London (Karnac).
Volkan, V.D. S. Akhtar, R.M. Dorn et al. (1998). The Psychodynamics of leaders and decision-makers. Mind and Human Interaction 9: 130–181.
Volkan, V.D., & G. Ast (1994). Spektrum des Narzissmus. Göttingen (Vandenhoeck & Ruprecht).
Volkan, V.D. & N. Itzkowitz (1984). The Immortal Atatürk. A Psychobiography. Chicago (Chicago Univ. Press).

Volkan, V.D. (1994). Turks and Greeks. Neighbors in Conflict. Cambridgeshire (Eothen Press).
Volkan, V.C., N. Itzkowitz & A. Dod (1997). Richard Nixon. A Psychobiography. New York (Columbia Univ. Press).
Waelder, R. (1971) Psychoanalysis and History. In: The Psychoanalytic Interpretation of History. Hg. von B.B. Wolman. New York (Basic Books), S. 3–22.
Weigert, E. (1967). Narcissism. Benign and malignant forms. In: R.W. Gibson (Hg.). Crosscurrrents in Psychiatry and Psychoanalysis. Philadelphia (Lippincott), S. 222–238.
Werner, H., & B. Kaplan (1963). Symbol Formation. New York (Wiley).
White, T. (1969). The Making of the President. New York (Pocket Books).0

6.5 Konversation und Spiel in der Behandlung des Narzissmus

Russell Meares[21]
Übersetzung: Elisabeth Vorspohl

6.5.1 Primärer Narzissmus: Ursprünge und Störungen

Narziss war geschädigt. Er war egozentrisch und besaß keine Empathiefähigkeit – beides Hinweise auf eine Persönlichkeitsstörung. Er nahm überhaupt nicht wahr, wie sich die Katastrophe, die Heras Fluch über Echo, eine vormals begabte Gesprächspartnerin, gebracht hatte, auf die Nymphe auswirkte, die fortan immer nur die letzten Worte, die jemand zu ihr sprach, wiederholen konnte. Er konnte nur daran denken, dass ihm etwas verlorengegangen war, und so suchte er nach einem Ersatz für Echo. Seine Verzückung ob des eigenen Spiegelbildes entschädigte ihn, doch weil das Bild ihn emotional darben ließ, siechte er dahin, bis er schließlich starb (vgl. Kap. 1.1 in diesem Band). Man kann den Mythos als eine symbolische Darstellung des sekundären Narzissmus begreifen (Meares 2016a). Meine hier auszuarbeitende These besagt, dass der sekundäre Narzissmus, der den Grad einer schweren Persönlichkeitsstörung annehmen kann, aus der gescheiterten Entwicklung des primären Narzissmus resultiert. Im Mittelpunkt dieses Kapitels steht ein therapeutischer Umgang mit der Entstehung des primären Narzissmus, der sich einer Sprache bedient, deren Eigenschaften für eine bestimmte Form des Spielens charakteristisch sind.

Zunächst einmal ist zu klären, was wir unter den Begriffen primärer bzw. sekundärer Narzissmus verstehen. Beide werden auf unterschiedliche Weise verwendet. Mein Gebrauch dieser Konzepte ist empirisch gestützt und atheoretisch. William James (1890) lieferte den notwendigen Hintergrund für die Formulierung des Konzepts eines primären Narzissmus, indem er den »Wert« der persönlichen Realität erörterte (Meares 1999a).

James (1890) erläuterte, dass der gesunden Existenz ein positives Gefühl zugrunde liege, nämlich ein Gewahrsein unserer inneren Gedanken, Vorstellungen, Erinnerungen usw., das er als »Selbst« bezeichnete. Aus diesem Gefühl geht das Selbstwertgefühl hervor, im Grunde der Zustand, mit sich selbst im Reinen zu sein, sich in seiner Haut wohlzufühlen. In den ersten Lebensjahren äußert es sich in Gestalt der von Kohut (1979 [1977]) beschriebenen »grandiosen Selbstaspekte« oder als das »kurzzeitige Omnipotenzerleben« des Kleinkindes, von dem Winnicott (1965) sprach. In einer anderen Terminologie spricht man vom Zustand des primären Narzissmus. Dieser ursprüngliche Kern des Selbstwertgefühls wird internalisiert und muss sich im gesun-

21 Der Autor dankt Kim Hopkirk für ihren Beitrag zu diesem Kapitel und R. für die freundliche Genehmigung, ihre Geschichte für Ausbildungszwecke zu verwenden.

den erwachsenen Leben weder als Prahlerei noch als Eitelkeit äußern.

Das Selbstwertgefühl, das der gesunden Selbstheit zugrunde liegt, hängt mehr oder weniger eng mit den verschiedenen Gedankengängen, Vorstellungen und Bildern des von James beschriebenen Bewusstseinsstroms zusammen. Bestimmten Themen unseres Innenlebens wird ein hoher Wert zugemessen. Die Themen mit dem höchsten Wert, denen u. U. eine besonders intime emotionale Färbung anhaftet, erläuterte James (1890) mit folgenden Worten: »Wenn der Strom insgesamt weit mehr als jedes äußere Ding mit dem Selbst identifiziert wird, wird ein *bestimmter, vom Rest abstrahierter Anteil des Stroms* zu einem ganz besonderen Grad als solches identifiziert und von allen Menschen als eine Art innerstes Zentrum des Kreises, als Heiligtum in der Zitadelle, empfunden, das durch das subjektive Leben insgesamt konstituiert wird« (S. 297). Der Inhalt dieser »Zitadelle« wird mit anderen geteilt, die seinen Wert zu respektieren wissen. Jede entwertende Reaktion wird als Verwundung der Substanz des Selbst, als »narzisstische Kränkung«, empfunden.

6.5.2 Spiel und Narzissmus

Das positive Gefühl, von dem William James sprach, ist nicht jedem gegeben. Denjenigen, die wiederholte Beziehungstraumata erlitten haben, wie es bei Menschen mit Borderline-Störung der Fall ist, bleibt diese kontinuierliche, weitgehend im Hintergrund ablaufende Erfahrung vorenthalten. Sie haben an einer chronischen Dysphorie zu tragen, die ein maßgebliches Merkmal der Störung darstellt (Meares 2012) und von Zanarini et al. (1998) als »psychischer Schmerz« bezeichnet wurde.

Anders als unsere Knochen und Muskeln, die unweigerlich einfach deshalb heranwachsen, weil wir lebendig sind, setzt die Entwicklung des primären Narzissmus meiner Ansicht nach ein spezifische Art des Spiels voraus, dessen frühe Formen sich schon bald nach der Geburt zeigen. Sein wesentliches Merkmal ist die Aktivität des Entdeckens und Herstellens von Ähnlichkeit – des »resembling« oder, treffender, »re-sembling«. Das Verb »to semble« bedeutet laut *Oxford English Dictionary* scheinen, simulieren, repräsentieren, abbilden.

Die früheste Form des Re-sembling-Spiels wird von der Mutter oder einer Mutterfigur mit dem Säugling gespielt. Colwyn Trevarthen (1974) hat es als »Protokonversation« bezeichnet. Im Zuge dieser Face-to-face-Interaktion, die einen klaren Rhythmus herausbildet (Malloch & Trevarthen 2009; Daniel & Trevarthen 2017) und in der beide Beteiligte wechselseitig aufeinander eingehen, zeigt die Mutter ihrem Baby sowohl mimisch als auch durch die melodische Kontur ihrer Stimme ein »Bild«, ein Abbild, seiner eigenen unmittelbaren Erfahrung. Sie erzeugt, anders ausgedrückt, ein Analogon dieser Erfahrung, das – per definitionem – eine ähnliche Form oder Proportion wie das Original aufweist und ihm deshalb gleicht, aber nicht mit ihm identisch ist.

Die Wiederholungen des Spiels versetzen beide Beteiligte in einen lustvollen Zustand, den keiner von ihnen allein erzeugen könnte. Nach mehreren Wiederholungen kommt die Erregung des Babys, die im Zappeln des ganzen Körpers und Strampeln der Beine Ausdruck findet und ihm ins Gesicht geschrieben steht, einer Euphorie gleich.

Solche Beobachtungen haben wichtige Implikationen. Weil das Zusammenspiel wortlos erfolgt, legt es die Vermutung nahe, dass ein »Selbstwertgefühl«, das Gefühl, mit sich im Reinen zu sein oder sich in der eigenen Haut wohlzufühlen, nicht primär aus Worten hervorgeht, sondern aus einer bestimmten Art der Beziehung zu Anderen, einer Bezogenheit, die es ihnen ermöglicht, auf eine Weise zu reagieren, die unseren eigenen Äußerungen ähnelt oder sie »abbildet«. Anders formuliert: Es ist die »Passung« zwischen der analogen Reaktion und den fundamentalen Elementen der Äußerungen des Subjekts, die das positive Gefühl hervorruft. Wenn solche Reaktionen in der frühen Kindheit genügend oft erfolgen, bilden sie die Basis für das von James beschriebene »Heiligtum«.

Die Überlegung, dass die Wahrnehmung einer »Passung« zwischen Innen und Außen einen positiven Gefühlszustand erzeugt, aus dem dann »Wert« hervorgeht, ist nicht lediglich eine metaphysische Annahme. Ihre Grundlage spiegelt die spezifische Aktivität eines neurophysiologischen Systems wider, die äußere Vorgänge mit den Repräsentationen früherer, im Gedächtnis gespeicherter Vorgänge abgleicht. Dieser Hypothese zufolge löst ein solcher Abgleich – »Matching« – eine spezifische elektrochemische Reaktion aus, die für die Reifung der neuronalen Schaltkreise, die bestimmten Aspekten des emotionalen Lebens zugrunde liegen, unverzichtbar ist (Meares 2012, S. 314 f.). Ein wesentliches Element dieses Prozesses ist der sogenannte hippokampale Komparator.

Eine zweite Implikation der Bedeutsamkeit der »Passung« ist eine negative: Eine maligne Entwicklung könnte demnach mit einem Scheitern der Protokonversation im frühen Leben zusammenhängen, d. h. mit einer Situation, in der die Interaktionen zwischen Mutter und Kind keinen klaren Rhythmus entwickelten und die Reaktionen des einen Beteiligten nicht zum Gefühlszustand des Anderen »passten«. Wahrscheinlich war Freud (1937c) der erste, der auf eine solche maligne Entwicklung hingewiesen hat, als er im Zusammenhang mit der Unbehandelbarkeit psychotischer Zustände schrieb: »Unsere theoretische Vorbereitung scheint unzureichend, um die so beschriebenen Typen richtig aufzufassen; es kommen wohl zeitliche Charaktere in Betracht, Abänderungen eines noch nicht gewürdigten Entwicklungsrhythmus im psychischen Leben« (S. 88). Damit formulierte er eine Hypothese, die zur damaligen Zeit radikal neu war.

Des Weiteren berichtete er, bei solchen Patienten eine »Art von psychischer Entropie« (ebd.) beobachtet zu haben, in der das Subjekt von Zeit zu Zeit von einem unnachgiebigen, praktisch unaufhaltsamen Trieb zum Tod erfasst werde. Als einer der ersten überhaupt versuchte Freud, diesen Patiententypus, der vor etlichen Jahren von Kernberg (2006, 2020 [2014], in diesem Band) beschrieben wurde, zu verstehen. Das Verhalten auf dem Weg zum Suizid ist »abgeklärt und durchdacht« (Kernberg in diesem Band S. 616), und der Patient ist »nahezu unbehandelbar« (Kernberg 2006, S. 705 ff.).

Dass eine Unterbrechung des Rhythmus unseres psychischen Lebens, die u. a. Ausdruck in einer desorganisierten Bindung finden kann, nicht zwangsläufig eine Katastrophe vorhersagt, hat Giovanni Liotti mit seiner Arbeit gezeigt (Liotti & Pasquni 2000). Der Entwicklungsweg, dessen Auftakt die Protokonversation bildet, lässt sich durch eine geeignete Umwelt rekonstituieren. Diese Daten haben bedeutsame therapeutische Implikationen und belegen, dass der »nahezu unbehandelbare« Patient nicht ganz und gar verloren ist.

Zur Entwicklung des James'schen Selbst führen im Wesentlichen zwei Wege. Erkennbar sind sie an zwei verschiedenartigen Diskursen, nämlich einem, der vorwiegend »zeigt« – »points« –, und einem zweiten, der »darstellt/verbildlicht« – »depicts« (Richards 1976, S. 117; Meares 2016b). Sie sind Ausdruck von zwei unterschiedlichen Denkprozessen, nämlich einem logischen und einem analogen. Der eine führt zur Reifung des intentionalen Bewusstseins, der andere ist die Voraussetzung dafür, dass das symbolische Denken auftauchen kann, der Inbegriff der spezifisch menschlichen Form des Bewusstseins (Meares 2016). Diese beiden Entwicklungsstränge vereinen sich ungefähr im Alter von vier Jahren, wenn das Selbst sich herausgebildet hat und das Kind über ein reflexives Gewahrsein innerer Vorgänge verfügt (Meares & Orlay 1988; Meares 1993, 2005).

Bei Menschen mit gestörter Persönlichkeitsentwicklung ist das Auftauchen des analogen Systems gescheitert. Sie sind nicht imstande, jene Art des Spielens – jene geistig-psychische Bewegung – zu vollführen, die das Auftauchen von Assoziationen ermöglicht. Ihre Fähigkeit, analoge Verbindungen herzustellen, ist beeinträchtigt.

Menschen mit Narzisstischer Persönlichkeitsstörung weisen u. U. ebenso wie Menschen mit Borderline-Persönlichkeit ein Defizit in der rechten Hirnhemisphäre auf. Die Aktivierung des »Formgebens«, die für die Erschaffung von Analogie und Metapher sowie für die Formung der mütterlichen Äußerungen im Rahmen der Protokonversation erforderlich ist, erfolgt in hohem Maß im rechten Gehirn. Im Grunde kann man sich dieses Spiel mit seinen rhythmischen Mustern als eine »Konversation zwischen zwei rechten Gehirnen« vorstellen (Meares, Schore & Melkonian 2011).

Der analoge Weg zur Entwicklung des Selbst lässt sich in mehrere wichtige Abschnitte unterteilen, einschließlich eines Spiels, das Kinder offensichtlich mit sich selbst spielen und das von Piaget als symbolisches Spiel bezeichnet wurde. Dessen Charakter lässt vermuten, dass die wesentlichen Merkmale der vorangegangenen Phase der Protokonversation teilweise internalisiert wurden. Das Spiel des Kindes beruht auf analogem Denken. Das Kind wählt Objekte aus, die eine ähnliche Form aufweisen wie die Elemente, von denen eine kleine Geschichte handelt, die es sich selbst, aber scheinbar auch jemand anderem erzählt – wahrscheinlich der Mutterfigur, die es quasi als Präsenz wahrnimmt (Piaget 1959, S. 243). Es hat den Anschein, als fände eine »innere« Konversation statt, die aber laut gesprochen wird.

Wygotsky (1986 [1934]) erläuterte, dass sich die Form dieser Selbstgespräche sehr deutlich von der Form sozial gerichteter Sprache unterscheidet. Soziale Sprache wird syntaktisch, logisch und zielgerichtet konstruiert. Gesteuert wird sie gewöhnlich von der linken Hemisphäre. Während des symbolischen Spiels des Kindes scheint die rechte Hemisphäre die Regie zu übernehmen.

Die Szene des symbolischen Spiels ergibt zusammen mit derjenigen der Protokonversation »Metaphern«, die einen therapeutischen Umgang mit den schwereren Fällen der Narzisstischen Persönlichkeitsstörung strukturieren. Damit kommen wir zur klinischen Situation.

6.5.3 Ebenen des Narzissmus

Krankheitsbilder mit dem Narzissmus als maßgeblichem Merkmal lassen sich in drei Schweregrade unterteilen. Die erste Ebene wird durch Personen repräsentiert, deren Reaktionen auf eine »narzisstische Kränkung« das übliche soziale Funktionieren nicht beeinträchtigen. Sie verhalten sich u. U. bescheiden oder sogar schüchtern, also anders als Menschen, die gemeinhin als narzisstisch gelten. Man bezeichnet sie auch als dünnhäutig.

Auf eine Bemerkung oder einen Vorgang, der als Entwertung interpretiert werden könnte, reagieren sie gewöhnlich aufbrausend. Diese Reaktion kann durch eine Kleinigkeit, etwa eine Widerrede, ausgelöst werden, die jedoch ein präreflexiv organisiertes System traumatischer Erinnerungen an Entwertungen aktiviert, z. B. an die Erfahrung, lächerlich gemacht, beschämt oder vielleicht auch nur ignoriert zu werden.

Im Einklang mit einem Modell des Selbst, das in der von Hughlings Jackson beschriebenen Weise hierarchisch konstruiert ist, operiert dieses Erinnerungssystem unbewusst (Meares 1999b, 2000). Die schockierende Kränkung setzt eine Regression in Gang, die entlang der evolutionär organisierten Hierarchie hinunter zu einer Funktionsebene verläuft, die primitiver, restringierter und inkohärenter ist als die Erfahrung des höherrangigen Bewusstseins oder Selbst. In diesem präreflexiven Zustand wird das »Skript« des Vorgangs aus der Vergangenheit zum Skript der Gegenwart. Das Subjekt vermag nicht zu erkennen, dass es in diesem Augenblick Sklave seiner Erinnerung ist und im Bereich der Übertragung lebt. Die beiden Pole des Drehbuchs, Opfer und Täter, werden erneut erlebt und agiert. Die Auswirkungen einer Reaktivierung des unbewussten Systems, in dem die traumatischen Erinnerungen gespeichert sind, variieren in ihrem Schweregrad, und zwar, wie Kernberg (s. Kap. 7.1) zeigte, abhängig vom Grad der Kohäsion oder Integration der Selbstentwicklung.

Die zweite Ebene hängt mit einem signifikanten Grad an Desintegration des Selbst zusammen. Das Gefühl der Entwertung führt zu kompensatorischen Bemühungen, den Selbstwert durch Angeberei, eitles Auftreten sowie Grandiositäts- und Omnipotenzphantasien wiederherzustellen. Häufig geht dies mit einer Herabsetzung und destruktiven Entwertung des Anderen, durch dessen Reaktion sich das Subjekt gekränkt fühlte, und mit Verächtlichkeit und Arroganz einher.

Der Angriff auf den verletzenden Anderen kann auf dieser Ebene infolge der Desintegration des Selbst besonders heftig ausfallen. Unter Umständen kommt es zu einer Rollenumkehr, so dass die Pole des Traumaskripts getauscht werden und der Gekränkte selbst zum Täter wird. Die Figur, die den Patienten einst kontrolliert, entwertet oder auf andere Weise traumatisiert hat, scheint sich in ihm niedergelassen zu haben. Der Therapeut, der eine solche Reaktion versehentlich ausgelöst hat, erlebt nun das, was ursprünglich das Opfer erlebt hat (Meares 1993, 2005).

Die dritte Ebene ist das zentrale Thema dieses Kapitels. Sie betrifft die nahezu unbehandelbare Störung, mit der sich Freud 1937 beschäftigt hat.

6.5.4 Psychische Desintegration und der nahezu unbehandelbare Narzissmus

Im Rahmen dieses kurzen Beitrags kann die Patientin, die die hier vertretene These illustriert, nur in groben Zügen beschrieben werden. Ich beschränke mich daher auf eine Zusammenfassung der wesentlichen Merkmale des Falls. Die Videoaufzeichnung einer Sitzung, die ich an anderer Stelle detailliert untersuchen und auch einer sprachlichen Analyse unterziehen werde, bildet die Grundlage dieses Artikels. In mikrokosmischer Form liefert die Behandlungsstunde nicht nur ein Bild von dem chronischen Zustand der Patientin, sondern zeigt auch Möglichkeiten der Linderung auf. Die Patientin, R., ist 30 Jahre alt und unverheiratet. Sie lebt seit Jahren mit einem kaum in Worte zu fassenden Lebensschmerz am Rande des Suizids. Sie hat zahlreiche Klinikaufenthalte und Behandlungen in der Notaufnahme hinter sich. Behandlungen bei mehreren Therapeuten brachten, abgesehen davon, dass R. am Leben blieb, wenig Besserung. Seit Beginn ihrer aktuellen Therapie vor einem Jahr hat sie keinen weiteren Suizidversuch unternommen.

Zwei Hintergrundinformationen sind von besonderer Bedeutung. Zum einen ist die Patientin wunderschön, so schön, dass sie von Wildfremden auf der Straße gefragt wird, ob sie eine Ballerina sei. Und zweitens leidet sie an einer schweren Störung des »Entwicklungsrhythmus im psychischen Leben« (Freud 1937c, S. 88). Als sie noch klein war, war ihre Mutter an einer paranoiden Störung erkrankt. Typisch für das Verhalten paranoider Menschen sind bekanntlich auch Fehlinterpretationen sozialer Signale, die dem Empfänger der Reaktion einen »Schock« versetzen. Zwischen dem unmittelbaren Erleben des Empfängers und der paranoiden »Abbildung« dieses Erlebens besteht eine verwirrende, mitunter furchterregende Diskrepanz. In ebendieser Situation entwickelt sich eine Desorganisation der Bindungsbeziehung.

Ein auffälliges Merkmal des ersten Teils der Sitzung gab die Desintegration des Selbst zu erkennen, die sich insbesondere in widersprüchlichen Formen der Bezogenheit äußerte. Die Sitzung beginnt mit einer Rollenumkehr. Die Patientin spricht zunächst mit leiser Stimme, der Stimme des Opfers. Eine positive Reaktion der Therapeutin bewirkt, dass die Stimme kräftiger, ja kontrollierend und sogar einschüchternd klingt.

Einen weiteren Hinweis auf widersprüchliche Formen der Bezogenheit gibt der Monolog, der sich dieser Eröffnung anschließt. R. berichtet von ihrer katastrophischen Reaktion darauf, dass sie in einem Coffee-Shop von einem Freund gesehen worden war, als sie ihrer Meinung nach nicht besonders gut aussah. Im Rahmen dieser »Chronik« erzählt sie von zwei Vorfällen, die vermuten lassen, dass ihre Verzweiflungsbekundung von widersprüchlichen Imperativen gesteuert wird. Erstens hielt sie es aus Angst vor einem Bindungsverlust für erforderlich, solche Äußerungen gegenüber einer Bindungsfigur zu vermeiden; und zweitens war die Verzweiflung erforderlich, um die Andere auf sich aufmerksam zu machen.

Ein dritter Hinweis auf ihre Desintegration stammt von der Therapeutin selbst. Im Anschluss an den Monolog steht das Thema Schönheit im Mittelpunkt des therapeutischen Gesprächs. So fragt R. beispielsweise: »Was passiert, wenn die Leute mir nicht sagen, dass ich eine großartige Figur habe oder wunderschönes Haar? Was passiert dann?« Wenig später schildert sie ihre Verzweiflung über einen geringfügigen, vorübergehenden Makel ihrer Gesichtshaut, einen Pickel. Die Therapeutin weiß, dass sie die Verzweiflung widerspiegeln soll, aber sie weiß auch, dass ihr dies unmöglich ist. Es wäre geheuchelt. Sie fühlte sich wie in einer Falle, zwischen zwei unmöglichen Entscheidungen gefangen. Ihr Dilemma ähnelt dem der Patientin.

Ein weiteres Zeichen der Desintegration ist interpersonaler Art. Nach ihrem Monolog geht die Patientin über die durchaus zutreffende Antwort der Therapeutin völlig hinweg. Sie redet einfach weiter und gibt damit zu erkennen, dass sie sich der Therapeutin nicht verbunden fühlt. Interpersonale Unverbundenheit ist ein Spiegelbild intrapersonaler Unverbundenheit. Diese Sichtweise beruht auf der Überlegung, dass jeder psychische Zustand einen inneren oder äußeren Beziehungskontext hat. Wenn man von einem spricht, spricht man zugleich vom anderen (Meares et al. 2012; Meares 2016).

Es ist wichtig festzuhalten, dass sich die tiefe Desintegration des psychischen Lebens, die wir bei einer Patientin auf der dritten Ebene des Narzissmus finden, sprachlich nicht äußert. Vielmehr spricht die Patientin syntaktisch korrekt. Sie ordnet die Ereignisse, von denen sie in ihrer Geschichte berichtet, der chronologischen Reihenfolge nach logisch an. Darin unterscheidet sich die Desintegration bei schwerer Persönlichkeitsstörung von der für die »klassische« Schizophrenie typischen Desintegration (Mitchell & Crow 2005). Gleichwohl lässt R.s Sprechweise ein subtiles Defizit erkennen. Es gibt keine Hinweise darauf, dass auch das zweite Gesetz, welches das psychische Leben bestimmt, nämlich das der Ähnlichkeit (James 1890), in Kraft wäre. Die Patientin verwendet keine bildhafte Sprache, d.h. keine Analogien oder Metaphern. Die Bildersprache ist eine Funktion der rechten Hirnhemisphäre (Winner & Gardner 1977; Bryan 1988; Brownell et al. 1990).

Diese Art von Sprechmuster, das Berichten in Form einer »Chronik« (Meares 1998), scheint für schwere Persönlichkeitsstörungen typisch zu sein. Es lässt auf eine Inaktivität der rechtshemisphärischen Funktion schließen (Meares 1977).

6.5.5 (Wieder-)Herstellung und der Spiegel

Somit stellt sich die Frage: Wie kann die Integration bei einer Patientin wie R. wiederhergestellt werden, präziser: Wie kann sie herbeigeführt werden? Betrachten wir zunächst die Wiederherstellung. Die Patientin hat selbst eine Methode: Sie strebt danach, für ihre Schönheit bewundert zu werden, und hat damit zumeist Erfolg. Unter solchen Bedingungen wiegt ihr chronischer Fragmentierungs- und Angstzustand weniger schwer. Vermutlich ähnelt ihr Verhalten der Art und Weise, wie sie sich in den ersten Lebensjahren verhalten hat. Ein hypothetisches Szenarium wäre etwa eine Mutter, die voll und ganz mit ihren eigenen Schwierigkeiten beschäftigt ist und sich nicht angemessen um ihr Kind kümmern kann. Wenn ihr jedoch auffällt, dass ihr Kind wunderschön ist, fühlt sie sich besser und reagiert entsprechend. Das Band zwischen ihnen ist wieder geknüpft – mit der Konsequenz, dass das Kind ständig bestrebt sein wird, das positive Gefühl der Ruhe und Erleichterung zurückzuerlangen, das ihm die Bewunderung seiner Schönheit vermittelt.

Wenn die Quelle des primären Narzissmus jedoch versiegt, sucht R. nach anderen Möglichkeiten, um das Wohlbefinden zu einem gewissen Grad wiederherzustellen. Die erste Methode ist die des Narziss, dessen Spiegelbild es ihm ermöglichte, sich um seiner selbst und zu seinem eigenen Entzücken zu bewundern. Nach dem Vorfall im Coffee-Shop geht R. nach Hause und macht sich chic. Doch der Spiegel funktioniert nicht: »Ich sehe in den Spiegel, aber ich fühle mich nicht … Manchmal, wenn ich mich schön mache, denke ich, ja – warum, ich sehe doch gut aus. Aber das Gefühl stellte sich nicht ein.«

Im Anschluss daran verlegt sie sich auf eine kompliziertere und zudem paradoxe Methode. Am Abend besucht sie ein edles Restaurant, wo die Kellner sie kennen und mögen. Allein und stumm sitzt sie dort mit tränenüberströmtem Gesicht, ein Bild der Verzweiflung, aber im vollen Bewusstsein der besorgten Blicke, mit denen die »freundlichen« Kellner sie bedenken.

Auch dieses Verhalten erinnert an ihre Kindheit. Unter der drückenden Last ihrer eigenen Schwierigkeiten kann die Mutter sich um die gewöhnliche Verzweiflung des Kindes nicht kümmern. Sie ignoriert sie oder reagiert vielleicht sogar negativ und zerstört so die Bindungsbeziehung. Wenn das Kind jedoch, mimisch, ohne etwas zu sagen, katastrophische Verzweiflung signalisiert und ein Bild des Jammers abgibt, löst es eine Reaktion aus. Die Wiederholung dieses Verhaltens im Erwachsenenleben wirkt insofern paradox, als die Verzweiflung, derentwegen R. sich in Behandlung begeben hat, gleichzeitig aufbauend wirkt.

6.5.6 Analoge Bezogenheit und die Erzeugung des Selbst

Abschließend kommen wir zur »Grundstörung« des »nahezu unbehandelbaren« Zustandes narzisstischer Patienten. Die hier entwickelte Hypothese besagt, dass die Störung des grundlegenden »Entwicklungsrhythmus« (Freud 1937c, S. 88) im frühen psychischen Leben im Falle von R. die Entwicklung des primären Narzissmus scheitern ließ. Der Therapeut ist in einer solchen Situation mit der schwierigen Aufgabe konfrontiert, jenen Zustand, der den Kern einer Art von Selbstheit bilden wird, zu erzeugen. Die Behandlung R.s orientierte sich am Konversationsmodell (Hobson 1985; Meares 2004; Meares et al. 2012) und der Annahme, dass die Grundsätze, denen die Entwicklung des Selbst in der gewöhnlichen Kindheit folgt, auch für seine Hervorbringung in der therapeutischen Situation erforderlich sind. Die wesentlichen Elemente der analogen Entwicklungslinie dienen einem Behandlungsverfahren als »Metapher«. Sie entsprechen im Wesentlichen denen einer bestimmten Art des Spiels (Meares 1993, 2005). In dem beschriebenen Fall führte die Therapeutin eine bemerkenswerte Transformation des psychischen Zustands ihrer Patientin herbei, indem sie diese Prinzipien diszipliniert und phantasievoll anwendete. Dieses Behandlungsverfahren setzt die Entwicklung einer therapeutischen Beziehung der analogen Bezogenheit voraus, in der die Therapeutin laufend versucht, das unmittelbare Erleben ihrer Patientin »abzubilden«. Es ist nur dann effektiv, wenn das »Abbild« zu dem Erleben »passt« und auf diese Weise die Lebendigkeit beider Partner zusätzlich anregt.

Die Repräsentation oder »Abbildung« kann klein ausfallen – z. B. in Form des Tonfalls oder einer Körperhaltung – oder groß, z. B. in Form einer Geschichte. Sie ist in jedem Fall eine »Gefühlsform« (Hobson 1985). Durch die Anwendung dieser analogen Responsivität soll die in solchen Fällen zugrunde liegende Pathologie, die psychische Desintegration, korrigiert werden. Die Kohärenz des psychischen Lebens, so meine These, beruht nicht auf der analytischen, linearen und logischen Denkweise, sondern auf den synthetischen Eigenschaften des analogen/metaphorischen Verknüpfens vermeintlich disparater Erfahrungen, Einstellungen usw. Dieser Strom der Entwicklung ist der Vorläufer der Symbolisierungsfähigkeit, die das spezifisch menschliche Bewusstsein auszeichnet (Meares 2016).

Das Gefühl der »Passung« zwischen dem Erleben des Subjekts und der analogen Reaktion wird durch eine besondere Sprache noch intensiviert. Diese Sprache besitzt mehrere wichtige Eigenschaften. Sie soll zum einen das Gefühl eines gemeinsamen subjektiven Raumes erzeugen. Die Bemerkungen der Therapeutin richten sich an den Raum zwischen den Partnern der therapeutischen Dyade, so als ob beide, Seite an Seite, den Blick auf etwas Drittes richten, das sie gemeinsam geschaffen haben und das über sie hinausweist. Solche Beiträge sind weder patienten- noch therapeutenzentriert. Sie sind relational zentriert. Die Sprache ist im grammatischen Sinn unpersönlich, z. B.: »Es sieht aus wie …«

Eine dritte Eigenschaft dieses therapeutischen Stils ist die Verwendung der »rechtshemisphärischen Sprache«. Der Begriff ist kein Oxymoron im strengen Sinn, denn die Sprache der nicht-dominanten Hirnhemisphäre ist nicht mit der Sprache der »Propositionen« identisch. Es ist eine nicht-syntaktische Sprache, abgekürzt, verdichtet und evoziert durch Emotion, Rhythmus und Lied. Die ist typischerweise eine »prädikative Sprache«, d. h. das Subjekt des Satzes ist häufig ausgelassen (Wygotsky 1986 [1934], S. 304 ff.).

Der Therapeut verwendet diese weitgehend nicht-propositionale Sprache aus mindestens drei Gründen. Erstens hat eine Untersuchung der Sprechweise von Patienten mit Persönlichkeitsstörungen gezeigt, dass diejenigen mit dem schwersten Störungsgrad die Sprache in einem buchstäblichen, sogar konkretistischen Sinn verwenden. Diese Art, Wörter und Formulierungen zu benutzen, resultiert aus fehlender Vorstellungskraft und aus dem Fehlen der Fähigkeit zu abstraktem Denken, was auf ein Defizit der rechtshemisphärischen Funktion schließen lässt (Meares 1977). Zweitens belegte eine neurophysiologische

Studie, dass Menschen mit Persönlichkeitsstörung ein Defizit in der rechtshemisphärischen Verarbeitung aufweisen (Meares et al. 2011). Und drittens haben Schores Untersuchungen gezeigt, dass man sich die Protokonversation als »Zusammenspiel zweier rechter Hemisphären« vorstellen kann (Schore 2003, 2005; Meares et al. 2011). Von einer therapeutischen Konversation, die im Erwachsenenleben eine solche Konversation in Gang setzen kann, werden Patienten aus den genannten Gründen mit hoher Wahrscheinlichkeit profitieren.

Illustriert wird diese Art therapeutischer Aktivität durch die oben beschriebene Sitzung. Als die Therapeutin auf R.s Verzweiflung über einen Pickel nicht zu reagieren vermochte, fühlte sie sich beinahe dissoziiert – gefangen zwischen zwei widersprüchlichen Imperativen. Infolgedessen ging sie mit einer nichtssagenden Bemerkung über das Thema hinweg. R. nahm den Verlust der Verbindung wahr. Die langsame, kontrollierende Stimme hob erneut an. R. rutschte Richtung Suizid ab. Eine Krise war entstanden. Ein unbewusstes System traumatischer Erinnerungen, das sich von dem, was mit R.s Schönheit zusammenhing, unterschied, war getriggert worden. Es stand wahrscheinlich mit den frühen, allerersten Brüchen der Verbindung zwischen R. und ihrer Mutter in Verbindung, die das Kind in einen Zustand persönlicher Vernichtung und abgrundtiefer Leere versetzt hatten, der für die Psyche der Erwachsenen schwer zu begreifen und auszudrücken ist.

Die Therapeutin übernahm daraufhin den Versuch, in gefühlvollem Tonfall und unter Einbeziehung ihres eigenen Gefühls, in einer Falle zu sitzen, das Dilemma ihrer Patientin zu beschreiben. Mit ansteigender Stimme schloss sie: »Es ist ein echter Schraubstock!« – ein Werkzeug, zwischen dessen Kiefer man einen Gegenstand dermaßen fest einklemmen kann, dass er sich nicht mehr bewegen lässt.

Mit fast triumphaler Erregung erwiderte R.: »Ja, genau! Das ist mein Leben. Welcher Teil meines Lebens ist kein Schraubstock?« Dann beschrieb sie das wiederkehrende Gefühl einer Beklemmung, eine Beengtheit, die sie als Quelle ihres »schicksalhaften« Suizids ansah: »Ich denke letztlich, dass am Ende, wenn die Wände immer näher an mich heranrücken … so wird es dann gehen. Denn wenn man sich nicht bewegen kann, nicht atmen kann, dann kann man nirgendwo mehr hin. Das ist der Grund, weshalb Menschen es machen, und ich finde es wirklich nachvollziehbar. Ich halte es keineswegs für eine dumme Idee.« Mit den Assoziationen zur Atmung und räumlichen Einengung beginnt ihre Bewegung hin zur Symbolisierung.

Man könnte den Stil der Sprache, die Patientin und Therapeutin in diesem letzten Teil der Sitzung miteinander sprechen, als dialogisch oder interaktional bezeichnen. Die zweite Hälfte war ein Zusammenspiel. Die Beiträge beider Partnerinnen waren kurz, oft ohne korrekte syntaktische Konstruktion, aber sie hingen eng miteinander zusammen, denn jede griff Worte der Anderen auf oder vervollständigte deren Sätze. Im Gegensatz zu dem Unbehagen, das zu Beginn der Sitzung herrschte, war der Affekt positiv. Eine Verbindung war hergestellt worden, die nicht nur interpersonal, sondern auch intrapersonal war.

Diese Sitzung belegt den Nutzen eines spezifischen Konversationsspiels, das die analoge Ähnlichkeit miteinbezieht, für den therapeutischen Versuch, den primären Narzissmus aufzubauen bzw. wiederherzustellen.

Literatur

Brownell, H. H., T. L. Simpson, A. M. Bihrle et al. (1990). Appreciation of metaphoric alternative word meanings by left and right brain-damaged patients. Neuropsychologia 28(4): 375–383.

Bryan, K. L. (1988). Assessment of language disorders

after right hemisphere damage. Br J Disord Commun 23(2): 111–125.
Daniel, S., & C. Trevarthen (2017). Rhythms of Relating in Children's Therapies. London (Jessica Kingsley Publishers).
Freud, S. (1937c). Die endliche und die unendliche Analyse. G. W. XVI, S. 59–99.
Hobson, R. F. (1985). Forms of Feeling: The Heart of Psychotherapy. London (Tavistock).
James, W. (1890). Principles of Psychology. Bd. 1. New York (Holt).
Kernberg, O. F. (2006). Der nahezu unbehandelbare narzisstische Patient. Übers. von P. Holler. In: ders. und H. P. Hartmann (Hg.). Narzissmus. Grundlagen – Störungsbilder – Therapie. Stuttgart (Schattauer), S. 705–727.
Kernberg, O. F. (2021 [2014]. Eine Übersicht der Behandlung der schweren narzisstischen Pathologie. In diesem Band, S. 615.
Kohut, H. (1979 [1977]). Die Heilung des Selbst. Übers. von E. vom Scheidt. Frankfurt/M. (Suhrkamp).
Liotti, G., & P. Pasquini (2000). Predictive factors for borderline personality disorder: patients' early traumatic experiences and losses suffered by the attachment figure. The Italian Group for the Study of Dissociation. Acta Psychiatr Scand 102(4): 282–289.
Malloch, S., & C. Trevarthen (2009). Communicative musicality. eds. Oxford (Oxford University Press).
Meares, R. (1977). The Pursuit of Intimacy: An Approach to Psychotherapy. Melbourne (Nelson).
Meares, R. (1993). The Metaphor of Play: Disruption and Restoration in the Borderline Experience. Northvale, New Jersey (Jason Aronson Inc.).
Meares, R. (1998). The self in conversation: On narratives, chronicles and scripts. Psychoanal Dialogues 8: 875–91.
Meares, R. (1999a). Value, trauma, and personal reality. Bull Menninger Clin 63(4): 443–458.
Meares, R. (1999b). The contribution of Hughlings Jackson to an understanding of dissociation. The Am J Psychiatry 156(12): 1850–1855.
Meares, R. (2000). Intimacy and Alienation: Memory, Trauma and Personal Being. London (Routledge).
Meares, R. (2004). The conversational model: an outline. Am J Psychother 58(1): 51–66.
Meares, R. (2005). The Metaphor of Play: Origin and Breakdown of Personal Being. Revised and enlarged edition. London (Routledge).
Meares, R. (2012). A Dissociation Model of Borderline Personality Disorder. New York/London (W. W. Norton & Company).
Meares R. (2016). The Poet's Voice in the Making of Mind. London and New York (Routledge Taylor & Francis Group).
Meares, R. (2016a). Myth and protomyth. In: The Poet's Voice in the Making of Mind. London/New York (Routledge Taylor & Francis Group), S. 101–118.
Meares, R. (2016b). Pointing and depicting. In: The Poet's Voice in the Making of Mind. New York/London (Routledge/Taylor & Francis Group), S. 93–100.
Meares, R., N. Bendit, J. Haliburn et al. (2012). Borderline Personality Disorder and the Conversational Model: A Clinician's Manual. Hg. von A. Schore. New York/London (W. W. Norton & Company).
Meares, R., & W. Orlay (1988). On self-boundary: a study of the development of the concept of secrecy. Br J Med Psychol 61: 305–316.
Meares, R., A. Schore & D. Melkonian (2011). Is borderline personality a particularly right hemispheric disorder? A study of P3a using single trial analysis. Aust N Z J Psychiatry 45(2): 131–139.
Piaget, J. (1959). The Language and Thought of Child. 3. ed. London (Routledge & Kegan Paul).
Richards, I. A. (1976). Complementarities: Uncollected Essays. Hg. von J. P. Russo. Manchester, UK (Carcanet Press).
Schore, A. N. (2003). Affect dysregulation and disorders of the self. New York (Norton).
Schore, A. N. (2005). Back to basics: attachment, affect regulation, and the developing right brain: linking developmental neuroscience to pediatrics. Pediatr Rev / AAP 26(6): 204–217.
Trevarthen, C. (1974). Psychobiology of speech development. In: E. Lenneberg (Hg.). Language and Brain. Developmental aspects. Neurobiology Sciences Research Program Bulletin 12: 570–585.
Winner, E., & H. Gardner (1977). The comprehension of metaphor in brain-damaged patients. Brain 100(4): 717–729.
Winnicott, D. W. (1965). The Maturational processes and the Facilitating Environment. New York (Int. Univ. Press).
Wygotsky, L. S. (1986 [1934]). Denken und Sprechen. Übers. von G. Sewekow. Frankfurt/M. (Fischer).
Zanarini, M. C., F. R. Frankenburg, C. J. DeLuca et al.

(1998). The pain of being borderline: dysphoric states specific to borderline personality disorder. Harv Rev Psychiatry 6(4): 201–207.

6.6 Narzissmus und soziale Medien

Karen Gilmore
Übersetzung: Elisabeth Vorspohl

»[…] unsere biologische Hardware ist so konzipiert, dass sie von sozialer Software betrieben wird. Diese Software kann ganz unterschiedlicher Art sein und dementsprechend ganz unterschiedliche Persönlichkeiten und hochvariable normative charakterologische Ideale produzieren. Völlig ohne kulturelle Software, allein dank unserer biologischen Konstitution, kommen wir aber nicht aus« (Taub 2009, Clifford Geertz paraphrasierend).

6.6.1 Einleitung

Die Beziehung zwischen der heutigen Gesellschaft – der Informations- und Technologiekultur des 21. Jahrhunderts – und der steigenden Prävalenz des Narzissmus (sowohl narzisstischer Persönlichkeitszüge als auch der Narzisstischen Persönlichkeitsstörung) findet in der allgemeinen Presse, in der Forschungsliteratur und in kulturellen Kommentaren ein beträchtliches Maß an Aufmerksamkeit. Zahlreichen Disziplinen einschließlich der Soziologie, Psychologie, Psychoanalyse, Philosophie, kritischen Theorie usw. bereiten die »Ich«-Orientierung und die imagefixierte, exhibitionistische, von »Celebrities« besessene Kultur Sorge. Erklärungsversuche unterscheiden sich in ihrer Definition des Narzissmus ebenso wie in den statistischen Trends und kulturellen Artefakten, die sie als Belege anführen; während einige Autoren die Ansicht vertreten, dass es kaum epidemiologische Daten gebe, die für eine Zunahme der Persönlichkeitsstörungen in der jüngeren Vergangenheit sprechen (Wilson & Sibley 2011), pochen andere auf vermeintlich unwiderlegbare Belege für einen solchen Anstieg (Twenge 2009; McCain & Campbell 2016; Twenge, Miller & Campbell 2014). In den USA könnte die Debatte direkt auf die häufigen Veränderungen der Diagnosekriterien für Persönlichkeitsstörungen – insbesondere vielleicht im DSM-5 – zurückzuführen sein (Paris 2010); viele Prävalenzstudien erwiesen sich im Licht der neuen Kriterien als mangelhaft; hinzu kamen inadäquate Samplings, unerfahrene Interviewer, methodische Fehler usw. (Pulay et al. 2011). Darüber hinaus fasst das *Narcissistic Personality Inventory* (Raskin & Hall 1979), ein weithin benutztes Messinstrument, Narzissmusdimensionen auf zwei Achsen zusammen. Die erste ist der Gradient von Gesundheit bis Psychopathologie, weil der Narzissmus je nach Ausprägungsgrad fehlangepasst oder adaptiv sein kann (Foster et al. 2016; Ackerman et al. 2011). Der gesunde Narzissmus kann und muss vom Narzissmus als Anzeichen einer Persönlichkeitsstörung unterschieden werden. Die zweite Achse ist die Zusammenführung zweier unterschiedlicher Subtypen am eher pathologischen Ende des Narzissmusspektrums. Hier unterscheidet man zwischen einem *grandiosen* und einem *vulnerablen* Subtyp oder Phänotyp mit je charakteristischen Erscheinungsbildern und charakteristischer Ätiologie (Ahn et al. 2015; Ksinan & Vazsonyi 2016). Dass das DSM-5 eine Prävalenz von 0–6.2 % in Bevölkerungssampeln anführt (APA 2015 [2013], S. 921) – was noch einmal die enorme Diskrepanz zwischen den Forschungsergebnissen unterstreicht –, ist vielleicht ein Spiegelbild dieser Schwierigkeiten, Daten zu sammeln und zu koordinieren.

Ungeachtet der empirischen Schwierigkeiten, die Prävalenz der NPS-Diagnose zu bestimmen, konzentrieren sich zahlreiche Kommentatoren unserer heutigen Kultur, von Nachrichtenjournalisten bis hin zu Philosophen, auf den Narzissmus als eine Konstellation von Charaktereigenschaften, die unter jungen Erwachsenen in unserer Gesellschaft immer häufiger zutage treten (Twenge 2011; Westerman et al. 2012). Dabei berufen sie sich auf Studien, die im Vergleich zur Elterngeneration einen signifikanten Anstieg narzisstischer Persönlichkeitszüge bei jungen Erwachsenen belegen (Wilson & Sibley 2011). Jean Twenge, eine leidenschaftliche Kritikerin der narzisstischen Tendenzen der sog. Millenials, also der zwischen 1980 und 2000 Geborenen, behauptet, dass der Prozentsatz der NPS bei jungen Erwachsenen zwischen 20 und 30 Jahren etwa 10 % betrage; ganze 15 % wiesen ausgeprägte narzisstische Persönlichkeitszüge auf (Twenge & Campbell 2009). Ausdruck einer öffentlichen Anerkennung dieses Trends ist die mittlerweile weitverbreitete Bezeichnung »Generation Me« (Kelley 2009) oder »Generation Ich« für die Millenials. Dieselbe Generation wird auch als »Generation M(edia)« (Coyne et al. 2013) bezeichnet, weil ihre Entwicklung zeitlich mit der raschen Ausweitung der digitalen Kommunikation und mit einem technologiebedingten radikalen kulturellen Wandel in eins fällt.

Zwei Bereiche der aktiven Sozialforschung und der für die Beziehung des Narzissmus zu den sozialen Medien relevanten Theorie kommen in diesen austauschbaren Schlagworten zur Kennzeichnung einer bestimmten Generation zusammen. Da wäre erstens das Thema des *»emerging adulthood« (EA) als Entwicklungsphase*. Eingeführt wurde dieser Begriff von dem Psychologen Jeffrey Arnett (2000), der damit den Übergang zum Erwachsenenalter im digitalen Zeitalter bezeichnete. Arnett war überzeugt, dass die Millenials die Erfahrung, »ein erwachsener Mensch zu werden«, anders erleben als frühere Generationen und dass ihre Odyssee eine neue, normative Entwicklungsphase konstituiert, die er ursprünglich auf das Alter von 18 bis 24 Jahren datierte. Heute bezieht man sie zumeist auf das Alter zwischen 18 und 29 Jahren. Obgleich das Konzept des »emerging adulthood« unter Entwicklungspsychologen und Soziologen umstritten ist, stieß es bei Forschern verschiedenster Disziplinen auf Resonanz, so dass die einschlägigen wissenschaftlichen Beiträge mittlerweile in die Tausende gehen. Für ebendiese Generation des »emerging adulthood« wurde, wie schon erwähnt, das Schlagwort »Generation Ich« geprägt.

Der zweite und mit dem ersten zusammenhängende Aspekt betrifft die kulturelle Revolution der Gegenwart, den Aufstieg der von der Informationstechnik bestimmten Gesellschaft und ihres sozialen Spielfeldes, d. h. der sozialen Netzwerke oder »sozialen Medien« im Internet. Das digitale Zeitalter hat unsere Gesellschaft in atemberaubendem Tempo transformiert und vorherrschende Werte, Freizeitaktivitäten, berufliche Ambitionen, interpersonale Beziehungen, Kommunikation und Sozialisation radikal verändert. Der Verbreitungsradius des neuen Internet- und Technologiezeitalters erstreckt sich über den ganzen Planeten und löste in den nachindustriellen Gesellschaften innerhalb weniger Jahrzehnte einen sozialen Wandel aus: die Gründung des World Wide Web im Jahre 1989, die rasante Verbreitung von Computern in Privathaushalten (1995 bereits in 18 Mio. amerikanischen Haushalten), die Vielzahl der Webseiten vom Weißen Haus bis zu Amazon in den 1990er Jahren und die Zunahme »sozialer Netzwerke« im ersten Jahrzehnt der 2000er Jahre. Diese Ereignisse haben viele Forscher alarmiert, deren Blickwinkel noch vom Zeitgeist des rasch untergehenden 20. Jahrhunderts geprägt ist und die über den

Grad beunruhigt sind, zu dem die Internetkultur – von ihnen dargestellt als ein mit halsbrecherischer Geschwindigkeit in einem rechtlosen, unregulierten Raum expandierendes Phänomen – eine neue, für das 21. Jahrhundert typische Mentalität widerzuspiegeln und zu verstärken scheint. Die sozialen Medien, von denen dieser Beitrag handelt, sind natürlich nur ein Aspekt der digitalen Welt – wiewohl mit enormer Präsenz und gewaltigem Einfluss, seit Facebook, Twitter, Pinterest, Instagram, Linkedin und Co. in der Politik, im Handel, in der Unterhaltungsindustrie usw. Einzug gehalten haben.

Diese beiden Themen verschränken sich, wenn es um den Narzissmus im digitalen Zeitalter geht, da die Millenials oder »emerging adults« von heute den Altersbereich ausmachen, dessen Angehörige in den sozialen Medien in überwältigender Mehrheit repräsentiert sind – laut Pew Research Center (2014) mit 84–90 %iger Beteiligung in den vergangenen zwei Jahren – und täglich bis zu 3.3 Stunden auf diesen Seiten verbringen (Marketing Charts 2013). Sie sind bislang auch die erste Generation von »digital natives«, die von Geburt an in einer Medienkultur aufwuchs – und deren Eltern allesamt keine »digital natives« waren. Ob die vorwiegend negativen Sichtweisen dieser Diskrepanz, die sich in der Literatur finden, eine Voreingenommenheit der analogen Generation gegenüber der Jugendkultur widerspiegeln, bleibt zu klären.

6.6.2 Die Rolle der Kultur für die Persönlichkeit

Bevor wir uns dieser speziellen Generation und ihrer dynamischen Beziehung zur zeitgenössischen Kultur zuwenden, ist ein kurzer Exkurs erforderlich, weil die Annahme einer dynamischen Überschneidung zwischen Kultur und Persönlichkeitsentwicklung in der nordamerikanischen Psychoanalyse eine etwas wechselvolle Geschichte hat. Trotz einer langen intellektuellen Tradition in der europäischen Wissenschaftswelt und entgegen der vor wenigen Jahren vertretenen Behauptung, dass die »Katastrophen, die sich Mitte des vergangenen Jahrhunderts in Europa ereigneten, der Psychoanalyse die Augen dafür öffneten, dass Geschichte, Politik, Ethnizität, Religion, Vorurteil und Heimatverlust für das mentale Funktionieren eine weit größere Rolle spielen« (Akhtar 2012, S. 364) als zuvor angenommen, war die Erforschung der Überschneidung von Persönlichkeitsentwicklung und Gesellschaft in der nordamerikanischen Psychoanalyse merkwürdig umstritten und wurde vor allem in den Nachkriegsjahrzehnten, als die klassische Ich-Psychologie das Feld beherrschte, marginalisiert. Obgleich anerkannte Adoleszenzforscher wie Blos, Esman und Erikson den Einfluss des kulturellen Klimas der zweiten Hälfte des 20. Jahrhunderts auf die adoleszente Entwicklung zu ergründen versuchten, betrachtete man die konsequenten Verfechter der kulturellen Einflüsse in den USA als »psychoanalytische Soziologen« (Abrams, persönl. Mitteilung), »Kulturalisten« (Cooper 2008) oder »psychoanalytische Anthropologen« (Akhtar 2012). Dies gilt insbesondere für Erik H. Erikson (Chodorow 2004; Wallerstein 1998, 2014), dessen zahlreiche kulturellen Studien und psychohistorischen Werke zwar eine breite allgemeine Leserschaft fanden, aber seinem Status in der klassischen Ich-Psychologie Abbruch taten und die Tendenz nährten, seine Beiträge herabzusetzen (Kernberg 2006). Als eine »Wissenschaft des Besonderen in einem Raum zwischen den Künsten und den Naturwissenschaften positioniert« (Rustin 2012), durchzogen die Grundsätze der Psychoanalyse weiterhin zahlreiche Persönlichkeitsstudien aus der Anthropologie, der Soziologie und der Geistesgeschichte, die den Beitrag der Kultur zur Prägung der individuellen Entwicklung hervorhoben (Bainbridge & Yates 2012).[22] In ihrer Bedeutsamkeit rehabilitiert wurde die Kultur US-amerikanischen Beobachtern zufolge durch den Aufstieg der relationalen Psychoanalyse: »Indem man von der Vorstellung abrückte, dass die Triebe die Psyche hervorbringen und strukturieren, und den analytischen Fokus auf reale interpersonale Erfahrungen und deren Internalisierung in Form von Objektbeziehungen lenkte, öffnete sich der Blick auf die Beeinflussung der individuellen Psyche durch die Kultur« (Hill et al. 2006, S. 41). Taub liefert überzeugende Argumente für den starken Zusammenhang zwischen der relationalen Theorie und dem zentralen Stellenwert kultureller Einflüsse. Er argumentiert, dass relationale Analytiker wie Stephen Mitchell anerkannten, »wie viel Kultur unserem Körper […] eingeprägt wird« (Mitchell 2004 [2002], S. 69) und die kulturspezifische Phänomenologie der Universalien der menschlichen Natur mitgestaltet. Der Aufstieg von Technologie, Postmoderne, Postpostmoderne oder Posthumanismus sowie des digitalen Lebens scheint das psychoanalytische Interesse an der Kultur und ihrem Einfluss sowohl auf die Persönlichkeitsorganisation als auch auf die Theoriebildung endlich und endgültig geweckt zu haben.

22 Vielleicht wurde das Interesse am kulturellen Einfluss auf die Persönlichkeitsentwicklung durch die im späten 20. Jahrhundert einsetzenden Reflexionen und Diskussionen über die kulturellen Wurzeln der Psychoanalyse selbst (d. h. der Beziehung der Kultur zu Freuds Entdeckung der Psychoanalyse) (siehe z. B. Eizirik 1997 und Makari 2008) und durch die Untersuchung des zu dieser Zeit schwindenden Interesses an der Psychoanalyse wiedergeweckt.

6.6.3 »Emerging adulthood«

Die Millenials, die »erste ›stets verbundene‹ Generation in der Geschichte« (Malikhao & Servaes 2011), bezeugen die prägende Rolle der Kultur auf überzeugende Weise. Der neue Tummelplatz, den das Internet und die sozialen Medien bereithalten, ist ein machtvoller Einfluss mit Auswirkungen auf viele Kernentwicklungslinien, deren Formierung sich bis in die Adoleszenz und ins frühe Erwachsenenalter hinein fortsetzt. Dazu zählen u. a. die Identitätsfindung, die Entwicklung der Fähigkeit, intime Beziehungen einzugehen und aufrechtzuerhalten, Sublimierungsfähigkeiten, Sexualität und Gender. Die radikalen Veränderungen des 21. Jahrhunderts – die Transformation jahrhundertealter Familienstrukturen, das Aufkommen des Internets und der digitalen Technologie, die neue, auf Technologie, Wissenschaft und Kommunikation beruhende Wirtschaft, neue Konzeptualisierungen des Erwachsenenalters und die post-humane Sensibilität – sind dem Körper heute stärker als je zuvor »eingeprägt«.

Was diese Diskussion betrifft, so hat das breite öffentliche Interesse am »emerging adulthood« wesentlich dazu beigetragen, die Erfahrung der ersten Generation von »digital native« Erwachsenen zu beleuchten und sie sehr detailliert in Bezug auf ihre Entwicklungsherausforderungen, Beziehungen, Verhaltensweisen, subjektiven Erfahrungen und Aspirationen zu charakterisieren. Und auch wenn Arnett den sozialen Veränderungen relativ wenig Aufmerksamkeit widmete, ist die Überlegung, dass die Kultur des 21. Jahrhunderts einen intrinsischen Prozess mit spezifischen Herausforderungen aufgedeckt hat – ganz ähnlich wie die Adoleszenz im 20. Jahrhundert aufgedeckt wurde –, in seiner These enthalten. Arnett (2014) erkannte die Rolle der Gesellschaft als Katalysator zweifellos an, argumentierte aber, dass durch die Ereignisse des 21. Jahrhunderts eine auch früher schon vorhandene Entwicklungsphase der 20- bis 30-Jährigen freigelegt worden sei, auf welche die traditionellen Wege zum Erwachsenendasein lediglich den Blick verstellt hätten. Dem Schul- oder Studienabschluss der Millenials schließen sich nicht mehr automatisch lebenslange Beschäftigungsverhältnisse, Heirat und finanzielle Unabhängigkeit an; vielmehr verbringen sie weit mehr Zeit als alle Generationen vor ihnen damit, die Aneignung konventioneller Merkmale des Erwachsenseins aufzuschieben und eine Identität zu konsolidieren. Ebendiese Beobachtung hatte Arnetts Interesse ursprünglich geweckt: Er hatte den Eindruck gewonnen, dass die Attribute des Erwachsenenlebens[23] und – wichtiger noch – das subjektive Erreichen des Erwachsenenalters für die Millenials eine andere Bedeutung besitzen als für frühere Generationen. Sie verlassen sich weniger darauf, den erwachsenen Status durch Ehestand und Elternschaft zu erwerben, sondern widmen ihrer finanziellen Unabhängigkeit, der Übernahme von Verantwortung und dem Treffen eigenständiger Entscheidungen mehr Zeit (Arnett 2014).[24]

Interessanterweise schien Arnetts Erörterung der neuen Herausforderungen, mit denen diese Gruppe konfrontiert ist, deren subjektive Anliegen nicht unmittelbar zu berücksichtigen. Vielmehr postulierte Arnett *fünf Entwicklungsaufgaben* oder -attribute: 1. *Identitätserkundungen*; 2: *Instabilität*; 3. eine gesteigerte *Fokussierung auf das Selbst*; 4. das subjektive Gefühl des *Irgendwo-dazwischen-Seins*; 5. eine Altersphase der *Möglichkeiten* (Arnett 2004, S. 8). In den Augen vieler Beobachter schreibt diese Liste die Identitätskrise fort, die Erikson als entscheidendes, zentrales Dilemma der Adoleszenz, einer durch narzisstische Präokkupiertheit definierten Phase, beschrieben hat. Eine alternative Sicht besagt, dass das »emerging adulthood« eine Art generationeller Psychopathologie widerspiegele: entweder eine weitverbreitete Identitätsdiffusion, wie Kernberg sie mit seinem modernen Konzept der Borderline-Persönlichkeit beschreibt, oder eine unnatürlich verlängerte, von Blos (1954) als »prolongierte Adoleszenz« bezeichnete Phase. Verbindend für diese pathologisierenden, i. F. näher zu erläuternden Perspektiven ist der Narzissmus. Gleichwohl ist festzuhalten, dass das Konzept des »emerging adulthood« als normative Phase auf eine bemerkenswerte globale Resonanz stieß: Das Phänomen wurde in zahllosen Industrie- und Schwellenländern untersucht, und trotz der gewaltigen Unterschiede der Kulturen und der Entwicklung – von Indien über China und die Niederlande bis nach Kanada – weisen die Ergebnisse zahlreiche Übereinstimmungen auf (Arnett 2006, 2014; Robinson et al. 2016; Swanson 2016). Darüber hinaus haben viele Schüler Arnetts dessen Thesen bestätigt, dass diese Generation optimistisch sei und dass sie die traditionellen Werte der Fürsorge und Generativität, der Intellektualität und Bildung, der Autonomie und Selbstbehauptung teile (Arnett 2014; Robinson et al. 2016). Dies steht in scharfem Kontrast zu anderen Be-

23 Hilfreich ist hier ein Vergleich mit 25-Jährigen aus dem Jahr 1960. Damals besaßen 44 % der Männer und 68 % der Frauen die folgenden fünf Attribute: feste Arbeit, finanzielle Unabhängigkeit, eigene Wohnung, Ehe, Kinder. Im Jahr 2000 galt dies für lediglich 13 % der 25-jährigen Männer und für 25 % der gleichaltrigen Frauen. Auf ein einziges Attribut reduziert: Das mittlere Alter der Eheschließung betrug 1956 bei Männern 22.5 Jahre und bei Frauen 20 Jahre, während es 2014 bei Männern 29 Jahre und bei Frauen 27 Jahre betrug.

24 Manche Wissenschaftler halten die Veränderung der Definition von Kultur für ein eher generelles Phänomen des 21. Jahrhunderts: »Das Erwachsenenalter ist ein angestrebtes Ziel, das sich nicht wirklich festmachen lässt« (Hunter 2009).

schreibungen dieser jungen Leute im dritten Lebensjahrzehnt, die man gewöhnlich durch ihre intensive Beschäftigung mit sozialen Netzwerken charakterisiert sieht. Millenials und Technologie sind tatsächlich nicht voneinander zu trennen; die Millenials sind »mit der digitalen Technologie und den sozialen Medien quasi verwachsen, für sie sind ihre Multi-tasking-Handys fast ein Körperteil« (Malikhao & Servaes 2011). Aus ebendiesem Grund wurden zu ihrer Bezeichnung die beiden Schlagworte »Generation Ich«/»Generation Me« und »Generation M[edia]« geprägt (Coyne et al. 2013).

6.6.4 »Emerging adults«, soziale Netzwerke und narzisstische Pathologie

Eine weniger optimistische, Arnetts Beschreibung krass zuwiderlaufende Sicht der »emerging adults« ist in der Literatur mühelos zu finden. Am kritischsten von allen lässt sich vielleicht Jean Twenge (2013) vernehmen, die unter Berufung auf empirische Studien – über unterschiedliche Populationen, Nationalitäten und Bildungsgrade – »überwältigende Belege« (S. 21) dafür anführt, dass sich narzisstische Persönlichkeitszüge bei diesen jungen Menschen zwischen 20 und 30 Jahren weit häufiger finden als bei Gleichaltrigen vor 30 Jahren und bei der jetzigen Elterngeneration. Auf der positiven Seite bilanziert Twenge, dass diese Generation im Einklang mit unserer individualistischen westlichen Kultur für Chancengleichheit und gegen Vorurteile eintritt; sie konstatiert aber auch ein stärkere Neigung zum »Materialismus und zum Betrügen, eine geringere Wertschätzung verbindlicher Beziehungen, weniger Empathie, eine häufigere Inanspruchnahme der plastischen Chirurgie sowie unrealistischere Erwartungen« (S. 23). Zu verzeichnen sind in dieser Generation auch weniger Großmut und ein Schwinden des Wunsches, die Welt zu verbessern. Laut Twenge (2013), Turkle (2012 [2012], 2015) und vielen anderen Autoren sind die jungen Erwachsenen von heute besessen von Selbstwert, Labels, gezielt manipulierter Selbstdarstellung, Exhibitionismus und Selbstbehauptung; diese Merkmale sind in vielen modernen Kulturerzeugnissen – vom Reality-TV bis zu Liedtexten – und ganz besonders im Internet zu beobachten. Die von den sozialen Netzwerken propagierten Werte entsprechen dem auf das Selbst zentrierten Fokus der »emerging adults«: Es wird Druck ausgeübt, über die eigenen Aktivitäten zu berichten, den Beziehungs»status« zu veröffentlichen, Fotos von aktuellen Erlebnissen online zu stellen und anhand von »Selfies« die Authentizität des Bildmaterials zu dokumentieren. Verstärkt wird der Zwang zur narzisstischen Selbstdarstellung durch die unablässige Buchführung über »Likes« und »Freunde« und »Follower«, die ebenfalls online veröffentlicht wird und zu erheblicher Rivalität Anlass gibt. Einer »Internet-Celebrity« zufolge, die der Gruppe der »emerging adults« selbst angehört, dient das Internet als Schauplatz, um sich zu »vermarkten« und sich (mitunter) auch selbst »zu Geld zu machen« – d. h., ganz bewusst eine Selbstbild zu kreieren, das ein genügend großes Gefolge anlockt, um Ruhm, Ansehen und Vermarktungspotential zu garantieren (Josh the FatJew, persönl. Mitteilung). Für weniger kreative Individuen hält das Internet eine Fülle an Identifizierungsangeboten und Netzwerken bereit, die Gleichgesinnten durch eine vereinfachte Selbstdefinition und durch Identitätsgruppen neue innere Gewissheiten versprechen. Beispiele wären etwa Menschen, die in Polyamorie leben, Gruppen, die für ungeschützten Sex eintreten, die Anhänger der Asexual Awareness Week, das Narcissistic Personality Forum, das Autistic Self Advocacy Network usw.

»Emerging adults« sind somit die Generation, die beweist, dass unsere Kultur narzisstischer ist als frühere; sie unterhält diesen Trend und wird gleichzeitig von ihm geprägt. Twenge und Campbell (2009) sprechen gar von einer »narzisstischen Epidemie«. Die »emerging adults« von heute erzielen beim Narcissitic Personality Inventory höhere Werte als dieselbe Altersgruppe vor zwanzig Jahren – ein Ergebnis, das man auf die durch die sozialen Medien unterstützten Werte dieser Generation zurückgeführt hat (Rosen et al. 2013). Auf populären wie auch wissenschaftlichen Plattformen betonen Kommentatoren, dass das Eintauchen in soziale Medien diese Generation unwiderruflich geprägt, ein unverwechselbares Generationsbewusstsein geschaffen und neue, andersartige Gelegenheiten in mannigfaltigen Dimensionen eröffnet hat – Identität, Kommunikation, Beziehungen, Karriere, politisches Handeln, relationale Aggression, Möglichkeiten, um berühmt zu werden, usw. Und obwohl Arnett in seiner eigenen Theorie die sozialen Medien zu vernachlässigen scheint, weisen die Entwicklungsherausforderungen, die er für die Generation der »emerging adults« auflistet, einen speziellen Zusammenhang mit Online-Aktivitäten auf und spielen zudem eine Rolle für das Selbstwertgefühl und den Narzissmus. Wie schon erwähnt, betont er die *Konsolidierung der Identität* als primäres Anliegen der 20- bis 30-Jährigen. Was die *Rollenerkundung* in Verbindung mit der Identitätssuche betrifft, so erweist sich das Internet als einzigartige Spielwiese, auf der man wechselnde Identitäten annehmen kann – sei's in anonymen Chatrooms, als Avatar, mit mehr oder weniger fingierten Facebook-Profilen, Youtube-Videos, Branding oder in den oben erwähnten neugegründeten Identitätsgruppen: Es geht immer darum, das Selbst für den öffentlichen Konsum aufzubereiten.

So gesehen, ist die Generation der Millenials ein faszinierendes »Experiment der Natur«. Sie sind im Gleichschritt mit der fortschreitenden Technologie aufgewachsen, bis sie dann im frühen Erwachsenenalter praktisch weltweit in die sozialen Medien eintauchten – mit direkten Folgen für die vorrangigen Entwicklungsaufgaben dieser Altersgruppe, nämlich die Integration ihrer Persönlichkeit und die Konsolidierung ihrer Identität. Zweifellos spielt auch ein Großteil der allgemeineren kulturellen Transformationen eine Rolle für die Erfahrungen dieser Generation, etwa die sinkende Anzahl von Familien mit zwei Elternteilen, die im Vergleich zur Vergangenheit späteren Eheschließungen und Familiengründungen, das Bedürfnis nach höherer Bildung als Voraussetzung angemessener beruflicher Möglichkeiten, die finanzielle Unterstützung durch die Eltern bis weit ins dritte Lebensjahrzehnt hinein und die kommerzielle Vermarktung mannigfaltigster persönlicher Eigenschaften. Gleichwohl ist die Medienwelt vermutlich der lebendigste, aktivste und einflussreichste Teil ihres Alltagslebens. Und auch wenn die Millenials nicht, wie ihr eigener Nachwuchs es wahrscheinlich tun wird, schon im Kinderwagen mit Smartphones gespielt haben, waren ihre Adoleszenz und ihr frühes Erwachsenenalter gleichwohl entscheidend geprägt von den Möglichkeiten der sozialen Medien – der Globalisierung, der unmittelbaren Kommunikation, dem erweiterten sozialen Universum, das nie außer Reichweite gerät, dem Übermaß an Gelegenheiten, zu sehen und gesehen zu werden, und der Plastizität der Selbstdarstellung.

6.6.5 Psychoanalytische Perspektiven

Psychoanalytische Bedenken wegen der Auswirkungen des Internets auf das Seelenleben, auf den Behandlungsprozess und auf die Kinderentwicklung finden sich in der Literatur in

Fülle.[25] Uns geht es hier um die in empirischen Studien dokumentierte Korrelation von narzisstischen (grandiosen und vulnerablen) Persönlichkeitszügen mit dem Gebrauch sozialer Medien (Andreassen et al. 2017; McCain & Campbell 2016) und um den Fokus der psychoanalytischen Theoriebildung (Bollas 2015; Lemma 2015; Li 2016; Gabbard 2015). Während die Kommentare im Großen und Ganzen nicht länger entschieden negativ gehalten sind und die Variabilität des Pathologiegrades in höherem Maße anerkannt wird, liegt die Verfügbarkeit der sozialen Medien als Plattform der Selbsterhöhung und exhibitionistischen Zurschaustellung auf der Hand; impliziert wird darüber hinaus ihr Potential, diese Persönlichkeitsmerkmale zu verstärken und zu konsolidieren, so dass sie als feste Persönlichkeitszüge und in manchen Fällen als vollentwickelte Persönlichkeitsstörung bestehen bleiben. Dies ist ebenso wie in der Vergangenheit ein in beide Richtungen verlaufender Prozess; gleichwohl leistet die Technologie einer manipulierten, mehr oder weniger fingierten Selbstdarstellung Vorschub, die dann freilich der ständigen Pflege bedarf. »Emerging adults«, die sich zur Lösung ihrer langwierigen Identitätskrisen auf die sozialen Medien verlassen, müssen ihr Image ständig im Blick behalten und pflegen. Dafür erwarten sie ein Maß an äußerer Bestätigung, an das die von Erikson beschriebene Anerkennung durch die Umwelt, auf die wir im Prozess der Identitätskonsolidierung angewiesen sind, bei weitem nicht heranreicht.

Das Internet hält vorgefertigte Identitäten aller Art für Nutzer bereit, die sich ihr reales Ringen um Selbstfindung erleichtern möchten, indem sie sich auf eine einzige definierende Kategorie, Diagnose oder Teilidentität festlegen (z. B. Borderline-Persönlichkeit, queer, bipolar, polyamor, a-romantisch usw.). Zudem fördert es die bewusste Manipulation einer Selbstdarstellung, die sichtbare Errungenschaften, soziale Kontakte, Besitzgüter und/oder Eigenschaften anpreisen soll, weil sich der Erfolg an der Anzahl der »Likes« und »Followers« bemisst. Diese Zahl kann zwar das Selbstwertgefühl steigern, bleibt aber eine unsichere Angelegenheiten, wenn sie als Ersatz dient für die Bewältigung der realen Entwicklungsaufgaben, die Integration der Persönlichkeit einschließlich des Erwerbs eines reifen, autonomen Über-Ichs, stabiler Sublimierungskanäle und der Fähigkeit, intime Beziehungen aufrechtzuerhalten. Sich auf die Bewunderung Anderer, ihr voyeuristisches

25 Abgesehen von den bereits erwähnten Vorbehalten betreffen diese Bedenken das regressive, mit der Unsichtbarkeit und Anonymität zusammenhängende Potential (Suler 2015); die Plastizität der Selbstdarstellung – z. B. durch Avatare, welche die adoleszenzbedingten Veränderungen des Körpers verleugnen (Lemma 2014) – und damit die Vielheit oder Fragmentierung des Selbst (Gabbard 2015); das Schwinden von einsamer Reflexion und Introspektion; das Aufkommen einer neuen, auf unbegrenztem Zugang beruhenden Realität (Hartman 2011); das Übergreifen auf den analytischen Prozess in Form von online verfügbaren Informationen sowohl über den Analytiker als auch über den Patienten, durch das Verfassen und Empfangen von Textnachrichten während der Sitzungen sowie durch die Möglichkeit, Selbstanteile, die lediglich elektronisch kommuniziert werden, abzuspalten (Gabbard 2001; Hartman 2011; Kravis 2016). Mobile Internetgeräte, die häufig analog zu Übergangsobjekten gesetzt werden (Li 2016; Sugarman 2017), verleihen dem Bedürfnis nach ununterbrochenem Kontakt und unverzüglicher Gratifikation zusätzlichen Nachdruck und überfluten ihre Nutzer mit einem Strom unaufhörlicher, mitunter fragwürdiger Informationen; auf der positiven Seite ist zu konstatieren, dass sie die Regulationsfähigkeiten und die Autonomieentwicklung in der Adoleszenz unterstützen können (Sugarman 2017). Mobile Internetgeräte werden für all die Fotos benutzt, mit denen die Mehrheit der Smartphonebesitzer ihr Erleben unaufhörlich dokumentiert und die einen maßgeblichen Teil der Postings in den sozialen Medien ausmachen (Zickuhr 2011).

Interesse und/oder ihren Neid zu stützen, um das eigene Selbstwertgefühl aufzublähen, ist ein Phänomen, das sich auf den Instagram- und Facebook-Seiten in Fülle findet, wenn z.B. Besitztümer oder der Zugang zu angesagten Partys oder Celebrities ausschweifend dokumentiert werden. Diese profitieren vom Masochismus vulnerabler Narzissten, die ihre Peers »stalken«, um ihren Neid und das Gefühl, »ausgeschlossen« zu sein, zu füttern (die Angst, etwas zu verpassen – »fear of missing out«, FMO –, kann sich zu einer masochistischen Obsession entwickeln). Die unausgesetzte Beschäftigung mit den Facebook-Einträgen, den Tweets oder Instragram-Posts anderer Leute und das bange Suchen nach Updates können sich über Stunden hinziehen; solche Aktivitäten sind Ausdruck der Kehrseite des grandiosen Narzissmus, denn der vulnerable/masochistische Narzisst lässt sich bestätigen, dass er »außen vor« und minderwertig ist, indem er die Fotos betrachtet und sich über die »Follower« der grandiosen Narzissten informiert.

Dazu ein klinisches Beispiel. Ein 21-jähriger Mann, zweieiiger Zwilling mit ungeheuer reichen, sehr prominenten Eltern, hatte während seiner gesamten Kindheit unter zahlreichen Schwierigkeiten gelitten: Seine Sprachentwicklung, insbesondere das aktive Sprechen, waren so stark verzögert, dass er auf eine spezielle Förderung angewiesen war. Zudem wurde er wegen seiner Schüchternheit und Unbeholfenheit von anderen Kindern gehänselt. Sein kompetenterer Zwilling zog sowohl in der Schule als auch sozial rasch an ihm vorbei. In der erweiterten Familie kam es zu etlichen aufsehenerregenden Skandalen, von denen zwar seine Herkunftsfamilie nicht unmittelbar betroffen war, die aber, so sein Eindruck, gleichwohl zu Folge hatten, dass er von seinen Peers noch heftiger schikaniert und tyrannisiert wurde. Er verstand dies als Ausdruck ihres Neides und als hämische Rache für die Berühmtheit seiner Familie und ihren opulenten Lebensstil. Weil er als 11-Jähriger unter der sozialen Ausgrenzung und unter einem »Minderwertigkeitskomplex« litt, wollte seine Mutter seinem Selbstwertgefühl nachhelfen, indem sie eine Ausstellung seiner Bilder organisierte. Innerhalb von drei Monaten malte er 30 Bilder und bekam, wie versprochen, seine erste Soloausstellung in einem großen, familieneigenen Ausstellungsraum. Diese Bemühungen der Mutter, ihren Sohn zu unterstützen, waren offenkundig ebenso oberflächlich wie sein eigenes Interesse an der Kunst, das sich schon kurze Zeit später in Luft auflöste. Als er zum Studium ins Ausland ging, fand er zum ersten Mal einen Freund, einen Kommilitonen. Dieser gehörte einer Minderheit an, stammte aus bescheidenen Verhältnissen und war ein eifriger Nutzer der sozialen Medien. Die Beziehung scheint den Patienten dazu animiert zu haben, seinen Reichtum und Wohlstand online durch Bilder zu dokumentieren. Er legte sich Facebook- und Instagram-Accounts zu und begann, sehr zum Missfallen seiner Eltern, Fotos ihrer Jets, Landsitze, Luxusautos und Uhren zu posten. Dies war *seine* Variante einer Kunstausstellung! Er nahm stündliche Updates seiner Facebook-Seite vor und prahlte mit seinen Aufenthalten in trendigen Resorts und auf angesagten Partys, wo er sich mit Stripperinnen umgab. Seinen Eltern gegenüber verhielt er sich anspruchsvoll und unersättlich. Als sie sich schließlich weigerten, auf seine Wünsche nach immer kostspieligeren Luxuswaren einzugehen, beschloss er, fortan als Devisenhändler sein eigenes Geld zu verdienen. Seinem Freund gegenüber verhielt er sich immer arroganter und herablassender. Seine Eltern fürchteten, dass er womöglich eine bipolare Störung entwickelte, wofür es aber keine klinischen Anhaltspunkte gab. Im Erstgespräch gab er sich freundlich und sympathisch, wenngleich seine sorgfältige Selbstzurücknahme die narzisstische Grandiosität auf Dauer nicht verbergen konnte. Obwohl ihm bewusst war, dass seine Prahlerei ihn für die frühen narzisstischen Kränkungen entschädigen sollte, begann er, sich die zur Schau gestellten Attribute zu eigen zu machen und sich mit ihnen zu identifizieren.

6.6.6 Prolongierte Adoleszenz, Borderline-Pathologie oder »erworbener situationsbedingter Narzissmus«?

Lassen diese Trends die Annahme zu, dass eine ganze Generation unter pathologischer Identitätsdiffusion leidet und/oder in einer prolongierten Adoleszenz feststeckt? Es ist wichtig, daran zu erinnern, dass solche Diagnosen nicht auf ganze Populationen zu beziehen sind; gleichwohl ist leicht erkennbar, dass kulturelle Trends psychopathologische Entwicklungen bei entsprechend empfänglichen Individuen fördern können. Wie das klinische Beispiel zeigt, können familiäre Konflikte neue Dimensionen annehmen, wenn sie in den sozialen Medien ausgetragen werden: Aufgeblähte Selbstdarstellungen werden von anonymen Followern »gelikt«, deren Anzahl womöglich in die Zigtausende geht und natürlich eine Rolle spielt, ohne dass diese Personen für das betroffene Individuum selbst eine spezifische Bedeutung hätten. Gewiss lässt die Geschichte dieses Patienten auf zahlreiche zentrale Merkmale sowohl einer Identitätsdiffusion als auch einer mangelnden Bereitschaft schließen, den Prozess der Adoleszenz zum Abschluss zu bringen. Stattdessen schweifen diese »emerging adults« ohne klare Richtung mal hierhin, mal dorthin (Tanner 2006). In Anlehnung an Blos' (1954) Beschreibung der *prolongierten Adoleszenz* könnte man sagen, dass sich eine ganze Generation in einem »arretierten Übergang« (S. 734) befinde und verzweifelt versuche, »endgültigen Entscheidungen« (ebd.) auszuweichen. Intrapsychisch haben wir es hier mit einer gescheiterten Strukturierung der Ich-Fähigkeiten einschließlich kognitiver Bausteine und stabiler Abwehrmechanismen zu tun. Zu konstatieren wäre unter diesem Blickwinkel eine Überidentifizierung mit der Aufblähung kindlicher Fertigkeiten durch die Eltern, ohne dass eine genuine Verbindlichkeit oder auch nur ein aufrichtiges Interesse an der Arbeit, die für außergewöhnliche Leistungen notwendig wäre, bestünde. Die Suche nach Möglichkeiten, »Kindheitsgratifikationen mit den Privilegien erwachsener Menschen zu verbinden« (Blos 1954, S. 734), wird durch jene Internet-Celebrities illustriert, die Follower sammeln, weil sie witzig sind oder grotesk oder weil sie ohne Ziel oder Zweck absonderliche Meinungen von sich geben. Für diese globale Verurteilung steht zweifellos die gesamte Literatur, die die Millenials als »leidende, selbstsüchtige Nichtstuer« (Arnett 2007) kritisiert. Manche Kulturtheoretiker sind der Ansicht, dass sich der Übergang ins Erwachsenenalter heute aufgrund der übermäßigen Selbstfokussierung und Selbstdarstellung, der fehlenden Bereitschaft, sich auf Verpflichtungen einzulassen, und der Vermeidung des moralischen Ernstes des Erwachsenendaseins bis ins mittlere Lebensalter hinein erstreckt (Hunter 2009).

Bestimmte Merkmale dieser Generation ähneln auch Kernbergs (1983 [1975], 1. Kapitel) Beschreibung der narzisstischen Variante der Borderline-Persönlichkeitsstörung. Zwar kann auch dies nicht für eine ganze Population gelten, doch können bestimmte zeitgenössische Umstände ein weitverbreitetes *Erscheinungsbild* der borderline-ähnlichen Psychopathologie begünstigen oder seiner Herausbildung bei vulnerablen Personen und in vulnerablen Entwicklungsphasen wie der Adoleszenz und des »emerging adulthood« Vorschub leisten, also in ebenjenen Phasen, in denen die sozialen Medien im Brennpunkt der Sozialisation stehen. Der erweiterte zeitliche Rahmen der ohne Lösung bleibenden Identitätserkundung, den das »emerging adulthood« repräsentiert, kann in manchen Fällen auf Ich-Schwäche und mangelnder Integrationsfähigkeit beruhen, so dass das Generationendilemma das Kernproblem der Identitätsdiffusion maskiert. Insofern aber die Identität von der Anerkennung seitens der Umwelt abhängig ist, wäre auch der spezifische Faktor einer intergenerationellen Leerstelle zu bedenken. Das heißt, die Elterngeneration ist nicht in der Lage, anzuerkennen und wertzuschätzen, was ihre Kinder tun und woran sie glauben. So sagt Josh the FatJew: »Es ist wirklich komisch, wenn mein Dad jemandem zu erklären versucht, was ich mit meinem Leben mache – er hat überhaupt keine Vorstellung.«

Das Konzept des *erworbenen situationsbedingten Narzissmus* wurde 2001 von Robert Millman, einem Psychiater und Suchtexperten, eingeführt. Er prägte den Begriff, um eine spät auftauchende Störung unter den Reichen, Mächtigen und Berühmten zu bezeichnen (Sherill 2001). Millman widerspricht der Annahme, dass die narzisstische Persönlichkeit in der Kindheit wurzelt, und behauptet, dass Menschen, die ständig im Scheinwerferlicht stehen, ständig bewundert und ständig gefürchtet werden und immer ihren Willen durchsetzen, aus dem Blick verlieren, dass andere Menschen auch Menschen sind. Dass sie reale Zwänge ungestraft ignorieren können, ihre Impulse ungehemmt ausleben dürfen und all ihre Bedürfnisse ohne Einschränkung befriedigt werden, ist Futter für ihre Grandiosität und Selbstsucht. Das Konzept wurde zwar nicht ins DSM-5 aufgenommen, findet sich aber in einigen Veröffentlichungen über den Narzissmus, z. B. in einem Aufsatz von Kantor (2006), der in dem von Thomas G. Plante (2006) herausgegebenen zweibändigen Werk *Mental Disorders of the New Millenium* erschienen ist. Als Millman den Terminus einführte, behauptete er, dass sich diese Form des pathologischen Narzissmus bei Erwachsenen entwickele, die plötzlich berühmt und von den Wogen der Bewunderung mitgerissen werden, ohne dass sie vorher diagnostizierbare narzisstische Züge aufgewiesen hätten. Seiner Ansicht nach steht dieser Befund im Widerspruch zu der konventionellen psychoanalytischen Annahme, dass eine entsprechende Vulnerabilität in der Kindheit angelegt werde. Diese Unterscheidung lässt sich retrospektiv nur schwer beweisen, stimmt aber mit der psychoanalytischen Sichtweise überein, dass das Über-Ich, jene psychische Instanz, die erst spät im Laufe der Entwicklung auftaucht und Jahrzehnte braucht, um sich zu konsolidieren, unter Druck zerfallen kann – mit verheerenden moralischen Konsequenzen (Arlow 1982). Möglicherweise leiden die Millenials an einem erworbenen situationsbedingten Narzissmus; unter dem ständigen Druck, sich als wichtig, »angesagt«, privilegiert und berühmt zu präsentieren, konzentrieren sie ihre Aufmerksamkeit auf die Erschaffung ihrer Persona. Doch auch wenn einige dieser Aspiranten darauf hoffen mögen, weltberühmte Stars zu werden, bleibt der Ruhm der Mehrheit doch begrenzt: Gamer, Make-up-Künstler und sogar »Internet-Celebrities« werden lediglich als B- oder C-Promis gelistet (Josh the FatJew, persönl. Mitteilung). Die Frage lautet, ob der Einfluss, den die sozialen Medien auf die Entwicklung ausüben, und ihr Beitrag zur Prägung einer auf das Selbst fokussierten Wahrnehmung epidemischen Ausmaßes im Falle der Millenials und aller künftigen Generationen durch deren schon früh einsetzende Aktivitäten auf diesen Plattformen noch verstärkt wird.

6.6.7 Abschließende Überlegungen

Soziale Medien und Millenials sind miteinander groß geworden, so dass ihr dynamischer Schnittbereich den Einfluss der Kultur auf die Persönlichkeit auf einzigartige Weise repräsentiert. Die Millenials sind die letzte Generation, deren Eltern noch fest in der Kultur des 20. Jahrhunderts wurzeln und infolgedessen kaum geeignet sind, ihre Kinder ins Erwachsenenalter hineinzuführen und sie in ihren konkreten Errungenschaften und Leistungen zu bestätigen. Vielleicht stehen sie den kulturellen Objekten und Aktivitäten und Bestrebungen der Nachfolgegeneration sogar besonders kritisch gegenüber. Von Arnett (2000, 2004, 2006, 2007, 2014) als »emerging adults« bezeichnet, wurden die Millenials, die angeblich mit einer prolongierten Identitätsbildung und -konsolidierung zu kämpfen haben, als junge Menschen charakterisiert, die sich ganz ihren adoleszenten Interessen, ihrem Risikoverhalten und ihrer narzisstischen Selbstbezogenheit überlassen. Letztere wird drastisch verstärkt durch den narzisstischen Fokus der sozialen Medien, auf deren Seiten die »emerging adults« pro Tag bekanntlich mehr als drei Stunden verbringen. Die digitale Kultur und insbesondere die sozialen Medien haben zahlreiche Aspekte unserer Gesellschaft verändert. Sind die sozialen Medien für die »Narzissmusepidemie« verantwortlich, der junge Erwachsene nach Überzeugung mancher Autoren heutzutage zum Opfer fallen? Impliziert ist ein solcher Zusammenhang im Konzept des »erworbenen« Narzissmus. Oder sind die sozialen Medien eher ein Spiegelbild der Mentalität dieser Generation und ihrer Selbstfokussierung, Identitätsdiffusion und desorientierten Annäherung ans Erwachsen-Werden? Beide Möglichkeiten verweisen auf eine Psychopathologie. Vielleicht aber ist es, wie schon Freud 1915 vermutete, am besten, das Urteil über die »großen Veränderungen«, die sich im 21. Jahrhundert in unserer Gesellschaft vollziehen, vorerst aufzuschieben:

> »*[...] ohne Distanz von den großen Veränderungen, die sich bereits vollzogen haben oder zu vollziehen beginnen, und ohne Witterung der sich gestaltenden Zukunft, werden wir selbst irre an der Bedeutung der Eindrücke, die sich uns aufdrängen, und an dem Werte der Urteile, die wir bilden.*« (Freud 1915b, S. 324)

Literatur

Ackerman, R. A., E. A. Witt, M. B. Donnellan et al. (2011). What does the narcissistic personality inventory really measure?. Assess 18: 67–87.

Ahn, H., E. A. Kwolek & N. D. Bowman ND. (2015). Two faces of narcissism on SNS: the distinct effects of vulnerable and grandiose narcissism on SNS privacy control. Comput Human Behav 45: 375–381.

Akhtar, S. (2012). Editor's introduction: The »new« applied psychoanalysis. Int J Appl Psychoanal Stud 9: 364–65.

American Psychiatric Association. (2015 [2013)] Diagnostisches und Statistisches Manual psychischer Störungen. DSM-5. Deutsche Ausgabe hg. von P. Falkai & H.-U. Wittchen. Göttingen (Hogrefe).

Andreassen, C. S., S. Pallesen & M. D. Griffiths (2017). The relationship between addictive use of social media, narcissism, and self-esteem: findings from a large national survey. Addict Behav 64: 287–293.

Arlow, J. A. (1982). Problems of the superego concept. Psychoanal Stud Child 37: 229–244.

Arnett, J. J. (2000). Emerging adulthood: a theory of development from the late teens through the twenties. Am Psychol 55: 469–480.

Arnett, J. J. (2004). Emerging Adulthood: The Winding Road Through the Late Teens and Early Twenties. New York (Oxford University Press).

Arnett, J. J. (2006). Emerging adulthood in Europe: a response to Bynner. J Youth Stud 9: 111–123.

Arnett, J. J. (2007). Suffering, selfish, slackers? Myths and reality about emerging adults. J Youth Adolesc 36: 23–29.

Arnett, J. J. (2014). Presidential address: the emergence of emerging adulthood: a personal history. Emerg Adulthood 2: 155–162.

Bainbridge, C., & C. Yates (2012). Introduction to special issue on media and the inner world: new perspectives on psychoanalysis and popular culture. Psychoanal Cult Society 17: 113–119.
Blos, P. (1954). Prolonged adolescence: the formulation of a syndrome and its therapeutic implications. Am J Orthopsych 24: 733–742.
Bollas, C. (2015). Psychoanalysis in the age of bewilderment: on the return of the oppressed. Int J Psychoanal 96: 535–551.
Chodorow, N. J. (2004). The American independent tradition: Loewald, Erikson, and the (possible) rise of intersubjective ego psychology. Psychoanal Dial 14: 207–232.
Cooper, A. M. (2008). American psychoanalysis today: a plurality of orthodoxies. J Amer Acad Psychoanal 36: 235–253.
Coyne, S. M., L. M. Padilla-Walker & E. Howard (2013). Emerging in a digital world: a decade review of media use, effects, and gratifications in emerging adulthood. Emerg Adulthood 1: 7–46.
Eizirik, C. L. (1997). Psychoanalysis and culture: some contemporary challenges. Int J Psychoanal 78: 789–800.
Foster, J. D., K. Shiverdecker & I. N. Turner (2016). What does Narcissistic Personality Disorder Inventory measure across the total score continuum? Curr Psychol 35: 207–219.
Freud, S. (1915b). Zeitgemäßes über Krieg und Tod. G. W. X, S. 324–355.
Gabbard, G. O. (2001). Cyberpassion: e-rotic transference on the internet. Psychoanal Q 70: 719–737.
Gabbard, G. O. (2015). Privacy, the self and psychoanalytic practice in the era of the internet. Rivista Psicoanal 61: 529–542.
Geertz, C. (1973). The Interpretation of Cultures: Selected Essays. Vol. 5019. New York (Basic Books).
Hartman, S. (2011). Reality 2.0: when loss is lost. Psychoanal Dial 21: 468–482.
Hill, S., A. H. Gefier, S. Itzkowitz et al. (2006). On diversity: introduction. Psychoanal Perspect 3: 39–42.
Hunter, J. D. (2009). Wither adulthood. The Hedgehog Rev 2: 7–17.
Kantor, M. (2006). The psychopathy of everyday life. In: T. G. Plante (Hg.). Mental Disorders of the New Millennium: Behavioral Issues. Vol. 1. Westport, CT (Praeger Publishers/Greenwood Publishing Group), S. 1–23.
Kelley R. (2009). Are we in a narcissism epidemic? Newsweek. April. http://www.newsweek.com/are-we-narcissism-epidemic-77513
Kernberg, O. F. (1967). Borderline Personality Organization. J Amer Psychoanal Assoc 15: 641–685.
Kernberg, O. F. (1993). The current status of psychoanalysis. J Amer Psychoanal Assoc 41: 45–62.
Kernberg, O. F. (2006). Identity: recent findings and clinical implications. Psychoanal Q 75: 969–1004.
Kravis, N. (2016). The Googled and the Googling analyst. Presented at Columbia University Psychoanalytic Center Psychoanalysis 2.0 TECHnology & TECHnique conference. New York, NY.
Ksinan, A. J., & A. T. Vazsonyi (2016). Narcissism, internet, and social relations: a study of two tales. Pers Individ Dif 94: 118–123.
Lemma, A. (2010). Editorial. Psychoanal Psychother 24: 303–305.
Lemma, A. (2014). An order of pure decision: growing up in a virtual world and the adolescent's experience of the body. In: dies. & L. Caparrotta (Hg.). Psychoanalysis in the Technoculture Era. East Sussex (Routledge), S. 75–96.
Lemma, A. (2015). Psychoanalysis in times of technoculture: some reflections on the fate of the body in virtual space. Int J Psychoanal 96: 569–582.
Li, T. W. (2016). Psychodynamic factors behind online social networking and its excessive use. Psychodyn Psych 44: 91–104.
Makari, G. (2008). Revolution in Mind: The Creation of Psychoanalysis. New York (Harper).
Malikhao, P., & J. Servaes (2011). The media use of American youngsters in the age of narcissism: surviving in a 24/7 media shock and awe-distracted by everything. Telematics Informatics 28: 66–76.
Marketing Charts (2013). Social Networking Eats Up 3+ Hours Per Day For The Average American User. http://www.marketingcharts.com/online/social-networking-eats-up-3-hours-per-day-for-the-average-american-user-26049/ (zuletzt aufgerufen: 4. Juni 2019).
McCain, J. L., & W. K. Campbell (2016). Narcissism and social media use: a meta-analytic review. Psychol Pop Cult 1–20.
Paris, J. (2010). Estimating the prevalence of personality disorders in the community. J Personal Disord 24: 405–411.
Pew Research Center (2014). World wide webe timeline. http://www.pewinternet.org/2014/03/11/

world-wide-web-timeline/ (zuletzt aufgerufen: 4. Juni 2019)

Pulay, A. J., R. B. Goldstein & B. F. Grant (2011). Sociodemographic correlates of DSM-IV narcissistic personality disorder. Result from the Wave 2 National Epidemiologic Survey on Alcohol and Related Disorders (NESARC). In: W. K. Campbell & J. D. Miller (Hg.). The Handbook of Narcissism and Narcissistic Personality Disorder: Theoretical Approaches, Empirical Findings, and Treatments. New Jersey (John Wiley & Sons, Inc.), S. 167–180.

Robinson, O. C., A. Dunn, S. Nartova-Bochaver et al. (2016). Figures of admiration in emerging adulthood: a four-country study. Emerg Adulthood 4: 82–91.

Rosen, L. D., K. Whaling, S. Rab et al. (2013). Is Facebook creating »iDisorders«? The link between clinical symptoms of psychiatric disorders and technology use, attitudes and anxiety. Comput Human Behav 29: 1243–1254.

Rustin, M. (2012). Introduction. In: C. Bainbridge, S. Radstone, M. Rustin et al. (Hg.). Culture and the Unconscious. Basingstoke (Palgrave Macmillan), S. 1–4.

Sherrill S. (2001). The year in ideas: a to z. Acquired situational narcissism. The New York Times. Dezember. http://www.nytimes.com/2001/12/09/magazine/the-year-in-ideas-a-to-z-acquired-situational-narcissism.html (zuletzt aufgerufen: 4. Juni 2019)

Sugarman, A. (2017). The transitional phenomena functions of smartphones for adolescents. Psychoanal Study Child 70: 135–150.

Suler, J. (2015). Psychology of the Digital Age: Humans Become Electric. Cambridge (Cambridge University Press).

Swanson, J. A. (2016). Trends in literature about emerging adulthood: review of empirical studies. Emerg Adulthood 4: 391–402.

Tanner, J. L. (2006). Recentering during emerging adulthood: a critical turning point in life span human development. In: J. J. Arnett & J. L. Tanner (Hg.). Emerging Adults in America: Coming of Age in the 21st Century. Washington DC (American Psychological Association), S. 21–55.

Taub, G. (2009). A confusion of tongues between psychoanalysis and philosophy: is the controversy over drive versus relational theory a philosophical one?. Int J Psychoanal 90: 507–527.

Turkle, S. (2012 [2012]). Verloren unter 100 Freunden. Wie wir in der digitalen Welt seelisch verkümmern. Übers. von. J. Stefanidis. München (Riemann Verlag).

Turkle, S. (2015). Reclaiming Conversation: The Power of Talk in a Digital Age. New York (Penguin Books).

Twenge, J. M. (2009). Generational changes and their impact in the classroom: teaching Generation Me. Med Educ 43: 398–405.

Twenge, J. M. (2011). Narcissism and culture. In: W. K. Campbell & J. D. Miller (Hg.). The Handbook of Narcissism and Narcissistic Personality Disorder: Theoretical Approaches, Empirical Findings, and Treatments. New Jersey (John Wiley & Sons, Inc.), S. 202–209.

Twenge, J. M. (2013). Does online social media lead to social connection or social disconnection? J Coll Character 14: 11–20.

Twenge, J. M., & W. K. Campbell (2009). The Narcissism Epidemic. New York, London/Toronto/Sydney (Free Press).

Twenge, J. M., J. D. Miller & W. K. Campbell (2014). The narcissism epidemic: commentary on modernity and narcissistic personality disorder. Personal Disord 5: 227–229.

van der Leeuw, P. J. (1980). »Modern times« and the psychoanalyst today. Int Rev Psychoanal 7: 137–145.

Wallerstein, R. S. (1998). Erikson's Concept of Ego Identity Reconsidered. J Amer Psychoanal Assoc 46: 229–247.

Wallerstein, R. S. (2014). Erik Erikson and his problematic identity. J Amer Psychoanal Assoc 62: 657–675.

Westerman, J. W., J. Z. Bergman, S. M. Bergman et al. (2012). Are universities creating Millennial narcissistic employees? An empirical examination of narcissism in business students and its implications. J Manag Educ 36: 5–32.

Wilson, M. S., & C. G. Sibley (2011). Narcissism creep? Evidence for age-related differences in narcissism in the New Zealand general population. N Z J Psychol 40: 89–95.

Zickuhr K. (2011). Generations and their gadgets. Pew Research Center. http://www.pewinternet.org/2011/02/03/generations-and-their-gadgets/ (zuletzt aufgerufen: 4. Juni 2019)

6.7 Narzissmus und Spiritualität

Eckhard Frick

6.7.1 Zwei begriffliche Erweiterungen und Aufhellungen

Die Begriffe »Narzissmus« und »Spiritualität« werden unter dem Einfluss der Umgangssprache häufig in verengter, bisweilen sogar abwertender Bedeutung gebraucht. Ein Blick ins Wörterbuch erbringt für *Narzissmus* die Bedeutungen Arroganz, Blasiertheit, Egozentrik, Einbildung, Eingebildetsein, Eingenommenheit von sich selbst, Hochmut, Selbstgefälligkeit, Selbstverliebtheit, Stolz, Überheblichkeit (»Narzissmus«, bereitgestellt durch das Digitale Wörterbuch der deutschen Sprache, https://www.dwds.de/wb/Narzissmus>, abgerufen am 30. 12. 2017). Für das Adjektiv *spirituell* werden die folgenden Synonyma aufgeführt: esoterisch, magisch, metaphysisch, parapsychisch, parapsychologisch, transzendent, übersinnlich, überwirklich (»spirituell«, bereitgestellt durch das Digitale Wörterbuch der deutschen Sprache, <https://www.dwds.de/wb/spirituell>, abgerufen am 30. 12. 2017).

In der Umgangssprache als »narzisstisch« bezeichnete Menschen sind expansiv, dickfellig, egozentrisch. Sie leben auf Kosten anderer, die sie ausbeuten und zur Steigerung ihrer eigenen Grandiosität ausnutzen, in der Sexualität oder im spirituellen Guru-Tum missbrauchen. Bekannt ist auch der (pathologische) Narzissmus von Führungspersönlichkeiten (Kernberg 1988 [1980]). Fachleute für Psychoanalyse und Psychotherapie sind ebenfalls nicht gefeit gegen die tendenziell pejorative und pathologisierende alltagssprachliche Verwendung des Narzissmus-Begriffs. Wenn Narzissmus ins Spiel kommt, sei es auf Seiten des Patienten oder der Behandlerin, müssen beide mit persönlicher Bedeutung, Emotionalität, Ansprüchen und einer individuellen Problematik umgehen, die auf unterschiedliche Weise *besonders* groß sind und damit auch die therapeutische Routine durcheinanderbringen könnten. Das in (expansiv-)narzisstischen Beziehungsgestaltungen konstellierte Gemisch aus Bewunderung und Empörung kann für den anderen, den »dünnhäutigen« Pol des Narzissmus blind machen (Rosenfeld 1990 [1987]). Dünnhäutige Menschen sind in ihrem Bedürfnis nach Spiegelung »unersättlich«, vulnerabel, leicht kränkbar. Wird ihnen Wertschätzung entgegengebracht, so fällt es ihnen schwer, dieser einfühlsamen Resonanz zu »glauben«. Die klinische Erfahrung belegt zur Genüge, dass Dickfelligkeit und Dünnhäutigkeit bei ein und demselben Menschen koexistieren können, bzw. wie das eine zur Abwehr des anderen dienen kann.

Auch der Begriff der *Spiritualität* changiert in Umfang, Bedeutung und Bewertung zwischen seinen christlichen Wurzeln (Peng-Keller 2014), den Rezeptionen in Judentum, Islam und asiatischen Religionen sowie im individualisierten, antireligiösen »spiritual turn« (Houtman & Aupers 2007). Im philosophischen und wissenschaftlichen Diskurs löst diese spirituelle Wende die Religionskritik der klassischen Moderne ab, wie diese z. B. von Freud vertreten und vielfach unreflektiert in der Identifikation mit dem Begründer der Psychoanalyse tradiert wurde (Will 2014). Charakteristischerweise bleibt der späte, religionsfreundliche Habermas (2008) skeptisch gegenüber »pseudowissenschaftlichen und esoterischen Synkretismen und Spiritualismen« als »sozialen Pathologien der Moderne«. In psychoanalytischer Sicht führen genießerische und konsumorientierte Neo-Spiritualitäten »nicht notwendig zum Schutz des Individuums, sondern vielleicht eher zu dessen neurotisierender Auslieferung an neue Befehlsmechanismen des Über-Ich« (Finkelde 2014, S. 110).

Im Unterschied zur Umgangssprache wird i. F. ein breiter, psychoanalytisch fundierter und die eigenen Wertungen reflektierender Narzissmus-Begriff gebraucht. Ebenso wird »Spiritualität«, wie im Spiritual-Care-Diskurs üblich, als breiter Container-Begriff gebraucht, der Religiosität einschließen kann, aber nicht muss. Auch bezüglich der Spiritualität sind sowohl Idealisierungen als auch Entwertungen eher hinderlich für das Verstehen. Wenn derartige Wertungen bewusst gemacht werden, führen sie allerdings mitten hinein in das hier zu behandelnde Thema.

6.7.2 Einige Forschungsergebnisse

Eine aktuelle US-amerikanische Untersuchung (N = 645, Hermann & Fuller 2017) beschränkt sich auf den expansiven Narzissmus, differenziert aber sorgfältig zwischen den Selbstdeklarationen als 1. Atheist/Agnostiker; 2. SBN: »spirituell, aber nicht religiös« (»Seekers«; Wuthnow 1998); 3. konventionell oder traditionell religiös (»Dwellers«; Wuthnow 1998). Die Autoren überprüfen die Hypothese, ob das US-amerikanische *Unchurching*, also das Überhandnehmen der Nichtreligiösen sowie der *Seekers* gegenüber den *Dwellers*, mit zunehmendem Narzissmus einhergeht. Dies entspricht dem in den USA gängigen Vorurteil, Atheisten seien narzisstischer als Gläubige (Dubendorff & Luchner 2017). Der (expansive) Narzissmus wird mittels des Narcissistic Personality Inventory (NPI) operationalisiert (Vier-Faktoren-Lösung: *leadership, superiority, self-admiration, interpersonal exploitativeness*). Die Hypothese eines Zusammenhangs zwischen *Unchurching* und Narzissmus konnte nicht bestätigt werden. Vielmehr weisen nicht-religiöse Probanden niedrigere Narzissmuswerte auf als religiöse und SBNR, und zwar insbesondere in den NPI-Subskalen *self-absorption/self-admiration* und *superiority/arrogance*. Bei Religiösen und SBNR zeigen sich ähnliche Narzissmuswerte. Schließlich ist die Häufigkeit des Kirchbesuchs bei den Religiösen unabhängig von ihren Narzissmus-Scores.

Wink et al. (2005) differenzieren zwischen »hypersensitivem« (pathologischem) und »autonomem« (gesundem) Narzissmus und zeigen: Spiritualität im höheren Lebensalter geht einher mit Autonomie im Sinne persönlicher Unabhängigkeit, anspruchsvoller Zielsetzungen und Festigkeit gegenüber sozialem Druck.

Eine Grazer Arbeitsgruppe untersucht Zusammenhänge zwischen Religion/Spiritualität einerseits und Narzissmus andererseits innerhalb zweier »dunkler Triaden«. Eine erste Triade bildet Paulhus & Williams (2002) zufolge der (subklinische) Narzissmus mit Machiavellismus und Psychopathie. Kämmerle et al. (2014) können nicht belegen, dass der »Schatten« dieser Triade das »Licht« des religiös-spirituellen Wohlbefindens trübt. Hingegen zeigte sich in dieser ersten Studie ein Zusammenhang zwischen Narzissmus (wiederum mit dem NPI gemessen) einerseits und immanenter Hoffnung, Verbundenheit und Sinnerfahrungen andererseits. In einer zweiten Studie untersuchen Unterrainer et al. (2016) die dunkle Triade aus vulnerablem Narzissmus, sekundärer Psychopathie und Borderline-Persönlichkeit (Miller et al. 2010) in ihren Zusammenhängen mit Religion und Spiritualität. Diese zweite Triade ist näher am »dünnhäutigen« Narzissmus. Die zweite Grazer Studie bestätigt bekannte positive Zusammenhänge zwischen Spiritualität und gesunder Persönlichkeitsfunktion. Außerdem erwiesen sich narzisstische und Borderline-Persönlichkeitszüge als Prädiktoren für religiösen Fundamentalismus.

Sandage & Moe (2012) definieren Spiritualität mit Pargament als »Suche nach dem Heiligen«. In der Differenzierung zwischen gesundem und pathologischem Narzissmus folgen sie Kohut (1966). Sie bringen die Gefahr des *spiritual bypassing* (Cashwell et al. 2007), d. h. der Instrumentalisierung des Spirituellen zu Abwehrzwecken, mit der narzisstischen Gestalt einer »spiritual grandiosity" in Verbindung.

Aus psychoanalytischer Sicht beschreibt Kernberg (2010) die narzisstische Unfähigkeit zu trauern und die spirituellen Elemente gelungener Trauerarbeit: Präsenz des verlorenen Objekts und dessen spirituelle Repräsentanz, neu entdeckte religiöse und Wert-Orientierungen.

6.7.3 Der spirituelle Mensch zwischen Schuld und Tragik

In seinem letzten, nicht mehr persönlich gehaltenen und postum publizierten Vortrag widmet sich Kohut (2001 [1982]) dem Menschenbild der Psychoanalyse. Es ist zugleich ein letzter Gruß an Freud, den er am 4. 6. 1938 auf dem Wiener Westbahnhof zum ersten und einzigen Mal gesehen hatte, als er Freud einen Blick zuwarf, an seine Mütze tippte und Freud seinen Gruß erwiderte – gewissermaßen der »Glanz im Auge Freuds«, den der Medizinstudent und Analysand Kohut als »Weitergabe des analytischen Staffelholzes« verstand.

Freuds Triebpsychologie, so Kohut im Angesicht des eigenen Todes, sehe durch Anleihen bei der Biologie und anderen Naturwissenschaften den Menschen als *Homo natura*, der sich mit inneren und äußeren Konflikten auseinandersetzen muss. Kohut zufolge stellt dieser psychoanalytische Naturalismus deshalb nicht nur eine erkenntnistheoretisch fragwürdige und therapeutisch unheilvolle Reduktion dar, sondern auch einen versteckten Moralismus. Weil die triebtheoretisch orientierte klassische Psychoanalyse den Menschen als unvollständig gezähmtes und noch nicht zivilisiertes Tier auffasse, habe sie einen uneingestanden normativen Charakter: Der *Homo natura* der Triebtheorie ist eigentlich der *Homo culpabilis*. Diesem *schuldigen Menschen* stellt Kohut den *tragischen Menschen* der Selbstpsychologie gegenüber. Zwar bestreitet Kohut nicht den Erklärungswert der Triebtheorie, doch hält er deren normatives Menschenbild für irreführend, Empathie und unvoreingenommene Beobachtung erschwerend. Die »traditionelle Psychoanalyse«, so schreibt er, nimmt an,

> *»dass die innerste Natur des Menschen mit dem Konzept des ›schuldigen Menschen‹ umfassend definiert sei, des Menschen im hoffnungslosen Konflikt zwischen den Trieben, die sich aus der biologischen Grundlage des homo natura herleiten, und den zivilisatorischen Einflüssen, welche die im Überich verkörperte soziale Umwelt ausübt. Die Selbstpsychologie definiert das innerste Wesen des Menschen als Selbst und versteht den homo psychologicus (…) auf der tiefsten Ebene als ›tragischen Menschen‹, der das in seinem Inneren niedergelegte Programm im Laufe seines Lebens zu verwirklichen versucht, ohne dabei je wirklich erfolgreich zu sein.« (Kohut 2001 [1982], S. 162)*

Den Ödipuskomplex, immerhin ein Schibboleth der klassischen Analyse, möchte Kohut humorvoll durch die Situation des Odysseus ergänzen, der zwar verrückt spielt, um nicht in den trojanischen Krieg ziehen zu müssen, aber im Halbkreis um seinen kleinen Sohn herumpflügt. Während des Ödipus' Handlungen eine eher oberflächliche Schicht des Selbst ausmachen, die das Kernselbst bedecken, sei bei Odysseus das zentrale Kernselbst berührt und handlungsleitend (ebd., S. 164 f.)

Auch die klassische psychoanalytische Religionskritik ist naturalistisch und normativ. Erst durch den spätmodernen Spiritual Turn wird es möglich, die unreflektierte Tradition des psychoanalytischen Atheismus psychoanalytisch zu verstehen. Will (2014) berichtet dazu, dass Freud als junger Ehemann seiner Frau das Entzünden der Schabbatkerzen am Freitagabend »verboten« habe. Martha ließ sich dieses von Kindheit an vertraute Ritual verbieten, nahm es aber nach Sigmunds Tod im Londoner Exil sogleich wieder auf. Heutige Psychoanalytiker sollten die eigene spirituelle Orientierung psychoanalytisch orientieren, unabhängig davon, ob es sich um eine Haltung spiritueller Suche, um eine agnostische bzw. atheistische Haltung handelt; wenn sie aber trotz allem »der religiösen Option zuneigen«, sind sie

> *»der Spannung ausgesetzt, die zwischen ihrem religiösen Glauben und der säkularen Denkweise entsteht, müssen den Riss zwischen religiösem Wissen und Weltwissen in irgendeiner Weise für sich handhaben. Der Widerspruch, den Freud für sich selbst extern zu erledigen versuchte, tritt für diese Zeitgenossen internalisiert und ›modernisiert‹ wieder auf. Sie müssen damit zurechtkommen, säkular und religiös in einer Person zu sein. Sie tragen gewissermaßen den säkularen Freud und seine religiöse Ehefrau, Sigmund und Martha zugleich in sich. Aus der großen, externen und exkludierenden Konfrontation des 19. Jahrhunderts ist zumindest in der europäisch geprägten Welt ein innerer Konflikt geworden« (Will 2014, S. 163).*

Was Will von heutigen Psychoanalytikern (und deren Narzissmus!) fordert, kann auch in der psychoanalytischen Klinik und im gesellschaftlichen Diskurs helfen, narzisstisches Erleben kranker und gesunder Menschen in Bezug auf die Spiritualität zu verstehen. Normativ geleitete Vorannahmen über Narzissmus und Spiritualität entstammen einer Zeit, in der die christliche Religion *und* die Psychoanalyse als Institutionen mit ihren Ansprüchen an den *schuldigen Menschen* herantraten. Damals sollte dieser entweder ein *Dweller* sein, die eigene Spiritualität durch Religionszugehörigkeit definieren, oder ein *Non-Dweller*, der sich in einem aufklärerisch-emanzipatorischen Prozess von der repressiven Institution Kirche abwendet. Im *tragischen Menschen* hingegen ist der *Seeker*-Anteil wenn nicht vorherrschend, so doch widerständig gegen institutionelle Versuche der Vereinnahmung oder des Ausschlusses.

6.7.4 Individuation als Mut zum Selbst

Eine Hospiz-Krankenschwester berichtet,

> *»dass der Blick in den Spiegel so ein Moment ist, wo man nicht weiß, wie jemand reagiert. Sich am Waschbecken im Spiegel sehen! Ich erinnere mich an eine alte Frau, die einmal gesagt hat: ›Ich bin nichts mehr.‹ Also noch nicht mal ›ein Nichts‹, sondern: ›Ich bin nichts mehr.‹ Das wäre für mich das Gefühl einer spirituellen Not. Also ganz verloren. Und da setze ich mich halt hin, das ist klar, da wird nicht mehr weitergemacht mit Waschen oder Zähneputzen, sondern mit Sich-Hinsetzen und dann versuchen wir, das gemeinsam auszuhalten.« (Frick 2018, S. 207)*

Eine sterbende Frau und eine Pflegefachkraft schauen gemeinsam in denselben Spiegel, von verschiedenen Lebenssituationen aus und doch gemeinsam der existenziellen Erschütterung gegenüber: »Ich bin nichts …« Der *Glanz im Auge der Mutter* ist verblasst, kann nicht herbeigeredet werden. Was Halt gibt, ist der Mut, den Blick in den Spiegel auszuhalten.

In seiner Abhandlung »On courage« untersucht Kohut (2011) am Beispiel des Widerstands gegen die Nazi-Diktatur, wodurch einzelne Individuen in der Lage waren, trotz des überwältigenden sozialen Drucks ihrem Gewissen – und das heißt für Kohut: ihrem Kernselbst (*nuclear self*) – zu folgen. Dies setze voraus, dass sie nicht nur mit äußeren Spannungen (Staat, Armee, Familie, Kirche usw.) umgehen mussten, sondern auch mit ungeheuren inneren Konflikten zwischen dem Kernselbst und anderen Persönlichkeitsanteilen, mit Zweifeln, Verführbarkeit, Angst. Dies führe beim heroischen Individuum zu einem möglicherweise langdauernden narzisstischen Ungleichgewicht, bis die Balance unter der Führung des Kernselbst gelinge.

Kohut wählt als Beispiel zunächst den Traum des österreichischen Bauern Franz Jägerstätter aus dem Jahre 1938, den er als Ausdruck der beginnenden Identifizierung des Kernselbst und der Unterordnung anderer Persönlichkeitsanteile interpretiert:

> *»Erst lag ich fast bis Mitternacht im Bett ohne zu schlafen, obwohl ich nicht krank war, muß aber dann doch ein wenig eingeschlafen sein, auf einmal wurde mir ein schöner Eisenbahnzug gezeigt, der um einen Berg fuhr, abgesehen von den Erwachsenen strömten sogar die Kinder diesem Zuge zu und waren fast nicht zurückzuhalten, wie wenige Erwachsene es waren, welche in selbiger Umgebung nicht mitfuhren, will ich am liebsten nicht sagen oder schreiben. Dann sagte mir auf einmal eine Stimme: ›Dieser Zug fährt in die Hölle.‹ Gleich darauf kam es mir vor, als nähme mich jemand bei der Hand. ›Jetzt gehen wir ins Fegefeuer‹, sagte dieselbe Stimme zu mir. Was ich da für ein Leiden geschaut und verspürte war furchtbar, hätte mir diese Stimme nicht gesagt, daß wir ins Fegefeuer gehen, so hätt ich nicht anders geglaubt, als ich würde mich in der Hölle befinden. Es waren wahrscheinlich nur Sekunden vergangen, während ich dies alles geschaut. Dann hörte ich noch ein Sausen, sah ein Licht und alles war weg. Weckte dann gleich meine Frau und erzählte ihr alles, was sich zugetragen hatte. Bis zu jener Nacht konnte ich natürlich nie recht glauben, dass die Leiden im Fegefeuer so groß sein könnten. Anfangs war mir dieser fahrende Zug ziemlich rätselhaft, aber je länger die ganze Sache ist, desto entschleierter wird mir auch dieser fahrende Zug. Und mir kommt es heute vor, als stellte dieses Bild nichts anderes dar als den damals hereinbrechenden oder schleichenden Nationalsozialismus mit all seinen verschiedenartigen Gliederungen wie z. B. N.S.D.A.P – N.S.W – N.S.F – HJ. usw. Kurz gesagt, einfach die ganze Nationalsozialistische Volksgemeinschaft, alles, was für sie opfert und kämpft« (Putz 2007, S. 41).*

Kohut widerspricht dem möglichen Einwand, bei Jägerstätters »Stimme« handele es sich um ein psychotisches Geschehen. Der eigentliche Motivator des mutigen Handelns sei vielmehr das Kernselbst im Traum und im äußeren Leben Jägerstätters, das am 9. August 1943 wegen »Wehrkraftzersetzung« in Brandenburg an der Havel unter dem Fallbeil endete. Was »psychotisch« oder in traditionell-religiöser Verkleidung erscheine, sei nur sekundäres Hilfsmittel. Drei Merkmale unterschieden das heroische Individuum klar vom Psychosekranken:

> *»[…] die Präsenz eines feinen Sinns für Humor; die Fähigkeit, anderen mit subtiler Empathie zu antworten; und im Allgemeinen zu der Zeit, wenn die ultimative heroische Entscheidung getroffen und die qualvollen Konsequenzen zu gewärtigen sind: die Durchflutung der Persönlichkeit mit einem tiefen Sinn von innerem Frieden und Gelassenheit – ein geistiger Zustand, der Weisheit ähnlich. Dies ist etwas, das niemals seine Wirkung auf den Beobachter*

verfehlt, eingeschlossen selbst die Verfolger, Folterer und Henker« (Kohut 2011, S. 141; Übersetzung E. F.).

Jägerstätters Traum drücke die erste Antwort der Psyche auf die Anforderungen des Kernselbst aus, die erste Ahnung von dem bevorstehenden harten Individuationsweg. Hingegen zeige Sophie Scholls Traum in der Nacht vor ihrer Hinrichtung durch das Fallbeil (22.2.1943) das Ende ihrer heroischen Entwicklung: »Er zeigt, wie die gesamte Persönlichkeit den wesentlichen Sektoren des Kernselbst übergeben wird, den idealisierten Werten der Heldin« (Kohut 2011, S. 147).

Sophie Scholls Traum lautet in der Wiedergabe durch ihre Schwester Inge (Scholl 2011 [1953], S. 43):

»Ich trug an einem sonnigen Tag ein Kind in einem langen weißen Kleid zur Taufe. Der Weg zur Kirche führte einen steilen Berg hinauf. Aber fest und sicher trug ich das Kind in meinen Armen. Da plötzlich war vor mir eine Gletscherspalte. Ich hatte gerade noch so viel Zeit, das Kind sicher auf der anderen Seite niederzulegen, dann stürzte ich in die Tiefe. […]
Das Kind ist unsere Idee, sie wird sich trotz aller Hindernisse durchsetzen. Wir durften Wegbereiter sein, müssen aber zuvor für sie sterben.«

Kohut referiert aus den Zeugenberichten den ausgeglichenen, ruhigen und friedlichen seelischen Zustand Sophie Scholls, ihr leuchtendes Gesicht und das kräftige Rot ihrer Lippen. Dies sei Ausdruck der erreichten narzisstischen Balance. Die dadurch beeindruckten Vollzugsbeamten nehmen das Risiko auf sich, Sophie und ihren zwei Mitverurteilten ein letztes gemeinsames Zigarettenrauchen zu erlauben, bevor Sophie ohne Anzeichen von Angst zur Guillotine geht.

Im Gegensatz zum mutigen Individuum seien die »rational resisters« nicht von ihrem Kernselbst bestimmt, sondern von ihrem autonomen Ich, auch wenn dies unter erheblichen Über-Ich-Ansprüchen stehe. Dies erlaube ihnen weitgehende soziale und politische Anpassung und Erreichung ihrer Ziele (vgl. S. 148). Die inter- und intrapersonalen Bezüge der »normalen« *rational resisters* rechnet Kohut der Dynamik des *schuldigen Menschen (guilty man)* zu.

»Aber es gibt eine andere Dimension der menschlichen Existenz, die zu berücksichtigen ist. Es ist der schicksalhafte Umstand, ob jemandes Kernselbst in der Lage ist, seine grundlegenden Muster innerhalb der Lebensspanne zum Ausdruck zu bringen. Wir haben es hier mit psychischen Funktionen zu tun, die nicht durch das Lust-/Realitätsprinzip reguliert werden, sondern Kräften ›jenseits des Lustprinzips‹ unterworfen sind. Ich möchte nochmals die große Vielfalt der hier involvierten Phänomene hintanstellen und diese zweite Perspektive auf die menschliche Psychologie dadurch charakterisieren, dass ich sage: Sie richtet sich auf den tragischen Menschen« (Kohut 2011, S. 165; Übersetzung E. F.).

Erich Neumann (1963) hat die Reifungsaufgabe der Ich-Selbst-Differenzierung und die Bezogenheit des Ich auf das Selbst in der gelingenden (aber auch »tragisch« gefährdeten) Individuation als Ich-Selbst-Achse charakterisiert:

»Wenn wir die Persönlichkeit ausschließlich vom Ich her erfassen, können wir sie als eine in einer äußeren Umwelt lebende biopsychische Individualität definieren. Sobald wir aber begriffen haben, dass dieses Ich niemals ohne das ihm zu Grunde liegende Selbst existieren und sich entwickeln kann,

kommt es zu der entscheidenden kopernikanischen Wendung in der Tiefenpsychologie, von der aus die menschliche Persönlichkeit und das menschliche Leben nicht mehr vom Ich aus zu verstehen sind, sondern vom Selbst her, um das dieses Ich kreist wie die Erde um die Sonne. Dann aber erkennen wir die Persönlichkeit als eine Wirklichkeit, in welcher die Ich-Selbst-Achse das tragende Phänomen ist. Wir verstehen die Dynamik des menschlichen Lebens als eine Einheit, für die ebenso bewußte wie für das Bewußtsein unbekannte, unbewußte Prozesse und ebenso psychisch ›innere‹ wie welthaft ›äußere‹ Inhalte einen unauflösbaren Zusammenhang bilden« (Neumann 1963, § 575).

6.7.5 Selbstwert – Was ist das Selbst dem Anderen wert?

Die Spiegelszene im Hospiz wie auch die von Kohut berichteten Grenzsituationen aus dem Widerstand gegen das NS-Regime individualisieren *und* verweisen auf die Resonanz des Anderen. In beiderlei Hinsicht führen sie zum Wesentlichen der Existenz, legen offen, worauf es letztlich ankommt. Kohuts Beispiele mögen für den »normalen« Menschen unerreichbar, seine »heroisierende« Redeweise idealisierend und – allerdings nur auf den ersten Blick und auf ganz andere Weise als im Modell des *schuldigen Menschen* – moralisierend wirken. In der imaginierten Konfrontation mit der definitiven Entscheidung im Angesicht des Todes können pseudo-heroische Größenphantasien ebenso auftauchen wie die Verzagtheit, dem Spiegel nicht standzuhalten, doch lieber den »normalen« Weg der *rational resisters* zu wählen. In terminologischer Hinsicht mag Kohuts Individuationsmodell durch die von Dornes apostrophierte »postheroische Persönlichkeit« abgelöst werden.

Altmeyer (2013) begrüßt das »exzentrische Selbst« der Digitalisierung als eine Kontextbedingung der intersubjektiven/relationalen Wende in der Psychoanalyse. Der Narzissmus, auch der »mediale Narzissmus«, dürften nicht als beziehungsloser Akt der Selbstbespiegelung missverstanden werden. Vielmehr enthalte der Narzissmus »geradezu ein Beziehungsangebot, ein sehr besonderes Beziehungsangebot freilich, das verstanden werden will« (Altmeyer 2017, S. 126).

Die relationale Wende hat Konsequenzen für die Konzepte des Narzissmus und der Religion/Spiritualität. Altmeyers Kurzformel »Ich werde gesehen, also bin ich!«, oder: »Wie ich gesehen werde, so bin ich!« (Altmeyer 2013, S. 21), gilt für die intersubjektive »narzisstische Szene« – das Gesehenwerden als Vorbedingung der Identitätsbildung – ebenso wie für das Cybersubjekt. Die Renaissance des Glaubens, so Altmeyer, erfolge »in exzentrischem Gewand«, Religionen und spirituelle Vereinigungen, die Sinn, Gemeinschaft und Identität stiften, lebten von Resonanz: »Auf der einen Seite versprechen, auf der anderen Seite fordern sie Resonanz« (ebd., S. 23).

Exzentrische Positionalität (Plessner 2003 [1928]) kann als Grundkategorie der Anthropologie verstanden werden (vgl. Frick 2015): Der Mensch bewegt sich ebenso wie die mit ihm verwandten Tiere aus seiner Leibesmitte heraus, *und* er kann einen äußeren, objektivierenden Standpunkt zu sich einnehmen (»Selfie-Stange« der Reflexion), was zwar verunsichert, letztlich jedoch die zentrische Selbstbefangenheit sprengt. In der Theoriesprache der Ich-Selbst-Achse (Neumann 1963) ausgedrückt, geht es um die allmähliche Trennung des entstehenden Ich vom Selbst, das zu Beginn der Entwicklung v. a. von der Mutter repräsentiert wird. Bubers berühmten Satz »Der Mensch wird am Du zum Ich« können wir also umformen in: »Der Mensch wird am Selbst zum Ich«.

Eine Spiritualität, welche die absolute Transzendenz des Selbst gegenüber dem eigenen Ich anerkennt, kann das Selbst, den Anderen oder die Andere »Gott« nennen. Die narzisstische Gefährdung durch den bereits von den griechischen Kirchenvätern so benannten Prozess der »Vergöttlichung« des Menschen liegt auf der Hand. Deshalb betont Neumann mit C. G. Jung, dass es bei der Individuation nicht um die grandios-inflationäre Überschwemmung des Ich durch das Selbst geht, sondern um die Ich-Selbst-Differenzierung. Kohut würde in diesem Zusammenhang von der Führung durch das Kernselbst sprechen.

6.7.6 Zusammenfassung

Weder die klinische Erfahrung noch die psychoanalytische Theorieentwicklung noch einschlägige Forschungsergebnisse legen enge oder gar einseitig abwertende Begriffsbildungen für Narzissmus und Spiritualität nahe. Im Gegensatz zu häufig geäußerten Vermutungen gibt es keine eindeutigen Zusammenhänge zwischen Narzissmus und areligiöser spiritueller Ausrichtung. Sowohl im Hinblick auf die intersubjektive und relationale Wende der Psychoanalyse als auch unter allgemeinen behandlungstechnischen und berufsethischen Gesichtspunkten sollte die spirituelle Orientierung von Patientinnen und Patienten im Therapieverlauf berücksichtigt und respektiert werden (Frick et al. 2018).

Literatur

Altmeyer, M. (2013). Die exzentrische Psyche. Forum Psychoanal 29(1): 1–26.

Altmeyer, M. (2017). Im Spiegel des Anderen. Narzissmus als intersubjektiv vermittelte Selbstbeziehung. WzM 69(2): 113–27.

Cashwell, C. S., P. B. Bentley & J. P. Yarborough (2007). The only way out is through: The peril of spiritual bypass. Couns Values 51(2): 139–48.

Dubendorff, S. J., A. F Luchner (2017). The perception of atheists as narcissistic. Psychol Rel Spir 9(4): 368–76.

Finkelde, D. (2017). Das (postmoderne) Subjekt ideologischer Anrufung nach Lacan. Philosophische Überlegungen zum Kontext spiritueller Suchbewegungen. In: Frick, E., Hamburger, A. (Hg.), Freuds Religionskritik und der »Spiritual Turn«. Ein Dialog zwischen Philosophie und Psychoanalyse. Stuttgart (Kohlhammer), S. 97–111.

Frick, E. (2015). Psychosomatische Anthropologie. Ein Lern- und Arbeitsbuch für Unterricht und Studium. 2. Auflage. Stuttgart (Kohlhammer).

Frick, E. (2018). Gemeinsam in den Spiegel schauen. Spirituelle Ressourcen und Nöte bei Hospizgästen und beim Pflegeteam. Spir Care 7(2): 207–213.

Frick, E., I. Ohls, G. Stotz-Ingenlath et al. (Hg.) (2018). Fallbuch Spiritualität in Psychotherapie und Psychiatrie. Göttingen (Vandenhoeck & Ruprecht).

Habermas, J. (2008). Eine Replik. In: Ein Bewußtsein von dem, was fehlt. Eine Diskussion mit Jürgen Habermas. Frankfurt/M. (Suhrkamp), S. 94–107.

Hermann, A., & R. Fuller (2017). Trait narcissism and contemporary religious trends. Arch Psychol Rel 39(2): 99–117.

Houtman, D., & S. Aupers (2007). The spiritual turn and the decline of tradition: The spread of post-Christian spirituality in 14 Western countries, 1981–2000. J Sc Study Rel 46(3): 305–21.

Kämmerle, M., H.-F. Unterrainer, P. Dahmen-Wassenberg et al. (2014). Dimensions of religious/spiritual well-being and the dark triad of personality. Psychopathol 47(5) 297–302.

Kernberg, O. F. (1988 [1980]). Innere Welt und äußere Realität. Anwendungen der Objektbeziehungstheorie. Übers. von M. Looser. München/Wien (Verlag Internationale Psychoanalyse).

Kernberg, O. F. (2010). Some observations on the process of mourning. Int J Psycho-Anal 91(3): 601–19.

Kohut, H. (1966). Formen und Umformungen des Narzißmus. Psyche – Z Psychoanal 20(8): 561–87.

Kohut, H. (2001 [1982]). Introspektion, Empathie und der Halbkreis psychischer Gesundheit. Übers. von E. Vorspohl. Selbstpsychologie: 395–407; auch in: ders., Psychoanalyse in einer unsicheren Welt. Ges. Werke. Bd. 1. Gießen (Psychosozial-Verlag), S. 211–234.

Kohut, H. On courage (early 1970s). In: The search for the self. Selected writings of Heinz Kohut: 1950–1978. Bd. 3. New York (Karnac) 2011; S. 129–82.

Miller, J. D., A. Dir, B. Gentile et al. (2010). Searching for a vulnerable dark triad: Comparing factor 2 psychopathy, vulnerable narcissism, and borderline personality disorder. J Personality 78(5): 1529–64.
Neumann, E. (1963). Das Kind. Struktur und Dynamik der werdenden Persönlichkeit. Zürich (Rascher).
Paulhus, D. L., & K. M. Williams (2002). The dark triad of personality: Narcissism, machiavellianism, and psychopathy. J Res Personality 36(6): 556–63.
Peng-Keller, S. (2014). Zur Herkunft des Spiritualitätsbegriffs. Begriffs- und spiritualitätsgeschichtliche Erkundungen mit Blick auf das Selbstverständnis von Spiritual Care. Spir Care 3(1): 36–47.
Plessner, H. (2003 [1928]). Die Stufen des Organischen und der Mensch. Einleitung in die philosophische Anthropologie. Frankfurt/M. (Suhrkamp).
Putz, E. (2007). Franz Jägerstätter. Märtyrer. Leuchtendes Beispiel in dunkler Zeit. Grünbach bei Freistadt (Steinmaß).
Rosenfeld, H. A. (1990 [1987]). Sackgassen und Deutungen. Therapeutische und antitherapeutische Faktoren bei der psychoanalytischen Behandlung von psychotischen, Borderline- und neurotischen Patienten. Übers. von M. Looser. München/Wien (Verlag Internationale Psychoanalyse).
Sandage, S. J., & S. P. Moe (2012). Narcissism and spirituality. In: W. K. Campbell & J. Miller (Hg.). Handbook of Narcissism and Narcissistic Personality Disorder (John Wiley & Sons), S. 410–19.
Sandage, S. J., D. Paine & P. Hill (2015). Spiritual barriers to humility: A multidimensional study. Ment Hlth Rel Culture 18(3): 207–17.
Scholl, I. (2011 [1953]). Die Weiße Rose. Frankfurt/M. (Fischer).
Unterrainer, H.-F., J. Ruttinger, A. J. Lewis et al. (2016). Vulnerable dark triad personality facets are associated with religious fundamentalist tendencies. Psychopathol 49(1): 47–52.
Will, H. (2014). Freuds Atheismus im Widerspruch: Freud, Weber und Wittgenstein im Konflikt zwischen säkulärem Denken und Religion. Stuttgart (Kohlhammer).
Wink, P., M. Dillon & K. Fay (2005). Spiritual seeking, narcissism, and psychotherapy: How are they related? J Sc Study Rel 44(2): 143–58.
Wuthnow R. (1998). After heaven: Spirituality in America since the 1950s. Berkeley/Los Angeles/London (University of California Press).

6.8 Narzissmus als klinisches und gesellschaftliches Phänomen[26]

Diana Diamond
Übersetzung: Petra Holler

6.8.1 Das Zeitalter des Narzissmus

Es ist ein Allgemeinplatz, dass wir in einem Zeitalter des Narzissmus leben. In der psychoanalytischen Theoriebildung hat sich dieser Umstand in einer zunehmenden Fokussierung der klinischen Extremausprägungen dieses allgemeinen gesellschaftlichen Trends niedergeschlagen, wobei vor allem eine Patientengruppe ins Blickfeld rückte, deren schwaches und unzureichend integriertes Größen-Selbst sie abhängig sein lässt von der Bewunderung durch andere sowie passageren Identifikationen mit Medienbildern, autoritären Führern und Anforderungen normativer bürokratischer Strukturen (Kernberg 1978; 1988a; 1988b; Kohut 1973; 1979; 1987). Die Verbreitung psychoanalytischer Narzissmus-Theorien hatte eine Zunahme an entsprechen-

26 Ich möchte mich an dieser Stelle bei meinen zahlreichen Kollegen und Kolleginnen bedanken, die durch die Genauigkeit und Großzügigkeit ihrer kritischen Kommentare über die Jahre hinweg zur endgültigen Fassung des vorliegenden Aufsatzes beigetragen haben. Mein besonderer Dank gebührt Dr. Otto Kernberg, dessen theoretische Formulierungen zu den gesellschaftlichen und individuellen Aspekten des Narzissmus für mich stets eine Quelle der Inspiration bedeuteten und der durch seine unschätzbare Kritik zur Entstehung des Textes beigetragen hat. Dr. Sidney Blatt, der als Erster seine Wertschätzung gegenüber den hier eingeflossenen Überlegungen bekundete und zu dessen Ehre eine frühere Fassung des Aufsatzes veröffentlicht wurde, gilt ebenfalls mein besonderer Dank. Ich danke auch meinen Kollegen der City University, Drs. Eliot Jurist, Paul Wachtel und Lissa Weinstein, für ihre scharfsinnigen und aufschlussreichen Kommentierungen.

den Diagnosen und Behandlungen zur Folge, wobei nicht eindeutig belegt ist, ob überhaupt von einem substanziellen Anstieg Narzisstischer Persönlichkeitsstörungen innerhalb klinischer Populationen die Rede sein kann. Vertreter der Kritischen Theorie, angefangen von Adorno, Horkheimer und der Frankfurter Schule, die sich im Deutschland vor und nach dem Zweiten Weltkrieg etabliert hatte, bis hin zu Lasch, der für die Verbreitung der sozialphilosophischen Theorien in Nordamerika sorgte, sprechen von einer immer stärker um sich greifenden Selbstsucht und Entwurzelung in unserer Gesellschaft, was dazu führe, dass äußerer Schein mit anhaltender Kreativität und geistigem Engagement verwechselt werde, wie auch blinde Gefolgschaft gegenüber den Zwängen politischer und bürokratischer Organisationen mit individueller Moral sowie oberflächliche Kontakte mit genuiner Intimität. Es ist dies eine Entwicklung, die von den genannten Autoren (Adorno 1967; 1968; Horkheimer u. Adorno 1944; Lasch 1982) auf verschiedene gesellschaftliche und kulturelle Veränderungen zurückgeführt wird, die ihrerseits auch einen Wandel innerhalb der Familienstruktur und des Sozialisationsprozesses mit einschließen:

- zunehmende Bürokratisierung, die bis in die Sphäre des Privatlebens reicht und Eigeninitiative und Selbstfürsorge erstickt
- Konsumbesessenheit und die Neigung, alles mit zu verändern, inklusive menschlicher Erfahrungen
- Überflutung durch Medienbilder, die stereotype Darstellungen mit genuiner Individualität und menschlicher Komplexität verwechseln

Der zu beobachtende Anstieg an narzisstischen Verhaltensweisen wurde mit einer ganzen Reihe gesellschaftlicher Phänomene in Verbindung gebracht, die vom Fundamentalismus bis hin zur Gier der Wirtschaftskonzerne reichen. Firmenbosse, so ein Kommentar der »New York Times« vom Juli 2002, für die Imagepflege und Eigenwerbung noch vor dem Wohl der Firma oder der Gemeinschaft kommt, seien »narzisstisch umnebelt« und schrieben ihr falsches Machtempfinden und ihre Unbesiegbarkeit dem »Ökosystem des Narzissmus« zu, das den Firmenalltag durchziehe (Race 2002).

Formulierungen dieser Art sind insofern irreführend, als sie Gesellschaft und Individualpsychologie in einen Topf werfen. Die zentrale These meiner Ausführungen geht von der Reziprozität gesellschaftlicher und psychologischer Aspekte des Narzissmus aus, auch wenn beide klar voneinander unterscheidbar und nicht auf den jeweils anderen reduzierbar sind. Die Gesellschaft entfaltet ihren Einfluss im Individuum, das nach den jeweiligen gesellschaftlichen Vorstellungen und Anforderungen geformt wird, in dem jedoch gleichzeitig gesellschaftliche Prozesse zu intrapsychischen Strukturen umgewandelt werden, die einer eigenen Sprache und Gesetzmäßigkeit unterliegen (Adorno 1967; 1968; Horkheimer u. Adorno 1944). Die Instrumente der Gesellschaftstheorie können uns helfen zu verstehen, wie die Gesellschaft Individuum und entsprechende Charaktertypen konstituiert, doch erst das Instrumentarium der Psychoanalyse ermöglicht die Dekodierung dessen, wie sich Gesellschaft auf pathologische oder nichtpathologische Art und Weise in der individuellen Psyche niederschlägt.

Während es einen eindeutigen Zusammenhang zwischen kulturellen Strömungen und Persönlichkeitsbildung gibt, resultiert die Charakterentwicklung stets aus einer starken Adaptierung kulturell unterfütterter Muster einerseits und Anforderungen der innerpsychischen Welt der Triebe, Affekte und Objektbeziehungen andererseits. Narzisstische Charaktereigenschaften wie Selbstbezogenheit und

Konventionalität mögen kulturell verstärkt sein, doch erst im Rahmen des pathologischen Narzissmus bekommen wir es mit einer Überschätzung und/oder sklavischen Anpassung an die jeweilige Kultur bzw. die Führer, die ihre Werte repräsentieren, zu tun. Im Normalfall mögen infantil-narzisstische Strebungen, Intimität und Bezogenheit nebeneinander existieren und sich im Laufe der Entwicklung zu reiferen Formen transformieren. Im Falle des pathologischen Narzissmus jedoch prädisponiert die Aktivierung und Persistenz des infantilen Narzissmus zur Überschätzung einer narzisstischen Kultur, was zur gegenseitigen Verstärkung von Persönlichkeit und Kultur führt.

Seit ihren Anfängen hat sich die Psychoanalyse mit den Verknüpfungen zwischen Individualpsychologie und gesellschaftlichen Entwicklungen sowie zwischen normaler Charakterstruktur und ihren pathologischen Ausformungen beschäftigt. Der Gedanke eines Kontinuums, der von psychischer Gesundheit bis hin zu Abnormalität reicht, zum ersten Mal von Freud (1940) formuliert, rückte mit dem Auftauchen des Narzissmus als klinischem Konzept und gesellschaftlichem Phänomen wieder ins Zentrum psychoanalytischer Theoriebildung.[27] Narzissmus, der das normale Bedürfnis nach Perfektion, Meisterung und Ganzheit ebenso in sich vereint wie pathologische Verzerrungen dieser Wünsche in Form von Grandiosität, rücksichtsloser Ausbeutung anderer und Rückzug auf Omnipotenz bzw. Verleugnung von Abhängigkeit, gilt als grundlegender Aspekt des menschlichen Erlebens, welcher unsere Geschichte und Kultur formt und wiederum von diesen geformt wird (Alford 1988).

27 Freud trennte eindeutig zwischen Narzissmus und Objektliebe, ohne im Narzissmus einen Aspekt der modernen Gesellschaft zu sehen bzw. ihm eine gesellschaftliche Dimension zuzuschreiben.

Trotz der im Hinblick auf die Frage des Narzissmus gegebenen gegenseitigen Durchdringung von Psychoanalyse und Gesellschaftstheorie ist es doch wichtig festzuhalten, dass es sich dabei um unterschiedliche, wenngleich komplementäre Sichtweisen handelt.

Aus psychoanalytischer Sicht werden Narzissmus und seine Störungsbilder im Sinne der Selbstentwicklung und seiner Beziehung zu Objekten konzeptualisiert. Demgegenüber bezieht sich Narzissmus als gesellschaftliches Phänomen auf die Entwicklung in Richtung einer Apotheose des Selbst in jeder Sphäre der gesellschaftlichen und kulturellen Existenz. Im Folgenden soll über eine kritische und integrative Auseinandersetzung mit den entsprechenden psychoanalytischen und gesellschaftstheoretischen Sichtweisen eine Annäherung an den Narzissmus als gesellschaftliches und psychologisches Phänomen versucht werden. Im ersten Teil werde ich eine Auswahl an Narzissmus-Theorien und der entsprechenden Störungsbilder vorstellen, wie sie innerhalb der Psychoanalyse ausgearbeitet wurden, wobei ich mich auf das Werk von Freud, Klein und Rosenfeld, vor allem aber auf Kohut, Kernberg und Blatt konzentrieren werde, die sich in ihren klinischen Formulierungen um eine gesellschaftstheoretische Dimension bemüht haben. Im zweiten Teil möchte ich auf das Narzissmus-Konzept der Vertreter der Kritischen Theorie – Horkheimer, Adorno, Marcuse und Lasch – eingehen, die in ihren Gesellschaftsanalysen auf psychoanalytische Konzepte zurückgreifen.

6.9.2 Das Konzept des Narzissmus in der Psychoanalyse

Die traditionelle psychoanalytische Sichtweise versteht Narzissmus als geschichtsübergreifende, universelle menschliche Neigung, das eigene Selbst libidinös zu besetzen. Zwei

Positionen des Narzissmus gelten hier als wesensbestimmend:

- eine erste Position, die sich noch vor der Differenzierung zwischen Selbst und anderem manifestiert und sich durch die libidinöse Besetzung eines rudimentären, noch undifferenzierten Selbst auszeichnet
- eine zweite Position, in deren Rahmen es nach der Grenzziehung zwischen Selbst und anderem zu einer libidinösen Wiederbesetzung des Selbst kommt (Freud 1940)
- In Freuds (1914) ursprünglicher Formulierung ging die Phase des primären Narzissmus mit der libidinösen Besetzung der Selbstrepräsentanz einher, die von der Repräsentanz der Objekte unterschieden wurde. Freud betrachtete Narzissmus zunächst als normale Entwicklungsphase zwischen den Stufen des Autoerotismus und der Objektliebe, wobei im Rahmen des Autoerotismus die Libido auf der Ebene von Partialtrieben organisiert sei und sich das Streben nach Befriedigung nicht auf Objekte, sondern den eigenen Körper richte. Die Transformation von Autoerotismus in Narzissmus setze eine »neue psychische Aktion« (1914, S. 142) voraus und gehe mit der Entwicklung des Ichs sowie den Anfängen einer rudimentären Selbstrepräsentanz einher. Die Entwicklung des primären Narzissmus, so Freuds ursprünglicher Gedanke, verlaufe somit parallel zu jener der Selbst- und Objektrepräsentanzen, wobei der eigene Körper als Liebesobjekt fungiere.

Aus Freuds erster Narzissmus-Theorie ergeben sich mehrere Fragen, die für unsere Diskussion der gesellschaftlichen und psychologischen Faktoren des Narzissmus relevant sind. Erstens: Da der Körper die Rolle des ersten Liebesobjekts übernimmt, wird die Überschätzung des Selbst zu einem Grundmoment psychischen Funktionierens – eine These, die durch die empirische Forschung zur sozialen Kognition belegt wird, der zufolge sich eine Aufblähung des Selbstkonzepts auch innerhalb der Normalbevölkerung abzeichne (Greenwald 1980; Taylor u. Brown 1988; Weston 1990). Zweitens: Die Besetzung von Trieben oder Triebdispositionen im Selbst bedeutet, dass möglicherweise sowohl Libido als auch Aggression unauflösbar mit rudimentären Selbstrepräsentanzen verbunden sind. Drittens: Diese erste Narzissmus-Theorie stimmt mit aktuellen Befunden aus der Säuglingsforschung überein, der zufolge Kinder von Geburt an über die kognitive und perzeptuelle Fähigkeit zur Unterscheidung zwischen Selbst und anderem verfügen – ein Befund, der manche Theoretiker dazu veranlasst hat, die Vorstellung einer Stufe des primären Narzissmus, der mit Indifferenz gegenüber Objekten bzw. einer fehlenden frühen Selbst-Objekt-Differenzierung einhergehe, aufzugeben (vgl. Auerbach 1993; Beebe et al. 1997; 2002; s. auch die umfassende Diskussion zu diesem Thema von Tronick 1998).

In seiner zweiten Narzissmus-Theorie jedoch postuliert Freud ausdrücklich eine Entwicklungsstufe, die den Objektbeziehungen vorausgehe und auf der der Säugling, unter dem beherrschenden Einfluss eines purifizierten Lust-Ichs, seinen Körper libidinös besetze, während Impulse, Phantasien und Ängste gegen-über einem Objekt nicht primär von Bedeutung seien. Unabhängig davon, so Green (2000) in einer Einschätzung der grundsätzlichen Überlegungen Freuds zur Theorie des primären Narzissmus, ob es sich dabei nun um eine tatsächliche Entwicklungsstufe handle oder nicht – der freudschen Theorie des primären Narzissmus komme insofern erklärende Bedeutung zu, als sie das Verschwimmen psychischer Grenzen, wie es auch gesunde Menschen erleben, sowie die Rückkehr auf eine undifferenzierte, infantile Stufe psychischen

Funktionierens, charakterisiert durch das so genannte »ozeanische Gefühl«, zur Sprache bringe.

Melanie Klein (1962) weist Freuds Vorstellung eines primären Narzissmus explizit zurück. Vielmehr postuliert sie, dass Objektbeziehungen im Zentrum des emotionalen Lebens stünden. Liebe und Hass, Phantasien und Ängste sowie die entsprechenden Abwehrmechanismen seien von Anfang an wirksam und an die jeweiligen Objektbeziehungen geknüpft. Basierend auf ihren psychoanalytischen Säuglings- und Kleinkindbeobachtungen stellt Klein fest, dass es keine Triebregung, keine Angstsituation und keinen psychischen Prozess gebe, die bzw. der nicht innere und äußere Objekte mit einbeziehe. Ein in der Entstehung begriffenes Ich existiere von Geburt an, wenn auch unter dem Druck von Verfolgungsängsten – die, um das rudimentäre Ich zu schützen, nach außen projiziert werden müssen – und Fragmentierung bedroht. Kurz, Aufbau und Stärkung des Ichs, so Klein, erfolge über Zyklen von Introjektion und Projektion, in denen das introjizierte gute Objekt den Kern bildet, um den sich das Ich organisiert und somit über die Projektion schlechter oder verfolgender Ängste und Objekte vor Fragmentierung geschützt wird. Für Melanie Klein verfolgt der Narzissmus eine sekundäre Entwicklungslinie, die mit der abwehrbedingten Identifizierung mit einem idealisierten inneren Objekt, das als ganz und intakt erlebt wird, einhergeht. Narzisstischer Rückzug von äußeren Beziehungen hin zu idealisierten inneren Objektbeziehungen, so Klein weiter, ist von Anfang an mit Neid verbunden, der wiederum eine der frühesten Manifestationen des Todestriebs im frühen psychischen Leben des Säuglings darstellt. Der Säugling beneidet das Objekt um all das, was es an Gutem zu geben hat, und phantasiert das eigene Selbst als Quelle alles Guten und Wertvollen. Der Narzissmus funktioniert somit als Abwehr, die mit Phantasien von Allmacht und omnipotenter Kontrolle über gute Objekte einhergeht. Mit ihrer Auffassung von Neid als zentralem Moment im psychischen Leben des Kindes rückt Klein die Konzepte von Aggression und Hass stärker in den Mittelpunkt der Diskussion des Narzissmus, als dies bei Freud der Fall ist.

In Anlehnung an Melanie Klein erweiterte Herbert Rosenfeld (1971; 1981) unser Verständnis für die destruktiven Aspekte des Narzissmus und seiner Störungsbilder. Rosenfeld geht davon aus, dass sowohl libidinöse als auch destruktive Impulse von Anfang an mit dem Narzissmus und seiner Entwicklung in Zusammenhang stehen. Im Gegensatz zu Klein, die in erster Linie die libidinösen Aspekte der narzisstischen Störungen sowie den damit verbundenen Rückzug auf ein gutes, idealisiertes Objekt im Blick hatte, betont Rosenfeld die destruktiven und aggressiven Impulse im Rahmen schwerer narzisstischer Störungen, was zu einer Schwächung von Libido und Aggression bzw. Lebens- und Todestrieben führe. Rosenfeld weist auf einen Widerspruch in Freuds Narzissmus-Theorie hin, der zwischen Folgendem bestehe: einerseits der Annahme eines objektlosen Zustands und andererseits der Tatsache, dass das primärnarzisstische Sehnen nach Vereinigung mit Gott oder dem Universum ebenfalls eine zumindest rudimentäre Objektbeziehung voraussetzt, in der das Objekt noch nicht als von eigenem Selbst getrennt erlebt wird. Er setzt somit den primären Narzissmus in engen Zusammenhang mit primitiven Objektbeziehungen. Für Rosenfeld gehen Freuds Nirwana-Prinzip oder das ozeanische Gefühl mit »Rückzug oder Regression auf den primären Narzissmus« einher, »unter Dominanz des Todestriebes (…), wobei er Frieden, Leblosigkeit und Hingabe an den Tod gleichsetzte« (Rosenfeld 1971, S. 278).

In Anlehnung an Freuds (1914) Auffassung, dass aggressive bzw. destruktive oder aggressive und libidinöse Impulse gleichermaßen während der primärnarzisstischen Entwicklungsphase in den Vordergrund treten, postuliert Rosenfeld, dass bei narzisstischen Persönlichkeiten libidinöse und aggressive Aspekte stets nebeneinander existieren. Narzisstische Zustände, so Rosenfeld, sind in einer Identifizierung zwischen Selbst und Objekt verankert – eine unweigerliche Folge der verschiedenen Zyklen von Projektion und Introjektion, die das Kern-Ich bilden. Wie Klein vertrat Rosenfeld die Auffassung, dass narzisstische Störungen dann entstehen, wenn Getrenntheit und Abhängigkeit vom Gegenüber nicht ertragen werden und es zu einem Rückzug auf omnipotente Identifizierungen mit idealisierten Objekten kommt, die als Teil und unter Kontrolle des eigenen Selbst erlebt werden. Da das Bewusstwerden der eigenen Getrenntheit, so Rosenfeld (1971) weiter, die Anerkennung der Abhängigkeit von guten Objekten und somit Frustrationen und destruktive Affekte, wie etwa Neid, nach sich zieht, werden beim Verlassen der narzisstischen Position unweigerlich destruktive und aggressive Impulse freigesetzt. In pathologischen Zuständen werden diese zerstörerischen, omnipotenten Aspekte in das eigene Selbst aufgenommen und von guten äußeren und inneren Objektbeziehungen gleichermaßen getrennt gehalten – was zur Entwertung und Verleugnung von Abhängigkeit von diesen äußeren Objekten führt. Destruktive internalisierte Objektbeziehungen können die betreffende Person als seicht, leer und unecht erscheinen lassen, wie abgelöst von der Welt der äußeren Objektbeziehungen. In diesen Fällen hat der mit destruktiven omnipotenten Objekten verbündete destruktive Selbstanteil den Sieg über das libidinöse Selbst davongetragen.

Rosenfelds Konzeptualisierung narzisstischer Objektbeziehungen bildet das Fundament für moderne objektbeziehungstheoretische Formulierungen des Narzissmus und seiner Störungsbilder, wie sie von Kohut (1973; 1975; 1979; 1987) und Kernberg (1978; 1986; 1988) vorgelegt wurden. Kohut und Kernberg stimmen darin überein, dass sich die narzisstische Persönlichkeit durch ein pathologisches Größen-Selbst auszeichnet – eine Selbstformation, die den Anschein einer problemlosen und effektiven sozialen Anpassung haben kann, ohne manifeste Symptomatik, die jedoch im besten Fall ein schwaches Selbstgefühl und chronische Selbstwertschwankungen verbirgt, während es im schlimmsten Fall zu schweren Depersonalisations- und Derealisationszuständen kommen kann. Narzisstische Persönlichkeiten lassen mit der Zeit eine gewisse Oberflächlichkeit in Arbeits- und Liebesbeziehungen erkennen. Es fehlt ihnen an gut integrierten und kohäsiven internalisierten Selbst- (und Objekt-)Imagines, die dem eigenen Erleben Tiefe und Kontinuität verleihen. Sowohl Kernberg als auch Kohut erkennen an, dass das Größen-Selbst einer narzisstischen Persönlichkeit den Anforderungen einer entwickelten, industriellen und bürokratischen Gesellschaft durchaus entsprechen mag, weil sie stabil genug ist, um sich in die Routine und Struktur der leistungsorientierten Arbeitswelt einzupassen, während es ihr jedoch an einem integrierten Kern-Selbst mangelt und sie sich von Massenmedien und bürokratischen Institutionen leicht manipulieren lässt. Die klinischen Schriften von Otto Kernberg und Heinz Kohut eröffnen uns die Möglichkeit, ein allgemeingesellschaftliches Problem gleichsam unter dem klinisch-therapeutischen Brennglas zu betrachten. Ich möchte daher im Folgenden auf die Arbeiten bzw. unterschiedlichen Sichtweisen dieser beiden Theoretiker zum Phänomen des Narzissmus und seiner Störungsbilder näher eingehen.

Das, was Charles Dickens für die Armut im

19. Jahrhundert gewesen sei, so James (1973), sei Heinz Kohut für den Narzissmus. So wie Dickens in seinen Romanen die sozialen Wurzeln und individuellen Idiosynkrasien der Armut aufzeigt, so entwirft Kohut in seinen Fallgeschichten und theoretischen Schriften das Bild der narzisstischen Persönlichkeit. Für Kohut war ein Verständnis des Narzissmus und der damit einhergehenden Störungen nur über eine Neuformulierung der psychoanalytischen Metapsychologie möglich, was eine Neukonzeptualisierung der Triebtheorie und ihrer Grundannahmen entlang der Linien einer Psychologie des Selbst mit einschloss und als solche im Sinne eines Paradigmenwechsel innerhalb der Psychoanalyse zunächst begrüßt wurde (Ornstein 1978). Wenngleich ein Großteil von Kohuts Werk eher in anderen Strömungen psychoanalytischer Theoriebildung, insbesondere den intersubjektiven oder relationalen Richtungen, Eingang gefunden hat, so möchte ich doch an dieser Stelle näher auf seine Überlegungen eingehen, um ihre Bedeutung für die Geschichte psychoanalytischer Narzissmus-Theorien zu erhellen.

Kohut (1987) versteht narzisstische Störungen als Folge eines Stillstands auf einer der drei normalen Entwicklungsstufen des infantilen Narzissmus:

- dem Größen-Selbst, in dessen Rahmen ein elterliches Selbstobjekt die Empfindungen des Kindes von Omnipotenz und Perfektion spiegeln und bestätigen soll
- der Alter-Ego-Beziehung oder Zwillingsbeziehung, in der ein elterliches Selbstobjekt dem Kind die Erfahrung grundlegenden Gleichseins vermittelt
- der idealisierten Eltern-Imago, in der das Kind seine Gefühle von Omnipotenz und Vollkommenheit auf ein idealisiertes elterliches Selbstobjekt projiziert, mit dem es zu verschmelzen sucht

Über das Spiegeln der normalen Grandiosität des Kindes verstärken die Eltern das Aufgehen phantasierter Allmacht, während ihre Bereitschaft, die primitiven Idealisierungen des Kindes aufzunehmen und in sich zu bewahren, es dem Kind ermöglicht, mit dem omnipotenten Selbstobjekt zu verschmelzen und somit das als Katastrophe erlebte Gefühl der Hilflosigkeit zu vermeiden. Die Fähigkeit der Eltern, im Rahmen der normalen Entwicklung als spiegelnde und idealisierte Selbstobjekte zu fungieren, ebnet den Weg für die allmähliche Internalisierung dieser Funktionen.

Kohut postuliert getrennte Entwicklungslinien für narzisstische Strukturen und Objektbeziehungen und geht davon aus, dass über den Prozess der umwandelnden Verinnerlichung diese archaischen Selbstobjektbeziehungen in erwachsene Selbststrukturen transformiert werden: das Größen-Selbst in realistische und stabile Formen des Selbstwerts und des Ehrgeizes; die Alter-Ego-Beziehung (oder Zwillingsbeziehung) in Fähigkeiten und Talente, die der Integration von Idealen und ehrgeizigen Strebungen dienen; und die idealisierte Eltern-Imago in reife Zielsetzungen und Wertvorstellungen, die die Grundlage bilden für intrapsychische Strukturen, wie etwa Ich-Ideal und Über-Ich. Werden die ursprünglichen Bedürfnisse nach Spiegelung, Zwillingsbeziehung und idealisierten Erfahrungen durch unempathische Reaktionen seitens der Selbstobjekte frustriert, bleiben archaische Überreste unmodulierter Bedürfnisse nach Grandiosität und Gleichheit sowie Idealisierungen weiterhin bestehen und münden in eine narzisstische Pathologie. Diese markiert sozusagen den Endpunkt der misslungenen elterlichen Versuche, mit den Bedürfnissen des Kindes nach Grandiosität und Idealisierung umzugehen.

Im Laufe der weiteren Entwicklung kommt es zur Abspaltung dieser unerfüllten primitiven Bedürfnisse, die, getrennt vom sich entwickelnden Ich, als archaische und unintegrierte Grandiosität bzw. archaisches und unintegriertes Bedürfnis nach einem idealisierten anderen, mit dem Verschmelzung möglich ist, um ein beschädigtes und fragiles Selbst zu stützen, überdauern. Diese Formen des Entwicklungsstillstandes setzen narzisstische Wut frei, die Kohut als Begleiterscheinung der Frustration narzisstischer Bedürfnisse versteht. Die dadurch entstehende Aggression, Konflikthaftigkeit und Abwehrtätigkeit stellen für Kohut keine ursächlichen ätiologischen Momente in der Pathogenese des Narzissmus dar. Vielmehr handle es sich dabei um »Folgen des Zusammenbruchs«, wenn empathisches Spiegeln und Idealisierung scheitern. So wie er Aggression als Begleiterscheinung frustrierter narzisstischer Bedürfnisse und Spannungen begreift, so konzeptualisiert Kohut (1979; 1987) die ödipale Entwicklungsstufe als Zwischenstation auf dem Weg der Selbstformation, die im Falle narzisstischer Defizite womöglich unerreichbar ist:

> *»Solange sich das Kind nicht als abgegrenzten, dauernden, unabhängigen Mittelpunkt von Antrieben erlebt, ist es nicht fähig, die objektgerichteten Wünsche zu erleben, die zu den Konflikten und sekundären Anpassungen der ödipalen Periode führen.« (Kohut 1979, S. 235)*

Kohuts Neuformulierung der Theorie und Behandlungstechnik Narzisstischer Persönlichkeitsstörungen bildet einen Trend innerhalb der psychoanalytischen Theoriebildung, Narzissmus und Selbstentwicklung stärker in den Mittelpunkt zu rücken und zu entpathologisieren. Kohut (1979) definiert das Selbst als bipolare psychische Konfiguration, die sich als unabhängige Struktur entwickelt. Infolge seiner nahezu mystisch anmutenden Konzeption des Selbst als eine unabhängige und überdauernde psychische Konfiguration, die aus spezifischen, von objekt- und triebgerichteten Beziehungen unabhängigen Selbstobjektbeziehungen heraus entsteht, schreibt Kohut dem Selbst eine für die psychoanalytische Theoriebildung völlig neuartige Bedeutung und Autonomie innerhalb des psychischen Apparates zu.

Im Gegensatz dazu verbleibt Otto Kernberg mit seiner Konzeptualisierung Narzisstischer Persönlichkeitsstörungen im Rahmen der eher traditionellen psychoanalytischen Objektbeziehungstheorien. Kernberg integriert sein Narzissmus-Konzept in triebtheoretische Überlegungen, wobei er Triebe in einem komplexen Geflecht an affektgeladenen frühen Objekterfahrungen eingebunden sieht:

> *»Ich bin überzeugt, dass die Entwicklung des normalen und des pathologischen Narzissmus immer auch die Beziehung der Selbstvorstellungen zu den Objektvorstellungen und äußeren Objekten und immer auch Triebkonflikte umfasst, an denen sowohl Libido als auch Aggression beteiligt sind.« (Kernberg 1988b, S. 275)*

Im Gegensatz zu Kohut, der unterschiedliche Entwicklungsstränge des Narzissmus und der triebgerichteten Objektbeziehungen postuliert, vertritt Kernberg die Auffassung, dass keine Entwicklungslinie einer anderen übergeordnet werden kann, wenn es darum geht, normale und pathologische Entwicklung zu verstehen. Während Kohut eine radikale Trennung vornimmt zwischen Objektbeziehungen vom narzisstischen und vom objektbezogenen Typus, konzeptualisiert Kernberg Objektbeziehungen als eine komplexe Mischung narzisstischer und objektgerichteter Strebungen und Identifizierungen. Er weist darauf hin, dass in Liebesbeziehungen das Objekt immer geliebt wird für seine Einzig-

und Andersartigkeit *und* seine Fähigkeit, das Selbst zu bestärken. Objekt- und Selbstbesetzung, so Kernberg (1978), gehen in befriedigenden Beziehungen mit solchen Objekten immer Hand in Hand. Diese Auffassung steht in starkem Kontrast zu Kohuts Aufteilung der Entwicklungslinien in einen narzisstischen und einen objektbezogenen Strang, wodurch das narzisstische Moment in Beziehungen reifiziert wird.

Kernberg geht davon aus, dass der pathologische Narzissmus sowohl vom normalen erwachsenen Narzissmus als auch von Fixierungen des infantilen Narzissmus abweicht. Im Gegensatz zu Kohut, der das Größen-Selbst des Narzissten als normative, wenngleich archaische Struktur definiert, sieht Kernberg (1978) das Größen-Selbst als ausgeprägt pathologische Struktur, die mit einer Verdichtung im Laufe der frühen präödipalen Entwicklung von Real-Selbst (besondere Eigenschaften des Kindes), Ideal-Selbst (Phantasien über Vollkommenheit und Macht des Selbst) und idealem Objekt (Phantasien über den jeweiligen Elternteil als unumschränkt gebend und liebend) einhergeht und zu Verzerrungen sowohl in der Ich- als auch Über-Ich-Entwicklung führt. Diese Selbstformation entsteht in der Wiederannäherungsphase, allerdings noch vor der Konsolidierung der Objektkonstanz, wenn das Kind damit beginnt, Phantasien über die Vollkommenheit und unbegrenzte Verfügbarkeit der Eltern durch tatsächlichen Kontakt mit Elternobjekten zu ersetzen. Im Falle späterer Narzisstischer Persönlichkeitsstörungen kommt es laut Kernberg häufig zu einer Beschleunigung dieses Prozesses, wenn Eltern ein kaltes und rücksichtslos-ausbeuterisches Verhalten an den Tag legen, emotional nicht verfügbar sind oder die Bedürfnisse des Kindes übermäßig frustrieren. An die Stelle realer Abhängigkeit von elterlichen Objekten, die vorzeitig unterbrochen und verleugnet wird, treten die verfrühte Internalisierung elterlicher Funktionen und die Verschmelzung abwehrbedingter idealisierter Eltern-Imagines mit idealisierten Selbst-Imagines, während primitive, verzerrte und abgespaltene Eltern-Imagines unbewusst überdauern. Die Reprojizierung dieser entwerteten und bedrohlichen Imagines elterlicher Objekte kann in eine anhaltende Entwertung äußerer Objekte übergehen. Die den Narzisstischen Persönlichkeitsstörungen zugrunde liegende Objektbeziehungspathologie führt zu einer Beeinträchtigung der Über-Ich-Entwicklung, was in den meisten Fällen wiederum eine Über-Ich-Pathologie zur Folge hat, die von schwach bis sehr schwer ausgeprägt reichen kann. Die Verdichtung von Real-Selbst mit Ideal-Selbst und idealem anderen geht mit der Persistenz idealisierter Imagines im Ich einher – und nicht mit ihrer Integration im Über-Ich, wie es im Rahmen der normalen Entwicklung der Fall ist. Die Folgen sind eine grandiose Aufblähung des Ichs, die fehlende Modulierung primitiv-strafender Aspekte des Über-Ichs sowie eine damit verbundene Ausbildung antisozialer Merkmale.

Im Gegensatz zu Kohut definiert Kernberg (1988a) das Selbst als eine spezifische Struktur innerhalb des psychischen Apparates, die den internalisierten Selbstrepräsentanzen entspricht und nicht vom Ich getrennt ist. Die für narzisstische Persönlichkeiten charakteristische Pathologie von Ich, Über-Ich und Objektbeziehungen interferiert darüber hinaus mit der ödipalen Entwicklung, wenngleich sie die Erfahrung intensiver ödipaler Konflikte Kernberg zufolge nicht ausschließt. Während Kohut den narzisstischen Persönlichkeiten die für das Erleben ödipaler Konflikte nötige Selbstkohäsion abspricht, bleibt Kernberg (1978; 1986; 1988b) bei seiner Überzeugung, dass es sich beim Ödipuskomplex um ein grundlegendes Drama der frühen Entwicklung handelt, das sich tief greifend auf die präödipale oder narzisstische Pathologie auswirkt.

Der vielleicht wichtigste Unterschied zwischen Kohut und Kernberg betrifft das Schicksal der Aggression im Rahmen narzisstischer Störungen. Während Kohuts Sichtweise narzisstischer Pathologie eher eindimensional zu nennen ist, zeichnet Kernberg ein überaus differenziertes Bild der einzelnen Abstufungen narzisstischer Pathologie, die sich daran bemessen, inwieweit das Größen-Selbst von Aggression durchdrungen ist. Kernbergs Schema ist eine Weiterentwicklung von Rosenfelds (1971) Beschreibung der Dynamik von Patienten, deren grandioses oder idealisiertes Selbst von omnipotenten destruktiven Selbstaspekten vergiftet ist. Kurz, Kernberg (1988b) postuliert unterschiedliche Abstufungen narzisstischer Pathologie, die von narzisstischen Persönlichkeiten auf einem höher organisierten (neurotischen) Niveau mit schwach ausgeprägten antisozialen Merkmalen bis hin zum malignen Narzissmus reichen, bei dem das Größen-Selbst von Ich-syntoner Aggression durchdrungen ist, die ihrerseits der Identifizierung mit primitiven sadistischen elterlichen Objekten entspringt.

Aus Kohuts und Kernbergs Formulierungen lassen sich zwei Konfigurationen des Narzissmus und seiner Störungsbilder ableiten. Entsprechend seiner Sichtweise der narzisstischen Störung als einer schweren Selbst- und Objektbeziehungspathologie betont Kernberg die ungezügelte Grandiosität dieser Patienten, ihre rücksichtslose Ausbeutung anderer Menschen, ihre emotionale Kälte und Oberflächlichkeit sowie ihre äußerst pathologischen und abgespaltenen Objektbeziehungen. Kohut wiederum, in Übereinstimmung mit seiner Fokussierung narzisstischer Störungen im Sinne eines Stillstands normativer Entwicklungsprozesse, betont nicht nur die offenkundige Grandiosität, sondern auch die schmerzvoll empfundene Schüchternheit dieser Patienten sowie ihre Beschäftigung mit geheimen Größenphantasien. Er hat nicht nur den Aspekt der Selbstüberhöhung im Blick, sondern auch die Bereitschaft, sich anderen zu unterwerfen, die als mächtig und omnipotent wahrgenommen werden. Klinische und empirische psychoanalytische Studien haben dieses Spektrum des Narzissmus, das von dreister Angeberei bis zu verdruckster Zurückhaltung reicht, bestätigt (Bateman 1998; Bursten 1973; Cooper 1998; Gabbard 1986; Gersten 1991; Rosenfeld 1990; Wink 1991). Rosenfeld (1990) unterscheidet zwischen der emotionalen Unzugänglichkeit und abwehrbedingten Aggression dickfelliger Narzissten und der Fragilität und Vulnerabilität des dünnhäutigen Typus. Gabbard (1986) beschreibt auf der einen Seite den in sich versponnenen und völlig selbstbezogenen Typus, der sich in keiner Weise der Wirkung seines Verhaltens auf andere bewusst ist, auf der anderen Seite den hypervigilanten Typus, der überaus empfindlich auf die Reaktionen seines jeweiligen Gegenübers achtet und dessen Exhibitionismus und Grandiosität sich eher in der Phantasie denn in offener Aufschneiderei äußern. Gersten (1991) unterscheidet manifest grandiose und manifest kränkbare Subtypen, Cooper (1998) zwischen offenem Narzissmus – die Selbstwertregulierung erfolgt hier über grandiose Selbstbestätigung – und verstecktem Narzissmus, der mit masochistischer Verzweiflung und Unterwürfigkeit einhergeht, um die entsprechenden Größenphantasien von Macht und Einfluss zu stützen. Bursten (1973) differenziert zwischen verschiedenen Narzissmustypen und dem jeweiligen Entwicklungsniveau ihrer Objektbeziehungen, das vom bedürftigen Typus und seinem verzweifelten Verlangen nach Aufmerksamkeit und omnipotenten Objektphantasien bis hin zum phallisch-narzisstischen Typus reicht, dessen stabilere Selbststrukturen und Internalisierungen zu entsprechenden Manifestationen des Größen-Selbst in Form von Zielsetzungen und Idealen führen. Aus einer Reihe von empirischen Untersuchungen, die mit Methoden der Selbst- und Fremdbeschreibung arbeiten, extrahierte Wink (1991) zwei Formen von narzisstischen Störungen: den verdeckt sensitiv-kränkbaren Typus, wie ihn charakteristischerweise überempfindliche und sozial zurückgezogene Menschen repräsentieren, sowie den grandios-exhibitionistischen Typus, dessen Beziehungen von Arroganz, übersteigertem Selbstbewusstsein und aggressiver Selbstbehauptung auf Kosten anderer geprägt sind.

Blatt (1990) wiederum unternimmt den Versuch, narzisstische Störungen im Rahmen einer umfassenderen Theorie normaler und pathologischer Persönlichkeitsentwicklung zu begreifen, die klinische Beobachtungen mit empirischer Forschung verbindet. Die oben zitierten klinisch-empirischen Studien gehen von einem Kontinuum narzisstischer Störungen aus, das den beiden zentralen Entwicklungskonfigurationen, wie Blatt sie benennt, entspricht: eine anaklitische Entwicklungslinie der Bezogenheit und eine introjektive Entwicklungslinie der Selbstdefinition. Beide Stränge stellen unterschiedliche Momente eines Prozesses normaler Persönlichkeitsentwicklung und pathologischer Formationen dar (Blatt u. Blass 1990; 1992; Blatt u. Shichman 1983). Die Errichtung überdauernder zwischenmenschlicher Beziehungen fördert die Selbstentwicklung, so wie umgekehrt intersubjektive Bezogenheit von der Ausbildung eines differenzierten, individuierten Selbst abhängt. Um mit Entwicklungsbrüchen fertig zu werden, greifen Menschen auf Strategien zurück, die Bezogenheit und/oder Selbstdefinition ermöglichen sollen, aber aufgrund ihrer Verzerrtheit und Unangemessenheit in unterschiedlichste Pathologien, wie etwa narzisstische Störungen, münden können (Blatt u. Shichman 1983; Blatt u. Auerbach 2001). Die ungenierte Grandiosität der manifest narzisstischen Persönlichkeit stellt eine Verzerrung des Bedürfnisses nach Einzigartigkeit, Meisterschaft und Perfektion dar, wie es für die introjektive Entwicklungslinie der Selbstdefinition charakteristisch ist, während Idealisierung und Unterwerfung unter ein omnipotentes Gegenüber, wie es für den verdeckten Narzissmus typisch ist, eine Verzerrung der anaklitischen Wünsche nach Bezogenheit sind. Nach Auffassung von Blatt (1990) neigt die phallisch-narzisstische Persönlichkeit zu introjektiven Abwehrmechanismen der Internalisierung, zur Identifizierung mit dem Aggressor und Überkompensation, was die Existenz ungehemmter Grandiosität neben realistisch-angemessenen und sublimatorischen Verhaltensweisen erklärt. Im Gegensatz dazu greift die anaklitisch-bedürftige oder infantile narzisstische Persönlichkeit auf eher primitive Abwehrmechanismen der Idealisierung, Entwertung und Inkorporation derer zurück, die als omnipotent oder uneingeschränkt bedürfnisbefriedigend wahrgenommen werden, um ein fragiles und vulnerables Selbst zu schützen.

6.8.3 Psychoanalytische Theoriebildung und kulturelle Strömungen

Die Tatsache, dass Narzissmus und Entwicklung des Selbst zu zentralen Schlüsselkonzepten psychoanalytischer Theoriebildung wurden, darf nicht nur als aktueller Trend innerhalb der Psychoanalyse verstanden, sondern muss in einen größeren kulturellen Zusammenhang gesetzt werden, der wiederum Theoriebildung und Behandlungstechnik der Psychoanalyse beeinflusst. Kohuts Selbstpsychologie stünde so für die Schaffung einer Ideologie des Selbst, und zwar zu einem Zeitpunkt in der Geschichte, an dem wahre Individualität und mit ihr das Subjekt im Schwinden begriffen sind (Adorno 1968). Ein Selbstloses Zeitalter führt zum ständigen Kreisen um das eigene Selbst. Erstaunt über das immense »Selbst-Interesse« seiner Patienten, vermutet Bursten (1973, S. 110) eine »mangelnde Selbst-Verständlichkeit«, was in eine permanente Suche nach »Selbst-Affirmation« münde. Wir müssen uns fragen, inwieweit dieser Trend innerhalb der Psychoanalyse, Störungen des Narzissmus und des Selbst mehr und mehr ins Blickfeld zu rücken, auf theoretischer Ebene nicht seinerseits kulturelle Prozesse und Muster widerspiegelt, die Lasch (1982) als das »Zeitalter des Narzissmus« beschrieben hat. Im Folgenden möchte ich näher auf den Zusammenhang zwischen narzisstischen Störungen und kulturellen Strömungen eingehen, wie er von Kohut, Kernberg und Blatt in ihren Arbeiten konzeptualisiert wurde.

Kohut (1973) sieht den Anstieg narzisstischer Störungen in der Unfähigkeit unserer Gesellschaft begründet, unseren gesunden narzisstischen Strebungen – unsere Ambitionen, unsere Wünsche zu beherrschen, zu glänzen und mit allmächtigen Figuren zu verschmelzen – die gleiche Berechtigung zuzuschreiben wie unseren objektgerichteten Strebungen. Die Heuchelei, mit der man in unserer Gesellschaft dem Narzissmus begegne, sei der viktorianischen Heuchelei gegenüber Sexualität vergleichbar. Offiziell, so Kohut, würden die dem Größen-Selbst und omnipotenten Selbstobjekt entspringenden gesellschaftlichen Manifestationen des Narzissmus verleugnet, was jedoch nicht über ihre Omnipräsenz hinwegtäuschen könne.

Die narzisstische Persönlichkeit mit ihrem unbeständigen und schwach ausgeprägten Selbstgefühl ist für Kohut (1979) eine direkte Widerspiegelung der charakteristischen psychologischen Schwierigkeiten unserer Zeit. Als Beleg führt er die um Selbstkohäsion und Selbstfragmentierung kreisenden Themen und Bilder in der zeitgenössischen Kunst an. Den Anstieg narzisstischer Störungen schreibt er insbesondere dem Wandel in der Familienstruktur und damit einhergehenden Veränderungen in den frühen Beziehungserfahrungen des Kindes zu. Die typische Mittelschichtfamilie des 19. Jahrhunderts mit ihren zahlreichen Familienmitgliedern, Bediensteten und Kindermädchen bot ihren Angehörigen ein reichhaltiges und vielfältiges Repertoire an unterschiedlichsten Objektbeziehungen, die, wenn internalisiert, der eigenen Persönlichkeit Tiefe und Kontinuität verliehen. Das Hauptproblem für ein Kind, das in einer emotional derart dichten Familienatmosphäre aufwuchs, bestand in einem Übermaß an elterlicher Wärme und Enge, die an Verführung grenzte. Im Gegensatz dazu prädisponiere die typische Mittelschichtfamilie des 20. Jahrhunderts, die nicht mehr in die Strukturen einer Großfamilie bzw. Gemeinschaft eingebunden ist und nicht selten durch Scheidung oder soziale Mobilität zusätzliche Brüche erfährt, aufgrund ihres verarmten emotionalen Klimas und Mangels an Objektbeziehungen geradezu für Narzisstische Persönlichkeitsstörungen.

Aufgrund der Trennung zwischen öffentlicher Arbeitssphäre und Familienleben habe »das heutige Kind immer weniger Gelegenheiten, seine Eltern entweder bei der Arbeit zu beobachten oder wenigstens emotional, durch konkrete, verständliche Vorstellungen, an der Kompetenz der Eltern und ihrem Stolz in der Arbeitssituation teilzuhaben, in der das Selbst der Eltern zutiefst engagiert« sei (Kohut 1979, S. 266). Die Einkapselung der Eltern-Kind-Beziehung in eine isolierte und geschrumpfte Kernfamilie verleihe den Interaktionen eine schemenhafte, oberflächliche Qualität, die die Schwäche und Instabilität des narzisstischen Selbst- und Realitätsempfindens noch verstärke.

Für die Entwicklung von Ich und Über-Ich birgt dieses Vermächtnis zeitgenössischer Familienstrukturen bestimmte Implikationen, die sich wiederum auf Individual- und Gruppenpsychologie auswirken. Das Fehlen früher Spiegelung und idealisierender Selbstobjektbeziehungen, so warnt Kohut (1979), könne dem Verfolgen grandioser Ziele und widerstandsloser Verschmelzung mit allmächtigen Selbstobjekten Vorschub leisten. Die Unterwerfung unter einen idealisierten Führer im Deutschland des Dritten Reichs gilt als historisches Beispiel eines solch kollektiven Ausbruchs frustrierter archaisch-narzisstischer Bedürfnisse und Bestrebungen, ebenso wie die Preisgabe von Ratio und individueller Autonomie an religiöse Sekten oder fundamentalistische Gruppierungen.

Im Gegensatz zu Kohut, der die narzisstische Persönlichkeit als unmittelbares Abbild von als »narzisstisch« bezeichneter gesellschaftlicher Strömungen sieht, spricht Kernberg (1978) von einer dialektischen Wechselwirkung zwischen gesellschaftlichen Prozessen und psychologischer Entwicklung, die bestimmten historischen Gegebenheiten und sozialen Strukturen Nachdruck verleihen oder aber Widerstand entgegensetzen. Er geht der Frage nach, inwieweit pathologische versus normal-narzisstische Persönlichkeitszüge durch gesellschaftliche und kulturelle Institutionen verstärkt werden und inwieweit pathologische versus normal-narzisstische Persönlichkeitszüge innerhalb der Führung einer bestimmten Gesellschaft vorherrschen. Zwar weist Kernberg im Gegensatz zu Kohut jede direkte Entsprechung zwischen gesellschaftlicher Entfremdung und dem subjektiven Erleben der narzisstischen Persönlichkeit von Leere und Selbstentfremdung zurück, bestticht jedoch mit seiner These von Kontinuität zwischen Narzisstischen Persönlichkeitsstörungen und Narzissmus als gesellschaftlicher Strömung. Mildere Formen narzisstischer Pathologie, so seine Beobachtung, muten zuweilen nicht nur asymptomatisch an, sondern verkörpern auch jene Persönlichkeitsmerkmale, die den Erfolg moderner bürokratischer Strukturen garantieren. Nach der Auffassung Kernbergs sind es genau die Leere der narzisstischen Persönlichkeit und ihre mangelnde emotionale Tiefe und Unfähigkeit, sich auf andere Menschen einzulassen, die es ihr ermöglichen, in bestimmten politischen und bürokratischen Organisationen tätig zu sein, in denen das Vermeiden tiefer gehender Beziehungen das eigene Überleben sichert und den Zugang zu Spitzenpositionen eröffnet. Soziale Entfremdung für sich genommen, so Kernberg, verstärke noch nicht das von der narzisstischen Persönlichkeit erlebte Empfinden der Selbstentfremdung und inneren Verarmung von Objektbeziehungen, da es sich bei Objektbeziehungen nicht um tatsächliche zwischenmenschliche Interaktionen handle, sondern um intrapsychische Strukturen, die auf der Basis früher familiärer Beziehungen und Interaktionen gebildet werden. An anderer Stelle konzidiert Kernberg jedoch, dass über mehrere Generationen hinweg gesellschaftliche Entwicklungen, wie familiäre Entwurzelung, gesellschaftliche Auflösungsprozesse, Bürokratisierung der Arbeit sowie die ubiquitäre Stereo-typisierung von Bildern in den Massenmedien, in die unmittelbare Beziehungswelt des Kindes eindringen und so Veränderungen in den intrapsychischen Strukturen nach sich ziehen können.

So untersucht Kernberg, wie Banalisierung und Stereotypisierung der durch die Massenkultur propagierten Bilder die Entwicklung von Ich und Über-Ich beeinträchtigen. Er geht davon aus, dass in normativen Gruppen die Über-Ich-Entwicklung zunehmend Merkmale der Latenzzeit und ihres Funktionsniveaus annimmt, die entsprechend simplizistische Moral mit eingeschlossen:

- kritiklose Unterwerfung unter konventionelle Normen von »richtig« und »falsch«
- die Neigung, in Gruppennormen nach individueller Identität zu suchen

- rigide Polarisierung der Objektwelt in »gut« und »böse«

Manche Aspekte der Massenkultur und Massenpsychologie – das Eintauchen des Einzelnen in die normativen Gesetze einer Gruppe sowie die Projektion individueller Identität auf Gruppenführer – interferieren mit der Entwicklung von Psychosexualität und Objektbeziehungen. Die Folge ist die Bereitschaft des Einzelnen, auf Merkmale und Funktionsniveau der Latenzzeit zu regredieren, was mit einem Scheitern der vollständigen Integration von Sexualität und Zärtlichkeit in Liebesbeziehungen einhergeht, mit der Analisierung von Sexualität bzw. der Verknüpfung von Sexualität und Ausscheidung sowie der Kanalisierung von sexuellen und aggressiven Wünschen und Bedürfnissen in kulturelle Konformität und Konsumverhalten.

Kernbergs Ausführungen zu den aggressiven Aspekten des Narzissmus und insbesondere seine Theorie des malignen Narzissmus lassen uns besser verstehen, wie Gewalt und gesellschaftliche Entwicklungen in Richtung Narzissmus zusammenlaufen. Es bestehe ein Kontinuum, so Kernberg, zwischen dem malignen Narzissmus demagogischer Führer einerseits und den narzisstischen Ideologien, wie wir sie aus totalitären Regimen kennen, andererseits. Über die totale Kontrolle von Medien und Streitkräften sowie des gesellschaftlichen und wirtschaftlichen Lebens würden Wille und Bewusstsein des Einzelnen untergraben und einer gesellschaftlich sanktionierten Regression Vorschub geleistet, die sich in gewalttätigem Verhalten bis hin zum Genozid in der Allgemeinbevölkerung Bahn brechen kann, deren Mitglieder nicht notwendigerweise eine Persönlichkeitsstörung aufweisen müssen. Die durch Massenkultur und schwere Psychopathologie hervorgerufene Unreife und Rigidität von Ich und Über-Ich lasse den Einzelnen eher regressiv-paranoide und narzisstische Ideologien wählen als sich humanistischen Idealen von individueller Autonomie bzw. gesellschaftlicher Verantwortung und Gleichheit zu verschreiben.

Schlüsselfaktor in derartigen Massenregressionen, in denen eine primitive und verfolgende Schicht des Über-Ichs zusammen mit primitiven internalisierten Objektbeziehungen sowie den entsprechenden Abwehrformationen aktiviert wird, ist der maligne Narzissmus des Führers. Politische Führer, die paranoide Persönlichkeitszüge, aggressionsgeladene Grandiosität sowie antisoziale Verhaltensweisen in sich vereinigen, stellen sich an die Spitze paranoider Massenbewegungen, die ihrem rationalisierten Hass und ihrer Zerstörungswut freien Lauf lassen. In solchen Situationen, so Kernberg, könne man beobachten, wie Todestrieb und primitive Aggression – gewöhnlich durch familiäre und soziale Interaktionen in normale Ambivalenz umgewandelt und gebunden – wiederbelebt und entfesselt werden.

> *»Die Dimensionen narzisstischer und paranoider Regression werden so zum Kristallisationspunkt regressiver gesellschaftlicher Pathologien. Sie verknüpfen die Psychopathologie des Führers mit der jeweiligen Regression in unstrukturierten Klein- und Großgruppen.« (Kernberg 2003b, S. 8)*

Kernberg nennt in seiner Analyse eine Reihe von Faktoren, die entlang narzisstischer und paranoider Linien organisiert sind und zwischen individueller narzisstischer Pathologie und sozialer Ordnung Vermittlerfunktion übernehmen. Zu den wichtigsten zähle die Persönlichkeitsstruktur des Führers und dessen Ausmaß an narzisstischen und paranoiden Persönlichkeitszügen, ebenso die Sozialgeschichte der jeweiligen Gruppe sowie insbesondere die Frage, inwieweit historische

Traumata zur Exazerbation individueller Traumatisierungen und Vereitelung narzisstischer Strebungen beitragen und dadurch den Einzelnen anfällig dafür machen, über Projektion auf einen omnipotenten oder gar bösartigen Führer das eigene verletzte oder brüchige Ich-Ideal zu stärken. Erst wenn wir verstehen, so Kernberg, wie paranoide und narzisstische Führer die ubiquitäre und intrinsische Natur menschlicher Aggression zu aktivieren und auszunützen wissen, die in totalitären Regimen mit atavistischen Strebungen in der Allgemeinbevölkerung nach narzisstischer Selbstidealisierung zusammenfließen kann (insbesondere im Falle historischer Traumata), lässt sich die gegenwärtige Entwicklung in Richtung gesellschaftlicher Gewalt begreifen.

Wie Kernberg vertritt auch Blatt (1983) eine dialektische Sichtweise der Beziehung zwischen normalem und pathologischem Narzissmus, zwischen gesellschaftlichen Strömungen und individueller Persönlichkeitsentwicklung, wodurch eine totalistische Auffassung des Narzissmus-Konzepts umgangen wird. Blatt unterscheidet zwischen Narzissmus – den er im Sinne pathologischer Entwicklungsprozesse der Selbstbildung mit begrenzter Anwendbarkeit auf normative individuelle oder kulturelle Entwicklung versteht – und dem Konzept des Egozentrismus als normaler Entwicklungsstufe von Piaget, das sich zur konzeptuellen. Verknüpfung individueller Entwicklung mit gesellschaftlichen und kulturellen Veränderungen weitaus besser eigne. Narzissmus, so Blatt, zeichne sich durch ein geschwächtes Selbst aus, das sich über introjektive oder anaklitische Mechanismen auf einem defensiven Rückzug aus Objektbeziehungen befinde, während Egozentrismus mit kognitiven Prozessen einhergehe, die die Sichtweisen und Handlungen Einzelner mit denen anderer vermische und die erst über einen Prozess der Dezentrierung überwunden werden.[28] Wie Lasch und Adorno geht Blatt davon aus, dass eine hochgradig mobile und technologisierte Gesellschaft in der Tat zu einer Verstärkung des Egozentrismus beitragen kann, indem sie ihren Mitgliedern eine größere Bandbreite an Wahlmöglichkeiten anbietet und dadurch das Netz verwandtschaftlicher und allgemeiner zwischenmenschlicher Bindungen zerreißt. Er warnt allerdings davor, diese Entwicklungen ausschließlich verzerrt-pathogenetisch im Lichte des Narzissmus und seiner Störungen zu deuten. Vielmehr stelle das Erstarken des Narzissmus in der gegenwärtigen Gesellschaft nur ein Moment erhöhten Egozentrismus dar, das nach neuen Möglichkeiten der Dezentrierung kultureller Entwicklung suche und die Anerkennung und Integration unterschiedlichster Sichtweisen mit einbeziehe.

Die Kultur des Narzissmus, so Blatt, »geht mit unseren Bemühungen einher zu abstrahieren – von einer Konzeption von Natur und Gesellschaft, basierend auf kulturellem Absolutismus, hin zu einer neuen Stufe der Integration und Synthese, basierend auf individuellem und kulturellem Relativismus« (Blatt 1983, S. 301). Die Zerstörung kultureller Absolutheitsansprüche in Form von Familienstrukturen, Werten und herrschenden kulturellen Formen birgt nach der Auffassung von Blatt und der anderer Autoren das Poten-

28 Entwicklung, um mit Piaget zu sprechen, geht mit einem Prozess der Dezentrierung einher, in dessen Rahmen der Einzelne nicht nur allmählich lernt, zwischen seiner eigenen Sichtweise und der Erfahrungsrealität anderer zu unterscheiden sowie die Unabhängigkeit seiner eigenen kognitiven Prozesse zu erkennen, sondern sich auch bewusst wird, dass er für die Konstruktion der Realität und die ihr jeweils zugeschriebene Bedeutung verantwortlich ist. Auf erkenntnistheoretischer Ebene stellen Piagets Formulierungen ein Erklärungskonstrukt für kulturelle und individuelle Entwicklung gleichermaßen dar.

zial, entrechteten Individuen und sozialen Gruppierungen ein höheres Maß an Anerkennung und Integration innerhalb unserer kulturellen Realität zu ermöglichen.

Sowohl Heinz Kohut als auch Otto Kernberg und S. J. Blatt stellen interessante Überlegungen darüber an, wie wir uns den Zusammenhang zwischen narzisstischer Pathologie einerseits und dem Weg, wie das Selbst in unserer Gesellschaft konstruiert wird, andererseits vorstellen können. Ergänzend hierzu hat sich die Kritische Theorie – deren Arbeiten im Folgenden näher beleuchtet werden sollen – mit der Frage befasst, wie sich die narzisstische Gesellschaft im Individuum niederschlägt und jene Selbstentfremdung und Selbstschwächung hervorzurufen vermag, wie wir sie von den Narzisstischen Persönlichkeitsstörungen kennen.

6.8.4 Das Konzept des Narzissmus in der Kritischen Theorie

Obschon sehr stark an psychoanalytische Konzeptualisierungen des Narzissmus angelehnt, die sie zu Freuds »großartigsten Entdeckungen« (Adorno 1968, S. 88) zählen, verstehen die Vertreter der Frankfurter Schule die narzisstische Pathologie als innerpsychischen Kristallisationspunkt gesellschaftlicher Prozesse. Jede Gesellschaft, so ihre These, organisiere Triebregungen und Beziehungswünsche – die das Fundament individueller Persönlichkeit und Identität darstellen – in Form charakteristischer Muster, die wiederum bestimmte Charaktertypen konstituieren. In Übereinstimmung mit der psychoanalytischen Auffassung eines Kontinuums zwischen psychischer Gesundheit und Abnormalität handle es sich bei den vorherrschenden Formen von Psychopathologie um Übersteigerungen der genannten Charaktertypen. Das Muster von Ich-Konflikten und regressiven Bewegungen werde nicht nur von interpersonellen oder intrapsychischen Faktoren bestimmt, sondern auch von objektiven Aspekten der sozialen Welt, das heißt ökonomischen Strukturen, charakteristischen Familienformen und politischen Organisationen einer Gesellschaft (Adorno 1967; 1968; Alford 1988; Held 1980; Lasch 1982; Marcuse 1965).

Es ist wichtig festzuhalten, dass sich die Vertreter der Frankfurter Schule zunächst der Psychoanalyse zuwandten, um psychologische Hindernisse auf dem Weg bedeutsamer gesellschaftlicher Veränderungen zu erklären – insbesondere, als ihre Enttäuschung am Marxismus nach dem Spanischen Bürgerkrieg und den großen Säuberungsaktionen und Moskauer Schauprozessen unter Stalin wuchs (Jay 1973; Schroyer 1973). Die Integration der Psychoanalyse in die Kritische Theorie wurde von der Erkenntnis geleitet, dass in fortgeschrittenen kapitalistischen Gesellschaften soziale Kontrolle und Herrschaft über die Unterdrückung von Wünschen und die Beschränkung des Bewusstseins mithilfe der Instrumente der Massenkultur bzw. Kulturindustrie sowie über ökonomische Faktoren, wie die Organisation von Arbeit und Produktionskräften (Adorno 1991; Jay 1973; Schroyer 1973) erreicht werde. Das Eindringen von Kulturindustrie und Technologie in Privat- und Familienspähre hat insofern zu einer Krise der individuellen Subjektivität in den entwickelten Industriegesellschaften geführt, als individuelle Identität stärker im Kollektiv bzw. in der jeweiligen Gruppenidentität aufgeht, allerdings auch weniger zur Selbstverwirklichung genutzt werden kann (Adorno 1991). Theorie und Praxis der Psychoanalyse mit ihrer Erforschung und Erinnerung an die Universalität von Triebhaftigkeit und psychosexueller Entwicklung des Menschen versprach in den Augen der Kritischen Theorie, die individuelle Psyche von den Fesseln instrumenteller Rationalität zu befreien, die die Perpetuierung sozialer Kontrolle und Herrschaft festschreibt, unter der es zur Unterwerfung und Kanalisierung, jedoch nicht Freisetzung des Eros komme (z. B. Konsum, Massenmedien). Die Vertreter der Kritischen Theorie wandten sich der Psychoanalyse als einer Möglichkeit zu, verdrängte Erlebensdimensionen individueller und kollektiver Geschichte zu verknüpfen sowie emanzipatorische Reflexion zu fördern, die letztlich eine Transformation der sozialen Praxis nach sich ziehen würde (Adorno 1967; 1968; Jay 1973; Schroyer 1973). Psychoanalytische Überlegungen zum Narzissmus und seiner Störungsbilder galten als Schlüssel zum Verständnis individueller psychischer Bereitschaft, sich in den Dienst regressiver Bewegungen auf individueller Ebene und Gruppenebene sowie des Herrschaftserhalts unter totalitären Regimen stellen zu lassen.

Die Positionen der Kritischen Theorie zur gesellschaftlichen Bedeutung des Narzissmus ähneln bis zu einem gewissen Grad den psychoanalytischen Konzeptualisierungen von Kohut, Kernberg und Blatt, auch wenn ihr Kenntnisstand zu objektbeziehungstheoretischen Formulierungen nach Freud eher begrenzt war. Vor allem Horkheimer (1936; Horkheimer u. Adorno 1944), Adorno (1967; 1968) und Lasch (1982) sehen die Prävalenz Narzisstischer Persönlichkeitsstörungen als unheilvolles Zeichen für die Schwächung und Fragmentierung der zugrunde liegenden Charakterstruktur unserer Gesellschaft, die durch starke Identifizierungen und elterliche Introjekte der Erschütterung und dadurch sozialen Manipulation preisgegeben werde. In ihrem Verständnis der gesellschaftlichen Bedeutung des Narzissmus gleichen die Arbeiten von Horkheimer, Adorno und Lasch den Überlegungen Kernbergs, der emotionale Oberflächlichkeit, innere Leere und passive Realitätsorientierung der narzisstischen Persönlichkeit in Zusammenhang setzt mit den Anforderungen moderner bürokratischer und politischer Organisationen nach formbaren und unreflektierten Mitgliedern der Gesellschaft.

Ein ursprünglich von Marcuse (1965) entwickelter, wenig bekannter Ansatz innerhalb der Kritischen Theorie betont die potenziell emanzipatorischen Aspekte des Narzissmus. Vertreter dieser Richtung sehen im Narzissmus nicht nur den Ausdruck einer erotischen Verbindung zum Selbst und zur Welt, sondern auch die Möglichkeit einer Stärkung des Selbst sowie eines subversiven Rückzugs aus einer repressiven Realität. Diese Erhebung des Narzissmus zum Archetyp eines existenziellen Wirklichkeitsbezugs, dessen historischer Moment gekommen ist, geschieht zeitgleich mit dem Auftauchen der Selbstpsychologie Kohuts. Diese unterschiedlichen Sichtweisen des Narzissmus sollen im Folgenden kritisch beleuchtet werden.

6.8.5 Narzissmus als Schwächung des Selbst: die Arbeiten von Horkheimer, Adorno und Lasch

Horkheimer, Adorno und Lasch führen das Auftauchen des Narzissmus als dominanten Charakterzug und die Ausweitung Narzisstischer Persönlichkeitsstörungen als vorherrschende Psychopathologie auf den Zusammenbruch väterlicher Autorität und die Verwässerung mütterlicher Fürsorge im Zuge veränderter familiärer Strukturen und ökonomischer Produktionsprozesse zurück. Die Übernahme elterlicher Funktionen durch Medien, Schule und Sozialeinrichtungen haben zu einer Verwässerung elterlicher Autorität und zur Beeinträchtigung der Fähigkeit von Kindern geführt, starke psychische Identifizierungen mit ihren Eltern auszubilden. Autorität und Autonomie des Vaters werden mehr und mehr durch die Trivialisierung seiner Rolle im Produktionsprozess unterminiert, während Effektivität und Fürsorge der Mutter durch die zunehmende Professionalisierung von Kindererziehung und den Mangel an gesellschaftlicher Anerkennung ihrer Rolle als Trägerin dieser Qualitäten (d.h. Liebe, Zärtlichkeit, Gegenseitigkeit) infrage gestellt werden – Qualitäten, die einer Reduzierung des Menschen auf ein bloßes Anhängsel des Produktionsprozesses entgegenstehen.

Nach Auffassung von Horkheimer, Adorno und Lasch interferiert dieser Schwund elterlicher (insbesondere väterlicher) Autorität mit ödipalen und prä-ödipalen Internalisierungsprozessen. Der Ödipuskomplex dient in den Augen dieser Theoretiker nicht nur als Medium zur Internalisierung väterlicher Autorität, sondern auch als Fundament moralischer Autonomie, die ihrerseits zum Hort gesellschaftlichen Widerstands werden kann. Viele Mitglieder unserer Gesellschaft, so die These, entbehrten aufgrund der Abwesenheit des Vaters von zu Hause sowie seiner Machtlosigkeit innerhalb der sozialen Welt einer starken Identifikationsfigur, was den Verlust eines starken Ichs zur Folge habe, das normalerweise den langwierigen Auseinandersetzungen mit einem geliebten und verehrten, wenngleich gefürchteten Vater entspringt. Vielmehr sei der Einzelne, so Lasch (1982), seinen primitiven Phantasien über einen unnötig strengen und strafenden Vater ausgeliefert, mit dem Ergebnis, dass auch das Über-Ich seine primitiven personifizierten Qualitäten behalte und auf die soziale Welt projiziere, die dann als gefährlich und irrational erscheine. Der Zusammenbruch väterlicher Autorität als zentrales Sozialisationsmoment mache so den Weg frei für die direkte Manipulation des Ichs durch Massenmedien, Schule, Peergroups und politische Führer. Das Ich-Ideal entspringe nicht der Auseinandersetzung und Identifizierung mit dem Vater, sondern einem unentwickelten Ich bzw. dem direkten Einwirken von Kräften außerhalb der Familie. Eine derartige Aufpfropfung des Ich-Ideals auf das entstehende Ich prädisponiere zu dessen rascher Reprojektion auf äußere Figuren sowie zu Regressionen, die mit einer Verdichtung von Ich und Ich-Ideal in Richtung narzisstischer Pathologie einhergehen.

Für Horkheimer und Adorno führt der Niedergang väterlicher Autorität und stabiler Identifizierungen mit dem Vater zu einer Deformation der Mutter-Kind-Beziehung, indem der Boden für eine unangemessene Trennung zwischen Selbst und anderem bereitet wird, wie sie uns aus der narzisstischen Pathologie bekannt ist. Benjamin (1978) und andere Vertreter der feministischen Psychoanalyse haben den Theoretikern der Frankfurter Schule vorgeworfen, den Einfluss, den befriedigende präödipale Erfahrungen auf stabile Internalisierungen haben, zu ignorieren sowie das Ausmaß an Unterdrückung, mit der Frauen im traditionell patriarchalen Familiensystem konfrontiert waren, sträflich zu unterschätzen. Wenngleich kritische Einwände dieser Art in gesellschaftlicher Hinsicht wichtig sind, so berücksichtigen sie doch nicht die Komplexität und Bedeutung triadischer Bindungen innerhalb der Familie – vor allem nicht potenziell anklammerndes Verhalten seitens der Mutter, das die Abwesenheit des Vaters ausgleichen soll, in Wahrheit jedoch den Individuations-Separations-Prozess des Kindes beeinträchtigt (Lasch 1982) – oder die Art und Weise, in der die Autorität von Vater und Mutter gleichermaßen unterminiert wird.

Eine weitere psychologische Konsequenz des Zusammenbruchs elterlicher Autorität innerhalb der Familie betrifft die Transformation der Beziehung des Einzelnen zu äußeren Autoritäten. Adorno (1968) spricht von einer Neigung der Mitglieder einer Massengesellschaft, verschmelzungsähnliche Identifikationen präödipaler oder narzisstischer Art mit idealisierten Führern einzugehen, die als Erweiterung der eigenen Persönlichkeit oder des eigenen Ich-Ideals erlebt werden. Die Internalisierung kollektiver oder familiärer Normen und Werte wird ersetzt durch unmittelbare und passagere Identifizierungen, die keiner reflexiven Kontrolle unterliegen. Adorno und Horkheimer (1944) beschreiben dieses undifferenzierte und schwache Selbst, das auf frühe inkorporative Formen der Identifizierung und primitive Abwehrmechanismen zurückgreift, als »narzisstisch«. Nach ihrer Auffassung ersetzt Narzissmus Internalisierung als dominanten psychologischen Modus unserer Zeit.

Die Verstärkung des Narzissmus in der Persönlichkeit koinzidiere, so Adorno (1968), mit dem Triumph der Gesellschaft über das Individuum. Möglicher Wege der Individuierung und Meisterung beraubt, wendet sich das Ich sich selbst zu. Die Aufblähung des Narzissmus innerhalb des Ichs, die dieser Regression entspringt, markiere nur einen Moment vor der völligen Auflösung als autonome Kraft. Horkheimer und Adorno gehen davon aus, dass der Anstieg Narzisstischer Persönlichkeitsstörungen eine Veränderung in der Natur menschlicher Subjektivität signalisiert. Es läute nicht nur das Ende des Individuums ein, das über ein reiches, komplexes und autonomes Innenleben verfügt, sondern auch die Beschneidung der Fähigkeit aktiver Meisterung anstelle passiver Unterwerfung unter die Realität.

In ihrer Tendenz, die pathologischen Aspekte eines zunehmenden Narzissmus zu betonen, ähneln die Schriften Horkheimers und Adornos in erster Linie den psychoanalytischen Überlegungen Kernbergs. Der Trend in Richtung Ich-Schwäche und mangelnder Differenzierung, der Niedergang des Ödipuskomplexes sowie die Beeinträchtigung von Ich- und Über-Ich-Entwicklung, die Neigung zu verschmelzungsähnlichen Identifizierungen und sklavischer Unterwerfung unter irrationale Autoritäten, wie sie sich in der nichtklinischen Allgemeinbevölkerung beobachten lassen, haben allesamt ihr Gegenstück im klinischen Bild der narzisstischen Persönlichkeit im Sinne Kernbergs.

Es gibt jedoch einige zentrale Unterschiede in den Konzeptualisierungen des Narzissmus innerhalb Kritischer Theorie einerseits und Psychoanalyse andererseits. Der Rückzug der Vertreter der Kritischen Theorie vom politischen Aktivismus war begleitet von einer durchaus naiven und utopischen Idealisierung der psychoanalytischen Theorie und Praxis im Sinne einer geschrumpften, aber sicheren Sphäre zur Bewahrung ihrer progressiven individualistischen Ideologie. Für die Kritische Theorie stellte die Psychoanalyse das Paradigma einer nichtausbeuterischen Beziehung dar, mit deren Hilfe Interessenkonflikte versöhnt und Aggression innerlich gehalten und umgewandelt werden konnte. In einer Gesellschaft, in der der Niedergang der Unabhängigkeit des ökonomischen Subjekts und die Reifizierungen der Massenkultur das Ende der psychischen Autonomie des Subjekts einläuten, in der Mimesis anstatt Internalisierung als hauptsächliches psychologisches Moment wirksam ist, wird die Psychoanalyse nicht nur zum Statthalter individueller Autonomie und Subjektivität, sondern auch von Gegenseitigkeit (Adorno 1968). Mit ihrer Erforschung individueller Subjektivität wurde die Psychoanalyse als Bollwerk gegen die gesellschaftliche Erosion von Individualität und Autonomie konzipiert.

Dieser Vorstellung von Psychoanalyse als Möglichkeit des Rückzugs, aber auch des Widerstands gegenüber einer ausbeuterischen Gesellschaftsordnung haftet jedoch etwas grundlegend Irreführendes an. Allein das Konzept technischer Neutralität, so Kernberg (2000), einer der Hauptpfeiler psychoanalytischer Praxis, ist davon abhängig, inwieweit Analytiker und Patient über einen gemeinsamen kulturellen und ideologischen Hintergrund verfügen. Er nennt in diesem Zusammenhang das Beispiel eines sozialdemokratischen Ausbildungskandidaten und seines marxistischen Lehranalytikers im Chile der Allende-Ära. Als der Lehranalytiker die Teilnahme des Patienten an einem Ärzte-Streik gegen die Allende-Regierung als Unterwerfung unter die kapitalistische, den ödipalen Vater repräsentierende Ideologie deutet, beendet der Kandidat die Lehranalyse und verlässt einige Zeit später das Land. Dazu Kernberg:

> *»Die Reproduktion ideologischer Konflikte der politischen Kultur, die diesen zugrunde liegenden Konsens zerstören, kann in der analytischen Situation zuerst zu einem Zusammenbruch der funktionalen Voraussetzungen der analytischen Arbeit und daran anschließend zu Autoritarismus führen.« (Kernberg 2000, S. 265 ff.)*

Die jeweilige Kultur und Ideologie, die innerhalb der Psychoanalyse praktiziert wird, finden so ihren Niederschlag in psychoanalytischen Ausbildungsinstituten und beeinflussen die Haltung des Analytikers gegenüber klinischem Fallmaterial.

Die Vertreter der Frankfurter Schule halten letztlich an einer Utopie menschlicher und gesellschaftlicher Perfektion fest, die die Ubiquität menschlicher Aggression außer Acht lässt. In seiner Diskussion von Narzissmus und Internalisierung geht Adorno davon aus, dass Möglichkeiten der Selbst-Differenzierung der Verleugnung anheimfallen bzw. die Selbsterhaltungsfunktion des Ichs bestehen bleibt, wenngleich vom Bewusstsein abgespalten und für die Vernunft verloren (Adorno 1978, S. 136). Das geschwächte Ich wird ohne Schwierigkeiten von äußeren (z. B. totalitären Bewegungen, Kulturindustrie) oder inneren Kräften (z. B. den Trieben) überwältigt. Die genaue Art des Rückzugs des Ichs bestimmt sich jedoch Adorno zufolge durch objektive historische Kräfte, weniger durch die allgegenwärtige Natur der Triebe, die durch unterschiedliche historische Gegebenheiten unterschiedlich mobilisiert werden können, denen jedoch weiterhin etwas potenziell Regressives anhaftet, unabhängig von den jeweiligen gesellschaftlichen Faktoren. Während die Vertreter der Kritischen Theorie den Eros als universelles und unbestechliches, wenngleich unbewusstes Reservoir an Widerstandskraft gegenüber sozialer Kontrolle und Herrschaft preisen, deren Einfluss via Technologie, Medien und Reifizierung in der Kunst bis in die Sphäre individueller Subjektivität reicht, so haben sie nicht verstanden, dass Aggression oder Todestrieb bzw. die damit verbundenen katalytischen Affekte von Hass und Neid ein nahezu universelles Moment sozialer Herrschaft, Destruktivität und Unterdrückung darstellen. Dieser Hang zur Utopie unter den Vertretern der Kritischen Theorie findet seinen deutlichsten Ausdruck im Werk von Herbert Marcuse.

6.8.6 Narzissmus als Empowerment des Selbst: das Werk von Herbert Marcuse

Kohuts wohlwollende Sichtweise des Narzissmus als normale Entwicklungslinie, die unter optimalen Bedingungen die Suche des Einzelnen nach glücklicher Vollkommenheit und Erweiterung des Selbst unterstützt, hat ihre sozialphilosophische Entsprechung in Marcuses Konzeption des Narzissmus als Ausrichtung auf die Realität, die gleichermaßen progressiv und regressiv zu nennen ist und im Dienste der Selbsterweiterung steht. Wie Kohut (1973) beklagt auch Marcuse (1965) die anhaltende Voreingenommenheit des Westens gegenüber dem Narzissmus und hält die narzisstischen Modi des Seins und der Bezugnahme (relating) nicht nur für wünschenswert, sondern auch für historisch realisierbar. »Der Narzissmus könnte den Keim eines andersartigen Realitätsprinzips enthalten.« (ebd.,

S. 167 ff.) Der technologische Fortschritt, so Marcuse, habe die Voraussetzungen für eine Versöhnung von Realitätsprinzip und Lustprinzip geschaffen, das im Kapitalismus durch den Prozess der »repressiven Entsublimierung« – in sinnlosen Konsum kanalisierte sexuelle Lust – deformiert worden war. Das Realitätsprinzip im entwickelten Kapitalismus wurde zum Leistungsprinzip, das Marcuse als besondere Form des Realitätsprinzips in einer Gesellschaft auffasst, die sich nach der ökonomischen Leistung ihrer Mitglieder bemisst. Eine derartige Versöhnung würde Marcuse zufolge »frühe Stadien der Libido reaktivieren, die in der Entwicklung des Realitäts-Ich übergangen wurden« (ebd., S. 196) – Phasen, die er als narzisstisch bezeichnet und die mit zutiefst befriedigenden, wenn auch archaischen Formen des Seins und der Bezugnahme einhergehen, zu denen er Spiel, polymorph perverse Sexualität und Verschmelzungserfahrungen zwischen Selbst und anderem bzw. Selbst und der Welt zählt.

Wie Kohut versucht Marcuse seine Neukonzeptualisierung des Narzissmus durch eine eigene Interpretation der freudschen Theorie des primären Narzissmus zu stützen. Beim primären Narzissmus, so seine mit Nachdruck vertretene These, handle es sich nicht nur um eine Entwicklungsphase der Libido, in der Ich und äußere Objekte vereint würden, sondern auch um eine Symbolisierung des Archetyps eines »anderen existentiellen Bezugs zur Realität«. Der primäre Narzissmus impliziere nicht eine Verarmung oder Reduzierung des Selbst, sondern eine Erweiterung der Selbstgrenzen, mit dem Ziel, die äußere Welt mit aufzunehmen. Um seine Position zu untermauern, zitiert Marcuse Freud und dessen Auffassung primärnarzisstischer Zustände, die in der reifen Psyche als »ozeanisches Gefühl« im Sinne einer Unbegrenztheit und Verbundenheit mit dem All überdauerten (Freud 1930, S. 425).

Im Narzissmus, so Marcuse, manifestiere sich eine präödipale oder polymorphe Form des Eros, die sich auf den Inskriptionsprozess der sozialen Ordnung auf den Einzelnen während der ödipalen Phase störend auswirkt. Als negatives Moment der Verweigerung gegenüber einer repressiven sozialen Ordnung lasse der Narzissmus die potenzielle Manifestation von Wünschen als soziale Kraft erkennen. Mit seinem Potenzial zur Selbst-Objekt-Entdifferenzierung erhebt Marcuse den Narzissmus zum Prototypen dessen, der die Grenzen zwischen Öffentlichem und Privatem, Individuum und Gesellschaft, Heterosexuellem und Homosexuellem, Spiel und Arbeit, Privatem und Politischem aufhebt. Angesichts der Weiterentwicklung psychoanalytischer Theorien zum Verständnis des Narzissmus und seiner Störungsbilder während der letzten 50 Jahre muten Marcuses Analysen mit ihren Zügen von Omnipotenz und Utopismus hoffnungslos naiv, altmodisch und politisch fahrlässig an.

Im Gegensatz zu Horkheimer und Adorno glaubte Marcuse nicht daran, dass die Psychoanalyse politisches Handeln als Sphäre der Authentizität und Hort individueller Freiheiten ersetzen könne. Für ihn bezogen sich psychoanalytische Theorie und Praxis nicht nur auf eine Vergangenheit, die wir hinter uns gelassen haben, sondern auch auf eine Zukunft, die es zurückzuerobern gelte. Marcuse war der Auffassung, dass die Anwendung psychoanalytischer Konzepte den gleichen gesellschaftlichen und historischen Kräften unterliegen würde, die auch zu den Veränderungen in Ich- und Über-Ich-Struktur führten, das heißt der Stärkung außerfamiliärer Autorität, der Identifizierung mit Gruppenidealen auf Kosten der Entwicklung eines autonomen individuellen Ich-Ideals, der Kanalisierung libidinöser Gratifikationen in konkretisierte gesellschaftliche Beziehungen und personifizierte Dinge oder Objekte, wie es im Zuge repressiver Entsublimierung der Fall ist. Marcuse war jedoch auch davon überzeugt, dass in einer repressiven Gesellschaft die psychoanalytische Praxis, wenn nicht sogar Theorie, nicht im Dienste menschlicher Erfüllung stehe, sondern selbst für repressive Zwecke missbraucht werden könnte. Individuelles Glück und produktive Entwicklung stünden der repressiven Gesellschaft entgegen. Werden sie als Werte definiert, die es innerhalb dieser Gesellschaft zu erfüllen gelte, so würden sie selbst repressiv. Die Einnahme einer kritischen Perspektive hing für Marcuse davon ab, den Spannungsbogen zwischen psychoanalytischer Theorie und Praxis aufrechtzuerhalten. Ein Anspruch, dem er selbst in seiner Analyse der Aggression jedoch nicht gerecht wurde.

Mehr noch als Adorno und Horkheimer verstand Marcuse Freuds Aggressionstheorie oder Todestrieb-Konzept als die Anerkennung der Vorherrschaft bzw. Intensivierung menschlicher Destruktivität, die eine permanente Bedrohung für den Zivilisationsprozess darstelle. In einer utopisch anmutenden gedanklichen Wendung interpretiert Marcuse in »Triebstruktur und Gesellschaft« (1965) den Todes-trieb als Nirwanaprinzip, indem er ihn nicht mit menschlicher Zerstörungswut per se oder angeborenen aggressiven Impulsen in Verbindung bringt, sondern mit der Suche nach einem Zustand der Ruhe und Stille. In einer nichtrepressiven Gesellschaft – einer Gesellschaft, die keine zusätzliche Unterdrückung von Sexualität verlangt, was laut Marcuse Aggressivität fördert – könne der Todestrieb seine Destruktivität verlieren und mit der Libido versöhnt werden. Da die Grundfunktion der Triebe nicht in der Beendigung des Lebens, sondern des Schmerzes bestehe – der Abwesenheit von Spannung –, löse sich der Konflikt zwischen Leben und Tod paradoxerweise umso mehr auf, je mehr sich das Leben dem Zustand der Befriedigung annähere. Lustprinzip und Nirwanaprinzip gehen ineinander über. Narzissmus bedeutet für Marcuse die Erlösung von Lust, vom Stillstand der Zeit, von der Absorption des Todes. Ruhe, nächtliches Paradies – das Nirwanaprinzip nicht als Tod, sondern als Leben. Die Abmilderung der Aggression und ihre potenzielle Versöhnung mit der Libido unterminieren Marcuses Ziel, ein triebhaftes und biologisches Fundament des Widerstands gegen Herrschaft zu schaffen. Die Aufhebung des Unterschieds zwischen Eros und Thanatos und ihre Zusammenfassung mit dem Narzissmus lassen ein Theoriegebäude entstehen, das nicht nur naiv und utopisch erscheint, sondern auch omnipotente und rücksichtslose Züge trägt. Whitebook stellt fest: »Während Freud versuchte, einen Weg zu finden, Allmachtswünsche zu beherrschen und mit unserer Endlichkeit fertig zu werden, wollte Marcuse dem entgehen.« (Whitebook 1995, S. 4)

Marcuses Interpretation des Narzissmus entspricht in einigen Aspekten der von Heinz Kohut, weicht aber auch von ihr ab. Seine Erhebung des Narzissmus zu einem Archetyp eines weniger ängstlichen und in verschiedene Bereiche aufgeteilten Realitätsbezugs entspricht Kohuts Konzeption eines kosmischen Narzissmus, »der die Grenzen des Individuums transzendiert« (Kohut 1975, S. 162). Im Gegensatz jedoch zu Kohut, der in seinen späteren Formulierungen das Konzept des Todestriebs aufgibt, hält Marcuse, wie die Mehrheit der kritischen Sozialphilosophen, an Freuds Libidotheorie fest, um in der Vorstellung von Trieben und Konflikten innerhalb der Persönlichkeit ein Reservoir an Widerstand gegen die soziale Ordnung auszumachen. Aggression wird letztlich unter dem Nirwanaprinzip zusammengefasst, was Kohuts Konzeption eines kosmischen Narzissmus entspricht. Während jedoch Kohut (1987) an das Ideal eines kohärenten und kohäsiven Selbst glaubt, das innerhalb der sozialen Ordnung erreicht werden könne, besteht Marcuse auf seiner These, dass unter Bedingungen zusätzlicher Repression und repressiver Entsublimierung, wie sie der Kapitalismus abverlange, das Selbst zur Eindimensionalität verdammt sei. Für beide Theoretiker steht jedoch die anfeuernde Kraft des Narzissmus im Vordergrund, während sie seine pathologischen Verzerrungen herunterspielen. Marcuses Neukonzeptualisierung des Narzissmus innerhalb der Kritischen Theorie entspricht somit Kohuts Trend zur Normalisierung das Narzissmus – Akzeptanz, aber auch Aufblähung der Bedeutung für die Persönlichkeit – innerhalb der Psychoanalyse.

6.8.7 Kritik und Schlussfolgerung

Die Übereinstimmungen in den Werken psychoanalytischer und sozialphilosophischer Autoren lassen auf ein Kontinuum des Narzissmus als psychologisches Phänomen und gesellschaftliche Strömung schließen. Basierend auf der von Psychoanalyse und Kritischer Theorie gleichermaßen vertretenen Auffassung, dass abnormale Charakterstrukturen die verborgene Wahrheit des Normalen repräsentieren, können wir in der narzisstischen Persönlichkeit nach Hinweisen für die charakteristische Persönlichkeit unserer Zeit Ausschau halten. Die narzisstische Persönlichkeit wird gequält vom chronischen Gefühl der Unwirklichkeit und Leere, wenngleich wir auch in der Allgemeinbevölkerung auf Gefühle von Vergeblichkeit, Bedeutungslosigkeit und Selbstzweifel treffen. Das Größen-Selbst der narzisstischen Persönlichkeit hält sein prekäres Gleichgewicht aufrecht, indem es sich permanent von anderen bewundern lässt, doch ist es ebenso ein Zeichen unserer Zeit, das Selbst über Spiegelung und Bewunderung narzisstischer Figuren zu definieren. Die narzisstische Persönlichkeit kultiviert emotionale Oberflächlichkeit und ist unfähig zu tief gehenden Objektbeziehungen, so wie Reiz- und Sensationssuche in der Allgemeinbevölkerung dem Aufbau dauerhafter tiefer und intimer Bindungen im Weg stehen.

Obwohl es eine eindeutige Übereinstimmung zwischen narzisstischer Pathologie und als narzisstisch bezeichneten gesellschaftlichen Strömungen gibt, bedarf die Komplexität eines solchen Kontinuums – mit all seinen Kontinuitäten und Brüchen – noch genauerer Analysen. In ihrem Bemühen, aus einzelnen Persönlichkeitstypen gesellschaftsrelevante Bedeutung abzuleiten, hat die Kritische Theorie womöglich die Grenzen zwischen Normalität und Pathologie zu stark verwischt. Ihr Versuch, die Konturen des Normalen im Vergrößerungsspiegel des Abnormalen nachzuzeichnen, führt zur Aufhebung der Polarität zwischen normalem und pathologischem Narzissmus, wie sie von der Psychoanalyse vertreten wird. Folgt man dem Argumentationsstrang von Horkheimer, Adorno und Lasch, so verliert das Konzept des Narzissmus seine psychoanalytische Spezifizität im Sinne individueller Psychopathologie, die mit frühen entwicklungspsychologischen Verzerrungen einhergeht, sondern wird mit jedem von diesen Autoren beklagten gesellschaftlichen und kulturellen Trend in einen Topf geworfen. Die Kritische Theorie und ihre Vertreter sehen die Kultur des Narzissmus als gesellschaftliches Netzwerk, in das die narzisstische Persönlichkeit unweigerlich als Moment eingewoben ist. Die einzelnen Stränge dieser Kultur sind von unterschiedlichen gesellschaftlichen Faktoren aus gespannt – Bürokratisierung der Arbeit, Zusammenbruch der Familie, Hegemonie der Medien, bis hin zum Würgegriff des Konsums –, letztlich haben wir es jedoch immer mit einer totalistischen Struktur zu tun, aus der es kein Entrinnen gibt und gegen die jeglicher Widerstand zwecklos ist.

So wie für Horkheimer und Adorno das

Normale zur bloßen verwässerten Widerspiegelung des Abnormalen wird, so ist für Marcuse der normale Pol des narzisstischen Kontinuums mythologisiert und idealisiert, während das pathologische Ende als ideologische Verzerrung abgetan und ihm jegliche reale Existenz abgesprochen wird. Marcuse vertritt die These, dass frühe narzisstische Zustände, die sich durch eine Verwischung der Grenzen zwischen Selbst und anderem auszeichnen, durchaus Hand in Hand gehen können mit einem reifen und realitätsorientierten Ich, das der Bereicherung des Selbst dient. Allerdings differenziert er nicht zwischen der Regression auf archaische, zutiefst pathologische Zustände und solchen, die potenziell selbsterweiternd sind. Unabhängig davon, welcher Aspekt der sozialen Bedeutung des Narzissmus betont wird – Narzissmus als Regression und Fragmentierung des Selbst oder aber Narzissmus als Erweiterung und Transzendenz des Selbst: Die Aufhebung der Polarität zwischen normalem und pathologischem Narzissmus schafft die Grundlage für die Transformation des Narzissmus in ein totalistisches Konzept, das für eine Gesellschaftsanalyse nur von begrenztem Nutzen ist.

Psychoanalytiker jedoch, mit ihrer konstanten und tief greifenden Erforschung des Intrapsychischen in Zweier- und Gruppensituationen, befinden sich in der Position, die vielen verschiedenen Formen der Enkodierung des Sozialen im Einzelnen – ob pathologischer Art oder nicht – zu verstehen. Die Mehrzahl der Psychoanalytiker hat den Spannungsbogen zwischen gesellschaftlichem Narzissmus und Narzisstischen Persönlichkeitsstörungen als eine spezifische pathologische Strukturierung der Persönlichkeit in ihrem Denken beibehalten, das heißt zwischen dem Trend in Richtung seichter Ich-Bezogenheit, oberflächlicher Lustsuche, mangelnder Kontinuität und Tiefe in den Objektbeziehungen in der nichtklinischen Allgemeinbevölkerung einerseits und den besonderen entwicklungspsychologischen Verzerrungen und Behinderungen, Über-Ich- und Ich- Entwicklungen sowie Konstellationen der Persönlichkeitszüge, wie sie für die narzisstische Pathologie typisch sind, andererseits. Gleichwohl übersehen Psychoanalytiker zuweilen, wie sich in ihren eigenen Theorien die charakteristischen Verzerrungen der Kultur des Narzissmus widerspiegeln. Kohuts Selbstpsychologie stellt in dieser Hinsicht die perfekte Entsprechung zur Kultur des Narzissmus dar, da sie den Narzissmus nicht nur zu einem neuen Paradigma innerhalb der Psychoanalyse, sondern auch zu einem Weltbild erhebt. Anstatt, wie etwa Kernberg, Blatt und andere Autoren, menschliche Entwicklung als intersubjektiven Prozess zu konzeptualisieren, in dem Narzissmus oder Selbstbezogenheit nur einen Aspekt darstellt, betont Kohut das narzisstische Moment in der Entwicklung, wobei er vor allem die Entwicklung der Selbststruktur im Blick hat und die Objektbeziehungen außen vor lässt. Die Vorstellung einer grundlegenden Spaltung im Entwicklungsprozess, die die Konsolidierung der Selbststruktur vom Schicksal der Objektbeziehungen abkoppelt, repräsentiert womöglich eine Reifizierung des narzisstischen Moments in der Entwicklung. Dass Kohut ursprünglich von zwei getrennten und unabhängig voneinander existierenden Entwicklungsachsen ausging, entspringt wohl weniger der Tatsache, dass eine derartige Trennung in einem absoluten oder universellen Sinne existiert, wie er in seinem frühen Werk postulierte, sondern seiner Wahrnehmung einer derartigen Kluft aufgrund bestimmter gesellschaftlicher Prozesse. Das heißt nicht, dass die von Kohut und anderen als narzisstisch definierten Phänomene nicht existierten. Diese Frage ist irrelevant. Vielmehr scheint es von Bedeutung, die komplexe Dialektik zwischen Phänomenen, die wir als

Kliniker beobachten, den Theorien, die uns in die Lage versetzen, diese Phänomene wahrzunehmen und zu verstehen, und dem sozialen Klima, in dem diese Theorien gedeihen, genauer zu untersuchen.

Zu den innovativsten theoretischen Vorstößen in dieser Richtung zählen die Arbeiten von Psychoanalytikern wie Kernberg (2000; 2003a; 2003b) und Volkan (2004), die pathologischen Narzissmus mit Gruppenprozessen und der Frage der Ideologie in Verbindung setzen. Beide gehen der Frage nach, wie die narzisstische Pathologie im Einzelnen zu einem Verständnis gesellschaftlicher Pathologie beitragen kann, indem sie nachzeichnen, auf welche Art und Weise individuelle Identifikationen und Gruppenidentifikationen, individuelle Regressionen und Gruppenregressionen, die innere Welt des Einzelnen und die innere Welt des politischen Führers vermittelnde Funktionen zwischen gesellschaftlichem und individuellem Narzissmus übernehmen. Kernberg hat die Grundlage für eine differenzierte Sichtweise der Beziehung zwischen gesellschaftlicher und individueller Pathologie geschaffen, indem er unseren Blick geschärft hat für die unterschiedlichen Abstufungen narzisstischer Pathologie, die von milderen Formen narzisstischer Störungen – gekennzeichnet durch Grandiosität, abwehrbedingte oberflächliche und verzerrte Objektbeziehungen sowie durch leicht antisoziale Züge – bis hin zu schweren Formen des pathologischen oder malignen Narzissmus reichen, der sich durch ein aggressionsgetränktes Größen-Selbst, schwere antisoziale oder psychopathische Persönlichkeitszüge und rücksichtslose Ausbeutung anderer auszeichnet. Nach der Auffassung von Kernberg (1989) manifestiert sich pathologischer Narzissmus auf Gruppenebene in Form von Trivialitäten, Klischees und Stereotypen, die von Medien, Werbung und anderen Bereichen der Kulturindustrie verbreitet werden. Das von der Kulturindustrie geschaffene Image mit seinen typischen Plots und Szenarien mündet in narzisstisch regressive Bewegungen, die mit einem Rückfall auf primitive Moralkonstruktionen einhergehen, in denen das Gute siegt und das Böse bestraft wird, auf die Analisierung der Sexualität bzw. die Zerstörung der Verbindung zwischen Sexualität und Zärtlichkeit, auf die Schwächung von Familien- und Verwandtschaftsbanden zugunsten sklavischer Unterwerfung unter Autoritäten und Gruppennormen. All diese gesellschaftlichen Strömungen zeugen von Veränderungen in den Objektbeziehungen sowie Ich- und Über-Ich-Strukturen (wie z. B. ein Entwicklungsstillstand auf der Ebene des naiven und strengen Über-Ichs der Latenzzeit, das für mildere Formen narzisstischer Regression kennzeichnend sein kann). Abgesehen davon, dass sie als Verstärker der kulturellen Konformität fungieren, bleiben diese Regressionen ohne maligne Folgen, solange sie nicht auf einen politischen Führer treffen, dessen Narzissmus pathologische Züge trägt.

Kernberg geht auch auf jene gruppendynamischen und gesellschaftlichen Bedingungen ein, in denen eine plötzliche und dramatische Regression auf die Ebene des malignen Narzissmus ungezügelte Aggression und Ambivalenz, mit den entsprechenden Objektbeziehungen und Abwehrbewegungen, hervorrufen kann, die im Dienste von Selbstwertregulierung und grandioser Selbstüberhöhung stehen. Zu solchen Regressionen kommt es in Massenbewegungen, an deren Spitze maligne narzisstische Führer stehen, die eine Wiedergutmachungsideologie über Gewalt und gnadenlose Zerstörung anderer propagieren. Nach Auffassung Kernbergs sind auch Menschen ohne narzisstische Pathologie anfällig für Regressionen auf einen unverändert primitiven und aggressiven Kern, auf die Ebene primitiver Objekte und primitiver Abwehrmechanismen, die über die Identifizierung mit malignen narzisstischen Führern aktiviert werden, welche die Wiedergutmachung individueller und historischer Demütigung über die Verfolgung entwerteter Gruppen versprechen.

In Anlehnung an Kernberg unterscheidet Volkan (2004) zwischen benignen und malignen narzisstischen Führern, die sich gleichermaßen durch exzessive Selbstliebe und Selbsterhöhung auszeichnen, die sie in den Dienst der Mobilisierung und Konsolidierung einer kohäsiven Großgruppenidentität unter ihren Anhängern stellen. Für Volkan geht narzisstische Pathologie immer mit einem nichtintegrierbaren Aspekt grandioser Selbstüberschätzung, aber auch demütigender Entwertung einher, was zu mangelhafter Selbstkohäsion und Identitätsentwicklung führt. Im Falle benigner narzisstischer Führer stabilisiert sich die Selbstüberhöhung des Führers über den Wunsch seiner Anhänger, ihn zu idealisieren und ihn in seiner Überlegenheit und Vollkommenheit zu bestätigen. Über Idealisierung der Gruppenidentität und Verleugnung depressiver Affekte angesichts von Verlusten und Niederlagen in der Vergangenheit stützen diese von Volkan als »reparativ« bezeichneten narzisstischen Führer Hoffnung und Selbstwert der Gruppe, aber auch des Einzelnen. Diese »gutartigen« narzisstischen Mechanismen gehen Hand in Hand mit der Aufrechterhaltung der Spaltung zwischen Gruppe und Einzelnem, Vergangenheit und Gegenwart, der Aufrechterhaltung intrafamiliärer Bindungen, des Grundvertrauens und der Bewahrung der Familie als autonome Einheit, der Bewahrung der Verbindungen zwischen gegenwärtiger Ideologie und den vielschichtigen Aspekten der Geschichte der Gruppe sowie der Fähigkeit, sowohl positive als auch negative Aspekte der eigenen und der fremden Gruppe zu erkennen, ohne auf eine Spaltung in »Gute« und »Böse« zurückgreifen zu müssen. Politische Führer mit malignem Narzissmus reagieren auf entwertete Selbstaspekte nicht nur mit der Mobilisierung von Perfektionismus, Idealisierung und Konformität aufseiten ihrer Anhänger, sondern auch mit deren Verpflichtung, die Angehörigen jener Gruppen zu kontrollieren, zu verfolgen und zu vernichten, die die entwerteten Selbstanteile repräsentieren. Der Selbstwert des Führers, der nicht selten in einer von tieferem Kontakt mit seinen Anhängern abgeschnittenen »Glaskugel« lebt, wird durch wiederholte aggressive Attacken und Triumphgefühle stabilisiert, die der Wiedergutmachung und Reparation beschädigter individueller Identität und Gruppenidentität dienen. Maligne narzisstische Führer katalysieren die Regression auf maligne narzisstische Mechanismen über die Forderung, die individuelle Identität ihrer Anhänger in der Gruppenidentität aufgehen zu lassen, über die Trennung in »Gute« und »Böse« sowohl innerhalb der eigenen als auch der fremden Gruppe, über die Förderung von introjektiven und projektiven Mechanismen, die Unterminierung von Grundvertrauen zwischen Eltern und ihren Kindern, über die Zerstörung intrafamiliärer Bindungen zugunsten von Loyalität und Identität der Gruppe und schließlich über die Bildung von Ideologien, die bestimmte Aspekte der historischen Kontinuität der Gruppe hochhalten, um sie gleichzeitig auszulöschen.

Maligne narzisstische Regressionen, ob auf Gruppenebene oder im Einzelnen, sind nach Auffassung Volkans (2004) dann am wahrscheinlichsten, wenn es zur Mobilisierung kollektiver psychischer Repräsentanzen historischer Traumata kommt, die mit als Katastrophe erlebten Niederlagen, Demütigungen oder Viktimisierungen durch andere Gruppierungen einhergingen. Historische Traumatisierungen dieser Art werden unweigerlich in Form von verletzten, verfolgten oder ausgebeuteten Selbstbildern internalisiert, die das Individuum selbst dann für narzisstische Kränkungen oder Wut anfällig machen, wenn keine voll ausgeprägte narzisstische Pathologie vorliegt. Volkan geht davon aus, dass die ursprünglichen Opfer massiver historischer Traumata unbewusst dazu getrieben werden, ihre oftmals verleugneten Erfahrungen von Scham, Demütigung und Verlust im Sinne einer Delegation in ihre Kinder zu verlagern, die dann nicht nur für Wiedergutmachung des Leidens ihrer Eltern, sondern auch für die Wiederherstellung der beschädigten Gruppenidentität sorgen sollen. In solchen Situationen kann es zu Regressionen auf individueller Ebene und auf Gruppenebene kommen – zu Regressionen, die von einem malignen narzisstischen Führer katalysiert wurden und mit der gnadenlosen Massenvernichtung anderer, als verabscheuungswürdig und minderwertig gebrandmarkter Menschen einhergehen. Volkan (2004, S. 192) schreibt: »Nur die gnadenlose Vernichtung und Demoralisierung der entwerteten anderen kann die Illusion von Grandiosität und Allmacht des malignen Narzissten aufrechterhalten.« Kernbergs und Volkans Analyse, wie individuelle Identität unter dem Einfluss maligner narzisstischer Führer in Großgruppen aufgeht, ist ein Beispiel dafür, wie die narzisstische Pathologie eines Einzelnen auf der Gruppenebene ihren Weg in gesellschaftlichen Narzissmus und oft genug tragischerweise in soziale Gewalt findet, wie sie so typisch ist für unser narzisstisches Zeitalter.

Die jüngsten Überlegungen von Kernberg und Volkan zeigen, dass sich der Diskurs zum Narzissmus entsprechend den Veränderungen historischer und gesellschaftlicher Gegebenheiten wandelt. Der Zusammenbruch des Kommunismus, das Aufkommen religiös-fundamentalistischer Bewegungen, die Traumatisierungen und Bedrohungen im Zuge des 11. September, die Durchlässigkeit von Geschlechtsrollen und sogar Geschlechtszuschreibungen haben den Diskurs zu den gesellschaftlichen und psychologischen Aspekten des Narzissmus sowie zum Wesen narzisstischer Pathologie selbst neu aufgelegt. Während narzisstische Störungen bei Frauen gemeinhin über parasitäre Beziehungen zu Männern und exzessiven Neid auf andere Frauen, Überbesetzung des Körpers als Phallus sowie idiosynkratische Perversionen (z. B. zwanghaftes Einkaufen, zwanghafte Beschäftigung mit dem Körper; vgl. Kaplan 1991) ihren Ausdruck fanden, manifestieren sich narzisstische Störungen bei Frauen und Männern heutzutage eher in Form von Promiskuität und der Unfähigkeit zu tief gehenden Beziehungen, in Form rücksichtsloser Ausbeutung anderer zum Zweck der Selbsterhöhung in beruflichen und familiären Bezügen sowie unkritischer und unhinterfragter Anpassung an die Anforderungen bürokratischer Organisationen (Kernberg, persönl. Mitteilung). Veränderungen der gesellschaftlichen und historischen Gegebenheiten werden es somit notwendig machen, das Wesen narzisstischer Pathologie selbst und die Beziehung zwischen gesellschaftlichem Narzissmus und Narzisstischer Persönlichkeitsstörung als eine besondere Form pathologischer Persönlichkeitsstruktur immer wieder neu zu überdenken.

Literatur

Alford FC (1988). Narcissism. Socrates, the Frankfurt School, and Psychoanalytic Theory. London, New Haven: Yale University Press.

Adorno TW (1967). Sociology and Psychology. New Left Rev; 46: 67–80.

Adorno TW (1968). Sociology and Psychology. New Left Rev; 47: 79–95.

Adorno TW (1978). Freudian theory and the patter of fascist propaganda. In: Arato A, Gebbardt E (eds). The Essential Frankfurt School Reader. Oxford: Basil Blackwell.

Adorno TW (1991). The Culture Industry. Selected essays on mass culture. Bernstein JM (ed). London, New York: Routledge.

Auerbach JS (1993). The origins of narcissism and narcissistic personality disorder: a theoretical and

empirical reformulation. In: Masling JM, Bornstein RF (eds). Psychoanalytic Perspectives on Psychopathology. Washington, DC: American Psychological Association.
Bateman A (1998). Thick and thin skinned organizations and enactment in borderline and narcissistic disorders. Int J Psychoanal; 79: 13–25.
Beebe B, Lachman F (2002). Infant Research and Adult Treatment: Co-constructing Interactions. New York: Analytic Press.
Beebe B, Lachman F, Jaffe J (1997). Mother-infant interaction structures and presymbolic self and object representations. Psychoanal Dialogues; 7: 113–82.
Benjamin J (1978). Authority and the family revisited: or A world without fathers? New German Critique; 13: 35–57.
Blatt SJ (1983). Narcissism an egocentrism as concepts in individual and cultural development. Psychoanal Contemp Thought; 6: 187–254, 291–303.
Blatt SJ (1990). Interpersonal relatedness and self-definition. Two personality configurations and their implications for psychopathology and psychotherapy. In: Singer JL (ed). Repression and Dissociation. Implications for personality theory, psychopathology & health. Chicago: University of Chicago Press; 299–335.
Blatt SJ, Schichman S (1983). Two primary configurations of psychopathology. Psychoanal Contemp Thought; 6: 187–254.
Blatt SJ, Blass RB (1990). Attachment and separateness. A dialectic model of the products and processes of psychological development. Psychoanal Study Child; 45: 107–27.
Blatt SJ, Blass RB (1992). Relatedness and self-definition. Two primary dimensions in personality development, psychopathology, and psychotherapy. In: Barron J, Eagle M, Wolitsky D (eds). The Interface of Psychoanalysis and Psychology. Washington, DC: The American Psychological Association; 399–428.
Blatt SJ, Auerbach JS (2001). Mental representation, severe psychopathology, and the therapeutic process. J Am Psychoanal Assoc; 49: 113–59.
Bursten B (1973). Some narcissistic personality types. Int J Psychoanal; 54: 287–300.
Cooper AM (1998). Further developments in the clinical diagnosis of narcissistic personality disorder. In: Ronningstam EF (ed). Disorders of Narcissism. Diagnostic, clinical and empirical implications. Washington, DC: American Psychiatric Press.
Freud S (1914). Zur Einführung des Narzißmus. G. W. X, S. 138–70.
Freud S (1930). Das Unbehagen in der Kultur. G. W. XIV. S. 421–506.
Freud S (1940). Abriß der Psychoanalyse. G. W. XVII. S. 67–138.
Frenkel-Brunswick E, Levinson D, Sanford N (1950). The Authoritarian Personality. New York: Harper.
Gabbard GO (1986). Two subtypes of narcissistic personality disorder. Bulletin of the Menninger Clinic 53, 527–37.
Gersten SP (1991). Narcissistic personality disorder consists of two subtypes. Psychiatr Times; 8: 25–6.
Green A (2000). Geheime Verrücktheit. Grenzfälle der psychoanalytischen Praxis. Gießen: Psychosozial-Verlag.
Greenwald AG (1980). The totalitarian ego. Fabrication and revision of personal history. Am Psychologist; 35: 603–18.
Held D (1980). Introduction to Critical Theory. Horkheimer to Habermas. Berkeley, Los Angeles: University of California Press.
Horkheimer M (1936). Autorität und Familie. In: Traditionelle und kritische Theorie. Fünf Aufsätze. Frankfurt/M.: Fischer.
Horkheimer M, Adorno TW (1944). Dialektik der Aufklärung. Philosophische Fragmente. Frankfurt/M.: Fischer.
James M (1973). Review of the »Analysis of the Self« by Heinz Kohut. Monograph Series of the Psychoanalytic Study of the Child. Monograph No. 4. London: Hogarth Press, Int J Psychoanal; 54: 363–8.
Jay M (1973). The Dialectical Imagination. A history of the Frankfurt School and the Institute of Social Research, 1923–1950. Boston: Little Brown.
Kaplan LJ (1991). Female Perversions. The temptations of Emma Bovary. New York: Doubleday.
Kernberg OF (1978). Borderline-Störungen und pathologischer Narzissmus. Frankfurt/M.: Suhrkamp.
Kernberg OF (1986). Factors in the psychoanalytic treatment of narcissistic personalities. In: Morrison AP (ed). Essential Papers on Narcissism. New York, London: New York University Press.
Kernberg OF (1988a). Innere Welt und äußere Realität. Anwendungen der Objektbeziehungstheorie. München, Wien: Verlag Internationale Psychoanalyse.

Kernberg OF (1988b). Schwere Persönlichkeitsstörungen. Theorie, Diagnose und Behandlungsstrategien. Stuttgart: Klett-Cotta.
Kernberg OF (1989). The temptations of conventionality. Int Rev Psychoanal; 16: 191–205.
Kernberg OF (2000). Autoritarismus, Kultur und Persönlichkeit in der psychoanalytischen Ausbildung. In: Ideologie, Konflikt und Führung. Psychoanalyse von Gruppenprozessen und Persönlichkeitsstruktur. Stuttgart: Klett-Cotta.
Kernberg OF (2003a). Sanctioned social violence. A psychoanalytic view. Part I. Int J Psychoanal; 84: 683–98.
Kernberg OF (2003b). Sanctioned social violence. A psychoanalytic view. Part II. Int J Psychoanal; 84: 953–68.
Kohut H (1973). Narzißmus. Eine Theorie der psychoanalytischen Behandlung narzisstischer Persönlichkeitsstörungen. Frankfurt/M.: Suhrkamp.
Kohut H (1975). Formen und Umformungen des Narzissmus. In: Die Zukunft der Psychoanalyse. Frankfurt/M.: Suhrkamp.
Kohut H (1979). Die Heilung des Selbst. Frankfurt/M.: Suhrkamp.
Kohut H (1987). Wie heilt die Psychoanalyse? Frankfurt/M.: Suhrkamp.
Klein M (1962). Neid und Dankbarkeit. In: Das Seelenleben des Kleinkindes. Stuttgart: Klett-Cotta.
Klein M (1974). Liebe, Schuldgefühl und Wiedergutmachung. München: Kindler.
Lasch C (1982). Das Zeitalter des Narzissmus. München: Bertelsmann.
Marcuse H (1965). Triebstruktur und Gesellschaft. Ein philosophischer Beitrag zu Sigmund Freud. Frankfurt/M.: Suhrkamp.
Ornstein P (ed). The Search for the Self. Selected writings of Heinz Kohut, 1950–1978. Vol. 2. New York: International Universities Press.
Race T (2002). Executives are smitten, and undone, by their own images. New York Times, 29 July 2002.
Rosenfeld H (1971). Ein Beitrag zur psychoanalytischen Theorie des Lebens- und Todestriebs aus klinischer Sicht. Eine Untersuchung der aggressiven Aspekte des Narzißmus. Psyche; 25: 476–93.
Rosenfeld H (1981). Zur Psychopathologie des Narzißmus. Ein klinischer Beitrag. In: Zur Psychoanalyse psychotischer Zustände. Frankfurt/M.: Suhrkamp.
Rosenfeld H (1990). Sackgassen und Deutungen. Therapeutische und antitherapeutische Faktoren bei der psychoanalytischen Behandlung von psychotischen, Borderline- und neurotischen Patienten. Stuttgart: Verlag Internationale Psychoanalyse.
Schroyer T (1973). The Critique of Domination. The origins and the development of critical theory. New York: George Braziller.
Spruiell V (1974). Theories of the treatment of narcissistic personalities. J Am Psychoanal Assoc; 22: 268–78.
Taylor SE, Brown JD (1988). Illusion and wellbeing. A social psychological perspective on mental health. Psychol Bull; 103: 193–210.
Tronick E (1998). Dyadically expanded states of consciousness and the process of therapeutic change. Inf Ment Health J; 19: 290–9.
Volkan V (2004). Blind Trust. Large groups and their leaders in times of crisis and terror. Charlottesville, Virginia: Pitchstone Publishing.
Westen D (1990). The relations among narcissism, egocentrism, self-concept, and self-esteem: experimental, clinical, and theoretical considerations. Psychoanal Contemp Thought; 13: 183–239.
Whitebook J (1995). Perversion and Utopia. A study in psychoanalysis and critical theory. Cambridge, MA: MIT Press.
Wink P (1991). Two faces of narcissism. J Person Soc Psychol; 61: 590–7.

7 Therapie

7.1 Die Behandlung der schweren narzisstischen Pathologie – eine Übersicht

Otto Kernberg
Übersetzung: Elisabeth Vorspohl

7.1.1 Einleitung

Dieser Beitrag beschreibt die Pathologie der schweren narzisstischen Persönlichkeitsstörungen, die gemeinsamen Merkmale ihrer Übertragungsentwicklungen in der Psychoanalyse und in der Übertragungsfokussierten Psychotherapie (TFP) sowie ihre unterschiedlichen klinischen Präsentationen mitsamt den entsprechenden behandlungstechnischen Implikationen. Er stellt eine Erweiterung sowohl des theoretischen Bezugsrahmens als auch des in früheren Arbeiten erforschten klinischen Feldes dar (Kernberg 2004, 2007) und spiegelt die technischen Fortentwicklungen meiner Arbeit mit diesen Patienten wider – Entwicklungen, die vor allem die Deutung spezifischer Konstellationen der Übertragungsverläufe und die detaillierte, deutende Integration der äußeren Realität in die Übertragungsanalyse betreffen. In diesem Kapitel stelle ich die verschiedenen narzisstischen Syndrome, die ich beschreiben werde, in der Reihenfolge des zunehmenden Schweregrades vor. Das heißt, ich beginne mit den narzisstischen Übertragungen auf einem hohen, stabilen Funktionsniveau. Danach folgen die narzisstischen Übertragungen auf einem schwankenden Borderline-Niveau sowie die extreme nicht-depressive Suizidalität und Selbstdestruktivität. Abschließend wende ich mich der antisozialen Dimension zu.

Der integrierte klinisch-theoretische Rahmen, den ich im Laufe mehrerer Jahrzehnte konstruiert habe, kann sich auf die Arbeit etlicher Autoren stützen, die unterschiedliche Konstellationen der schweren narzisstischen Pathologie und ihrer klinischen Manifestationen beschrieben haben. Bei der Beschreibung der Entstehung meines eigenen Modells werde ich meine Überlegungen zu den Beiträgen dieser Autoren in Beziehung setzen und zeigen, wie ich Aspekte ihrer Arbeit mit eigenen Ideen in einem integrierten theoretischen Bezugsrahmen zusammengeführt habe. Ich werde dieses integrative Modell auch mit den Werken weiterer Autoren vergleichen, die wichtige Beiträge zur Beschreibung klinischer Konstellationen der schweren narzisstischen Pathologie geleistet haben.

Diese Arbeit repräsentiert die Erfahrungen, die wir während der vergangenen Jahre am Personality Disorders Institute of Weill Cornell Medical College sammeln konnten. Sie ist ein Versuch, klinische Syndrome, Übertragungsentwicklungen und therapeutische Ansätze unter einer einzigen theoretischen Perspektive konzeptuell zu integrieren. Als Grundlage dienen die Erfahrungen, die am Personality Disorders Institute mit der Durchführung sowohl der Standard-Psychoanalyse als auch der TFP für ein breites Spektrum narzisstischer Patienten gesammelt wurden, und die Erforschung ihrer Gemeinsamkeiten und Unterschiede (Clarkin et al. 2006).

Unsere Grundannahmen entstanden im Kontext unserer Erfahrungen mit der Behandlung mannigfaltiger Manifestationen narzisstischer Pathologie bei den von Rosenfeld (1987) so genannten dünnhäutigen Patienten, Patienten mit dem an anderer Stelle

(Kernberg 2007) beschriebenen Syndrom des malignen Narzissmus, chronisch suizidalen und selbstverletzenden Patienten mit narzisstischer Pathologie (Kernbeg 2004) und Patienten mit dem von André Green (1993b) beschriebenen Syndrom der »toten Mutter«.

Bevor ich die basalen Gemeinsamkeiten und die spezifischen Unterschiede der verschiedenen Konstellationen detailliert darlege, möchte ich kurz einen theoretischen Bezugsrahmen vorstellen, der aus dem Kontext dieser Arbeit hervorgegangen und für das Verständnis der Beziehungen zu diesen Syndromen relevant ist. Dieser Rahmen ist als tentative Hypothese zu betrachten, deren Validität es weiter zu prüfen gilt. Die folgende Beschreibung ist als vorläufiges Arbeitspapier anzusehen.

Unser theoretisches Modell hängt mit einer allgemeinen Hypothese über die Beziehung zwischen Narzissmus und Aggression zusammen. Wir sind überzeugt, dass unsere klinischen Beispiele diese Hypothese bestätigen. Unsere Sichtweise der grundlegenden Freud'schen Triebtheorie ähnelt den späteren Formulierungen André Greens (Green 2007; Kernberg 2009). Demnach zeigt der allmähliche Rückgang der Verweise auf den Narzissmus im Anschluss an Freuds Formulierung der dualen Triebtheorie, dass Freud bewusst war, dass die destruktive Natur der gegen das Selbst gerichteten Aggression, von Green als »Narzissmus des Todes« bezeichnet, mit dem Todestrieb in eins fällt. Mit anderen Worten: Die duale Triebtheorie von Libido und Todestrieb impliziert, dass sowohl Libido als auch Aggression zur Besetzung des Selbst herangezogen werden (mithin Elemente des Narzissmus konstituieren); doch auch Objektbeziehungen werden mit Libido und Aggression besetzt (was die Voraussetzung für den tiefen Widerstreit zwischen Liebe und Hass schafft, der den Objektbeziehungen zugrunde liegt), und gleiches gilt für die Konstituierung des Selbst. Unter normalen Umständen garantiert die Veränderung von der schizoid-paranoiden zur depressiven Position, dass die libidinöse Besetzung des Selbst und der Beziehungen zu wichtigen Anderen dominiert. Eine Vorherrschaft der Aggression hingegen kann sich in einer Fixierung an eine Ebene primitiver Abwehroperationen und der damit einhergehenden Identitätsdiffusion widerspiegeln, wie sie für die Borderline-Persönlichkeitsorganisation typisch ist. Alternativ kann die Aggression in der Struktur eines defensiven, pathologischen Größenselbst verdichtet sein und Konstellationen eines extrem schweren pathologischen Narzissmus zugrunde liegen.

Charakteristisch für den pathologischen Narzissmus ist immer die Kristallisierung eines pathologischen Größenselbst. Allerdings bewirkt die in einer solchen pathologischen Struktur vorherrschende Libido, dass sich narzisstische Persönlichkeiten mit höherem Funktionsniveau entwickeln können, die in der Lage sind, gegen die direkte Manifestation der Aggression in ihrer Objektbeziehungswelt effektive Abwehrmechanismen zu aktivieren. Im Gegensatz dazu weisen die schwersten Fälle unter den narzisstischen Persönlichkeiten eine dominierende Infiltration des pathologischen Größenselbst mit Aggression auf. Dies kann sich im Syndrom des malignen Narzissmus widerspiegeln, bei dem die Aggression weiterhin vorwiegend gegen internalisierte Objektbeziehungen gerichtet bleibt, die sich in Konflikten mit der äußeren Welt niederschlagen. In den schweren Fällen richtet sich die Aggression nicht nur gegen alle inneren Beziehungen zu wichtigen Anderen, sondern unmittelbar gegen das Selbst. Hier beobachten wir die radikale Ent-objektalisierung, die das Syndrom der »toten Mutter« (s. unten) kennzeichnet, und die narzisstischen Persönlichkeiten mit schwersten Selbstverletzungen.

7.1.2 Gemeinsame Übertragungsmerkmale, die das pathologische Größenselbst widerspiegeln

Wenngleich die klinischen Charakteristika narzisstischer Patienten je nach Schweregrad ihrer Pathologie und abhängig von ihren regressiven Tendenzen erheblich variieren können, gibt es bestimmte Übertragungsentwicklungen, die sie konstant miteinander teilen. Dazu zählen die Aktivierung einer dominanten Übertragungsbeziehung zwischen einem grandiosen, anmaßenden, überlegenen Selbst und einem entwerteten Objekt, in der sich das pathologische Größenselbst des Patienten zu erkennen gibt, sowie ein komplementäres herabgesetztes, unterlegenes, paralysiertes Pendant, das gewöhnlich auf den Therapeuten projiziert, manchmal aber auch vom Patienten selbst agiert wird. Dieses entwertete Objekt entspricht dem eigenen entwerteten, dissoziierten, projizierten oder regredierten infantilen Selbst des Patienten selbst. Im Gegensatz zu der typischen Aktivierung dissoziierter internalisierter Beziehungen zwischen Aspekten des infantilen Selbst und internalisierten dissoziierten Objektrepräsentationen (Selbstrepräsentanz-Objektrepräsentanz-Dyade) entstehen diese Dyaden durch die Beziehung zwischen dem pathologischen Größenselbst und entwerteten Selbstrepräsentationen.

Diese Konstellation aus grandiosem und entwertetem Selbst kann allerdings in unterschiedlicher Form auftreten. Dies hängt von den je verschiedenen Charaktereigenschaften ab. Sie determinieren, welcher Typ der narzisstischen Persönlichkeitsstörungen sich entwickelt: die in der Literatur als »dickhäutige« und »dünnhäutige« Narzissten beschriebenen Persönlichkeitsstrukturen, das »Syndrom der Arroganz«, die chronische nicht-depressive Suizidalität und Parasuizidalität oder die narzisstische Pathologie mit antisozialen Zügen.

Patienten des narzisstischen Spektrums sind unfähig, sich auf den Therapeuten oder Analytiker zu stützen und sich von ihm abhängig zu fühlen. Seine Interventionen werden verworfen, ignoriert oder misstrauisch daraufhin geprüft, ob sie irgendetwas »Neues« enthalten, das der Patient seiner Meinung nach zuvor noch nie gehört hat. Der Patient fühlt sich nicht verstanden und empfindet das Interesse und die Anteilnahme des Therapeuten auch nicht als hilfreich. Er ist außerstande, Neugier aufzubringen, um zu untersuchen, was die Bemerkungen des Analytikers in seinem Innern vielleicht auslösen. Der Patient spricht in Anwesenheit des Therapeuten entweder zu sich selbst oder versucht, den Therapeuten zu beeinflussen und in die von ihm selbst gewünschte Richtung zu lenken. Wie an anderer Stelle ausgeführt (Kernberg 1984), beeinträchtigt dies die Gegenübertragungsreaktion des Therapeuten, denn ihm wird der Eindruck vermittelt, allein im Zimmer zu sein.

Diese beiden Merkmale (die Aktivierung der spezifischen Selbst-Selbst-Beziehung in der Übertragung und die Unfähigkeit des Patienten, sich vom Therapeuten abhängig zu fühlen) unterscheiden narzisstische Patienten auf allen Ebenen des Schweregrades der Störung von dem gewöhnlichen Typus primitiver, dissoziierter Objektbeziehungen, die in der psychoanalytischen Therapie von Patienten mit Borderline-Persönlichkeitsorganisation aktiviert werden. Wenn solche narzisstischen Übertragungen dominieren, erfordern sie ein langwieriges, konsequentes Durcharbeiten. Im Folgenden beschreibe ich spezifische Formen, die diese Übertragungen in den unterschiedlichen Patientenkonstellationen und technischen Verfahren annehmen, die sich uns als hilfreich erwiesen haben. Die Erläuterung dieser Konstellationen in der Sequenz ihres klinischen Schweregrades lässt das Auftauchen der beherrschenden Infiltrierung des Größenselbst mit Aggression im schweren Segment dieser Pathologie und die sich allmählich durchsetzende Selbstgerichtetheit dieser Aggression in den schwersten Fällen deutlich werden.

Narzisstische Übertragungen auf einer hohen, stabilen Funktionsebene

Die Standardpsychoanalyse ist im Allgemeinen angezeigt für narzisstische Patienten auf einem relativ hohen Funktionsniveau, die durch symptomatische Schwierigkeiten veranlasst werden, sich in Behandlung zu begeben.

Typische Übertragungsentwicklung

Bei diesem Typus des narzisstischen Patienten hat der Analytiker zu Beginn vor allem das Gefühl, als sei gar keine Übertragung vorhanden. Tatsächlich spielt sich die Übertragung zwischen dem pathologischen Größenselbst, das jede Abhängigkeit verleugnet, und einem unwichtigen Außenstehenden ab, der je nach Umständen als Bewunderer von Nutzen sein kann, aber auch potentiell gefährlich ist. Der Patient sieht im Analytiker möglicherweise seine eigene Grandiosität verkörpert und fühlt sich dementsprechend entwertet. Umgekehrt kann sich der Analytiker unter der Einwirkung der impliziten Entwertung durch den Patienten verunsichert fühlen und dem Patienten das mit innerer Leere und Enttäuschung einhergehende Gefühl vermitteln, in der Behandlung seine Zeit zu verschwenden. Es scheint, als schütze sich der Patient vor der doppelten Gefahr, entweder von jemandem entwertet zu werden, der sich ihm als überlegen präsentiert, oder aber Zeit und Geld an einen nutzlosen Therapeuten zu verschwenden. Versuche, den Analytiker – der genauso gut sein soll wie der Patient, aber nicht besser, denn dies würde seinen Neid wecken oder ihn, schlimmer noch, zur Entwertung veranlassen – zu kontrollieren, sind für diese Übertragung charakteristisch. Sie kann sich über einen beachtlichen Zeitraum als hartnäckig und unveränderbar erweisen.

Narzisstische Patienten erleben die Behandlung u. U. als »kognitives Lernen«. Sie sind neugierig auf die Deutungen, denn diese sind für sie Wissen, das sie sich aneignen und verinnerlichen müssen, um künftig auf den Analytiker verzichten zu können. Sobald sie dieses »Wissen« absorbiert haben, wird es unbewusst entwertet; der Patient hat keinerlei Bedürfnis, weitere Nachforschungen anzustellen. Einer meiner Patienten pflegte die Deutungen, die ich ihm gab, bedächtig zu wiederholen, um zu »checken«, inwieweit sie zutrafen. Demselben Patienten ging in den Sitzungen wiederholt die Frage durch den Kopf, ob die betreffende Behandlungsstunde oder der betreffende Teil der Stunde »gut« oder »nutzlos« sei. Solche Patienten fühlen sich gezwungen, den Analytiker omnipotent zu kontrollieren, damit er weder unter den Wert absinkt, den sie ihm zubilligen, ihn aber auch nicht übertrifft. Hinter dieser Kontrolle und Distanzierung steht eine massive Abwehr des tiefen Neides und des Grolls darüber, dass der Analytiker dem Patienten das, was dieser braucht, vermutlich geben kann.

Diese dominante Beziehung zwischen dem pathologischen Größenselbst und einem Außenstehenden, der kontrolliert werden muss, damit er nicht zur Kopie des entwerteten Anteils des Selbstkonzepts wird, kann in ihr Gegenteil umkippen. Dann erlebt der Patient Phasen, in denen er sich gedemütigt und als minderwertiger Versager fühlt, während er gleichzeitig Phantasien über die vermeintliche Grandiosität und Überheblichkeit des Analytikers hegt. Durch die systematische Analyse dieser Übertragung wird die Beziehung zwischen dem pathologischen Größenselbst und dem entwerteten Selbst nach und nach in ihre einzelnen Bestandteile zerlegt, d. h. in die idealisierten Repräsentationen des Selbst und

Anderer, die vom Patienten agiert und/oder projiziert werden.

Einhergehend mit der Zerlegung der pathologischen Größenstruktur beobachten wir subtile Veränderungen hin zu stärker objektbezogenen Übertragungen mit einem primitiveren und vorwiegend paranoiden Charakter, weil der Patient grandiose und bedrohliche Aspekte wichtiger Anderer aus seiner Vergangenheit auf den Analytiker projiziert. In einer relativ kleinen Stadt, wo jeder jeden kannte, habe ich einmal einen Patienten, der ebenfalls im Bereich der psychischen Gesundheitsversorgung tätig war, behandelt. Der Patient machte gegenüber mehreren Kollegen abfällige Bemerkungen über mich, deren Inhalt ihm dann einige Wochen später von Anderen wieder zugetragen wurde. Nun bekam er es mit der Angst zu tun und gestand mir in einer Sitzung, was er über mich erzählt hatte. Wir untersuchten sein Verhalten, und es stellte sich heraus, dass er eine Identifizierung mit seiner Mutter agiert hatte, die durch ihre chronischen Minderwertigkeitsgefühle dazu veranlasst worden war, in ihrem Bekanntenkreis abwertende Gerüchte über Freunde zu verbreiten. Der Patient hatte befürchtet, dass ich seinen Fall mit anderen Kollegen besprechen würde.

Die Aufgabe besteht nun darin, die gelegentlichen Phasen, in denen das pathologische Größenselbst in diese internalisierten partiellen Objektbeziehungen zerfällt, und die damit assoziierten unbewussten Konflikte zu untersuchen. Im Laufe der Zeit ähnelt die Behandlung mehr und mehr der Therapie eines durchschnittlichen Borderline-Patienten, da abgespaltene idealisierte und verfolgende Beziehungen aktiviert werden. Nach und nach treten die Konflikte, die sich hinter der Abwehrstruktur des pathologischen Größenselbst verbergen, an die Oberfläche, und zwar typischerweise als starke, primitive Aggression, die mit Neidgefühlen ebenso zusammenhängt wie mit der Verdichtung prägenitaler und ödipaler Konflikte und mit der Aktivierung traumatischer früherer Erfahrungen, gegen die das pathologische Größenselbst ursprünglich als wichtigste Abwehrstruktur in Stellung gebracht worden ist.

Dickhäutige Narzissten

Es gibt jedoch andere Fälle, in denen auch die sorgfältige, konsequente Deutung der Abwehrfunktion, die das Größenselbst erfüllt, nicht bewirkt, dass es nach und nach in seine internalisierten Idealselbst- und Idealobjektkomponenten zerfällt. Stattdessen erfordert eine tiefe Spaltung zwischen Phasen unerschütterlicher Grandiosität und kurzen, dissoziierten, verheerenden Erfahrungen der Selbstentwertung und Depression, die mit Suizidvorstellungen einhergehen, ein sehr langwieriges, deutendes Zerlegen eines sadistisch infiltrierten Größenselbst. Die von Rosenfeld (1990 [1987], S. 370) beschriebenen »dickfelligen« narzisstischen Persönlichkeiten gehören zu dieser Patientengruppe.

Es handelt sich um Patienten, die im Großen und Ganzen in ihrem sozialen Leben und ihrem Berufsalltag zufriedenstellend funktionieren. Ihre innere Welt aber ist so arm an Objektbeziehungen, dass ihnen die Möglichkeit, zu phantasieren und Tagträumen nachzuhängen, offenbar verschlossen ist. Sie leben in der konkreten Realität ihrer Interaktionen mit dem Analytiker, die indes keinerlei Entwicklung von Phantasien, Begehren, Ängsten oder tieferen Konflikten in Gang setzen. Die Patienten selbst erklären womöglich unumwunden, dass sie keinen Grund sehen, eine spezielle emotionale Reaktion auf eine Beziehung zu zeigen, die doch lediglich einem Handelsvertrag entspricht, in dem »der eine dafür bezahlt wird, sich der Probleme des Anderen anzunehmen«. Ein solcher Patient versicherte mir, dass er mich zwar für einen netten Mann halte, aber ganz sicher keine besonderen Gefühle empfände, sollte ich plötzlich sterben.

Die Bemühungen dieser Patienten, frei zu assoziieren, werden u. U. durch ihr hartnäckiges Bedürfnis, die analytische Situation unter Kontrolle zu halten, erheblich beeinträchtigt. Die freien Assoziationen sind dermaßen durchstrukturiert und ordentlich aneinandergereiht, dass sie die gezielte Absicht zu erkennen geben, die Aufmerksamkeit des Analytikers in eine bestimmte, vom Patienten vorbewusst anvisierte Richtung zu lenken. Möglich ist auch, dass die Ausführungen des Patienten hohl und intellektualisiert klingen, weil er seine Worte fortlaufend daraufhin »überprüft«, ob sie eine Bedeutung haben könnten.

Nach meiner Erfahrung ist es hilfreich, die Abwehrfunktion dieser Art des Assoziierens zu analysieren, indem ich die Aufmerksamkeit darauf lenke, wie der Patient auf Deutungen reagiert. Der Patient kann die Worte des Analytikers schlicht ignorieren und nach einer kurzen respektvollen Schweigepause in seinem Monolog fortfahren. Alternativ kann er versuchen, die Interventionen auf all ihre Implikationen zu überprüfen, Spekulationen über ihre Bedeutung anstellen, Zustimmung oder Ablehnung zum Ausdruck bringen oder die Aussagen des Analytikers komplett auseinandernehmen – dies alles, um zu verhindern, dass der Analytiker ihn auf eine Weise beeinflusst, die er selbst nicht hundertprozentig kontrollieren kann, und um sich seine als demütigend empfundene Abhängigkeit vom Analytiker und seine Unterlegenheit nicht vor Augen führen zu lassen. Die Deutung dieser Konstellation kann es dem Patienten ermöglichen, sich seines – in der Art seines freien Assoziierens implizierten – Bedürfnisses, die analytische Beziehung zu kontrollieren, bewusst zu werden.

Unter technischem Aspekt ist es bei der Arbeit mit diesen Patienten auch hilfreich, ihre Schwierigkeiten außerhalb der Übertragungssituation sehr eingehend zu analysieren, also die Details ihrer beruflichen Konflikte, ihrer Probleme in intimen sexuellen Beziehungen, im sozialen Leben und in ihren Familien. Wenn die Patienten sich aufmerksam auf ihre alltäglichen zwischenmenschlichen Konflikte konzentrieren, fällt es ihnen zumeist gar nicht schwer, Aspekte ihrer Interaktionen, die durch emotionale Zwänge und tiefere Ängste oder Bedürfnisse motiviert sind, nach und nach besser zu verstehen und dann auch mit ähnlichen Manifestationen, die auf subtile Weise in der Übertragung zutage treten, in Verbindung zu bringen. Die »mikroskopische Analyse« von Beziehungen außerhalb der Übertragung ermöglicht es, allmählich auch die Übertragung selbst zu erforschen. So entdeckt man hinter der Gleichgültigkeit, mit der die Patienten ihren Partnern begegnen, u. U. den Neid auf deren Liebes- und Freundschaftsfähigkeit und ihre Möglichkeit, eine interessante Alltagswelt voller Erfahrungen zu genießen, von der sich der Patient ausgeschlossen fühlt.

Der oben schon erwähnte gleichgültige Patient beschwerte sich verbittert über seine Frau, die stundenlang mit Freundinnen telefonierte, während er selbst durch seine Einschränkungen und inneren Grenzen an einem solch interessanten Austausch gehindert wurde. In ähnlicher Weise entdeckt man hinter der Bewunderung und sexuellen Erregung, die die vorübergehenden Schwärmereien solcher Patienten prägt, den Groll auf einen erregenden, aufreizenden und die Gratifikation verweigernden Anderen – eine Erfahrung, die womöglich ähnliche Erlebnisse mit wichtigen Objekten aus der frühen oder späteren Kindheit wiederholt. Wenn negative Übertragungsreaktionen im Anschluss an Situationen auftauchen, in denen die Fähigkeit des Therapeuten, dem Patienten zu helfen und sich für ihn zu interessieren, Neid und den unbewussten Wunsch weckt, die Behandlung zu entwerten, öffnet sich ein anderer Zugang zu dieser Übertragungsentwicklung. Vor allem aber müssen diese Patienten sich ständig mit Anderen vergleichen. Die Schwankungen zwischen triumphierender Überlegenheit und der Angst, entwertet zu werden, beherrschen die Beziehungen außerhalb der Übertragung und müssen untersucht werden. Ihre Erforschung schlägt eine Brücke zu der späteren Analyse ähnlicher Schwierigkeiten in der Übertragung selbst.

Narzisstische Übertragungen auf einem fluktuierenden Borderline-Niveau

In unseren Forschungsprojekten, in denen wir die Übertragungsfokussierte Therapie der Borderline-Persönlichkeitsstörungen untersuchten, ermittelten wir eine signifikante Anzahl von Borderline-Patienten mit dominierenden narzisstischen Übertragungsentwicklungen. Es gelang uns zunehmend besser, Patienten mit narzisstischen Persönlichkeitsstörungen, die auf einem offenkundigen Borderline-Niveau funktionierten, sowie Patienten, deren Symptome sich auf übermäßige Arroganz und Aggressivität konzentrierten, und Patienten mit dem Syndrom des malignen Narzissmus zu identifizieren (Clarkin et al. 2006; Kernberg 2004, 2007).

Patienten mit schweren klinischen Syndromen können für eine Psychoanalyse oder psychoanalytische Psychotherapie geeignet sein. Wenn sie aber aufgrund ihrer durchgängig chaotischen Verhaltensmuster und des Scheiterns in ihrem sozialen, beruflichen, Liebes- und Sexualleben als »Borderline-Persönlichkeit« im deskriptiven Sinn angesehen werden, ist vermutlich die TFP die Behandlung der Wahl (Clarkin et al. 2006). Dies gilt insbesondere bei prognostisch ungünstigen Merkmalen wie der Infiltrierung des pathologischen Größenselbst mit schwerer, ich-syntoner Aggression gegenüber Anderen, mit selbstgerichteter Aggression, mit chronischem suizidalem Verhalten und vor allem mit antisozialem Verhalten.

Die gegen Andere oder gegen das Selbst gerichtete Aggression, die ausgeprägten paranoiden Züge und das antisoziale Verhalten konstituieren das Syndrom des malignen Narzissmus. Dieser ist zwar an der Grenze zur Nicht-Behandelbarkeit einzuordnen; wenn es aber möglich ist, einen klaren Rahmen und eine konsequente Struktur für die Durchführung der Therapie herzustellen und aufrechtzuerhalten, kann eine TFP angezeigt sein.

In dieser Gruppe von Patienten mit schwerstem Narzissmus finden wir weitere typische Übertragungsentwicklungen, die den dünnhäutigen narzisstischen Persönlichkeiten (Rosenfeld 1987), dem Syndrom der Arroganz (Bion 1967) oder einem nahezu psychotischen sozialen Funktionsniveau von Patienten ohne jegliche Triangulierungstoleranz entsprechen (Britton 2004). Einige dieser Patienten präsentieren sich mit einer schweren chronischen Selbstdestruktivität und signifikantem Suizidrisiko (Kernberg 2007). Indikationen für spezifische Behandlungen, erwartbare Behandlungskomplikationen, Prognose und Technik werden durch den jeweiligen Grad an Über-Ich-Integration, antisozialem Verhalten, paranoiden Tendenzen, durch die ich-syntone Natur der Aggression und durch das chronische, manifeste selbstdestruktive suizidale und parasuizidale Verhalten beeinflusst.

Dünnhäutige Narzissten

Dünnhäutige Narzissten sind stark regrediert und halten analytische Behandlungen oft nicht durch, sprechen aber auf die TFP gut an. Sie weisen sowohl eine schwere aggressive Infiltrierung des pathologischen Größenselbst als auch eine strukturelle Schwäche dieses Größenselbst auf, so dass Schwankungen zwischen Arroganz, Überheblichkeit und verächtlichen Gefühlen gegenüber dem Analytiker einerseits und Minderwertigkeits- und Demütigungsgefühlen, Depression, Selbstanklagen und suizidalen Tendenzen andererseits häufig und in kurzen Abständen auftreten. Manchmal sind solche Schwankungen durch kleine Triumpherlebnisse oder Niederlagen und durch eine Überempfindlichkeit für jede reale oder phantasierte Kritik motiviert. Das klinische Bild zeigt eine schwere charakterologische Depression oder chronische dysthyme Reaktionen, suizidale Tendenzen und trotz des pathologischen Größenselbst eine ausgeprägte Identitätsdiffusion, die sich im Fehlen jeglicher Ziele und in einer allgemeinen Verunsicherung und Unklarheit bezüglich der Richtung des eigenen Lebens und der Beziehungen widerspiegelt. Ich-syntone sadistische Eigenschaften werden geäußert und auf den Therapeuten projiziert, der dann häufig als verführerischer, intriganter Verfolger wahrgenommen wird. Diese Patienten erleben rasch wechselnde Übertragungsentwicklungen, extreme Frustration, weil sie den Therapeuten nicht vollständig kontrollieren und ihrem eigenen Denken oder Verhalten unterwerfen können, und Wutausbrüche, in denen sie den Therapeuten restlos entwerten und die Behandlung abbrechen wollen. Sie zeigen ihre Verachtung, indem sie ihm vorwerfen, nichts verstanden zu haben, da sie die Verwirrung, die sie in ihren eigenen Beziehungen zu wichtigen Anderen empfinden, auf ihn projizieren. Darüber hinaus tauchen in der Übertragung verstärkte paranoide Tendenzen auf.

Oft wurden diese Patienten durch körperliche Misshandlung, sexuellen Missbrauch oder grobe Vernachlässigung im Säuglingsalter oder in der frühen Kindheit schwer traumatisiert. Ihre unbewusste Tendenz, diese Traumatisierungen in der Übertragung zu reaktivieren, liefert wichtige Informationen über die Vergangenheit und führt aufgrund des hohen Potentials der Patienten, zu agieren, zu Schwierigkeiten. Für diese Patienten empfahl John Steiner (1993), »in der Projektion« zu deuten, d.h. ihr Erleben des Analytikers und ihr Bild von ihm zu deuten statt das, was sie in ihn hineinprojizieren. Diese Empfehlung deckt sich mit einem außerordentlich effektiven technischen Ansatz der TFP, nämlich der Strategie des Therapeuten, bei jeder sich bietenden Gelegenheit die Art der Beziehung zu erläutern, die durch die Erlebensweise des Patienten in der Übertragung aktiviert wird, und die Aufmerksamkeit darauf zu lenken, wie ebendiese Beziehung ein ums andere Mal mit vertauschten Rollen aktiviert wird. In der Rollenumkehr erlebt der Patient sich selbst in der Rolle des inneren Objekts, in einer Rolle also, die er zuvor auf den Therapeuten projiziert hat, während er seinerseits mit einem Aspekt seines Selbst identifiziert blieb. Nun aber wird der Selbstaspekt in das Objekt projiziert, und der Patient kann das, was er zuvor in das Objekt projiziert hatte, erleben. Auf diese Weise wird der gesamte Charakter der Projektionsinhalte dem subjektiven Erleben zugänglich.

Ein Patient war überzeugt, dass sein Therapeut sich sarkastisch und herablassend verhalte. Es machte ihn wütend, und deshalb äußerte er sich extrem kritisch und abfällig gegenüber dem Therapeuten und behandelte ihn, als sei er völlig nutzlos und unaufrichtig und habe keinen Funken Verständnis. Zehn Minuten später aber hatte er das Gefühl, in genauso dieser Weise vom Therapeuten behandelt zu werden. Der Analytiker konnte die Umkehr der Rollen deuten, indem er das grandiose, entwertende Erleben des Patienten gegenüber einem vermeintlich wertlosen und verabscheuenswürdigen Therapeuten erläuterte, ohne dieses Erleben jedoch direkt als Projektion zu erklären; vielmehr zeigte er auf, dass es die Umkehrung der vorangegangenen

Erfahrung war, vom Therapeuten auf ähnlich überhebliche und herablassende Weise angegriffen worden zu sein. Damit war die Deutung der projektiven Identifizierung vollständig. Das Gefühl, angegriffen zu werden, veranlasste den Patienten zum Gegenangriff, der dann wiederum die Befürchtung weckte, dass der Therapeut sich auf dieselbe Weise rächen würde. So kam ein Teufelskreis in Gang, in dem ein und dieselbe Beziehung mit jeweils vertauschten Rollen ein ums andere Mal agiert wurde.

Die verächtliche, herablassende Haltung des Patienten gegenüber dem Therapeuten konnte im Laufe der Zeit als Schutz vor der Aktivierung der gegenteiligen Rollenbeziehung gedeutet werden. Damit wurde es auch einfacher, kurze Phasen zu deuten, in denen der Patient die Beziehung zum Therapeuten idealisierte. Hier kamen die reale Anerkennung guter Beziehungsaspekte und der Versuch des Patienten zusammen, sich vor den schlimmen, angsterregenden Erfahrungen in jenen anderen Momenten der alternierenden gegenseitigen Entwertung zu schützen. Nach unserer Erfahrung hat sich die konsequente Deutung der gespaltenen Übertragungen mit besonderer Berücksichtigung der Beteiligung eines sehr fragmentierungsanfälligen pathologischen Größenselbst bei dünnhäutigen narzisstischen Patienten als ungemein hilfreich erwiesen. Wann immer das Geschehen in der Übertragung frühere Erfahrungen zu wiederholen scheint, deren der Patient sich in anderen Momenten bewusst war, bietet sich dies für eine vollständige Deutung der genetischen Aspekte seiner Konflikte an, die zu einer emotionalen Realität geworden sind und als solche von einer defensiven Intellektualisierung der erinnerten oder rekonstruierten Vergangenheit unterschieden werden müssen.

Rosenfeld (1987) hat die Ansicht vertreten, dass die dünnhäutigen narzisstischen Patienten, die in ihrer Vergangenheit schwer traumatisiert wurden, durch analytische Deutungen ihrer Aggressionskonflikte in der Übertragung retraumatisiert werden könnten. Nach unserer Erfahrung ermöglicht die Klärung der vorherrschenden Übertragung »in der Projektion«, also zunächst ohne umfassende Deutung der projektiven Identifizierung, eine Vervollständigung der Deutung, sobald die wechselseitige Aktivierung der Selbst- und der Objektrepräsentanz in der Übertragung stattgefunden hat. Mithilfe dieser aus der TFP hergeleiteten Technik kann der Therapeut extrem negative Übertragungen systematisch deuten, ohne dass der Patient diese Deutungen als Angriff erlebt. Ich stimme hier mit Steiner (2008) überein, der Rosenfelds übertriebene Vorsicht bei der Deutung negativer Übertragungsentwicklungen dieser Patienten infrage stellt.

Das Syndrom der Arroganz

Bion (2013 [1957]) hat ein Syndrom der Arroganz bei schwer regredierten Patienten erläutert und folgende charakteristische Merkmale beschrieben: 1. Ein unverhohlen aggressives und extrem arrogantes Verhalten gegenüber dem Therapeuten; 2. eine völlige Reflexionsunfähigkeit, die den Patienten dumm erscheinen lässt; und 3. eine unangemessene Neugier in Bezug auf den Therapeuten, aber nicht auf das eigene Selbst. Bion beschreibt die Projektion dieser Eigenschaften in den Analytiker und postuliert als wesentliche Dynamik dieser Situation die Aktivierung der Wut eines frustrierten Babys über eine ungeduldige Mutter, die ohne wirkliches Verständnis zu ihm spricht und »dummerweise« von ihm erwartet, ihr ebenfalls verbal zu antworten. Hier werden die Kommunikationsaspekte der projektiven Identifizierung durch die projektive Identifizierung eines destruktiven, sadistischen Objekts beeinträchtigt. Der Schlüssel zur Handhabung dieser Situation besteht darin, dass der Analytiker diese Projektion eines extrem zerstörerischen inneren Objekts, das entschlossen ist, jede verbale Verständigung zunichte zu machen, in sich aufnimmt. Nach unserer Erfahrung spiegelt sie ein chronisches Agieren von primitivem Hass und Neid in den Sitzungen wider, wobei die Aggression allerdings agiert wird, ohne dass der Patient sich ihrer bewusst wäre. Das arrogante Verhalten ist Ausdruck seiner hochaggressiven Bedürfnisse: des Bedürfnisses, keinesfalls eine Fähigkeit zur kognitiven Kommunikation mit dem Therapeuten erkennen zu lassen, des verzweifelten Versuchs, sich der Bedeutung des eigenen Verhaltens keinesfalls bewusst zu werden, und des Bedürfnisses, den Therapeuten zu kontrollieren, um zu verhindern, dass die projizierte und gefürchtete Aggression in Form von Gegenangriffen des Analytikers zurückkehrt.

Der beste Weg, dieses Syndrom, das mit einigen der schwersten Formen narzisstischer Regression assoziiert ist, zu handhaben, besteht nach meiner Erfahrung darin, die Deutungsarbeit mit dem Setzen fester Grenzen in der Behandlung zu kombinieren. Der Therapeut muss dem Patienten klar machen, dass dessen Aggressionsäußerung sich im verbalen Rahmen zu halten hat, dass er den Therapeuten oder die Praxiseinrichtung nicht körperlich angreifen darf und dass er außerhalb der Sitzungen im Raum des Therapeuten nichts zu suchen hat. Auf diese Weise werden die Angriffe auf ein Maß beschränkt, das in den Sitzungen kontrollierbar ist. Gleichzeitig muss der Therapeut auf die Unfähigkeit des Patienten fokussieren, die sadistische Lust anzuerkennen, die ihm sein aggressives Verhalten bereitet. Wenn der Patient seine Abwehr der Angst, die Lust an seinem sadistischen Verhalten anzuerkennen, überwinden kann, gelingt es ihm, diese Lust anzuerkennen, ohne sich vor Vergeltung zu fürchten oder Schuldgefühle zu empfinden. Dadurch wird auch die Intensität seiner Aggression gemildert, so dass sich die Möglichkeit eröffnet, in der Übertragung die Ursprünge dieser Reaktion zu untersuchen.

Eine unserer Patientinnen schnitt die Pflanzen im Behandlungszimmer ab und diffamierte den Therapeuten in der Öffentlichkeit, konnte aber schließlich anerkennen, dass sie diese Angriffe als lustvoll empfand. Nun stellte sich heraus, dass sie sich bei solchen Attacken unbewusst mit einer sadistischen Tante identifizierte, von der sie als Kind tyrannisiert und körperlich schwer misshandelt worden war. Die Zerlegung des pathologischen Größenselbst in die internalisierten Objektbeziehungen, die es konstituieren – in diesem Fall die Aktivierung der Identifizierung mit der sadistischen Tante –, führt durch die Deutung der Übertragung zur Auflösung der Struktur des pathologischen grandiosen Selbst.

Es gibt Patienten mit einem wesentlich höheren Funktionsniveau und ungleich besserer Kontrolle ihres Verhaltens innerhalb wie auch außerhalb der Sitzungen, deren verächtliche, entwertende, herablassende und konkurrierende Einstellung gegenüber dem Therapeuten mit Phasen der Selbstverachtung und dadurch hervorgerufener Suizidalität und Verzweiflung abwechselt. Diese Patienten haben gewöhnlich stark ausgeprägte paranoide Tendenzen, geben sich rivalisierend und arrogant und rechtfertigen ihr herablassendes Verhalten durch intellektuelle Diskussionen mit dem Therapeuten. Ihre Verächtlichkeit beschert ihnen massive Konflikte im Beruf, im sozialen Umgang und in ihren persönlichen engen Beziehungen. Bei diesen Patienten mit höherem Funktionsniveau sind Herablassung und Arroganz weniger stark ausgeprägt und dominierend als bei den regredierten arroganten Patienten. Gleichwohl ist dem Analytiker überdeutlich klar, dass er verächtlich behandelt wird; weil dem Patienten wiederum klar ist, dass er sich herablassend verhält, kann dieses Gebaren schon bald in der Übertragung untersucht werden. Die über lange Zeit manifestierte Verächtlichkeit kann allerdings die positive Einstellung des Analytikers gegenüber dem Patienten untergraben, und ebendies ist eines der unbewussten Ziele dieser Übertragungsentwicklung: sowohl die Rache an verhassten Elternimagines als auch, tief darunter verborgen, der verzweifelte Versuch, trotz dieses Verhaltens eine gute Beziehung zum Analytiker aufrechtzuerhalten und nicht im Stich gelassen zu werden.

Eine solche Patientin suchte uns auf, nachdem sie bereits bei einer ganzen Reihe von Analytikern in Behandlung gewesen war, die sie allesamt gegenüber Außenstehenden verunglimpft hatte. Nachdem ein Mitglied unserer Gruppe die Arbeit mit ihr aufgenommen hatte, verhielt sie sich auch ihm gegenüber extrem verächtlich. Außerhalb der Behandlung redete sie schlecht über ihn, bis dieses Verhalten schließlich offenkundig wurde und in der Übertragung erforscht werden konnte. Ein anderer Patient kaufte heimlich CDs mit einem vollständigen Ausbildungsprogramm in kognitiver Verhaltenstherapie und versuchte wochenlang mit Feuereifer, den Therapeuten über die Grenzen seines analytisch orientierten Verfahrens aufzuklären. Das Durcharbeiten dieser schwierigen Verhaltensweisen in der Übertragung und die konsequente Deutung all der Implikationen und besonderen Merkmale der Arroganz und Verächtlichkeit solcher Patienten können das Problem lösen; der Preis aber ist hoch, denn der Analytiker muss auch die entsprechenden Gegenübertragungsreaktionen durcharbeiten. Im Laufe der Zeit schaffen diese Patienten es, die Selbstachtung des Analytikers und sein professionelles Selbstbewusstsein spürbar infrage zu stellen.

Die schwer erträgliche Gegenübertragung kann sich in solchen Fällen tatsächlich als zentrales Problem erweisen. Wenn Patienten Dritte miteinbeziehen (sich z. B. bei Verwandten oder bei anderen Therapeuten über den Analytiker beklagen und womöglich bei Kollegen um ein Beratungsgespräch bitten, um sich über die Behandlung zu beschweren), ist es besonders schwierig, eine technisch neutrale Haltung zu wahren. In manchen Fällen ist es u. U. notwendig, dem Verhalten des Patienten Grenzen zu setzen, damit das Gefühl der körperlichen, emotionalen, professionellen und juristischen Sicherheit, auf das der Therapeut angewiesen ist, um seine Position der anteilnehmenden Objektivität aufrechtzuerhalten, gewährleistet bleibt. Seine Fähigkeit, zu beurteilen, welche Inszenierungen und projektiven Identifizierungen in den Entwicklungen von Übertragung und Gegenübertragung aktiviert werden, bedarf des Schutzes.

Auf allen Ebenen der narzisstischen Pathologie bringt der Mechanismus der omnipotenten Kontrolle einen bedeutsamen, unbewussten Versuch des Patienten zum Ausdruck, jegliche Veränderung zu verhindern – die therapeutische Situation »einzufrieren« –, um seine Identifizierung mit seinem pathologischen Größenselbst nicht zu gefährden. Auf »höheren« Niveaus der narzisstischen Pathologie kann dies die Form idiosynkratischer Überzeugungen im Rahmen politischer Ideologien oder ausgesprochen privater Denksysteme annehmen, und zwar sogar bei Menschen, deren Realitätsprüfung in anderer Hinsicht hervorragend funktioniert. Auf dem Borderline-Niveau der narzisstischen Pathologie, das wir hier untersuchen, weisen diese privaten Denksysteme mitunter eine quasiwahnhafte Qualität auf. Sie haben die Funktion, die Überzeugung des Patienten, anderen Menschen intellektuell überlegen zu sein, zu schützen. Einer unserer Patienten war überzeugt, dass die Liebe zu einer Frau grundsätzlich eine Schwäche zu erkennen gebe, die ihn zum unterlegenen Part mache; ein anderer Patient hielt sich für den größten Künstler auf seinem Gebiet und redete sich ein, dass sämtliche gegenteiligen Erfahrungen das intrigante Werk rivalisierender Künstler seien, die ihn beneideten. Solche Überzeugungen verhinderten, dass die Therapie irgendeinen Einfluss auf den Patienten ausüben konnte, und schützten seine Grandiosität. Die Entwicklung »unvereinbarer Realitäten« in der Übertragung und die in solchen Fällen benutzte Technik (Kernberg 2004, 2007) kann sich in der Analyse als wichtiger Aspekt der Übertragungsanalyse erweisen.

Triangulierungsintoleranz

Eine extreme Form der omnipotenten Kontrolle kann sich bei stark regredierten Patienten als Teil einer Intoleranz für Triangulierungen entwickeln (Britton 1998). Der Begriff *Triangulierungsintoleranz* bezeichnet eine besonders schwere Verzerrung internalisierter Objektbeziehungen, eine Regression, die es dem Patienten unmöglich macht, Gedanken zu ertragen, die sich mit seinen eigenen nicht vollständig decken. Dem Therapeuten wird die Rolle zugeschrieben, die Sichtweise des Patienten zu bestätigen und ihn der Realität und Stabilität der gemeinsam geteilten Erfahrung zu versichern. Jeder Beitrag des Therapeuten, der vom Denken des Patienten abweicht, erschüttert dessen Größenselbst und bringt maligne Implikationen mit sich. Letztlich ist es die Suche nach einer perfekten symbiotischen Beziehung in einer Dyade, die die Störung durch ein drittes Objekt so unerträglich macht, dass es ausgeschlossen werden muss. Hier gibt sich die fragile Omnipotenz eines pathologischen Größenselbst zu erkennen, das sich die absolute Kontrolle über die erlebte Realität zu sichern versucht. Archaische ödipale Konflikte (d.h. die Unfähigkeit des Kleinkindes, die Beziehung des Elternpaares, von der er sich ausgeschlossen fühlt, zu ertragen) zeigen sich dann in der Übertragung als neiderfüllter Groll über die Beziehung des Therapeuten zu einem eigenen inneren Objekt (zu seinem eigenständigen Denken, seiner Theorie oder seinen Reflexionen über das, was in der Beziehung zum Patienten geschieht) und machen jede andere Perspektive für den Patienten unerträglich.

Bemühungen des Therapeuten, alternative Sichtweisen einzubringen, werden entweder als totales Im-Stich-Lassen und als Zurückweisung erlebt oder als sadistische Intrusion und aggressiver Versuch, das Denken des Patienten zu kontrollieren. Diese Situation, ursprünglich von Britton (2001 [1998]) beschrieben, lässt sich sogar bei Patienten mit einem relativ hohen Funktionsniveau innerhalb des narzisstischen Pathologiespektrums beobachten. Bei ihnen zeigt es sich in einer sehr subtilen Ablehnung des eigenständigen Denkens des Therapeuten durch hochdifferenzierte Manöver, mit denen der Patient seine ursprünglichen Auffassungen abermals betont und den Therapeuten zu einem vorübergehenden emotionalen Rückzug zwingt. Die gleiche Situation taucht aber auch bei extrem regredierten narzisstischen Patienten mit eindeutigem Borderline-Funktionsniveau auf, deren extrem verzerrte Realitätswahrnehmung ans Psychotische grenzt.

Weil Patienten unter diesen Umständen fest überzeugt sein können, dass ihr emotionales Erleben der Realität entspricht, kann ein im Kontext der sozialen Umwelt extrem unangemessenes, im Grunde psychotisches Verhalten die Folge sein. Jeder Anlauf des Therapeuten, die Fähigkeit zur Realitätsprüfung zu sondieren, wird dann als Angriff erlebt und veranlasst den Patienten, die vermeintliche Intrusion voller Wut abzuwehren.

Eine Patientin hielt an der fast wahnhaften Überzeugung fest, dass ein Mann, der sie ganz offenkundig ausbeutete und ihr bei jeder Gelegenheit zeigte, dass sie ihm gleichgültig war, in sie verliebt sei. Sie selbst behandelte den Therapeuten, der sie mit ihren Illusionen zu konfrontieren versuchte, als sei seine Realitätssicht völlig unzulänglich. Diese Frau funktionierte in anderen Bereichen ihres Lebens bemerkenswert gut. Ein anderer Patient mit unverkennbarem Borderline-Funktionieren sorgte auf dem Begräbnis eines Familienangehörigen für einen solchen Tumult, dass seine Verwandten ihn vom Grab fortführten. In den darauf folgenden Sitzungen ließ er seiner Wut auf die Gefühlskälte und Gleichgültigkeit, mit der seine Familie auf sein tiefes Leid reagiert hatte, freien Lauf und war erzürnt über jeden noch so taktvollen Versuch des Therapeuten, herauszufinden, ob seine Trauerbekundungen unter den gegebenen Umständen womöglich problematische und gesellschaftlich unangemessene Formen angenommen hatten.

Ein technischer Ansatz, der sich uns bei diesen Störungsbildern als hilfreich erwiesen hat, ist das sehr geduldige, konsequente Erläutern der Tatsache, dass jede Ansicht, das sich von derjenigen des Patienten selbst unterscheidet, solch intensiven Schmerz verursacht, als würden sein ganzes Denken oder seine Fähigkeit, mit der Realität umzugehen, infrage gestellt, so dass er sich gegen einen dermaßen gefährlichen Angriff schützen muss. Für den Patienten fühlt es sich so an, als wolle der Therapeut ihn verrückt machen. Der Analytiker muss nach und nach detailliert darlegen, welche Bedrohung den Patienten in Panik versetzt: Er hat Angst vor einer totalen Entwertung seiner Fähigkeit zu denken, Angst vor dem Alleingelassen-Werden und vor der Einsamkeit, aber auch vor seiner eigenen wuterfüllten Reaktion auf diese bedrohliche Situation, vor seinen eigenen Phantasien über die sadistischen Absichten eines imaginären Außenstehenden – der entschlossen zu sein scheint, die Sicherheit seines früheren Erlebens zu zerstören – und vor der Kollusion des Therapeuten mit einem solchen Feind. Die beschriebene Situation verweist darauf, wie wichtig es ist, dass der therapeutischen Beziehung eine »Drei-Personen-Psychologie« als Grundlage dient. Die Auflösung dieser schweren Regression gibt eine bedeutsame Besserung dieser Patienten zu erkennen.

Das Konzept der *Drei-Personen-Psychologie* besagt, dass die therapeutische Beziehung mindestens durch die Übertragung, die Gegenübertragung und die Position des Analytikers/Therapeuten als »ausgeschlossene dritte Partei« bestimmt wird. Letztere entspricht jenem Persönlichkeitsanteil des Analytikers, der die Übertragungs-Gegenübertragungsbeziehung zu erforschen vermag, ohne selbst in ihr zu versinken (Kernberg 2012), und resultiert aus einer Spaltung im Ich des Analytikers, das in seiner Beziehung zum Patienten in Gegenübertragungsenactments und in den Entwicklungen der projektiven Gegenidentifizierungen ein ums andere Mal »ausgelöscht« wird (Grinberg 1979). Auf einer tieferen, symbolischen Ebene beschreibt die Drei-Personen-Psychologie die ödipale Strukturierung der analytischen Beziehung und die potenzielle Intoleranz für die ödipale Situation in regressiven, symbiotischen Übertragungen. Auf dieser symbolischen Ebene wird der Patient zur ausgeschlossenen dritten Partei, zu dem Säugling, der von der Beziehung des Elternpaares ausgeschlossen ist. So verhielt es sich mit den von Britton (1998) beschriebenen Patienten.

7.1.3 Extreme nicht-depressive Suizidalität und Selbstdestruktivität

Schwere narzisstische Suizidalität

Es ist gewöhnlich nicht schwierig, das chronisch suizidale und parasuizidale Verhalten von Patienten mit schweren Persönlichkeitsstörungen ohne vorherrschende narzisstische Züge von dem Verhalten narzisstischer Persönlichkeiten mit Borderline-Funktionsniveau zu unterscheiden. Das nicht-depressive suizidale Verhalten der Patienten mit Borderline-Persönlichkeitsstörungen ist gewöhnlich impulsiv. Es begleitet einen akuten Affektsturm in Reaktion auf Frustration oder auf ein Wut auslösendes oder traumatisierendes Erlebnis, oder es wird eingesetzt, um enge Familienangehörige oder Liebes- bzw. Hassobjekte zu beeinflussen oder zu kontrollieren. Das chronische suizidale oder parasuizidale Verhalten von Patienten mit narzisstischen Persönlichkeitsstörungen entwickelt sich hingegen langsam, im Laufe von Wochen oder Monaten, bis die eigentliche Handlung dann auf eine abgeklärt und durchdacht wirkende Weise ausgeführt wird – häufig im Kontext eines scheinbar freundlichen, entspannten Gesamtverhaltens. Patienten mit dieser extrem schweren narzisstischen Pathologie unterscheiden sich von Personen, deren suizidales Verhalten Teil einer schweren Stimmungsstörung mit aggressiven und sehr depressiven Zügen ist. Bei den extrem narzisstischen Patienten hingegen durchbricht das suizidale und parasuizidale Verhalten – einschließlich schwerer Selbstverletzungen – ein im Allgemeinen stabiles, scheinbar normales Verhalten.

Unter dem Blickwinkel der Psychodynamik und der Übertragung betrachtet, spiegelt dieses Verhalten eine tiefe, durchgängige aggressive Entwertung der äußeren Welt wider, eine radikale Entwertung wichtiger anderer Menschen, aber auch des Selbst, einen »negativen Narzissmus«, wie Green (1993b) es genannt hat. Die Patienten empfinden ein Gefühl grenzenloser Überlegenheit und Omnipotenz, weil sie glauben, die Angst vor Schmerz und Tod überwunden zu haben, zur Befriedigung ihrer Bedürfnisse keine anderen Menschen zu brauchen und mit der Kontrolle über ihren eigenen Tod über unwiderrufliche, absolute Macht und Freiheit zu verfügen. Diese allgemeine Übertragungsdisposition kann vielerlei Formen annehmen. Die Fähigkeit des Therapeuten, sich in seiner Gegenübertragungsreaktion empathisch in diese furchtbare psychische Realität des Patienten einzufühlen – in jenen Teil, der mit dem selbstmörderischen Größenselbst identifiziert ist –, kann sich als entscheidender Aspekt der Übertragungsdeutung erweisen. Der Therapeut ist ein natürlicher Feind jenes inneren Objekts, und eine Hauptfrage lautet daher, ob er in der Psyche des Patienten irgendeinen Verbündeten finden kann: Gelingt es ihm, sich irgendwie mit dem unterdrückten, schwachen Überlebenswunsch des Patienten in Verbindung zu setzen? Eine maßgebliche therapeutische Aufgabe besteht in solchen Fällen darin, diesen potenziellen inneren Konflikt – einen genuinen Kampf zwischen dem Todestrieb und dem Wunsch zu leben – zu deuten, sobald er in der Übertragung aktiviert wird.

Eine unserer Patientinnen führte sich laufend Rattengift zu, um sich zu töten. Trotz sorgfältiger Durchsuchungen während ihrer stationären Aufenthalte in unserer Klinik war nicht zu klären, wie sie sich das Gift besorgte. Die Patientin bestritt, sich gezielt zu vergiften, obwohl das Serumprothrombin im Laufe mehrerer Tage laufend anstieg. In der Vergangenheit hatte sie unter schweren inneren Blutungen gelitten, die umfassende diagnostische und therapeutische Interventionen erforderten; trotz aller Aufregung, die sie umgab, hatte sich die Patientin dabei in ihrer scheinbar ruhigen, fast fröhlichen Haltung, die über ihren sehr schlechten Zustand hinwegtäuschte, nicht erschüttern lassen.

Eine andere Patientin fügte sich schwere Verletzungen zu, indem sie Sehnen durchtrennte und in der Folge mehrere Finger verlor. Als sie sich zu verbrennen versuchte, konnte eine Katastrophe, die das Leben zahlreicher Menschen in ihrem Wohnhaus bedroht hätte, nur knapp verhindert werden.

Manchmal waren ihre Versuche, sich zu verletzen, parasuizidal, zum Beispiel als sie sich in einer Situation, in der sie völlig entspannt und gut angepasst wirkte, ganz plötzlich tiefe Schnittwunden zufügte. Eine weitere Patientin ging mit ihrer Schwester zum Einkaufen. Nach einem vermeintlich sehr schönen gemeinsamen Nachmittag zog sie sich in ihr Zimmer zurück. Als ihre Schwester noch einmal zu ihr ging, um ihr einige der Dinge, die sie gekauft hatten, zu bringen, fand sie die Patientin mit zahlreichen Schnitten auf beiden Armen vor. Ihre stark blutenden Wunden mussten im Notdienst aufwändig versorgt werden.

Es gibt Patienten, die ihre Suizidabsichten und -vorbereitungen leugnen und Triumphgefühle empfinden, wenn es ihnen gelingt, den nichtsahnenden Therapeuten durch ihr Verhalten zu schockieren. Andere Patienten sprechen offen über ihre Suizidalität, geben zu verstehen, dass sie sich ihrer Kontrolle entzieht und dass sie im Augenblick mit dem Teil ihrer selbst, der sich den Tod wünscht, nicht in Verbindung seien. Oft wird ihnen der in solchen Verhaltensweisen implizierte Angriff auf Familienangehörige und den Therapeuten gar nicht bewusst, mitunter aber geht er mit Triumphgefühlen und sadistischer Befriedigung einher. Gleichzeitig führen die Patienten womöglich unbewusst Situationen herbei, in denen es den Anschein hat, als sei ihr suizidales Verhalten auf eine Nachlässigkeit oder Unkonzentriertheit seitens des Therapeuten zurückzuführen. Dann werden die Angehörigen auf ihn wütend, weil sie glauben, dass er das Verhalten des Patienten hätte verhindern können. Manche Patienten beteuern triumphierend, dass ihr Verhalten sich jeglicher Kontrolle entzöge – nicht nur ihrer eigenen, sondern auch der des Therapeuten, dessen Ohnmacht und Inkompetenz sie dadurch bewiesen sehen. Jeder von uns kennt Fälle, in denen Familienangehörige eine unbewusste Kollusion mit Patienten eingehen und den Therapeuten zum Sündenbock machen. Die Behandlung wird abgebrochen, und der Patient sucht sich abermals einen neuen Therapieplatz. Er hat einen weiteren Therapeuten »zur Strecke gebracht« und triumphiert in seiner Rolle als »Therapeutenserienkiller«.

Die Kombination von ausgeprägten selbstdestruktiven Strebungen und antisozialen Tendenzen kann als provokantes, streitsüchtiges Verhalten Ausdruck finden. Dem Therapeuten wird vorgeworfen, das Risiko eines schweren Suizidversuchs nicht aufmerksam genug berücksichtigt zu haben. Auf diese Weise unterwirft der Patient ihn indirekt seiner omnipotenten Kontrolle, indem er paranoide Ängste und Schuldgefühle weckt. Hier vermittelt das mit Aggression infiltrierte pathologische Größenselbst dem Patienten eine illusionäre Macht, und zwar nicht allein über den Therapeuten, sondern über Leben und Tod, über Schmerz und Leid. Es eröffnet den Weg zur Flucht in einen Tod, der als »Befreiung« von einer unkontrollierbaren Welt phantasiert wird.

In einer randomisierten und kontrollierten Studie, in der TFP, dialektische Verhaltenstherapie (DBT) und supportive, auf psychoanalytischen Prinzipien beruhende Psychotherapie (SP) miteinander verglichen wurden, stellten wir fest, dass die TFP genauso effektiv wie die DBT suizidales und parasuizidales Verhalten reduzierte. Die supportive Psychotherapie war hingegen weniger effektiv. Das Mentalisieren verbesserte sich allein in der TFP (Kernberg et al. 2008).

Ich halte es für wichtig, dass der Therapeut in seiner Beziehung zum Patienten und zu dessen Familie sowie bezüglich seiner eigenen Gegenübertragung die Möglichkeit aufrichtig anerkennt, dass der Patient sich suizidieren könnte und die Behandlung dies u. U. nicht verhindern kann. Der Therapeut muss offen, in diagnostischen Sitzungen mit dem Patienten und der Familie, anerkennen, dass die ambulante psychotherapeutische Behandlung in Anbetracht der schweren Erkrankung ein ernstzunehmendes, unvermeidbares Suizidrisiko mit sich bringt und dennoch einer langen Hospitalisierung mit vorerst nicht absehbarem Ende vorzuziehen ist. Weil in solchen Fällen keine schwere Depression vorliegt, die auf einen Suizid vorausweisen kann, und eine sichere Verhinderung aufgrund der tiefen charakterologischen Basis nicht zu gewährleisten ist, muss das Risiko deutlich ausgesprochen und zum juristischen Schutz des Therapeuten u. U. auch schriftlich festgehalten werden. Gleichzeitig kann das Wissen des Patienten, dass er den Therapeuten mit Suiziddrohungen nicht erpressen kann, seinen sekundären Krankheitsgewinn reduzieren und seinem Omnipotenzgefühl Grenzen ziehen. Der Therapeut kann diesen extrem schwierigen Patienten nur helfen, wenn er sich körperlich, psychisch und juristisch sicher fühlt.

In all diesen Fällen muss man offen und ruhig deuten, dass der Patient, auch wenn er zu einer Psychotherapie bereit ist und sich von ihr eine Besserung seines Zustandes erhofft, gleichwohl von mächtigen destruktiven inneren Kräften beherrscht wird. Die Anerkennung objektiver Besorgnis (das ausgeschlossene Dritte) über die Selbstdestruktivität schafft die Möglichkeit, destruktive Impulse offen zu diskutieren und dem Patienten klar zu machen, dass man die Schwere seiner Krankheit und die Macht, die dieser Selbstanteil über ihn besitzt, respektiert. Das Bedürfnis, den destruktiven Selbstanteil schützend von der vermeintlich »fröhlichen« Mitarbeit in anderen Momenten der Behandlung zu dissoziieren, kann geklärt und aufgelöst werden, so dass die vorbehaltlose Anerkennung der alles beherrschenden Motivation zur Selbstzerstörung zum zentralen Thema wird, das in den Sitzungen untersucht werden kann.

Eine damit zusammenhängende, wichtige technische Notwendigkeit ist die Erforschung des scheinbaren Fehlens jeglicher Sorge des Patienten über diese furchtbare Kontrolle, die der Anteil, der sterben möchte, über den Teil, der am Leben bleiben möchte, ausübt. Auch die Gründe für die Entwertung und den impliziten Hass auf den Teil, der leben möchte, müssen untersucht werden. Die allmähliche Aufdeckung der mit dem Überleben verbundenen Gefahren, das schreckliche Leiden, das der Verlust der in der Identifizierung mit dem Tod enthaltenen Kontrolle und Überlegenheit verursacht, die Erfahrung, allein und ohne Beistand zu sein und andere Menschen zu beneiden, die nicht zu einer derartigen selbstinduzierten Destruktivität verdammt sind – all dies kann im Kontext spezifischerer Aspekte der frühen und sehr frühen Lebensgeschichte des Patienten zutage treten. Manchmal erhoffen sich Patienten unbewusst ein omnipotentes gutes Objekt, das sie aus ihrem verzweifelten Zustand erretten wird, und projizieren ihre eigene Omnipotenz auf einen illusionären, gottähnlichen Erlöser. Auch diese Phantasie muss auf ihre potenziellen selbstdestruktiven Implikationen hin erforscht werden.

Das Syndrom der »toten Mutter«

Eine Gruppe ähnlicher Patienten, die oberflächlich weit weniger krank wirken, auf einer tieferen Ebene aber eine unnachgiebige Entschlossenheit zeigen, sämtliche Beziehungen, die Bemühungen des Therapeuten und sogar ihr eigenes Gefühl der Lebendigkeit zu zerstören, weist das von André Green (1993a, 1993b) beschriebene Syndrom der »toten Mutter« auf. Unter diesen Umständen wird jede wichtige Beziehung infolge der Identifizierung mit einer internalisierten Imago der toten Mutter abgelehnt. Diese Imago geht oft auf frühe Erfahrungen mit einer schwer depressiven, nicht verfügbaren Mutter zurück. Unbewusst versuchen diese Patienten, die Beziehung zur abwesenden, nicht responsiven Mutter aufrechtzuerhalten, indem sie die Phantasie in Szene setzen, dass ihr eigener emotionaler Tod und der Verlust ihres Selbst sie mit einer idealisierten Mutter wiedervereinen und vor weiteren Leiden schützen würden. In der Phantasie dieser Patienten sind die Preisgabe der eigenen Existenz als autonomes Selbst, des Bedürfnisses, sich auf einen anderen Menschen zu stützen, und die vollständige Entwertung aller Repräsentationen signifikanter Anderer eine Quelle ewiger Ruhe, Sicherheit und Gelassenheit. Es sind Patienten, die sich die Deutungen des Therapeuten aufmerksam anzuhören scheinen und dann mit den Worten reagieren: »Das ist alles sehr interessiert, berührt mich aber nicht im geringsten.« Sie vertreten ihr Einstellung des »Was soll's?« in Reaktion auf Deutungen hartnäckig und unverrückbar. Durch die unbewusste Vernichtung sämtlicher Beziehungen, von Green (1993b) als »Entobjektalisierung« bezeichnet, erzielen sie den gleichen Effekt wie die Patienten, deren Leben von wiederholten schweren Versuchen beherrscht wird, sich selbst zu zerstören.

Der Begriff *Entobjektalisierung* bezeichnet eine extreme Manifestation des Todestriebs, der direkte Angriffe gegen jene psychischen Strukturen ausführt, die Introjektionsprozesse sowie die Bildung von Selbst- und Objektrepräsentanzen innerhalb eines inneren Raumes ermöglichen. Als ultimative Abwehr der unerträglichen Dominanz der Aggression über libidinöse Besetzungen wird die Fähigkeit des Patienten, eine innere Welt zu erleben, angegriffen: Das Zeitgefühl wird eingefroren, die aggressiven und libidinösen Besetzungen des Objekts wie auch des Selbst werden zurückgenommen, bis in der gesamten Psyche vollständige Leere herrscht (Green 1993b, 2010). Diese Selbstdestruktivität geht laut Green weit über einen Masochismus hinaus. Nach unserer Erfahrung nehmen solche Patienten weder aggressive noch libidinöse Impulse wirklich wahr. Sie sind beruflich und, oberflächlich gesehen, auch in sozialen Beziehungen durchaus erfolgreich, doch im Grunde handelt es sich um Einzelgänger, die total isoliert sind und sich für das Leben nicht zu interessieren scheinen. Sie sind nicht depressiv, und die depressive Gegenübertragungsreaktion, die sie im Analytiker zunächst auslösen, verwandelt sich im Laufe der Zeit in ein Gefühl der Erschöpfung und Leere. Wenn es im Laufe langwieriger Behandlungen möglich wird, ihre unbewussten Bemühungen aufzudecken, die Beziehung zum Analytiker abzutöten, um sich vor schweren Frustrationen ihres Bedürfnisses nach Liebe und Abhängigkeit zu schützen, und den aggressiven Groll auf die vermeintliche Gleichgültigkeit des Analytikers, seinen Egoismus und seine vermeintlich sorglose Freude am Leben zu erforschen, besteht mitunter Hoffnung. Unter günstigsten Umständen kommt es zu einer Reaktivierung der intensiven primitiven Hass- und Neidgefühle und zu einer »Wiederbelebung« internalisierter Objektbeziehungen.

Extrem sadomasochistische Übertragungen

Zu einer anderen Gruppe gehören Patienten, deren Selbstdestruktivität etwas weniger stark ausgeprägt ist und die unbewusst versuchen, alle Beziehungen in feindselige Interaktionen oder hochgradig sadomasochistische Verstrickungen zu verwandeln. Es scheint, als bestünde die einzige Art, dafür zu sorgen, dass sich jemand um sie kümmert, in ihren Augen darin, ihr Gegenüber zu einem Angriff zu provozieren. Im Rahmen einer psychotherapeutischen Behandlung kann dieses Bedürfnis, Bindung durch Feindseligkeit zu provozieren, zu verheerenden Sackgassen und zu

Therapieabbrüchen führen. Im Gegensatz zu den Patienten mit dem Syndrom der »toten Mutter«, deren oberstes Ziel die Zerstörung sämtlicher Beziehungen zu sein scheint, versuchen diese Patienten zumindest, eine gewisse Art von Beziehung zum Therapeuten aufrechtzuerhalten. Die klärenden Deutungen der beharrlichen Bemühungen, den Therapeuten zu einem Angriff zu provozieren, eröffnet u. U. die Möglichkeit, dieses Muster zu modifizieren. Letztlich repräsentieren diese Fälle die schwerste Form der negativen therapeutischen Reaktion.

Nach unserer Erfahrung setzt die Behandlung dieser schwersten Fälle zuallererst realistische Bedingungen für die Durchführung der Therapie voraus. Die im Behandlungsvertrag vereinbarte Behandlungsstruktur muss den körperlichen, psychischen, sozialen und juristischen Schutz des Therapeuten gewährleisten. Es ist unverzichtbar, die Familie des Patienten in die Vereinbarungen miteinzubeziehen. Während der Behandlung kann es erforderlich sein, mit Angehörigen in laufendem Kontakt zu bleiben, um den Behandlungsrahmen aufrechtzuerhalten und zu stabilisieren und unrealistischen Erwartungen vorzubeugen. In einer prozessfreudigen Kultur wie der US-amerikanischen ist es besonders wichtig, dass der Therapeut vor jedem Risiko geschützt ist, im Falle des Suizidversuchs oder Suizids eines Patienten vor Gericht gestellt zu werden. Wenn seine Sicherheit nicht zu gewährleisten ist, ist die Behandlung nicht möglich.

Der Versuch des Patienten, den Therapeuten zu vernichten, seinen Ruf zu ruinieren, ihn als unfähig bloßzustellen und ihn oder seine Angehörigen zu diffamieren, muss konsequent als Ausdruck desjenigen Persönlichkeitsanteils gedeutet werden, der die Selbstzerstörung betreibt. Die Auslieferung an ein sadistisches, mörderisches inneres Objekt, dem der Patient sich fasziniert unterwirft und mit dem er identifiziert ist, und die brutale Unterdrückung seines infantilen Selbst und seiner Liebessehnsucht sind furchterregende Übertragungsaspekte. Sie können zudem als ungemein verstörende Aspekte in den Gegenübertragungsentwicklungen auftauchen. Auch dies macht es erforderlich, für die objektive Sicherheit des Therapeuten Sorge zu tragen und darüber hinaus auch »Raum« für das Durcharbeiten seiner Gegenübertragungsreaktionen zu schaffen. Dass der Therapeut die ständigen unbewussten Versuche des Patienten, ihn in ein sadistisches und entwertetes Objekt zu verwandeln, überlebt und die Frustration, die Wahnvorstellungen, die Neid- und Triumphgefühle und die Einsamkeit toleriert, die das intersubjektive Feld beherrschen, ist der hohe Preis, der für die Durchführung solcher Behandlungen zu zahlen ist. Gleichzeitig ist dieses Material die Grundlage, auf der Verständnis erarbeitet wird und Erfolg oder Misserfolg erwachsen.

7.1.4 Die antisoziale Dimension

Wenngleich die narzisstische Pathologie mit antisozialen Zügen ein höheres Niveau der Beziehung zur Außenwelt zu erkennen gibt als die oben untersuchte Gruppe der schwereren narzisstischen Konstellationen, leistet das weitgehende Fehlen schützender Über-Ich-Funktionen einem unkontrollierbaren Agieren der Aggression Vorschub, das die therapeutische Beziehung leicht zerstören kann und ein negatives prognostisches Kriterium für jede therapeutische Intervention ist. Ein hohes Maß an sekundärem Krankheitsgewinn und/oder das Vorliegen stark ausgeprägter antisozialer Züge sind negative prognostische Indikatoren für die Behandlung der narzisstischen Pathologie, die wir erforschen (Kernberg 2007). Nach unserer Erfahrung ist eine angemessene Diagnose durch den Therapeuten zu Behandlungsbegann unabdingbar, um eine antisoziale Persönlichkeit von narzisstischen Persönlichkeiten mit signifikantem antisozialem Verhalten und vom Syndrom des malignen Narzissmus zu unterscheiden. Anders als die antisoziale Persönlichkeit im eigentlichen Sinn sind die beiden letztgenannten Störungen u. U. durchaus psychotherapeutisch behandelbar (zu den Kriterien siehe Hare et al. 1991; Stone 1993; Kernberg 2004).

Sobald trotz verhaltener Prognose die Entscheidung für eine TFP getroffen wurde, gilt es, einen Behandlungsvertrag zu schließen, der auch Familienangehörige miteinbezieht und zudem sicherstellt, dass der Therapeut von äußeren Quellen notwendige Informationen erhält, um den Patienten, sich selbst und die Behandlung vor hochdestruktivem Verhalten schützen zu können, das von den Sitzungen womöglich abgespalten wird und Ausdruck der unbearbeiteten Unaufrichtigkeit des Patienten ist. Antisoziales Verhalten kann sogar in Verbindung mit Unehrlichkeit gegenüber dem Therapeuten behandelbar sein, sofern der Patient keine antisoziale Persönlichkeitsstörung im strengen Sinn aufweist. Die systematische Analyse der Unaufrichtigkeit wird in solchen Fällen zu einer zentralen Voraussetzung struktureller Veränderung. Häufig ist ein therapeutisches Team erforderlich, um den Patienten zu begutachten und um ihn vor seinem antisozialen Verhalten zu bewahren. Der Therapeut wiederum muss sich darauf einstellen, der Analyse sämtlicher Symptome dieser Unaufrichtigkeit höchste Priorität einzuräumen. Dass man sich nicht darauf verlassen kann, von den Patienten wahrheitsgemäß über das, was in ihrem Leben geschieht, was sie denken und fühlen, informiert zu werden, ist als gegebene Realität zu akzeptieren. Die bewusste und unbewusste Motivation muss dann in den Sitzungen erforscht werden. Durch Täuschungen und Unaufrichtigkeit versucht der Patient, sich vor imaginären Gefahren zu schützen, die ihm seiner Meinung nach ohne entsprechende Vorkehrungen drohten.

Das bedeutet, dass stark ausgeprägte paranoide Züge als bewusste und unbewusste Motivation ständig aktiv sind und das antisoziale Verhalten in der Übertragung aufrechterhalten; die Umwandlung von »psychopathischen Übertragungen« in »paranoide Übertragungen« ist deshalb ein zentrales taktisches Ziel dieser Behandlungen. Häufig wirkt die Atmosphäre in den Sitzungen – zumindest zu Therapiebeginn – freundlich distanziert; sobald sich jedoch dieser Übergang vollzieht, wird sie extrem paranoid und feindselig. Der Zustand des Patienten scheint sich zu verschlimmern, er agiert intensiver, die Behandlung ist stärker gefährdet, aber trotz allem zeichnet sich eine realistischere Beziehung ab. Die Kombination von antisozialen Abwehrmechanismen und pathologischem Größenselbst macht diesen Übergang von einer psychopathischen zu einer vorwiegend paranoiden Übertragung wesentlich schwieriger und mühsamer.

Während dieses Prozesses versuchen solche Patienten mitunter auch, den Therapeuten unter dem Deckmantel aufrichtiger Kooperation zu einer Kollusion mit ihrem betrügerischen Verhalten zu verführen. Es ist selbstverständlich wichtig, dieser Versuchung, die mit der Verantwortung des Therapeuten gegenüber dem Patienten, seinen eigenen moralischen Werten und der Gesellschaft durchaus in Konflikt geraten kann, zu widerstehen. Grundsätzlich kostet die Kollusion mit antisozialem Verhalten immer einen hohen Preis und bringt letztlich auch das Risiko mit sich, dass die Behandlung scheitert. Unter Umständen ist es besser, eine Behandlung abzubrechen, wenn die therapeutischen Gegebenheiten eine aufrichtige, moralisch einwandfreie Beziehung nicht länger zulassen. Die Sicherheit des Therapeuten ist, um es noch einmal zu wiederholen, die wichtigste Voraussetzung für die Durchführbarkeit einer Behandlung. Für falsch verstandenes Heldentum ist in der psychoanalytischen Psychotherapie kein Platz.

Bestimmte Patienten agieren ihr antisoziales Verhalten unter dissoziierten Bedingungen. Ein Patient, der seine Frau körperlich misshandelte, wenn ihn die Wut packte, rationalisierte sein Verhalten als Teil einer patriarchalischen Ideologie, die von der Frau verlangte, Befehle ohne Widerrede auszuführen. Nach und nach empfand der Patient das mit sadistischer Lust verbundene Verhalten jedoch außerhalb solcher Krisen als ich-dyston, setzte es aber fort, auch wenn er sich in anderen Situationen zu Schuldgefühlen bekannte. Es schien, als übten solche Eingeständnisse keinerlei Einfluss auf das Verhaltensmuster aus; vielmehr schienen sie es weiter zu stabilisieren, indem sie ihm jede wiedergutmachende Geste ersparten. Ein anderes Beispiel wäre der Wissenschaftler, der seine experimentell gewonnenen Daten fälschte und danach die Experimente unter manipulierten Bedingungen wiederholte. Manchmal wird antisoziales Verhalten rationalisiert und als berechtigter Anspruch des pathologischen Größenselbst ausgegeben. So weigerte sich einer unserer Patienten, Steuern zu zahlen, setzte sich über Parkverbote hinweg und ignorierte seine Post, ohne sich um die verheerenden Konsequenzen, die ihm drohten, zu scheren.

Die Übertragungsimplikationen dieser Verhaltensmuster sind höchst unterschiedlich: Sie reichen von einer generalisierten Projektion von Über-Ich-Vorläufern über das Agieren der Identifizierung mit spezifischen unaufrichtigen oder toxischen Repräsentationen frühkindlicher Objekte bis zum provokativen Testen des Grenzen des Engagements, zu dem der Therapeut bereit ist. Auch die Gegenübertragungsentwicklungen fordern in solchen Fällen die therapeutische Einsatzbereitschaft heraus und führen mitunter zu einer lähmenden Verleugnung des Ernstes der Situation. Das Gefühl des Analytikers, dass die Unnachgiebigkeit des antisozialen Verhaltens ihn selbst zu einem Komplizen zu machen droht, kann Anlass sein, die weitere Durchführbarkeit der Behandlung zu hinterfragen.

Wie schon zuvor mit Blick auf mehrere Fälle erwähnt, legt das systematische Durcharbeiten der mit dem pathologischen Größenselbst zusammenhängenden Übertragung die einzelnen Selbst- und Objektrepräsentanzen dieser pathologischen Selbststruktur frei. Eine unserer Patientinnen mit dem Syndrom des malignen Narzissmus verhielt sich im sozialen Leben durchgehend betrügerisch, ausbeuterisch in ihren Beziehungen, zeigte paranoide Reaktionen, exhibitionistisches Verhalten und war sexuell promiskuitiv. Als Kind war sie von nahen Verwandten sexuell missbraucht worden. Die Beziehung zur Mutter war hochambivalent und symbiotisch, der Vater verhielt sich verführerisch, lebte aber nicht in der Familie. In der Analyse verwandelte sich die Übertragung nach und nach von einer grandiosen, abgehobenen Anspruchshaltung und Entwertung des Analytikers in eine intensive negative therapeutische Reaktion, wann immer die Patientin das Gefühl hatte, von ihm Hilfe zu bekommen. In ihrer vierstündigen Analyse schienen diese Phasen, in denen sie wochenlang überzeugt war, dass es ihr wegen der Behandlung schlechter gehe, zunächst einen unbewussten Neid auf die Fähigkeit des Analytikers, ihr zu helfen, widerzuspiegeln. Nach und nach aber traten zunehmend paranoide Ängste zutage und sie fürchtete, dass der Analytiker ihr nur half, weil er sie verführen wollte. Diese Ängste brachten nicht nur die projizierte Identifizierung mit den Tätern zum Ausdruck, die sie als Kind missbraucht hatten, sondern auch ihre Projektion des eigenen verführerischen und promiskuitiven Verhaltens.

Später tauchten schwere aggressive Konflikte im Zusammenhang mit ihrer Abhängigkeit von einer nicht verfügbaren, provozierenden und versagenden Mutter auf. Sie ging noch verantwortungsloser als zuvor mit ihrem Geld um und geriet auch mit den Zahlungen des Behandlungshonorars in Rückstand. Dies ging mit der Entwicklung grollerfüllter Depressionen einher, sobald sie das therapeutische Setting als frustrierend erlebte. Sie agierte die Beziehung zwischen einem hungrigen Säugling und einer versagenden Mutter sowie die entsprechenden Rollenumkehrungen in der Übertragung. Nun spiegelte die versagende, sadistische Mutterrepräsentation ein weiteres Muster des pathologischen Größenselbst wider, das anfangs in ihrem gleichzeitig aufreizenden und versagenden Verhalten gegenüber Männern, mit denen sie sich auf eine Beziehung einließ, Ausdruck gefunden hatte. In dieser Phase ihrer Behandlung tauchten zum ersten Mal überhaupt Schuldgefühle und depressive Reaktionen auf, als sie sich ihres betrügerischen Verhaltens in der Übertragung bewusst wurde und sich eingestand, dass sie den Analytiker belog und ihm wichtige Informationen vorenthielt, um sich ihm überlegen fühlen zu können. All diese Übertragungsentwicklungen konnten nach und nach in ihren chaotischen Beziehungen zu Männern erforscht werden. Dies ermöglichte ihr stabilere und intensivere Liebesbeziehungen, und schließlich konnte sie eine wirklich gründliche Veränderung ihrer Charakterstruktur zulassen, die mit einer Normalisierung ihrer Fähigkeit einherging, eine befriedigende, stabile Liebesbeziehung aufzubauen und sowohl im Berufs- als auch im sozialen Leben bedeutsame Verbesserungen zu erzielen.

Die chronische Unaufrichtigkeit dieser Patientin in sozialen Interaktionen und ihre Fahrlässigkeit in finanziellen Dingen waren eher subtil und minderschwer und stellten keine gravierende objektive Gefahr für sie selbst oder Andere dar, doch dies ist nicht immer der Fall. Viele narzisstische Patienten mit extrem antisozialen Verhaltensweisen oder passiv-ausbeuterischem oder aggressivem Verhalten werden für andere Menschen, für die Gesellschaft insgesamt und/oder für sich selbst zu einer Gefahr. Wann immer ihr Verhalten ihre körperliche, psychische oder juristische Sicherheit gefährdet, muss die Fortführung der Therapie von der Akzeptanz klarer Grenzen abhängig gemacht werden. In manchen Fällen kann es erforderlich sein, Informationen von außerhalb einzuholen – natürlich mit Genehmigung des Patienten. Solche Interventionen sind notwendig, wenn Patienten chronisch lügen und gegenüber Sexualpartnern oder Familienangehörigen gewalttätig werden, dies aber dem Therapeuten verschweigen, oder wenn Patienten stehlen, mit Drogen dealen oder sich anderer schwerer Straftaten schuldig machen, ohne dem Therapeuten etwas davon zu verraten. Unter Umständen sind solche Arrangements nur in den frühen Phasen der Behandlung erforderlich. Zum behandlungstechnischen Vorgehen in der TFP solcher schweren Fälle gehört neben der Kombination angemessener Grenzen mit der Nutzung äußerer Informationsquellen und der offenen Kommunikation mit dem Patienten über die Einbeziehung Dritter auch die laufende Deutung der Implikationen, die der vorübergehende Verzicht des Therapeuten auf die technische Neutralität für die Übertragung mit sich bringt, wenn die Umstände eine aktivere Intervention notwendig machen.

Bei gravierenden sekundären Komplikationsfaktoren wie Alkoholismus, Drogensucht oder schweren Essstörungen sind Psychoanalyse oder TFP nach unserer Erfahrung nur dann effektiv, wenn zuerst diese Behandlungserschwernisse unter Kontrolle gebracht werden. Zu diesem Zweck stehen mehrere Möglichkeiten zur Verfügung, je nach Art der

Komplikation, dem Grad der Pathologie des Patienten und der realen Gefahr, die eine solche Komplikation mit sich bringt.

Als allgemeine Regel gilt, dass Alkohol- oder Drogenmissbrauch, nicht aber Alkohol- oder Drogenabhängigkeit, als Komplikationsfaktor, der innerhalb üblicher therapeutischer Settings gehandhabt werden kann, tolerierbar sind. Klare Abhängigkeiten erfordern jedoch entweder eine Entgiftung und Rehabilitation vor Beginn einer psychoanalytischen Psychotherapie oder Psychoanalyse oder eine zeitliche Abstimmung, so dass die Therapie mit dem Beginn des Reha-Programms zusammenfällt und Behandlungsteam und Therapeut sich offen austauschen können. Unterstützende Maßnahmen wie die regelmäßige Teilnahme an 12-Schritte-Programmen oder die kontinuierliche Arbeit mit einer Spezialistin für Essstörungen sind Teil der allgemeinen Strategie zur Vereinbarung eines Behandlungsvertrags und verschaffen dem Therapeuten den Freiraum, den er braucht, um sich auf die Objektbeziehungswelt des Patienten konzentrieren zu können. Falls das Hauptproblem die Unaufrichtigkeit des Patienten ist, er aber außerhalb der Sitzungen keine chronischen Verhaltensweisen zeigt, die für ihn selbst und/oder seine psychosoziale Umwelt gefährlich sind, reichen zumeist die üblichen Behandlungsvereinbarungen aus; natürlich muss der Therapeut darauf eingestellt sein, mit der Dominanz der psychopathischen Übertragungen in den frühen Behandlungsphasen umzugehen.

7.1.5 Schluss

Ich habe versucht, in einer Übersicht unterschiedliche Konstellationen der narzisstischen Persönlichkeitsstörungen darzustellen, die sich klinisch auf einem Spektrum präsentieren, das von einem relativ hohen Funktions- und Organisationsniveau des pathologischen Narzissmus bis zu den regressivsten und für das psychosoziale und körperliche Überleben des Patienten potenziell gefährlichsten Formen reicht. Auch diesen schweren Fällen können wir im Rahmen unseres heutigen klinischen Verständnisses und unserer therapeutischen Verfahren helfen.

Ich sehe den in diesem Kapitel beschriebenen allgemeinen Ansatz zur Behandlung der narzisstischen Pathologie in großer Nähe zur kleinianischen Theorie, insbesondere zu den Beiträgen, die Herbert Rosenfeld (1987), John Steiner (1993), Ronald Britton (2004) und Wilfred Bion (1957) zur Erforschung der narzisstischen Persönlichkeit geleistet haben, und zu den klinischen und theoretischen Arbeiten, die André Green (1993a, 1993b) im Laufe vieler Jahre über das Konzept des Narzissmus des Todes, die Psychologie des Negativen und die Entobjektalisierung als Manifestation der schweren narzisstischen Pathologie verfasst hat. Meine eigenen Beiträge zur Therapie narzisstischer Persönlichkeiten, insbesondere der sehr schweren Fälle mit Borderline-Funktionsniveau, behandeln nicht nur einen wichtigen Aspekt dieses therapeutischen Vorgehens, sondern auch die technischen Implikationen der Entwicklung der Übertragungsfokussierten Psychotherapie (TFP) als generelle Behandlungsmethode für schwere Persönlichkeitsstörungen (Kernberg 1984, 2004, 2007). Innerhalb dieses allgemeinen technischen Ansatzes sollte der Therapeut in der Behandlung von Patienten mit schwerer narzisstischer Pathologie und von Patienten mit Borderline-Persönlichkeitsorganisation von Anfang an eine deutende psychoanalytische Haltung vertreten. Die frühe Analyse des Alternierens primitiver unbewusster dyadischer Beziehungen in der Übertragung erleichtert die psychoanalytische Behandlung der schwersten Fälle. Dieser besondere technische Ansatz fördert das Mentalisieren und bildet einen wichtigen Aspekt des technischen

Vorgehens bei schweren Übertragungsregressionen (Kernberg 2012). Kurzum, ich habe ein Verfahren vorgestellt, das illustriert, wie die psychoanalytische Theorie der Pathologie und Technik auf ein breites Patientenspektrum Anwendung finden und die klassische Psychoanalyse um eine spezifische Form der psychoanalytischen Psychotherapie erweitert werden kann.

Literatur

Bion, W. R. (2013 [1957]). Über Arroganz. In: ders., Frühe Vorträge und Schriften mit einem kritischen Kommentar: »Second Thoughts«. Übers. von E. Vorspohl. Frankfurt/M. (Brandes & Apsel), S. 98–104.

Britton, R. (2001 [1998]). Subjektivität, Objektivität und der trianguläre Raum. In: ders., Glaube, Phantasie und psychische Realität. Übers. von A. Vaihinger. Stuttgart (Klett-Cotta), S. 61–82.

Clarkin, J. F., F. E. Yeomans & O. F. Kernberg (2008 [2006]). Psychotherapie der Borderline-Persönlichkeit. Manual zur psychodynamischen Therapie. Übers. von P. Holler. Stuttgart (Schattauer).

Green, A. (1993a). On Private Madness. Madison, CT (Intern. Univ. Press).

Green, A. (1993b). Le Travail du Négatif. Paris (Les Éditions de Minuit).

Green, A. (2007). Pourquois les Pulsions de Destruction ou de Mort? Paris (Éditions du Panama).

Green, A. (2010). Illusions et Désillusions du Travail Psychanalytique. Paris (Odile Jacob).

Grinberg, L. (1979). Countertransference and projective counteridentification. Contemp Psychoanal 15: 226–247.

Hare, R. D., S. D. Hart & T. J. Harpur (1991). Psychopathy and the DSM-IV criteria for antisocial personality disorder. J Abnorm Psychol 100(3): 391–398.

Kernberg, O. F. (1988 [1984]). Technische Strategien in der Behandlung narzisstischer Persönlichkeiten. In: ders., Schwere Persönlichkeitsstörungen. Übers. von H. Steinmetz-Schünemann. Stuttgart (Klett-Cotta), S. 287–305.

Kernberg, O. F. (2006 [2004]). Narzissmus, Aggression und Selbstzerstörung. Übers. von S. Mehl und K. Grommek. Stuttgart (Klett-Cotta).

Kernberg, O. F. (2009 [2007]]). Der nahezu unbehandelbare narzisstische Patient. Übers. von P. Holler. In: O. F. Kernberg & H.-P. Hartmann (Hg.). Narzissmus. Grundlagen, Störungsbilder, Therapie. Stuttgart (Schattauer), S. 705–727.

Kernberg, O. F. (2009). The concept of the death drive: a clinical perspective. Int J Psychoanal 90(5): 1009–1023.

Kernberg, O. F. (2012). Mentalization, mindfulness, insight, empathy, and interpretation. In: ders., The Inseparable Nature of Love and Aggression. Washington, DC (American Psychiatric Publ.), S. 57–79.

Kernberg, O. F., F. E. Yeomans, J. F. Clarkin et al. (2008). Transference focused psychotherapy: overview and update. Int J Psychoanal 89(3): 601–620.

Rosenfeld, H. (1990 [1987]). Sackgassen und Deutungen. Übers. von M. Looser. München/Wien (Verlag Intern. Psychoanalyse).

Steiner, J. (1998 [1993]). Orte des seelischen Rückzugs. Übers. von H. Weiß. Stuttgart (Klett-Cotta).

Steiner, J. (2008). A personal view of Rosenfeld's contribution to clinical psychoanalysis. In: ders. (Hg.): Rosenfeld in Retrospect: Essays on His Clinical Influence. London (Routledge), S. 58–84.

Stone, M. H. (1993). Abnormalities of Personality. New York (W. W. Norton).

7.2 Übertragung und Gegenübertragung in der Behandlung von Patienten mit Narzisstischer Persönlichkeitsstörung

Glen O. Gabbard

Übersetzung: Petra Holler

Würde Sigmund Freud heute leben, so wäre er zweifelsohne überrascht angesichts der umfangreichen Literatur zum Thema Übertragung bei narzisstischen Patienten. »Narzisstische Neurosen« (ein weit gefasster Begriff, der auch die Psychosen mit einschloss) galten für Freud als psychoanalytisch nicht behandelbar (Freud 1914c). Im Gegensatz zu den heftigen Übertragungen, wie sie hysterische Patienten an den Tag legten, schienen narzisstische Patienten distanziert und unbeteiligt. Ausgehend von der zeitgenössischen psychoanalytischen Auffassung, dass alle Patienten ihren ganz spezifischen Modus der Objektbezogenheit wiederholen, sobald sie eine analytische Behandlung beginnen, wissen wir heute, dass genau dieser scheinbare Mangel an Übertragungsmanifestationen die Übertragung narzisstischer Patienten ausmacht (Brenner 1982).

Freud wäre ebenso erstaunt zu sehen, wie wir uns der Gegenübertragung zum Verständnis narzisstischer Patienten bedienen. Er selbst hatte die Gegenübertragung in seiner ursprünglichen, oft als »eng« bezeichneten Auffassung als analysehinderlich angesehen (Freud 1910d) und sie in Anlehnung an sein Übertragungskonstrukt konzeptualisiert, eben mit dem Unterschied, dass es jetzt um die Frage ging, wie der Analytiker den Patienten wahrnahm. Eine Sichtweise, die nach Freud grundlegend modifiziert wurde. Mit Paula Heimann (1950) und Donald Winnicott (1949) begannen zahlreiche Analytiker die Gegenübertragung als wichtige Botschaft des Patienten zu verstehen, in der bedeutsames Material über dessen innere Welt vermittelt werden soll. Diese eher »weite« Auffassung bezieht sich nicht so sehr auf die Konflikte oder vergangenen Objektbeziehungen des Analytikers selbst, sondern darauf, was der Patient in anderen, den Therapeuten mit eingeschlossen, induziert.

In den vergangenen zehn Jahren hat sich zunehmend ein Konsens darüber gebildet, Gegenübertragung als gemeinsame Schöpfung zu verstehen, in die sowohl die Vergangenheit des Analytikers als auch seitens der inneren Objektbeziehungswelt des Patienten induzierte Gefühle einfließen (Gabbard 1995a). Vor allem die Schriften zur projektiven Identifizierung haben in dieser aktuellen Sichtweise Eingang gefunden, ein Konzept, mit dem Melanie Klein (1946) als Erste eine spezifische intrapsychische Phantasie umschrieb. Racker (1968), Bion (1984) und Ogden (1979; 1982) erweiterten das Konzept um die These, dass über interpersonelle Kommunikation das Objekt oder Ziel der Projektion innerlich bewegt wird. Mit anderen Worten, Patienten verleugnen unbewusst eine innere Selbst- oder Objektrepräsentanz, projizieren diese in den Analytiker und bringen ihn via interpersonellen Druck dazu, sich mit diesem Anteil zu identifizieren. Die Art und Weise der Gegenübertragungsreaktion des Analytikers wird zum Teil davon bestimmt sein, wie seine eigenen inneren Konflikte und Objektbeziehungen beschaffen sind und welchen inneren »Anknüpfungspunkt« sie diesen Projektionen bieten (Gabbard 1995a). Bei der projektiven Identifizierung geht es also um eine gemeinsame Schöpfung von Patient und Analytiker.

Diese konzeptuelle Weiterentwicklung hat dazu geführt, Übertragung und Gegenübertragung als zwei Seiten einer Medaille zu verstehen. Die Übertragung des Patienten evoziert spezifische Gegenübertragungsreaktionen im Analytiker. Eine zeitgenössische Perspektive würde somit die Vorstellung mit einschließen, dass sich eine bestimmte Version der inneren Objektbeziehungen des Patienten im Übertragungs-Gegenübertragungs-Geschehen zwischen Patient und Analytiker reinszeniert. Im Folgenden soll somit Gegenübertragung im Kontext spezifischer Übertragungen betrachtet werden.

7.2.1 Narzisstische Übertragungen in der Selbstpsychologie

Heinz Kohut (1971) verdanken wir bahnbrechende Überlegungen zum Verständnis der Narzisstischen Persönlichkeitsstörung. Er erkannte, dass ein klassischer Deutungsansatz der Entwicklung solcher Übertragungen im Wege steht, und betonte daher die Notwendigkeit für den Analytiker, sich empathisch auf das Erleben des Patienten einzulassen. Hat der Analytiker diese empathische Brücke zum

Patienten hergestellt, werden sich narzisstische Übertragungen von allein einstellen.

Kohuts Übertragungsverständnis bei Narzisstischen Persönlichkeitsstörungen besagt, dass der Patient den Analytiker dazu benutzt, ein Gefühl der Selbstkohäsion aufrechtzuerhalten. In der so genannten **Spiegelübertragung** sah Kohut den Versuch des Patienten, den Glanz im Auge der Mutter zu erhaschen. In seinem Bemühen, spannende Geschichten zum Besten zu geben oder sich vor dem Analytiker zu produzieren, versucht der Patient, den Analytiker zu beeindrucken und sich seiner Bewunderung zu versichern. In der zweiten von Kohut beschriebenen primärnarzisstischen Übertragungsform, der **idealisierenden Übertragung**, werden dem Analytiker überzogene und nahezu perfekte Qualitäten zugeschrieben, was dem Patienten ein Gefühl der Selbstkohäsion verleiht, indem er sich im Schatten des idealisierten Objekts bewegt.

Kohuts grundlegende Revision der psychoanalytischen Theorie umfasst ein defizitorientiertes Modell, in dem er den Bedürfnissen nach Selbstkohäsion die gleiche oder sogar größere Bedeutung zuschreibt wie den aggressiven und sexuellen Triebregungen (1977). So verstand er die Spiegelübertragung als einen Pol des bipolaren Selbst – den des Größen-Selbst –, während die idealisierende Übertragung am anderen Pol – dem der idealisierten Eltern-Imago – angesiedelt ist. Im Rahmen der Spiegelübertragung soll der Analytiker die Grandiosität des Patienten bestätigen und so dessen Bedürfnis nach Selbstkohäsion erfüllen. Die idealisierende Übertragung wiederum dient dem Patienten dazu, sich im Ruhm des Analytikers zu sonnen und dadurch seine Selbstkohäsion zu bewahren.

Diesen beiden Übertragungsfigurationen stellt Kohut schließlich eine dritte, gleichermaßen bedeutsame Formation an die Seite, die der **Zwillingsübertragung** (1984), derzufolge narzisstische Patienten nicht selten das Bedürfnis entwickeln, ihren Analytiker als Zwilling wahrzunehmen.

Alle drei Übertragungsformationen wurden schließlich als so genannte **Selbst-objektübertragungen** zusammengefasst, in denen sich laut Kohut fehlende Funktionen des defizitären Selbst des Patienten widerspiegeln.

Nach Kohuts Tod im Jahr 1981 konzeptualisierte sein Mitarbeiter Ernest Wolf (1988) zwei weitere Selbstobjektübertragungen: Im Rahmen der **Wirkmächtigkeit als Selbstobjektübertragung** (efficacy selfobject transference) erlebt der Patient den Analytiker als jemanden, der es ihm gestattet, das notwendige Selbst-objektverhalten im Analytiker zu induzieren. Obwohl der Spiegelübertragung nicht unähnlich, hielt Wolf doch ein gesondertes Konzept für gerechtfertigt, mit dem er dem intrinsisch motivierten Bedürfnis nach Wirkmächtigkeit Rechnung tragen wollte. Patienten, die das Gefühl haben, bei ihren Eltern nichts bewirken zu können, können durch die Erfüllung dieser Phantasie im analytischen Setting eine Stärkung ihres Selbstwertgefühls und ihrer Selbstkohäsion erfahren.

Die zweite Konfiguration einer Selbstobjektübertragung ist die der **Gegensätzlichkeit als Selbstobjektübertragung** (adversarial selfobject transference). Der Patient erlebt den Analytiker als ein sich wohlwollend widersetzendes Individuum, das nichtsdestotrotz den Anstrengungen des Patienten bis zu einem gewissen Grad unterstützend zur Seite steht. Er akzeptiert das Bedürfnis des Patienten nach Gegensätzlichkeit und ermutigt so dessen Autonomiebestreben.

7.2.2 Otto Kernbergs Theorie der narzisstischen Übertragung

Kernbergs (1970; 1974) Verständnis der narzisstischen Übertragung gründet auf einem anderen theoretischen Modell, das sich aus

Ich-psychologischen und objektbeziehungstheoretischen Ansätzen zusammensetzt. Er erkennt Kohuts Beobachtung spiegelnder und idealisierender Phänomene im analytischen Setting durchaus an, interpretiert diese Entwicklungen jedoch in einer anderen Richtung. Während Kohut Spiegelung und Idealisierung als Erfüllung normaler Entwicklungsbedürfnisse im Rahmen eines defizitären Entwicklungsstillstandes versteht, betrachtet Kernberg diese Übertragungskonfigurationen als Abwehrstrukturen, hinter denen sich Wut, Neid und Verachtung verbergen. Das Selbst des Patienten ist bei Kernberg keine defizitäre Struktur, die der Selbstobjektfunktionen des Analytikers bedarf, um seine Kohäsion nicht zu gefährden. Vielmehr weisen Patienten mit einer Narzisstischen Persönlichkeitsstörung laut Kernberg ein hochpathologisches Größen-Selbst auf, das auf den Analytiker projiziert wird, um ihn anschließend idealisieren zu können. Wird dieses Größen-Selbst reintrojiziert und zum festen Bestandteil der inneren Welt des Patienten, dann, so Kernberg, ähnele es der Spiegelübertragung, wie sie von Kohut beschrieben wurde.

Kernberg zeigte sich beeindruckt von der Distanziertheit vieler narzisstischer Patienten, die er auf ein zugrunde liegendes Gefühl der Verachtung seitens des Patienten für den Analytiker zurückführte. Kernbergs Verständnis des pathologischen Narzissmus schließt auch die Annahme mit ein, dass intensiver unbewusster Neid auf die Fähigkeit des Analytikers, hilfreich zu sein und Einsichten anzubieten, den Kern der narzisstischen Übertragung ausmache. Um diesen Neid abzuwehren, entwerte und zerstöre der Patient die Arbeit des Analytikers und weigere sich, von ihm in irgendeiner Form abhängig zu werden.

7.2.3 Variationen der Narzisstischen Persönlichkeitsstörung

Die Gruppe der Patienten mit einer Narzisstischen Persönlichkeitsstörung ist sehr heterogen und umfasst Individuen mit den unterschiedlichsten interpersonellen Merkmalen. Am einen Ende des Kontinuums finden wir die völlig selbstbezogenen Menschen, die nichts um sich herum wahrnehmen und in scheinbarer narzisstischer Unverwundbarkeit jegliche Reaktion von anderen ausblenden (Gabbard 2005). Arrogant, großspurig und mit sich selbst beschäftigt, benutzen sie andere als Resonanzboden. Ein undurchdringlicher Charakterpanzer schützt sie vor negativen Reaktionen, und sie ähneln jenen Menschen, die Rosenfeld (1987) als »dickfellige« Narzissten beschrieben hat. Sie sprechen in der Regel viel, können jedoch nur sehr schwer zuhören. In der Übertragung wird der Analytiker nicht selten zum bloßen Zuschauer degradiert, was die zugrunde liegende Verachtung und Entwertung seitens des Patienten deutlich macht. Der Therapeut wird nicht als hilfreich wahrgenommen, sondern seine Nützlichkeit beschränkt sich darauf, dem Patienten zuzuhören, ohne ihn in seiner anmaßenden Selbstbezogenheit zu stören.

Patienten mit einer eher **hypervigilanten narzisstischen Persönlichkeit** bieten ein ganz anderes Übertragungsmuster (Gabbard 2005). Sie reagieren ausgesprochen empfindlich auf die Reaktionen des Analytikers, bis dahin, dass sie sich auf der Couch umdrehen, um sich seiner Aufmerksamkeit zu versichern. Sie wittern hinter jeder Äußerung eine narzisstische Kränkung, Demütigung oder Zurückweisung. Obwohl sie nicht so ungeniert großspurig auftreten wie der selbstbezogene Typus, sind ihre Größenphantasien doch beträchtlich. Sie sind davon überzeugt, etwas Besonderes zu sein und demzufolge auch ein Recht auf eine besondere Behandlung zu haben. Ist der Analytiker nicht voll und ganz auf sie eingestimmt, fühlen sie sich gekränkt. Rosenfeld (1987) bezeichnete diese narzisstischen Persönlichkeiten als »dünnhäutig« – mit einer großen Neigung, sich vom Analytiker beschämt und gedemütigt zu fühlen.

Die Bindungstheorie stellt uns einen sehr nützlichen Bezugsrahmen zur Verfügung, um die Übertragung Narzisstischer Persönlichkeitsstörungen zu verstehen (Gabbard 2005). Die Fähigkeit zur Mentalisierung oder Bildung einer eigenen Theorie des Mentalen (theory of mind) entwickelt sich im Kontext einer sicheren Bindung zu einem Elternteil oder bestimmten Bezugsperson (Fonagy 2001). Mentalisierung impliziert die Fähigkeit, aus Mimik, Gestik, Stimme und anderen nonverbalen Mitteilungen Rückschlüsse darauf zu ziehen, was in jemandem vorgeht. Im Wesentlichen handelt es sich um die Fähigkeit, das eigene, aber auch das Verhalten anderer im Sinne mentaler Zustände – Gefühle, Überzeugungen und Motive – zu verstehen. Fehlt diese sichere Bindung, haben Kinder Schwierigkeiten, ihre eigenen mentalen Zustände und die anderer Menschen zu erkennen. Narzisstische Persönlichkeiten vom selbstbezogenen Typus können nicht mentalisieren, weil sie unfähig sind, sich in einen anderen Menschen hineinzuversetzen und sich vorzustellen, wie sie auf diese Person wirken. Nicht selten entfremden sie sich durch ihr Verhalten von ihrer Umgebung, ohne sich dessen bewusst zu sein.

Auch narzisstische Persönlichkeiten vom hypervigilanten Typus haben Mentalisierungsschwierigkeiten, wenngleich in anderer Form. Sie neigen zu **Fehlinterpretationen** dessen, wie sie andere erleben und wahrnehmen. In der Annahme, die anderen seien nur darauf aus, sie zu kränken, spiegelt sich das Unvermögen wider, zu erkennen, dass es sich beim anderen um ein eigenständiges, autonomes Subjekt mit eigenen Überzeugungen, Gefühlen und Beweggründen handelt. Hypervigilante narzisstische Persönlichkeiten gestatten es dem Analytiker nicht, der zu sein, der er ist, sondern bestehen darauf, aus seinem Verhalten eine narzisstische Kränkung herausgehört zu haben. Sowohl die selbstbezogenen als auch die hypervigilanten narzisstischen Persönlichkeiten haben in ihrer Kindheit häufig die Erfahrung traumatischer Beschämung und Demütigung machen müssen. Um einer gefürchteten Wiederholung aus dem Weg zu gehen, verschließt sich der selbstbezogene Narzisst jeglicher Neugier gegenüber den inneren Beweggründen eines anderen Menschen (Gabbard 2005), während der hypervigilante Typus über weite Strecken die Illusion aufrechterhält, derartige Erfahrungen kontrollieren zu können, indem er sie antizipiert – was ihm das Gefühl verleiht, ein passiv erlittenes Trauma aktiv zu bewältigen. Durch ihre heroischen Anstrengungen, die Zurückweisung des Analytikers zu antizipieren, rufen diese narzisstischen Persönlichkeiten paradoxerweise gerade das hervor, was sie fürchten, nämlich Beschämung und Demütigung, denn schließlich wird sich auch der Analytiker, wie andere Menschen auch, permanent angegriffen und falsch verstanden fühlen.

7.2.4 Gegenübertragung

In der Arbeit mit Narzisstischen Persönlichkeitsstörungen haben wir es mit einer ganzen Reihe von Gegenübertragungsmanifestationen zu tun, die nicht selten direkt jenen Übertragungsmustern entspringen, wie ich sie oben beschrieben habe. Zuweilen löst ein Patient mit seiner spezifischen Art und Weise, wie er den Analytiker wahrnimmt, bestimmte Reaktionen in diesem aus, die sich dann auf bereits existierende Konflikte, Wünsche, Phantasien und innere Objektbeziehungen des Analytikers aufpfropfen.

7.2.5 Kollusion mit Idealisierung

Einem Beruf nachzugehen, in dem man seine Zeit damit verbringt, den Problemen anderer zuzuhören, entspringt bei vielen Analytikern dem Wunsch, geliebt, idealisiert und gebraucht zu werden (Finnell 1985; Gabbard 1995b). Eine idealisierende Übertragung seitens eines narzisstischen Patienten kann den Analytiker dazu verführen, sich in ihr zu sonnen, anstatt sie als Teil einer Übertragungs-Gegenübertragungs-Inszenierung zu erkennen. Folgende Vignette soll dieses Muster verdeutlichen:

Fallbeispiel

Nach zwei, nie länger als sechs Monate dauernden Therapieanläufen bei zwei verschiedenen Analytikern kam Herr A. in Analyse zu Dr. B. Ungefähr zwei Monate nach Behandlungsbeginn eröffnet er seinem neuen Analytiker: »Ich kann kaum glauben, wie anders es mit Ihnen ist. Ich hatte immer das Gefühl, dass die anderen Analytiker eher daran interessiert waren zu reden, anstatt zuzuhören. Ihnen aber scheint tatsächlich daran gelegen, etwas über mich zu erfahren und zu verstehen, wo ich herkomme.« Dr. B. konnte die Bemerkung seines Patienten durchaus nachvollziehen. Er gehörte einer kleinen analytischen Gemeinschaft an und kannte die beiden Kollegen, bei denen Herr A. gewesen war. Er bezweifelte, dass sie über ausreichend Geduld verfügten, zuzuhören und sich die Dinge entwickeln zu lassen. Herr A. weiter: »Ich habe das Gefühl, dass Sie wissen, was es bedeutet zu leiden und dass Sie sich deshalb besonders gut in andere einfühlen können, die auch Leid in ihrem Leben erfahren haben.« Auch in dieser Charakterisierung fand sich Dr. B. wieder. Herr A.: »Ich glaube, dass das zwischen uns gut passt. Sie schaffen eine Atmosphäre, in der ich alles sagen kann, ohne dass ich mir Sorgen machen muss, wie Sie wohl reagieren werden.« Offensichtlich, so dachte Dr. B. bei sich, ist es mir gelungen, genau die haltende Umgebung zu schaffen, die ich für alle meine Patienten bemüht bin herzustellen.

An dieser kurzen Vignette lässt sich gut ablesen, wie der Analytiker die idealisierende Übertragung seines Patienten als genaue Wahrnehmung seiner therapeutischen Fähigkeiten zu akzeptieren beginnt, anstatt sie als gewöhnliche Übertragung zu erkennen. Entsprechend kann seine Gegenübertragung nicht als Reaktion auf die idealisierende Übertragung des Patienten erkannt und verstanden werden. Vielmehr nimmt der Analytiker gar nicht wahr, dass es sich um eine Gegenübertragungsreaktion handelt. Andererseits kann es manchmal vonnöten sein, die eigene Gegenübertragung umfassend zu reinszenieren, um sich ihrer voll und ganz bewusst zu werden, sodass wir uns diesbezüglich mit Kritik zurückhalten und diese Entwicklung stattdessen als normale Phase in der Behandlung idealisierender narzisstischer Persönlichkeiten sehen sollten.

Manche Analytiker fühlen sich beschämt und schuldig, wenn sie plötzlich erkennen, wie sehr sie die Idealisierung des Patienten genossen und sich in ihr gesonnt haben. Andere wiederum fühlen sich äußerst unangenehm berührt, über einen längeren Zeitraum idealisiert zu werden, und laufen Gefahr, dies zu früh zu deuten, um ihre eigenen negativen Gefühle, wie etwa Angst oder Scham, zu umgehen (Kohut 1984). Wieder andere haben ein großes Bedürfnis, sich selbst mithilfe ihrer Patienten aufzuwerten, und fördern aus diesem Grund die Idealisierungstendenzen ihrer Patienten, indem sie jedes Anzeichen von Feindseligkeit in der Übertragung ersticken. Nicht selten kommt es zu einer Kollusion mit dem Patienten, in der aggressive Empfindungen auf Figuren außerhalb gerichtet werden, während der Analytiker selbst im Lichte beispielloser Vollkommenheit und Liebe bestehen bleibt. (In solchen Fällen kann es dann durchaus zu Kommentaren kommen wie: »Ich bin wahrscheinlich der Einzige, der Sie voll und ganz versteht«, ein Kommentar, dem der Patient dann pflichtbewusst zustimmt und der die Idealisierungsneigung noch verstärkt.)

7.2.6 Langeweile und Verachtung

Eine Folge der beeinträchtigten Mentalisierungsfähigkeit narzisstischer Patienten lässt im Analytiker nicht selten das Gefühl entstehen, vom Patienten entpersonifiziert zu werden. Selbstbezogene Narzissten und eine Subgruppe jener Patienten, die Spiegelübertragungen entwickeln, können den Eindruck vermitteln, als existiere man als Therapeut nur, um die Bedürfnisse des Patienten zu erfüllen. Langeweile und Verachtung können sich breit machen, wenn der Analytiker mit dem kämpft, was Kernberg (1970) als »Satelliten-Existenz« beschrieben hat. Die meisten Analytiker haben das Bedürfnis, gebraucht zu werden (Gabbard 1995b), doch Patienten mit einer Narzisstischen Persönlichkeitsstörung bringen den Analytiker häufig um die Erfüllung genau dieses Bedürfnisses. Es ist, als werde »zu«, aber nicht »mit« einem gesprochen. Die Schwierigkeit des Patienten, aufgrund seiner mangelhaft ausgebildeten Mentalisierungsfähigkeit den Analytiker als getrennt von sich selbst wahrzunehmen, beeinträchtigt wiederum dessen Selbstempfinden als getrennt und autonom funktionierendes Subjekt mit einer eigenen Existenz. Groopman und Cooper (2001) weisen darauf hin, dass narzisstische Patienten den Analytiker als Erweiterung ihres Selbst behandeln, was unweigerlich zur Folge hat, dass dieser wie sein Patient zu fühlen beginnt. Langweile und Verachtung können somit als emotionale Zustände im Patienten verstanden werden, die über projektive Identifizierung »ausgelagert« und im Analytiker gehalten (contained) werden.

Die Erfahrung, benutzt oder zum bloßen Zuhörer degradiert zu werden, ist für die meisten Analytiker schwer auszuhalten. Nicht wenige werden in ihrer Gegenübertragung den Wunsch verspüren, sich präsent zu machen, mehr zu reden, deutlichere Reaktionen zu zeigen und zu versuchen, mehr bei ihrem Patienten zu bewirken. Allerdings kann der Schuss nach hinten losgehen, denn der Patient wird das Gefühl haben, dass die Subjektivität des Analytikers nun im Zentrum steht und dieser nicht bereit ist, zuzuhören und zu verstehen, was der Patient aushalten muss. Sinnvoller wäre es anzuerkennen, dass das Verhalten des Analytikers dem entspricht, wie auch andere auf den Patienten reagieren könnten. Es geht um die Re-Inszenierung einer inneren Objektbeziehung, die gemeinsam mit dem Patienten betrachtet werden kann. Auf diese Weise versucht der Analytiker, einen Zustand der Langeweile in ein interessantes klinisches Problem zu transformieren. Schleicht sich Verachtung ein, so müssen wir uns als Analytiker daran erinnern, dass Patienten nicht dazu da sind, uns zu unterhalten.

7.2.7 Das Gefühl, omnipotenter Kontrolle zu unterliegen

Viele narzisstische Patienten versuchen verzweifelt, den Analytiker zu kontrollieren. Die hypervigilante narzisstische Persönlichkeit ist besonders darauf bedacht, auf eine Art und Weise behandelt zu werden, die ihr ihrer Meinung nach zusteht. Jedes Räuspern, jede Änderung der Körperhaltung oder des Atems wird so zur narzisstischen Kränkung. Diese hohe Kränkungsneigung kann einschüchternd wirken und im Analytiker das Gefühl auslösen, der omnipotenten Kontrolle des Patienten zu unterliegen. Das kann so weit gehen, dass Analytiker zögern, ihre Beine übereinander zu schlagen oder sich zu räuspern – aus Sorge, vom Patienten fehlinterpretiert zu werden. Ein Gefühl subtilen Zwangs stört die Fähigkeit zur gleichschwebenden Aufmerksamkeit und optimalen Responsivität. Als Erweiterung des Selbst des Patienten erfüllt der Analytiker die Erwartungen des Patienten, riskiert dabei jedoch Missbilligung und Tadel für jede nicht perfekte Antwort.

7.2.8 Das Auftauchen verleugneter Motive und Konflikte

Narzisstische Übertragungen können dergestalt für das Aufbrechen latenter Konflikte im Analytiker sorgen, dass dieser selbst überrascht ist (Gabbard 2005). So beschreibt Cohen (2002), wie er in einer Behandlung das Gefühl entwickelte, die Ablehnung seines Patienten sei gerechtfertigt. Gefühle der Unsicherheit und des Nicht-Genügens, die schon lange in ihm schlummerten, wurden von einer pseudo-selbstgenügsamen Haltung des Patienten ausgelöst. Narzisstische Patienten führen uns vor Augen, wie unsere eigenen Wunschvorstellungen eines bestimmten Verhaltens unserer Patienten deren narzisstische Widerstände verstärken (Gabbard 2000; Wilson 2003). Während wir von uns selbst gerne das Bild altruistischer Helfer zeichnen, müssen wir uns auch unsere weniger altruistischen Motive eingestehen, die von narzisstischen Patienten an die Oberfläche geholt werden. Die meisten Analytiker hoffen insgeheim auf die Herstellung einer bestimmten Objektbeziehung zwischen einem selbstlosen und engagierten Helfer einerseits und einem dankbaren Patienten andererseits (Gabbard 2000). Ein narzisstischer Patient, der selbstgenügsam und undankbar erscheint, kann die Entwicklung dieser Wunschbeziehung vereiteln. Viele Analytiker reagieren auf das Gefühl mangelnder Wertschätzung mit der Botschaft, der Patient solle anders sein in seiner Art, sich auf den Analytiker zu beziehen. Dies wiederum kann den Patienten dazu veranlassen, dem unbewussten oder vorbewussten Wunsch des Analytikers nach einem »guten« Patienten und einem »guten« analytischen Prozess entgegenzuwirken. Dieser Druck seitens des Analytikers kann wiederum die narzisstische Widerstände verstärken (Wilson 2003).

Weigert sich der Patient, sich den Vorstellungen seines Analytikers entsprechend zu verändern, kann es zu verschiedensten problematischen Gegenübertragungsreaktionen kommen: Ignorieren des Patienten, oberflächliche Deutungsangebote, um den Patienten dazu zu bewegen, das Thema zu wechseln, bis hin zu einem Gefühl völliger Erschöpfung, die jegliche analytische Potenz zum Verschwinden bringt. Im Fall jener narzisstischen Patienten, die durch ihren Charme und Witz bestechen, kann es zu Kollusionen kommen, indem der Analytiker auf die Klugheit und den Esprit des Patienten mit Bewunderung reagiert, sich von ihm »einwickeln« und verführen lässt, die Zuschauerrolle zu übernehmen und dadurch seine Verantwortung abzugeben, dem Patienten zu helfen, sich besser zu verstehen.

7.2.9 Behandlungstechnische Überlegungen

Um mit den beschriebenen Übertragungs- und Gegenübertragungs-Mustern umzugehen, bedienen wir uns verschiedenster Strategien, die je nach theoretischen und behandlungstechnischen Überzeugungen und Präferenzen des Analytikers variieren. Während Kohut dafür plädieren würde, die Idealisierung eines Patienten erst einmal anzunehmen und nicht zu deuten, betont Kernberg, wie wichtig es ist, dem Patienten den sich dahinter verbergenden Neid bzw. die dahinter liegende Verachtung aufzuzeigen. Kohut würde das Bedürfnis nach Idealisierung als Entwicklungsschritt auffassen, der dem Patienten als

Kind verschlossen war, ihm nunmehr aber als Erwachsener offen steht. Für Kernberg hingegen käme das Annehmen der idealisierenden Übertragung der Vermeidung negativer Affekte gleich, die dadurch abgewehrt werden sollen.

Kohut plädierte dafür, sich empathisch auf das Erleben des Patienten einzulassen, um seine Selbstobjektübertragungen nicht abzuwürgen. Nicht selten, so seine Erfahrung, ebnen diese den Weg für eher klassische Übertragungsthemen, die um Rivalität, Konkurrenz und Vergeltung kreisen, vorausgesetzt, man erlaubt ihnen, sich zu entwickeln. Für Kernberg wiederum steht die systematische Deutung der pathologischen narzisstischen Abwehr an erster Stelle, die in eine paranoide Übertragung, aber auch in Schuldgefühle und eine schwere Depression münden kann. Wenn narzisstische Patienten ihre zerstörerischen Auswirkungen auf andere zu erkennen beginnen, kann es passieren, dass sie ihren Sadismus auf den Analytiker projizieren und paranoid werden. Oder aber sie verfallen in Depression, wenn sie sich ihres Sadismus und des Ausmaßes ihrer Destruktivität bewusst werden. Sowohl Kernberg als auch Kohut vertreten die Auffassung, dass das Durcharbeiten der narzisstischen Übertragung in die Entwicklung einer klassischen Übertragungsneurose münden kann.

Setzt man die narzisstische Übertragung in Bezug zur Mentalisierungsfähigkeit, so wird man als Analytiker womöglich andere Behandlungsstrategien einschlagen und das Augenmerk zunächst darauf richten, dem Patienten beim Aufbau einer sicheren Bindung zu helfen, um etwa ein erhöhtes Erregungsniveau (z. B. beim hypervigilanten Patienten) zu senken (Allen 2003). Oder aber man ermutigt den Patienten aktiv, über die innere Welt des Analytikers zu phantasieren, um dadurch dessen Fähigkeit zur Mentalisierung zu fördern. Dazu würde auch gehören, dem Patienten bei der Identifizierung und Benennung seiner Gefühle zu helfen und ihm aufzuzeigen, wie Gefühle und Überzeugungen bestimmte Verhaltensweisen erzeugen. Der Mentalisierungsansatz würde außerdem das Bewusstsein des Patienten dafür schärfen, wie seine Kommentare und Verhaltensweisen auf andere Menschen wirken (Fonagy 2001).

Unabhängig von der jeweiligen theoretischen Position liegt sehr viel Weisheit darin, sich in die innere Welt des Patienten zu begeben, indem man sich in den Mahlstrom des Übertragungs-Gegenübertragungs-Geschehens hineinziehen lässt. Ein gewisses Maß an Mitagieren der vom Patienten induzierten Gegenübertragung versetzt den Analytiker in die Lage, die charakteristischen Objektbeziehungsmodi und Beziehungskämpfe des Patienten nachzuvollziehen, die ihn in Behandlung geführt haben. Der Begriff »Narzisstische Persönlichkeitsstörung« wird in unserem Bereich allzu häufig abwertend gebraucht, während wir als Analytiker doch die Aufgabe haben, zu erkennen, dass narzisstische Patienten sich auf eine Art und Weise verhalten müssen, die anstrengend und schwierig ist, weil sie so sind, wie sie sind. Jeder Patient muss seine Analyse auf seine ganz spezifische Art und Weise machen, unabhängig davon, wie unsere Präferenzen liegen (Gabbard 2000).

Literatur

Allen JG (2003). Mentalizing. Bull Menninger Clin; 67: 91–112.

Bion WR (1984). Second Thoughts. Selected Papers on Psychoanalysis. New York: Jason Aronson.

Brenner C (1982). The Mind in Conflict. New York: International Press 1982 (dt.: Elemente des seelischen Konflikts. Theorie und Praxis der modernen Psychoanalyse. Frankfurt/M.: Fischer 1986).

Cohen DW (2002). Transference and countertransference states in the analysis of pathological narcissism. Psychoanal Rev; 89: 631–51.

Finnell JS (1985). Narcissistic problems in analysts. Int J Psychoanal; 66: 433–45.

Fonagy P (2001). Attachment Theory and Psychoanalysis. New York: Other Press (dt.: Bindungstheorie und Psychoanalyse. Stuttgart: Klett-Cotta 2003).
Freud S (1910d). Die zukünftigen Chancen der psychoanalytischen Therapie. G. W., VIII. S. 103–15.
Freud S (1914c). Zur Einführung des Narzißmus. G. W. X., S. 137–70.
Gabbard GO (1995a). Countertransference. The emerging common ground. Int J Psychoanal; 76: 475–85.
Gabbard GO (1995b). When the patient is a therapist. Special challenges in the psychoanalysis of mental health professionals. Psychoanal Rev; 82: 709–25.
Gabbard GO (2000). On gratitude and gratification. J Am Psychoanal Assoc; 48: 697–716.
Gabbard GO (2005). Psychodynamic Psychiatry in Clinical Practice. 4th ed. Arlington, VA: American Psychiatric Publishing.
Groopman LC, Cooper A (2001). Narcissistic personality disorder. In: Gabbard GO (ed). Treatment of Psychiatric Disorders. 3rd ed. Vol. 2. Washington, DC: American Psychiatric Press; 2309–26.
Heimann P (1950). On countertransference. Int J Psychoanal; 31: 81–4.
Klein M (1946). Notes on some schizoid mechanisms. In: Envy and Gratitude and Other Works, 1946–1963. New York: Delacorte 1975 (dt.: Bemerkungen über einige schizoide Mechanismen. In: Das Seelenleben des Kleinkindes. Stuttgart: Klett-Cotta 1962).
Kernberg OF (1970). Factors in the psychoanalytic treatment of narcissistic personalities. J Am Psychoanal Assoc; 18: 51–85.
Kernberg OF (1974). Further contributions to the treatment of narcissistic personalities. Int J Psychoanal; 55: 215–40.
Kohut H (1971). The Analysis of the Self. New York: International Universities Press (dt.: Narzißmus. Eine Theorie der psychoanalytischen Behandlung narzißtischer Persönlichkeitsstörungen. Frankfurt/M.: Suhrkamp 1973).
Kohut H (1977). The Restoration of the Self. New York: International Universities Press (dt.: Die Heilung des Selbst. Frankfurt/M.: Suhrkamp 1979).
Kohut H (1984). How Does Analysis Cure? Chicago: University of Chicago Press (dt.: Wie heilt die Psychoanalyse? Frankfurt/M.: Suhrkamp 1987).
Ogden TH (1979). On projective identification. Int J Psychoanal; 60: 357–73 (dt.: Die projektive Identifizierung. Forum Psychoanal 1988; 4: 1–21).
Ogden TH (1982). Projective Identification and Psychotherapeutic Technique. New York: Jason Aronson.
Racker H (1968). Transference and Countertransference. New York: International Universities Press.
Rosenfeld H (1987). Impasse and Interpretation. Therapeutic and anti-therapeutic factors in psychoanalytic treatment of psychotic, borderline and neurotic patients. London: Tavistock (dt.: Sackgassen und Deutungen. Therapeutische und antitherapeutische Faktoren bei der psycho-analytischen Behandlung von psychotischen, Borderline- und neurotischen Patienten. Stuttgart: Verlag Internationale Psychoanalyse 1997).
Wilson M (2003). The analyst's desire and the problem of narcissistic resistances. J Am Psychoanal Assoc; 51: 71–99.
Winnicott DW (1949). Hate in the countertransference. Int J Psychoanal; 30: 69–74 (dt.: Haß in der Gegenübertragung. In: Von der Kinderheilkunde zur Psychoanalyse. München: Kindler 1974).
Wolf E (1988). Treating the Self. Elements of clinical self psychology. New York: Guilford.

7.3 Psychodynamische Psychotherapie der narzisstischen Persönlichkeit

Diana Diamond, Frank Yeomans und Kenneth N. Levy

Übersetzung: Elisabeth Vorspohl

7.3.1 Einleitung

Narzisstische Störungen sind weitverbreitet und werfen behandlungstechnisch die schwierigsten Probleme auf (Doidge et al. 2002; Gabbard 2009; Kernberg 1998, 2007; Kohut 1973 [1971], 1979 [1977], 1987 [1984]; Westen 1997). In der Gegenübertragung des Behandlers können Patienten mit narzisstischen Störungen intensive Gefühle der Inkompetenz, der Missbilligung und Verachtung wecken, Langeweile erzeugen oder den Eindruck vermitteln, nutzlos zu sein (Diamond & Yeomans 2008; Gabbard 2009; Kernberg 1986; Lachmann 1994; Levy et al. 2007). Andererseits ist auch eine grenzenlose, enervierende Idealisierung möglich (Kohut 1973 [1971], 1979 [1977]; Lachmann 1994). Was die Behandlungschwierigkeiten betrifft, so stellten Doidge und seine Mitarbeiter fest, dass sich Patienten mit Narzisstischer Persönlichkeitsstörung mehrheitlich in Kurzzeitpsychotherapien begeben hatten, die erfolglos verlaufen waren (Doidge et al. 2002).

In diesem Kapitel stellen wir einen psychodynamischen Bezugsrahmen für die Konzeptualisierung und Behandlung von Personen mit Narzisstischer Persönlichkeitsstörung (NPS) oder mit signifikanten narzisstischen Zügen vor. Zum Narzissmus gehören normative Strebungen nach Perfektion, Bemeisterung und Ganzheit, aber auch deren pathologische Verzerrungen, die sich in Form von Grandiosität, Ausnutzung anderer Menschen, Rückzug in die Omnipotenz oder Verleugnung von Abhängigkeit offen zeigen oder sich verdeckt in Form von Zurückhaltung, Hemmung sowie chronischer, extremer narzisstischer Verwundbarkeit zu erkennen geben (Kernberg 1978 [1975]; Kohut 1973 [1971], 1979 [1977]; Ronningstam 2009; Wink 1997). Verstärkt werden die Schwierigkeiten der Diagnose und Behandlung narzisstischer Störungen dadurch, dass sie sich je nach Niveau der Persönlichkeitsorganisation sowie abhängig vom Subtyp und vom aktivierten psychischen Zustand auf unterschiedlichste Weise präsentieren können. Im Folgenden erläutern wir eine spezifische klinische Formulierung der narzisstischen Pathologie und eine manualisierte, psychoanalytisch orientierte Psychotherapie, nämlich die auf der Objektbeziehungstheorie beruhende Übertragungsfokussierte Psychotherapie (TFP), die speziell für die Behandlung von Patienten mit schweren Narzisstischen Persönlichkeitsstörungen entwickelt wurde – d. h. Patienten, deren Persönlichkeit auf Borderline-Niveau organisiert ist. Wir untersuchen die therapeutischen Modifizierungen, die Klinikern helfen können, Patienten mit narzisstischer Pathologie auf allen Niveaus der Persönlichkeitsorganisation effektiv zu behandeln, und beschreiben Unterschiede in der Ausprägung des Narzissmus, die sowohl für die Behandlung als auch für die Prognose relevant sind.

7.3.2 Verschiedene Niveaus des Narzissmus

Was die klinische Beurteilung und die Behandlung betrifft, so beschreiben wir zunächst unterschiedliche Ausprägungsgrade des Narzissmus. Charakteristisch für einen *gesunden Narzissmus* ist ein integriertes Selbst, das ein Bewusstsein für die eigenen Stärken und Schwächen widerspiegelt und diese anerkennt. Wir definieren das Selbst als eine Konstellation von Selbst- und Objektrepräsentanzen, die in der normativen Situation sowohl eine gute Integration (Kombination von positiven und negativen Aspekten) als auch eine gute Differenzierung (Trennung zwischen Selbst- und Objektimagines) aufweisen und dadurch ein stabiles, übergreifendes Identitätsgefühl ermöglichen (Kernberg 2013 [2010]). Ein solcherart integriertes, auf einem kohäsiven Selbst beruhendes Identitätsgefühl ermöglicht die Regulation des Selbstwertgefühls ungeachtet der Schicksale, die das Leben und die zwischenmenschlichen Beziehungen mit sich bringen; diese Regulation hängt auch mit einem kohärenten und relativ individualisierten Gefüge von Werten und Überzeugungen zusammen (Kernberg 1988 [1984]). Ein gesunder Narzissmus ermöglicht es, Befriedigung in den Beziehungen zu anderen Menschen und in der Arbeit, in eigenen Zielsetzungen und in der Kreativität, zu finden;

er liegt auch der Fähigkeit zugrunde, in relativer Harmonie mit den eigenen Prinzipien und moralischen Werten zu leben. Hingegen umfasst der pathologische Narzissmus unter dem von Kernberg (1978 [1975], 1998, 2013 [2010]) entwickelten objektbeziehungstheoretischen Blickwinkel ein Pathologiespektrum, das vom neurotischen bis zum Borderline-Organisationsniveau reicht. Charakteristisch für alle Niveaus des Narzissmus ist das grandiose Selbst oder Größenselbst, eine kompensatorische Struktur, die realistische Selbstrepräsentanzen mit Idealselbst- und Idealobjektrepräsentanzen kombiniert. Entwertete Selbstanteile werden hier auf Andere projiziert. Eine solche systematische Entwertung anderer Menschen beeinträchtigt die Internalisierung der Objektbeziehungen. Schwierigkeiten mit Abhängigkeit sowie mit dem Geben und Nehmen von Liebe und Beistand sind die Folge. Sie lassen tiefe Beziehungen zu Anderen einschließlich des Therapeuten nicht zu.

Charakteristisch für den *Narzissmus auf neurotischem Organisationsniveau* ist ein im Großen und Ganzen integriertes Selbstgefühl, auch wenn die Betroffenen ein übersteigertes Bewunderungsbedürfnis, anspruchliche Einstellungen, ausnutzendes Verhalten gegenüber Anderen, fehlende Empathie und exzessiven Neid zeigen. Manchmal sind diese narzisstischen Patienten auf neurotischem Niveau gut angepasst und in der Lage, aus einem relativ stabilen Größenselbst ein hinreichendes Selbstwertgefühl zu beziehen. In der Regel begeben sie sich lediglich wegen vorübergehender Symptome in Behandlung. Doch auch wenn Personen mit dieser Pathologie eine gute oberflächliche Anpassung aufweisen, rangiert ihr subjektives Erleben von Gefühlen der inneren Leere bis zu Hochgefühlen. Die Organisation des grandiosen Selbst setzt ihrer Fähigkeit, intensive zwischenmenschliche Beziehungen aufrechtzuerhalten, enge Grenzen und macht es ihnen schwer, in Liebes- und sexuellen Beziehungen über längere Zeiträume Befriedigung zu finden. Darüber hinaus hat ihr unzureichend entwickeltes Über-Ich, dessen Strenge durch keine Idealselbst- und Idealobjekt-Imagines gemildert wird, zur Folge, dass ihre überhöhten inneren Standards unerfüllbar bleiben. Deshalb können sie auch die eigenen Leistungen nicht als befriedigend empfinden. Ihre zwischenmenschlichen Beziehungen sind geprägt vom Bedürfnis nach Bewunderung, die sie sich selbst nicht geben können, und entsprechend flachen emotionalen Besetzungen Anderer. In solchen Fällen wird die Vorherrschaft des grandiosen Selbst gewöhnlich durch extreme berufliche oder persönliche Misserfolge – die häufig das Resultat einer kumulativen negativen Wirkung ihres Narzissmus auf Andere sind – infrage gestellt.

Der *Narzissmus auf Borderline-Organisationsniveau* betrifft Personen mit den oben beschriebenen typischen Manifestationen der Narzisstischen Persönlichkeitsstörung (Kernberg 1998, 2007). Charakteristisch für diese Patienten sind darüber hinaus fehlende Angsttoleranz, fehlende Impulskontrolle und eine gravierende Einschränkung ihrer Sublimierungsfähigkeiten. Diese Eigenschaften finden Ausdruck in schwerem oder chronischem Versagen im Bereich Arbeit, in einer chronischen Unfähigkeit, intime Liebesbeziehungen aufzubauen oder aufrechtzuerhalten, und in chronischen Wutreaktionen. Gewisse Abwehrfunktionen erfüllt das pathologische Größenselbst (Kernberg 2007). Diese Personen geben den Bruch zwischen idealisierten und entwerteten Aspekten des Selbst zu erkennen; abgesehen von dieser primitiven Spaltung aber verdichten sich hochidealisierte Aspekte des Selbst mit realen Anteilen, während alle negativen Anteile auf andere Menschen projiziert bleiben, die dann systematisch entwertet werden.

Wir haben festgestellt, dass Patienten mit gravierenderen Formen der narzisstischen Pathologie besonders schwierig zu behandeln sind und eine ungünstigere Prognose haben, als es bei anderen Persönlichkeitsstörungen auf dem Borderline-Niveau der Fall ist (Kernberg 2007; Stone 1990). Die narzisstische Pathologie im Kontext der Borderline-Organisation geht mit dem Bemühen einher, sich defensiv von einem fragmentierungsanfälligen, unintegrierten Zustand des Selbst in ein pathologisches Größenselbst zurückzuziehen, das durch die Verleugnung von Abhängigkeit und die Flucht in eine imaginierte Omnipotenz charakterisiert ist. Dieser Abwehr liegt häufig eine Identifizierung mit negativen, aggressionsbesetzen inneren Objekten zugrunde (Diamond & Yeomans 2007; Steiner 1993). Der imaginäre Zustand wird mit der Rigidität aufrechterhalten, die für alle Charakterpathologien charakteristisch ist und zur Folge hat, dass das Leben der Betroffenen immer eingeschränkter wird, weil schon der bloße Kontakt zu Anderen ihre Grandiosität infrage stellen würde. Für Narzissten dieses Typs existieren Andere lediglich als Objekte, auf die dieselben idealisierten bzw. entwerteten Repräsentationen projiziert werden, die für das Selbstgefühl des Patienten charakteristisch sind. Insoweit diese narzisstischen Abwehrmaßnahmen ihr Ziel erreichen, schützen sie das Individuum vor einem entwerteten, gespaltenen Selbstgefühl, allerdings um den Preis gravierend verarmter zwischenmenschlicher Beziehungen. Andere werden entweder als unerreichbare Idealobjekte wahrgenommen oder aber entwertet.

Der *maligne Narzissmus* ist eine besonders pathologische Form der Störung. Er ist gekennzeichnet durch (a) ich-syntone Aggression, (b) starke Paranoia und (c) antisoziale Persönlichkeitszüge. Das grandiose Selbst solcher Personen ist nicht nur aggressionserfüllt, sondern wird überdies durch die Identifizierung mit einem strafenden, primitiven, mächtigen Objekt aufrechterhalten, das die Illusion vermittelt, dank gnadenloser Angriffe auf das Selbst und auf Andere über Schmerz, Tod und jegliche Grenzen triumphieren zu können. Das Bedürfnis, über Andere zu triumphieren, kann zu negativen therapeutischen Reaktionen führen und den Patienten zu selbstdestruktivem Verhalten bis hin zum Suizid veranlassen, um dem Therapeuten eine Niederlage beizubringen (Kernberg 1988 [1984], 2007, 2013 [2010]).

Diese Beschreibungen des Narzissmus beruhen auf objektbeziehungstheoretischen Formulierungen und berühren sich mit dem im DSM-5 zu erkennenden Trend, den Narzissmus als eine dimensionale Störung mit unterschiedlich stark ausgeprägter Pathologie des Selbst und der Objektbeziehungen zu konzeptualisieren (Ronningstam 2009).

7.3.3 Elemente der Behandlungstechnik

Behandlungsindikationen und -kontraindikationen

Die verschiedenen Organisationsniveaus und vielfältigen oberflächlichen Präsentationen von Patienten mit narzisstischer Pathologie werfen spezifische Behandlungsschwierigkeiten auf. Infolge ihres polysymptomatischen Störungsbildes werden solche Patienten u. U. in symptomfokussierten Kurzzeittherapien, rein medikamentös oder in supportiven Therapien behandelt, ohne dass die zugrundeliegende Struktur der Störung berücksichtigt würde. Die Vervielfältigung der psychoanalytischen Narzissmustheorien hat auch einer Vervielfältigung der Therapieverfahren Vorschub geleistet (Bach 1985; Gabbard 2009; Kohut 1973 [1971], 1979 [1977]), doch die Effektivität der meisten dieser Ansätze wurde bislang nicht systematisch empirisch untersucht. Wir fassen i. F. Kohuts Theorie der Behandlung der narzisstischen Pathologie zusammen und stellen dann in einer umfassenderen Übersicht Kernbergs Behandlungstheorie vor, weil sie die Grundlage der Übertragungsfokussierten Psychotherapie (TFP), der ersten manualisierten psychodynamischen Therapie für Persönlichkeitsstörungen einschließlich des Narzissmus, bildet.

Aufgrund seiner Erfahrungen mit den verschiedenartigen Übertragungsmanifestationen narzisstischer Patienten konzeptualisierte Kohut (1975 [1966], 1973 [1971], 1979 [1977]) die narzisstische Pathologie als Resultat einer Arretierung in einer von drei normativen Phasen des infantilen Narzissmus. Er beschrieb: (1) Das Größenselbst oder grandiose Selbst, einen Abkömmling des normativen infantilen Exhibitionismus; in dieser Phase hat das mütterliche Selbstobjekt die Funktion, das Omnipotenz- und Vollkommenheitsgefühl des Kleinkindes zu spiegeln und zu bestätigen; (2) die Alter-Ego- oder Zwillingsphase, in der ein elterliches Selbstobjekt dem Kind die Erfahrung einer fundamentalen Ähnlichkeit oder Gleichheit vermittelt; und (3) die Phase der idealisierten Elternimago, in der das Kind sein Gefühl der globalen, omnipotenten Perfektion auf ein idealisiertes Elternobjekt projiziert, mit dem es verschmelzen möchte. Wenn die archaischen Bedürfnisse nach Spiegelung, Zwillingsschaft und Idealisierungserfahrungen durch unempathische Reaktionen der Selbstobjekte (oder des Analytikers) frustriert werden, bleiben archaische Residuen einer unmodulierten Grandiosität, ein starkes Bedürfnis nach Gleichheit und Ähnlichkeit und ein Idealisierungswunsch in der erwachsenen Persönlichkeit erhalten, statt im Laufe der Zeit nach und nach moduliert und in reife Strukturen und Funktionen – z. B. realistische Ambitionen, reife Ziele und Werte sowie Weisheit – umgewandelt zu werden, die der Regulation des Selbstwertgefühls als Grundlage dienen können. In der psychoanalytischen Behandlung von Patienten mit narzisstischer Pathologie werden diese archaischen Strukturen in den Spiegelungs-, Zwillings- und idealisierenden Übertragungsformen reaktiviert. Diese Übertragungen können nach und nach aufgelöst und in stabile, reife narzisstische Konfigurationen transformiert werden, wenn der Analytiker die archaischen, infantilen Bedürfnisse des Patienten nach Spiegelung, Idealisierung und Zwillingserfahrungen toleriert, anerkennt und empathisch widerspiegelt (Kohut 1973 [1971], 1979 [1977]).

Kurzum, das Selbst des narzisstischen Patienten ist zwar aufgrund der ihm versagt gebliebenen Idealisierung und Spiegelung strukturell unintegriert und emotional verarmt, aber nicht durch Spaltungen und andere primitive, das Ich schwächende Abwehrmechanismen von Grund auf fragmentiert, wie es Kernbergs Formulierung der narzisstischen Störungen vorsieht. Glassman (1988a) fand allerdings in einer Reihe empirischer Untersuchungen, die mit kausaler Modellierung als Methode, Kohuts und Kernbergs konkurrierende Thesen empirisch zu testen, durchgeführt wurden, eine gewisse Bestätigung für beide Modelle. Deshalb zog er den Schluss, dass Kohuts Selbstpsychologie möglicherweise einen Teilbereich der breiter gefassten ichpsychologischen und objektbeziehungstheoretischen Formulierungen Kernbergs repräsentiert (Glassman 1988b).

Am Personality Disorders Institute (PDI) des Weill Medical College of Cornell haben wir auf der Grundlage von Kernbergs (1978 [1975], 1988 [1984]) objektbeziehungstheoretischen Formulierungen nicht nur eine manualisierte psychodynamische Psychotherapie für schwere Persönlichkeitsstörungen – die Übertragungsfokussierte Psychotherapie (TFP) – entwickelt (Clarkin et al. 2008 [2006]), sondern auch eine manualisierte Behandlung für die neurotische Persönlichkeitsorganisation oder höher strukturierte Persönlichkeitsorganisation (Caligor, Kernberg et al. 2010 [2007]). Im Folgenden konzentrieren wir uns auf die TFP für narzisstische Patienten im Borderline-Spektrum. Obwohl die klinische Erfahrung zeigt, dass die TFP für Patienten mit narzisstischer Pathologie auf neurotischem Niveau effektiv ist, liegen Forschungsdaten lediglich über die TFP für narzisstische Patienten mit Borderline-Organisation vor. Eine umfassende Beschreibung der TFP und der klinischen Studien, die ihre Effizienz belegen, findet sich an anderer Stelle (Clarkin et al. 2008 [2006]; Clarkin et al. 2007; Levy et al. 2006; Yeomans & Diamond 2010). Mittlerweile liegen mehrere Untersuchungen, darunter zwei randomisierte klinische Studien (RCTs), vor, die die Effizienz der TFP bestätigen (Clarkin, Levy et al. 2007; Doering et al. 2010). Wir fassen das klinische Verfahren und seine Modifizierungen für Patienten mit NPS/BPS hier zusammen.

TFP ist eine psychodynamische, für Patienten mit Persönlichkeitsstörungen auf dem Borderline-Niveau modifizierte Psychotherapie. Das zentrale Konzept der TFP besagt, dass sich die Identität eines Menschen aus Repräsentationen des Selbst und Anderer aufbaut, die auf affektiv besetzten interpersonalen Erfahrungen beruhen. Sie werden im Laufe der frühen Entwicklung internalisiert und organisieren die Art und Weise, wie das Individuum sich selbst und Andere wahrnimmt. Die Kombination aus der durch einen starken Affekt miteinander verbundenen inneren Repräsentanz des Selbst und einer inneren Repräsentanz des Anderen wird als *Objektbeziehungsdyade* bezeichnet. Diese Dyaden werden zu Bausteinen der Identität, des Selbstgefühls und der Wahrnehmung Anderer. Die frühen Repräsentationen erfassen das Selbst und das Objekt in einer engen, spezifischen Rolle und sind charakterisiert durch einen einzigen Affekt (typische Beziehungen bestehen z. B. zwischen einem ängstlichen, unterwürfigen Abhängigen und einer zornigen, mächtigen Autorität oder zwischen einem dankbaren Empfänger von Anteilnahme und Fürsorge und einem liebevoll-sorgenden Objekt). In der normativen Entwicklung erreicht das Individuum einen Zustand integrierter Identität, in dem die mit klar voneinander unterschiedenen Emotionen besetzten Repräsentationen des Selbst und des Objekts nach und nach in facettenreichere und realistischere innere Repräsentationen mit einer ganzen Bandbreite an Eigenschaften und Affekten übergehen. Unter diesen Umständen kann dann z. B. jemand, der einen Moment lang befürchtet, vom Anderen vernachlässigt zu werden, sein Gefühl in den breiteren Kontext seiner Erfahrung einordnen, dass der Andere im Allgemeinen zuverlässig ist, und seinen Angstaffekt auf diese Weise dämpfen.

Personen, deren psychische Struktur diesen Integrationszustand nicht erreicht hat, bleiben auf dem Borderline-Niveau organisiert, das durch eine tiefe innere Spaltung zwischen idealisierten, mit reinem Liebesaffekt und entsprechenden Selbst- und Objektrepräsentationen einerseits und angst-, wut- und hassbesetzten Repräsentationen andererseits charakterisiert ist. Sie schwanken typischerweise sehr rasch zwischen extrem positiven und extrem negativen Beurteilungen ihrer selbst und ihrer Beziehungen zu Anderen hin und her. Personen mit Narzisstischer Persönlichkeitsstörung neigen, wie oben erläutert, dazu, sich mit einem negativen, entwerteten Selbstgefühl von jeglichem Kontakt zurückzuziehen, indem sie ein Größenselbst entwickeln, das ihrer fragmentierungsanfälligen Psyche eine oberflächliche, aber brüchige und unrealistische Kohärenz bietet. Das bewusste Narrativ dieses Größenselbst ermöglicht es dem Individuum, ein – wenngleich fragiles und prekäres – Gefühl der Ganzheit zu empfinden. Die um das pathologische Größenselbst errichtete unflexible, rigide Organisation beeinträchtigt überdies die Mentalisierungsfähigkeit – d. h. die Fähigkeit, Verhalten auf intentionale mentale Zustände zurückzuführen, also z. B. auf die Gedanken, Gefühle, Überzeugungen und Beweggründe des Selbst und anderer Menschen (Fonagy et al. 2004 [2002]) –, weil das Narrativ für das Größenselbst bereits feststeht. Patienten mit narzisstischer Pathologie können sich vom Größenselbst nicht distanzieren; sie sind nicht in der Lage, innerlich einen Schritt zurückzutreten, und deshalb ist es für sie nahezu unmöglich zu begreifen, dass dieses grandiose Selbst ein psychischer Zustand unter anderen möglichen Selbstzuständen ist (Diamond 2009; Diamond & Yeomans 2007).

Probleme tauchen auf, wenn dieser Rückzug ins grandiose Selbst entweder durch innere Affektzustände, die ihm zuwiderlaufen, oder durch Elemente der Realität (z. B. die Zurückweisung durch einen Partner oder Freund, durch berufliche Schwierigkeiten usw.) gefährdet wird. Die beschriebenen Eigenschaften prädisponieren die betroffenen Patienten zu folgenden Übertragungsformen: (a) Idealisierung des Therapeuten als Verkörperung positiver Charakterzüge, die eine Projektion des Größenselbst des Patienten darstellen. Weil der idealisierte Andere in dessen Grandiosität miteinbezogen wird, kann er nicht als vollständig getrenntes Individuum wahrgenommen werden; infolgedessen wird er nur solange wertgeschätzt, wie er das Größenselbst ergänzt und ein Teil desselben bleibt. (b) Entwertung des Therapeuten als Träger all der negativen Eigenschaften und Affekte, vor denen sich das grandiose Selbst schützt. Teil dieser Haltung ist u. U. auch eine herablassende Gleichgültigkeit. (c) Starker Neid auf den Therapeuten, wenn das Segment der idealisierten inneren Imagines so vollständig auf den Therapeuten projiziert wird, dass der Patient selbst sich unvollkommen und minderwertig fühlt. (d) Abhängigkeit von den Spiegelfunktionen des Therapeuten, verbunden mit Gleichgültigkeit gegenüber dem Behandler als realer Person; (e) Misstrauen auf den Therapeuten bei Patienten mit antisozialen Eigenschaften. Diese Patienten entwickeln entweder keine innere Bindung an Andere oder wehren diese ab. Sie vertreten die Einstellung »Jeder gegen jeden«. Etwas anderes als gegenseitige Ausnutzung ist für sie gar nicht denkbar (Kernberg 1986, 2007, 2013 [2010]).

Diese Übertragungen können bearbeitet werden, wenn es dem Therapeuten gelingt, den Patienten für eine gemeinsame Beobachtung dessen, was sich in der Beziehung entwickelt, zu gewinnen. In diesem Prozess erfüllt der Therapeut eine doppelte Funktion, indem er (a) die Projektion abgewehrter Selbstanteile des Patienten vorläufig annimmt und (b) als äußerer Beobachter den Patienten in die Untersuchung dessen einbezieht, was zwischen ihnen beiden auftaucht. Der Deutungsprozess incl. Klärung, Konfrontation und eigentlicher Deutung wird an anderer Stelle beschrieben (Caligor, Diamond et al. 2009; Clarkin et al. 2008 [2006]).

Narzisstische Widerstände

Narzisstische Widerstände erwachsen aus dem Bedürfnis, das Größenselbst zu schützen, und dem damit zusammenhängenden Neid auf andere Menschen. Zu Beginn ihrer Therapie verhalten sich die Patienten u. U. entwertend gegenüber dem Therapeuten, aber auch das Gegenteil ist möglich. In diesem Fall wird er als jemand idealisiert, der für sämtliche Probleme des Patienten eine magische Lösung zur Hand hat. In beiden Fällen neidet der Patient dem Therapeuten insgeheim seine Fähigkeit zu Sorge und Anteilnahme, denn diese zeugt von Ganzheit und Integration, während der Patient selbst sich innerlich leer, fragmentiert und wertlos fühlt. So entsteht eine paradoxe Situation: Um sein Selbstwertgefühl zu schützen, entwertet der Patient die Hilfe, die ihm langfristig guttun würde, und weist sie zurück. Die kurzfristige Gratifikation trägt den Sieg über den langfristigen Nutzen davon. Es entwickelt sich ein Muster, in dem der Patient subtil oder ausdrücklich jedes Verständnis, das der Therapeut ihm anzubieten versucht, ablehnt (eine etwas positivere Variante illustriert der Patient, der zwar alles ablehnt, was der Therapeut sagt, aber dann in der nächsten Sitzung ebendiese Überlegungen als seine eigenen ausgibt). In solchen Fällen konzentriert sich die Therapie auf diese Form der Interaktion mit dem Therapeuten und die Untersuchung der ihr zugrundeliegenden Dynamik.

Der defensive Charakter des Größenselbst erhöht das Risiko, dass die betroffenen Patienten die Behandlung vorzeitig beenden. Die Brüchigkeit ihres Selbstwertgefühls und das Bedürfnis, sich vor den strengen Anteilen ihrer eigenen inneren Welt zu schützen, machen sie hochsensibel für jede Andeutung von Kritik oder Missbilligung. Sofern der Therapeut seine Wissbegier und seine Untersuchung der Schwierigkeiten des Patienten nicht mit therapeutischer Neutralität verbindet, besteht deshalb die Gefahr, dass der Patient sich kritisiert fühlt und die Behandlung abbricht (Clarkin et al. 2008 [2006]).

Im Folgenden illustrieren wir diese Überlegungen, indem wir die sukzessiven Phasen der TFP anhand von Fallmaterial erläutern.

Fallbeispiel

Alfred, 35 Jahre alt und Single, stellt sich mit folgenden Beschwerden vor: »Ich bin wegen meiner Angst und meines Substanzmissbrauchs schon bei vielen Therapeuten gewesen, aber nichts hat geholfen. Ich habe weiterhin Angst und auch Schwierigkeiten bei der Arbeit. Ich fühle mich zu Frauen hingezogen, die sich in mich verlieben, aber diese Beziehungen sind nie von Dauer. Ich weiß, dass ich sehr attraktiv bin, ich bin etwas Besonderes, und ich verstehe einfach nicht, weshalb diese Beziehungen regelmäßig in die Brüche gehen.« In der Beziehung zu seinem Vater, einem Rechtsanwalt, der von ihm erwartet hatte, in seine Fußstapfen zu treten, habe er sich unter Druck gesetzt gefühlt. Das Verhältnis sei eher distanziert gewesen. Die Eltern hatten sich scheiden lassen, als Alfred 8 Jahre alt war. Danach war er weitgehend bei seiner Mutter aufgewachsen, einer sehr schönen, begabten und extrem besitzergreifenden Frau, die versucht hatte, stellvertretend durch den Sohn zu leben, den sie gleichzeitig vernachlässigte und beneidete.

In Gesellschaft pflegte sie Alfred vorzuführen, um ihn bewundern zu lassen, doch danach ignorierte sie ihn über längere Phasen. Alfreds Beschreibung seiner Mutter fiel außerordentlich negativ aus. Er nannte sie »eine sadistische Hexe«, die ihm kein eigenständiges Leben gönnte und sich in all seine Entscheidungen – ganz gleich, ob sie seine Berufswahl, die Wahl seiner Freunde oder seine Liebesbeziehungen betrafen – einmischte.

Trotz allem erwarb Alfred einen Abschluss an einer renommierten juristischen Fakultät. Er arbeitete für mehrere Unternehmen, bekam aber jedes Mal Schwierigkeiten mit seinen Vorgesetzten, so dass er entweder von sich aus kündigte oder gefeuert wurde. Fünf Jahre nach Abschluss seines Studiums begab er sich zu Dr. S. in Behandlung, weil seine Symptome – Substanzmissbrauch, Angst und passive suizidale Gefühle – in einer beruflichen Krise eskalierten. Er war bei einer anstehenden Beförderung übergangen worden. Außerdem waren mehrere Beziehungen zu erfolgreichen, attraktiven Frauen gescheitert, die er zuerst leidenschaftlich umworben hatte, bis er dann, sobald er sich ihrer Liebe sicher war, das Interesse verlor. In anderen Fällen hatten die Frauen die Beziehung beendet, weil sie sich durch seine Ansprüche auf exklusive Aufmerksamkeit und ständige

Bewunderung überfordert fühlten. Bevor Alfred zu Dr. S. kam, hatte er bereits mehrere sehr bekannte Therapeuten aufgesucht, es aber nie länger als ein bis zwei Monate bei ihnen ausgehalten. Voller Verachtung berichtete er, dass sie ihn nicht verstanden und ihm nicht geholfen, sondern ihm lediglich zurückgespiegelt hätten, was er ohnehin schon wusste. Gegenüber Dr. S. verhielt sich Alfred anfangs eher distanziert. Er erwartete sofortige Lösungen für seine aktuellen Probleme und wollte sich keinesfalls auf eine langwierige Behandlung einlassen. In den Erstgesprächen gab ihm Dr. S. zu bedenken, dass dieses chronische Muster des Schwankens zwischen einer Überschätzung seiner Fähigkeiten und der eigenen Bedeutung einerseits und dem Rückfall in extreme Verwundbarkeit andererseits sowohl seiner Angst als auch seinen Arbeits- und Beziehungsschwierigkeiten und dem Substanzmissbrauch zugrunde liegen könnte. Alfred stimmte bereitwillig zu und erklärte, keiner seiner früheren Therapeuten habe die Art seiner Schwierigkeiten verstanden, doch Dr. S. sei nach seiner Überzeugung wie niemand sonst geeignet, ihn zu behandeln. Dr. S. formulierte einen Behandlungsvertrag mit dem Patienten, in dem sich dieser zu einer Therapie mit zwei Wochenstunden verpflichtete, die sich am Verständnis der Emotionen, die seinen Symptomen und dysfunktionalen Verhaltensweisen zugrunde lagen, orientieren würde. Darüber hinaus verpflichtete er sich, seinen intermittierenden Substanzkonsum vollständig einzustellen und für den Fall, dass ihm dies nicht gelingen würde, eine AA-Gruppe oder eine Gruppe für Schadensminderung zu besuchen; Alfred erklärte sich auch einverstanden, an seiner augenblicklichen Arbeitssituation nichts zu verändern, bis die Beweggründe seines Kündigungswunsches geklärt sein würden, und jeden Impuls, die Behandlung abzubrechen, gegenüber der Therapeutin offenzulegen und zu besprechen, statt ihm einfach nachzugeben. Außerdem verpflichtete er sich, selbstdestruktive Verhaltensweisen und Gefühle in der Therapie nicht zu verschweigen und Verantwortung für sie zu übernehmen. Anfangs stand Alfred der Vorstellung, sich durch einen Vertrag in seinem Verhalten auch nur minimal einschränken zu lassen, ablehnend gegenüber. Dies bewog Dr. S., seine unkooperative und sogar ausnutzende Einstellung gegenüber Anderen, die doch offenbar mit der Vielzahl an Schwierigkeiten in seinem Leben zusammenhingen, zu deuten.

Wie dieses Beispiel zeigt, besteht die erste Phase der TFP darin, durch den Behandlungsvertrag einen Behandlungsrahmen abzustecken, der es ermöglicht, dass sich die inneren Repräsentationen des Patienten in der Beziehung zum Therapeuten entfalten können (Clarkin et al. 2008 [2006]). Häufig aktiviert der Vertrag, der die Funktionen und Pflichten beider Beteiligter festlegt und den destruktiven und selbstdestruktiven Verhaltensweisen des Patienten Grenzen setzt, die Übertragung. Das heißt, der Patient überträgt seine inneren Repräsentationen auf die äußere Beziehung zum Therapeuten. Sobald diese Übertragung, unterstützt durch den Prozess der Vertragsaushandlung, aktiviert worden ist, dient sie als Fenster, das einen ersten Blick auf die Objektbeziehungswelt des Patienten erlaubt. Sie kann nun mit dem Ziel beobachtet und erforscht werden, dem Patienten dabei zu helfen, seine innere Welt zu verstehen und zu begreifen, welche Beweggründe ihn dazu veranlassen, an einem Wahrnehmungs- und Überzeugungssystem festzuhalten, das der Umwelt, in der er lebt, nicht angemessen ist. Mit narzisstischen Patienten eine Vertragsvereinbarung zu treffen ist besonders schwierig, weil sich das Größenselbst durch die Vereinbarung von Verantwortlichkeiten herausgefordert fühlt. Diese werden deshalb häufig abgelehnt oder infrage gestellt.

Vertrag und Rahmen sind v. a. wichtig, wenn die Grandiosität des Patienten ihn daran hindert, autonom zu funktionieren. Stattdessen beziehen solche Patienten häufig einen beträchtlichen sekundären Krankheitsgewinn in Form der Unterstützung durch Familienangehörige oder Sozialdienste. Außerdem verstoßen narzisstische Patienten oft in anderen Lebensbereichen gegen Regeln, indem sie z. B. auf beruflichem Gebiet die Arbeit anderer als ihre eigene ausgeben, Ergebnisse fälschen oder sich auf andere Weise über Regeln hinwegsetzen, die für ihre Mitmenschen gelten. In der Diskussion über den Vertrag wird daher auch besprochen, dass die außertherapeutischen Aktivitäten des Patienten – oder seine Untätigkeit – Teil des Behandlungsprozesses sind. Dies ist v. a. bei den schwerer gestörten BPS-/NPS-Patienten wichtig, die sich u. U. isolieren und in einen Kokon zurückziehen und oft eine parasitäre Existenz führen, indem sie Andere ausbeuten, um an ihrem illusionären Selbstbild festhalten zu können. In der Welt aktiv zu werden ist ein wesentliches Element der Therapie, weil es dem doppelten Zweck dient, einige der Konflikte an die Oberfläche zu befördern, denen der Patient durch seine Isolation ausweicht, und weil es ihm zweitens Gelegenheit gibt, in den Sitzungen die Ängste zu besprechen, die durch seine Interaktionen mit Anderen in ihm geweckt werden.

Definition der dominanten Objektbeziehungen

Eine zentrale Strategie der TFP besteht in der Benennung der inneren Objektbeziehungsdyade, die aktuell in der Übertragung aktiviert ist. Dadurch kann sich der Patient der inneren Szenarien bewusst werden, die sein Erleben der interpersonalen Welt beeinflussen. Die typische dominante Dyade des narzisstischen Patienten besteht aus dem omnipotenten Größenselbst und dem unbedeutenden, entwerteten Anderen. Diese Dyade zu identifizieren fällt dem narzisstischen Patienten anfangs besonders schwer, weil es ihm Angst macht, den grandiosen, entwertenden Selbstanteil aus der Distanz zu beobachten und andere Anteile (z. B. Schwäche, Verletzlichkeit, Gefühle der Demütigung) zu erforschen – der Narzisst ist entweder alles oder er fällt in sich zusammen. In entsprechender Weise widerstrebt es Patienten mit verdecktem Narzissmus, den sogenannten *dünnhäutigen Narzissten* (Rosenfeld 1987), sich von dem unbedeutenden, entwerteten Teil der Dyade zu distanzieren, weil dieser sie vor den unterdrückten Strebungen ihres Größenselbst schützt. Deshalb ist die Abklärung der dominanten Affekte und damit verbundenen Objektbeziehungen, die erste Phase des Deutungsprozesses, schwierig; die vom grandiosen Selbst ausgehenden Demütigungsgefühle, der Neid und die Angst vor Abhängigkeit werden entschlossen abgewehrt.

Um dem entgegenzuarbeiten, muss der Therapeut »therapeutenzentrierte Deutungen« anbieten. Sie haben die Funktion, die vorherrschenden Affekte, die der Patient in der aktuellen Situation der Beziehung zum Therapeuten erlebt, zu identifizieren. Dabei werden vorerst noch keine Verbindungen zum grandiosen/entwertenden Teil der aktivierten Objektbeziehungsdyade, zu den Abwehrmechanismen des Patienten oder zu seiner Lebensgeschichte hergestellt (Caligor et al. 2010 [2007]; Steiner 1993). Weil der Patient panische Angst davor hat, Unzulänglichkeiten und Schwächen des eigenen Selbst wahrnehmen zu müssen, besteht ein Aspekt der Technik darin, stärker auf die negativen Gefühle – Demütigung, Schwäche oder Scham – zu fokussieren, die der Patient auf den Therapeuten projiziert, den er infolgedessen als inkompetent und unzulänglich erlebt. Solche objektzentrierten Deutungen – therapeutenzentrierte Deutungen – sind v. a. bei Patienten wichtig, die es anfangs nicht ertragen, Fehler und Schwächen in sich selbst zu sehen, aber in der Lage sind, diese im Therapeuten wahrzunehmen und darüber nachzudenken, was es bedeutet, Grenzen zu haben, ohne sich deshalb völlig wertlos zu fühlen. In dieser Phase können Therapeuten entgleisen, wenn sie versuchen, das perfekte Idealobjekt für den Patienten zu sein, statt dessen entwertendes Verhalten zu tolerieren und es als Aspekt seiner inneren Repräsentanzenwelt und der entsprechenden Affekte zu verstehen.

Fallbeispiel
In der Anfangsphase seiner Therapie füllte Alfred die Sitzungen mit Berichten über seine aktuellen Krisen am Arbeitsplatz und in seinen Beziehungen. Häufig verlangte er nach Antworten auf seine Fragen und erwartete Lösungen. Dr. S. erläuterte, dass diese Erwartungen eine Idealisierung ihrer Person als allwissende Andere, die auf magische Weise seine Schwierigkeiten lösen würde, zum Ausdruck brachten. Als klar wurde, dass mit solchen magischen Antworten nicht zu rechnen war, entwickelte sich ein neues Muster. Alfred hielt Dr. S. Vorträge über Narzissmus. Er berief sich auf seine Lektüre und erklärte ihr, dass alles, was sie tue und sage, absolut vorhersehbar sei. Er selbst sei, so behauptete er, »schlauer« als sie. Sie beschränke sich darauf, lediglich seine Worte zu wiederholen. Zwar wolle er der Therapie eine Chance geben, glaube aber nicht, dass Dr. S. mehr zu bieten habe als eine Reihe von Techniken, über die er sich auch selbst informieren könne. Dr. S. wies darauf hin, dass Alfreds dringendes Bedürfnis, ihr Ratschläge zu entlocken oder sich selbst zum Experten zu machen, um das unmittelbar anliegende Problem zu lösen, ihm die Position des Überlegenen sichere und ihr selbst gleichzeitig eigene Beiträge verwehre. Die Untersuchung dieser Dynamik führte zur Identifizierung eines Objektbeziehungsszenariums, das aus einem überlegenen allwissenden Selbst und einer entwerteten, unzulänglichen Anderen bestand und nun vom Patienten in der Übertragung in Szene gesetzt wurde. Es wurde jedoch noch nicht mit seiner narzisstischen Abwehr (Omnipotenz) oder mit seiner Lebensgeschichte, der Vernachlässigung und gleichzeitigen Ausnutzung durch seine Eltern, in Verbindung gebracht. Ebenso wie andere NPS-Patienten tat Alfred jeden Versuch, ihn darauf hinzuweisen, dass er Dr. S. genauso angriff, wie er sich selbst angriff und sabotierte, mit einem verächtlichen: »Das haben Sie doch aus Ihren Büchern«, ab. In dieser Phase konzentrierte sich die Behandlung folglich darauf, Alfred dabei zu helfen, seine zahlreichen Erfahrungen mit Dr. S. in den Blick zu nehmen: Immer wieder hatte er Dr. S. in den ersten Monaten als defizitär, unzulänglich oder nicht hilfreich wahrgenommen und sich selbst als den Experten gesehen, weil sein Gefühl der eigenen Unzulänglichkeit und Verwundbarkeit für ihn unerträglich war. Es musste von Dr. S. containt werden, um dann in dieser projizierten Form verstanden werden zu können (Caligor et al. 2010 [2007]; Steiner 1993).

Arbeit mit dem Rollenumkehr

Die Deutung der in der Übertragung vertauschten Rollen ist der nächste Schritt, der im Falle narzisstischer Patienten schwierig ist, weil aufgrund des rigiden Abwehrcharakters des Größenselbst kaum Oszillationen der Selbst-Objekt-Dyaden stattfinden und alternierende Beziehungsszenarien folglich nicht leicht zu identifizieren und zu bearbeiten sind. Bei Borderline-Patienten mit schwerer narzisstischer Pathologie werden die dominanten Objektbeziehungen gewöhnlich rasch aktiviert; die Patienten zeigen dann schnelle Wechsel zwischen der Identifizierung mit dem Selbst- oder dem Objekt-Pol der Dyade, und zwar sowohl in der Übertragungsbeziehung als auch in außertherapeutischen Beziehungen: Ein Patient, der sich in einem Moment als etwas Besonderes und als allmächtig erlebt, kann sich schon im nächsten Augenblick wertlos und unbedeutend fühlen. Mit NPS-/BPS-Patienten in der Übertragung zu arbeiten ist auch aufgrund ihrer Unfähigkeit schwierig, eine Beziehung zum Therapeuten überhaupt anzuerkennen oder gar zu besetzen. Die therapeutische Beziehung wird quasi durch die Besetzung des Größenselbst ausgeblendet. Dieses ist mit inneren Idealselbst- und Idealobjektrepräsentationen identifiziert, wobei der Therapeut gelegentlich in die Grandiosität des Patienten einbezogen, in anderen Situationen jedoch ausgeschlossen und entwertet wird.

Weil das grandiose Selbst einen gewissen Schutz vor raschen Schwankungen des Selbstzustands bietet, wirkt die vorherrschende Übertragung narzisstischer Patienten u. U. stabil. Dennoch droht Patienten mit gravierenderen narzisstischen Störungen die Gefahr eines katastrophischen Umschlags in extreme Verzweiflung, sobald die Abwehrfunktion des Größenselbst versagt und all die mit den negativen Selbstimagines assoziierten negativen Affekte durchbrechen. In extremen Fällen sind Selbstdestruktivität und Suizidalität die Folge (Ronningstam 2005, 2009; Ronningstam et al. 2008). Der Therapeut muss also in der ersten Phase außerordentlich taktvoll vorgehen, damit sich das therapeutische Bündnis festigen kann. Und wie schon erwähnt, ist es häufig einfacher, anfangs die Entwertung des Therapeuten durch den Patienten und danach erst die (manchmal hinter oberflächlichem Triumph verborgene) Verzweiflung zu deuten, die mit der Entwertung einhergeht. Im nächsten Schritt erst wird das entwertete Selbstgefühl des Patienten, vor dem ihn das Größenselbst schützen soll, bearbeitet.

Fallbeispiel

Alfreds erste Reaktion bestand darin, die Deutungen, die Dr. S. ihm gab, verächtlich abzutun, um die Therapeutin bloßzustellen und zu demütigen. Er äußerte sich verärgert darüber, seine kostbare Sitzungszeit darauf verwenden zu müssen, über seine Beziehung zu Dr. S. zu sprechen, während er doch eigentlich nur von ihr hören wollte, wie er die perfekte Frau für sich finden oder beruflich vorankommen könnte.

Nach mehreren Monaten, in denen Dr. S. ihm weiterhin diese Deutungen gab und ihm erläuterte, dass er die Behandlung unter seine Kontrolle zu bringen versuchte und ihre Einsichten als seine eigenen ausgeben wollte, antwortete er schließlich: »Sie haben Recht. Ich versuche, Sie mit meinem Intellekt einzuschüchtern. Es ist für mich allzu schmerzhaft, über meine Unfähigkeit zu sprechen, mir eine Beförderung zu verdienen oder eine ernsthafte Beziehung aufzubauen« – ein erstes Anzeichen dafür, dass die Verwundbarkeit, die sich hinter dem Größenselbst verbarg, zugänglich wurde. In den anschließenden Sitzungen verstärkte er jedoch seine Forderung nach augenblicklichen Lösungen. Dr. S. deutete dieses Verhalten als Reaktion darauf, dass er etwas von seiner Verwundbarkeit und sogar Abhängigkeit von ihr gezeigt hatte und ihm dies nun nachträglich Angst machte. Sie erläuterte auch, dass sein permanentes Verlangen nach Lösungen das Muster widerspiegelte, das er in all seinen intimen Beziehungen wiederholt hatte: Er konfrontierte seine Partnerin mit unerfüllbaren Forderungen und trieb sie auf diese Weise von sich fort.

Alfred wurden die Fluidität und Instabilität seiner Identifizierungen mit beiden Seiten der dominanten, aus dem Größenselbst und dem/der entwerteten Anderen bestehenden Objektbeziehungsdyade zunehmend bewusst. Gleichwohl sperrten seine Grandiosität und sein ausnutzendes Verhalten sich gegen Deutungen, bis im Zusammenhang mit einer Krise wegen der Begleichung des Honorars das komplementäre Beziehungsmuster agiert wurde. Alfred hatte zwar eine gute Versicherung, doch er hatte die notwendigen Formulare monatelang nicht eingereicht, weil er angeblich allzu beschäftigt gewesen war. Dr. S. fragte, weshalb er die Rechnungen nicht zahle und dadurch die Therapie gefährde, obwohl ihm doch so sehr daran gelegen sei, in seinem Berufs- und Beziehungsleben etwas zu verändern. Alfred antwortete auf diese Konfrontation, die ihm seine widersprüchlichen Verhaltensweisen und Einstellungen zur Behandlung vor Augen führte,

mit den Worten, dass er von der Therapeutin eine besondere Behandlung erwarte und sie ihn seiner Meinung nach kostenlos behandeln solle.
Als Dr. S. die Aufmerksamkeit in den folgenden Sitzungen auf den abfälligen Ton lenkte, in dem Alfred über die Rechnung sprach, erklärte er: »Jetzt sind schon 15 Minuten der Sitzung vergangen, und Sie zwingen mir Ihre Agenda auf. Sie sind wie eine Mutter – nicht meine Mutter, aber wie eine Mutter, die mir vorschreibt, was ich zu tun habe.« Dr. S. erwiderte: »Es klingt, als ob sie mich als eine anspruchsvolle, aber pflichtvergessene mütterliche Figur erleben, die Ihnen ihre Agenda aufzwingt, ohne sich um Ihre Bedürfnisse zu scheren. Sie wiederum sind das Kind, das nach ihrer Pfeife tanzen muss, um ein wenig Liebe oder Zuneigung zu bekommen, und sind wütend und zornig.« Im Übrigen, so bedeutete Dr. S. ihm, sei womöglich Alfred derjenige, der – ohne sich dessen bewusst zu sein – Anderen seine Agenda aufzwinge, indem er z. B. kostenlos Therapie machen wolle, und auf diese Weise einen Rollentausch in der Beziehung agiere. Dies führte zu einer Erforschung seiner Identifizierung mit einer kontrollierenden und strafenden Mutterfigur (der sadistischen Hexe), die auf die Therapeutin projiziert wurde. Zum ersten Mal begann Alfred zu weinen. Er willigte ein, die Rechnung zu begleichen, und sagte dann: »Ich verstehe diese Therapie als ein Laborexperiment, in dem ich eine andere Art von Beziehung zu führen übe. Ich will sie [seine aktuelle Freundin] nicht vertreiben. Ich möchte so gesund sein, dass ich eine Beziehung mit ihr haben kann, aber ich spüre schon, dass sie von mir wegstrebt. Ich verlange immer zu viel und stehe am Ende mit leeren Händen da.« Dr. S. erwiderte, dass er zwar davon spreche, womöglich seine Freundin zu verlieren, aber vielleicht auch befürchte, Dr. S. mit seinen Forderungen nach perfekter Versorgung (d. h. kostenloser Behandlung) zu vergraulen. Sie gab auch zu bedenken, dass er mit der Bezahlung der Rechnung anerkennen würde, dass er auf sie angewiesen und von ihr abhängig sei. Anerkannt würden aber auch die Grenzen dessen, was sie ihm geben könne – und dies öffne einen Zugang zu der Wut und Verwundbarkeit, die durch sein Größenselbst maskiert würden.

Dissoziation und Spaltung der dominanten Objektbeziehungen identifizieren: die Analyse des Größenselbst

Im Anschluss an die Bearbeitung des Rollenwechsels in der dominanten Dyade besteht der nächste Schritt der Deutungsarbeit darin, die Aufmerksamkeit auf den Zusammenhang zwischen zwei Objektbeziehungen zu lenken, die defensiv dissoziiert worden sind, und die Spaltung zwischen zwei polarisierten Erfahrungsaspekten zu thematisieren. Auf dieser Deutungsebene kommt zumeist die Spaltung zwischen einer mit Frustration und Hass assoziierten aggressiv besetzten Objektbeziehung und einer mit Gratifikation und Fürsorge assoziierten idealisierten Objektbeziehung zur Sprache. Bei narzisstischen Patienten besteht die negative Dyade gewöhnlich aus dem Größenselbst und dem/der entwerteten Anderen.

Eine Alternative zu diesem Gefängnis der Grandiosität ist eine Dyade des Selbst und eines anteilnehmenden – statt grandiosen – Anderen, von dem es abhängig ist. Diese Dyade ist u. U. lediglich als Spur in der inneren Welt narzisstischer Patienten enthalten, und sie ist einer der Gründe, weshalb die frühen Interventionen therapeutenzentriert sind und Konfrontationen in der Arbeit mit narzisstischen Patienten langsamer erfolgen: In der Therapie einen anteilnehmenden Anderen zu erleben, der sich nicht defensiv oder rachsüchtig verhält, wird als Herausforderung der Dyade »grandios-entwertet« empfunden. Die kooperative und forschende, aber neutrale Haltung des Therapeuten ist sowohl eine implizite Konfrontation des »Überlegener-Unterlegener«-Beziehungsmodells als auch eine Aufforderung, eine von Wechselseitigkeit geprägte Beziehung zuzulassen und darüber nachzudenken. Sobald diese Themen zur Sprache kommen, können auf der tiefsten Ebene die Ängste gedeutet werden, die dem Rückzug in die Grandiosität zugrunde liegen: Ängste vor dem Verlassenwerden, Angst, unbedeutend und unwichtig zu sein, und sogar Vernichtungsangst infolge des Verzichts auf Grandiosität und des Zulassens von Abhängigkeit und Wechselseitigkeit. Auf diese Weise stellt der Therapeut die verächtliche Einstellung des Patienten infrage und erzeugt den Kontext, in dem sich eine sichere Bindungsbeziehung entwickeln kann.

Als Alfred seine Identifizierung mit beiden Aspekten der Dyade »grandios-kontrollierend/unterwürfig-devot« anzuerkennen begann, tauchte die aus dem abhängigen Selbst und dem/der liebevollen Anderen bestehende Dyade auf. Alfred erschien frühzeitig zu seinen Behandlungsstunden und nutzte die Zeit im Wartezimmer der Therapeutin, um in sein Tagebuch zu schreiben. Dr. S. deutete dieses Verhalten als Identifizierung mit ihr und ihrer Reflexionsfunktion. Zuvor war Alfred wütend auf Dr. S. gewesen und hatte sie verachtet, weil sie ihm keinen perfekten »Job« oder keine perfekte Beziehung garantieren konnte. Er hatte sie verunglimpft, weil sie ihm neben ihrer Empathie und Anteilnahme lediglich anbot, gemeinsam zu analysieren, weshalb er seine Ziele und Wünsche nicht zu realisieren vermochte. Als Dr. S. wiederholt deutete, dass Alfreds Entwertung ihrer Person und dessen, was sie ihm geben konnte, in Wirklichkeit ein abgespaltener Aspekt seines eigenen idealisierten Selbst und seiner idealisierten Objekte war, verstand er nach und nach, dass ihn diese Projektionen vor der schmerzvollen Erfahrung bewahren sollten, seine eigenen wie auch die Grenzen anderer Menschen anerkennen zu müssen. Er begriff auch, dass diese Projektionen es ihm unmöglich machten, das, was die Therapeutin und Andere ihm tatsächlich geben konnten, als befriedigend zu erleben und sich daran zu erfreuen. Auf seiner Arbeitsstelle ließen die Konflikte mit seinem Vorgesetzten nach, und er wurde befördert. Er lernte eine Frau kennen, von der er sagte, sie sei »ein guter Mensch«, und die er anfangs entwertet hatte, weil ihr die Überheblichkeit, die er bislang an Frauen sosehr geschätzt hatte, abging. Diese Äußerung bewies seine Schwierigkeit, aufrichtige Anteilnahme von einem verfügbaren Objekt anzunehmen, statt sich auf ein unerreichbares, idealisiertes zu fixieren. Im Laufe der Zeit verstand er jedoch, dass seine Tendenz, jeden zu entwerten, der ihn wirklich liebte und sich um ihn sorgte, z. T. auf seine Identifizierung mit einer mütterlichen Repräsentanz der »sadistischen Hexe« zurückging, die als mächtiges, aber strafendes inneres Objekt zu einem Selbstanteil geworden war, das systematisch seine eigene Fähigkeit untergrub, Liebe oder Zufriedenheit zuzulassen, und gleichzeitig seine Grandiosität und Omnipotenz nährte. Diese Arbeit in der Übertragung bedeutete, dass der Patient wiederholt den entwerteten Selbstanteil und die verhassten Anteile seiner Objekte auf die Therapeutin projizierte, um das Größenselbst zu schützen. Indem Dr. S. konsequent erläuterte, auf welche Weise solche Projektionen sein fragiles idealisiertes Selbst und die idealisierten Objekte aufrechterhielten und ihn vor dem Schmerz bewahrten, seine eigenen und die Grenzen Anderer anzuerkennen, wurde es ihm nach und nach möglich, Freude und Befriedigung aus dem, was Andere ihm geben konnten, zu gewinnen und sein Größenselbst abzubauen.

Literatur

Bach, S. (1985). Narcissistic States and Therapeutic Process. New York (Jason Aronson).

Caligor, E., D. Diamond, F. Yeomans & O. F. Kernberg (2009). The interpretive process in the psychoana-

lytic psychotherapy of borderline personality pathology. J Am Psychoanal Assoc 57: 271–301.
Caligor, E., O. F. Kernberg & J. F. Clarkin (2010 [2007]). Übertragungsfokussierte Psychotherapie bei neurotischer Persönlichkeitsstruktur. Übers. von P. Holler. Stuttgart (Schattauer).
Clarkin, J., F. Yeomans & O. F. Kernberg (1999). Psychotherapy for Borderline Personality. New York (Wiley).
Clarkin, J., F. Yeomans & O. F. Kernberg (2008 [2006]). Psychotherapie der Borderline-Persönlichkeit. Manual zur psychodynamischen Therapie. Übers. von P. Holler. Stuttgart (Schattauer).
Clarkin, J., K. N. Levy, M. F. Lenzenweger & O. F. Kernberg (2007). Evaluating three treatments for borderline personality disorder: A multiwave study. Am J Psychiatry 164: 1–8.
Diamond, D. (2009). Attachment and reflective function in patientes with co-morbid borderline and narcissistic disorders: Implications for therapeutic process and outcome. Vortrag, Oxford Psychotherapy Society, John Patrick Hospital, Oxford University Dept. Of Medicine, 1. November.
Diamond, D., & F. E. Yeomans (2007). Attachment to internal objects in patients with severe narcissistic disorders. Vortrag, Confer Seminar Series on »The Pain of Narcissism and Its Psychotherapeutic Treatment«. Tavistock Institute, London, 5. November.
Diamond, D., & F. E. Yeomans (2008). Psychopathologies narcissiques et psychotherapie focalisee sur le transfert. Sante Ment Que XXXIII: 115–139.
Doering, S., S. Hörz, M. Rentrop et al. (2010). Transference-focused psychotherapy v. treatment by community psychotherapists for borderline personality disorder. Randomized controlled trial. Br J Psychiatry 196: 389–395.
Doidge, N., B. Simon, L. Brauer et al. (2002). Psychoanalytic patients in the U. S., Canada and Australia. I. DSM-III-R disorders, indications, previous treatment, medications, and length of treatment. J Am Psychoanal Assoc 50: 576–614.
Fonagy, P., G. Gergely, E. L. Jurist & M. Target (2004 [2002]). Affektregulierung, Mentalisierung und die Entwicklung des Selbst. Übers. von E. Vorspohl. Stuttgart (Klett-Cotta).
Gabbard, G. (2009). Transference and countertransference. Psychiatr Ann 39: 129–133.
Glassman, M. B. (1988a). Intrapsychic conflict versus developmental deficit: A causal modeling approach to examining psychoanalytic theories of narcissism. Psychoanal Psychol 5: 23–46.
Glassman, M. B. (1988b). Kernberg and Kohut: A test of competing psychoanalytic models of narcissism. J Am Psychoanal Assoc 36: 597–625.
Kernberg, O. F. (1978 [1975]). Borderline-Störungen und pathologischer Narzissmus. Übers. von H. Schultz. Frankfurt/M. (Suhrkamp).
Kernberg, O. F. (1988 [1984]). Schwere Persönlichkeitsstörungen. Theorie, Diagnose, Behandlungsstrategien. Übers. von H. Steinmetz-Schünemann. Stuttgart (Klett-Cotta).
Kernberg, O. F. (1986). Factors in the psychoanalytic treatment of narcissistic personalities. In: A. P. Morrison (Hg.). Essential Papers on Narcissism. New York/London (New York Univ. Press).
Kernberg, O. F. (1998). Pathological narcissism and narcissistic personality disorders: Theoretical background and diagnostic classification. In: E. F. Ronningstam (Hg.). Disorders of Narcissism: Diagnostic, Clinical and Empirical Implications. Washington, DC (American Psychiatric Press), S. 29–51.
Kernberg, O. F. (2007). The almost untreatable narcissistic patient. J Am Psychoanal Assoc 55: 503–539.
Kernberg, O. F. (2013 [2010]). Narzisstische Persönlichkeitsstörung. In: J. F. Clarkin, P. Fonagy & G. Gabbard (Hg.). Psychodynamische Psychotherapie der Persönlichkeitsstörungen. Handbuch für die klinische Praxis. Übers. von P. Holler. Stuttgart (Schattauer), S. 255–278.
Kohut, H. (1975 [1966]). Formen und Umformungen des Narzissmus. Übers. von L. Köhler. In: ders., Die Zukunft der Psychoanalyse. Frankfurt/M. (Suhrkamp), S. 140–172.
Kohut, H. (1973 [1971]). Narzissmus. Übers. von L. Rosenkötter. Frankfurt/M. (Suhrkamp).
Kohut, H. (1979 [1977]). Die Heilung des Selbst. Übers. von E. vom Scheidt. Frankfurt/M. (Suhrkamp).
Kohut, H. (1987 [1984]). Wie heilt die Psychoanalyse? Übers. von E. vom Scheidt. Frankfurt/M. (Suhrkamp).
Lachmann, F. (1994). From narcissism to self pathology. Int Forum of Psychoanalysis 3: 157–163.
Levy, K. N., K. B. Meehan, K. M. Kelly et al. (2006). Change in attachment and reflective function in the treatment of borderline personality disorder with transference focused psychotherapy. J Consult Clin Psychol 74: 1027–1040.

Ronningstam, E. (2005). Identifying and Understanding the Narcissistic Personality. New York (Oxford Univ. Press).
Ronningstam, E. (2009). Narcissistic personality disorder. Psychiatr Ann 39: 11–129.
Ronningstam, E., I. Weinberg & J. T. Maltsberger (2008). Eleven deaths of Mr. K – contributing factors to suicide in narcissistic personalities. Psychiatry 71: 169–182.
Rosenfeld, H. (1990 [1987]). Sackgassen und Deutungen. Übers. von M. Looser. München/Wien (Verlag Intern. Psychoanalyse).
Steiner, J. (1993). Psychic Retreats. London (Routledge).
Stone, M. H. (1990). The Fate of Borderline Patients. New York (Guilford Press).
Westen, D. (1997). Divergences between clinical and research methods for assessing personality disorders: Implications for research and the volution to Axis II. Am J Psychiatry 154: 895–903.
Wink, P. (1991). Two faces of narcissism. J Pers Soc Psychol 61: 590–597.
Yeomans, F. E., J. F. Clarkin & O. F. Kernberg (2002). A Primer of Transference-focused Psychotherapy for the Borderline Patient. Northvale, NJ (Aronson).
Yeomans, F. E., & D. Diamond (2010). Übertragungsfokussierte Psychotherapie und Borderline-Persönlichkeitsstörung. In: J. F. Clarkin, P. Fonagy & G. Gabbard (Hg.). Psychodynamische Psychotherapie der Persönlichkeitsstörungen. Handbuch für die klinische Praxis. Übers. von P. Holler. Stuttgart (Schattauer), S. 206–236.

7.4 Schematherapie

Eva Dieckmann und Eckhard Roediger

7.4.1 Einleitung

Herr M. ist ratlos. Hatte er doch so große Hoffnung gesetzt auf ein gemeinsames Abendessen mit einer Frau, die ihn brennend interessierte. Er kann nicht verstehen, warum sie sich auf seine folgenden Anrufe nicht wiedermeldete. Vorsichtig exploriert die Therapeutin, wie der Abend verlief. Er habe Schopenhauer zitiert, so Herr M. Die Therapeutin ahnt nichts Gutes und erkundigt sich nach dem Wortlaut. »Der einzige Mann, der nicht ohne Frauen leben kann, ist der Frauenarzt«, berichtet zufrieden Herr K. und fragt nach, als er dafür einen entgeisterten Blick erntet: »Wieso ist das nicht in Ordnung, eine gesunde, robuste Frau muss das doch tolerieren können?«

Bei der Mehrheit der narzisstischen Patienten, die uns heute in Praxen oder Kliniken begegnen, handelt es sich um sogenannte sekundäre Narzissten (Dahl 2001): Sie verstecken ihren ursprünglich verletzbaren Kern hinter einer sekundär erworbenen, übertrieben selbstsicheren und selbstbezogenen Fassade. In den letzten Jahren scheint aber auch die Zahl jüngerer Patienten zuzunehmen, die in ihrer Kindheit zu wenig Grenzen gesetzt bekamen und daher primär ein übertrieben selbstbezogenes, ungeduldig-impulsives und entgrenztes Verhalten zeigen. Wir werden in diesem Kapitel nur auf den ersten Typ eingehen, für den sich ein schematherapeutisches Vorgehen zur Bearbeitung des interaktionellen Konfliktpotentials besonders anbietet. Die DSM-5-Kriterien listen ausschließlich die negativen Eigenschaften der Patienten auf. Unserer Ansicht nach greifen diese Kriterien für das Erfassen einer so komplexen Störung wie der NPS aus zwei Gründen zu kurz:

1. Sie verstellen den Blick auf das, was die Patienten durch ihr Auftreten oft verzweifelt zu kompensieren versuchen. Fast immer treffen wir bei narzisstischen Patienten auf Menschen, deren Biographie von Demütigung und Vernachlässigung geprägt war. Diese verletzte Seite braucht unsere Unterstützung.
2. Der pathologisierende Blick übersieht, dass der narzisstische Persönlichkeitsstil durchaus auch erfolgreich sein kann. In einem dimensionalen Verständnis (Fiedler &

Herpertz 2015) bekommen narzisstische Menschen erst dann ein interaktionelles Problem, wenn sie ihre Bewältigungsstrategien übertrieben oder allzu unflexibel einsetzen bzw. ihnen Verhaltensalternativen fehlen.

Der schematherapeutische Ansatz stellt das heutige Verhalten der Patienten in einen biographischen Kontext und macht es dadurch verständlich und mitfühlbar. Wird das heute maladaptive Verhalten als übersteigerter bzw. fixierter Bewältigungsmodus verstanden, der in der Kindheit aber zunächst erfolgreich war, neigen Therapeuten weniger dazu, in die »Ablehnungsfalle« zu geraten, und können mitfühlend bleiben. Einfühlungsgabe für das verborgene, verletzbare »Kind« auf der »hinteren Bühne« hinter der nicht selten penetranten Erscheinung auf der »vorderen Bühne« ist die Basis für eine erfolgreiche Beziehungsgestaltung mit den Patienten.

7.4.2 Der Schematherapeutische Ansatz

Aufgrund des begrenzten Raumes, der uns hier zur Verfügung steht, verzichten wir auf eine allgemeine Darstellung des Ansatzes und verweisen auf entsprechende Artikel (Roediger & Zarbock 2014) und Bücher (Jacob & Arntz 2015; Roediger 2016; Young et al. 2005). Das Buch der Erstautorin (Dieckmann 2011) gibt eine ausführliche Darstellung über den schematherapeutischen Ansatz in der Behandlung narzisstischer Menschen. Mithilfe des Ratgebers von Wendy Behary (2009) können sich auch Betroffene und insbesondere ihre Angehörigen in die Thematik einarbeiten.

Fallbeispiel

Herr M. erinnert sich an exzessive Prügel durch seinen Stiefvater, wann immer er »nur« eine gute statt einer herausragenden Note nach Hause brachte. Seine Mutter kritisierte ihn zu diesen Gelegenheiten massiv und bedachte ihn nur mit Aufmerksamkeit, wenn er Höchstleistungen erbrachte. In extremer Armut aufgewachsen, war er Außenseiter in der Klasse. Als ein von ihm heimlich und still verehrtes Mädchen scheinbar auf seine schüchternen Annäherungsversuche einging, fühlte er sich beseelt. Tags darauf demütigte sie ihn vor der ganzen Klasse. Er schwor sich, in Zukunft keinerlei Verletzbarkeit mehr zu zeigen, und entwickelte eine arrogante, dominante und furchteinflößende Seite.

Die Schematherapie arbeitet mit 2 ineinander greifenden Modellen, dem Schemamodell und dem Modusmodell. Das Schemamodell erfasst die biographischen Erfahrungen bzw. »emotionalen Wunden« der Patienten und ihren Umgang damit als sogenannte »traits«. Im Fall von Herrn M. sind das die Schemata Unzulänglichkeit/Scham, erworben durch Kritik und Ablehnung. Wie ein Leitmotiv zieht sich durch sein Leben der Eindruck, der Liebe und Unterstützung seiner Mitmenschen nicht wert zu sein. Das Schema Missbrauch/Misstrauen bildet den Boden für seine Grundüberzeugung, Anderen nicht trauen zu können. Das Schema Grandiosität entsprang der konditionalen Zuneigung bei Höchstleistung und seinem eigenen, im Alter von 15 Jahren abgelegten Schwur, sich »niemals wieder schwach und bedürftig zu zeigen«. Das Modusmodell beschreibt, wie diese hintergründigen Erfahrungen heute als »states« in Erscheinung treten. Beide Modelle ergänzen sich also. Um den Beitrag leichter verständlich zu halten, werden wir i. F. nur auf das Modusmodell eingehen.

Das Modusmodell beschreibt sozusagen die »Benutzeroberfläche«, auf der sich die

Schemata und Schema-Bewältigungsreaktionen zeigen. Ein Modus ist ein zu einem bestimmten Zeitpunkt vorherrschender Zustand, der Denken, Fühlen und Handeln bestimmt. Er spiegelt die Gesamtheit der Schematrigger, Schemata und Schema-Bewältigungsstrategien wider, die aktuell in einer Person dominieren. Modi sind bei jedem Menschen zu beobachten und rangieren in einem Spektrum von funktional (= gesund) bis zu maladaptiv (= pathologisch). Ein psychologisch gesundes Individuum kann die verschiedenen Anteile seines Selbst integrieren, ein Identitätsbewusstsein aufrechterhalten und situationsangemessen flexibel reagieren. Je schwerer gestört ein Patient ist, desto desintegrierter stehen die Modi nebeneinander bzw. wechseln sich abrupt ab (sogenanntes »mode-flipping«; Bamber 2004). Wir unterscheiden kindliche Modi, innere Kritikermodi im Sinne der Internalisierung von Erziehungsgrundsätzen, Bewältigungsmodi als bevorzugtes Interaktionsverhalten mit der Umwelt und den Modus des gesunden Erwachsenen. Bei narzisstischen Persönlichkeiten sind die wichtigsten Modi der verletzbare und der wütende kindliche Modus, der überkompensierende sowie der vermeidende Bewältigungsmodus.

In der Arbeit mit dem Moduskonzept passt die Therapeutin ihre Interventionen und ihre Haltung dem jeweilig aktuell dominierenden Zustand des Patienten an und arbeitet auf eine Integration hin. Statt den Patienten in seiner Gesamtheit anzusprechen, werden verschiedene Seiten in ihm »auseinandergesetzt« und getrennt angesprochen. Dieses Vorgehen ist wertschätzender und weniger konfrontativ, als wenn sich die Therapeutin an die Gesamtperson wendet, und fördert daher die Zusammenarbeit.
Ein Patient mit NPS reagiert irritiert, wenn man ihn fragt, ob er einsam sei. Die Intervention: »Ich könnte mir vorstellen, dass Sie eine einsame Seite haben«, evoziert weniger Widerstand.

Nun kurz zu den wichtigsten Modi im Einzelnen:

Narzisstische Selbsterhöhung

Er gehört zu den sogenannten überkompensierenden Bewältigungsmodi. Dabei versuchen die Patienten – analog dem »fight«-Muster im Tiermodell –, sich dominant durchzusetzen, um Kontrolle und Sicherheit zu erreichen. Das Muster ist in hohem Maße ich-synton und wird aus der Eigenperspektive selten als störend erlebt. Erfolgreiche Narzissten befinden sich, wenn sie im Kontakt mit anderen sind, oft in diesem Zustand. Sie wirken dann überheblich, arrogant, ansprüchlich, kritisch, eitel und ich-bezogen oder prahlen mit ihren Errungenschaften oder Talenten. Sie verdecken damit Gefühle von Abhängigkeit, Unterlegenheit, Scham und Isolation und versuchen, kompensatorisch Anerkennung und Lob zu erhalten. Tragischerweise geschieht meist das Gegenteil: Die Bezugspersonen ziehen sich früher oder später entnervt und ernüchtert zurück. So enden die Patienten letztlich in dem Zustand, den sie eigentlich um jeden Preis vermeiden wollten: Einsamkeit und Unverständnis.

Distanzierte Selbstberuhigung/ distanzierter Beschützer

Neben dem dominanzorientierten, überkompensierenden Bewältigungsmodi setzen Narzissten auch vermeidende bzw. selbstberuhigende Bewältigungsmodi ein, um sich vor negativen Gefühlen zu schützen. Diese Aktivitäten können suchtartigen Charakter annehmen: Arbeiten bis zur Erschöpfung, Essanfälle, Drogen- und Alkoholmissbrauch, sexuelle Stimulation, übermäßige Beschäftigung mit dem Computer, bei Jugendlichen auch Computerspiele. Stimulierende Strategien sind riskantes Fahrverhalten, Spekulieren an der Börse, das ungeduldige Zappen durch TV-Programme oder Kleptomanie. Kontakte bleiben emotional ohne Tiefe, was es leichter macht, die Umwelt ohne ausgeprägte Skrupel für selbstbezogene Interessen zu benutzen. Auch dieser Modus führt langfristig zu innerer Einsamkeit.

Der Modus des einsamen/ beschämten Kindes

Im Modus des verletzbaren Kindes »verhungern« die Patienten gewissermaßen emotional hinter der Mauer aus überkompensierenden und vermeidenden Bewältigungsmodi. Wenn Anerkennung oder Beachtung ausbleiben, sie längere Zeit alleine sind, zurückgewiesen, verlassen oder kritisiert werden oder wenn sie keinen Erfolg haben, fallen sie in ihren einsamen Kindmodus. In diesem Zustand sind die verdeckten Schemata Emotionale Entbehrung, Unzulänglichkeit/Scham und Verletzbarkeit mit den entsprechenden Gefühlen der Einsamkeit, Scham und Wertlosigkeit aktiviert. Ziel der Therapie ist, die Patienten in diesem Zustand zu erreichen und zu beruhigen, damit sie erleben, dass sie in der Gegenwart bei einem gesunden Gegenüber ein fürsorgliches Verhalten auslösen, wenn sie sich verletzbar zeigen. Wenn die Patienten lernen, sich auf emotionale Beziehungen auf Augenhöhe einzulassen, können die alten Schemata abgeschwächt werden. Durch ein gesundes Sich-Einlassen, Sich-Anvertrauen und Nachgeben in der Therapie lernen die Patienten, nicht nur dominant und selbstbezogen zu agieren, sondern auf der »ganzen Klaviatur der funktionalen Beziehungsgestaltung zu spielen«.

7.4.3 Die therapeutische Beziehungsgestaltung

Üblicherweise kommen narzisstische Patienten anfangs mit der Vorstellung in Therapie, wieder »der (oder die) alte« zu werden, und sind wenig selbstkritisch. Die frühe Einführung des relativ rationalen Modells entlastet die Patienten, weil sie sich nicht infrage gestellt sehen und zunächst nicht mit ihrem Emotionen in Kontakt kommen müssen. Die meisten narzisstischen Patienten schätzen neurobiologisch formulierte Erklärungsmodelle wie das Schematherapiemodell sehr und sind aufgrund ihres Kontrollbedürfnisses begierig, dazuzulernen. Beispielsweise könnte man die Seite des einsamen Kindes wie folgt einführen:

> *»Dann nennen Sie diese Seite gerne die Seite ihrer unangenehmen Erinnerungen. Ihr implizites Gedächtnis hat Erinnerungen an belastende Erlebnisse während des Aufwachsens gespeichert, ohne dass Sie merken, dass Sie sich erinnern, weil das Erleben so gegenwärtig wirkt. Wir wissen das aus der neurobiologischen Grundlagenforschung. In einer ähnlichen heutigen Situation kann Ihr Gehirn nicht zwischen damals und heute unterscheiden, sieht eine Bedrohung, die neuronalen Strukturen feuern, und es werden intensive Emotionen produziert. Ihr Hirn reagiert sozusagen auf ein Gespenst aus der Vergangenheit.«*

Weitere beziehungsfördernde, validierende Strategien:

- Die Therapeuten zeigen sich vor dem Hintergrund des Modells einfühlsam bezüglich der Gründe, warum der Patient den Modus entwickelt hat: »Die anderen kennen diesen Hintergrund nicht und werden sich deshalb über Ihr Verhalten ärgern.

Aber ich bin psychologisch ausgebildet und kann Ihre Sichtweise nachvollziehen.«

- Therapeuten zeigen Verständnis dafür, wie schwierig Veränderung ist: »Sie haben es immer wieder erlebt, dass Ihnen besondere Privilegien zustehen. Ich weiß, dass das schwierig für Sie ist, einmal warten zu müssen, da niemand Ihnen beigebracht hat, dass Regeln nicht nur für andere, sondern für alle, also auch für Sie, gelten. Schön, dass Sie sich darauf einlassen!«
- Gleichzeitig wird die Notwendigkeit des Wandels betont: »Das muss sehr schmerzhaft sein, immer wieder so enttäuscht zu werden. Ich kann versuchen, Ihnen Wege aufzuzeigen, wie Sie besser mit solchen Situationen umgehen können. Interessiert Sie das?«

Die Therapiebeziehung wird zum Antidot für die früheren, negativen Erlebnisse und ermöglicht den Patienten korrektive emotionale Erfahrungen. Young (Young et al. 2005) nannte diese Art der *Beziehungsgestaltung* »begrenzte Nachbeelterung«. Die Patienten lernen am Modell der Therapeuten, ihre zentralen emotionalen Bedürfnisse zu identifizieren, ernst zu nehmen und zu befriedigen. Young postuliert, dass Therapeuten dabei nicht als neutrale distanzierte Kliniker, sondern als authentische Personen auftreten sollen, und kritisiert, wenn die individuelle Persönlichkeit der Therapeuten im Rahmen der Ausbildung verloren geht. Den Fähigkeiten, Wärme und Fürsorge auszudrücken, Lob und Akzeptanz zu vermitteln, in Maßen Selbstöffnung zu verwenden und auf der anderen Seite Grenzen zu setzen, ohne abwertend oder strafend zu klingen, wird eine hohe Bedeutung beigemessen. Dabei hilft das Modusmodell mit seinen zwei Ebenen. Therapeuten lassen sich nicht von dem vordergründig gezeigten Verhalten beeindrucken, sondern denken sich dahinter immer den Modus des verletzbaren Kindes hinzu, in dem die Patienten ja einmal auf die Welt gekommen sind. Dazu ist es hilfreich, wenn die Patienten alte Fotoalben in die Stunde mitbringen. Beim gemeinsamen Durchblättern entdeckt man dann nicht selten Fotos, auf denen die Patienten in einem verletzbaren, traurigen oder »übersehenen« Zustand (z. B. unbeachtet am Rande eines Bildes) zu sehen sind. Dann wird die Einsamkeit sichtbar, deren sich die Patienten in ihrem distanzierten Beschützermodus nicht bewusst sind.

Was ist in der Einschätzungsphase und in der Psychoedukation wichtig?

Die Erhebung der Schemata und Modi erfolgt zum einen durch gezielte Exploration der biographischen Entwicklung. Darüber hinaus kommen Selbstbeurteilungsfragebögen, die die eigenen Schemata (Young Schema Questionnaire, YSQ), Modi und das erinnerte elterliche Verhalten explorieren, zum Einsatz. Die Therapeuten forschen anhand der Fragen, bei denen die Probanden hohe Werte erzielt haben, nach Beispielen aus der Kindheit und dem aktuellen Leben und stellen so eine Verbindung zwischen Modell und Lebenssituation her. Gleichzeitig wird das Beziehungs- und Interaktionsverhalten im therapeutischen Kontext beobachtet.

Ausgehend von aktuellen emotionalen Aktivierungssituationen kommen die Patienten in Imaginationsübungen mit schemabildenden Kindheitssituationen und den damals frustrierten Grundbedürfnissen wieder in Kontakt. Sie erkennen die Wurzel ihrer Probleme. Mit Unterstützung der Therapeuten werden diese Bedürfnisse als berechtigt neu bewertet und mit den heutigen Möglichkeiten befriedigt. Dieser Perspektivwechsel ist oft dramatisch und fördert die Motivation zur weiteren Behandlung.

Therapieziele

Der Fokus der Behandlung der NPS richtet sich auf die interpersonelle Ebene: Das heißt, zunächst konzentriert man sich auf die therapeutische Beziehung sowie auf enge persönliche Beziehungen, an denen es vielen narzisstischen Patienten freilich mangelt. Zentrales Ziel in der Behandlung ist, den Patienten im Modus des einsamen Kindes zu erreichen und die zentralen Schemata Emotionale Entbehrung und Defekthaftigkeit/Scham zu beruhigen. Das Konzept des einsamen Kindes muss eingeführt und mittels Imagination ins Bewusstsein des Patienten gerückt werden. Die damit verbundenen Einsamkeits- und Schamgefühle dürfen zutage treten. Die Patienten werden im Modus des einsamen Kindes unterstützt, akzeptiert und angenommen. Im Modus des gesunden Erwachsenen lernen sie, Mitleid und Verständnis für diesen Anteil zu entwickeln. Ansprüchlichkeit und Suche nach Anerkennung werden konfrontiert; dadurch wird der Modus der Selbsterhöhung sukzessive geschwächt. Wie ein roter Faden sollte sich durch die Behandlung die Betonung des Prinzips der Gegenseitigkeit ziehen. Statt in die Selbsterhöhung zu gehen, lernen die Patienten zunehmend, die therapeutische Empathie und Fürsorge zu schätzen (»Mir geht es um Sie als Person, nicht um Ihre Leistung.«). Im Erwachsenenmodus haben sie dann die Aufgabe, eine möglichst gute und flexible Balance zu finden, damit die beiden fundamentalen Grundbedürfnisse (Bindung und Selbstbehauptung) angemessen befriedigt werden können. Dies entspricht dem Modus des glücklichen Kindes als Grundlage seelischer Gesundheit und sozialer Zufriedenheit. Zuletzt üben die Patienten, diese Erfahrung auch außerhalb der Therapiebeziehung zu machen.

Wie bringen sich die Therapeuten selbst ein?

Zuerst bemerken Therapeuten ihre eigenen Ärgergefühle, ordnen sie als Reaktion auf die gezeigten Bewältigungsmodi der Patienten ein und setzen sich innerlich mit dem verletzbaren Kind dahinter in Beziehung. Diesem begegnen sie mit wertschätzendem Mitgefühl und Respekt, während sie sachlich auf die negativen Effekte der überkompensierenden oder distanzierten Bewältigungsmodi hinweisen. Sobald Therapeuten bei sich selbst eine emotionale Aktivierung bemerken, gilt es grundsätzlich, die Interaktion zu unterbrechen. Weil die Patienten dies als aversiv empfinden, wird zugleich bindungsförderndes Verhalten gezeigt. Dabei sind folgende Interventionen hilfreich:

- »Ich merke gerade, dass hier etwas Wichtiges passiert. Ich möchte das gut verstehen. Es geht mir aber im Moment etwas zu schnell. Können wir an dieser Stelle einmal kurz anhalten und genauer hinschauen?«
- »Ich weiß, es ist Ihnen unangenehm, wenn ich Sie jetzt bremse, und ich verstehe gut, dass Sie das ärgerlich macht. Bitte geben Sie mir ein paar Minuten, um nachzuvollziehen, was hier gerade passiert ist. Danach können Sie die Therapie immer noch beenden. Ist das ok für Sie?«
- »Wenn Sie so mit mir sprechen, lähmt mich das. Dann bin ich nicht mehr in meinem Erwachsenenmodus und kann nicht mehr mit Ihnen arbeiten. Können wir das erst mal stoppen und wieder ruhiger miteinander sprechen?«

Das Ziel ist, zunächst in Kontakt zu bleiben, dann die Perspektive zu wechseln, aus einer Beobachterhaltung das maladaptive Verhalten zu benennen, in die Fallkonzeption einzuordnen, auf die langfristig negativen Effekte hinzuweisen und gemeinsam nach einer funktionaleren Lösung zu suchen. Am leichtesten gelingt das, wenn z. B. durch Modusdialoge auf mehreren Stühlen auch die starre dyadische Sitzordnung aufgelöst wird, so wie das im folgenden Abschnitt beschrieben wird.

7.4.4 Konkrete Interventionstechniken

Die wichtigsten Interventionstechniken sind Imaginationen und Modusdialoge auf mehreren Stühlen. Besonders letztere ermöglichen eine empathische Konfrontation, in der konfliktträchtige Inhalte so vermittelt werden, dass sich die Patienten nicht angegriffen fühlen. Da narzisstische Patienten ein starkes Kontrollbedürfnis haben, lassen sie sich anfangs häufig ungerne auf Imaginationsübungen ein. Daher ist es hilfreich, mit Stühledialogen zu beginnen. Wenn dabei Patienten in Kontakt mit Angst oder Traurigkeit kommen, kann aus diesem Erleben direkt in eine Imagination gewechselt werden. Wir wollen nun zeigen, wie mit einem externalisierenden Patienten empathisch-konfrontierend in einem Stühledialog gearbeitet werden kann.

Stühledialog mit externalisierenden Patienten

Wie oben beschrieben, wird die Interaktion zunächst unterbrochen und in eine gemeinsame Beobachterperspektive gewechselt. Das ist am einfachsten, wenn Patient und Therapeut nebeneinander stehend auf die beiden Stühle unter ihnen schauen. Wenn dann in der 3. Person über die Interaktion gesprochen wird, entsteht eine emotionale Distanz zum Erleben auf den Stühlen. Durch die körperlichen und sprachlichen Veränderungen werden der innere Perspektivenwechsel und eine funktionale Informationsverarbeitung erleichtert.

Ist die Arbeitsbeziehung wiederhergestellt, wird das Verhalten zunächst in die Fallkonzeption als verbindendes »Drittes« eingeordnet. Danach werden die Effekte des gezeigten Bewältigungsverhaltens auf die Interaktionspartner untersucht. Gibt man den Patienten wie bei einer Multiple-choice-Frage die drei grundsätzlich möglichen Bewältigungsmodi (Kooperation, Rückzug, Dominanz) zur Auswahl, können sie schon erkennen, dass sie sich in einem dominanzorientiert-kämpferischen Modus befinden, hinter dem der wütend-selbstbehauptungsorientierte Kindmodus steckt (siehe Abb. 7.4-1). Vor diesem Modus ziehen sich die Interaktionspartner früher oder später zurück, was durch ein Wegdrehen des Stuhles ausgedrückt wird. Es geht dabei weniger um die inhaltliche Seite als um die interpersonalen Effekte.

Im nächsten Schritt wird gefragt, ob die Patienten etwas Neues ausprobieren möchten als Grundlage für ein ausbalanciertes, funktionaleres Verhalten. Dazu ist der Zugang zu der Seite des verletzbaren Kindes notwendig, damit dessen Bindungsbedürfnis berücksichtigt werden kann. Dazu wird hinter den Bewältigungsstuhl ein weiterer Stuhl für den Modus des verletzbaren Kindes gestellt; die Therapeutin setzt sich daneben. Das Erleben des Patienten wird erfragt, wenn er auf den weggedrehten Stuhl des Gegenübers schaut. Sobald Patienten mit ihrer verletzbaren Seite in Verbindung kommen, kann man entweder in eine Imagination übergehen oder direkt nach dem Bedürfnis dieser Kindseite fragen.

Im letzten Schritt stehen beide wieder auf und überlegen aus der Beobachterperspektive gemeinsam, wie eine funktionalere Lösung aussehen könnte. Dabei können auch die Perspektiven anderer (»weiser«) Personen einbezogen werden (sog. Extensionstechnik; Roediger 2016). Die Therapeuten können auch selbst Vorschläge einbringen, die dann von den Patienten aufgegriffen werden können. Zuletzt

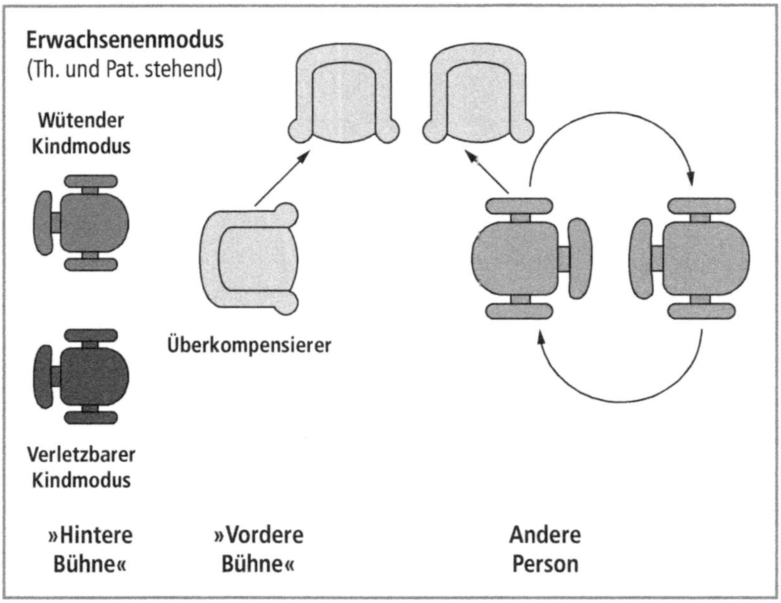

Abb. 7.4-1 Anordnung der Stühle beim Dialog mit einem externalisierenden Patienten.

kann der »Film zurückgespult« werden. Patient und Therapeut setzten sich wieder auf ihre ursprünglichen Stühle und beginnen in einem Rollenspiel die Stunde noch einmal von vorne. Unter https://www.youtube.com/watch?v=g03DkYRUg7s kann diese Übung in einem Video angeschaut werden.

Stühledialog mit vermeidenden Bewältigungsmodi

Distanzierte Bewältigungsmodi haben viele Gesichter. Gerade narzisstische Patienten können wunderbare Geschichten erzählen, humorvoll und geistreich mit uns über Alltagsthemen plaudern, endlos über Probleme berichten oder über Andere lästern. Im ersten Schritt ist es wichtig zu merken, dass sich die Patienten nicht im Erwachsenenmodus, sondern in einem distanzierten Modus befinden. Solange wir nämlich mit dem Beschützermodus arbeiten, stabilisieren wir diese Interaktionsmuster und machen streng genommen keine Therapie! Hier empfiehlt sich ein Stuhldialog mit dem Beschützeranteil.

Praktisches Vorgehen

»Ich möchte Sie bitten, einmal ganz zu der Seite in Ihnen zu werden, die sich so hart gemacht hat. Und stellen Sie sich vor, auf dem Stuhl neben Ihnen nimmt die Seite Platz, die sieben Jahre alt ist und sich mehr Kontakt und Nähe wünscht. Jetzt meine Frage an die harte Seite: Seit wann gibt es Sie im Leben von Herrn M.? Was ist Ihre Aufgabe? Wobei und wie genau helfen Sie ihr? Was verhindern Sie? Was wäre das Schlimmste, was sonst passieren könnte?«

Nach der Übung wechselt der Patient auf den Stuhl, der die Seite des Kindes repräsentiert, und wird nach dessen eigentlichen Bedürfnissen gefragt. Hier können Trauer über die Einsamkeit und Isolation, die der distanzierende Modus mit sich bringt, geäußert werden.

Empathische Konfrontation des Selbsterhöhermodus

Herr M. berichtet über seine so enttäuschend verlaufene Verabredung, bei der er Schopenhauer zitierte:

T: »Wissen Sie noch, was passierte, bevor Sie zu Ihrer Bekannten über Schopenhauer sprachen?«
P: (misstrauisch und ärgerlich) »Ach mein Gott, jetzt machen Sie aber aus einer Mücke einen Elefanten. Wo war denn das Problem?? Kann es sein, dass Sie auch ein bisschen sensitiv sind für eine Psychotherapeutin? Können wir über etwas Wichtigeres sprechen?«
T: »Es tut mir leid, nein, das hier zwischen uns zu klären ist mir das Wichtigste. Daher vorab die Frage: Was bewirkt es, wenn Sie so mit mir sprechen?«
P: »Und ich wiederhole es gerne: Kann es sein, dass Sie zu mimosenhaft für diesen Beruf sind?«
T: »Nun, ich vermute, dass meine Frage für einen kurzen Moment eine Seite in Ihnen getriggert hat, die spürt, dass sie sich unangemessen ausgedrückt haben. Und es ist sehr schwierig für Sie, diese unangenehmen Gefühle zu tolerieren und zu erleben. Sie schämen sich so für die Gefühle, dass Sie Ihre Verletzlichkeit verstecken, indem Sie eine Seite hochfahren, die andere verletzt. Und das ist gerade auch zwischen uns passiert.«
P: (verlegen) »Ich wollte Sie nicht beleidigen.«
T: »Ich weiß, Herr M. Ich sage, Sie haben eine SEITE, die zum Angriff übergeht, wenn Sie sich verunsichert fühlen. Ich habe das Privileg, ihre belastete Biographie zu kennen, und weiß, was sich hinter dem Angriff versteckt. Andere sehen aber nicht die verletzliche Seite, die Sie dahinter verbergen, und werden sich gekränkt oder verärgert abwenden.«
P: (bedrückt) »Schon möglich.«
T: (in deutlich sanfterem Tonfall) »Herr M, ich merke, es ist eine Veränderung in Ihnen aufgetreten, und es ist eine andere Seite aktiv geworden. Das ist gut so. Wie fühlen Sie sich gerade?«

Imaginationsübung

Die Therapeutin führt eine Imaginationsübung mit Herrn M. durch, indem sie den Patienten bittet, die Augen zu schließen, auf das traurige Gefühl zu fokussieren, es nach Möglichkeit größer und intensiver werden zu lassen und sich mit ihm ganz in seinem Tempo in die Vergangenheit zu begeben, um zu schauen, ob sich mit der Erinnerung eine Situation – ein Bild – einstellt, in der sich Herr M. als Kind ähnlich traurig erlebt hat. Er erinnert eine harsche Abfuhr, Demütigung und Abwertung durch seinen Vater, als er einen Suppenteller umwarf. Die T. erbittet die Zustimmung, das Bild betreten zu dürfen. Sie stellt den Vater zur Rede: »*Herr M., es ist nicht in Ordnung, wie Sie Ihr Kind behandeln. Kleine Jungs stoßen nun mal Teller um, das ist doch völlig normal. Was ist los mit Ihnen??*« Sie lässt den Patienten berichten, wie der Vater wohl reagieren würde, und konterkariert dessen abwertende Botschaften. »*Nein, mit Ihrem Kind ist alles in Ordnung. Schauen Sie doch einmal hin. So ein agiler kleiner, liebenswerter Junge, aber Sie sehen nur, wenn ihm ein Fehler unterläuft.*« Und an den Jungen gewandt: »*Martin, ich bin hier, weil ich sehe, wie schlimm das für dich ist, wenn du so abgekanzelt wirst. Aber glaub mir, ich weiß das besser. Mit Dir ist alles gut. Du bist ein wertvoller kleiner Kerl, auch wenn mal ein Fehler passiert.*«

Am Ende der Imaginationsübung ist Herr M. den Tränen nahe. »Das hat noch nie jemand zu mir gesagt. Dass ich einen Wert habe, auch wenn mal etwas falsch läuft«.

Fallen in der Therapeut-Patient-Interaktion

Aus schematherapeutisch-supervisorischer Sicht (Roediger & Laireiter 2013) sind besonders die zur Aufopferung (bzw. Unterordnung) neigenden Therapeuten gefährdet, denn sie riskieren, in der Arbeit mit narzisstischen Patienten anhaltend frustriert zu werden und am Ende auszubrennen. Leahy (2001) zufolge – und das bestätigt sich in unseren Workshops, wenn Therapeuten selbst den Schemafragebogen YSQ ausfüllen – haben fast alle die Schemata »Aufopferung« und »unerbittliche Ansprüche«. Diese Schemata sind sozusagen die »Eintrittskarte« zu einer Therapeutenlaufbahn. Diese sehr engagierten Therapeuten brauchen die Technik der empathischen Konfrontation, damit sie sich ausreichend selbst schützen können.

Für die zur Vermeidung neigenden Therapeuten besteht die Gefahr darin, dass sie am Bewältigungsmodus der Patienten nicht vorbeikommen und keinen Zugang zu der verletzbaren Kindseite finden. Dann wird die Therapie nicht fruchten bzw. die Therapeuten werden sich passiv gegen die Angriffe und Entwertungen der Patienten abgrenzen. Dann ist es besser, das mit den Patienten offen zu besprechen und diese zu Therapeuten weiterzuleiten, die im Umgang mit dieser zugegebenermaßen nicht einfachen Klientel besser geschult sind.

Wenn Therapeuten zur Überkompensation neigen, werden die Patienten früher oder später die Therapie abbrechen, falls es den Therapeuten nicht gelingt, nach einer konfrontativen Episode in den Erwachsenenmodus zurück zu wechseln und gemeinsam die interaktionelle Szene (bevorzugt im Stehen) zu analysieren. Gelingt dies, können maladaptive Moduszirkel-Inszenierungen in der Therapie allerdings zu »Sternstunden« werden. Die Patienten erleben die Therapeuten dann als Modell dafür, dass man nicht nur Fehler machen, sondern diese auch zugeben kann.

Literatur

Bamber, M. (2004). »The good, the bad and the defenceless Jimmy!« – A single case study of schema mode therapy. Clin Psychol Psychother 11: 425–38.

Behary, W. (2009). Der Feind an Ihrer Seite. Paderborn (Junfermann).

Dahl, G. (2001). Primärer Narzissmus und inneres Objekt. Psyche – Z Psychoanal 55: 577–628.

Dieckmann, E. (2011). Die narzisstische Persönlichkeitsstörung mit Schematherapie behandeln. Stuttgart (Klett-Cotta).

Fiedler, P., & S. Herpertz (2015). Persönlichkeitsstörungen. 7. Aufl. Weinheim (Beltz).

Jacob, G., & A. Arntz (2015). Schematherapie in der Praxis. 2. Aufl. Weinheim (Beltz).

Leahy, R. L. (2001). Overcoming Resistance in Cognitive Therapy. New York (Guilford Press).

Roediger, E. (2016). Schematherapie – Grundlagen, Modell und Praxis. 3. Aufl. Stuttgart (Schattauer).

Roediger, E., & A.-R. Laireiter (2013). Der Schematherapeutische Moduszirkel in der verhaltenstherapeutischen Supervision. Verhaltenstherapie 23: 91–99.

Roediger. E., & G. Zarbock (2014). Schematherapie bei Persönlichkeitsstörungen. Nervenarzt 86: 60–71. http://link.springer.com/article/10.1007/s00115-014-4008-8

Young, J. E., J. S. Klosko & M. E. Weishaar ME (2005). Schematherapie – ein praxisorientiertes Handbuch. Paderborn (Junfermann).

7.5 Mentalisierungsbasierte Therapie für Patienten mit narzisstischer Persönlichkeitsstörung

Thomas Bolm

7.5.1 Einleitung

»Indem wir die Erfahrung machen, dass unsere inneren Zustände von anderen verstanden werden, lernen wir etwas über unsere eigene Psyche und die der anderen«.

(Fonagy 2006, S. 498)

Narzisstische Persönlichkeitseigenschaften zeigen sich in einem Spektrum von nicht pathologischen Akzentuierungen bis hin zu krankheitswertigen, für die Betroffenen oder ihre Umgebung sehr leidvollen Ausprägungen. Patienten mit narzisstischer Persönlichkeitsstörung wie auch deren soziale Umgebung erleben sehr intensive Gefühle, wenn es um Fragen der Identität, des Gesehen-Werdens und der Selbstwertregulation geht. Narzissten haben es schwer, eine Beziehung auf Augenhöhe einzugehen, empathisch, verbunden und abgegrenzt zugleich. Ihre Mitmenschen, also auch ihre Therapeuten, müssen sich mit entsprechend heftigen komplementären oder konkordanten Gegenübertragungen befassen. Wenn ein therapeutisches Bündnis entstehen soll, müssen Patienten und Therapeuten eine gemeinsame Basis des Vertrauens in die Bedeutsamkeit und heilsame Veränderungskraft von Beziehungserfahrungen entwickeln. Das wird in der Mentalisierungsbasierten Therapie in der therapeutischen Begegnung miteinander und in Berührung mit den inneren – den »mentalen« – affektiven und intentionalen Zuständen ausgehandelt, indem stets das Mentalisieren angeregt wird. Darauf fokussiert die folgende Darstellung des Mentalisierungsansatzes für das Verständnis und die Behandlung von Menschen mit narzisstischen Persönlichkeitsstörungen.

7.5.2 Förderung von Grundvertrauen und Mentalisieren als übergeordnete Foki

Das Mentalisierungskonzept wurde in der hier vorgestellten Form von der Londoner Arbeitsgruppe um Peter Fonagy entwickelt (Fonagy et al. 2004 [2002]) und als »Mentalisierungsbasierte Therapie« für komplexe und schwere Persönlichkeitsstörungen (Bateman & Fonagy 2008a, 2016) international bekannt.

Das Mentalisieren ist eine für menschliches Erleben und Verhalten wichtige, komplexe Ich-Funktion. *Zu mentalisieren bedeutet, differenzierte innere Vorstellungen über das eigene psychische (mentale) Funktionieren, das psychische (mentale) Funktionieren Anderer und die Beziehung zueinander zu entwickeln.* Es handelt sich um einen imaginativen Prozess, der – repräsentational verankert – in komplexen sozialen Alltagssituationen hilfreich ist. Die Formulierung »Playing with Reality« (Fonagy & Target 1996) wurde in bewusster Anlehnung an Winnicotts »Playing and Reality« (Winnicott 1971) gewählt, um den engen Zusammenhang zwischen dem Mentalisieren und einem spielerischen, kreativen und intersubjektiven Umgang mit der Realität und ihren Bedeutungen zu kennzeichnen.

Das Mentalisieren erlaubt nicht nur, sich (empathisch) in andere hineinzuversetzen; es ermöglicht ebenso, sich selbst von außen, mit innerem Abstand, zu betrachten. Durch einen reflektierenden Zugang zu den verursachenden psychischen Zuständen und Prozessen können das eigene Denken, Fühlen und Handeln und das anderer Menschen verstanden und vorausschauend gehandhabt werden. Dabei kann die Perspektive des Anderen eingenommen und verstanden, in der Folge auch geteilt oder als verschieden wahrgenommen werden.

Das Mentalisieren gewährt in komplexen sozialen Interaktionen Zugang zu Motivationen, Gefühlen und Impulsen sowie deren Modulation und Regulation. Auf diese Weise wirken die mentalen Vorgänge unterstützend statt unangemessen, rigide und behindernd. Dazu einige Alltagsbeispiele:

- Einen Freund oder ein Kind trösten
- Zwischen Streitenden vermitteln
- Einen Irrtum eingestehen
- Eigene Impulse kontrollieren und kanalisieren
- Sich ein Problem aus der Perspektive eines anderen anschauen
- Ein Ereignis mit der individuellen Vorge-

schichte der Beteiligten in Verbindung bringen

Die Fähigkeit zum Mentalisieren entwickelt sich beim Kind prozesshaft und erfahrungsabhängig. Nötig hierfür sind hinreichend gut auf das Kind eingestimmte und angemessen reagierende Bindungspersonen, in der Regel die Eltern. Von den Eltern verstanden zu werden und eine bezogene und modulierende Spiegelung bzw. Resonanz zu erhalten hilft dem Kind, seine Innen- und Außenwelt neugierig und differenziert wahrzunehmen und sie intersubjektiv zu interpretieren, kurz gesagt, selbst neugierig, mentalisierend und modulierend zu agieren. So ermöglicht elterliches Mentalisieren dem Kind, ein valides Gespür für die eigene innerpsychische (mentale) Realität und Kreativität, die innere Welt anderer Personen sowie für die sozialen Vorgänge zwischen ihnen zu entwickeln. Die hierfür verwendete Bezeichnung »epistemisches Vertrauen« (»epistemic trust«; Fonagy & Allison 2014) verdeutlicht die durch das Mentalisieren vermittelte Sicherheit im Umgang mit sich und anderen Menschen.

Guten Eltern vergleichbar, gestalten MBT-Therapeuten die Behandlung: Sie stellen sich situations- und patientenorientiert aktiv mit ihren Ich-Funktionen zur Verfügung. Dabei helfen sie den Patienten mit stärkerer Ich-Funktionseinschränkung durch aktive persönliche Präsenz, Flexibilität, Neugier, Validieren und Sicherstellen des therapeutischen Rahmens dabei, ein valides Bezogenheitsgefühl zu entwickeln. *Denn bei Patienten mit tiefgreifendem Misstrauen in interpersonelle Prozesse und wenig valider Selbstreflexion müssen eine Vertrauensbasis und ein intersubjektives Konstrukt von Realitätserleben erst etabliert werden, bevor eine inhalts- und interpretationsorientierte Arbeit gelingen kann.* Schon das Unterlassen mentalisierungsbehindernder Interventionen, wie z. B. eines Intensivierens von Übertragungsneurosen, destruktiven Wiederholungsschleifen und assoziativer Lockerung differenzierender und modulierender Ich-Funktionen, wirkt sich speziell bei diesen Patienten positiv aus. Es stellt das narzisstische Regulationssystem infrage und wirkt aktiv regressiven Tendenzen ebenso entgegen wie einem narzisstischen Rückzug. Nicht weniger wichtig für den Aufbau einer Mentalisierungsfähigkeit sind die Vermeidung therapeutischer Dominanz, Rigidität und alleiniger inhaltlicher Deutungshoheit.

Das Mentalisierungskonzept und die daraus abgeleitete therapeutische Haltung bewähren sich seit Anfang der 1990er Jahre beim Verstehen komplexer Pathologien und als Mentalisierungsbasierte Therapie (MBT) bei der nachhaltig wirksamen und kosteneffektiven Behandlung schwerer Persönlichkeitsstörungen und ihrer Komorbiditäten (Bateman & Fonagy 1999, 2001, 2003, 2008b, 2009, 2015 [2012]). Die aktuellen Weiterentwicklungen ermöglichen mittlerweile die Behandlung verschiedenster Störungsgruppen in diversen Settings sowie präventive Maßnahmen auf Mentalisierungsbasis (Bateman & Fonagy 2015 [2012]; Bolm 2012, 2015, 2016; Brockmann & Kirsch 2015; Schultz-Venrath 2013; Taubner & Sevecke 2015).

Parallel zu diesem erweiterten Indikationsspektrum hat das theoretische Fundament eine Vertiefung erfahren: Wie zu Beginn schon angedeutet, wird der Aufbau von epistemischem Vertrauen als gemeinsamer Ausgangspunkt mentalisierungsförderlicher Therapiestrategien angesehen. Daraus folgt eine starke Fokussierung der Mentalisierungsbasierten Therapie auf vertrauensbildende interpersonelle Prozesse.

7.5.3 Narzisstische Phänomene im Spiegel des Mentalisierungskonzepts

Die Mentalisierungsfähigkeit ist bei allen Menschen ständig mehr oder weniger starken Schwankungen ausgesetzt. Besonders deutlich ist die Beeinträchtigung des Mentalisierens bei narzisstischen Menschen, die prägende Lebenserfahrungen von Traumatisierung oder Vernachlässigung durch bindungsrelevante Personen erlebt haben. Bei ihnen werden extreme Sehnsüchte oder Ängste schon durch das Empfinden zunehmender oder manchmal auch nur potenzieller Verbundenheit ausgelöst, denn von dieser hängen mit existenzieller Erlebensqualität Identitätssicherheit und Selbstwertregulation ab. Dies ist verbunden mit einem hohen Anspannungsniveau und aktiviert ein entsprechend der Ausgangslage hyperaktives Bindungssystem. In diesem Zusammenwirken werden subkortikale Hirnstrukturen und sogenanntes automatisches Mentalisieren mit groben Zuschreibungen wirksam, überholen und überlagern inhaltlich die mentalisierende Differenzierungs- und Reflexionsfähigkeit des präfrontalen Kortex (Nolte et al. 2010).

Eine eingeschränkte Mentalisierungsfähigkeit behindert narzisstisch vulnerable Menschen dabei, Beziehungen so wahrzunehmen und aktiv zu gestalten, dass gegenseitiges Vertrauen entsteht. Insbesondere fällt ausgeprägt narzisstischen Menschen eine vertrauensbildende Beziehungsgestaltung auf Augenhöhe schwer, bei der partielles Mentalisieren nicht der Funktionalisierung des anderen zum Zwecke der Selbstregulation dient. Die Fähigkeit zur differenzierten intersubjektiven Realitätssicht ist nur teilweise vorhanden.

Spezifische, im Mentalisierungskonzept kategorisierte Modi des Realitätserlebens können mit narzisstisch geprägten Zuständen und Prozessen in Verbindung gebracht werden.

Die differenzierteste Form des Mentalisierens wird *reflektierender Modus* genannt. Er beschreibt die Fähigkeit zum neugierigen, flexiblen, reflektierten, differenzierten und multiperspektivischen Denken, Fühlen und Handeln und einem verinnerlichten intersubjektiven Realitätskonzept. Eigene Erlebens- und Verhaltensmuster können infrage gestellt, Fremdes oder Beängstigendes kann integriert werden. Bei hinreichender narzisstischer Homöostase kann dieser Integrations- und Differenzierungsgrad auch von Menschen mit Narzisstischer Persönlichkeitsstörung vorübergehend erreicht werden.

Im Gegensatz zum reflektierenden Modus lassen der Äquivalenz-, der Als-ob- und der teleologische Modus auf ein nicht oder nur teilweise mentalisierendes Realitätserleben schließen. Wenn Emotionen, Phantasien oder Erinnerungen die Interpretation der Realität dominieren, d. h. wenn die Innenwelt und die äußere Realität in ihrer Bedeutung nicht voneinander unterschieden und relativiert werden können und die eigene Realität für objektiv die einzig richtige Sichtweise gehalten wird, nennt das Mentalisierungskonzept dies den *Äquivalenzmodus*. Narzisstisch schwer gekränkte Menschen erleben z. B.: »Ich werde nicht gesehen, anerkannt, also bin ich ein Nichts.« Alternativ wird derjenige, der die ersehnte Gratifikation nicht geliefert hat, missachtend als ein Nichts behandelt. Das kann bis zu Vernichtungsimpulsen und -handlungen reichen. Nur in besonderen Momenten können Narzissten diese (Selbst-)Zuschreibungen relativieren und den Funktionsmodi der eigenen Psyche zuordnen. Anthony Bateman sieht die Chancen hierzu vor allem an den Übergängen von aggressiven (»thick-skinned«) zu depressiven (»thin-skinned«) Zuständen (Bateman 1998).

Vom *Als-ob-Modus* spricht man, wenn Realitätsaspekte bzw. Selbstanteile zwar schon mit einer vom Konkreten losgelösten, abstrakten oder spielerischen Bedeutung versehen werden können, aber unverbunden nebeneinander stehen, oder wenn bestimmte Erlebensanteile nicht wahrgenommen werden. Beispiele hierfür sind dissoziative Symptome, etwa die Depersonalisation, oder auch ein fortgesetztes Rationalisieren oder Psychologisieren, das weder Verbindung zu den Emotionen herstellt noch zu nachhaltigen Weiterentwicklungen der Ich-Funktionen führt.

Gerade narzisstische Menschen können ihre eigene Therapie durch sehr ausgefeilte und differenzierte Betrachtungen oder grandiose Formulierungskünste behindern, indem sie vermutete oder tatsächliche Erwartungen ihres Therapeuten über lange Zeit bedienen. Denn sie haben nicht selten die Bedürfnisse und Reaktionsweisen der frühen Bezugspersonen verinnerlicht und gelernt, sich der vermuteten (nicht differenziert explorierten und mentalisierten) Bedürfnislage Anderer anzupassen. Damit verleugnen sie ihre eigene Angewiesenheit auf ein validierendes und wertschätzendes Gegenüber mehr oder weniger vollständig, denken, fühlen und interpretieren z. B. anstelle des Therapeuten, haben es aber schwer, hilfreich gemeinte Nähe oder Irritationen des narzisstischen Modus als gut gemeint anzunehmen. Wenn Therapeuten dies nicht beachten und einseitig auf die bedürftigen, bindungssuchenden Seiten des Patienten eingehen, verstärken sie seine narzisstische Abwehr vor schmerzhaftem Erleben von Mangel und Kränkung genauso wie mit Passivität und mangelnder Responsivität. Als hilfreich für diese Konstellation erweisen sich das Mentalisieren und Validieren des Bedürfnisses, sich gerade in der Not als autonom und steuernd zu erleben.

Mit dem *teleologischen Modus* ist die gefühlte existentielle Angewiesenheit auf konkrete Aktionen des Anderen verbunden. Gerade von narzisstischen Persönlichkeiten wird dies angesichts vielfältiger prägender Enttäuschungen als besonders schmerzhaft erlebt. Hierin liegt eine der Ursachen der heftigen narzisstischen Wut. Im teleologischen Modus wird die Intention des Anderen aus dem Ergebnis seines unmittelbaren Handelns erschlossen, und entsprechend muss der Andere mit allen Mitteln zur vom Narzissten benötigten Aktion gebracht werden. Eine narzisstische Patientin in diesem Modus könnte z. B. denken: »Wenn meine Therapeutin wirklich gut genug für mich ist (soll heißen: es gut mit mir meint), dann akzeptiert sie angesichts meiner stets besonderen Umstände/meines grandiosen Leids/meiner außergewöhnlichen Fähigkeiten mein häufiges Fehlen und verlangt kein Ausfallshonorar/gibt mir selbstverständlich als Ausgleich sofort eine Extrastunde. Wer das begreift, gibt mir gegenüber allen anderen Absprachen Vortritt.« Durch eine solche Haltung entsteht eine existenzielle Angewiesenheit auf ein exklusiv mitspielendes Gegenüber. Kommt eine dritte Person oder ein relativierender Aspekt ins Spiel, so bekommt die entstehende Triangulierung die Qualität eines bedrohlichen Verlusts der existenziell nötigen Resonanz. Hierin zeigt sich die Ähnlichkeit zwischen dem Konzept des teleologischen Modus und dem selbstpsychologischen Modell der Selbstobjektbeziehung.

Eine weitere und häufige Dynamik entsteht bei Menschen mit Narzisstischer Persönlichkeitsstörung durch die Notwendigkeit, Adressaten für die eigenen Projektionen zu finden, um sich selbst zu entlasten. Die Entlastung kann zum einen Schuld und Scham betreffen, zum anderen ein diffus bedrohliches Erleben eigener Inkohärenz des Selbst beenden. Denn die Identifizierung eines unfähigen/abwertenden/missachtenden/missbrauchenden/misshandelnden Selbstanteils beim Anderen beendet oder lindert die beängstigende eigene Diffusität des Erlebens.

Schwere Mentalisierungsstörungen bei Narzissten führen zu einem brüchigen und bedroh-

ten Selbstgefühl als Akteur, als positiver Gestalter des eigenen Lebens. »Fehlt die Fähigkeit zur Mentalisierung, ist das Selbst als Akteur eine inflexible, rigide und fragile Struktur, ungehärtetem Stahl vergleichbar, die plötzlich und ohne Vorwarnung zerbrechen und zu Gewaltausbrüchen führen kann, wobei sich das Selbst schnell wieder stabilisiert« (Fonagy 2006, S. 502). Im Zusammenhang mit diesem bedrohten Selbstgefühl sind egoistische und ausbeuterische Handlungen als unbewusste Kompensationsversuche anzusehen, die Zumutung für Andere wird aber offen verleugnet. Die empathische Komponente des Mentalisierens, eine innere Vorstellung von den Auswirkungen eigenen Handelns auf den affektiven und kognitiven Zustand des Anderen, fehlt. Stattdessen muss das Gegenüber in ein selbstobjektales Funktionieren gepresst werden.

7.5.4 Kernqualitäten der Mentalisierungsbasierten Therapie (MBT)

Menschen mit narzisstischer Problematik können besonders in narzisstischen Krisen nur sehr eingeschränkt mentalisieren. Und auch ihre Therapeuten stehen vor der Herausforderung, ihre durch Faszination und Langeweile, Bewunderung und Abwertung, Engagement und Rückzug geprägte Gegenübertragung in ein differenziertes Gesamtbild vom mentalen Funktionieren zu integrieren. Bevor inhaltliche Erkenntnisse über den Eigenanteil an Schwierigkeiten und die Folgen eigenen Handelns für Andere in den Blick kommen und nutzbar gemacht werden können, muss die Fähigkeit zum Mentalisieren erst einmal hinreichend vorhanden sein. Wenn dies nicht der Fall ist, sind spezielle mentalisierungsförderliche Struktur- und Prozesseigenschaften indiziert.

Ziel der MBT ist es, mentalisierungsfördernde Kernqualitäten der therapeutischen Haltung und des therapeutischen Prozesses zu etablieren und über Störungen hinweg aufrecht zu erhalten.

In der aktuellsten Version ihres MBT-Manuals (Bateman & Fonagy 2016) benennen die Autoren die Kernqualitäten der MBT:

- Neugierige, nicht-wissende Haltung
- Binnenstrukturierung, zielgerichtete Steuerung des Prozesses und gemeinsames Engagement
- Prozessqualitäten
  - Fokus auf dem mentalisierenden Prozess statt auf Inhalten
  - Identifizierung und angemessene Handhabung prämentalisierender Modi
  - Mentalisieren der emotionalen Zustände und Prozesse
  - Mentalisieren des Beziehungserlebens und -verhaltens

Die *neugierige, nicht-wissende Haltung* gegenüber interpersonellen und intrapsychischen Prozessen wird an dieser Stelle ausführlich dargestellt, denn sie ist die Basis für die meisten therapeutischen Interventionen in der MBT. Sie regt Patienten zum Nachdenken, zum Nachspüren und zum Diskurs über sich selbst und die Beziehung zu Anderen an. Durch das Erleben gemeinsamen Mentalisierens und durch therapeutisches Validieren entsteht bei den Patienten das Gefühl von Therapie auf Augenhöhe. Allmählich wird durch eigenes Mentalisieren ihr Gefühl für Autonomie gegenüber rigiden inneren Zuständen oder äußeren Einflüssen gestärkt. Fortschritte in diese Richtung sprechen narzisstische Menschen erfahrungsgemäß sehr an.

Auf Interpretationen wird in der MBT explizit verzichtet. Patienten werden erst dann systematisch mit einer differerierenden Realitätssicht konfrontiert, wenn sie mit anderen Perspektiven in einem spielerischen, reflektierenden Modus umgehen können. Das gilt für den gesamten Therapieverlauf genauso wie für die Binnengestaltung einer Sitzung. Diese Empfehlung ist nicht nur auf Deutungen im psychodynamischen Sinne gerichtet, sondern soll schulenübergreifend davon abhalten, Unbewusstes als Erklärung für Beobachtbares anzubieten.

Das bedeutet z. B., dass eine Intervention wie: »Sie wirken nach außen ruhig, aber eigentlich sind Sie ganz wütend«, nicht mit dem MBT-Modell vereinbar ist. Aber auch: »Sie sind wütend auf mich«, oder: »Kann es sein, dass Sie jetzt wütend auf mich sind?«, sind in der MBT von prämentalisierenden Zuständen, wenn der Patient noch keine eigene Vorstellung von seinem Zustand hat, in der Regel obsolet. Stattdessen wird klärend und konfrontierend angeregt, von inneren und zwischenmenschlichen Prozessen ein (gemeinsames) Bild zu entwickeln und dafür Worte zu finden: »Ihre Stimme ist gerade ganz laut geworden, fast haben Sie mich angeschrien. Da kann ich nicht einfach weitersprechen, als wäre nichts passiert. Was war denn los?« Das kann auch mutuelle Qualität bekommen, wenn die Therapeutin anmerkt: »Die letzten 5 Minuten habe ich mich ganz unwohl gefühlt und verstehe noch nicht gut, wie das kommt. Hat sich etwas zwischen uns verändert?« Kennzeichnend für die MBT ist der Verzicht auf »wissende« Deutungen oder einen die Patientensicht in Frage stellenden sokratischen Dialog. Entscheidend ist in der MBT nicht, ob Therapeuten solche Interventionen nicht dominierend, sondern nur als Vorschlag verstehen, sondern ob Patienten es auch als so offen erleben können. Diese nichtdeutende, neugierige und validierende Vorgehensweise erlaubt, auch Patienten zu erreichen, deren Repräsentanzen noch wenig bis kein intersubjektives Verständnis enthalten und die kaum einen reflektierenden Modus zur Verfügung haben.

Eine nicht-wissende therapeutische Haltung kann auf verschiedenste Weisen an den Tag gelegt werden. Eine unzulässige Vereinfachung wäre, die neugierige Haltung mit einer stets fragenden, gar gnadenlos bohrenden Gesprächstechnik gleichzusetzen. Entscheidend ist, dass ein neugieriger, erforschender, gemeinsam getragener Austauschprozess entsteht. Dieser ist insbesondere dann wichtig, wenn konflikthafte, bedrohliche oder beängstigende Inhalte oder Interaktionen bearbeitet werden. Das gilt auch und besonders für den Umgang mit Reinszenierungen der jeweiligen zentralen Problematik in der therapeutischen Beziehung. Insbesondere im Umgang mit narzisstischen Patienten spielt dabei die Kombination von Taktgefühl, Mut und Humor eine große Rolle.

Sorgsam von der nicht-wissenden Haltung zu unterscheiden ist ein sehr klarer und ernst nehmender Umgang mit Patientenfragen, die sich auf Sachebene ohne Behinderung des Mentalisierens und der Zusammenarbeit beantworten lassen. Wo es nichts zu mentalisieren gibt, fördern inhaltlich angemessene Antworten den Austausch auf Augenhöhe und das Vertrauen in die Kommunikation. In dem präsenten und authentischen therapeutischen Beziehungsangebot der MBT sind stereotypes Schweigen oder Gegenfragen als Reaktion auf Neugier der Patientin, z. B. wohin die Therapeutin in Urlaub geht oder warum sie ihre letzte Stunde abgesagt hat, unangebracht.

Strukturelle und prozedurale Kennzeichen der MBT betreffen die verschiedene Phasen einer Sitzung, das Schaffen von Verbindungen über verschiedene Therapieabschnitte hinweg und das Fokussieren auf das Mentalisieren. Gerade in der Therapie narzisstischer Menschen hilft dieses Gerüst, ihnen sowohl das Gefühl für Gesehen- und Beteiligt-Werden als auch eine Hilfestellung beim Ausstieg aus grandiosen oder (selbst-)abwertenden Monologen aus sitzungsüberdauerndem Leerlauf in anzubieten.

Der Sitzungsbeginn wird nach der Begrüßung offen für die spontane Interaktion gestaltet. Das dient der aktiven Beteiligung der Patienten und dem »Abholen« von Patienten, die beispielsweise mit dem Anspruch eines »Blitzlichts", die eigene Befindlichkeit oder ihr aktuelles Anliegen zu benennen, überfordert sind und allenfalls in einem Als-ob-Modus teilnehmen.

Aber schon die ersten spontanen Sätze können eine gute Chance darstellen, unmittelbar auf eine intensive emotionale Beteiligung einzugehen oder auch auf deutlichen Klärungsbedarf hinzuweisen, z. B. auf unkommentiertes Fehlen beim letzten Mal, einen zwischenzeitlichen Krisentermin wegen Suizidalität, Ärger über die Therapeutin oder eine brennende offene Frage gegen Schluss der letzten Sitzung. Schon während der ersten 5–10 Minuten sollte eine gemeinsame Verständigung über das oder die vermutlichen Hauptthemen der Sitzung erfolgen. Bei der Auswahl sollte auch die allgemeine Hierarchie von Therapiezielen berücksichtigt werden (an erster Stelle Gefahr für Leib und Leben abwenden, danach Verbleib in der Therapie sichern, dann Linderung des Leidensdrucks anstreben, dann erst Einstieg in die langfristigen, in der MBT mit einem mentalisierungsbasierten Fokus formulierten konflikt- und strukturorientierten Aufgaben). Auch die Reaktion auf die letzte Sitzung kann sowohl von Patienten- wie auch von Therapeutenseite bei Bedarf zur Sprache gebracht werden.

Die mittlere Sitzungsphase weist ebenfalls gewisse Ordnungskriterien auf. Der Therapeut versucht, das Erleben und Verhalten des Patienten bei gelungenem und bei eingeschränktem Mentalisieren situativ und emotional nachzuvollziehen und zu validieren. Damit wird dem Patienten ein Gespür für das strukturelle Funktionieren vermittelt und der (Wieder-)Aufbau seiner Mentalisierungsfähigkeit angeregt. Hier geht es zuerst um den mentalisierenden Prozess vor der Synthese inhaltlich neuer Sichtweisen.

Gegen Sitzungsende wird schließlich in Bezug auf die ausgewählten Themen bilanziert, was in der aktuellen Sitzung besonders wichtig war, und ausgesprochen, was von den ursprünglichen Vorhaben noch offen geblieben oder als Thema neu aufgetaucht ist.

In neuesten Manual (Bateman & Fonagy 2016) benennen die Autoren *4 Hauptkriterien einer gelingenden Mentalisierungsarbeit,* die sich wie eine weitere Dimension zu den bislang benannten Prozess- und Strukturempfehlungen verhalten.

1. Der mentalisierende Prozess sollte erkannt und benannt werden. Er wird durch empathisches Validieren, einen stetigen Explorationsfluss und eine feinabgestimmte Dosierung von zumutbarer emotionaler Intensität und Arousal gefördert. Gegenimpulse werden beachtet und bearbeitet.
2. Prämentalisisierende Zustände (Äquivalenz, Als-Ob, teleologischer Modus) werden erkannt und adäquat beantwortet. Zum Beispiel macht es keinen Sinn, einen Narzissten in seinem glänzenden psychologisierenden Monolog (Als-Ob) mit inhaltlich-biographischen Nachfragen noch weiter zur Fortsetzung anzuheizen. Hingegen kann ein emotionaler oder interpersoneller Aspekt eine Brücke zu einer anderen Perspektive auf sich und das Miteinander bieten. Der massive Wutanfall einer gekränkten Patientin (Äquivalenz) wiederum benötigt eine Therapeutin, die ihre klare persönliche Präsenz mit einer Erreichbarkeit für die Perspektive der Patientin verbindet.
3. Aus dem Narrativ werden die emotionalen Aspekte herausgearbeitet. Denn das Identifizieren und Benennen komplexer Gefühlszustände ist eine mentalisierende Fä-

higkeit, die strukturell beeinträchtigten Patienten nicht zuverlässig und hilfreich im Alltag zur Verfügung steht. Insbesondere in Bezug auf fokusrelevante Interaktionen wird das Mentalisieren von Affekten gefördert. Die Haltung bleibt eine des gemeinsamen Suchens und Verhandelns darüber, welche Beschreibung, welche Erklärung, welches Bild am Besten passt. Vermieden wird eine »wissende« therapeutische Vorgabe.

4. Das Mentalisieren der Beziehungsaspekte steht in enger Beziehung zur oben vorgestellten Arbeit an den Affekten. Unter dem Mentalisieren von Beziehung wird die Klärung der gegenseitigen Kommunikationssignale und der Reaktion darauf, der Passung von Selbst- und Fremdbild und der hauptsächlichen Übertragungen und Gegenübertragungen verstanden. Die neugierig interessierte Haltung zeigt sich in der MBT nicht in Interpretationsvorschlägen, sondern in Wachheit, Staunen, Klarifikation, Validieren und Konfrontation.

MBT kommt in verschiedenen Settings zur Anwendung. Typisch für die Arbeit mit Patienten mit schweren strukturellen Störungen ist die Kombination von Einzel- und Gruppenpsychotherapie sowie verbalen und nonverbalen Verfahren. Da es speziell zur Behandlung der Narzisstischen Persönlichkeitsstörung noch keine empirischen Studien mit ausreichender statistischer Aussagekraft gibt, kann an dieser Stelle nur von Einzelfallbeobachtungen berichtet werden. So bewährt es sich, Patienten mit sehr schwerer narzisstischer Problematik hinreichend lange auf ein dynamisches Gruppensetting vorzubereiten, evtl. mittels einer ambulanten Kurzzeiteinzeltherapie, eines ambulanten MBT-Pretreatments mit strukturierten Übungen in der Gruppe (introductory MBT; siehe Bolm 2016) oder einer modifizierten Komplexbehandlung, welche die Gruppentherapie auf die aktivierenden und übenden Methoden beschränkt.

Wenn ein dynamischer Gruppentherapieprozess, der per se durch die verschiedenen Perspektiven der Teilnehmer narzisstische Phantasien infrage stellt, möglich geworden ist, stellt das *Mehrpersonensetting ein hochwirksames Agens für Menschen mit Narzisstischer Persönlichkeitsstörung* dar, um sich selbst und die Beziehungen zu Anderen besser zu verstehen und zu modulieren. Es verdeutlicht die intersubjektive Natur von Realitätskonstruktionen (Bolm 2014a, 2014b, 2016). So greift die Gruppenkonstellation auf, dass »das Selbst nur im Kontext des Anderen existiert [...] und die Selbstentwicklung gleichbedeutend ist mit dem Sammeln von ›Erfahrungen des Selbst-in-Beziehungen‹« (Fonagy et al. 2004 [2002], S. 48).

Eine Vignette aus einem ambulanten MBT-Intensivsetting mit Einzel- und Gruppentherapie sowie Ergänzungen bei Bedarf (Intensive Outpatient Programme IOP; siehe Bolm 2015) soll abschließend verdeutlichen, wie das Mentalisieren in der MBT gefördert wird und was dieses Vorgehen von anderen Behandlungsansätzen unterscheidet.

Fallbeispiel

Ein Narzisst äußert sich anders als in den vorangegangenen ambulanten Stunden gleich zu Beginn seiner 10. MBT-Einzelsitzung vorwurfsvoll und lässt keine Intervention der Therapeutin gelten. Seine Mimik ist sehr angespannt. Die Therapeutin zeigt Erstaunen und und Betroffenheit, aber auch Neugier. Sie stellt den bisherigen Dialog quasi auf »stand-by« und interessiert sich dafür, was denn zwischen ihm und ihr heute los sei, sie nehme es so verändert wahr. Die Klärung umfasst auch die Herausarbeitung der Affekte, wobei der Patient selbst seine ärgerliche Gekränktheit entdeckt. Daran anknüpfend werden gemeinsam die aktuellen inneren und interaktionellen Bedingungen der aktuellen

Gefühlslage erforscht, inklusive des Anteils der Therapeutin. Nicht selten, so auch hier, kommt bei ihm auf diese Weise eine zurückliegende Kränkung zum Vorschein. Die Therapeutin hatte vor einigen Tagen beim letzten Gruppentermin eine bestimmte Bemerkung des Patienten nicht so gegenüber den anderen Teilnehmern gewürdigt, wie von ihm erhofft. Er sah seine ständigen Erfahrungen von Unerwünschtheit bestätigt. Auf diese Weise empathisch verständlich geworden, kann die aktuelle Sicht des Patienten von ihr validiert werden, so dass er seine eigene Art zu mentalisieren gespiegelt bekommt.

Eine solche Vorgehensweise hinterfragt in dieser Klärungsphase die Patientenperspektive inhaltlich nicht, wie etwa bei einer sokratischen Fragetechnik oder bei Deutungen, die auf die Korrektur einer vermeintlich verzerrten oder unvollständigen Realitätssicht des Patienten zielen. Stattdessen legt die MBT das *Fundament für gemeinsames Reflektieren, indem sie Vertrauen in die Validität des Austauschprozesses aufbaut.* Ist diese Vertrauensbasis erst einmal entstanden, kann die Therapeutin wesentlich leichter als in der anfänglichen Kontroverse verschiedene Perspektiven (Bedeutungen) von Realität mit dem Patienten zusammen entwickeln.

Solange der Patient, durch starke Affekte bedingt, noch nicht über seine inneren Zustände mentalisieren kann, ist es in der MBT obsolet, ihm mitzuteilen, er sei/wirke jetzt gekränkt und wütend, auch wenn es von der Therapeutin aus nur als Hypothese gedacht ist. Auch genetische Deutungen, die aus biographischen Erfahrungen Kausalität ableiten – im oben beschriebenen Fall mit Bezug zur ständig abwertend erlebten Mutter –, oder etwa freies Assoziieren werden zu diesem Zeitpunkt als hinderlich für den Aufbau von Mentalisierungsfähigkeit angesehen. Denn all diese Techniken setzen bereits voraus, was noch erarbeitet werden muss, nämlich dass Sprache und Theorien über das aktuelle Beziehungsgeschehen reflektiert, abgewogen, mit Affekten und Verhalten verbunden und auf diese Weise wirksam werden können.

Stattdessen wird bei diesem Patienten in diesem Therapiestadium großer Wert auf eine – auch bei hohem Konfliktpotenzial – validierende, den Patienten zum Reflektieren ermutigende Beziehungserfahrung gelegt. In diesem Sinne gehört zur mentalisierungsbasierten Arbeit auch dazu, den Patienten zu einem dem Mentalisierungsprozess förderlichen Zeitpunkt (!) und in einer das Mentalisieren erlaubenden Art und Weise (!) damit zu konfrontieren, wie seine ständigen Entwertungen den Klärungsprozess und einen wertschätzenden Dialog für die Therapeutin erschweren. Auch wird besprochen, wie der Patient das auslösende Geschehen in die Gruppensitzung der kommenden Woche einbringen kann. Takt und Timing bestimmen auch den für die Behandlung von Narzissten und für das Mentalisieren so wichtigen Einsatz von Humor und (Selbst-)Ironie.

In einer deutlich späteren Phase der Therapie spricht nichts dagegen, einen des öfteren stabil mentalisierungsfähigen narzisstischen Patienten angemessen zu fordern, z. B. indem man ihm Konfrontationen und Deutungen zügiger zur Verfügung stellt. Dann ist allerdings der Zeitpunkt erreicht, an dem die Mentalisierungsförderung in einem weiteren methodischen Rahmen stattfinden kann als dem der MBT, die speziell auf den Aufbau strukturell verankerter Mentalisierungsfähigkeit fokussiert.

Literatur

Bateman, A. (1998). Thick- and thin-skinned organisations and enactment in borderline and narcissistic disorders. In: Int J Psychoanal 79(3): 631–638.

Bateman, A., & P. Fonagy (1999). Effectiveness of partial hospitalization in the treatment of borderline

personality disorder: A randomized controlled trial. Am J Psychiatry 156: 1563–1569.
Bateman, A., & P. Fonagy (2001). Treatment of borderline personality disorder with psychoanalytically oriented partial hospitalization: An 18-month follow-up. Am J Psychiatry 158: 36–42.
Bateman, A., & P. Fonagy (2003). Health service utilisation costs for borderline personality disorder patients treated with psychoanalytically oriented partial hospitalisation versus general psychiatric care. Am J Psychiatry 160: 169–171.
Bateman, A., & P. Fonagy (2008a). Psychotherapie der Borderline-Persönlichkeitsstörung. Ein mentalisierungsgestütztes Behandlungskonzept. Übers. von E. Vorspohl. Gießen (Psychosozial-Verlag).
Bateman, A., & P. Fonagy (2008b). 8-year follow-up of patients treated for borderline personality disorder: mentalization-based treatment versus treatment as usual. Am J Psychiatry 165: 631–638.
Bateman, A., & P. Fonagy (2009). Randomized controlled trial of outpatient mentalization-Based Treatment versus Structured Clinical Management for Borderline Personality Disorder. Am J Psychiatry 166: 1355–1364.
Bateman, A., & P. Fonagy (Hg.) (2015). Handbuch Mentalisieren. Übers. von E. Vorspohl. Gießen (Psychosozial-Verlag).
Bateman, A., & P. Fonagy (2016). Mentalization-Based Treatment for Personality Disorders: A practical guide. Oxford: Oxford University Press.
Bolm, T. (2012). Mentalization-Based Treatment für schwere und komplexe Persönlichkeitsstörungen. PPmP 62: 195–199.
Bolm, T. (2014a). Mentalisieren fördern und aufrechterhalten – der Beitrag der Mentaliiserungsbasierten Therapie. In: H. Staats, A. Dally & T. Bolm (Hg.). Gruppenpsychotherapie und Gruppenanalyse. Ein Lehr- und Lernbuch für Klinik und Praxis. Göttingen (Vandenhoeck & Ruprecht), S. 179–184.
Bolm, T. (2014b). »Unser Kopf ist rund, damit das Denken die Richtung wechseln kann« – Mentalisierungsförderung in der Gruppe. Balint 15: 118–122.
Bolm, T. (2015). Mentalisierungsbasierte Therapie. München (Reinhardt).
Bolm, T. (2016). Mentalisierungsbasierte Gruppenpsychotherapie. Zeitschrift für Individualpsychologie 41, 50--63.
Brockmann, J., & H. Kirsch (2015). Mentalisieren in der Psychotherapie. Psychotherapeutenjournal: 13–22.
Fonagy, P. (2006). Persönlichkeitsstörung und Gewalt – ein psychoanalytisch-bindungstheoretischer Ansatz. In: O. F. Kernberg & H.-P. Hartmann (Hg.) (2006) Narzissmus. Grundlagen-Störungsbilder-Therapie. Stuttgart/New York (Schattauer), S. 486–540.
Fonagy, P., & M. Target, M. (1996). Playing with reality: I. Theory of mind and the normal development of psychic reality. Int J Psychoanal 77: 217–33.
Fonagy, P., E. Jurist, G. Gergely & M. Target (2004). Affektregulierung, Mentalisierung und die Entwicklung des Selbst. Übers. von E. Vorspohl. Stuttgart (Klett-Cotta).
Fonagy, P., & L. Allison (2014). The Role of Mentalizing and Epistemic Trust in the Therapeutic Relationship. Psychotherapy 51: 372–380.
Nolte, T., C. Hudac, L. C. Mayes et al. (2010). The effect of attachment-related stress on the capacity to mentalize: An Fmri investigation of the Biobehavioral Switch Model. J Am Psychoanal Ass 58: 566–573.
Schultz-Venrath, U. (2013). Lehrbuch Mentalisieren. Psychotherapien wirksam gestalten. Stuttgart (Klett-Cotta).
Taubner, S., & K. Sevecke (2015). Kernmodell der Mentalisierungsbasierten Therapie. Psychotherapeut 60: 169–184.
Winnicott, D. W. (1971). Playing and Reality. London (Tavistock).

7.6 *CBASPersonalized* für Narzissmus (CPN)

Eva-Lotta Brakemeier und
Claas-Hinrich Lammers

7.6.1 Einleitung

Eine moderne Verhaltenstherapie narzisstischer Patienten sollte neben der Verwendung von bewährten Techniken und Strategien der Kognitiven Verhaltenstherapie insbesondere auf die störungsspezifischen interaktionellen Probleme und die zugrundeliegenden dysfunktionalen Schemata fokussieren. Deswegen bieten sich zur Konzeption einer störungsspezifischen Therapie zusätzliche Elemente aus dem Cognitive Behavioral Analysis System of Psychotherapy (CBASP; Arbeit mit Übertragungshypothesen, Situationsanalysen, Training interpersonelle Fähigkeiten; McCullough 2006, 2011; Brakemeier & Normann 2012) und der Schematherapie (Analyse von maladaptiven Schemata und Bewältigungsstrategien; Young 2005) an. Im Folgenden wird *CBASPersonalized-Narzissmus* (kurz: CPN) vorgestellt, ein auf die Probleme und Bedürfnisse narzisstischer Patienten abgestimmtes störungsspezifisches, integratives und strukturiertes Therapieprogramm. CPN versteht sich dabei vorranging als interpersonelle Lerntherapie.

7.6.2 Das Konfliktmodell narzisstischer Störungen

Gemäß dem Modell der doppelten Selbstwertregulation (Sachse et al. 2011) weisen narzisstisch gestörte Patienten sowohl einen grandiosen Selbstanteil auf (u.a. charakterisiert durch Selbstidealisierung, Empathiearmut, Größenideen, Abwertung Anderer, Anspruchsdenken) als auch einen vulnerablen Selbstanteil (u.a. gekennzeichnet durch Scham, Hilflosigkeit, Angst, Einsamkeit). Im Rahmen ihrer pathologischen Selbstwertregulation sind die Patienten fortlaufend mit der Vermeidung bzw. Unterdrückung der Aktivierung ihres vulnerablen Selbstanteils beschäftigt. Hierzu dienen die narzisstischen Verhaltensweisen, die in Verbindung mit einer hohen und häufig unrealistischen Anspruchshaltung darauf ausgerichtet sind, andere Menschen zu Bewunderung, Anerkennung, Unterwerfung u.ä. Reaktionen zu veranlassen. Diese narzisstischen Verhaltensweisen führen wiederum zu einer Instabilität sozialer Kontakte im privaten und beruflichen Bereich mit krisenhaften Zuspitzungen, welche wesentlich zum Leiden der Patienten beitragen (Kealy & Ogrodniczuk 2011).

7.6.3 Ziele der Psychotherapie

Zu den Inhalten des *CBASPersonalized-Narzissmus* gehören

1. Motivationale Arbeit i.S. der Identifizierung bislang vermiedener adaptiver Bedürfnisse und der Definition positiver Therapieziele
2. Schemaanalyse anhand der Liste prägender Bezugspersonen, Analyse interaktioneller Schemata sowie Bildung von Übertragungshypothesen
3. Bearbeitung der negativen Selbstwertschemata
4. Training interaktioneller und prosozialer Fähigkeiten
5. Reduktion der Anspruchshaltung und Förderung der Leistungsfähigkeit

In Abbildung 7.6-1 werden diese Module schematisch visualisiert, wobei die individualisierte therapeutische Beziehungsgestaltung als Basis bei allen Modulen zur Anwendung kommen sollte.

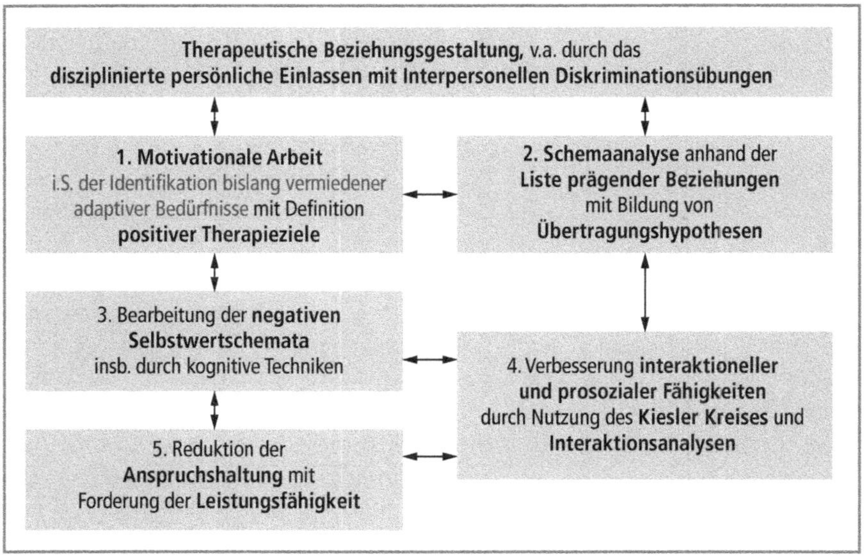

Abb. 7.6-1 Therapiemodule.

7.6.4 Arbeit mit und an der therapeutischen Beziehungsgestaltung

Die therapeutische Beziehung ist ein zentrales Geschehen des therapeutischen Prozesses mit narzisstischen Patienten, da von ihr die Bereitschaft der Patienten zur Einnahme einer Patientenrolle insbesondere in Form von Mitarbeit und Öffnung abhängt (Lammers 2014a). Hierfür macht die Therapeutin ein Beziehungsangebot, das von einer empathisch-validierenden Grundhaltung insbesondere in Bezug auf das vulnerable Selbst und einer Fokussierung auf positive, bedürfnis- und ressourcenorientierte Eigenschaften und Ziele geprägt ist. Im Rahmen einer motivorientierten Beziehungsgestaltung (vgl. Caspar 2008) verhält sich die Therapeutin anfänglich gegenüber den expliziten narzisstischen Motiven der Patienten (z.B. nach Kontrolle, Bewunderung oder spezieller Behandlung) soweit komplementär, wie es für deren Therapiemotivation förderlich ist. Im Verlauf der Therapie richtet sich die motivorientierte Beziehungsgestaltung jedoch zunehmend gezielt auf die Befriedigung zentraler, aber vernachlässigter interaktioneller Bedürfnisse der Patienten aus (z. B. Bedürfnisse nach Geborgenheit, Zugehörigkeit, grundsätzlicher Akzeptanz). Die Patienten können somit exemplarisch mit der Therapeutin eine korrigierende heilsame Beziehungserfahrung machen, die durch eine größere emotionale Offenheit und das Erleben von Nähe, Wertschätzung, Gleichberechtigung und Reziprozität geprägt ist.

Darüber hinaus ist die therapeutische Beziehung ein Ort der Aktualisierung und Bearbeitung der Beziehungskonflikte des Patienten i. S. der Übertragungsreaktion, wie sie ursprünglich von der Tiefenpsychologie konzeptualisiert und durch das CBASP in eine schulenübergreifende Therapie eingeführt wurde (McCullough 2011; Brakemeier & Normann 2012). Durch die therapeutische Arbeit mit und an der Übertragungssituation wird eine transparente und unmittelbare Problemklärung und -lösung narzisstischer Erlebnis- und Verhaltensweisen im Rahmen der therapeutischen Beziehung möglich. Um diese Übertragungen frühzeitig transparent zu machen, werden in der Anfangsphase der Therapie eine bzw. zwei entsprechende Übertragungshypothesen gebildet (s. u.). Wenn der Patient im Verlauf der Therapie eine dieser zuvor definierten Übertragungsreaktionen zeigt, kann die Therapeutin mittels der Technik des disziplinierten persönlichen Einlassens (DPE) dem Patienten dieselbe bewusstmachen. Anschließend wird dem Patient i. S. einer interpersonellen Diskriminationsübung (IDÜ) verdeutlicht, dass die Therapeutin sich – entgegen den Erwartungen bzw. Befürchtungen des Patienten – anders verhält als dessen prägende Bezugspersonen. Diese Erfahrung kann der Patient in Folge auf andere Beziehungen anwenden (zur Vertiefung des DPE und der IDÜ siehe Brakemeier & Normann 2012; Brakemeier et al. 2017a).

7.6.5 Vorstellung der Therapiemodule

Motivationale Arbeit und Zieldefinition

Narzisstische Patienten sind in ihrem Selbstwertgefühl von der Beachtung und der Anerkennung anderer Menschen bzw. ihrer wahrgenommenen oder phantasierten Überlegenheit in Bezug auf andere Menschen abhängig, weshalb ihre Interessen und Handlungen vorwiegend extrinsisch motiviert sind (Heckhausen & Heckhausen 2010). Folglich haben Motive wie Ruhm, Erfolg, Macht eine sehr hohe Priorität, was sich in den entsprechenden narzisstischen Verhaltensweisen zeigt. Dies geht jedoch mit einer Vernachlässigung von intrinsischen adaptiven Motiven einher (insbesondere der Vernachlässigung stabiler Paarbeziehungen, Freundschaften oder nicht leistungsorientierter Interessen). Das Ergebnis dieses Missverhältnisses von intrinsischer und extrinsischer Motivation wird von den Patienten oftmals als ein Gefühl der Sinnlosigkeit und inneren Leere empfunden (auch Identitätsdiffusion genannt), da sie keine stabile innere Welt unabhängig von einer übertriebenen äußeren Bestätigung aufbauen können.

Von Beginn der Therapie an sollte sich der Fokus auf die Identifizierung adaptiver Bedürfnisse und (intrinsischer) Motive und die hieraus resultierenden Verhaltensänderungen richten, welche die Patienten aufgrund ihrer pathologischen Selbstwertregulation und interaktionellen Fertigkeitsdefizite bislang vernachlässigt haben. Ihre Motivation, neue Verhaltensweisen zur Erreichung ihrer adaptiven Ziele zu erlernen, geht notwendigerweise mit einer Reduktion ihrer bisherigen extrinsischen Motive und damit ihrer narzisstischen Bewältigungsstrategien einher. Dieser Umstand hilft der Therapeutin, auf konfrontative Interventionen möglichst weitgehend zu verzichten.

Wenn es einem Patienten schwerfällt, eigenständig positive Therapieziele zu formulie-

Tab. 7.6-1 Motivationsgebiete

Gewichtung der Bedeutung von:	0	1	2	3	4	5
Ruhm/Macht						
Leistung/Erfolg						
Materielle Werte						
Aussehen						
Partnerschaftliche Beziehungen						
Freundschaften						
Gemeinschaft						
Persönliche Interessen, Hobbies						

ren, kann eine Analyse von Motiven sehr hilfreich sein (siehe Tab. 7.6-1). Deren Ergebnisse werden dann in konkrete, verhaltensbezogene Therapieziele formuliert (z.B. als Ziele im Rahmen von Interaktionsanalysen).

Schemaanalyse anhand der Liste prägender Bezugspersonen mit Übertragungshypothesen

Im Rahmen der Schemaanalyse wird anhand konkreter Problemsituationen die pathologische Selbstwertregulation herausgearbeitet und in einem entsprechenden Fallkonzept zur Darstellung gebracht (vgl. Abb. 7.6-2).

Da die schemagetriggerten interaktionellen Konflikte im Mittelpunkt der Therapie stehen, sollte die Schemaanalyse direkt mit der Liste prägender Bezugspersonen sowie der Formulierung von Übertragungshypothesen kombiniert werden. Die pathologische Selbstwertregulation ist nämlich wesentlich durch die Einflüsse prägender Bezugspersonen bedingt, die in der Gegenwart als sogenannte Übertragung in Bezug auf andere Personen und insbesondere auf den Therapeuten wirksam sind (McCullough 2006; Brakemeier & Normann 2012). Der Patient wird im Rahmen der Liste prägender Bezugspersonen (CBASP-Strategie; vgl. Brakemeier et al. 2017b; Video-Learning: Brakemeier & Jacobi 2017) zunächst angeleitet, die wichtigsten prägenden Bezugspersonen zu benennen, die seine Persönlichkeit und seinen Lebensweg wesentlich beeinflusst haben. Anschließend wird für jede dieser Bezugspersonen eine Prägung formuliert (vgl. Tab. 7.6-2). Diese gibt die Auswirkungen der Beziehungserfahrungen mit dieser bestimmten Person auf das heutige Erleben interaktioneller Situationen (Emotionen

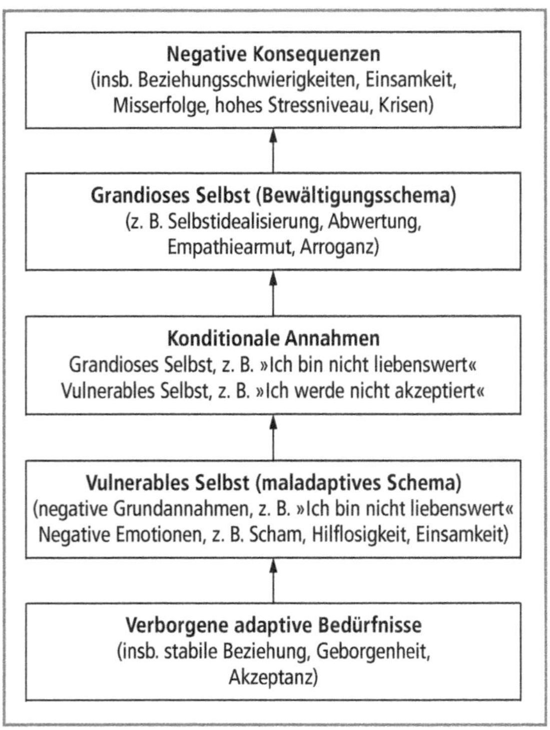
Negative Konsequenzen
(insb. Beziehungsschwierigkeiten, Einsamkeit, Misserfolge, hohes Stressniveau, Krisen)
Grandioses Selbst (Bewältigungsschema)
(z. B. Selbstidealisierung, Abwertung, Empathiearmut, Arroganz)
Konditionale Annahmen
Grandioses Selbst, z. B. »Ich bin nicht liebenswert«
Vulnerables Selbst, z. B. »Ich werde nicht akzeptiert«
Vulnerables Selbst (maladaptives Schema)
(negative Grundannahmen, z. B. »Ich bin nicht liebenswert«
Negative Emotionen, z. B. Scham, Hilflosigkeit, Einsamkeit)
Verborgene adaptive Bedürfnisse
(insb. stabile Beziehung, Geborgenheit, Akzeptanz)

Abb. 7.6-2 Fallkonzept.

und Kognitionen) und als Konsequenz das daraus resultierende Verhalten wieder. Die Therapeutin achtet deswegen besonders darauf, dass die narzisstischen Erlebnis- und Verhaltensweisen des grandiosen Selbst sowie die Bewältigungsstrategien zur Vermeidung und Unterdrückung des vulnerablen Selbst bereits bei den Prägungen aufgedeckt werden. Zudem sollten auch durch sog. »Daher- oder Weshalb-Sätze« die heutigen Konsequenzen auf der Erlebnis- und Verhaltensebene festgehalten werden (siehe Tab. 7.6-2). Die Schemaanalyse wird in die Liste prägender Bezugspersonen und die Übertragungshypothesen vollständig integriert (wie das Fallbeispiel in Tab. 7.6-2 und Tab. 7.6-3 demonstriert).

Therapeutin und Patient stellen sodann transparent und proaktiv Übertragungshypothesen auf, welche wesentliche Beziehungserwartungen bzw. Beziehungsbefürchtungen und hieraus resultierenden Verhaltensweisen (»daher«-Ergänzungen) erfassen, die sich aus den Prägungen des Patienten ergeben (vgl. Tab. 7.6-1 und Tab. 7.6-2).

Anhand der Übertragungshypothese können auch potenzielle und aktuelle Konflikte zwischen dem Patienten und seiner Therapeutin thematisiert und zur Analyse und Bearbeitung der Schemata und interaktionellen Konflikte genutzt werden. Die Übertragungshypothesen beziehen sich i. W. auf vier Bereiche:

- **Nähe/Intimität**. Beispiel: »Wenn ich meiner Therapeutin näherkomme, dann wird sie mich uninteressant und nicht liebenswert finden. Daher gehe ich auf Distanz.«
- **Fehler/Versagen**. Beispiel: »Wenn ich einen Fehler mache, dann wird mich meine Therapeutin abwerten oder auslachen. Daher versuche ich, immer alles sehr gut zu machen und sie zu beeindrucken.«
- **Emotionale Bedürftigkeit**. Beispiel: »Wenn ich etwas von meiner Therapeutin brauche, dann wird sie nicht für mich da sein. Daher gehe ich lieber auf Distanz und zeige nicht meine bedürftige Seite.«
- **Umgang mit negativen Gefühlen**: Beispiel: »Wenn ich auf meine Therapeutin ärgerlich bin, dann wird sie auch ärgerlich und wird mich anschreien. Daher versuche ich, meinen Ärger zu unterdrücken.«

Es werden für jeden Patienten zwei Übertragungshypothesen formuliert, die das grandiose Selbst bzw. das vulnerable Selbst widerspiegeln. In Tab. 7.6-2 sind anhand eines Fallbeispiels exemplarisch vier Prägungen sowie zwei Übertragungshypothesen eines Patienten wiedergegeben. Tabelle. 7.6-3 gibt die Schemaanalyse wieder, in welcher die wesentlichen Annahmen, Emotionen und Verhaltensweisen des grandiosen Selbst und des vulnerablen Selbst zusammenfassend formuliert werden. In der Zusammenschau wird deutlich, dass die Übertragungshypothese und die Schemaanalyse nahezu dieselben Informationen enthalten können.

Fallbeispiel

Tab. 7.6-2 Prägungen inkl. Schemata und Übertragungshypothese

Prägende Bezugsperson	Zusammenfassung der Exploration	Prägung bzw. Schemata
Mutter	Meine Mutter hat nach der Trennung von meinem Vater nur noch auf mir herumgehackt, weil ich ihm ihrer Meinung nach so ähnlich bin. Liebe und Nähe habe ich seitdem von ihr nicht mehr erfahren.	So wie ich bin, bin ich unfähig und nicht liebenswert, weshalb ich mich manchmal sehr einsam und traurig fühle. *Heutige Konsequenz:* Um zu beweisen, dass ich doch liebenswert und attraktiv bin, habe ich immer wieder Affären.
Vater	Er hatte immer schon wechselnde Affären und ist ausgezogen, als ich fünf Jahre alt war. Danach hat er mich meist nur dann besucht, wenn etwas Besonderes war (z.B. Fußballturnier, Zeugnisse). Er hat mich immer mit sich selbst verglichen und mich nur für die Dinge gelobt, die ich ähnlich gut konnte wie er (z.B. gute Noten in Chemie, gut Fußball spielen, später Frauengeschichten).	Ich bin nur dann interessant und wichtig, wenn ich etwas Besonderes mache und besser bin als die Anderen. *Heutige Konsequenz:* Daher versuche ich immer, etwas Besonderes und der Beste zu sein, um Lob und Anerkennung zu bekommen.
1. Freundin	Sie war ein Traum und sah aus wie ein Model. Zuerst fand sie mich auch ganz toll und wollte mich sogar heiraten. Da lief ja auch alles super in meinem Leben. Dann habe ich meinen Job verloren und war richtig fertig. Da hat sie mich verlassen.	Wenn ich nicht erfolgreich bin, verlassen mich Frauen. *Heutige Konsequenz:* Daher muss ich alles dafür tun, erfolgreich zu sein.
Ex-Frau	Sie war schüchterner als meine erste Freundin, aber sie schien mich wirklich zu lieben. Ich war aber oft wütend auf sie und hab sie auch betrogen. Daher hat sie mich von heute auf morgen verlassen.	Ich bin nicht beziehungsfähig. Frauen halten es nicht lange mit mir aus. *Heutige Konsequenz:* Um zu beweisen, dass ich begehrenswert bin, habe ich immer wieder Affären.

Übertragungshypothese (Grandioses Selbst):
»Wenn ich in der Therapie keine Erfolge erziele bzw. nicht etwas Besonderes zeige, wird meine Therapeutin das Interesse schnell verlieren und die Therapie beenden. Daher versuche ich, ein besonders interessanter und erfolgreicher Patient zu sein.«
Übertragungshypothese (Vulnerables Selbst):
»Wenn ich in der Therapie mich so zeige, wie ich mich wirklich oft fühle, wird meine Therapeutin mich abwerten und verletzen. Daher verstecke ich diese Seite in der Therapie.«

Tab. 7.6-3 Schemaanalyse

	Grandioses Selbst	Vulnerables Selbst
Annahmen	Ich bin besser als die Anderen.	Ich bin schwach und unfähig.
Emotion	Stolz, Überlegenheit	u. a. Scham, Hilflosigkeit, Einsamkeit
Verhaltensweisen	Arrogantes, distanziertes und abwertendes Verhalten, Selbstdarstellung, Affären eingehen	Sozialer Rückzug, Vermeidung von befriedigenden sozialen Kontakten

Da die pathologische Selbstwertregulation Ausdruck frustrierter Bedürfnisse ist, sollten die Übertragungsreaktion und die ihr zugrunde liegenden pathologischen Schemata anschließend in Verbindung mit den vermiedenen adaptiven Bedürfnissen gebracht werden, wie diese zuvor in der Motivations- und Zielanalyse erarbeitet wurden (s. oben).

Bearbeitung der negativen Selbstwertschemata

Die Prägungs- bzw. Schemaanalyse und die Übertragungshypothesen ermöglichen die Problematisierung und Veränderung des grandiosen und des vulnerablen Selbst. Zur Bearbeitung beider Selbstwertschemata werden u. a. die bekannten Techniken der kognitiven Therapie eingesetzt (u. a. Verhaltensanalysen, Disputation von Grundannahmen, kognitive Umstrukturierung; vgl. z. B. Hautzinger 2011). Insbesondere zur Verbesserung der interaktionellen Fertigkeiten gehört die Bearbeitung dysfunktionaler konditionaler Annahmen, welche sich aus den Übertragungshypothesen und den Verhaltensanalysen ableiten lassen. Wesentlich hierbei sind die Annahmen

- zu den Einstellungen und Motivationen anderer Menschen (z. B.: »Andere Menschen suchen bei mir nur nach meinen Schwachstellen«, oder: »Wenn ich nicht jederzeit meine Stärken präsentiere, bin ich uninteressant und werde nicht beachtet«);
- zu den befürchteten negativen Folgen einer Verhaltensänderung (z. B.: »Wenn ich mich bedürftig zeige, dann bin ich schwach und hilflos«, oder: »Wenn ich einen Fehler mache, werde ich von den anderen ausgelacht«);
- in Form von Lebensregeln (z. B.: »Jeder kämpft für sich allein und interessiert sich nur für sich«, oder: »Ich muss immer der Beste sein«).

Abgesehen von den kognitiven Strategien ist es hilfreich, weitere Techniken wie z. B. die Emotionsregulation (Lammers 2015), die 2-Stuhltechnik (Young et al. 2008) oder das 1-Personen-Rollenspiel (Sachse et al. 2011) zu verwenden, die sich auf die Aktivierung und Regulation problematischer Emotionen des vulnerablen Selbstanteils ausrichten (insbesondere Scham, Einsamkeit und Hilflosigkeit). Vor dem Hintergrund dieser klärungsorientierten Schritte werden Verhaltensänderungen insbesondere im interaktionellen Bereich abgeleitet (s. unten). Schließlich dient auch die Arbeit mit und an der therapeutischen Beziehung dazu, die negativen Selbstschemata des vulnerablen Selbstanteils durch die Thematisierung und Bearbeitung von Übertragungsreaktionen und vermiedenen adaptiven Bedürfnissen zu verändern bzw. eine korrigierende und heilsame Beziehungserfahrung zu ermöglichen.

Verbesserung interaktioneller und prosozialer Fähigkeiten

Das Leiden narzisstischer Patienten entsteht wesentlich durch die negativen interaktionellen Folgen ihrer narzisstischen Verhaltensweisen in Privatleben und Beruf (Kealy & Ogrodniczuk 2011). Insofern zielt die veränderungsorientierte therapeutische Arbeit auf die Verbesserung ihrer kognitiven Empathie und den Aufbau interaktioneller Fertigkeiten ab. Hierdurch können sie lernen, die Bedürfnisse und Motive ihrer Interaktionspartner besser zu verstehen und ihr Verhalten diesen besser anzupassen, was wesentlich zu dem adaptiven Ziel der Stabilisierung ihrer Beziehungen beiträgt.

Zu besseren Einschätzung bzw. Visualisierung des bisherigen Interaktionsstils der Patienten und des angestrebten Interaktionsstils kann der sog. Kiesler-Kreis (vgl. Abb. 7.6-3) verwendet werden (Brakemeier & Normann 2012; Brakemeier et al. 2017a; Guhn, Köhler & Brakemeier 2019). Der charakteristische interaktionelle Stil einer Person wird dabei als Stimuluscharakter bezeichnet, da dieser wiederum bei der anderen Person zu bestimmten Reaktionstendenzen führt.

Um dem Patienten die situationsspezifischen Ursachen und Auswirkungen seiner Verhaltensweisen auf seine Interaktionspartner einsichtig zu machen (Training der kognitiven Empathie) und an diesen veränderungsorientiert zu arbeiten, bietet sich eine Interaktionsanalyse an (Lammers 2014b), welche der Situationsanalyse aus dem CBASP ähnelt (Brakemeier 2017).

Interaktionsanalyse

1. Objektive Beschreibung der Interaktionssituation
2. Wie war Ihre Haltung bzw. Ihr Verhalten in der Situation (Einordnung im Kiesler Kreis)? Welche Annahmen hatten Sie über die Motivation der anderen Person?
3. Was waren die Bedürfnisse und Motive der anderen Person in der Interaktion?

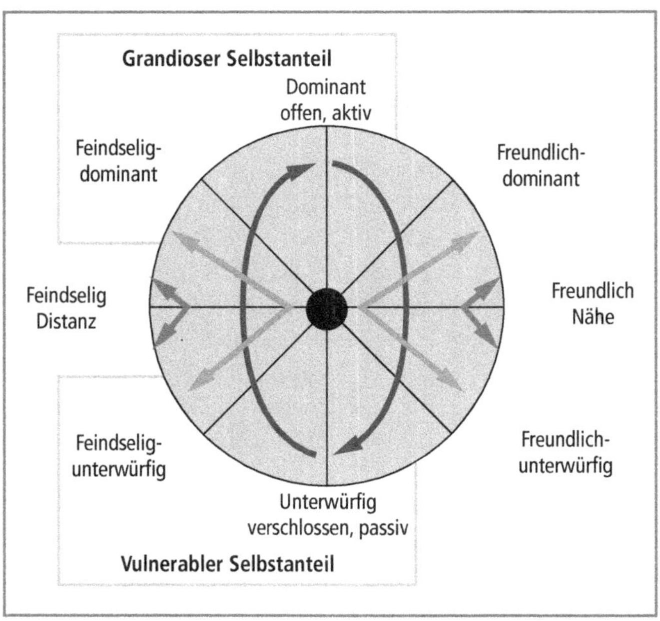

Abb. 7.6-3 Kiesler-Kreis.

4. Welche Auswirkung hatte Ihr Verhalten auf die andere Person?
5. Wie würden Sie im Nachhinein den Ausgang der Interaktion vor dem Hintergrund Ihrer Therapieziele beurteilen?
6. Welches Verhalten hätte in dieser Interaktion zur Stabilisierung dieser Beziehung beigetragen?

Vor dem Hintergrund der Therapieziele, der Schemaarbeit und der Interaktionsanalyse wird anschließend an den konkreten Verhaltensdefiziten der Patienten gearbeitet. Ein individuelles Training von interaktionellen Fertigkeiten (u. a. durch Rollenspiele und Verhaltensexperimente) soll den Patienten helfen, Beziehungen für sich und ihre jeweiligen Interaktionspartner positiver zu gestalten und damit ihre bislang vermiedenen adaptiven Bedürfnisse besser befriedigen zu können.

In Zusammenhang mit den Interaktionsanalysen kann ein grundsätzliches Training von prosozialen Fertigkeiten verfolgt werden, die bei narzisstischen Patienten häufig defizitär sind (Lammers 2014b). Hierzu gehören u. a.:

- in Gesprächen aktiv zuhören
- bewusst Interesse und Anerkennung äußern
- in geeigneten Situationen Anteilnahme zeigen und Unterstützung anbieten
- wichtigen Bezugspersonen bewusst etwas Gutes tun
- eigene Unzulänglichkeiten und Fehler offenbaren
- um Hilfe bzw. Unterstützung bitten
- u. v. m.

Reduktion der Anspruchshaltung und Förderung der Leistungsfähigkeit

Narzisstische Patienten haben eine sehr hohe und oftmals unrealistische Anspruchshaltung nicht nur gegenüber anderen Personen, sondern auch in Bezug auf sich selbst. Diese Anspruchshaltung führt zu Frustration und erheblichen Belastungen, da die Patienten entweder nur durch einen extrem hohen Arbeitsaufwand, verbunden mit einem erheblichen Stress, ihren Ansprüche in Beruf und Privatleben Genüge tun können oder sich wegen der Unerfüllbarkeit ihrer Ansprüche zurückziehen und passiv verbleiben (z. B. wenn der Patient sich wegen Versagenssituationen bzw. -ängsten vom Berufsleben zurückgezogen hat). Während die erfolgreichen narzisstischen Patienten wegen der hohen Belastung häufig ein Burn-out, eine Depression oder andere psychische Erkrankungen entwickeln, zeigen langfristig erfolglose narzisstische Patienten das Bild einer chronischen Depression mit einer schlechten Prognose für eine Psychotherapie.

Das Ziel der therapeutischen Arbeit in diesem Modul besteht deswegen in einer Reduktion von Ansprüchen und einer Steigerung von Leistung bzw. Erfolgen. Diese adaptive Balance lässt sich in Abwandlung der Selbstwertformel nach William James (1890) in Abbildung 7.6-4 darstellen.

Bei den erfolgreichen narzisstischen Patienten mit einer beruflichen Überforderung wird eine Senkung der Anspruchshaltung und der verstärkten Verfolgung anderer, adaptiver Ziele (z. B. Partnerschaft, Freund-

$$\text{Stabilität/Zufriedenheit} = \frac{\text{Erfolg/Leistung}}{\text{Anspruch}}$$

Abb. 7.6-4 Selbstwertformel nach William James.

schaften, Hobbies) angestrebt. Für die beruflich erfolglosen Patienten zielen die Interventionen insbesondere auf die Entwicklung realistischer Ansprüche sowie darüber hinaus einer konkreten Verbesserung der Arbeitsleistungen ab, damit die Patienten ihr adaptives Bedürfnis nach Anerkennung, Beachtung und Respekt durch reale Erfolge befriedigen können. Für beide Zielrichtungen sind die Schemaanalyse und die Arbeit mit den Übertragungshypothesen gleichermaßen von Bedeutung.

7.6.6 Zusammenfassung und Ausblick

Eine moderne Verhaltenstherapie narzisstischer Patienten sollte neben den bewährten Techniken und Strategien der Kognitiven Verhaltenstherapie insbesondere auf die spezifischen dysfunktionalen Schemata (resultierend aus frühen Kindheitserfahrungen) und die interaktionellen Probleme der Patienten fokussieren. Deswegen bieten sich zur Konzeption einer solchen Therapie insbesondere Elemente aus CBASP (Arbeit mit Prägungen, Übertragungshypothesen, interpersonelle Strategien) und der Schematherapie (Analyse von maladaptiven Schemata und Bewältigungsstrategien) an. Es wird angenommen, dass ein derartiges integratives und individualisiertes Therapieprogramm, welches maßgeschneidert die störungsspezifischen Besonderheiten der narzisstischen Patienten zu adressieren ersucht, wirksamer ist als die alleinige Anwendung allgemeiner Strategien und Techniken Verhaltenstherapie. In zukünftigen randomisiert-kontrollierten Studien soll diese Annahme geprüft werden.

Literatur

Brakemeier, E. L. (2017). Situationsanalyse. In: dies. & F. Jacobi (Hg.), Verhaltenstherapie in der Praxis. Weinheim (Beltz), S. 332–342.

Brakemeier, E. L., & C. Normann (2012). Praxisbuch CBASP. Weinheim (Beltz Verlag).

Brakemeier, E. L., Fassbinder, E., Stiglmayr, C. (2017a). Spezielle Beziehungsgestaltungstechniken aus neueren verhaltenstherapeutischen Methoden. In: E. L. Brakemeier & F. Jacobi (Hg.). Verhaltenstherapie in der Praxis. Weinheim (Beltz), S. 76–92.

Brakemeier, E. L. & F. Jacobi (2017). Verhaltenstherapie in der Praxis. Beltz Video-Learning. Weinheim (Beltz).

Brakemeier, E. L., R. Knoop & J. Spies (2017b). Cognitive Behavioral Analysis System of Psychotherapy (CBASP). In: E. L. Brakemeier & F. Jacobi (Hg.). Verhaltenstherapie in der Praxis. Weinheim (Beltz), S. 689–700.

Caspar, F. (2008). Motivorientierte Beziehungsgestaltung – Konzept, Voraussetzungen bei den Patienten und Auswirkungen auf Prozess und Ergebnisse. In. M. Hermer & B. Röhrle (Hg.). Handbuch der therapeutischen Beziehung. Tübingen (dgvt-Verlag), S. 527–558.

Guhn, A., S. Köhler & E. L. Brakemeier (2019). Kiesler-Kreis-Training. Manual zur Behandlung interpersoneller Probleme. Weinheim (Beltz).Hautzinger, M. (2011). Kognitive Verhaltenstherapie. Weinheim (Beltz).

Heckhausen, J., & H. Heckhausen (2010). Motivation und Handeln. Berlin (Springer).

James, W. (1890). Principles of Psychology. Vol 1. New York (Holt).

Kealy, D. & J. S. Ogrodniczuk (2011). Narcissistic interpersonal problems in clinical practice. Harv Rev of Psychiatry 19: 290–301.

Lammers, C.-H. (2014a). Die therapeutische Beziehung mit narzisstisch gestörten Patienten – Beifahrer in einem Porsche. Psychotherapie in Psychiatrie, Psychotherapeutischer Medizin und Klinischer Psychologie 19: 52–72.

Lammers, C.-H. (2014b). Psychotherapie narzisstisch gestörter Patienten. Stuttgart (Schattauer).

Lammers, C.-H. (2015). Emotionsfokussierte Methoden. Weinheim (Beltz).

McCullough, J. P. (2006). Psychotherapie der chronischen Depression. Cognitive Behavioral Analysis System of Psychotherapie (CBASP). München (Elsevier).

McCullough, J. P. (2011). Therapeutische Beziehung und die Behandlung chronischer Depressionen. Cognitive Behavioral Analysis System of Psychotherapy (CBASP). Heidelberg (Springer).

Sachse R., M. Sachse & J. Fasbender (2011). Klärungsorientierte Therapie der narzisstischen Persönlichkeitsstörung. Göttingen (Hogrefe).
Young, J., J. S. Klosko, & M. E. Weishaar (2008). Schematherapie. Ein praxisorientiertes Handbuch. Paderborn (Junfermann Verlag).

7.7 Die psychoanalytisch-interaktionelle Methode

Ulrich Streeck

Narzisstische Störungen und so auch schwere narzisstische Persönlichkeitsstörungen sind wie wenige andere psychische Störungen auf die soziale Umwelt ausgerichtet, darauf, gesehen und beachtet zu werden: »Der Narzissmus ist mit einem Auge stets auf die Umwelt bezogen« (Altmeyer 2016, S. 125). Die psychoanalytisch-interaktionelle Methode trägt in besonderem Maße dem Umstand Rechnung, dass schwere narzisstische Persönlichkeitsstörungen[29] sich wie andere strukturelle Störungen in erster Linie interpersonell manifestieren, als »Störungen des Sozialen« (Sullivan).

7.7.1 Schwere Persönlichkeitsstörungen, strukturelle Störungen und »Störungen des Sozialen«

Im Verlangen, gesehen und bewundert zu werden und Bestätigung für die eigene Besonderheit zu finden, richtet sich die Aufmerksamkeit der narzisstischen Persönlichkeit ständig auf die soziale Umwelt. Die andere Person ist nicht als andere Person, sondern als Quelle von Bestätigung wichtig. Die Möglichkeiten narzisstischer Persönlichkeiten, soziale Interaktion flexibel zu regulieren und reziproke interpersonelle Verhältnisse zu gestalten, sind meist ebenso hochgradig eingeschränkt wie ihre Fähigkeiten, sich selbst und ihren Selbstwert zu regulieren (vgl. Beebe u. Lachmann 2002). Ihr soziales Leben ist meist erheblich belastet; im Zusammensein mit Anderen kommt es immer wieder zu gravierenden Problemen, in der Regel häufiger bei den von Rosenfeld (1981) so genannten dickhäutigen als bei den dünnhäutigen narzisstischen Persönlichkeiten. Anders als weniger strukturell beeinträchtigte Patienten sind Personen mit schweren narzisstischen Störungen deutlich seltener erfolgreich zu behandeln.

Die Patienten sind in der Regel unter höchst depravierten Bedingungen aufgewachsen, in einem sozialen Milieu, das von Entwertung, Vernachlässigung, Missachtung und Ausbeutung, nicht selten auch von Gewalt und Missbrauch geprägt war. Ihre realitätsferne Überzeugung von der eigenen Besonderheit scheint ebenso wie ihre habituell entwertende Haltung gegenüber Anderen unter anderem darauf zurückzuführen zu sein, dass sie damit in dem entwertenden sozialen Milieu ihr physisches und psychisches Überleben gesichert haben. Dass es im Zusammensein mit Anderen immer wieder zu massiven Problemen kommt und interpersonelle Beziehungen immer aufs Neue scheitern und manchmal in Katastrophen münden, ist vor allem auf Be-

29 Das Attribut »schwer« für narzisstische ebenso wie für andere Entwicklungsstörungen der Persönlichkeit wird hier nicht an das Kriterium der Borderline-Persönlichkeitsorganisation (Kernberg 2014, S. 65 ff.) gebunden, sondern für Patienten verwendet, die »abgeschwächte oder fehlende psychische Strukturen aufweisen«, weshalb es neben einem Konfliktmodell eines »Defizitmodells« bedarf (Gabbard 2010, S. 4). Solche schweren Persönlichkeitsstörungen trifft man als Patienten vor allem in Einrichtungen der Psychiatrie und in Kliniken für Abhängigkeitskranke, besonders häufig in Einrichtungen des Maßregelvollzuges und in therapeutischen Abteilungen von Justizvollzugsanstalten mit einem Anteil zwischen 60 % und 90 % und darüber. In psychoanalytischen Praxen tauchen sie eher selten auf.

einträchtigungen des prozeduralen Beziehungswissens sowie verschiedener selbst- und beziehungsregulierender Funktionen zurückzuführen.

Prozedurales Beziehungswissen

Prozedurales oder implizites Beziehungswissen (Lyons-Ruth et al. 1998) ist dem körperlichen ›Wissen‹ vergleichbar, das Fähigkeiten wie Schwimmen oder Fahrradfahren ermöglicht. Dabei handelt es sich um ein nicht bewusstes Wissen, das sich im Zuge der Entwicklung gleichsam in den Körper eingeschrieben hat. Prozedurales Beziehungswissen hat meist keinerlei symbolische und lexikalische Bedeutung und kann folglich nicht in Sprache übersetzt werden. Prozedurales Beziehungswissen zeigt sich *im Vollzug* von interpersoneller Interaktion[30]. Der Körper »weiß« gleichsam, was zu tun ist, um mit anderen zu interagieren. Ob es die Mittel sind, die das von Anderen als arrogant erlebte Verhalten hervorbringen, zu der entwertenden Haltung in interpersonellen Situationen führen oder eine als bedrohlich wahrgenommene aggressive Reaktionsbereitschaft aufrecht erhalten – immer handelt es sich in hohem Maße um unbewusstes nichtsprachliches körperliches Handeln, das in sprachlichem Handeln nicht aufgeht. Dabei verhalten sich beteiligte Personen in interpersoneller Interaktion zu dem oft subtilen, aber grundsätzlich wahrnehmbaren körperlichen Verhalten unbewusst so, als handele es sich jeweils um den ersten Schritt einer nachfolgenden Handlung, die sich darin ankündigt. Eine flüchtige Blickabwendung wird wie Entzug von Aufmerksamkeit behandelt, eine minimale Veränderung des mimischen Ausdrucks wie eine missbilligende Stellungnahme.

Psychische und psychosoziale Funktionen

Zu den oft gravierenden *interpersonell*en Problemen der Patienten tragen die Beeinträchtigungen psychischer und psychosozialer Funktionen bei, die der Beziehungs- und der Selbstregulierung dienen. Die Patienten sind nicht oder nur höchst eingeschränkt in der Lage, das Handeln ihres Gegenübers im Kontext ihres eigenen Handelns zu »lesen«, wahrscheinliche interpersonelle Wirkungen des eigenen Verhaltens auf ihr Gegenüber zu antizipieren und in Rechnung zu stellen, wie das Gegenüber im nächsten Schritt sich wiederum im Kontext des eigenen Handelns verhalten wird usw. Mechanismen wie Spaltung, Idealisierung, Entwertung, Projektion und projektive Identifizierung tragen zu den häufigen Beziehungsabbrüchen und daraus resultierender Suizidalität bei. Im Gespräch mit den Patienten ist es häufig schwierig bis unmöglich, sich über eine nur vorgestellte Realität zu verständigen oder über Fantasien zu sprechen. Ihrer Überzeugung, besonders zu sein, steht die außerordentliche Kränkbarkeit zur Seite, Gefühlen der Leere und Wertlosigkeit die eigene Grandiosität. Viele Patienten mit schweren narzisstischen Störungen greifen, um sich selbst zu regulieren, auf selbstschädigende Mittel und Mechanismen zurück, insbesondere auf Drogen und Alkohol, seltener auch auf selbstverletzendes Verhalten oder zwanghaftes Spielen.

Affekte

Um sich vor Kränkungen und demütigenden Erfahrungen zu schützen, die ihnen in ihrer Entwicklung zugemutet wurden, haben sich viele strukturell beeinträchtigte narzisstische

---

30 Aus psychoanalytischer Sicht siehe z. B. Fonagy 1999; Nahum et al. 2002; Stern et al. 2012.

Patienten schon früh nach innen hin »gefühlskalt« gemacht. In der Folge stehen ihnen differenziertere Affekte für ihre Selbstregulierung und die Vermittlung des Verhältnisses von Selbst und Anderen und damit für die Regulierung von interpersonellen Beziehungen nicht zur Verfügung. Das Gegenüber wird benutzt und zu Zwecken der Stabilisierung des grandiosen Selbstgefühls manipuliert. Soweit die Patienten Affekte überhaupt verspüren, handelt es sich zumeist um Wut als Antwort auf narzisstische Kränkungen; dabei werden die Kränkungsaffekte selbst selten bewusst wahrgenommen. Vor dem Hintergrund der geringen Kränkungstoleranz droht die Gefahr, dass narzisstische Wut in impulsives aggressiv-destruktives Handeln mündet, insbesondere bei den »dickhäutigen« narzisstischen Patienten, wie sie in therapeutischen Abteilungen des Strafvollzugs häufig anzutreffen sind.

7.7.2 Zur psychoanalytisch-interaktionellen Behandlungstechnik

Rahmenbedingungen und Haltung des Therapeuten

Den entwicklungsbedingten, in der Persönlichkeit verankerten Beeinträchtigungen von Patienten mit schweren narzisstischen Persönlichkeitsstörungen trägt die psychoanalytisch-interaktionelle Therapie in mehrfacher Weise Rechnung:

- Der Schwerpunkt der Behandlung liegt auf den »Störungen des Sozialen«, den interpersonellen Störungen; das gilt auch für die therapeutische Arbeit mit narzisstischen Patienten, die sich an Beziehungen zu ihrer sozialen Mitwelt desinteressiert geben.
- Die Aufmerksamkeit des Therapeuten richtet sich in besonderem Maße auf die *unbewusste* Regulierung von sozialer Interaktion und auf die Gestaltung interpersoneller Beziehungen.
- Die therapeutische Arbeit ist progressionsorientiert ausgerichtet und regt – ausgehend von den psychischen Funktionen, die dem Patienten verfügbar sind – Entwicklungsschritte an, statt Regression zu fördern.

Zu den unverzichtbaren Voraussetzungen für die therapeutische Arbeit gehören klare *Rahmenbedingungen* sowie eine auf das interpersonelle, interaktive Geschehen ausgerichtete *aktive Haltung* des Therapeuten.

Rahmenbedingungen

Bei der therapeutischen Arbeit mit Patienten mit schweren narzisstischen Störungen ist ständig damit zu rechnen, dass sich die therapeutische Beziehung in eine Richtung entwickelt, die mit einer effektiven Behandlung nicht zu vereinbaren ist. Soweit die Patienten überhaupt bereit sind, sich zumindest »versuchsweise« auf die Arbeit mit einem Psychotherapeuten einzulassen, lassen sie keine Gelegenheit aus, die Behandlung und den Therapeuten zu entwerten, neigen dazu, schon bei unerheblichen Versagungen die therapeutische Beziehung aufzukündigen oder die Therapie ganz abbrechen zu wollen, oder greifen zu Alkohol oder Drogen, verschanzen sich in Passivität, verwickeln sich in destruktive Auseinandersetzungen oder verhalten sich in anderer Weise willkürlich. Wird der Therapeut initial glorifiziert, ist die Gefahr des Therapieabbruchs umso größer, weil schon geringfügige Versagungen ein ausreichender Anlass dafür sein können.

Umso unverzichtbarer sind eindeutige Rahmenbedingungen für die psychotherapeutische Arbeit. Sie dürfen dem Patienten nicht wie nebenher nur als Vorgaben mitgeteilt werden, sondern müssen ausführlich verhandelt werden. Ihr Sinn und potentieller Nutzen sollten für den Patienten transparent und nachvollziehbar sein und insbesondere klare Vereinbarungen im Hinblick auf die Gefährdung der Therapie enthalten, aber auch für den Patienten kenntlich machen, wie der Therapeut sich in der Behandlung verhalten, was er tun und was er nicht tun wird und weshalb er sich so verhält. Um sicherzustellen, dass Patient und Therapeut im Hinblick auf die Rahmenvereinbarungen von gleichen Voraussetzungen ausgehen, ist es zweckmäßig, den Patienten zu bitten, noch einmal darzustellen, wie er die besprochenen Verabredungen verstanden hat. Meist werden erst dadurch weit reichende Missverständnisse offenkundig.

Bei Patienten mit schweren narzisstischen Persönlichkeitsstörungen kann der Psychotherapeut nicht davon ausgehen, dass sie für eine Behandlung von Beginn an motiviert sind. Dass der Patient zur Behandlung gedrängt wurde, die Auflage erhalten hat, sich etwa vor dem Hintergrund einer Straftat einer Therapie zu unterziehen, und das Behandlungsangebot massiv entwertet, muss nicht heißen, dass er nicht behandelbar ist. Wäre das so, könnten viele der Patienten mit einer narzisstischen Persönlichkeitsstörung, zumal Patienten in sozialtherapeutischen Einrichtungen, gar nicht psychotherapeutisch behandelt werden.

Patienten mit einer narzisstischen Persönlichkeitsstörung ist es selten möglich, sich als behandlungsbedürftig zu erkennen zu geben. Alleine damit, dass sie das Gespräch mit einem Psychotherapeuten nicht ablehnen, bekunden sie unter Umständen das Äußerste an Behandlungsbedürftigkeit, was ihnen vor dem Hintergrund ihrer unbewussten Angst vor Abhängigkeit möglich ist. Für den Therapeuten gilt es dann, nicht alleine das manifest entwertende Verhalten zu sehen, sondern in dem Umstand, dass der Patient zum nächsten Behandlungstermin trotz aller missachtender Bekundungen wieder erscheint, seine Suche nach therapeutischer Unterstützung zu erkennen und anzuerkennen.

Zur Haltung des Psychotherapeuten

Der Psychotherapeut ist auf dichten interpersonellen Austausch mit dem Patienten eingestellt. Statt mit Hilfe seiner Gegenübertragung in erster Linie unbewusstes Erleben einschließlich unbewusster Beziehungserfahrungen des Patienten rekonstruieren zu wollen, nutzt er sein subjektives Erleben in erster Linie dazu, dem Geschehen im Zwischen, dem interaktiven interpersonellen Geschehen, auf die Spur zu kommen. Indem er sich der Interaktion mit dem Patienten im Behandlungszimmer als reale, erreichbare andere Person stellt, statt sich dem interaktiven Geschehen zu entziehen oder nur virtuell daran teilzunehmen, schafft er eine wesentliche Voraussetzung dafür, dass ihn das prozedurale Beziehungswissen des Patienten erreichen kann. Über seine Gegenübertragung, seine Gefühle und Handlungsbereitschaften, wird ihm zugänglich, wie es zu den Beeinträchtigungen kommt, die sich in den zwischenmenschlichen Beziehungen des Patienten immer wieder einstellen.

Schwerpunkte des therapeutischen Dialogs

Dem Umstand entsprechend, dass sich die Beeinträchtigungen von schwer gestörten narzisstischen Patienten vor allem interpersonell zeigen, richten sich die therapeutischen Aktivitäten vornehmlich

- auf psychosoziale und psychische Aspekte der Beziehungs- und der Selbstregulierung des Patienten,
- auf den Bereich seiner Affekte, insbesondere der narzisstischen Wut,
- sowie in besonderem Maße auf das proze-

durale Beziehungswissen, mit dessen Hilfe der Patient unbewusst die jeweilige soziale Interaktion reguliert und das Verhältnis zu Anderen gestaltet.

Während die therapeutische Arbeit an psychischen bzw. psychosozialen Funktionen sowie den Affekten eher supportiven Charakter hat, verlangt die therapeutische Bearbeitung prozeduralen bzw. impliziten Beziehungswissens als wichtigstem Störungsbereich ein anderes therapeutisches Vorgehen.

Wie sich psychische und psychosoziale Funktionen entwickeln können

Bei Patienten mit schweren narzisstischen Persönlichkeitsstörungen haben sich psychische und psychosoziale Funktionen oftmals nur eingeschränkt entwickelt (Gabbard 2010; Mertens 2009), etwa die Fähigkeit, andere Personen differenziert zu beurteilen, Folgen des eigenen Handelns zu antizipieren oder den Ausdruck von Kränkungswut zu kontrollieren und zu steuern. Um zu deren Entwicklung und Weiterentwicklung anzuregen, setzt sich der Therapeut im Dialog mit dem Patienten gleichsam an dessen Stelle und übernimmt stellvertretend die jeweiligen Funktionen, die auszuüben dem Patienten nicht möglich ist.

Er übernimmt damit gleichsam die Rolle eines »komplementären Selbstobjekts«, indem er sich von dem Patienten in dessen psychischen Raum aufnehmen und zu selbstregulativen Zwecken verwenden lässt, um von dort aus den Weg hin zum Raum des anderen Subjekts zu weisen, als das der Therapeut sich immer zugleich zu erkennen gibt. Dabei gilt es auch hier, die hohe Kränkbarkeit der Patienten in Rechnung zu stellen, die leicht dazu führen kann, dass die identifikatorische Funktionsausübung durch den Therapeuten abgewertet und zunichte gemacht wird. Im günstigen Fall eignet sich der Patient entsprechende Funktionen allmählich an, um im Weiteren seinen von eigenständigen anderen Subjekten entleerten und einsamen Raum mehr und mehr zu verlassen.

Fallbeispiel
Als der Patient sich wieder einmal über seine dummen Kollegen beschwert, die keinen Sinn für seine Verbesserungsvorschläge hätten, sagt der Therapeut, wissend, dass der Patient keinen Sinn dafür hat, wie sein Verhalten und insbesondere seine »Verbesserungsvorschläge«, die häufig mit Abwertungen der Arbeit seiner Kollegen einhergehen, auf diese wirken: »Wäre ich an Ihrer Stelle, würde ich vielleicht versuchen herauszufinden, weshalb genau der eine oder andere Kollege meinen Vorschlag ablehnt oder sich gar nicht erst dafür interessiert.« Und weil der Therapeut aufgrund früherer Erzählungen des Patienten annimmt, dass mehrere Kollegen angesichts der heftigen Reaktionen des Patienten mit Kritik äußerst zurückhaltend sind, fügt er hinzu: »Wenn Sie das wirklich wissen wollen, würde ich jemanden ansprechen, von dem ich wüsste, dass der mir das wirklich sagt, auch wenn das für mich unangenehm oder sogar kränkend wäre«. Darauf der Patient: »Das macht mir nichts!« Der Therapeut: »Für mich könnte das unter Umständen ziemlich kränkend sein.« Daraufhin wirft der Patient dem Therapeuten einen ungläubigen Blick zu und – schweigt.

Indem der Therapeut passager gleichsam stellvertretend Funktionen ausübt, die dem Patienten nur eingeschränkt zur Verfügung stehen,

- führt er dem Patienten vor Augen, wie und mit welchen Mitteln er sich selbst potentiell stabiler regulieren kann und
- wie und mit welchen Mitteln er sich in seiner sozialen Umwelt sicherer bewegen und ihn letztlich schädigende Folgen verhindern kann.
- Mit der stellvertretenden Ausübung von psychosozialen Funktionen bietet er sich

zugleich als Modell zu deren identifikatorischer Übernahme an und unterstützt so deren Entwicklung. Letztlich fördert er damit auch die Möglichkeiten des Patienten zur Gestaltung auf Reziprozität gründender Beziehungen.

Affekte und deren Wahrnehmung fördern

Um auf die oft gravierend beeinträchtigte Wahrnehmung von Affekten und deren Ausdruck bei Patienten mit schweren narzisstischen Störungen Einfluss zu nehmen, verknüpft der Therapeut seine Interventionen häufig mit dem Ausdruck eigener Gefühle oder bietet dem Patienten gleichsam mögliche Gefühlsqualitäten an.

Fallbeispiel
Bei einem Patienten mit einer gravierenden narzisstischen Persönlichkeitsstörung, der zugleich über viele Jahre hinweg alkoholabhängig war, zeigte sich, dass er nicht in der Lage war, Gefühle genauer wahrzunehmen. Wenn es ihm »ganz gut« ging, verspürte er, wie sich herausstellte, diffuses körperliches Behagen; wenn es ihm »schlecht« ging, empfand er ein ebenfalls körperliches, schmerzähnliches Missbehagen. Als der Patient wieder einmal berichtete, dass es ihm »schlecht« ergangen sei, und beim Sprechen seine Hand auf die Gegend über dem Brustbein legte, meinte der Therapeut: »Ist es Ihnen möglich, sich daran zu erinnern, wie sich dieses ›schlecht‹ angefühlt hat? Sie haben das offenbar in der Brust verspürt – wie einen Schmerz, wie eine Verletzung, vielleicht wie Kummer?« Daraufhin antwortete der Patient: »Ich weiß nicht … ein Schmerz vielleicht … ja, so … als wenn mir jemand in die Brust gestochen hat … ja, so vielleicht.«

Wie prozedurales Beziehungswissen therapeutisch erreicht werden kann

Wie gegenwärtige interpersonelle Beziehungen *erlebt* werden, wird zwar häufig von früheren Beziehungserfahrungen beeinflusst; *reguliert* werden interpersonelle Beziehungen jedoch zu großen Anteilen unter Rückgriff auf prozedurales Beziehungswissen. Prozedurales Beziehungswissen ist als Vollzugswissen nicht in gleicher Weise zu *verstehen* wie sprachliche Mitteilungen. Akteure in sozialer Interaktion *zeigen* einander, *indem sie miteinander interagieren*, was das vorangegangene Verhalten der anderen Person für sie bedeutet, und sie nehmen mit ihrem nachfolgenden Verhalten zu dem vorangegangenen Verhalten ihres Gegenübers Stellung[31].

Fallbeispiel
In einem therapeutischen Gespräch von Angesicht zu Angesicht zwischen einem höchst kränkbaren, zurückgezogen lebenden Patienten mit einer narzisstischen Persönlichkeitsstörung wendet der Therapeut, während der Patient spricht, für Bruchteile einer Sekunde seinen Blick von ihm ab. Der Patient behandelt diese Blickabwendung daraufhin als Entzug von Aufmerksamkeit, hält kurz inne und unterbricht seine Äußerung. Sofort darauf der Therapeut: »Ich höre Ihnen aufmerksam zu«, und der Patient spricht weiter.

Dass der Patient die Blickabwendung behandelt, als handele es sich dabei um Entzug von Aufmerksamkeit, und deshalb Mittel einsetzt, die den Therapeuten dazu veranlassen, ihm den Blick wieder zuzuwenden, heißt nicht, dass eine Blickabwendung für sich genommen Aufmerksamkeitsentzug ausdrückt oder bedeutet. Ebenso wie andere körperlichen Mittel, die zur Interaktionsregulierung eingesetzt

---

31 Konversationsanalytiker sprechen davon, dass Interaktion »turn by turn« abgewickelt wird. Die Boston Change Process Study Group nennt diese aufeinanderfolgenden Handlungsschritte in Zusammenhang ihres Konzeptes des »impliziten Beziehungswissens« nicht »turn«, sondern »relational move« (Nahum et al. 2002).

werden, muss eine Blickabwendung keinerlei symbolische Bedeutung haben. Es gibt kein Lexikon, dem die Bedeutung von nichtsprachlichen körperlichen Handlungen, die Interaktion regulieren, zu entnehmen wäre. Erst das nachfolgende Verhalten des Gegenübers zeigt bzw. »definiert«, dass die Blickabwendung Aufmerksamkeitsentzug bedeutet[32].

Vor diesem Hintergrund stellt sich die Frage, ob und wie das prozedurale Beziehungswissen, das wesentlich dazu beiträgt, dass Patienten mit schweren narzisstischen Störungen immer wieder in höchst problematische interpersonelle Situationen verwickelt sind, und damit ihre überwiegend unbewusst vollzogene Regulierung und Gestaltung von Interaktion[33] therapeutisch zu erreichen ist und welche Voraussetzungen dafür erfüllt sein müssen. Würde man versuchen, ihr prozedurales Wissen in Worte zu fassen, würde man allenfalls prozedurales in deklaratives Wissen »übersetzen«. Das wäre jedoch nicht jenes Wissen, das die Patienten für die unbewusste Regulierung sozialer Interaktion einsetzen.

Damit ihm das *unbewusste prozedurale Beziehungswissen* des Patienten *erfahrbar* wird, muss sich der Psychotherapeut als Gegenüber in Interaktion zur Verfügung stellen. Nur dann kann ihn das unbewusste Beziehungswissen des narzisstischen Patienten erreichen. Angesichts der hohen Kränkbarkeit der Patienten, ihr Verlangen nach Anerkennung und Bewunderung, die Geringschätzung und Entwertung Anderer sowie ihre Neigung zu impulsiven Reaktionen und Beziehungsabbrüchen äußert er sich nicht *über* den Patienten, sondern spricht von sich selbst und bringt Aspekte seines eigenen subjektiven Erlebens und seiner Handlungsbereitschaften zur Sprache, die sich bei ihm »in Antwort« auf das jeweils vorangegangene Verhalten seines Patienten einstellen.

Im Alltag werden narzisstische Patienten in der Regel nicht oder nur sehr begrenzt in Erfahrung bringen, welche Gefühle, Impulse und Handlungsbereitschaften ihr Verhalten bei einem Gegenüber hervorruft – und sie werden es auch nicht erfahren wollen. Wohl aber werden Andere sich zu ihnen *verhalten*, ihnen aus dem Weg gehen, sie meiden, sie abweisen, sich verärgert zurückziehen usw., was von den Patienten u. U. als Beleg ihrer Besonderheit hingenommen wird. Kaum jemals werden Andere jedoch ihr eigenes »antwortendes« Erleben auf die besonderen Empfänglichkeiten und Kränkbarkeiten des Gegenübers abgestimmt und annehmbar zur Sprache bringen. Anders der Therapeut, der seine Gegenübertragung nutzt, um dem Patienten mit »Antworten« interpersonelle Auswirkungen deutlich zu machen versucht, die dessen interaktives Verhalten auf ihn, aber mit einiger Wahrscheinlichkeit auch auf andere Personen im Alltag hat, und um ihm zu zeigen, in welcher Weise sein eigenes Handeln zu den sich wiederholenden interpersonellen Problemen beiträgt. Vorrang hat somit nicht die Frage, welche Beziehungsmuster der Patient im Verhältnis zum Psychotherapeuten unbewusst wiederholt, sondern der Therapeut behandelt das Beziehungsgeschehen im Behandlungszimmer, Übertragung und Gegenübertragung, wie ein Dokument, dem die Probleme im Zusammensein mit Anderen im sozialen Alltag des Patienten zu entnehmen sind. Der Patient sieht sich somit nicht aufgefordert, in die eigenen seelischen Tiefen zu blicken, sondern sich in den Blicken seines Gegenübers, in den Antworten des Psycho-

32 Bei G. H. Mead (1968 [1934]) heißt es: »[…] die Bedeutung einer Geste […] ist gleich der Antwort eines Organismus auf die Geste eines anderen in einem gegebenen Akt sozialen Handelns« (S. 82 f.).

33 »In der Psychoanalyse«,so Nahum et al. (2002), »hat die Untersuchung interaktiver Prozesse im Behandlungszimmer noch kaum begonnen«.

therapeuten, zu erkennen. Indem der Patient in fortlaufender Interaktion mit dem Therapeuten die Wirkungen seines Verhaltens erfahren, überprüfen und modifizieren kann, kann sich allmählich auch sein prozedurales Beziehungswissen verändern.

Fallbeispiel
Dass der 24-jährige Patient, dessen Verhalten im sozialen Alltag alle Züge einer schweren narzisstischen Entwicklungsstörung der Persönlichkeit aufwies, Kontakt zu einem Psychotherapeuten aufgenommen hatte, war auf den Einfluss seines Rechtsanwaltes zurückzuführen. Er war einige Male wegen Beleidigung angezeigt worden, war zuletzt in eine gewalttätige Auseinandersetzung geraten und hatte deswegen eine Bewährungsstrafe erhalten. Er hatte nur bedingt Verständnis dafür, dass man in ihm einen Gesetzesbrecher gesehen hatte, denn er hielt sein eigenes Verhalten für weitgehend gerechtfertigt. Schließlich hatte er, wie er meinte, ja nur auf das unverschämte Verhalten der Anderen reagiert. Dabei war er sich nicht annähernd darüber im Klaren, welche Wirkung sein eigenes, häufig anmaßendes und entwertendes Verhalten auf seine soziale Umwelt hatte. Da er inzwischen Gefahr lief, seine berufliche Ausbildung nicht fortführen zu können, hatte er sich bereit erklärt, einen Psychotherapeuten aufzusuchen und sich auf die Vereinbarung einer Probebehandlung eingelassen. Mittlerweile zeigte er sich einigermaßen bereit zu erfahren, was der Therapeut über ihn dachte. Als sich dazu eine passende Gelegenheit bot, sagte der Therapeut: »Ich würde Ihnen ganz gerne sagen, wie das für mich ist, wenn Sie sich mir gegenüber so verhalten wie eben. Ich habe nur die Befürchtung, dass es dann zwischen uns Krach gibt und Sie die Therapie hinschmeißen, weil Sie vielleicht meinen, ich hätte Sie beleidigen wollen.« Daraufhin meinte der Patient: »Bei Ihnen ist das ja was Anderes.« Darauf der Therapeut: »Bin ich der Einzige, bei dem das was ganz Anderes ist?« Der Patient: »Kann schon sein.« Der Therapeut: »Na gut, ich verlasse mich darauf, dass Sie wirklich wissen wollen, wie das für mich ist«, und er trug mit Worten, die jederzeit die hohe Kränkbarkeit des Patienten in Rechnung stellten, an ihn heran, wie er sich manchmal durch dessen Verhalten entwertet und ins Unrecht gesetzt fühlte.

7.7.3 Schluss

Vergleicht man die psychoanalytisch-interaktionelle Methode[34] hinsichtlich der Anforderungen, die bei der praktischen Arbeit an den Psychotherapeuten gestellt werden, mit der analytischen Psychotherapie, stehen hier vor allem zwei Besonderheiten im Vordergrund: Zum einen muss sich der Therapeut auf die direkte Beziehung und die unmittelbare Interaktion mit dem Patienten einlassen und das Geschehen zugleich aus psychodynamischer Perspektive verstehen. Zum anderen äußert sich der Psychotherapeut nicht deutend, sondern ›antwortend‹ zu dem Verhalten des Patienten und bewegt sich damit in der Rolle eines therapeutisch reflektierten Mitspielers an sozialer Interaktion. Er kann sich dabei nicht auf habituelles Verhalten in Übereinstimmung mit einer definierten Rolle stützen, sondern stellt sich – in reflektierter und gezielter Weise – auf die Interaktionsangebote seines Patienten ein.

Literatur

Altmeyer, M. (2016). Auf der Suche nach Resonanz. Wie sich das Seelenleben in der digitalen Moderne verändert. Göttingen (Vandenhoeck & Ruprecht).

---

34 Heute zählt die psychoanalytisch-interaktionelle Therapie (Streeck u. Leichsenring 2015) zur Gruppe der tiefenpsychologisch fundierten Psychotherapien, ist »wissenschaftlich anerkannt und (auch in der Versorgung) empirisch gut untersucht« (Leichsenring et al. 2016; Salzer et al. 2013) und hat »ganz eindeutig eine psychodynamische bzw. psychoanalytische Grundorientierung« (Kommentar zu den Psychotherapie-Richtlinien 2017).

Beebe, B., & F. M. Lachmann (2002). Säuglingsforschung und die Psychotherapie Erwachsener. Übers. von H. Haase. Stuttgart (Klett-Cotta).
Fonagy, P. (1999). Moments of change in psychoanalytic theory: discussion of a new theory of psychic change. Infant Ment Health J 19: 346–353.
Gabbard, G. O. (2010). Psychodynamische Psychiatrie. Gießen (Psychosozial-Verlag).
Goodwin, C. (2000). Über die Ko-Konstruktion von Bedeutung in Gesprächen mit einem Aphasiker. Psychotherapie und Sozialwissenschaft 4: 224–246.
Heigl-Evers, A., & F. Heigl (1983). Das interaktionelle Prinzip in der Einzel- und Gruppenpsychotherapie. Z Psychosom Med Psychother 29: 1–14.
Kernberg, O. F. (2014). Liebe und Aggression. Eine unzertrennliche Beziehung. Übers. von C. Trunk. Stuttgart (Klett-Cotta).
Leichsenring, F., U. Jaeger, O. Masuhr et al. (2016). Psychoanalytic-Interactional Therapy versus Psychodynamic Therapy by Experts for Personality Disorders: A Randomized Controlled Efficacy-Effectiveness Study in Cluster B Personality Disorders. Psychother Psychosom 85: 71–80.
Mertens, W. (2009). Psychoanalytische Erkenntnishaltungen und Interventionen. Stuttgart (Kohlhammer).
Lyons-Ruth, K., N. Bruschweiler-Stern N, A. M. Harrison, A. C. Morgan et al. (1998). Implicit Relational Knowing: Its Role in Development and Psychoanalytic Treatment. Infant Ment Health J 19: 282–289.
Mead, G. H. (1968 [1934]). Geist, Identität und Gesellschaft. Übers. von U. Pacher. Frankfurt/M. (Suhrkamp).
Nahum, J. P., N. Bruschweiler-Stern, A. M. Harrison et al. (2002). Explicating the implicit: the local level and the microprocess of change in the analytic situation. Int J Psychanal 83: 1051–1062.
Rosenfeld, H. A. (1981). Zur Psychoanalyse psychotischer Zustände. Übers. von C. Kahleiß-Neumann. Frankfurt/M. (Suhrkamp).
Salzer, S., C. Cropp, U. Jaeger et al. (2013). Psychodynamic therapy for adolescents suffering from comorbid disorders of conduct and emotions in an in-patient setting: a randomized controlled trial. Psychol Med 1–10.
Stern, D.N, N. Bruschweiler-Stern, K. Lyons-Ruth et al. (The Boston Change Process Study Group) (2012). Veränderungsprozesse. Ein integratives Paradigma. Übers. von E. Vorspohl. Frankfurt/M. (Brandes & Apsel).
Streeck, U., & F. Leichsenring (2015). Handbuch psychoanalytisch-interaktionelle Therapie. Behandlung von strukturellen Störungen und schweren Persönlichkeitsstörungen. Göttingen (Vandenhoeck & Ruprecht).

7.8 Narzisstische Phänomene in der Gruppentherapie

Sigmund Karterud
Übersetzung: Elisabeth Vorspohl

7.8.1 Einleitung

Der Begriff Narzissmus tauchte ursprünglich zur Bezeichnung bestimmter Persönlichkeitseigenschaften des Menschen auf. Im modernen Diskurs kann er auch Attribute von kollektiven Identitäten oder Diskursstilen bezeichnen (Karterud & Stone 2003). So sprechen wir beispielsweise von narzisstischen Paaren, Familien, Gruppen, Projekten usw. Ich werde auf diesen Punkt später kurz zurückkommen, werde mich aber i. F. den narzisstischen Phänomenen widmen, die sich an individuellen Mitgliedern von Therapiegruppen beobachten lassen.

Allgemein formuliert, können wir sagen, dass Menschen mit einer narzisstischen Persönlichkeitsstruktur nicht zu den häufigsten Anwärtern auf eine Gruppentherapie zählen. Allerdings muss ich meine Aussage insofern umgehend einschränken, als der Narzissmus lediglich einen Teil der Persönlichkeit ausmacht und narzisstische Individuen darüber hinaus auch andere Persönlichkeitseigenschaften aufweisen. Zudem bestehen wichtige Unterschiede, was die offen zutage tretenden bzw. verborgenen Eigenschaften sowie den Grad an histrionischen, antisozialen, psychopathischen, paranoiden, schizotypischen oder autistischen Zügen anlangt. Mitunter sind gerade diese Eigenschaften der schwierigste Teil des klinischen Bildes.

Narzisstische Individuen teilen aber auch Eigenschaften, die mit den zentralen Komponenten ihrer Persönlichkeit zusammenhängen, also mit ihrem *Temperament*, ihrem *Bindungsmuster* und ihren *Mentalisierungsfähigkeiten* (Karterud 2017). Diese Eigenschaften üben auf ihr Verhalten in der Gruppe einen maßgeblichen Einfluss aus.

Ich beginne mit dem Temperament. Durch welche Besonderheiten zeichnet sich das Temperament narzisstischer Individuen aus? Auch wenn es sich um ein eher breit gefasstes Konzept handelt, stimmen die meisten Autoren darin überein, dass das Temperament i. W. aus Emotionen und Emotionsregulation besteht, wobei bestimmte Exekutivfunktionen wie Aufmerksamkeit und gezielte Kontrolle ebenfalls von Belang sind. Ich möchte noch eine weitere Persönlichkeitsdimension ergänzen, die eng mit den primären Emotionen zusammenhängt, wenngleich sie nicht alle Definitionsbedingungen erfüllt (van der Westhuizen & Solms 2014; Panksepp & Biven 2012): soziale Dominanz (oder *soziales Rangverhalten*). Tabelle 7.8-1 zeigt die statistisch signifikanten Korrelationen zwischen den DSM-IV-Kategorien für Persönlichkeitsstörungen und den primären Emotionen, exklusive sexueller Lust, aber inklusive Dominanz. Die Studie mit 546 Patienten mit Persönlichkeitsstörungen wurde im ehemals von mir geleiteten Department of Personality Psychiatry der Universitätsklinik Oslo durchgeführt. Primäre Emotionen (und Dominanz) wurden mit der Affective Neuroscience Personality Scale (ANPS; Karterud et al. 2016) gemessen. Zu lesen ist die Tabelle wie folgt: Je höher die Anzahl bestimmter Persönlichkeitskriterien, desto ausgeprägter zeigen sich bestimmte Emotionen. Zum Beispiel ist Trennungsangst umso größer, je mehr Borderline-Kriterien erfüllt sind. Die stärkste Korrelation besteht in dieser Tabelle zwischen den Kriterien der narzisstischen Persönlichkeitsstörung und (sozialer) Dominanz (r=.30). Die NPS korreliert zudem negativ mit Fürsorglichkeit (-.15).

Wenn man einen Menschen mit NPS in eine Therapiegruppe aufnimmt, hat man es also mit jemandem zu tun, der wahrscheinlich rivalisierend und sozial dominant auftritt und sowohl ehrgeizig als auch potentiell wütend ist. Die anderen Teilnehmer werden ihn vermutlich wenig interessieren (Karterud 2010). Von dem ehrgeizigen Anteil kann die Gruppe u. U. profitieren, denn der Betreffende möchte etwas erreichen und nicht lediglich teilnehmen, um dazuzugehören. Aus Tabelle 7.8-1 geht Wut nicht als Eigenschaft des Narzissmus hervor. Dies mag einer Besonderheit des Samples geschuldet sein. Hinzuzufügen ist aber, dass die Tabelle ein Regressionsmodell zeigt. Es gibt eine positive Korrelation zwischen Wut und Narzissmus. Diese verschwindet allerdings, wenn die Gleichung um Dominanz erweitert wird. Ronningstam (2005) hat die Zornkomponente des Narzissmus dokumentiert und diskutiert. Ein sehr aggressiver narzisstischer Patient könnte zu einem schwierigen Problem für die Gruppe insgesamt werden. Er könnte den anderen Teilnehmern Angst machen, die Gruppe lähmen, zum Anführer einer destruktiven Untergruppe werden und/oder den Gruppentherapeuten bösartig attackieren.

7.8.2 Fallbeispiele

Vignette 1

Fallbeispiel

Anna (34) wurde wegen chronischer Probleme am Arbeitsplatz, langer Krankenzeiten, turbulenter Liebesbeziehungen, Familienstreitigkeiten sowie Alkohol- und Drogenmissbrauchs in das Behandlungsprogramm für Persönlichkeitsstörungen überwiesen. Das SCID-II-Interview

Tab. 7.8-1 Regressionsmodelle zur Erklärung der variierenden Anzahl von PS-Kriterien in Bezug auf primäre Emotionen

Standardisierte Beta-Koeffizienten								**Modell / ANOVA**			
Unabhängige Variablen	Spiel	Suche	Für-sorge	Furcht	Wut	Traurigkeit	Dominanz	Ange-passte R^2	df	F	Sig.
Abhängige Variablen											
Schizoid	-.11*	-.03	-.19**	.03	-.00	-.10	-.03	.08	7; 500	7.011	< .001
Schizotypisch	-.12*	.03	-.10	.10	-.01	.05	.05	.04	7; 500	3.678	< .01
Paranoid	-.08	.09	-.12*	.07	.21***	.07	.06	.10	7; 500	8.933	< .001
Borderline	-.05	.09*	-.00	.07	.30***	.14**	.09*	.20	7; 500	19.303	< .001
Antisozial	.06	.06	-.11*	.01	.25***	-.05	.03	.08	7; 500	7.166	< .001
Narzissistisch	.07	.03	-.15**	.02	.05	.01	.30***	.13	7; 500	11.619	< .001
Histrionisch	.19**	-.00	-.09	.05	-.01	.12*	.09	.04	7; 500	4.026	< .001
Vermeidend	-.19***	-.18***	-.00	.18**	-.12**	.05	.01	.18	7; 500	17.099	< .001
Abhängig	.11*	-.03	-.00	.16**	-.14**	.17**	.02	.07	7; 500	6.642	< .001
Obsessiv-zwanghaft	-.13*	.12*	-.05	.04	.10*	-.03	.14**	.06	7; 500	5.403	< .001

Man beachte: *) $p < .05$, **) $p < .01$, ***) $p < .001$ für standardisierte Beta-Koeffizienten.

zeigte Borderline- und narzisstische Persönlichkeitseigenschaften. Anna freute sich zu hören, dass sie der Gruppe zugeteilt worden war, die vom Professor, der mehrere Fachbücher verfasst hatte, geleitet wurde. Sie würde also bei einem berühmten Experten in den Genuss der besten Behandlung kommen. Ihr Glück währte nicht lang. Schon bald beklagte sie sich darüber, dass der Professor ihr nicht aufmerksam zuhöre, sie unterbreche, sie nicht frei sprechen und ihr nicht genug Zeit zum Erklären lasse, kein aufrichtiges Interesse an ihr habe und sie anders behandle als die übrigen Gruppenmitglieder. Ihr Tonfall wurde immer emotionaler. Sie schrie die Therapeuten an. Sie behauptete, den Professor entlarvt zu haben: Er habe genau die gleichen Eigenschaften, die sie von ihrem Vater nur allzu gut kenne. Sie beanspruchte mehr und mehr Raum für sich, und die anderen Patienten verhielten sich stumm und unterwürfig. Sie wies sämtliche Interventionen und Bemühungen, die Situation in separaten Sitzungen mit ihr und ihrem Einzeltherapeuten zu klären, zurück. Nach neun Sitzungen teilte der Gruppentherapeut ihr seine Entscheidung mit, dass ihre Mitgliedschaft in der Gruppe beendet sei, weil es ihr nicht gelungen sei, sich auf etwas, das man als Psychotherapie bezeichnen könne, einzulassen. Anna behauptete, ein Anrecht auf die Teilnahme zu haben, und erklärte, sich an den Eigentümer der Kliniker oder die zuständigen Behörden zu wenden. Diese Patientin führte ihre Einzeltherapie bei ihrem Therapeuten fort und entwickelte sich außerhalb der Gruppensituation bemerkenswert gut. Das Gruppensetting hingegen schien einen fast toxischen Einfluss auf sie auszuüben.

Sehr dominante narzisstische Patienten können ihren Therapeuten tatsächlich entthronen und die Herrschaft über die Gruppe übernehmen, wenn der Therapeut passiv bleibt oder den Erwartungen dieser Patienten nicht gerecht wird. Die folgende Episode wurde in einer Gruppe beobachtet, die der Verfasser per Video supervidierte:

Vignette 2

Fallbeispiel

Ziemlich zu Beginn einer Gruppensitzung weist eine der Teilnehmerinnen darauf hin, dass sie mit Anna und Susan Probleme habe. Ihrer Ansicht nach machten diese beiden Teilnehmerinnen irgendwie gemeinsame Sache. Sie habe den Verdacht, dass sie sich hinter ihrem Rücken kritisch über sie äußerten, und wolle das in der Gruppe besprechen. Es kam zu einer hitzigen Diskussion, alle redeten durcheinander, jeder fühlte sich angegriffen und ging zum Gegenangriff über. Nach einer Weile versuchte der Therapeut, dem Treiben Einhalt zu gebieten, indem er ein paar Worte sagte und mit der Hand Zeichen gab, aber die Teilnehmer nahmen ihn nicht wahr. Als er kurze Zeit später einen erneuten Versuch unternahm, wurde er abermals übersehen. Erst beim dritten Versuch gelang es ihm, die Gruppe auf sich aufmerksam zu machen. Er schien zwar »das Richtige« zu sagen, indem er erläuterte, dass es um ein wichtiges Thema gehe und die Gruppentemperatur allmählich zu hoch sei; aber er äußerte sich wortreich und wurde schließlich von Susan unterbrochen, die sich an einen anderen Teilnehmer wandte und so tat, als hätte es die Intervention des Therapeuten nie gegeben. Der Therapeut ließ es geschehen. Nach einer Weile kommentierte ein anderes Gruppenmitglied Susans brachiales Verhalten und erwähnte auch ihre Unterbrechung des Therapeuten. Daraufhin sagte Susan: »Ach ja, der Therapeut X redet und redet. Normalerweise führt das, was er sagt, ohnehin zu nichts. Stimmt, ich werde dann ungeduldig. Aber ich halte das für eine gesunde Reaktion.« Ein anderes Gruppenmitglied bemerkte dazu: »Ich finde, du bist wirklich mutig.« Die Gruppe machte weiter, und Susans entwertendes Verhalten wurde nicht mehr erwähnt.

Diese Vignetten betreffen die *Autorität* des Therapeuten, die in der Einzeltherapie selten infrage gestellt wird. In Gruppen ist sie ein ungemein wichtiges Thema (Karterud 2015a). Gruppen können außerordentlich chaotisch und destruktiv werden, und die Autorität des Leiters/Therapeuten ist unverzichtbar, um diese destruktiven Kräfte unter Kontrolle halten zu können. Gruppenteilnehmer mit narzisstischen Eigenschaften werden allerdings mit dem Gruppenleiter rivalisieren. Die folgende Vignette stammt aus einer videografierten Sitzung, die transkribiert und detailliert analysiert wurde (Inderhaug & Karterud). *In dieser Sequenz findet Therapeut 1 (T1) kein Gehör. Er wird ignoriert und ausgeschlossen.* Patientin Sarah hat ihm den Rang abgelaufen. Sie beherrscht die konfuse Diskussion, in der Isabel und Rose zu klären versuchen, was man von jüngeren Menschen erwarten kann:

Vignette 3

Fallbeispiel

T1: Ich glau … ich glaube, ich habe Sie vorhin unterbrochen, Sarah, äh … Falls es sich so verhält, bitte ich um Entschuldigung.
Sarah: (schüttelt den Kopf).
Isabel: (zu Rose, während T1 spricht) … nicht unhöflich sein …
Rose: Nein! Aber ich verstehe, was du meinst.
Sarah: (zu T1) Was?
T1: Ich dachte … hm, Sie sagten so ungefähr: »Was können Jugendliche schon verstehen?«
Sarah: Ja.
T1: (atmet durch) Also, wie …
Sarah: Ich denke, sie hat zu hohe Erwartungen an sie.
Rose: Also, ich kann euch sagen, das glaube ich überhaupt nicht! Das ist das Mindeste, was man von jemandem erwarten kann, der bereits 20 ist!
Sarah: Neiiin …
Rose: Aber … aber Jugendliche … sie sind doch anders!
T1: Ja, was …
Rose: Also, sie sind …
Sarah: Man darf nicht vergessen, dass jeder seine Liebe anders äußert!
Rose: Ja!
Sarah: Wie Jesus, man kann nicht … Vielleicht hast du …
Rose: Aber! Das ist doch genau … das ist genau, was sie …
Sarah: Solche Erwartungen, wenn du Erwartungen hast, wirst du ohnehin enttäuscht.
T1: Aber was …
Sarah: Am besten, man hat keine Erwartungen und lässt ihnen die Möglichkeit, auf ihre eigene Weise zu zeigen, dass sie dich lieben!
Rose: Und das ist doch genau, was ich auch tue. Denn so bin ich ja, und das hat nichts mit den Kids zu tun, und vielleicht kommt es ja auch dazu, und ich denke: »Nein, dazu wird es sowieso nicht kommen.«
T1: (holt Luft).
Isabel: Daran muss man sie auch erinnern. Was du alles für sie machst! Denn sie sind … die meisten Kids sind doch verwöhnt!
Sarah: Ja, aber woher sollen sie es auch wissen, und erkenn… oder Liebe zeigen, wenn man ihnen nicht sagt, was man sich wünscht?! Es ist, als ob man …
Rose: Ich habe es ihnen gesagt!
Sarah: Ja, aber nur einmal, damals!
Rose: Nein, ich habe es ihnen auch danach mehrmals gesagt.
T1: (seine Intervention geht in Roses Beitrag unter).

Fonagy und Allison (2014) haben das *epistemische Vertrauen* als eine Schlüsselkomponente des Veränderungsprozesses in der Psychotherapie erläutert. In der oben geschilderten Vignette wurde der Therapeut als Wissensquelle entwertet, und wir nehmen an, dass keine Veränderung stattfand.

Je nach Temperament und v.a. abhängig von den primären Emotionen Furcht, Trennungskummer und Fürsorglichkeit, ist die *Bindung* die zweite Kernkomponente der Persönlichkeit (Fonagy 2003 [2001]). Welches Bindungsmuster dominiert bei narzisstischen Personen, und wie beeinflusst es die Gruppendynamik? Die einschlägige Forschungsliteratur ist überschaubar, doch die meisten Autoren betrachten das unsicher-vermeidende Bindungsmuster als typisch für narzisstische Patienten. Freilich spielen auch die Persönlichkeit insgesamt und das Geschlecht eine Rolle. Vor allem narzisstische Patientinnen neigen zu histrionischen Eigenschaften und emotionaler Instabilität. In diesem Fall ist eine verstrickte Bindung oder ein instabiles sogenanntes A/C-Muster wahrscheinlicher. Wenn antisoziale oder sogar psychopathische Züge vorherrschen, verstärken sie das Vermeidungsmuster. Die Bindungsspezialistin Patricia Crittenden (2000) betont den Zusammenhang zwischen vermeidendem Bindungsmuster und einer vorwiegend kognitiven mentalen Orientierung bei eingeschränktem Gewahrsein von Emotionen und geringer Beachtung emotionaler Phänomene.

Welchen Einfluss übt dies auf die Gruppendynamik aus? Tabelle 7.8-1 zeigt, dass Fürsorglichkeit umso weniger ausgeprägt ist, je stärker die narzisstischen Kriterien überwiegen. Je mehr Narzissmus sich in einer Gruppe findet, desto weniger fürsorglich und empathisch und desto unemotionaler und rationaler operiert die Gruppe und desto aggressiver wird das Rivalisieren um Macht und sozialen Rang ausgetragen. Diese Art Gruppenkultur mag einer Wall-Street-Arbeitsgruppe angemessen sein, nicht aber einer Therapiegruppe, an der vulnerable Menschen, die sich leicht ausnutzen lassen, teilnehmen. Daher gilt es, das »Maß« an Narzissmus in therapeutischen Gruppen zu begrenzen. Wie wichtig es ist, sich der klinischen Implikationen eines vermeidenden Bindungsmusters bewusst zu sein, um nicht ins Moralisieren zu verfallen, zeigt die folgende Vignette.

Vignette 4

Fallbeispiel

Carl (33) wurde vom Department for Personality Psychiatry des Sozialdienstes überwiesen. Als Grund wurden lange Krankenzeiten, Passivität, Noncompliance und Alkoholmissbrauch genannt. Er wurde dem mentalisierungsbasierten Behandlungsprogramm (MBT) zugeteilt. Das Hauptproblem für die Gruppentherapeuten war seine unregelmäßige Teilnahme. Im Grunde tauchte er nur zu jeder zweiten Sitzung auf und verhielt sich dann betont distanziert und passiv. Für die Geschichten der anderen Gruppenmitglieder und für das Geschehen in der Gruppe interessierte er sich kaum. Sein Verhalten bewirkte, dass er zu keiner Gruppenkontinuität fand und jede Teilnahme seine erste zu sein schien. In der begleitenden Einzeltherapie erwähnte er die Gruppe nur selten. Wenn er nach ihr gefragt wurde, erklärte er, dass sie ihn langweile und ihn nicht interessiere und dass er den anderen Gruppenmitgliedern intellektuell deutlich überlegen sei. Für ihn war die Gruppe lediglich eine Möglichkeit, Zugang zur Einzelpsychotherapie zu bekommen. Sein Verhaltensmuster wurde in der Gruppe natürlich besprochen; wiederholt warnte man ihn, dass er ausgeschlossen werden würde, wenn er nicht regelmäßiger auftauche. Der Einzeltherapeut bat die Gruppentherapeuten um Geduld, betonte, dass Carls Verhalten Teil des Problems sei und mit seiner Art und Weise, sich andere Menschen auf Distanz zu halten, zusammenhänge. Es würde aber in der Einzeltherapie bearbeitet. Fast ein Jahr lang änderte sich an dieser Situation nichts! Carl blieb ein distanzierter Außenseiter, der die Gruppentherapeuten massiv provozierte. Dann aber kam es ganz plötzlich zu Veränderungen. Carls Mentalisierungsfähigkeit hatte sich verbessert, und er konnte eine Liebesbeziehung zu einer attraktiven Frau aufbauen, die auf einem höheren Persönlichkeitsniveau funktionierte als er selbst. Er begann einzusehen, dass er Schwierigkeiten mit Nähe und Intimität hatte und dass sich etwas ändern musste, wenn er mit dieser Frau zusammen sein wollte. Eines Tages brachte er dies in der Gruppe zur Sprache. Die anderen Mitglieder reagierten sehr aufmerksam und mitfühlend. Von diesem Tag an erschien er regelmäßig zu den Sitzungen. Er sprach mit wachsendem Interesse und Respekt von der Gruppe.

Die dritte Persönlichkeitskomponente ist das *Mentalisieren*, insbesondere das explizite Mentalisieren, das die Voraussetzung für Selbstreflexion und narrative Identität darstellt. Welche Mentalisierungsprobleme sind für den Narzissmus typisch? Beginnen wir mit dem vorherrschenden kognitiven Stil (Crittenden 2000), der mit dem vermeidenden Bindungsmuster zusammenhängt. Damit einher geht ein schwaches Bewusstsein für Affekte (außer Wut und sexueller Lust). Infolgedessen ist das Mentalisieren unausgewogen (Luyten et al. 2015 [2012]). Die Kognition ist von emotionalen Erfahrungen, z.B. Empathie, abgelöst – eine Konstellation, die das Pseudomentalisieren begünstigt. Narzisstische Menschen sind häufig sehr ehrgeizig und glauben, alle anderen sowie ihren eigenen psychischen Zustand und die Beweggründe ihres Verhaltens beurteilen zu können. Ihre Äußerungen beschränken sich aber oft auf stereotype Beobachtungen und übervereinfachte psychologische, philosophische und ideologische Klischees unterschiedlicher Provenienz. Sie haben keine persönliche Grundlage, zumal die persönlichen emotionalen Erfahrungen fehlen. Solche Äußerungen sind im Grunde »leere Worte«.

Carl (s. o., Vignette 4) gab diese Eigenschaften zu Beginn der Behandlung sehr deutlich zu erkennen. Der folgende Auszug stammt aus seiner ersten Einzelsitzung. Der Patient beginnt mit einigen äußeren Ereignissen, bis sich der Therapeut schließlich nach seiner augenblicklichen psychischen Verfassung erkundigt. Bemerkenswert sind Carls Äußerungen über seinen sehr großen Freundes- und Bekanntenkreis. Dennoch stand ihm niemand nahe. Der Gesprächsstil, den der folgende Auszug illustriert, kann dieses Phänomen – allein inmitten von »Freunden« – zum Teil erklären: Andere Menschen werden durch ihn auf Distanz gehalten, was der Therapeut augenblicklich durch die befremdliche Wirkung, die er auf ihn selbst ausübte, zu spüren bekam.

Vignette 5

Fallbeispiel

Carl: Es fällt mir schwer, mit Menschen zu sprechen. Ich fühle mich so fragmentiert und ausgelaugt. Ich kenne so unglaublich viele Leute, habe aber große Probleme damit, mich auf sie zu konzentrieren, obwohl sie mir etwas bedeuten. Aber ich habe mich in diesem Frühjahr und Sommer dermaßen rasant weiterentwickelt, dass ich ständig neue Anreize brauche für die neuen Phänomene, die in mir auftauchen. Und dann muss ich immer mal wieder aus mir selbst heraustreten und … verstehen Sie, was ich sagen will?

Therapeut: Nein.

Dies wurde zum beherrschenden Thema der (erfolgreichen) eineinhalbjährigen Behandlung: Carls Redeweise machte ihn einsam, auch wenn er von Bewunderern umringt war, die seine Grandiosität spiegelten. Dass ihm niemand nahe stand, zeigte sich auch sofort in der Übertragung und Gegenübertragung. Ein anderer Patient drückte es folgendermaßen aus: »Die meisten Leute interessieren mich einfach nicht. Ihre Aura zeigt mir ihre Unfähigkeit, die komplexen Beziehungen zwischen Menschen zu verarbeiten. Ich brauche einen Energieinput, der mein Chakra berührt, damit die Totalität der Existenz sich in Form einer Unmittelbarkeit offenbaren kann, die es möglich macht, diese Welt, die auf ihre Zerstörung zusteuert, zu ertragen.«

Ein weiteres, vielleicht bekannteres Merkmal der Mentalisierungsprobleme narzisstischer Patienten ist deren Tendenz, andere zu entwerten und eigene schwache, verletzliche Selbstanteile via projektive Identifizierung zu projizieren und dann als Eigenschaft des Gegenübers anzugreifen. Diese Strategie erweist sich neben der sozialen Dominanz dieser Menschen, ihrem vermeidenden Bindungsstil und ihrem Pseudomentalisieren als Haupthindernis der Gruppentherapie (Karterud 2015, 2015b). Die Probleme sind zweierlei Art: Erstens riskiert der Therapeut, dass der narzisstische Patient sich destruktiv verhält, schwächere, vulnerablere Gruppenmitglieder angreift und eine Atmosphäre der Angst erzeugt. Und zweitens besteht die Gefahr, dass der narzisstische Patient den projizierten schwachen, vulnerablen Selbstanteil nicht »zurücknehmen« kann, um ihn als einen Aspekt des eigenen Selbst zu erforschen. Dies ist selbst in der Einzeltherapie schwierig. In Gruppen kann die Scham überwältigend sein, weil nicht nur Therapeuten, sondern darüber hinaus auch »normale« Menschen zugegen sind.

Die Kunst der Therapie besteht darin, sich der Dynamik narzisstischer Patienten, insbesondere der verborgenen Vulnerabilität, bewusst zu bleiben und auf jeden noch so kleinen Bruch in der therapeutischen Beziehung zu achten (Kohut 1979 [1977]). Es gilt, ihre narzisstische Wut anzuerkennen, aber zu kontrollieren, Angriffe auf andere Gruppenmitglieder zu verhindern, die Selbstobjektbedürfnisse der Patienten aufmerksam wahrzunehmen und Selbstobjektübertragungen anzunehmen. Ihre Tendenz zum Pseudomentalisieren sollte freundlich infrage gestellt und die Bindung als Aspekt der Erforschung thematisiert werden.

Abschließend möchte ich einige Phänomene der Gruppe insgesamt erörtern und meine Erläuterungen mit der Arbeit Wilfred Bions in Verbindung bringen. Bion (1971 [1961]) hat spezifische Gruppenphänomene beschrieben, die er als »Grundannahmen« der Gruppe bezeichnete. Dabei handelt es sich um kollektive emotionale Erfahrungen und Kognitionen, die die Rationalität der Gruppe untergraben. Die »Paarbildung« ist eine dieser Grundannahmen. Eine weitere ist die Grundannahme der Abhängigkeit und eine dritte die Kampf-Flucht-Grundannahme. In der Gruppe, in der die Grundannahme Abhängigkeit dominiert, fühlen die Mitglieder sich schwach, verletzlich und abhängig. In der Kampf-Flucht-Gruppe beherrschen Angst und Wut die Atmosphäre. In der mit der Grundannahme Paarbildung operierenden Gruppe ist die Stimmung unbeschwerter, fröhlicher und optimistischer. In einer früheren Publikation (Karterud 1989) habe ich Bions theoretische Erklärung der Paarbildungsgruppe infrage gestellt und eine alternative Interpretation formuliert, die unter einem selbstpsychologischen Blickwinkel Licht auf die narzisstischen Elemente wirft. Die Paarbildungsgruppe hat mit dem *Selbstwertgefühl* zu tun:

Vignette 6

Fallbeispiel

Eine Weile nach Beginn der Sitzung entwickelt sich eine Sequenz, in der die Teilnehmer recht allgemein über das Thema »Stress« sprechen. Zunächst erzählt Veronica, dass sie gestresst sei, weil sie nicht genug Geld habe. Sie findet es furchtbar und ist niedergeschlagen. Sie fügt hinzu, dass ihr Selbstwertgefühl vom Geld abhänge. Wenn sie wenig oder gar kein Geld hat, fühlt sie sich elend, sobald Geld vorhanden ist, geht es ihr großartig. Es beeinflusst ihren Lebensstil. Sie ist schlecht gelaunt, wenn sie jeden Cent umdrehen und über jede Ausgabe nachdenken muss. Wenn sie Geld hat, gerät sie in eine Art Shoppingrausch. Sie verliert die Kontrolle. Vorübergehend fühlt sie sich phantastisch, aber das bittere Ende ist gewiss.

Die Gruppe ist von dem Thema fasziniert. Andere Mitglieder erzählen ebenfalls, wie schlimm es ist, arm zu sein, und dass sie sich fast wie berauscht fühlen, sobald sie Geld in die Hand bekommen. Ironie und Gelächter bestimmen die Atmosphäre. Schließlich sagt der Therapeut: »Was hat es mit dem Zusammenhang zwischen Selbstwertgefühl und Geld auf sich?« Die Frage regt die Teilnehmer zu weiteren Geschichten gleichen Inhalts an. Sie erzählen Episoden, um das Thema zu illustrieren, und die Gruppe reagiert jedesmal mit Gelächter und Witzeleien. Möglicherweise ist auch Scham im Spiel, aber niemand forscht ihr nach. Ein Mitglied bemerkt, dass das »Vergnügen von kurzer Dauer« sei. Eine andere Teilnehmerin, die unter Bulimie leidet, meint: »Zuerst herrscht strenge Kontrolle, und dann plötzlich explodiert alles in einer Orgie … einkaufen, essen und alles vergessen.« Ein weiterer Teilnehmer erklärt: »Mitte des Monats bin ich blank, und dann muss ich mir Geld leihen und schwarzfahren. Sobald ich Geld bekomme, verwandele ich mich in einen Teufel. Zur Hölle, ich habe ein bisschen Spaß verdient. Dann bin ich wieder blank, und die nächste Runde beginnt.«

Der Inhalt dieses Gesprächs ist nicht realitätsfern, im Gegenteil. Es dreht sich um harte Realitäten. Die Sequenz ist auch nicht unemotional. Die Mitglieder lachen viel und reden aufgeregt durcheinander. Das Problem ist der Diskurs an sich. Er ist unverbindlich. Eine Episode folgt auf die andere, begleitet von burschikosen Kommentaren über »Vergnügen von kurzer Dauer«. Diese Episoden werden von der Gruppe aber nicht weiter erforscht. Die Mitglieder blicken nicht unter die Oberfläche. Man bekennt sich zu lässlichen Sünden und nimmt allgemeine Ansichten und Klischees unhinterfragt hin. Die Sequenz illustriert einen Gruppenmodus, in dem es in erster Linie darum geht, Hoffnung zu bewahren. Dies geschieht aber auf eine Weise, die den *psychischen* Realitäten fern ist. In diesem Fall ist es das Geld, dass Hoffnung auf Freude und dauerhaftes Glück weckt. In anderen Gruppen ist es vielleicht ein messianischer Erlöser oder ein Rockstar. Kohut (1979 [1977]) würde von einem idealisierten (kollektiven) Selbstobjekt sprechen. Das Selbst fühlt sich gestärkt und belebt, sobald es mit dem Selbstobjekt in Berührung kommt. Die Teilnehmer erzählen Geschichten, in denen sie am Tor zum Himmel stehen, einen Blick hineinwerfen dürfen, aber dann brutal zurückgestoßen werden. Der Gruppenmodus betrifft nicht das *Arbeiten* mit psychischen Zuständen, sondern das *In-einem-psychischen-Zustand-Sein*. Der gleiche Gruppenmodus operiert in Unterhaltungssituationen. Man soll nicht darüber nachdenken, sondern loslassen, sich gehen lassen, dem Spiel und der Freude und der sexuellen Lust frönen. Auf narzisstische und histrionische Charaktere wirkt das Unterhaltungsgeschäft außerordentlich anziehend. Sie blühen im Scheinwerferlicht auf und haben das Talent, eine wohlige Atmosphäre zu erzeugen.

Die Paarbildungsgruppe ist die »hübsche« Seite des kollektiven Narzissmus. Die eher hässliche Seite tritt in der Kampf-Flucht-Gruppe zutage, wenn die Mitglieder grandiose Narrative über das Gruppenselbst entwickeln (Karterud & Stone 2003) und gegen verhasste Unterlegene in den Krieg ziehen.

Ich habe in diesem Kapitel bestimmte Eigenschaften der narzisstischen Persönlichkeit hervorgehoben, die in ihrem Temperament, ihren Bindungs- und Mentalisierungsstilen eingebettet sind und die dem Therapeuten vertraut sein sollten, weil sie das Gruppenverhalten der Betreffenden beeinflussen. Darüber hinaus habe ich die Konsequenzen erläutert, die der Narzissmus für kollektive Gruppenphänomene haben kann.

Literatur

Bion, W. R. (1971 [1961]). Erfahrungen in Gruppen. Übers. von H. O. Rieble. Stuttgart (Klett).
Crittenden, P. M. (2000). A dynamic-maturational approach to continuity and change in pattern of

attachment. In: P. M. Crittenden & A. H. Claussen (Hg.). The Organization of Attachment Relationships: Maturation, Culture, and Context. New York (Cambridge University Press), S. 343–357.
Fonagy, P. (2003 [2001]). Bindungstheorie und Psychoanalyse. Übers. von M. Klostermann. Stuttgart (Klett-Cotta).
Fonagy, P., G. Gergely, E. L. Jurist & M. Target (2004 [2002]). Affektregulierung, Mentalisierung und die Entwicklung des Selbst. Übers. von E. Vorspohl. Stuttgart (Klett-Cotta).
Fonagy, P., & E. Allison (2004). The role of mentalizing and epistemic trust in the therapeutic relationship. Psychother 51(3): 372–80.
Inderhaug, T. & S. Karterud (2015). A qualitative study of a mentalization-based group for borderline patients. Group Analysis 48: 137–149.
Karterud, S. (1989). Bion or Kohut: Two paradigms of group dynamics. In: B. E. Roth, W. N. Stone & H. D. Kibel (Hg.): The Difficult Patient in Group: Group Psychotherapy with Borderline and Narcissistic Disorders. New York (International Universities Press).
Karterud, S. (2010). On narcissism, evolution and group dynamics: A tribute to Malcolm Pines. Group Analysis 43(3): 301–310.
Karterud, S. (2015a). On structure and leadership in mentalization-based group therapy and group analysis. Group Analysis 48(2): 126–136.
Karterud, S. (2015b). Mentalization-Based Group Therapy (MBT-G). A Theoretical, Clinical and Group Manual. London (Oxford University Press).
Karterud, S. (2017). Personlighet (»Personality«). Oslo (Gyldendal Publishing Company).
Karterud, S., G. Pedersen, M. Johansen et al. (2016). Primary emotional traits in patients with personality disorders. Personal Ment Health 10(4): 261–273.
Karterud, S., & W. Stone (2003). The group self: A neglected aspect of group psychotherapy. Group Analysis 36(1): 7–22.
Kohut, H. (1979 [1977]). Die Heilung des Selbst. Übers. Von E. vom Scheidt. Frankfurt a. M. (Suhrkamp).
Luyten, P., P. Fonagy, B. Lowyck et al. (2015 [2012]). Beurteilung des Mentalisierens. In: A. Bateman & P. Fonagy (Hg.). Handbuch Mentalisieren. Übers. von E. Vorspohl. Gießen (Psychosozial-Verlag), S. 91–106.
Panksepp, J. & L. Biven (2012). The Archaeology of Mind. Neuroevolutionary Origins of Human Emotions. New York (W. W. Norton & Company).
Ronningstam, E. (2005). Identifying and Understanding the Narcissistic Personality. New York (Oxford University Press).
van der Westhuizen, D. & M. Solms (2014). Social dominance and the Affective Neuroscience Personality Scales. Conscious Cogn 33: 90–11.

7.9 Psychodynamische Aspekte der psychopharmakologischen Behandlung narzisstischer Patienten

Richard G. Hersh und Mallay B. Occhiogrosso
Übersetzung: Elisabeth Vorspohl

7.9.1 Einleitung

Über den Einsatz von Psychopharmaka zur Behandlung narzisstischer Patienten liegen keine systematischen Studien vor (Ripoll et al. 2011). Während der hohe Konsum von Medikamenten aller Art im Fall der Patienten mit Borderline-Persönlichkeitsstörung (BPS) gut dokumentiert ist, stehen entsprechende Informationen über die Muster des Medikamentenkonsums von Patienten mit narzisstischen Persönlichkeitseigenschaften oder Narzisstischer Persönlichkeitsstörung (NPS) nicht zur Verfügung (Zanarini et al. 2001). Anders als Patienten mit BPS, die im Allgemeinen um Behandlung (einschließlich psychopharmakologischer und nicht-psychiatrischer Medikationen) nachsuchen, sind narzisstische Patienten diesbezüglich eher zurückhaltend (Sansone & Sansone 2006). Die klinische Erfahrung legt die Vermutung nahe, dass die individuelle Einstellung zu Medikamenten und die Reaktion auf die Mittel nicht nur davon abhängen, wo die narzisstische Pathologie auf dem Kontinuum des Schweregrades zu lokalisieren ist, sondern auch von dem Subtypus der Störung an sich (grob gesagt, ob es sich um den »dickhäutigen« oder »ignoranten/selbstvergessenen« [»oblivious«; Gabbard 1989] Typus handelt, der den diagnostischen Kriterien des DSM-5 entspricht, um den »dünnhäutigen« oder »fragilen«, vulnerablen Typus oder um eine Kombination aus beiden (Ronningstam 2005). Dieses Kapitel soll erstens unter einem objektbeziehungstheoretischen Blickwinkel die psychodynamischen Aspekte untersuchen, die der Erfahrung narzisstischer Patienten mit psychotropen Medikamenten zugrunde liegen, und zweitens das häufig zu beobachtende Reaktionsmuster narzisstischer Patienten auf pharmakologische Behandlungen beschreiben und Strategien erläutern, mit deren Hilfe Therapeuten und/oder verschreibende Ärzte die Ergebnisse sowohl bei aufgeteilter als auch bei kombinierter Behandlung optimieren können.

Patienten mit BPS sind als Intensivnutzer der meisten psychiatrischen Angebote einschließlich der Pharmakotherapie bekannt (Bender et al. 2001). Studien zeigen, dass BPS-Patienten wahrscheinlich ebenso viele – oder sogar mehr – Medikamente einnehmen wie Patienten mit anderen Persönlichkeitsstörungen und Patienten mit einer Major Depression (Skodol et al. 2005). Patienten mit NPS oder mit narzisstischen Persönlichkeitseigenschaften haben eine Reihe von Symptomen mit BPS-Patienten gemeinsam. Dazu zählen Identitätsstörungen mit ausgeprägter Identitätsdiffusion, Störungen der Selbst- und der Objektrepräsentationen, Beeinträchtigungen der Empathiefähigkeit, Schwierigkeiten mit intimen Beziehungen sowie Verhaltensmuster, die durch eine paranoide Wahrnehmung Anderer geprägt sind (Caligor et al. 2015). Darüber hinaus zeigen epidemiologische Untersuchungen, dass sie häufig unter komorbiden psychiatrischen Störungen einschließlich der BPS leiden. Ungeachtet dessen nehmen sie pharmakotherapeutische Angebote nicht mit derselben Regelmäßigkeit in Anspruch wie BPS-Patienten. Auch wenn es zweifellos Ausnahmen gibt, suchen NPS-Patienten und Patienten mit narzisstischen Persönlichkeitszügen normalerweise seltener als BPS-Patienten um Behandlung nach und neigen auch seltener zu problematischer Polypharmazie. Gleichwohl konfrontieren NPS-Patienten und Patienten mit narzisstischen Persönlichkeitszügen den Kliniker mit mannigfaltigen pharmakotherapeutischen Schwierigkeiten, die unmittelbar mit bestimmten NPS-Symptomen oder mit häufig auftretenden komorbiden Störungen zusammenhängen, deren Behandlung durch die narzisstische Pathologie erschwert wird (Zimmermann et al. 2015).

Eine erste Schwierigkeit ist die korrekte kategoriale und dimensionale Diagnostizierung des NPS-Patienten. Die diagnostischen Kriterien des DSM-5 beschreiben einen Subtypus des klinischen Bildes, nämlich den grandiosen – ignoranten/selbstvergessenen (»oblivious«) – Narzissten, nicht jedoch jene Patienten mit gemischtem (grandiosem *und* »vulnerablem«) oder vorwiegend »vulnerablem« Erscheinungsbild (APA 2015 [2013]). Die Patienten mit dem vulnerablen Subtypus der narzisstischen Pathologie können ein durchgehend niedriges Selbstwertgefühl, Minderwertigkeitsgefühle, eine ausgeprägte Stimmungsreaktivität und erhöhten Distress aufweisen, und zwar vor allem im Kontext empfundener Kritik oder Zurückweisung. Aufgrund phänomenologischer Überschneidungen erhalten sie häufig die Diagnose einer Major Depression, einer Vermeidenden Persönlichkeitsstörung oder Sozialen Angststörung, sprechen dann aber auf die Standardinterventionen nicht an. Selbst wenn ein Patient die NPS-Diagnose erhält, wird sich der Schweregrad der Erkrankung, der dafür entscheidend ist, dass der Kliniker eine Prognose abgeben und die zu erwartende Reaktion auf

Behandlungsinterventionen einschließlich einer Medikation abschätzen kann, nicht unbedingt anhand einer standardisierten Erfassung der diagnostischen Kriterien nach DSM-5 beurteilen lassen. Deshalb schlagen wir vor, in den Erstgesprächen das von Otto Kernberg entwickelte sogenannte strukturelle Interview zu benutzen, ein erweitertes diagnostisches Interview, das nicht nur über die psychiatrischen Störungen des Patienten Daten sammelt, sondern auch eine Beurteilung des Schweregrades der Charakterpathologie zulässt (Kernberg 1988 [1984]). Narzisstische Krankheitsbilder werden auf einem Kontinuum der Borderline-Persönlichkeitsorganisation beschrieben, das von neurotischen oder neurosenahen Elementen bis hin zu psychotischen reicht (Kernberg 1998 [1995]). Das strukturelle Interview beruht auf der Objektbeziehungstheorie und bildet den Eckpfeiler der Übertragungsfokussierten Psychotherapie (TFP) als empirisch validierte Intervention für Patienten mit BPS (Yeomans et al. 2017 [2015]). In jüngster Zeit wurde die TFP für die Behandlung von Menschen mit NPS oder narzisstischen Persönlichkeitszügen adaptiert. Bislang fehlen jedoch Studien, die mit den Untersuchungen über BPS-Patienten vergleichbar wären (Diamond et al., im Druck). Die TFP-Prinzipien haben sich für Behandler als hilfreich erwiesen; dies gilt auch für die verschreibenden Ärzte, die keine langwierige Einzelpsychotherapie durchführen, aber in mannigfaltigen klinischen Settings mit ihnen arbeiten können (Zerbo et al. 2013; Hersh 2015). TFP ist lediglich eines von zahlreichen empirisch validierten und manualisierten Behandlungsverfahren, die ursprünglich für BPS-Patienten entwickelt und später für Patienten mit narzisstischen Persönlichkeitszügen angepasst wurden. Zu nennen wären auch die Mentalisierungsbasierte Therapie (Bateman & Fonagy 2008 [2004]), die Schematherapie (Young 2012 [1999]) und die dialektisch-behaviorale Therapie (Reed-Knight & Fischer 2011). Die Konzepte, die der TFP zugrunde liegen, können für den verschreibenden Arzt allerdings insofern besonders nützlich sein, als sie es ihm erleichtern, scheinbar irrationale Reaktionen auf die Medikation und auf ihn selbst zu verstehen.

Wir möchten in diesem Kapitel mithilfe von Elementen der Objektbeziehungstheorie einschließlich spezifischer Teile des TFP-Begutachtungs- und -Behandlungsprozesses die mannigfaltigen psychodynamischen Themen untersuchen, die in der Pharmakotherapie von Patienten mit narzisstischer Pathologie auftauchen. Wie schon erwähnt, beginnt das Verfahren mit einer gründlichen Diagnostik. Der Patient wird nicht nur kategoriell in Bezug auf die verschiedenen Formen psychiatrischer Erkrankungen, die unterschiedlichen Kategorien der Persönlichkeitsstörungen und die Grundmerkmale seiner Charakterstruktur beurteilt, sondern auch bezüglich spezifischer Hinweise auf den Schweregrad der Erkrankung. Die Standards, anhand deren der Schweregrad gemessen wird, benutzen die folgenden Elemente als Foki der Evaluation: Realitätsprüfung, Aggression, vorherrschende Abwehrmechanismen (mit besonderer Aufmerksamkeit für die Mischung von verdrängungsbasierten und spaltungsbasierten Abwehrmechanismen), Identitätskonsolidierung (versus Identitätsdiffusion), Objektbeziehungen sowie Über-Ich-Rigidität oder -Lakunen (moralische Werte). Der hochvariable Charakter der narzisstischen Pathologie legt zu Recht die Vermutung nahe, dass der Kliniker mit einer großen Bandbreite an möglichen klinischen Bildern zu rechnen hat, welche die psychodynamischen Dimensionen der Pharmakotherapie verständlicherweise beeinflussen werden.

Dem sorgfältigen, gründlichen Evaluationsprozess, der für die TFP von zentralem Stellenwert ist, kommt gerade für die Beurteilung der primären narzisstischen Störungen sowie der narzisstischen Pathologie in Verbindung mit anderen Störungen eine spezielle Bedeutung zu. Wenn Patienten mit NPS um Behandlung – Medikation inbegriffen – nachsuchen, wissen sie zumeist nicht, dass ihre Symptome oder ihr Distress etwas mit einer Persönlichkeitsstörung zu tun haben. Vielmehr erhoffen sich Menschen mit narzisstischen Störungen, die eine Behandlung wünschen oder in Therapie überwiesen werden, gewöhnlich Hilfe bei verschiedenartigen Lebensproblemen oder konkreten Symptomen wie Depression oder Angst. Diese Symptome können eine komorbide Störung widerspiegeln oder aus Schwankungen des Selbstwertgefühls und aus Lebensproblemen resultieren, die direkt mit narzisstischen Störungen zusammenhängen.

7.9.2 Fallbeispiele

Die folgenden klinischen Vignetten werfen Licht auf die Bandbreite an Krankheitsbildern, die aus der Pharmakotherapie der narzisstischen Persönlichkeitspathologie bekannt sind.

Fallbeispiel 1

Mr. A., ein erfolgreicher Manager, weist narzisstische Züge auf, aber keine unverkennbare Pathologie. Er konsultiert einen Psychiater, weil er sich Stimulantien verschreiben lässt, um seine Leistungsfähigkeit zu verbessern. Er verhält sich ihm gegenüber im Allgemeinen freundlich und kooperativ, entwertet aber auf subtile Weise die Versuche des Arztes, eine psychiatrische Standardevaluation durchzuführen, und will ihm diktieren, welches Medikament er in welcher Dosierung braucht, um seine Leistungsfähigkeit steigern zu können. Dieses Verhalten lässt darauf schließen, dass er an Anderen nur insoweit interessiert ist, als sie ihm nützlich sind.

Fallbeispiel 2

Ms. B. ist Doktorandin und hat große Schwierigkeiten, sich in ihren Pflichtkursen aktiv zu beteiligen. Häufig fühlt sie sich wie gelähmt, weil sie überzeugt ist, dass die Anderen ihre Beiträge missbilligen werden. Weil Ms. B.s Schwierigkeiten als Anzeichen für eine primäre Stimmungsstörung verstanden worden waren, hatte sie zuerst ein Antidepressivum verschrieben bekommen und anschließend zusätzlich ein atypisches antipsychotisches Medikament. Beide Mittel führten zu einer erheblichen Gewichtszunahme. Ms. B. bezeichnete ihren Psychiater als »Psychopharmakologen« und betrachtete ihn als »Künstler«, weil er bereit war, ungewöhnliche Medikamente in hohen Dosierungen zu verordnen. Ms. B. nimmt ihre Gewichtszunahme und weitere Nebenwirkungen der Medikamente als eine Art Auszeichnung wahr, als Merkmale ihrer ungewöhnlichen Leidensgeschichte. Sie scheint die Nebenwirkungen wie eine Art Ehrenabzeichen zu empfinden, das Anderen zeigt, welch schwere Last die psychiatrische Erkrankung und deren Folgen ihr auferlegen.

Fallbeispiel 3

Dr. C., eine erfolgreiche Chirurgin, war sprachlos gewesen, als ihre Frau sie um die Scheidung bat. Seit vielen Jahren hatte sie Affären gehabt, unter denen ihre Frau sehr litt, aber sie hatte niemals erwartet, eine Quittung für ihr Verhalten präsentiert zu bekommen. In den Monaten nach der Trennung hatte sie wie üblich gearbeitet und mit mehreren Frauen kurze Affären gehabt. Sie hält sich für »depressiv« (obwohl sie keinerlei neurovegetative Symptome hat) und hat zuerst eine Beratung gemacht und dann wegen ihrer »Stimmungsstörung« – wie sie ihre Gefühle der Demütigung bezeichnet – eine Psychiaterin aufgesucht. Dr. C. hat der Reihe nach und zumeist nur wenige Wochen lang mehrere Antidepressiva ausprobiert und wirft ihrer verschreibenden Ärztin, von der sie die ihrer Meinung nach wirkungslosen Medikamente bekommt, »Inkompetenz« vor.

Fallbeispiel 4
Mr. D. hat nach Abschluss seines Collegestudiums einige Monate lang gearbeitet, fand es aber unerträglich, »Befehle entgegennehmen zu müssen«. Seit seiner Kündigung hat er die Zeit damit verbracht, Marihuana zu rauchen und Songs zu komponieren. Er wohnt im Tiefparterre im Haus seiner Eltern. Dem Psychiater beschreibt er die Symptome einer Aufmerksamkeitsdefizit-Störung (und bittet um stimulierende Medikamente) und einer Panikstörung (für die er Benzodiazepine wünscht). Mr. D. hat die Absicht, die Hälfte seiner Medikamente zur persönlichen »Entspannung« zu konsumieren und die andere Hälfte an Freunde zu verkaufen.

Die Unterschiedlichkeit dieser klinischen Bilder unterstreicht die Notwendigkeit einer gründlichen und systematischen Beurteilung narzisstischer Patienten. Die Bandbreite der Pathologie, die von relativ milde bis zu schwer beeinträchtigend reicht, und die verschiedenartigen Subtypen (selbstvergessene/selbstbezogen (»oblivious«), vulnerabel oder eine Kombination) haben direkte Auswirkungen auf das Vorgehen des verschreibenden Arztes und seine Erwartungen bezüglich der infrage kommenden therapeutischen Interventionen.

7.9.3 Berücksichtigung der psychodynamischen Strömungen bei der Medikamentenverordnung für Patienten mit narzisstischer Pathologie

Wie oben erläutert, kann der verschreibende Arzt, der den Patienten mit narzisstischer Pathologie begutachtet und behandelt, die Objektbeziehungsperspektive als Orientierungshilfe bei der Beurteilung des Schweregrades sowie der zu erwartenden Interaktionsmuster nutzen (Hersh et al. 2017). Bestimmte Elemente des strukturellen Interviews sind besonders nützlich. Dazu zählen: 1. Die Identifizierung der eingesetzten Abwehrmechanismen; 2. das Verständnis der Qualität der Objektbeziehungen; 3. die Beurteilung der Aggression und 4. die Untersuchung von Über-Ich-Elementen oder des moralischen Funktionsniveaus. In gewisser Weise kann die Behandlung von Patienten mit einer primären narzisstischen Störung schwieriger und unberechenbarer sein als die Therapie zahlreicher BPS-Patienten. Die Bandbreite der Krankheitsbilder und die für den narzisstischen Patienten typische kompensatorische Abwehrstruktur, die Kernberg (1983 [1975]) als »pathologisches Größenselbst« bezeichnet, kann Kliniker leicht verwirren. Das pathologische Größenselbst enthält die realistischen und – dies ist wichtig – die idealisierten Selbst- und Fremdwahrnehmungen. Patienten mit NPS oder mit narzisstischen Persönlichkeitszügen machen im Großen und Ganzen einen stabileren Eindruck als BPS-Patienten und durchleben u. U. sogar längere Phasen ohne beobachtbare Symptomatik, in denen sie sich dank dieser kompensatorischen Abwehrmechanismen »über Wasser halten«. Solche Patienten äußern den Wunsch nach Medikamenten oft erst dann, wenn sie ihr Gleichgewicht im Anschluss an eine längere Phase relativer Stabilität durch eine gravierende äußere Herausforderung bedroht sehen (z. B. durch den Verlust des Arbeitsplatzes, eine Erkrankung, Eheprobleme etc.).

Patienten mit BPS weisen gewöhnlich leichter zu beobachtende primitivere Abwehrmechanismen (z. B. Spaltung, primitive Verleugnung und omnipotente Kontrolle) auf und wirken oft sprunghaft und unberechenbar. Häufig wird diese Sprunghaftigkeit mit einer primären Stimmungs- oder Angststörung verwechselt, so dass viele Kliniker entsprechende Medikamente verordnen, die dann kaum anschlagen und/oder beschwerliche Nebenwirkungen haben (Silk 2010). NPS-Patienten oder Patienten mit ausgeprägt narzisstischen Zügen präsentieren hingegen nicht unbedingt eine imposante Symptomatik. Ihre Abwehrmechanismen sind höherentwickelt, und das pathologische Größenselbst vermittelt ihnen eine gewisse Stetigkeit. Zu beachten ist hierbei, dass das pathologische Größenselbst beim grandiosen Typ einfacher zu beobachten ist, während es sich beim vulnerablen Typ eher verbirgt und nur bei eingehender Evaluation erkennbar wird. Wie schon erwähnt, spiegelt sich dies in der großen Bandbreite der Psychopathologie wider, die sich bei NPS-Patienten findet (von der Spitze des Schweregrades des BPS-Bereichs bis an die Grenze zur psychotischen Organisation), während BPS-Patienten per definitionem in den mittleren bis niedrigen Bereich der Borderline-Organisation fallen.

Beim narzisstischen Patienten mit ausgeprägter Aggression und/oder gravierenden Defiziten des moralischen Werteempfindens zeigen sich im strukturellen Interview stärkere Beeinträchtigungen als bei Patienten mit narzisstischen Persönlichkeitszügen, die die entsprechenden Defizite nicht aufweisen. Diese Schwierigkeiten stellen u. U. die Behandelbarkeit infrage.

Patienten mit ausgeprägter Aggression, aber ohne antisoziale Züge können die Geduld des verschreibenden Arztes auf die Probe stellen. Wenn zusätzlich zur Aggression auch antisoziale Elemente eine Rolle spielen, sind vermutlich signifikante Anpassungen des Behandlungsplans erforderlich. Patienten auf niedrigem Borderline-Funktionsniveau haben u. U. eine schlechte Prognose und konfrontieren den verschreibenden Arzt mit spezifischen Schwierigkeiten, z. B. infolge ihrer Unehrlichkeit, ihres Medikamentenmissbrauchs und ihrer generellen Destruktivität.

Ein hilfreiches Instrument für den Kliniker, der mit psychodynamischen Interviews nur begrenzte Erfahrung hat, sich aber gleichwohl nicht auf einen rein kategoriellen Begutachtungsprozess beschränken möchte, ist das STIPO-R. Dieses semistrukturierte, am strukturellen Interview orientierte Begutachtungsinstrument erforscht die Verhaltens- und die innere Welt des Patienten und hebt dabei auf jene Funktionsbereiche ab, die für Kernbergs Theorie der Persönlichkeitsorganisation zentralen Stellenwert besitzen. Das Instrument führt den Interviewer durch eine Serie von Fragen, die darauf abzielen, Elemente der Persönlichkeitspathologie wesentlich nuancen- und detailreicher zu erhellen, als es mit einem psychiatrischen Standardinterview möglich ist (Stern et al. 2010; Clarkin et al. 2016).

Wenn sich der verschreibende Arzt also nicht auf einen Begutachtungsprozess mittels »Entscheidungsbaum« beschränken, sondern auch die Organisationsebene des Patienten untersuchen möchte, die sich in der Art und Kombination der Abwehrmechanismen, in wichtigen Objektbeziehungsdyaden, im Aggressionsniveau und in den Über-Ich-Lakunen widerspiegelt, wird er die potentiellen Vorteile ebenso wie die zu vermutenden Grenzen einer psychiatrischen medikamentösen Behandlung von Menschen mit narzisstischer Pathologie sorgfältig abwägen.

7.9.4 Häufig zu beobachtende Muster der Reaktion narzisstischer Patienten auf Pharmakotherapien

Die klinische Erfahrung zeigt, dass die oft zu beobachtenden Muster der Reaktion narzisstischer Patienten auf Medikamente und verschreibende Ärzte eng mit dem individuellen Schweregrad der Erkrankung zusammenhängen. Wir haben Patienten mit primärer narzisstischer Störung oder solche mit narzisstischen Persönlichkeitszügen in Kombination mit anderen Störungen in vier häufig zu beobachtende Kategorien unterteilt. Die gesündere Gruppe, für die eine neurotische oder eine

Borderline-Organisation mit hohem Funktionsniveau charakteristisch ist, sucht u. U. auf »transaktionelle« Weise und mit dem speziellen Ziel der Selbsterhöhung um Behandlung nach. Ein Beispiel wäre die junge Finanzexpertin, die um ein Stimulans bittet, um ihre überlangen Arbeitsstunden bewältigen zu können. Ein anderes Beispiel wäre der Patient, der sich Beruhigungs- und Schlafmittel verschreiben lassen möchte, weil er die übliche Schlafhygiene mit der Begründung ablehnt, dass sie seiner Lebensweise im Wege steht. In diesen Fällen wird der verschreibende Arzt nicht als Experte gesehen, bei dem man sich Rat holt, sondern als Lieferant des gewünschten »Produkts«.

Bei narzisstischen Patienten mit einer Borderline-Organisation mit mittlerem Niveau ist die Einstellung gegenüber Medikamenten und verordnenden Ärzten von primitiven Abwehrmechanismen gefärbt und geht oft mit ausgeprägten Idealisierungs- und Entwertungstendenzen einher. Es ist u. U. hilfreich, bei dieser Gruppe zwei voneinander getrennte Themen zu betrachten: 1. therapievermeidend vs. therapiesuchend und 2. therapieadhärent vs. nicht-adhärent. Wie schon erwähnt, ist eine Polypharmazie für BPS-Patienten typisch, während die klinische Erfahrung zeigt, dass Patienten mit narzisstischen Zügen oder NPS auf eine Pharmakotherapie weniger berechenbar reagieren.

Was den narzisstischen Patienten mit mittlerem Organisationsniveau betrifft, so sind zwei verschiedene Reaktionen auf eine psychiatrische Medikation vorstellbar, nämlich einerseits eine kategorische Weigerung, solche Medikamente, selbst wenn sie indiziert sind, auch nur in Erwägung zu ziehen, weil die Einnahme als Zeichen von Schwäche oder Vulnerabilität betrachtet wird. Diese Einstellung kann die Behandlung einer gravierenden, womöglich sogar lebensbedrohlichen Erkrankung verzögern. (Betroffene Patienten sprechen wegen einer Behandlung oft nur deshalb vor, weil Familienmitglieder oder Arbeitgeber usw. darauf bestehen.) Ein Beispiel für die zweite mögliche Reaktion des narzisstischen Patienten mit mittlerem Organisationsniveau wäre Ms. B. (siehe oben), die ihre Medikation als eine narzisstisch-masochistische Erfahrung wahrnahm – sie empfand das mit ihren Symptomen und deren Behandlung verbundene »Leiden« quasi als Auszeichnung (Cooper 2009). Einen weiteren Subtyp des Übertragungsmusters von Patienten auf einem mittleren Borderline-Organisationsniveau wird durch jene Personen repräsentiert, die sich mit ihrem verschreibenden Arzt wie in einer »narzisstischen Blase« fühlen – ganz ähnlich, wie es bei Ms. B. der Fall war. Patientin *und* verschreibender Arzt bilden eine chronische, nicht hinterfragte und potentiell schädliche Dyade, die aus einem außergewöhnlich begabten »Psychopharmakologen« und einer hervorragend versorgten, »ganz besonderen« Patientin besteht. (Dass diese Patientin und ihr verschreibender Arzt beide die Bezeichnung »Psychopharmakologe« bevorzugen, ist aufschlussreich. Dieser anachronistische Begriff aus einer Ära, in der Psychiater anders als heute normalerweise keine Ausbildung durchliefen, die sie zur Medikamentenverordnung qualifiziert hätte, verweist indirekt auf ungewöhnliche oder exklusive Fähigkeiten des Arztes, die er wahrscheinlich gar nicht besitzt.) Hier erlebt die Patientin den verschreibenden Arzt auf eine eindimensionale, völlig idealisierte Weise. Gleichzeitig erfüllen die Nebenwirkungen der Medikation die Funktion, ihre unerforschte Selbstdestruktivität zum Ausdruck zu bringen.

Die Behandlungsadhärenz kann aufs engste mit einer subtilen oder auch unverhohlenen Entwertung der Kompetenz des verschreibenden Arztes zusammenhängen. Ein häufig zu beobachtendes Muster zeigt der Patient, der als sein eigener Arzt fungiert und die Medikamentendosierung nach eigenem Gutdünken verändert. Solche Entwertungsmuster lassen sich nicht nur bei Patienten mit einer im Großen und Ganzen höheren Funktionsebene beobachten, sondern auch bei Patienten mit niedrigerem Funktionsniveau, deren Nicht-Adhärenz noch durch eine ausgeprägte Aggression verstärkt werden kann.

Die pharmakologische Behandlung von narzisstischen Patienten mit niedrig organisierter Borderline-Störung ist durch zahlreiche der vertrauten Schwierigkeiten gekennzeichnet, die in der Literatur über die Pharmakotherapie der BPS beschrieben werden (Mazza et al. 2016). Es zeigen sich dieselben Muster, einschließlich zahlreicher gescheiterter Medikationsversuche, Polypharmazie sowie ungewöhnlicher oder extremer Reaktionen auf Medikamente. Einhergehend mit der zugrundeliegenden Dynamik der Idealisierung (die einer Polypharmazie Vorschub leisten kann) und Entwertung (die mitunter zu wiederholten Abbrüchen medikamentöser Behandlungsversuche führt) entwickeln narzisstische Patienten mit niedrigem Borderline-Organisationsniveau u. U. starke unbewusste Neidgefühle, die es ihnen unmöglich machen, vom verschreibenden Arzt irgendetwas »Gutes« oder Hilfreiches anzunehmen. Dieser unbewusste Neid kann Patienten veranlassen, alles, was der verschreibende Arzt anzubieten hat, als vergiftet oder verdorben zu betrachten. Diese Einstellung spiegelt sich dann womöglich in unerwarteten oder unwahrscheinlichen Nebenwirkungen wider, wie es die Geschichte von Dr. C. und ihrer Verachtung der Fähigkeiten ihres Psychiaters illustriert (Kealy et al. 2016). (Die heftigen negativen Reaktionen stärker beeinträchtigter Patienten auf Medikamente weisen Parallelen zu ähnlichen Somatisierungsmustern in dieser Population auf; hier ist die Dyade aus vulnerablem Patienten und schädigendem Arzt wiederzuerkennen.)

Die Gruppe der narzisstischen Patienten mit der unsichersten Prognose, nämlich jene mit Elementen der Trias maligner Narzissmus (ich-syntoner Aggression, Paranoia und antisozialen Zügen), konfrontiert den verschreibenden Arzt mit einem besonders herausfordernden Risikomanagement. Wie die Vignette von Mr. D. illustriert, können diese Patienten lügen und betrügen, Medikamentenmissbrauch betreiben oder ihre Medikamente sogar verkaufen. Auch wenn sie hier und da an den Patienten mit hohem Funktionsniveau erinnern, der in erster Linie ein »transaktionelles« Ziel verfolgt, ist das Hauptcharakteristikum dieser Gruppe eine Kombination aus Lügen, Betrügen und Stehlen. Um sich selbst zu schützen, darf der verschreibende Arzt den Forderungen nach exzessiver Medikation deshalb keinesfalls nachgeben, sondern muss die Überlegungen, an denen sich seine Verschreibungspraxis orientiert, in der Krankenakte sorgfältig dokumentieren.

7.9.5 Strategien für den verschreibenden Arzt bei kombinierter und bei geteilter Behandlung von Patienten mit narzisstischen Störungen

Wie oben erläutert, sollte der Pharmakotherapie von Patienten mit narzisstischer Pathologie eine systematische Evaluation vorausgehen, damit die kategoriellen Elemente (spezifische Symptome und zugrundeliegende Strukturen) und ihre dimensionalen Aspekte (Einschätzung des Beeinträchtigungsgrades in mehreren entscheidenden Bereichen) diagnostiziert werden können. Kernbergs strukturelles Interview hat sich dabei als hilfreiches Instrument erwiesen. Die Abklärung des Schweregrades der Erkrankung kann dem verschreibenden Arzt sowohl bei kombinierter als auch bei geteilter Behandlung Aufschluss über die im Therapieprozess zu erwartenden Schwierigkeiten geben.

Die geteilte Behandlung von Patienten mit narzisstischen Störungen wurde bislang weniger umfassend beschrieben und gründlich durchdacht als die entsprechende Therapie für Patienten mit BPS oder BPS-Zügen (Silk 2011). Dass Therapeut und verschreibender Arzt eng kooperieren müssen, ist in der Literatur zur BPS hinreichend belegt. Nachdem sich bislang mannigfaltige evidenzgestützte Behandlungsverfahren für die BPS bewährt haben, die ausnahmslos auch das offene Gespräch über die BPS-Diagnose vorsehen, ist die Anerkennung der Persönlichkeitsstörung sowohl durch den Therapeuten als auch durch den verschreibenden Arzt mittlerweile eine Standardvoraussetzung. Dies gilt jedoch noch nicht in Bezug auf die Behandlung der Narzisstischen Persönlichkeitsstörung oder narzisstischer Persönlichkeitszüge, so dass sowohl der Therapeut als auch der Verschreibende u. U. in eine schwierige Lage geraten. Die heutige Behandlung der NPS erinnert eher an eine frühere Phase der BPS-Therapie, in der Kliniker ihren Patienten kaum je vermittelten, dass sie eine Persönlichkeitsstörung hatten, selbst wenn diese zuverlässig erkannt worden war. Für Kliniker könnte es hilfreich sein, eine Sprache zu entwickeln, in der sie Patienten und ihre Familien über die Symptome narzisstischer Störungen informieren können, und diese Sprache im Prozess der Patientenaufklärung und der Verschreibung von Medikamenten für eine primäre oder komorbide narzisstische Störung tatsächlich auch zu sprechen (Caligor et al. 2007). Bei geteilter Behandlung ist es unbedingt erforderlich, dass Therapeut und verschreibender Arzt erstens von Beginn an über das Vorliegen einer narzisstischen Pathologie und deren Einfluss auf eine Medikamentenreaktion einer Meinung sind und dass sie zweitens vereinbaren, sich laufend untereinander zu verständigen.

Der Arzt, der einem Patienten mit narzisstischer Pathologie auf mittlerem Borderline-Organisationsniveau Medikamente verordnet, wird u. U. die in den Vignetten beschriebene Entwertung und Spaltung erleben. In diesem Fall ist ihm am besten gedient, wenn er vorab einen unmissverständlichen Behandlungsvertrag mit dem Patienten schließt, in dem dieser sich auch damit einverstanden erklärt, dass der Arzt sich bei früheren Verschreibenden über die Vorgeschichte informiert und sich laufend mit anderen aktuell beteiligten Behandlern sowie ggf. auch mit Familienangehörigen verständigt. Ein präzise formulierter Behandlungsvertrag kann dem verschreibenden Arzt den Umgang mit den Risiken der Nicht-Adhärenz oder Polypharmazie erleichtern; Adhärenz kann auch die Bereitschaft des Patienten umfassen, sich regelmäßigen Bluttests zu unterziehen und andere Fachärzte zu konsultieren. Ein Plan, der detailliert vorschreibt, wie ein unwirksames Medikament auszuschleichen ist, bevor auf ein anderes umgestellt oder – in seltenen Fällen – ein fließender Übergang gestaltet wird, und die Empfehlung nicht-pharmakologischer Coping-Strategien können das Risiko der Polypharmazie verringern helfen. Dies belegt die empirisch validierte Therapie »Good Psychiatric Management for Borderline Personality Disorder« (Gunderson & Links 2014).

Für Kliniker, die Patienten mit schweren Krankheitsbildern behandeln – Patienten also, die einige oder alle Symptome des malignen Narzissmus aufweisen –, sind Informationen von früheren Therapeuten und Ärzten ebenso unverzichtbar wie die intensivierte Kommunikation mit anderen Behandlern, der ständige Austausch mit Familienangehörigen und die Vereinbarung eines besonders strengen Behandlungsvertrags gleich zu Beginn der Therapie. Wir empfehlen den Behandlern, sich selbst zu schützen, indem sie die Grenzen ihres Engagements von Anfang an klar darlegen und sich, falls erforderlich, von Supervisoren und/oder ihrer Berufshaftpflichtversicherung beraten lassen, um kompromittierenden Situationen vorzubeugen. Zu denken ist dabei etwa an die Bitte um ungewöhnliche Medikamentenkombinationen oder um größere Mengen an Medikamenten; an die Verweigerung notwendiger Labortests (z.B. zur Kontrolle von Nebenwirkungen) oder auch an das häufige Verlangen nach neuen Rezepten mit der Begründung, dass zuvor ausgestellte »verlorengegangen« oder Medikamentenverpackungen »beschädigt« worden seien.

Literatur

American Psychiatric Association (2013). Diagnostisches und Statistisches Manual psychischer Störungen. DSM-5. Dt. Ausgabe hg. von P. Falkai & H.-U. Wittchen. München (Hogrefe).

Bateman, A. W., & P. Fonagy (2008 [2004]). Psychotherapie der Borderline-Persönlichkeitsstörung. Ein mentalisierungsgestütztes Behandlungskonzept. Übers. von E. Vorspohl. Gießen (Psychosozial-Verlag).

Bender, D. S., R. T. Dolan, A. E. Skodol et al. (2001) Treatment utilization by patients with personality disorder. Am J Psychiatry 158: 295–302.

Caligor, E., O. F. Kernberg & J. F. Clarkin (2007). Handbook of Dynamic Psychotherapy for Higher Level Personality Pathology. Arlington, VA (American Psychiatric Publishing).

Caligor, E., K. N. Levy & F. E. Yeomans (2015). Narcissistic personality disorder: diagnosis and clinical challenges. Am J Psychiatry 172 (5): 415–422.

Clarkin, J. F., E. Caligor, B. L. Stern et al. (2016). Structured Interview of Personality Organization: STIPO-R. Personality Disorders Institute, Weill Medical College of Cornell University.

Cooper, A. (2009). The narcissistic-masochistic character. Psychiatric Annals 39 (10): 466–475.

Diamond, D., F. E. Yeomans & B. L. Stern (im Druck). Transference-Focused Psychotherapy for Narcissistic Personality Pathology. New York (Guilford Press).

Gabbard, Glen O. (1989). Two subtypes of Narcissistic Personality Disorder. Bull Menninger Clin 53: 527–532.

Gunderson, J. G., & P. Links (2014). Handbook of Good Psychiatric Management for Borderline Personality Disorder. Arlington, VA (American Psychiatric Publishing).

Hersh, R. G. (2015). Using transference-focused psychotherapy principles in the pharmacotherapy of patients with severe personality disorders. Psychodyn Psychiatry 43 (2): 181–200.

Hersh, R. G., E. Caligor & F. E. Yeomans (2017). Fundamental of Transference-Focused Psychotherapy: Applications in Psychiatric and Medical Settings. New York (Springer).

Kealy, D., M. Tsai & J. S. Ogrodniczuk (2016). Pathological narcissism and somatic symptoms among men and women attending an outpatient mental health clinic. Int J Psychiatry Clin Pract 20 (3): 175–178.

Kernberg, O. F. (1983 [1975]). Borderline-Störungen und pathologischer Narzißmus. Über. von H. Schultz. Frankfurt/Main (Suhrkamp).

Kernberg, O. F. (1988 [1984]). Schwere Persönlichkeitsstörungen. Übers. Von H. Steinmetz-Schünemann. Stuttgart (Klett-Cotta).

Kernberg, O. F. (1998 [1995]). Liebesbeziehungen. Normalität und Pathologie. Übers. von C. Trunk. Stuttgart (Klett-Cotta).

Mazza, M., G. Marano & L. Janiri (2016). An update on pharmacotherapy for personality disorders. Expert Opin Pharmacother 17 (15): 1977–1979.

Reed-Knight, B., & S. Fischer (2011). Treatment of narcissistic personality disorder in a dialectical behavioral therapy framework. In: W. K. Campell & J. D. Miller (Hg.). The Handbook of Narcissism and Narcissistic Personality Disorder: Theoretical Approaches, Empirical Findings, and Treatments. Hoboken, NJ (John Wiley), S. 466–475.

Ripoll, L. H., J. Triebwasser & L. J. Siever (2011). Evidence-based pharmacotherapy for personality disorders. Int J Neuropsychopharmcol 14 (9): 1257–1258.

Ronningstam, E. F. (2005). Identifying and Understanding the Narcissistic Personality. New York (Oxford University Press).

Sansone, R., & L. Sansone L. (2006). Borderline Personality Disorder in the Medical Setting: Unmasking and Managing the Difficult Patient. Hauppauge/New York (Nova Biomedical).

Silk, K. (2010). The quality of depression in borderline personality disorder and the diagnostic process. J Per Disord 24 (1): 225–37.

Silk, K. (2011). The process of managing medications in patients with borderline personality disorder. J Psych Practice 17 (5): 311–319.

Skodol, A.E, J. G. Gunderson, M. T. Shae et al. (2005). The collaborative longitudinal personal disorders study (CLPS): overview and implications. J Per Disorders 19 (5): 487–504.

Stern, B. L., E. Caligor, J. F. Clarkin et al. (2010). Structured interview of personality organization (STIPO): preliminary psychometrics in a clinical sample. J Per Assess 92 (1), 35–44.

Yeomans, F. E., J. F. Clarkin & O. F. Kernberg (2017 [2015]). Übertragungsfokussierte Psychotherapie für Borderline-Patienten. Das TFP-Praxismanual. Übers. von E. Vorspohl. Stuttgart (Schattauer).

Young, J. E. (2012 [1999]). Kognitive Therapie für Persönlichkeitsstörungen. Übers. von M. Poppinger. Tübingen (dgvt-Verlag).

Zanarini, M. C., R. R. Frankenberg & G. S. Khera (2001). Treatment history of borderline patients. Comprehensive Psychiatry 42 (2): 144–150.

Zerbo, E., S. Cohen, W. Bielska et al. (2013). Transference-focused psychotherapy in the general psychiatry residency: a useful and applicable model for residents in acute care settings. Psychodyn Psychiatry 41 (1): 163–181.

Zimmerman, M., L. Rothschild & I. Chelminiski (2005). The prevalence of DSM-IV personality disorders in psychiatric outpatients. Am J Psychiatry 162: 1911–1918.

Sachverzeichnis

A

B

E

G

H

J

V

W

Y

Z